临床牙周病学和口腔种植学
Clinical Periodontology and Implant Dentistry

第6版

临床牙周病学和口腔种植学

Clinical Periodontology and Implant Dentistry

第6版

上卷

主编　（瑞士）尼克劳斯·朗
　　　　（Niklaus P. Lang）
　　　　（瑞典）扬·林德
　　　　（Jan Lindhe）

主审　束　蓉　王勤涛　宿玉成

主译　闫福华　陈　斌　张　倩　李艳芬

　　　邱　宇　李厚轩　雷　浪

北方联合出版传媒（集团）股份有限公司
辽宁科学技术出版社
沈　阳

图文编辑

曹　勇　杨　洋　刘　娜　刘　菲　肖　艳

Title: Clinical Periodontology and Implant Dentistry, sixth edition, edited by Jan Lindhe and Niklaus P. Lang, ISBN: 9780470672488

Copyright © by John Wiley & Sons., Ltd

All Rights Reserved. This translation published under license. Authorized translation from the English language edition, Published by John Wiley & Sons., Ltd. No part of this book may be reproduced in any form without the written permission of the original copyrights holder

Copies of this book sold without a Wiley sticker on the cover are unauthorized and illegal

©2020，辽宁科学技术出版社。

著作权合同登记号：06-2015第110号。

图书在版编目（CIP）数据

临床牙周病学和口腔种植学：第6版 /（瑞士）尼克劳斯·朗，（瑞典）扬·林德主编；闫福华等主译. —沈阳：辽宁科学技术出版社，2020.4

ISBN 978-7-5591-1457-0

Ⅰ.①临… Ⅱ.①尼… ②扬… ③闫… Ⅲ.①牙周病—诊疗②种植牙—口腔外科学 Ⅳ.①R781.4②R782.12

中国版本图书馆CIP数据核字（2020）第009771号

出版发行：辽宁科学技术出版社
　　　　　（地址：沈阳市和平区十一纬路25号　邮编：110003）
印 刷 者：广州市番禺艺彩印刷联合有限公司
经 销 者：各地新华书店
幅面尺寸：210mm×285mm
印　　张：91.75
插　　页：15
字　　数：2400千字
出版时间：2020年4月第1版
印刷时间：2020年4月第1次印刷
责任编辑：殷　欣　张丹婷　苏　阳　陈　刚
封面设计：袁　舒
版式设计：袁　舒
责任校对：李　霞

书　　号：ISBN 978-7-5591-1457-0
定　　价：1588.00元（上、中、下卷）

投稿热线：024-23280336
邮购热线：024-23280336
E-mail:cyclonechen@126.com
http://www.lnkj.com.cn

中文版序
Foreword

牙周病是一类患病率高且病程长的疾病，严重威胁人类健康，是导致成年人牙齿缺失的最主要原因，同时，也是糖尿病、心血管疾病等全身疾病的危险因素。随着生活水平的提高和口腔保健意识的增强，人们对牙周治疗的需求也大大增加。对牙周病的深入了解，有助于我们形成正确的治疗理念，学会合理且灵活地运用相关技术，是保证牙周治疗长期有效的基础。要实现以上目的，对经典文献和书籍的阅读是必不可少的。

在此，我非常高兴地向大家推荐中译版《临床牙周病学和口腔种植学（第6版）》。本书原著《Clinical Periodontology and Implant Dentistry》，是非常经典的牙周病学专著，历来皆由牙周病学"大咖"编著，自出版以来，受到全球广大牙周病学专科医生、口腔全科医生和口腔医学生的广泛好评。2016年，该书第6版出版，其主编是在牙周学界享有盛誉的Niklaus P. Lang 和 Jan Lindhe。该书原著分为两卷，牙病学基础知识和临床部分两卷，内容丰富、细致，引人入胜。

中译版《临床牙周病学和口腔种植学（第6版）》由中华口腔医学会牙周病学专业委员会候任主任委员、南京大学医学院附属口腔医院闫福华教授领衔的团队翻译，同时，邀请国内著名牙周病学和口腔种植学专家进行审核、校对，主审专家团队包括：束蓉教授、王勤涛教授和宿玉成教授。翻译忠实于原著，叙述清晰，值得一读。特此推荐。

章锦才

中华口腔医学会副会长

2019年12月

前言

Preface

当下，互联网为我们提供了众多的治疗选择，但是这些治疗选择并不是全部基于已验证的正确观念，换句话说，这些治疗可能是在临床医生对背景不完全清楚的条件下提出的。因此，在这样一个时代背景下，执业医生具有职业困惑，越来越难以确定什么是正确的，什么又是专业性错误。在线教育，尽管有其毋庸置疑的益处，但也具有经验治疗的危险，很有可能在没有对患者进行系统科学的详细检查下就对患者治疗，从而可能会有损于患者健康。

在电子媒体已经如此发达的现代，你可能很疑惑教科书究竟有什么作用。显然，教科书仍然代表了一种独特的专业信息，包含的是一种基于科学证据而不是带有尝试、错误或个人偏好的治疗理念。

《临床牙周病学和口腔种植学》一直强调基于临床证据的治疗方法。这本教科书起源于斯堪的纳维亚，记录各种各样有着临床研究数据支持的治疗方法。随后几年内，笔者更加国际化，使得这本教材在全世界范围内取得了成功。在第4版中，仅包含了口腔种植学的一些方面，而在第5版再版时，口腔种植学已经成为临床牙周病学的一个重要组成部分。随着内容增加，目前的两卷（原英文版为两卷）中第1卷提出基本概念，牙周和种植体周围的一些生物应用原则；而第2卷则主要重点介绍治疗相关内容。研究表明，牙周病也会对种植体的生物学产生影响。

综上，牙科学这两个方面已经互相融合。这本教科书的第6版包括了关于牙列缺损义齿修复的重要内容。综合治疗中的一个重要部分是根据生物学原则制订治疗计划，我们对此应给予足够的重视。书中详细地介绍了口腔种植体的植入和愈合，也提出了骨结合的新概念。最后，还有一个非常重要的内容，临床经验表明，口腔种植体植入后常伴随着生物并发症的发生。此外，第6版还着重介绍针对这些不良事件的应对方案以及牙周和种植体周围的健康维护。总而言之，第6版可以说是当代牙周病学和口腔种植学经过改进后的系统的教学大纲。

如果一本教科书要作为参考书和临床实践指导，那么必须对其内容定期更新。在第5版发行后的第7年，我们出版了第6版，在近2年内，我们已经对其中90%的内容进行了修订。新一代的国际知名的研究者或临床专家对其中的许多章节进行了重新组织或重新编写。我们为了保持这本著作与时俱进付出了许多努力，希望第6版的

《临床牙周病学和口腔种植学》仍然是牙周病学和口腔种植学专业领域内的主要教科书。

我们感谢Wiley的许多合作者、我们的出版商，没有他们，这本书的出版难以实现。在此，特别感谢Nik Prowse（自由职业项目经理）、Lucy Gardner（自由编辑）和Susan Boobis（自由标引人员）。

最后，我们将最诚挚的感谢致以您，身为读者、学生、同事、临床专家或临床牙周病学和口腔种植学的研究者们。我们希望您能够喜欢这个具有不同封面及大纲的新版本。

Niklaus P. Lang

Jan Lindhe

2015年2月

译者前言
Preface

　　"牙周病有着漫长的过去，但牙周病学只有短暂的历史。" 现代牙周病学的建立始于19世纪末20世纪初，虽然对牙周病相关病因、病理、治疗和预防已进行了大量研究，但仍存在较大的困难和诸多的未知。随着医学的进步，学科间的交叉在一定程度上推动了牙周专业的发展，牙周领域也进入了相应的快速发展期。

　　信息时代的到来，让临床医生与医学研究者有更多的途径了解和学习牙周相关知识，这极大地推动了牙周病学的发展。然而，随之而来的还有信息爆炸所致的选择混乱和障碍，系统的完全基于循证医学的指导意见还较为缺乏。同时，国内一部分医生不方便或不具备查阅和阅读外文文献的能力，这在一定程度上限制了医务工作者接触和了解牙周病学前沿知识的机会。此外，随着种植技术快速开展，大量的种植体被植入患者口腔中，伴随着种植后各种并发症的出现，使种植从业人员也逐渐认识到种植体周围病变需要从牙周的角度来思考和寻求解决的途径。

　　《临床牙周病学和口腔种植学》由Niklaus P. Lang和Jan Lindhe教授主编，是一部关于牙周病病因、诊断和治疗的系统性评述，同时也全面详细地介绍了口腔种植体病变的基础与临床知识。从第1版出版之日起，即深受读者的欢迎。本书也随着学科的发展，不断完善而成为一部经典教材，第6版于2016年出版。目前在原书的两卷中第1卷提出基本概念，牙周和种植体周围的一些生物应用原则；而第2卷则主要重点介绍治疗相关内容，同时包括了关于牙列缺损义齿修复的重要内容。书中提出综合治疗中的一个重要部分是根据生物学原则制订治疗计划，着重介绍了针对不利方面的应对方案以及牙周、种植体周围的健康维护。第6版可以说是当代牙周病学和口腔种植学经过改进后的系统的教学大纲，是牙周病学和口腔种植学专业领域内的主要教科书。本书不仅内容丰富、严谨，在多学科的交叉衔接上也具有极高的指导价值。相信通过对本书的不断学习，大家都会有所收获。

　　全书原著包括上、下两卷，分为解剖、流行病学、微生物学、宿主-微生物相互作用、殆创伤、牙周组织病理、种植体周围（组织）病理学、组织再生、临床检查程序、治疗计划制订、牙周基础治疗（感染控制）、辅助治疗、重建性治疗、种植体植入手术、牙槽嵴重建治疗、咬合和修复治疗、正畸和牙周治疗以及支持治疗共18个部分。其中前6个部分为原书第1卷的内容，主要为基础知识；后12个部分为第2卷的内容，主要为临床部分。我们在翻译的过程中，为了便于读者阅读，将原书的两卷内容分解为3卷，其中上卷仍然为基础知识，中卷主要为牙周病治疗，下卷则为口腔种植治疗。

　　很荣幸，我们南京大学医学院附属口腔医院牙周病学团队能有机会将《临床牙周病学和口腔种植学（第6版）》这本经典教材介绍给大家。在此过程中，我们得到了国内外众多专家和同行的指导与帮助，在此向章锦才教授、束蓉教授、王勤涛教授、宿玉成教授、杜志斌博士、董潇潇医生、万鹏医生等表示真诚的谢意。在翻译的过程中，我们始终致力于忠实原文、原意，但由于译者水平有限，可能会存在一些具有争议或不妥之处，敬请业内同行给予批评指正。

　　最后，要感谢北方联合出版传媒（集团）股份有限公司辽宁科学技术出版社的信任和支持，感谢SUNSTAR公司在本书出版过程中给予的帮助与贡献。

闫福华

中华口腔医学会牙周病学专业委员会　候任主任委员

南京大学医学院附属口腔医院　教授、

主任医师、博士生导师

2019年11月 于南京

译者名单
Translators

上卷主审

束　蓉（上海交通大学医学院附属第九人民医院）

上卷主译

闫福华（南京大学医学院附属口腔医院）

陈　斌（南京大学医学院附属口腔医院）

张　倩（南京大学医学院附属口腔医院）

译者（按姓名首字笔画为序）

万　鹏	卞添颖	史佳虹	吕晶露	刘　娟	闫福华	杜志斌
李丽丽	李厚轩	李　娇	李艳芬	李凌俊	邱　宇	张杨珩
张　倩	张　爽	张　婷	陈畅行	陈　斌	罗　宁	周子谦
周　倩	周　靓	赵云鹤	柯晓菁	柳慧芬	姜　苏	倪　璨
黄永玲	崔　迪	董潇潇	程　远	谢晓婷	雷　浪	魏挺力

编者名单

Contributors

Maurício Araújo
口腔科
马林加州立大学
马林加
巴拉那州
巴西

Jill D. Bashutski
生物医学工程专业
工程学院
安娜堡
密歇根州
美国

Hans-Rudolf Baur
心内科
医学院
伯尔尼大学
伯尔尼
瑞士

Urs C. Belser
口腔修复科
牙科学院
日内瓦大学
日内瓦
瑞士

Gunnar Bergenholtz
牙体牙髓病学系
口腔学院
哥德堡大学萨尔格学院
哥德堡
瑞典

Tord Berglundh
牙周病科
口腔学院
哥德堡大学萨尔格学院
哥德堡

瑞典

Dieter D. Bosshardt
牙周病科
牙医学院
伯尔尼大学
伯尔尼
瑞士

Rino Burkhardt
私人诊所
苏黎世
瑞士
和
口腔学院
香港大学
香港
中国

Gianfranco Carnevale
私人诊所
罗马
意大利

Delwyn Catley
心理学系
密苏里大学–堪萨斯城
堪萨斯
密苏里州
美国

Y. Joon Coe
口腔修复科
马里兰大学
巴尔的摩
马里兰州
美国

Lyndon F. Cooper
口腔修复科

北卡罗来纳大学
教堂山
北卡罗来纳州
美国

Pierpaolo Cortellini
私人诊所
佛罗伦萨
意大利

Mike Curtis
口腔学院
巴兹学院和伦敦口腔医学院
伦敦玛丽女王大学
伦敦
英国

José J. Echeverría
牙周病科
口腔学院
巴塞罗那大学
巴塞罗那
西班牙

Ingvar Ericsson
口腔修复科
口腔系
马尔摩大学
马尔摩
瑞典

William V. Giannobile
密歇根口腔卫生研究中心
密歇根大学临床中心
安娜堡
密歇根州
美国
和
生物医学工程专业
工程学院
安娜堡
密歇根州
美国

Christoph H.F. Hämmerle
固定、活动义齿修复和口腔材料科学诊室
口腔医学中心
苏黎世大学
苏黎世
瑞士

Lisa Heitz‐Mayfield
国际研究合作‐口腔健康和权益
解剖学院，生理学和人类生物学
西澳大学
克劳利
华盛顿州
西澳大利亚州
澳大利亚

David Herrera
ETEP（牙周病病因和治疗）研究组
口腔系
康普顿斯大学
马德里
西班牙

Palle Holmstrup
牙周病科
口腔学院
哥本哈根大学
哥本哈根
丹麦

Reinhilde Jacobs
口腔生理学实验室
牙周病科
口腔影像学中心
医学系
天主教鲁汶大学

Mats Jontell
口腔医学和病理学
口腔学院
哥德堡大学萨尔格学院
哥德堡
瑞典

Ronald E. Jung
固定和活动义齿修复诊室
口腔医学和颅–颌面外科中心
苏黎世大学
苏黎世
瑞士

D. Kaigler
口腔健康研究密歇根中心
牙周病学和口腔医学科
密歇根大学牙科学院
安娜堡
密歇根州
美国

Thorkild Karring
牙周病学和口腔老年病学科
皇家牙科学院
奥尔胡斯大学
奥尔胡斯
丹麦

Denis Kinane
病理学和牙周病科
口腔医学院
宾夕法尼亚大学
费城
宾夕法尼亚州
美国

Bernard Koong
口腔学院
医学系，牙科和健康科学
西澳大学
珀斯
澳大利亚

Marja L. Laine
牙周病科
阿姆斯特丹牙科学术中心（ACTA）
阿姆斯特丹大学和阿姆斯特丹自由大学
阿姆斯特丹
荷兰

Evanthia Lalla
牙周病科
口腔和诊断科学部
哥伦比亚大学牙科学院
纽约
纽约州
美国

Niklaus P. Lang
牙周病科
牙医学院
伯尔尼大学
伯尔尼
瑞士
和
口腔医学中心
苏黎世大学
苏黎世
瑞士

Jan Lindhe
牙周病科

口腔学院
哥德堡大学萨尔格学院
哥德堡
瑞典

Bruno G. Loos
牙周病科
阿姆斯特丹牙科学术中心（ACTA）
阿姆斯特丹大学和阿姆斯特丹自由大学
阿姆斯特丹
荷兰

Angelo Mariotti
牙周病科
俄亥俄州立大学
口腔学院
哥伦比亚
俄亥俄州
美国

Philip David Marsh
口腔生物学科
口腔学院
利兹大学
利兹
英国

Conchita Martin
口腔系
康普顿斯大学
马德里
西班牙

Giedrė Matulienė
私人诊所
苏黎世
瑞士

Andrea Mombelli
牙周病科
口腔医学院
日内瓦大学
瑞士

Sture Nyman (已故)
牙周病科
口腔学院
哥德堡大学萨尔格学院
哥德堡
瑞典

Panos N. Papapanou
牙周病科
口腔和诊断科学部
哥伦比亚大学牙科学院
纽约
纽约州
美国

Bjarni E. Pjetursson
牙周病科
口腔医学院
伯尔尼大学
伯尔尼
瑞士

Roberto Pontoriero
牙周病科
口腔医学院
伯尔尼大学
伯尔尼
瑞士

Christoph A. Ramseier
牙周病科
口腔医学院
伯尔尼大学
伯尔尼
瑞士

G. Rasperini
生物医学系，外科和牙科学
IRCCS钙格兰达医院
米兰大学
米兰
意大利

Domenico Ricucci
私人诊所
切特拉罗
意大利

Hector F. Rios
牙周病科和口腔医学
密歇根大学
牙科学院
安娜堡
密歇根州
美国

Giovanni E. Salvi
牙周病科
口腔医学院

伯尔尼大学
伯尔尼
瑞士

Mariano Sanz
口腔系
康普顿斯大学
马德里
西班牙

Arne S. Schäfer
牙-颌-面医学中心
夏里特医学院
柏林
德国

Marc A. Schätzle
正畸和儿童口腔医学诊室
牙科医学中心
苏黎世大学
苏黎世
瑞士

Jorge Serrano
ETEP（牙周病病因和治疗）研究组
口腔系
康普顿斯大学
马德里
西班牙

Gregory J. Seymour
口腔系
奥塔哥大学
但尼丁
新西兰

Beatrice Siegrist - Guldener
牙周病科
伯尔尼大学牙科学院
伯尔尼
瑞士

José F. Siqueira, Jr
牙体牙髓病学系
牙科学院
埃斯塔西奥德萨大学
里约热内卢
巴西

Dagmar Else Slot
牙周病科
阿姆斯特丹牙科学术中心（ACTA）

阿姆斯特丹大学和阿姆斯特丹自由大学
阿姆斯特丹
荷兰

Clark M. Stanford
牙科管理
伊利诺伊大学芝加哥分校
口腔学院
芝加哥
伊利诺伊州
美国

Stefan Stübinger
应用生物技术和分子医学中心（CABMM）
瑞士兽医系
苏黎世大学
苏黎世
瑞士

Jeanie E. Suvan
牙周病科
伦敦大学学院伊士曼牙科学院
伦敦
英国

Ricardo P. Teles
牙周病科
福赛斯学院
波士顿
马萨诸塞州
美国

Daniel S. Thoma
固定和活动义齿修复诊室
口腔医学和颅–颌面外科中心
苏黎世大学
苏黎世
瑞士

Cristiano Tomasi
牙周病科，口腔学院
哥德堡大学萨尔格学院
哥德堡
瑞典

Maurizio S. Tonetti
牙周病学欧洲研究组（ERGOPerio）
热那亚
意大利

Leonardo Trombelli
牙周病和种植体周围疾病研究中心
大学附属医院
费拉拉大学
费拉拉
意大利

Ubele van der Velden
牙周病科
阿姆斯特丹牙科学术中心（ACTA）
阿姆斯特丹大学和阿姆斯特丹自由大学
阿姆斯特丹
荷兰

Fridus van der Wijden
牙周病科
阿姆斯特丹牙科学术中心（ACTA）
阿姆斯特丹大学和阿姆斯特丹自由大学
阿姆斯特丹
荷兰

Arie J. van Winkelhoff
医学科学院
口腔卫生和口腔医学中心
格罗宁根大学
格罗宁根
荷兰

Fabio Vignoletti
口腔系
康普顿斯大学
马德里
西班牙

Jan L. Wennström
牙周病科
口腔学院
哥德堡大学萨尔格学院
哥德堡
瑞典

Matthias Zehnder
预防医学、牙周病学和龋病学诊室
苏黎世大学
苏黎世
瑞士

Giovanni Zucchelli
生物医学和神经科学系
博洛尼亚大学
博洛尼亚
意大利

上卷

基础知识

上卷主编　（瑞典）扬·林德（Jan Lindhe）

　　　　　（瑞士）尼克劳斯·朗（Niklaus P. Lang）

上卷主审　束　蓉

上卷主译　闫福华　陈　斌　张　倩

第1部分：解剖
Anatomy

第1章

牙周组织解剖学
Anatomy of Periodontal Tissues

Jan Lindhe[1], Thorkild Karring[2], Maurício Araújo[3]

[1] Department of Periodontology, Institute of Odontology, The Sahlgrenska Academy at University of Gothenburg, Gothenburg, Sweden

[2] Department of Periodontology and Oral Gerontology, Royal Dental College, University of Aarhus, Aarhus, Denmark

[3] Department of Dentistry, State University of Maringá, Maringá, Paraná, Brazil

前言

在读者已经对口腔组织胚胎学有一定了解的前提下，我们在本章简述正常牙周组织的特点。

牙周组织（periodontium, peri=周围, odontos=牙）包括以下组织：（1）牙龈（G）；（2）牙周膜（PL）；（3）牙骨质（RC）；（4）固有牙槽骨（ABP）（图1-1）。固有牙槽骨是围绕牙周围的连续牙槽骨，在X线片上呈致密的白线，故又称为硬骨板。从上颌和下颌骨基部延伸出的牙槽突（AP）包括牙槽骨和固有牙槽骨两部分。

牙周组织的主要功能是将牙齿牢固地附着于牙槽骨内，同时也保持口腔咀嚼黏膜的完整性。牙周组织，也叫作"附着装置"或"牙支持组织"，它们构成了一个会发生增龄性变化的发育、生物和功能单位，此外，其形态也随着口腔环境和功能的改变而发生变化。

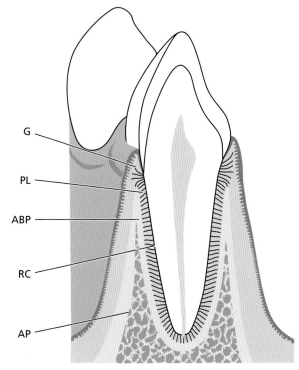

图1-1

在牙的发育和形成过程中伴随着牙周组织的发育。这个过程开始于胚胎阶段的早期，神经嵴细胞（从胚胎的神经管）迁移到第一鳃弓。在这个位置，神经嵴细胞在口凹（原始口腔）的上皮下方形成外胚间充质带（即原发性上皮带，译者注）。在未汇合的神经嵴细胞到达下颌区域后，口凹的上皮释放相关因子促使上皮-外胚间充质联合。这些交互作用发生后，外胚间充质在后期的发育中起到主导作用。牙板形成后，开启了一系列发育过程（蕾状期、帽状期、牙根开始发育的钟状期），最后牙及包括牙槽骨在内的牙周组织形成。在帽状期，凝集的外胚细胞与牙源性上皮［牙器官（DO）］发生相互作用，形成了牙乳头（DP），其后期将会发育成牙本质、牙髓，而牙囊（DF）将会发育成牙周支持组织（图1-2）。牙乳头决定了牙的形状和形成，而这进一步表明了外胚间充质在牙的发育过程中发挥决定性作用。

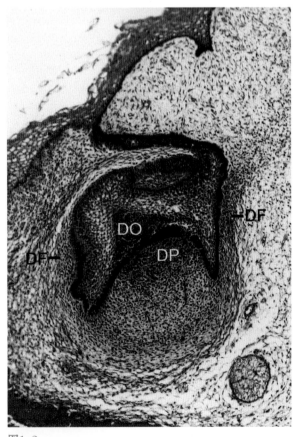

图1-2

如果在钟状期，牙胚的发育受到干扰或移植到其他位点（如眼的结缔组织或眼睛的前腔室），牙齿形成过程仍会继续。牙冠和牙根形成时，牙齿的支持结构（即牙骨质、牙周膜、硬骨板）也在发育。相关研究表明，成釉器及其周围的外胚间充质中包含了与牙及其附着装置形成的全部密切相关信息。成釉器是釉质的形成器官，牙乳头是牙本质-牙髓复合体的形成器官，牙囊是附着装置（即牙骨质、牙周膜、固有牙槽骨）的形成器官。

牙冠发育后，紧接着牙根及牙周支持组织发育。牙源性上皮（成釉器）的内层及外层上皮细胞向根方增殖，形成了双层细胞结构，称作Hertwig's上皮根鞘（RS）。在内层上皮细胞的诱导下，牙乳头中的外胚间充质细胞分化为成牙本质细胞（OB），形成牙根处的牙本质（图1-3）。牙本质（D）继续向根尖方向形成，形成牙根结构。在牙根的形成过程中，包括无细胞牙骨质在内的牙周支持组织也在发育。尽管对于牙骨质发育过程的一些相关机制仍未清楚，但研究者陆续提出了以下几个概念。

牙本质形成初期，Hertwig's上皮根鞘的内层细胞合成和分泌了釉质相关蛋白，可能属于釉原蛋白家族。这个时期末，上皮根鞘形成网状，来源于牙囊的外胚间充质细胞通过网状的小孔渗入，从而接触到牙根表面。与釉质相关蛋白相接触的外胚间充质细胞分化为成牙骨质细胞，开始形成类牙骨质。类牙骨质主要是牙骨质的有机质，包括基质和胶原纤维，在牙本质的外层掺杂了一些胶原纤维，并不完全是矿物质。牙骨质与牙本质通过这些纤维牢固地连接。细胞性牙骨质的形成，常常覆盖牙根尖的1/3，其中含有成牙骨质细胞，不同于无细胞牙骨质。

牙周组织的剩余部分是由牙囊侧面邻近牙骨质的外胚间充质细胞形成。其中的一部分分化为牙周成纤维细胞，后来形成牙周膜中的纤维；一部分形成成骨细胞，之后形成固有牙槽骨，牙周膜的一端就固定在固有牙槽骨内。换言之，外胚间充质形成了原始的牙槽窝。很有可能在成熟的

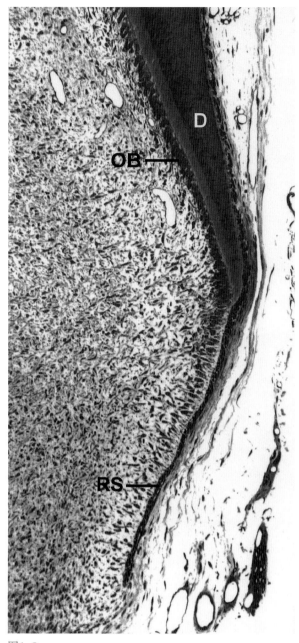

图1-3

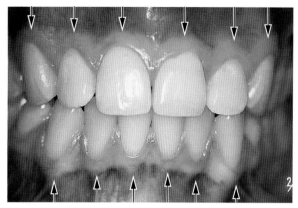

图1-4

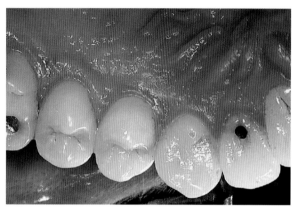

图1-5

牙周组织中存留部分外胚间充质细胞，它们参与组织修复，但目前并没有得到明确的证实。

牙龈

大体解剖

口腔黏膜（黏膜屏障）是唇部皮肤的连续，延续至软腭和咽部的黏膜。它包括：（1）咀嚼黏膜：牙龈和硬腭黏膜；（2）特殊黏膜：舌背黏膜；（3）其他部分，称为被覆黏膜。

图1-4 牙龈是咀嚼黏膜的一部分，覆盖牙槽嵴和牙颈部。它包括上皮和下方的结缔组织（固有层）。随着牙齿的萌出，牙龈形成了最终的形态和质地。

在冠方，浅珊瑚红（粉）色的牙龈终止于游离龈的边缘，形成扇贝状轮廓。在根方，牙龈与深红松软的牙槽黏膜（被覆黏膜）相延续，其分界易于识别，叫作膜龈联合（箭头示）或膜龈线。

图1-5 上颌牙槽骨及硬腭均由咀嚼黏膜覆盖，故腭部没有膜龈线。

图1-6 牙龈的3个部分：

1. 游离龈（FG）。

2. 牙间乳头。

3. 附着龈（AG）。

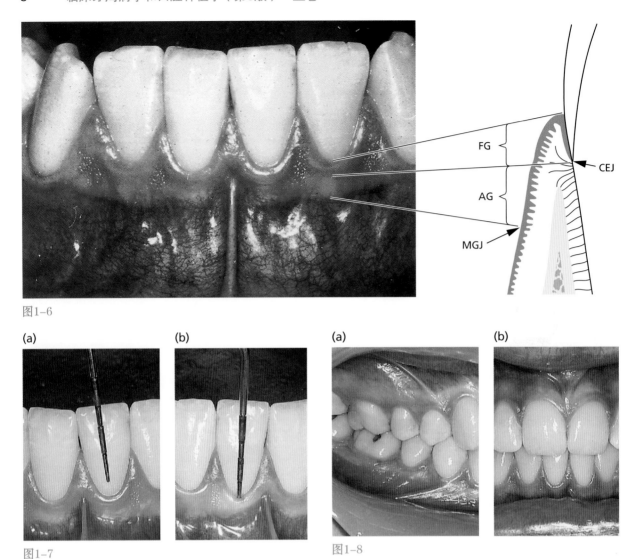

图1-6

图1-7

图1-8

游离龈为浅珊瑚红（粉）色，表面暗淡，质地均一。游离龈包括牙齿唇颊侧及舌腭侧的牙龈组织。在牙的唇颊及舌侧，游离龈缘从冠方的龈缘延伸至龈沟底，约位于釉牙骨质界（CEJ）水平。附着龈向根方止于膜龈联合（MGJ）。

图1-7 游离龈缘通常围绕牙齿，呈圆形，在牙与牙龈之间有小的凹陷或浅沟（图1-7a）。

当牙周探针伸入龈沟，并向根方进一步探向CEJ，牙龈组织从牙面分离，从而人为地创造了"龈袋"或"龈沟"的。而正常的或者说临床上健康的牙龈，是与釉质表面紧密贴合，而并不能观察到"龈袋"或"龈沟"的。在图1-7b中，牙周探针已经插入龈-牙结合部上方，在约CEJ水平人为地打开了"龈沟"。

牙齿完全萌出后，游离龈缘位于CEJ冠方

1.5～2mm的釉质表面处。

图1-8 牙间接触关系、邻接面宽度、CEJ走行共同决定牙间乳头（龈乳头）的形状。前牙区的龈乳头更尖（图1-8b），而磨牙区龈乳在颊舌向相对更平（图1-8a）。因为存在牙间乳头，游离龈边缘在牙列中呈现显著的扇贝状外观。

图1-9 前磨牙及磨牙区，牙在邻面呈面接触而非点接触（图1-9a）。牙间乳头形态与两牙接触面外形相一致，如图1-9b所示，因远中牙已被拔除，可见在前磨牙及磨牙区形成的凹陷，即龈谷（COL）。在前磨牙及磨牙区，龈谷将其分为颊侧龈乳头（VP）和舌/腭侧龈乳头（LP）。组织学已证实，龈谷（图1-9c）由菲薄的非角化上皮覆盖（箭头示）。该上皮与结合上皮具有许多相同特点（图1-34）。

(a) (b) (c)

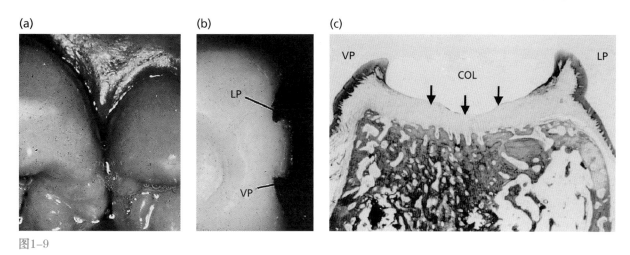

图1-9

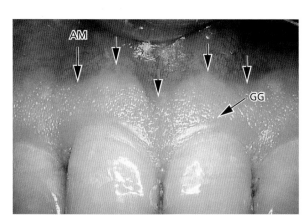

图1-10

图1-10 附着龈在冠方以游离龈沟（GG）为界，而当不存在游离龈沟时，则以CEJ的水平面为界。在临床检查中，仅30%～40%的成年人会观察到游离龈沟。

游离龈沟通常在颊侧较明显，最常见于下颌切牙及前磨牙区，而下颌的磨牙和上颌前磨牙区出现最少。

附着龈向根方延伸达膜龈联合（图1-10，箭头示），此处，附着龈与牙槽（被覆）黏膜（AM）相延续。其质地坚韧，呈浅珊瑚红（粉）色，表面常有点状凹陷。这些点状凹陷，呈橘皮样，称为"点彩"。牙龈通过结缔组织纤维牢固地附着于牙槽骨和牙骨质上，与下方组织之间位置相对固定。深红色牙槽黏膜（AM）位于膜龈联合的根方，松散地附着于下方的骨组织。因此，与附着龈相比，牙槽黏膜与其下方组织之间相对动度较大。

(a)

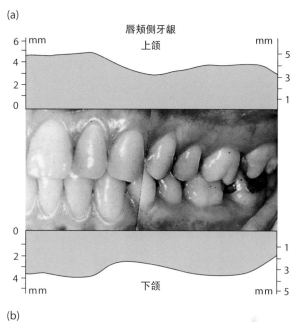

(b)

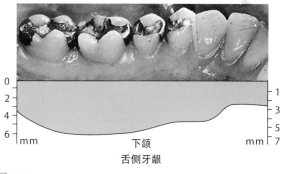

图1-11

图1-11 图示牙列不同部位牙龈宽度的变化。在上颌骨（图1-11a），唇颊侧牙龈在切牙区最宽，在前磨牙区最窄。在下颌骨（图

1–11b），在切牙区舌侧尤其窄，在磨牙区较宽。变化的范围为1～9mm。

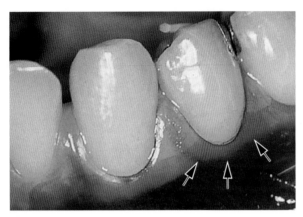

图1-12

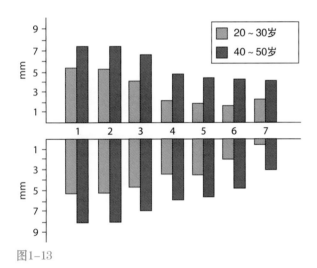

图1-13

图1-12 图示下颌前磨牙区牙龈很窄。箭头示膜龈联合的位置。用碘液对黏膜进行染色，能够更清楚地区分牙龈和牙槽黏膜。

图1-13 相关研究结果显示，附着龈的宽度与年龄相关。研究发现40～50岁年龄阶段的人牙龈较20～30岁的人更宽。这表明牙龈的宽度随着年龄的增加而增加。膜龈联合相对于下颌骨下缘的位置终身保持稳定，因此，牙龈宽度的增加提示：牙齿在咬合磨耗后，可能终身都在缓慢地萌出。

显微解剖

口腔上皮

图1-14a 牙龈结构及龈-牙结合部组织结构示意图。

图1-14b 游离龈包含釉牙骨质界（CEJ）冠方所有的上皮和结缔组织结构（CT）。游离龈的被覆上皮可分为：

- 口腔上皮（OE）：朝向口腔。
- 沟内上皮（OSE）：朝向牙齿但不与牙面接触。

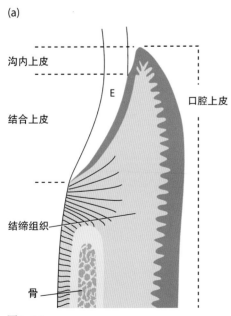

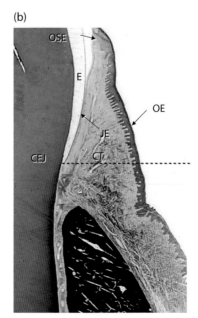

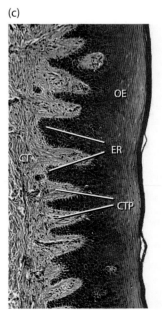

图1-14

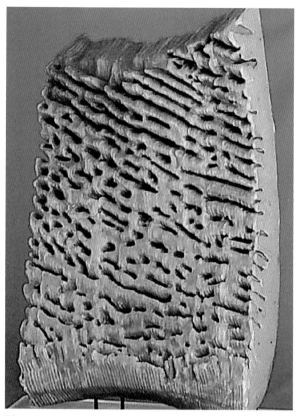

图1-15

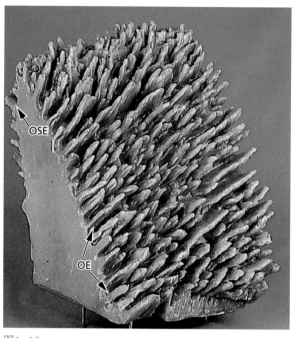

图1-16

- 结合上皮：连接牙与牙龈。

图1-14c 口腔上皮（OE）与下方结缔组织（CT）的边界呈波浪形。结缔组织进入上皮的部分称为结缔组织乳头（CTP），由上皮嵴，也就是所谓的上皮钉突（ER）分隔。在健康而无炎症的牙龈中，结合上皮与其下方结缔组织交界处，上皮钉突和结缔组织乳头较少（图1-14b）。因此，口腔上皮和口腔沟内上皮的一个形态学特点是存在钉突，而结合上皮则没有这种结构。

图1-15 显示了去除结缔组织后，牙龈上皮朝向结缔组织面的结构模式图，该图基于一系列放大的组织切片。口腔上皮的底面（即上皮朝向结缔组织的面）呈现明显的凹陷，这些凹陷与突向上皮的结缔组织乳头相对应（图1-16）。在组织切片中可以看出，与结缔组织乳头分开的上皮由连续的上皮嵴构成。

图1-16 显示了一个结缔组织模型，该模型与图1-15显示的上皮模型相对应。上皮被移除后，牙龈结缔组织的前庭侧（颊侧）清晰可见。注意到结缔组织乳头进入图1-15中口腔上皮（OE）的空隙，模型背面是沟内上皮（OSE）。

图1-17a 在大部分成年人中，附着龈表面存在点彩。图中的点彩非常明显（图1-10也显示了明显的点彩）。

图1-17b 附着龈的口腔上皮的外表面放大观。表面具有微小的凹陷（1~3），使得牙龈具有特征性的点彩表现。

图1-17c 展现了图1-17b模型中的内表面（上皮朝向结缔组织的面）。上皮内表面的特征是在不同的位置具有上皮嵴（1~3）。上皮外表面的凹陷（图1-17b中的1~3）与上皮嵴间的融合位点相一致。因此，在上皮嵴融合区域，牙龈表面出现凹陷。

图1-18a 这张显微照片展示了口腔游离龈的部分口腔上皮。口腔上皮是角化的复层鳞状上

(a)

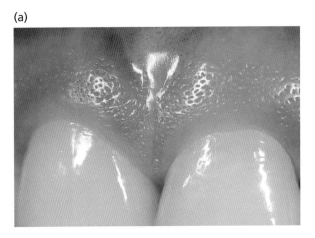

(b)　　　　　　　　　　　(c)

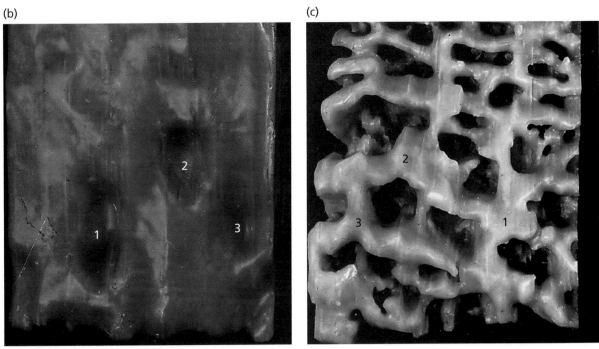

图1-17

(a)　　　　　　　　　　　(b)

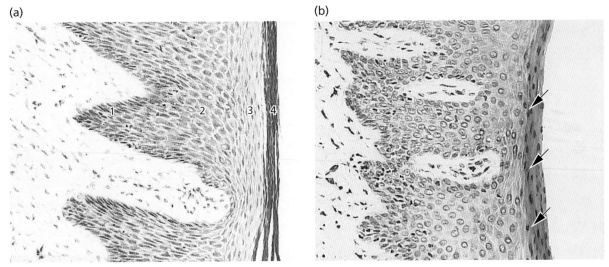

图1-18

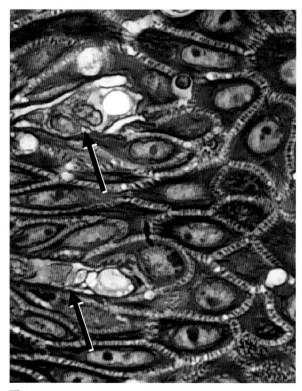

图1-19

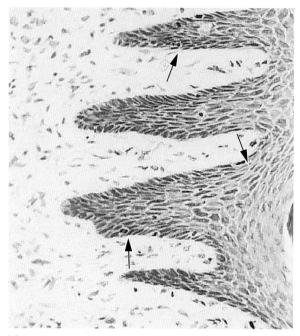

图1-20

皮，在基底部存在不同的角质形成细胞。口腔上皮可以分为以下几层结构：

1. 基底层（基层或生发层）。
2. 棘细胞层（棘层）。
3. 颗粒细胞层（颗粒层）。
4. 角质细胞层（角质层）。

在此区可观察到在外层细胞的细胞核少见，这样的上皮称为正角化。通常，如图1-18b牙龈角质层的细胞有残余细胞核（箭头示）。这样的上皮称为不全角化。

图1-19 口腔上皮90%为角质形成细胞，此外，还包括以下细胞类型：

- 黑色素细胞。
- 朗格汉斯细胞。
- 梅克尔细胞。
- 炎性细胞。

这些细胞的细胞质扩展形成各种大小和形状的突起，呈星形。因为在组织切片中非角质形成细胞的细胞核周区域通常着色更浅，因此，它们也称作"透明细胞"。

显微照片显示"透明细胞"（箭头示）位于或接近口腔上皮的基底层。除梅克尔细胞外，"透明细胞"不会产生角质，且不会与相邻细胞通过桥粒形成细胞连接。黑色素细胞是色素合成细胞，与牙龈中偶尔的黑色素沉着有关。然而，无论牙龈颜色深浅，上皮中均存在黑色素细胞。

目前认为朗格汉斯细胞在口腔黏膜防御中发挥一定作用。研究表明，朗格汉斯细胞会与进入上皮中的抗原发生反应，从而建立一个早期的免疫应答，抑制或防止抗原进一步进入组织。梅克尔细胞被认为是一种感觉细胞。

图1-20 基底层细胞为矮柱状或立方形，借基底膜与固有层结缔组织相连。基底细胞具有分裂能力，可进行有丝分裂。显微图片中箭头所指的细胞正处于分裂状态。上皮的基底层会不断更新。因此，这一层也叫作生发层，可将其认为是上皮的前体细胞区。

图1-21 当细胞分裂形成两个子细胞（D）时，相邻的"老"基底细胞（OB）会被挤入棘细胞层，慢慢变为角质细胞，迁移到上皮。角质细胞到达上皮的外表面大约需1个月，而在上皮外表面会有角质细胞脱落。一定时间内，基底层

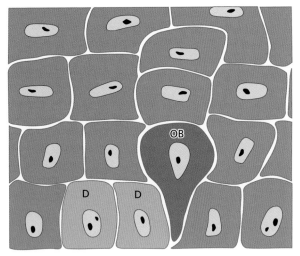

图1-21

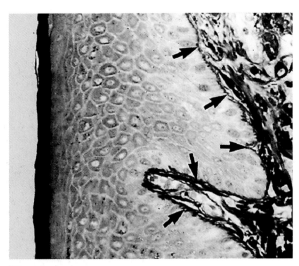

图1-22

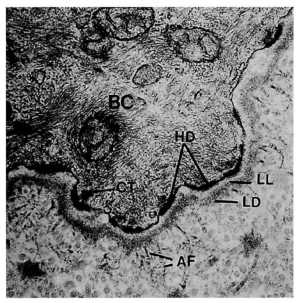

图1-23

发生分裂的细胞数量与从表面脱落的细胞数量相等。因此，正常情况下，细胞的更新与耗损之间保持平衡，以使上皮保持一定的厚度。随着基底细胞迁移穿过上皮，渐渐变为扁平形，且长轴平行于上皮表面。

图1-22　基底细胞借基底膜与固有结缔组织直接相连，基底膜可能是由基底细胞产生。在光镜下，基底膜表现为宽1~2μm的无定形区（箭头示），过碘酸雪夫氏染色（PAS）阳性。PAS阳性表明基底膜含有碳水化合物（糖蛋白）。上皮细胞被富含蛋白-多糖复合体的细胞外基质包绕。在超微水平，基底膜具有复杂结构。

图1-23　包含基底细胞、基底膜和相邻结缔组织区域的电子显微图像（×70000）。基底细胞（BC）位于图像的上部。在基底细胞的下方可见宽约400Å的电子低密度区，叫作透明板（LL）。在透明板下方，可见厚度相近的电子高密度区，叫作基板（LD）。基板中的锚纤维（AF）呈扇形进入结缔组织中。固定纤维游离末端位于结缔组织中，长约1μm。基底膜在光镜下作为一个整体存在，而在电子显微图像中，其由透明板和与结缔组织纤维（锚纤维）毗邻的基板所构成。在基底细胞膜不同间隔的胞膜内侧可见电子致密区，称为半桥粒（HD）。细胞汇合处的细胞内张力微丝（CT）均伸入半桥粒。半桥粒将上皮附着于深部的基底膜上。

图1-24　口腔牙龈上皮的棘细胞层。棘细胞层由10~20层体积较大的多边形细胞组成，胞质常伸出短小的棘状突起。胞质突起（箭头示）周期性出现，使得细胞具有棘状外观。相邻细胞胞质突起相接处的"桥粒"（一对半桥粒）和细胞间的蛋白-多糖复合体在细胞间的黏附中发挥作用。

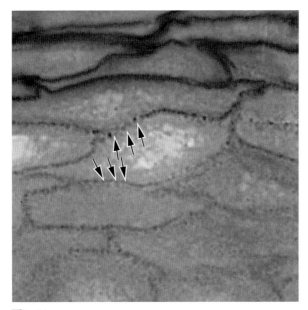

图1-24

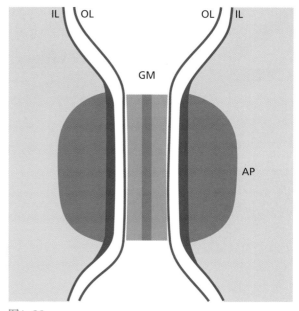

图1-26

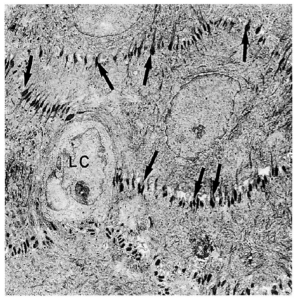

图1-25

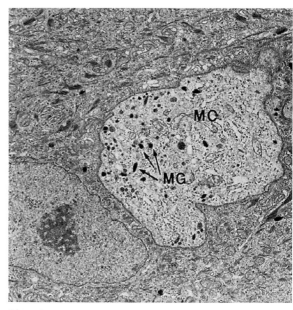

图1-27

图1-25 棘细胞层的电子显微图像。相邻上皮细胞间深染的结构为桥粒（箭头示）。细胞桥粒被认为是两个半桥粒彼此相接构成。大量桥粒的存在表明上皮细胞牢固地黏附在一起。图中位于中央的亮细胞（LC）没有半桥粒，因此，其不是角质细胞，而是"透明细胞"（也可参见图1-19）。

图1-26 细胞桥粒结构示意图。桥粒可被认为是由两个相邻的半桥粒组成，两个半桥粒被电子密集的颗粒物（GM）区域相隔。因此，细胞桥粒由以下几个结构构成：（1）两个相邻细胞的细胞膜外层（OL）；（2）厚的细胞膜内层（IL）；（3）附着斑（AP），代表了胞质中的颗粒和纤维成分。

图1-27 如上所述，口腔上皮还含有黑色素细胞，可产生黑色素。不管口腔黏膜中是否有色素沉着，其上皮中均存在黑色素细胞。在电子显微镜下，黑色素细胞（MC）在棘细胞层中数量较少。与角质细胞相比，这种细胞包含黑色素颗粒（MG），不具有张力微丝及半桥粒。相邻的角质细胞的胞浆中则含有丰富的张力微丝。

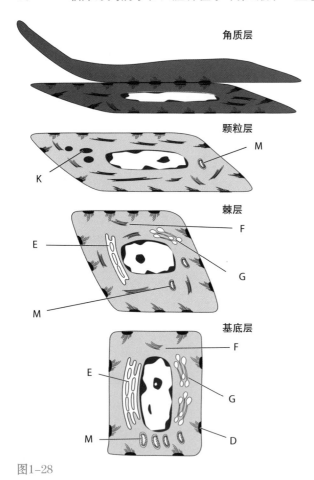

图1-28

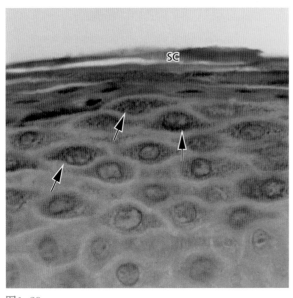

图1-29

图1-28 角质细胞在从基底层穿越上皮到达上皮表面的过程中不断分化，具有特异性。在此过程中，发生了许多变化使上皮成为复层扁平鳞状上皮。从基底细胞层（基底层）到颗粒细胞层（颗粒层），胞浆中张力微丝（F）和桥粒（D）的数量增加。而在这个过程中，一些细胞器，如线粒体（M）、粗面内质网（E）及高尔基体（G）等细胞器的数量减少。在颗粒细胞层（颗粒层），电子致密的透明角质（K）及糖原颗粒团开始出现，一般认为这种颗粒与角质合成有关。

图1-29 颗粒层及角质层的显微图像。箭头示颗粒层中的透明角质颗粒。从颗粒层到角质层，细胞发生突然的变化，角质细胞的胞浆发生角化，转化为多角的鳞状。角质层（SC）细胞胞浆内富含角蛋白，及合成蛋白和产生能量的整套结构，而细胞核、线粒体、内质网及高尔基体等结构缺失。然而，在不全角化的上皮中，角质层中的细胞残留了部分细胞核。角化作用被认为是一种分化而非退化，是一个蛋白合成的过程，而这个过程需要能量，也就是需要依赖于具有细胞核和一整套功能完善细胞器的功能细胞。

总结：角质细胞在从基底层迁移至上皮表面的过程中不断分化。因此，一旦角质细胞遗留于基底膜中，则不再分裂，但是仍具有产生蛋白的能力（张力微丝和透明角质颗粒）。在颗粒层中，角质细胞缺乏产生能量及蛋白的结构（可能被酶降解），通过角质层时充满角蛋白，开始从上皮脱落。

图1-30 图示牙槽（被覆）黏膜部分。与牙龈上皮相比，衬里黏膜没有角质层。应该注意从基底层到上皮表面的全层细胞中均具有细胞核。

龈牙上皮

随着牙齿萌出，龈牙结合部获得最终的结构和组成。在图1-31 a～d中进行说明。

图1-31a 当牙釉质发育完成时，釉质生成细胞（成釉细胞）开始变短，与外釉上皮来源的细胞一起产生和形成基底膜，又叫作缩余釉上皮（RE）。基底膜［上皮附着板（EAL）］直接与釉质接触。基底膜与上皮细胞之间通过半桥粒连接。釉质开始矿化时，缩余釉上皮围绕牙冠周围，直到牙齿开始萌出。

图1-31b 当萌出的牙齿到达口腔上皮（OE），缩余釉上皮（RE）的外层细胞和口腔

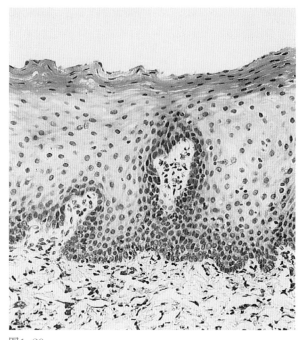

图1-30

上皮的基底层细胞有丝分裂增加（箭头示），开始进入下方的结缔组织。迁移的上皮在口腔上皮和缩余釉上皮间形成了上皮团块，因此牙齿的萌出不会伴发出血。前成釉细胞也未分裂。

图1-31c 当牙齿萌出进入口腔，冠方大部分釉质由几层细胞组成的结合上皮（JE）覆盖。而在釉质的颈部是由成釉细胞（AB）和缩余釉上皮的外层细胞覆盖。

图1-31d 牙齿萌出后期，结合上皮（JE）取代缩余釉上皮的所有细胞。结合上皮与口腔上皮相延续，并且提供牙与牙龈间的附着。牙齿萌出完成后，如果切除游离龈，则紧随牙齿萌出后的不易辨识的结合上皮在愈合的过程中将继续发育。新的结合上皮来自口腔上皮，表明口腔上皮细胞具有分化为结合上皮细胞的能力。

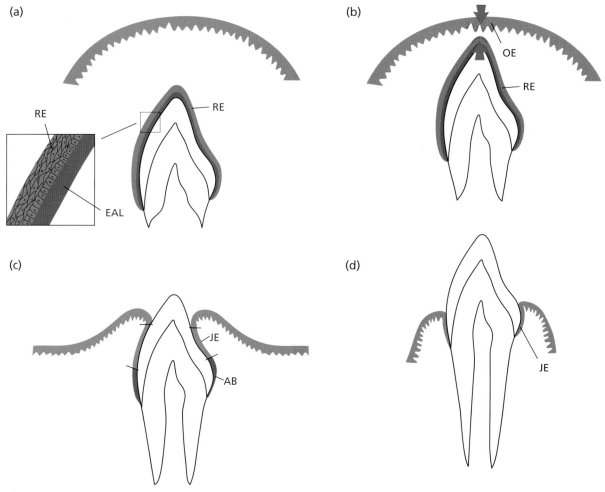

图1-31

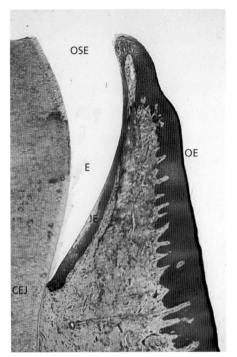

图1-32

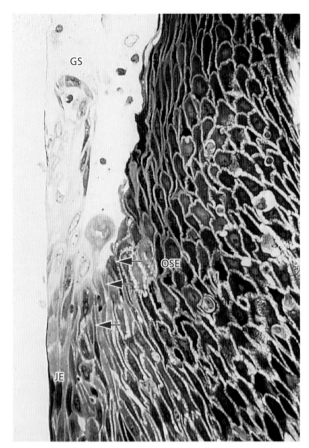

图1-33

图1-32 图示龈牙结合部的组织切片，称为龈牙区。左边为釉质（E），右边为结合上皮（JE）、沟内上皮（OSE）和口腔上皮（OE）。龈沟位于釉质与游离龈的底部之间，被沟内上皮所覆盖。结合上皮在形态上不同于沟内上皮和口腔上皮，而后两者的结构则非常相似。尽管存在个体差异，但一般而言，冠部的结合上皮最厚（为15~20层细胞），而在朝向釉牙骨质界（CEJ）方向则较薄（3~4层细胞）。在正常非炎症状态下，结合上皮与其深部的结缔组织边界无上皮钉突存在。

图1-33 结合上皮在龈沟（GS）底部为一游离面。结合上皮类似于沟内上皮与口腔上皮，通过基底层细胞分裂不断更新。细胞从脱落的地方迁移至龈沟的基底部。图中箭头所指为结合上皮（JE）和沟内上皮（OSE）的分界线。沟内上皮细胞为立方形，上皮的表面为非角化。

图1-34 图示结合上皮的特点。如图1-34a中所示，结合上皮（JE）的细胞排列成单层基底层（BL）和数层基底上层（SBL）。图1-34b示基底细胞和基底上层细胞是朝向牙面，平行于细胞的长轴排列（CT：结缔组织；E：釉质）。

以下列举了沟内上皮、口腔上皮和结合上皮的一些不同：

- 相对于组织量而言，结合上皮中细胞体积比口腔上皮中的大。
- 相对于组织量而言，结合上皮的细胞间隙较口腔上皮稍宽。
- 结合上皮中细胞桥粒的数量较口腔上皮中少。

应注意到在结合上皮中卵圆细胞间的相对较宽的细胞间隙，以及有两个中性粒细胞（neutrophilic granulocytes, PMN）穿过上皮层。

图1-34c是图1-34b框中区域（A）的高倍放

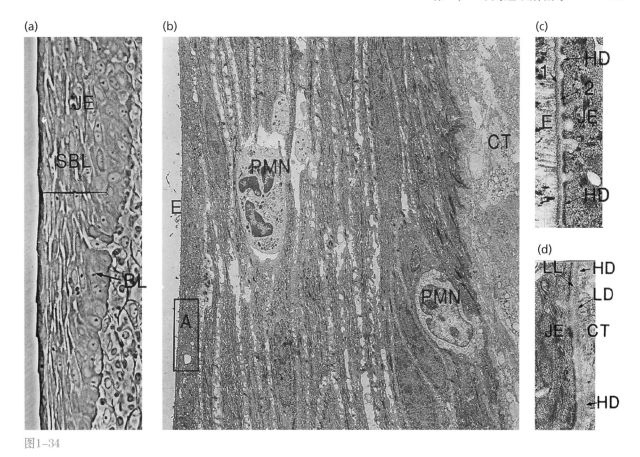

图1-34

大图像，可以看到结合上皮中基底细胞并不直接与釉质（E）相接触。在釉质与上皮（JE）间，存在一个电子致密区（1）和电子透亮区（2）。电子透亮区与结合上皮（JE）的细胞相接触。这两个区域与图1-23中描述的基底膜中的基板（LD）和透明板（LL）的结构非常相似［即上皮（JE）-结缔组织（CT）界］。此外，在图1-34d中可见，结合上皮细胞朝向釉质和结缔组织处的细胞膜有半桥粒（HD）结构。因此，釉质和结合上皮之间的界面类似于上皮与结缔组织之间的界面。

　　图1-35 结合上皮最根方的细胞模式图。左边为釉质（E）。可以看到在结合上皮与釉质之间有一个电子致密区（1），可认为是结缔组织面基底膜上基板（LD）的延续。类似的，电子透亮区可以看作透明板（LL）的延续。然而，值得注意的是，上皮-结缔组织交界处，在釉质毗邻的基板样结构（1）上没有锚纤维（AF）附着。此外，靠近基底膜的基底细胞（在结缔组织

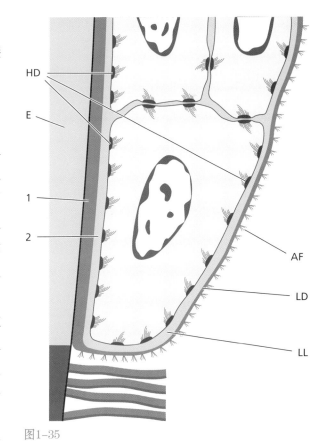

图1-35

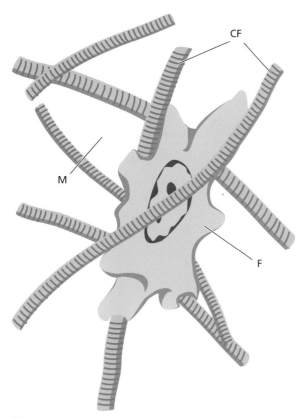

图1-36

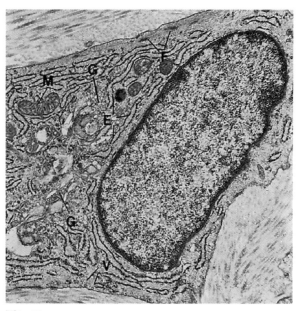

图1-37

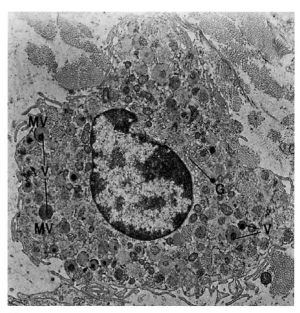

图1-38

界面），面向透明板样结构（2）的结合上皮细胞有半桥粒（HD）。因此，从结构上而言，结合上皮-釉质界面与上皮-结缔组织界面非常相似，表明结合上皮不仅与釉质相接，而且通过半桥粒附着于牙齿。

固有层

牙龈主要组成部分是结缔组织（固有层）。结缔组织主要是由胶原纤维（约占结缔组织的60%）、成纤维细胞（约5%）、血管和神经（约35%）构成，这些结构都嵌于无定形基质中（基质）。

图1-36 图示位于结缔组织纤维（CF）网络中的成纤维细胞（F）。彼此之间充满了基质（M），基质构成了细胞的生长"环境"。

细胞

在结缔组织中有不同类型的细胞：（1）成纤维细胞；（2）肥大细胞；（3）巨噬细胞；（4）炎性细胞。

图1-37 成纤维细胞是结缔组织中的主要细胞（占细胞总数的65%）。成纤维细胞产生结缔组织中各种各样的纤维，并具有合成结缔组织基质的功能。成纤维细胞为梭形或星形细胞，其细胞核为椭圆形，其中含有一个或一个以上的核仁。图为成纤维细胞电镜下的局部放大图。胞浆内有含有核糖体发育完好的粗面内质网（E）。较大的高尔基复合体（G）及大量的线粒体（M）。此外，胞浆内含有张力微丝（F）。靠近细胞膜的边缘可见大量的囊泡（V）。

图1-38 肥大细胞主要产生基质中的某些成分，同时也产生某些血管活性物质，可以影响微

血管系统的功能和调控组织中的血流。图示肥大细胞的电镜放大图。胞浆中含有大量大小不一的囊泡（V）。这些囊泡中含有生物活性物质，如蛋白酶、组胺和肝素。高尔基复合体（G）发育完好，粗面内质网少见。在细胞的边缘可见大量细小的胞质突起，此结构为微绒毛（MV）。

图1-39 巨噬细胞在组织中具有多种吞噬功能和合成功能。图示巨噬细胞电镜放大图。细胞核特征为有大小不等的凹陷。在细胞核的边缘可以见到一圈电子致密的染色质浓染区。高尔基复

合体（G）发育完好，在胞浆内具有大小不一的囊泡（V）。粗面内质网（E）少见，但可以见到游离的核糖体（R）均匀地分布于胞浆中。常常在溶酶体的囊泡〔即吞噬体（PH）〕中发现吞噬的残留物。在细胞的边缘，可见大量各种大小的微绒毛。在炎症组织中，巨噬细胞大量出现。它们是由外周血中的单核细胞迁移到组织中形成的。

图1-40 除了成纤维细胞、肥大细胞、巨噬细胞外，结缔组织还包括各种炎性细胞，如中性粒细胞、淋巴细胞和浆细胞。

中性粒细胞，也叫作多形核白细胞，有着特征性外观（图1-40a）。核仁呈分叶状，胞浆内含有许多溶酶体（L）和溶酶体酶。

淋巴细胞（图1-40b），在染色质电子致密区有一个圆形或卵圆形的细胞核。在胞浆中细胞狭窄的边缘有许多游离核糖体、一些线粒体（M），在一些局部区域可以看到结合核糖体的内质网。在胞浆中也可见到溶酶体。

浆细胞（图1-40c），椭圆形的细胞核偏于细胞一侧，其中电子致密的染色质呈放射状展开。大量结合核糖体的内质网（E）无规律地分布于胞浆中。此外，胞浆内含有大量线粒体（M）和一个发育完善的高尔基复合体。

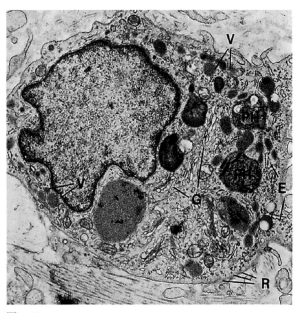

图1-39

(a)

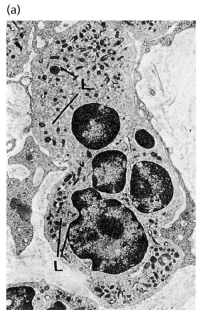

(b)

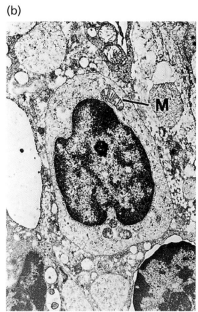

(c)

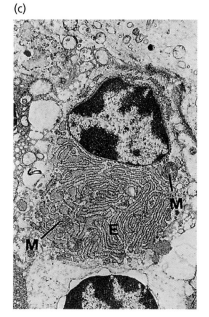

图1-40

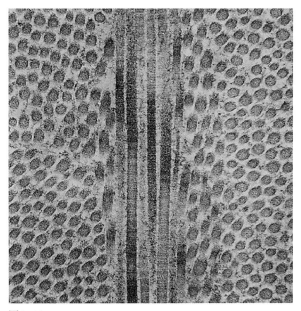

图1-41

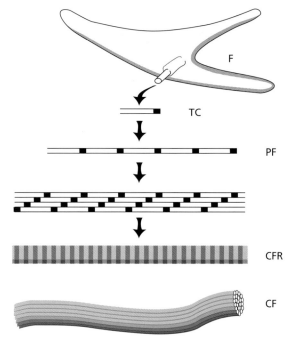

图1-42

纤维

　　由成纤维细胞产生的结缔组织纤维可以分为以下几类：（1）胶原纤维；（2）网状纤维；（3）耐酸水解性纤维；（4）弹性纤维。

　　图1-41 胶原纤维是牙龈结缔组织中的主要成分，是牙周膜最基本的组成成分。图中为胶原纤维横断面与纵断面的电子显微图像。胶原纤维在两个暗带间有周期性出现的700 Å的交叉带。

　　图1-42 图示成纤维细胞产生的胶原纤维的组成及合成特点（F）。胶原分子，是其最小的单位，又常被叫作原胶原蛋白。图中上部为原胶原蛋白分子（TC），其长约3000 Å，直径约15 Å，是由3个多肽链缠绕在一起形成的螺旋结构。每条链包含1000个氨基酸。1/3是甘氨酸，约20%为脯氨酸和羟脯氨酸，羟脯氨酸大部分只在胶原中存在。成纤维细胞合成原胶原蛋白，之后分泌到细胞外。因此，原胶原蛋白在细胞外发生聚合作用生成胶原纤维。首先，原胶原蛋白分子在纵向上发生聚合形成原纤维（PF），在这一过程中，原胶原蛋白分子在长度上约25%发生重叠，随后在水平方向上聚合形成胶原原纤维（CFR）。染色后，原胶原蛋白分子在连接的地方具有特殊的折射光，所以在光镜下可见周期性出现的700 Å的交叉带。胶原纤维（CF）是胶原

原纤维束，也会形成700 Å的周期性交叉带。在组织中，纤维呈束状排列。当胶原纤维成熟后，在原胶原蛋白分子中形成共价交联。因此，随着年龄增长，胶原的溶解性下降。

　　成牙骨质细胞和成骨细胞也具有合成胶原的能力。

　　图1-43 在这张显微图片中，我们看到网状纤维有银染的特性，在靠近基底膜（箭头示）的组织中大量存在。在血管周围的疏松结缔组织中也存在着大量的网状纤维。因此，网状纤维存在于上皮-结缔组织和内皮-结缔组织界面。

　　图1-44 耐酸水解性纤维在牙龈中较少，但在牙周膜中大量存在。耐酸水解性纤维是由直径约150 Å的细小原纤维组成。这些结缔组织纤维在过氧乙酸预氧化后在光镜下可见。图中显示牙周膜中的耐酸水解性纤维（箭头示），它们平行于牙齿长轴排列。这些纤维的功能目前尚不清楚。图中左边为牙骨质，右边为牙槽骨。

　　图1-45 在牙周膜和牙龈结缔组织中，弹性纤维仅出现于血管周围。然而，如显微图像显示，牙槽（被覆）黏膜的固有层和黏膜下层含有大量的弹性纤维（箭头示）。而在膜龈结合部（MGJ）冠方的牙龈（G）内几乎没有弹力纤

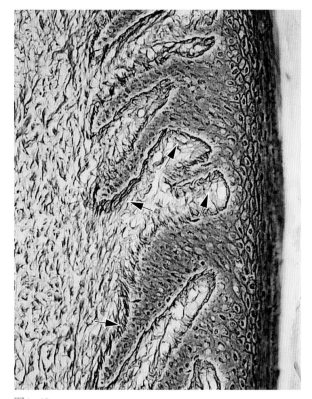

图1-43

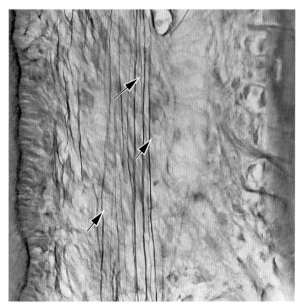

图1-44

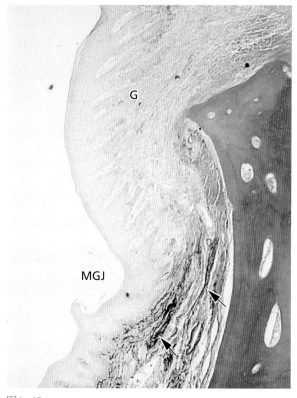

图1-45

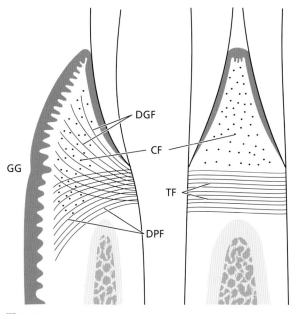

图1-46

维，仅在血管周围中存在。

　　图1-46 尽管牙龈和牙周膜中胶原纤维分布不规则，具有随机性，但大部分以一个特定的方向成束排列。根据它们的部位和排列方向的不同，可以分为以下几组：

　　1. 环形纤维（CF）：在游离龈中环绕牙齿成袖口样或指环样排列的纤维束。

　　2. 龈牙纤维（DGF）：自牙槽骨上方的牙骨质内，向唇颊侧、舌侧、邻间表面的游离龈方向呈扇形散开。

　　3. 牙骨膜纤维（DPF）：嵌入部位与龈牙纤维相同，但它们越过颊侧和舌侧牙槽嵴，最终止于附着龈。在游离龈和附着龈的边界，上皮常缺乏来自深层的定向排列的胶原纤维束的支撑。在这个区域，常呈现为游离龈沟（GG）。

4. 越隔纤维（TF）：在图中的右侧，是存在于牙邻面，连接相邻两牙的纤维。越隔纤维横跨牙槽中隔，嵌入相邻牙的牙骨质中。

图1-47 示意牙间区域牙槽上部越隔纤维束（星号示）走向的组织剖面图。可以看到，除了连接相邻牙的牙骨质（C）外，越隔纤维也连接了牙槽骨上方的牙骨质（C）和牙槽嵴顶（AB）。图1-46中的4组胶原纤维束加强了牙龈，使其具有一定的弹性和色泽，这对于保持牙龈的组织结构和龈牙附着完整性是必要的。

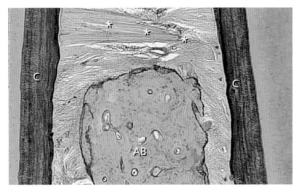

图1-47

基质

结缔组织基质主要由成纤维细胞产生，还有一些成分由肥大细胞和血液来源的其他细胞产生。基质为结缔组织细胞提供微环境，这对于保持结缔组织的正常功能非常必要。因此，每个结缔组织细胞的水、电解质、营养物质、代谢产物等的转运均发生在基质中。结缔组织基质的主要成分是蛋白-碳水化合物大分子。这些复合物通常分为蛋白多糖和糖蛋白两类。蛋白多糖包括糖胺多糖，是一种碳水化合物单位（透明质酸硫酸盐、乙酰肝素硫酸盐等），能提供共价键结合到一条或多条蛋白链上。蛋白多糖的主要成分是碳水化合物。糖胺多糖，也叫作透明质酸或"玻尿酸"，可能并不会与蛋白质结合。糖蛋白（纤连蛋白，骨黏连蛋白等）也有多糖成分，但是这些大分子不同于糖胺多糖。糖蛋白的主要成分是蛋白质。在大分子中，单糖或多糖是通过共价键连接一条或多条蛋白链。

图1-48 结缔组织的正常功能依赖于蛋白聚糖和糖胺多糖。蛋白多糖中的碳水化合物，糖胺多糖（🜂）是一条带有负电、富有弹性的长链分子，其中每一个都占据了较大的空间（图

(a)

(b)

(c)

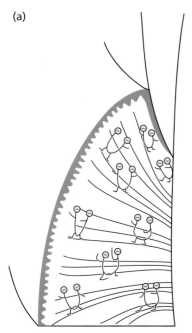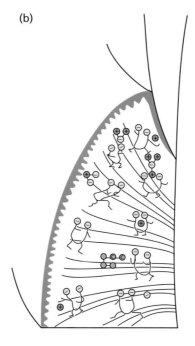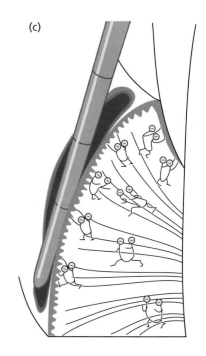

图1-48

1-48a）。在这个空间内，更小的分子，如水和电解质等可以进入其中，而大分子则不能进入（图1-48b）。因此，蛋白多糖调节基质中物质的扩散和流动，对于组织中液体含量和保持渗透压具有决定性的作用。换言之，蛋白多糖是一个分子滤器，对调节组织中细胞迁移发挥重要作用。因为这些高分子的结构和水合作用，使其能够抵抗形变，因此成为结缔组织中稳定的调节子（图1-48c）。如果牙龈受到挤压，高分子发生变形。而当压力消除后，高分子恢复原有的形态。因此，高分子对保持牙龈的弹性非常重要。

上皮-间充质相互作用

在各种器官发育的胚胎期，上皮和结缔组织间相互诱导，牙的发育也是如此。一方面，结缔组织是牙胚正常发育的一个决定因素；另一方面，釉上皮对牙间充质部分的发育产生明显影响。

研究证实，环境因素会影响成人机体的组织分化。例如，皮肤和黏膜，在机械刺激下常常表现出上皮增生和角化增加。因此，组织与环境的刺激相适应。在咀嚼黏膜中上皮角化与咀嚼产生的机械刺激相适应。然而，研究表明这些区域上皮的典型特点是由基因决定的。以下图片展示的是一些有关的观察性研究。

图1-49 图示通过手术将一只猴子的牙龈（G）和牙槽黏膜（AM）进行交换。将牙槽黏膜与牙紧密接触，而将牙龈放在原本牙槽黏膜的位置。

图1-50 显示了图1-49中手术区域4个月后的情况。尽管移植牙龈（G）相对于下方的骨有一定动度，与牙槽黏膜（AM）类似，但是其（移植牙龈）保留了咀嚼黏膜的形态学特点。在牙槽黏膜和牙之间已经形成了狭窄的新的角化龈（NG）。

图1-51 图1-50中移植牙龈的组织学切片。虽然在牙龈结缔组织（G）中缺乏弹性纤维，但在牙槽黏膜（AM）的结缔组织中却有丰富的弹性纤维（箭头示），这使移植的牙龈组织易于被识别。移植的牙龈组织上皮表面被覆明显的角化层（三角形示），上皮-结缔组织界面的结构

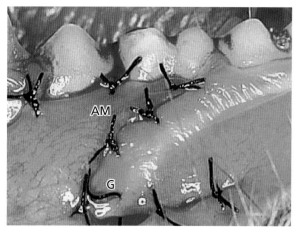

图1-49

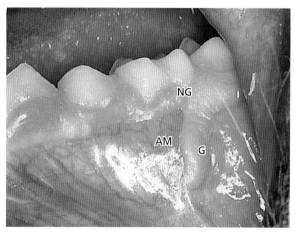

图1-50

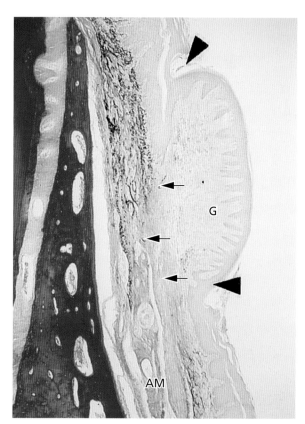

图1-51

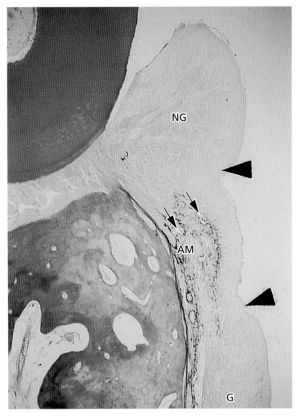

图1-52

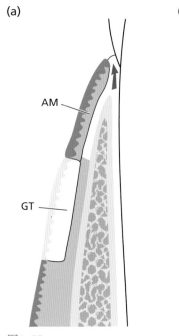
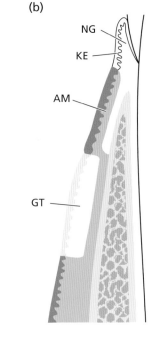

图1-53

（如上皮钉突、结缔组织乳头）与正常牙龈相似。因此，异位的牙龈组织会保持它原有的组织学特性。这个观察表明，牙龈的特性是由基因决定，而不是因环境刺激产生功能性适应的结果。

图1-52 为图1-50中移植区域冠部的组织学切片，图1-51中展示的移植牙龈组织（G）位于本图下部。在显微图片中，中部的箭头之间可见移植的牙槽黏膜（AM）。如图1-49所示，术后牙槽黏膜移植体与牙紧密接触。愈合后，一条窄的角化牙龈（NG）向冠方发育至移植的牙槽黏膜（图1-50）。在组织切片中，上部新的角化牙龈区（NG）被角化上皮覆盖，结缔组织中没有紫染的弹性纤维。此外，值得注意的是，在角化和非角化上皮的结合处（三角形示）与"弹性"和"非弹性"结缔组织的结合处（箭头示）完全一致。新生牙龈的结缔组织源于牙槽嵴上方的结缔组织和牙周膜间隙，并且将牙槽黏膜移植物与牙齿分开（图1-53）。新生牙龈上皮很可能是从邻近牙槽黏膜迁移而来。以上结果表明，结缔组

织决定上皮性质。

图1-53 图1-50和图1-52中新形成的、狭窄的角化龈（NG）发育示意图。

图1-53a 肉芽组织（GT）沿牙根表面向冠方增殖（箭头示），将牙槽黏膜（AM）移植物与牙面分离。

图1-53b 上皮细胞从牙槽黏膜（AM）移植物迁移到新形成的牙龈结缔组织处（NG）。因此，新形成的牙龈被角化上皮（KE）覆盖，而这些角化上皮来源于牙槽黏膜（AM）的非角化上皮。这表明新形成的牙龈结缔组织具有诱导来源于牙槽黏膜上皮分化改变的能力。新形成的上皮，正常应该是非角化上皮，因为受到新生的牙龈结缔组织刺激，显然分化成了角化上皮（GT：牙龈移植物）。

图1-54 图示在移植后，部分牙龈结缔组织（G）和牙槽黏膜结缔组织（AM）已经在牙槽黏膜伤口区域愈合。这些移植物的上皮化只能来源于牙槽黏膜附近上皮细胞的迁移。

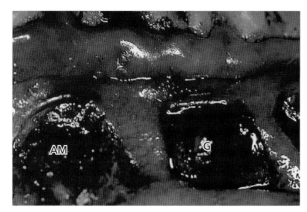

图1-54

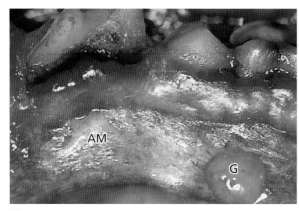

图1-55

图1-55 显示了移植牙龈结缔组织（G）上皮再形成后。这部分组织已经部分具有与正常牙龈相似的外观，表明这部分结缔组织现在是被角化上皮所覆盖。从牙槽黏膜（AM）移植来的结缔组织由非角化上皮覆盖，与周围的牙槽黏膜有相同的外观。

图1-56 图示移植牙龈结缔组织区域的两张组织切片。在图1-56a中展示对弹性纤维（箭头示）进行了染色的切片。位于中部没有弹性纤维的组织是移植的牙龈结缔组织（G）。图1-56b显示了采用苏木精-伊红染色的邻近组织切片。通过比较图1-56a和图1-56b，可以发现：

- 移植牙龈组织由角化上皮覆盖（三角形示）。

- 上皮-结缔组织界面呈波浪形（即上皮钉

突和结缔组织乳头），与正常牙龈相同。

在图1-56c和图1-56d中的显微图片显示高倍放大下牙槽黏膜（AM）与移植牙龈结缔组织（G）的交界区域。注意到角化上皮（箭头示）与"无弹性"的结缔组织（三角形示）间以及非角化上皮与"弹性"结缔组织间的明显区别。在愈合过程中，如此紧密的关系表明移植的牙龈结缔组织具有改变上皮细胞分化的能力，与之前所述也相一致（图1-53）。当以非角化上皮细胞开始，牙槽黏膜的上皮细胞将明显地成为角化细胞。也就是说，牙龈上皮的特异性是由结缔组织内在基因决定的。

牙周膜

牙周膜是围绕牙根并连接牙骨质和牙槽窝壁的柔软的、富含血管和细胞的结缔组织。在冠方，牙周膜与牙龈的固有层相连，通过连接牙槽嵴与牙根的胶原纤维束（牙槽嵴纤维）与牙龈划分开来。

图1-57 是下颌前磨牙—磨牙区的X线片。在X线片上可以将牙槽骨分为两类：

1. 牙槽突包绕牙槽的部分，称为硬骨板（LD）。

2. 在X线片上表现为网格状的牙槽突部分，称为松质骨。

牙周膜位于牙根与硬骨板（LD）或固有牙槽骨之间。牙槽骨从根尖到釉牙骨质界（CEJ）的根方约1mm处包绕牙齿。其冠向的边缘称为牙槽嵴（BC）。

牙周膜间隙形似沙漏，在根中部最狭窄。牙周膜的宽度约为0.25mm（范围为0.2～0.4mm）。牙周膜的存在使咀嚼功能或其他的牙齿接触所产生的力能通过固有牙槽骨分散到牙槽突并被吸收。牙周膜对牙齿动度来说也至关重要。

牙齿松动度很大程度上取决于牙周膜的宽度、高度和性质（参见第16章和第52章）。

图1-58 通过示意图阐明了牙周膜如何位于固有牙槽骨（ABP）和根部牙骨质（RC）之间。

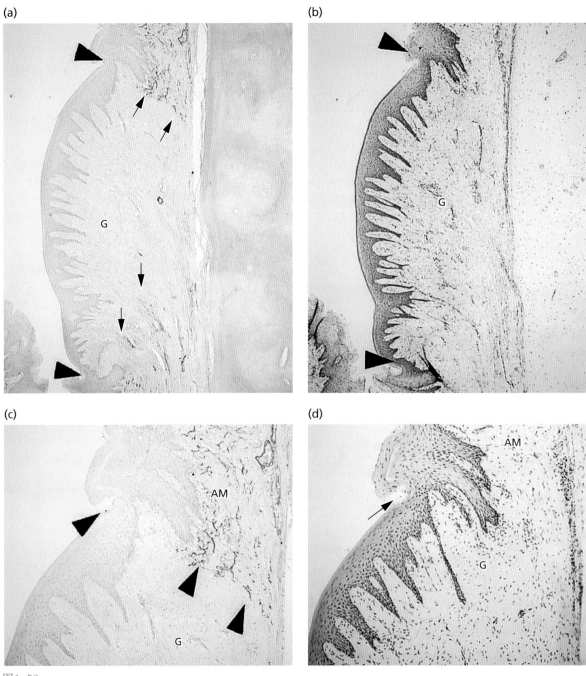

图1-56

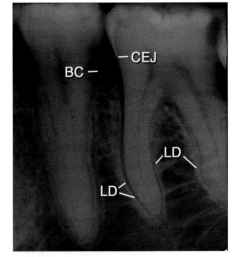

图1-57

牙齿通过多束胶原纤维与骨连接，根据它们的排列，胶原纤维束可分为以下几组：

1. 牙槽嵴纤维（ACF）。

2. 横纤维（HF）。

3. 斜纤维（OF）。

4. 根尖纤维（APF）。

图1-59 牙周膜和根部牙骨质是由包绕在牙蕾周围的疏松结缔组织（牙囊）发育而来。示意图描述了牙周膜形成的不同阶段，该过程伴随着牙根的发育和牙齿的萌出。

图1-59a 牙蕾是在骨隐窝内形成的。牙蕾周围的疏松结缔组织内的成纤维细胞产生的胶原纤维，在其成熟阶段即被埋入新形成的牙骨质的釉牙骨质界（CEJ）根方。朝向骨隐窝的冠向部分的纤维束后期将形成龈牙纤维组、牙骨膜纤维组和越隔纤维组，这些都属于牙龈的定向纤维（图

1-46）。

图1-59b 真正意义上的牙周膜纤维，即主纤维，随牙齿萌出而发育。首先，可见纤维埋入了牙槽骨最边缘的部分。

图1-59c 随后，可见到更多向根尖方向伸展的纤维束。

图1-59d 在牙齿萌出阶段，胶原纤维的走向不断改变。首先，当牙齿达到咬合接触并正常行使功能时，牙周膜纤维组成了定向良好的牙槽胶原纤维组（图1-58）。这些胶原结构不断改建（即老化纤维的吸收和新纤维的形成）（DGF：龈牙纤维；DPF：牙骨膜纤维；ACF：牙槽嵴纤维；HF：横纤维；OF：斜纤维；APF：根尖纤维）。

图1-60 该示意图阐明了牙周膜主纤维的发育。左边是固有牙槽骨（ABP），中间是牙周膜（PL），右边是根部牙骨质（RC）。

图1-60a 首先，可见小而精细、呈刷状的原纤维从牙骨质伸向牙周膜间隙。在这一阶段，骨表面被成骨细胞覆盖。在骨表面，只可见少量辐射状的、纤细的胶原纤维。

图1-60b 随后，更多、更粗大的纤维被埋入骨组织。这些纤维在牙周膜间隙的中间部分向疏松结缔组织辐射，或多或少包含了随机向的胶原纤维。来源于牙骨质的纤维仍很短，而埋入骨内的纤维逐渐增长。这些纤维的末端呈指状突起。

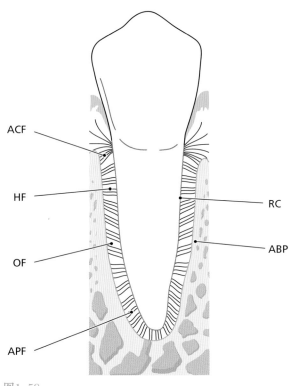

图1-58

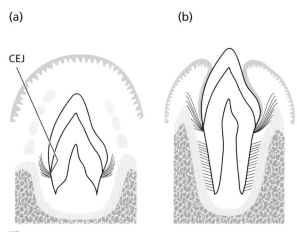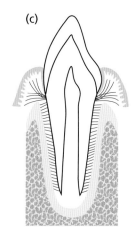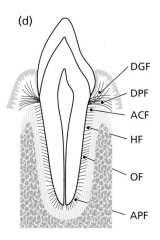

图1-59

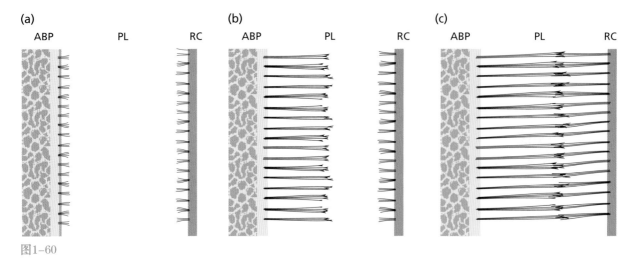

图1-60

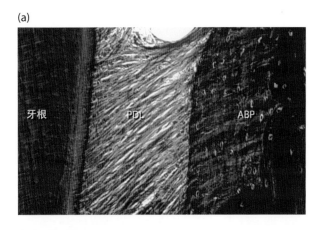

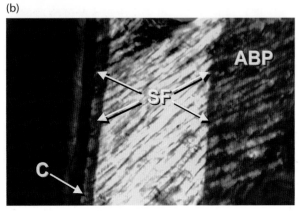

图1-61

图1-60c 紧接着，来源于牙骨质的纤维变长、变粗，并在牙周膜间隙与来源于牙槽骨的纤维融合。当萌出后的牙齿达到咬合接触并开始行使功能时，主纤维就会排列成束状，并且继续由牙槽骨向牙骨质生长。

图1-61a 显示了牙周膜（PDL）的主纤维如何从牙骨质向固有牙槽骨（ABP）连续走行。与埋入固有牙槽骨的纤维相比，埋入牙骨质的主纤维（Sharpey's纤维）直径较小，但数量更多。

图1-61b 显示的是图1-61的偏振光下的视图。在这张图上可见Sharpey's纤维（SF）不仅穿过了牙骨质（C），还穿过了固有牙槽骨（ABP）的整个宽度。牙周膜还包括了少量与血管相伴的弹性纤维。Oxytalan纤维（图1-44）在牙周膜中也存在。它们主要是冠根方向，在牙周膜中分布在偏牙齿一侧，距牙槽骨较远，常常埋入牙骨质中。它们的功能目前尚不明确。

牙周膜中的细胞包括：成纤维细胞、成骨细胞、成牙骨质细胞、破骨细胞，以及上皮细胞和神经纤维。成纤维细胞沿主纤维排列，而成牙骨质细胞分布在牙骨质表面，成骨细胞分布在骨表面。

图1-62a 显示了牙周膜（PDL）中上皮细胞（ER）群的存在。这些细胞被称为 Mallassez上皮剩余，代表了上皮根鞘的残留。上皮剩余位于牙周膜中，与牙根表面的牙骨质（C）相距15～75μm。在图1-62b中可见更高放大倍数下的一群上皮剩余。

图1-63 在电子显微镜下可见上皮剩余被基底膜（BM）包绕，细胞膜上有桥粒（D）与半桥粒（HD）。上皮细胞内只含有少量线粒体和发育不佳的内质网。这意味着它们是有活力的，但处于静息状态，代谢极低。

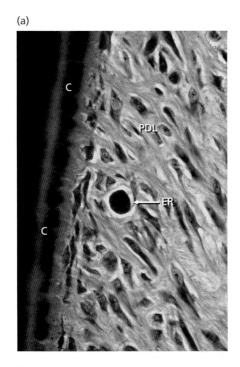

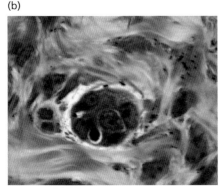

图1-62

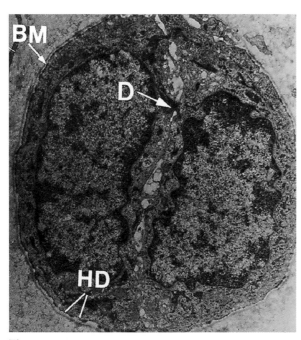

图1-63

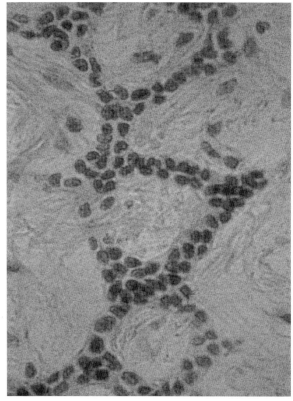

图1-64

图1-64 是从一颗被拔除牙齿分离出的牙周膜的显微照片。Mallassez上皮剩余在常规组织学切片上表现为孤立的上皮细胞，而该样本沿根表面分离而获得，其结果显示上皮剩余实际上围绕牙根形成了连续的上皮细胞网络。它们的功能目前还不清楚。

牙骨质

牙骨质是一种高度矿化的组织，覆盖在牙根表面，偶尔也可覆盖小部分牙冠。它也可能会扩展到根管内。与骨组织不同，牙骨质不含血管或淋巴管，没有神经分布，也不发生生理性吸收和改建，但可在一生中不断沉积。和其他矿化组织一样，牙骨质含有埋在有机基质中的胶原纤维。它所含的矿物质主要是羟磷灰石，矿物质含量大约为重量的65%，比骨的矿物质含量（60%）稍高。牙骨质有不同的功能。它将牙周膜主纤维连接至牙根，并在牙根表面遭到破坏时参与修复过程。它还能参与牙齿位置的调整以适应新的需求。

下面描述了不同类型的牙骨质：

1. 无细胞无纤维牙骨质（AAC）主要见于牙颈部釉质。

2. 无细胞外源性纤维牙骨质（AEFC）见于牙根的冠部及中部，主要含有多束Sharpey's纤维。该种牙骨质是附着装置的重要组成部分，将牙齿与束状骨（固有牙槽骨）相连。

3. 有细胞混合性分层牙骨质（CMSC）见于牙根的根尖1/3及根分叉区。它既含有外源性纤维，又含有固有纤维和牙骨质细胞。

4. 有细胞固有纤维牙骨质（CIFC）主要见于牙骨质吸收缺陷区，它含有固有纤维和牙骨质细胞。

图1-65a 显示的是偏振光下的组织磨片图。牙周膜（PDL）的主纤维分布于牙骨质（C）覆盖的牙根和束状骨（BB）覆盖的牙槽突之间。部分主纤维一端埋在牙骨质内，另一端埋在束状骨内，这些纤维被称为Sharpey's纤维（D：牙本质）（由D.D. Bosshardt友情提供）。

图1-65b 牙周膜（PDL）内的Oxytalan纤维走行于冠根方向，一些（箭头示）埋入无细胞外源性纤维牙骨质（AEFC）中。许多Oxytalan纤维在牙周膜中见于血管（BV）周围。Oxytalan纤维可能在牙根与牙周膜之间力传导上有一定作用（BB：束状骨；D：牙本质）（由D.D. Bosshardt友情提供）。

图1-66a 显示的是釉牙骨质界区无细胞无纤维牙骨质（AAC）的存在。无细胞无纤维牙骨质覆盖了一小部分颈部牙釉质。它既不含细胞，也不含胶原纤维。它可能在釉质上形成孤立的斑点，或者与无细胞外源性纤维牙骨质（AEFC）相连续。当缩余釉上皮退缩或断裂致使暴露的釉质表面与周围的疏松结缔组织接触时，可能导致无细胞无纤维牙骨质的形成（D：牙本质；ES：釉质区域）（由D.D. Bosshardt友情提供）。

图1-66b 显示了在透射电子显微镜下的无细胞无纤维牙骨质（AAC）的形态。无细胞无纤维牙骨质自无细胞外源性纤维牙骨质（AEFC）向冠方延伸。无细胞无纤维牙骨质的层状结构显示了其沉积期和静止期。无细胞无纤维牙骨质的功

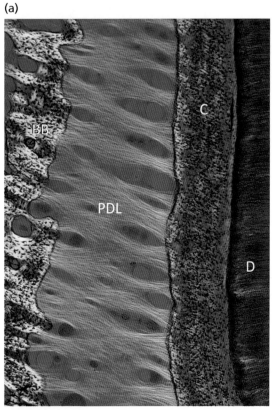

(a)

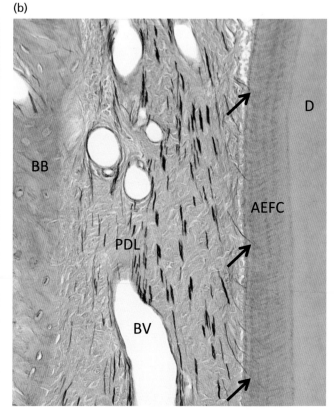

(b)

图1-65

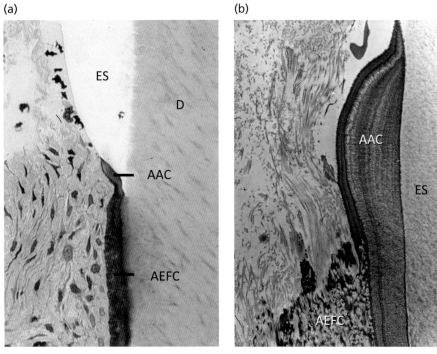

图1-66

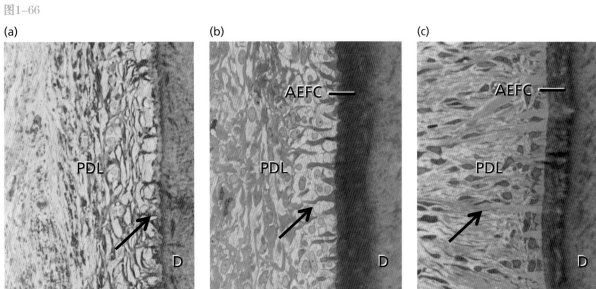

图1-67

能尚不明确。釉质区域（ES）的中等电子密度物质与无细胞无纤维牙骨质相近，代表了剩余的釉质基质。

图1-67 阐明了无细胞外源性纤维牙骨质（AEFC）发育的3个阶段。无细胞外源性纤维牙骨质是伴随着根部牙本质的形成而不断形成的。在牙根发育初期，排列于新形成的前期牙本质表面的Hertwig上皮根鞘发生断裂。然后，成牙骨质细胞开始合成胶原纤维，这些纤维以正确的角度植入到（牙本质）表面。在无细胞外源性纤维牙骨质不断形成期间，这些短的胶原纤维中接近牙

根的部分埋入矿化组织中。

图1-67a 显示短胶原纤维（箭头示）从牙本质（D）表面伸出到牙周膜（PDL），构成了后期的Sharpey's纤维。但是牙骨质层此时还不可见。

图1-67b 显示短胶原纤维（箭头示）从牙根表面伸出，但是现在它们的底部如Sharpey's纤维一样埋在矿化牙骨质中。

图1-67c 显示大多数胶原纤维正延长并继续伸入到牙周膜间隙中。

这些显微图像说明了牙骨质中的Sharpey's

纤维是牙周膜主纤维的直接延续，而这些主纤维另一端埋入牙槽骨表面结缔组织。无细胞外源性纤维牙骨质一生中在不断增厚，速度十分缓慢，为1.5~4.0μm/年。

图1-68a 显示的是扫描电镜下未脱矿无细胞外源性纤维牙骨质（AEFC）的断面。注意，与牙本质（D）相连的外源性纤维穿过矿化牙骨质层，形成Sharpey's纤维，并与牙周膜（PDL）的胶原纤维（CF）相连续（由D.D. Bosshardt友情提供）。

图1-68b 显示的是无细胞外源性纤维牙骨质（AEFC）的透射电子显微照片。Sharpey's纤维（即无细胞外源性纤维牙骨质的外源性胶原纤维）从牙本质（D）表面穿出，穿过矿化牙骨质层，并在牙骨质外方进入牙周膜，延续为主纤维（CF）。成牙骨质细胞（CB）分布于伸出的胶原纤维之间。

图1-69a 显示的是无细胞外源性纤维牙骨质（AEFC）矿化前沿透射电子显微照片。Shrapey's纤维在矿化前沿穿出牙骨质，延续为牙周膜主纤维。成牙骨质细胞（CB）分布在紧密聚集的胶原纤维之间。由于非胶原蛋白的存在，牙骨质中胶原纤维特征性的交叉结合并不明显。矿化发生通过羟基磷灰石晶体沉积，该过程先发生在胶原纤维内，随后在纤维表面，最后到纤维间基质。

图1-69b 显示的是无细胞外源性纤维牙骨质（AEFC）矿化前沿的高精度免疫标记结果。组织切片用抗骨涎蛋白抗体进行金标法实验。这种非胶原蛋白可以调节以胶原为基础的硬组织的矿化。金微粒标记了矿化牙骨质的纤维间基质，而那些穿出牙骨质并延续到牙周膜间隙的明显的胶原纤维并没有被标记。

图1-70a 显示的是偏振光下未染色未脱钙的（牙齿）磨片。显微照片显示了有细胞混合性分层牙骨质（CMSC）的结构，它由交替的无细胞

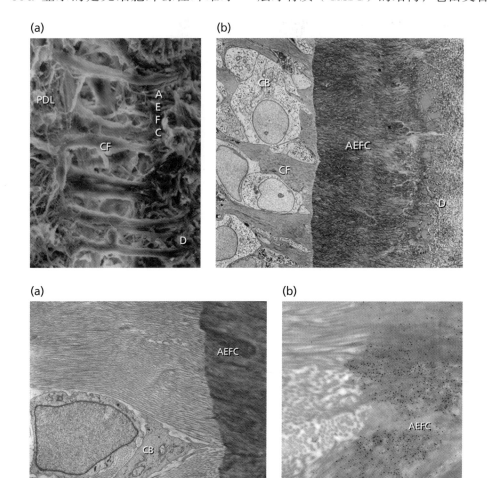

图1-68

图1-69

外源性纤维牙骨质层和有细胞固有纤维牙骨质层组成。与无细胞外源性纤维牙骨质不同的是，有细胞固有纤维牙骨质含有细胞和固有纤维。外源性Sharpey's纤维穿过牙骨质层并从矿化前沿穿出，而固有纤维完全位于牙骨质内。结合到牙骨质中的细胞称为牙骨质细胞。有细胞混合性分层牙骨质的形成贯穿牙齿的整个功能期。它的分层是不规则的。有细胞混合性分层牙骨质常见于根中或根尖区的牙根表面以及根分叉区。与根颈部相比，牙骨质在根尖区变得非常宽。在根尖区，牙骨质通常为150～250μm，甚至更宽。牙骨质通常可见生长线，这代表着交替的

沉积期和静止期。

图1-70b 显示的偏振光下未染色未脱钙的（牙齿）磨片。在有细胞混合性分层牙骨质中可发现牙骨质细胞（黑色的细胞）位于有细胞固有纤维牙骨质（CIFC）中的陷窝内。牙骨质细胞通过细胞质突起形成网络（箭头示）在牙骨质小管内相互交流。大多数的细胞突起指向牙骨质表面（向左）。牙骨质细胞还通过细胞质突起与表面的成牙骨质细胞交流。牙骨质细胞的存在为牙骨质中营养和废物的运输提供通道，这有利于维持矿化组织的活性。

图1-71a 显示的是有细胞固有纤维牙骨质

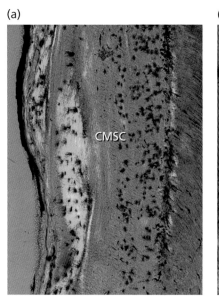

(a)

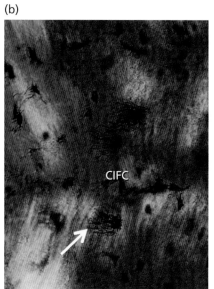

(b)

图1-70

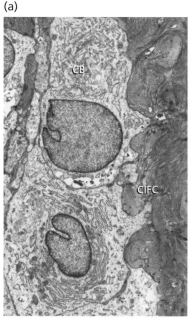

(a)

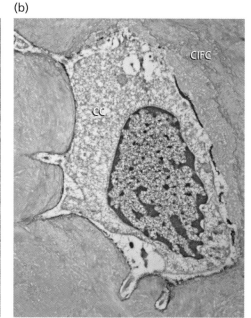

(b)

图1-71

（CIFC）表面的透射电子显微照片。类牙骨质被典型的成牙骨质细胞（CB）包绕。它们体积大，是富含常染色质的圆形细胞核的立方细胞。这些细胞还富含粗面内质网，这表示它们高度活跃，合成蛋白并分泌到细胞外间隙。它们加工合成了由胶原基质组成的牙骨质层，随后该牙骨质层发生矿化。通常来说，无细胞外源性纤维牙骨质的矿化程度比有细胞混合性分层牙骨质和有细胞固有纤维牙骨质高。有时有细胞混合性分层牙骨质只有Sharpey's纤维外缘发生矿化，纤维内形成非矿化核。

图1-71b 显示的是有细胞固有纤维牙骨质（CIFC）内牙骨质细胞（CC）的透射电镜显微照片。牙骨质细胞是陷入牙骨质基质中的成牙骨质细胞。它们出现在陷窝中，一些小管通过这些陷窝穿过牙骨质基质并与邻近的牙骨质细胞进行细胞间交流。牙骨质深层的牙骨质陷窝通常是空的，这可能是因为已超出了可交换代谢物的临界距离。

牙槽突

大体解剖

牙槽突被定义为上颌骨和下颌骨的一部分，它形成牙槽窝并对其产生支持作用。牙槽突从颌骨的基底骨延展而来，伴随着牙齿的发育及萌出而生长（图1-59）。组成牙槽突的骨由牙囊来源的细胞（形成固有牙槽骨）和独立于牙囊之外的细胞（形成牙槽骨）形成。固有牙槽骨与根部牙骨质和牙周膜一起组成了牙齿的附着装置，它的主要功能是传递如咀嚼及其他牙齿接触所产生的力。

图1-72 显示了上颌骨牙槽突（牙槽部）在根中水平的横截面。注意颌骨腭侧覆盖根面的骨质比颊侧厚。解剖上看，牙槽窝的壁（固有牙槽骨，箭头示）和牙槽突的外侧壁均由密质骨组成。密质骨壁包绕的区域由松质骨组成。因此松质骨占据了牙间隔内除了小部分颊侧和腭侧壁之外的大部分区域。松质骨包含骨小梁，骨小梁的结构和大小部分取决于基因，部分是牙齿承受咀嚼压力的结果。注意牙槽突颊侧和腭侧骨质厚度在不同区域是怎样不同分布的。

图1-73 显示了下颌骨牙槽突在根冠1/3和根尖1/3水平的横剖面。牙槽窝壁被覆的骨（固有牙槽骨）通常在牙槽突的舌侧（L）和颊侧（B）（箭头示）与密质骨相连续。注意牙槽突颊侧和舌侧骨质厚度在不同区域是怎样不同分布

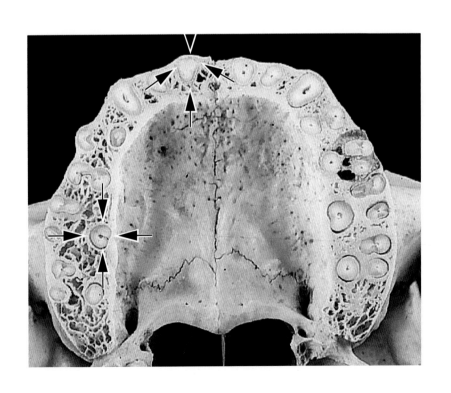

图1-72

(a)

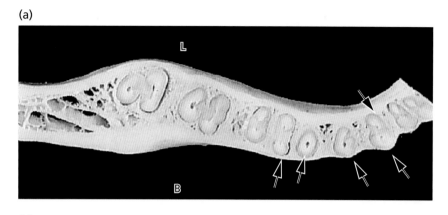

(b)

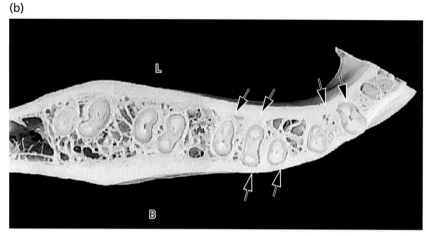

图1-73

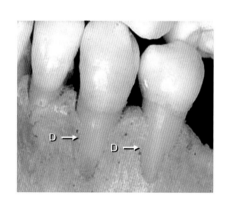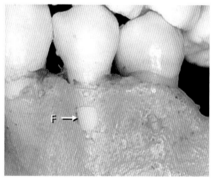

图1-74

的。在切牙和前磨牙区域，牙齿颊侧骨板比舌侧薄。在磨牙区域，颊侧骨板比舌侧骨板厚。

图1-74 在颌骨颊侧，包绕牙根的骨质有时非常薄或者整个缺如。牙根上没有骨覆盖的小区域称为骨开裂（D）。如果颊侧骨质的冠部大部分都存在，而缺损发生在相对根尖处，这称为骨开窗（F）。这种缺损常发生于萌出期间移位出牙弓的牙齿，且相比后牙来说更常发生于前牙。这种骨缺损情况下，牙根只有结缔组织附着和上覆黏膜包绕。

图1-75 显示了下颌牙列不同区域的纵剖面。牙体颊侧（B）和舌侧（L）骨壁在厚度上有较大差异，如从前磨牙到磨牙区域。注意，例如斜线的存在是怎么导致第二和第三磨牙颊侧的骨架状增厚（箭头示）的。

显微解剖

图1-76 显示了两前磨牙之间牙槽间隔的剖面图。致密的固有牙槽骨（ABP）与两牙间的牙周膜相对，而松质骨分布在固有牙槽骨之间的区

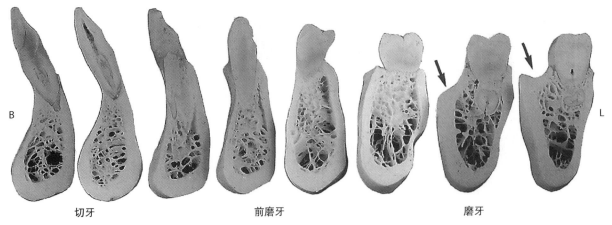

B   L

切牙   前磨牙   磨牙

图1-75

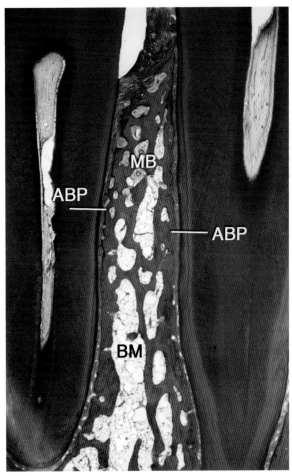

图1-76

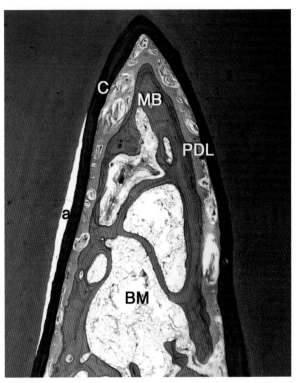

图1-77

髓则包含脂肪细胞、血管结构和未分化的间充质细胞。羟基磷灰石是骨组织的主要矿物质。

图1-78 朝向牙周膜的矿化骨，即固有牙槽骨（ABP）或者束状骨，其宽度为250～500μm。固有牙槽骨由板状骨包括环骨板组成。在这张根分叉区域的图片中，固有牙槽骨的位置如箭头所指。牙槽骨（AB）是间充质来源的组织，它被认为并不是真正的附着结构的一部分。如前所述，固有牙槽骨和牙周膜（PDL）以及牙骨质（C）一起参与牙和骨骼之间的附着。不管是牙槽骨还是固有牙槽骨，都可能会根据功能需

域。松质骨由矿化骨（MB）和骨髓（BM）组成。

图1-77 下颌磨牙根分叉区域的骨组织（C：根部牙骨质；PDL：牙周膜；MB：矿化骨；BM：骨髓；a：切片过程中的人工缺损）。根分叉区和牙根间隔区的矿化骨（图1-76）由板状骨（包括环骨板、同心层骨板和间骨板）构成，骨

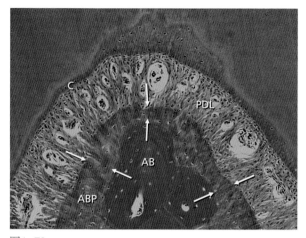

图1-78

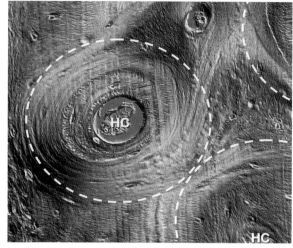

图1-80

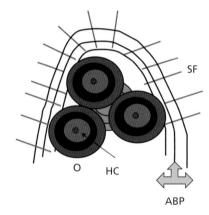

图1-79

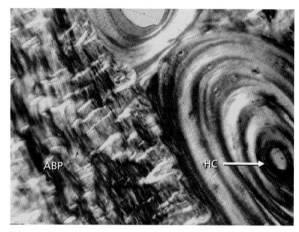

图1-81

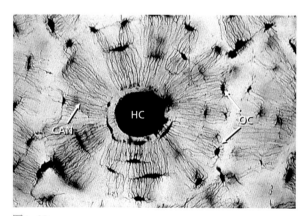

图1-82

求的改变而发生适应性的改变。

图1-79 示意图表明了根分叉区域硬组织的组成。板状骨包括3个棕色的骨单位（O），血管（红色）位于其中央的Haversian管（哈弗氏管，HC）内。在骨单位（O）之间的是间骨板（绿色），它代表了老化并部分重建的骨单位。固有牙槽骨（ABP）包绕板状骨，由黑线代替。Sharpey's纤维（SF）埋入到固有牙槽骨中。

图1-80 显示了板状骨的一部分。在该位置的硬组织包括骨单位（白色圆圈），每个骨单位的Haversian管（HC）内含有血管。在不同的骨单位之间分布有间骨板。骨单位不仅是结构单位，也是代谢单位。因此，骨组织中细胞（成骨细胞、骨细胞、破骨细胞）的营养都由Haversian管和Volkmann管内的血管提供。

图1-81 组织切片显示了固有牙槽骨（ABP）和含有一个骨单位的牙槽骨之间的边界。Haversian管（HC）位于骨单位的中央。

固有牙槽骨（ABP）内含有Sharpey's纤维（条纹），它们横向（左）延伸至牙周膜。

图1-82 骨单位含有大量的骨细胞（OC），它们位于板状骨中的陷窝内。骨细胞之间通过含有骨细胞质突起的小管（CAN）进行交流（HC：Haversian管）。

图1-83 示意图阐明了骨细胞（OC）如何存在于矿化骨中，并如何通过小管（CAN）与骨表面的成骨细胞交流。

图1-84 所有成骨活跃的位点都含有成骨细胞。骨的外表面被覆一层成骨细胞，这些细胞依次排列组成骨膜（P），骨膜内还含有致密的胶原纤维。在骨的"内表面"，也就是在骨髓间隙，有着和骨膜性质相似的骨内膜（E）。

图1-85 显示的是位于骨陷窝内的一个骨细胞。图中可见到向不同方向辐射的细胞质突起。

图1-86 示意图显示了小管（CAN）内骨细胞（OC）长而致密的细胞质突起是如何在骨内实现细胞间交流的。这样形成的小管-陷窝系统对细胞代谢至关重要，它使得营养物质和排泄物得以传递。骨细胞之间的表面一侧是细胞质突起，另一侧是矿化基质，因此它的面积很大。据

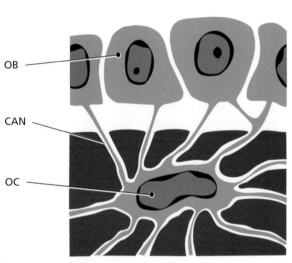

图1-83

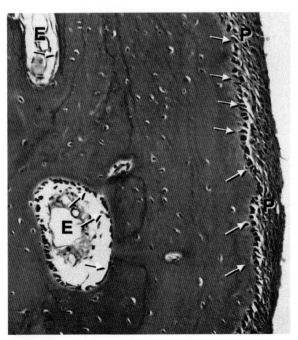

图1-84

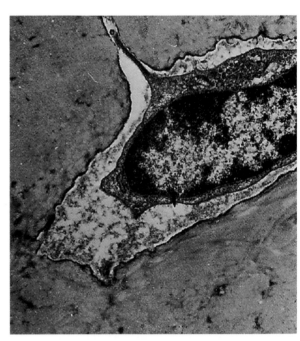

图1-85

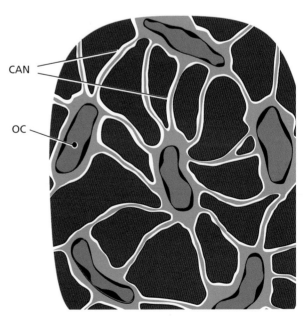

图1-86

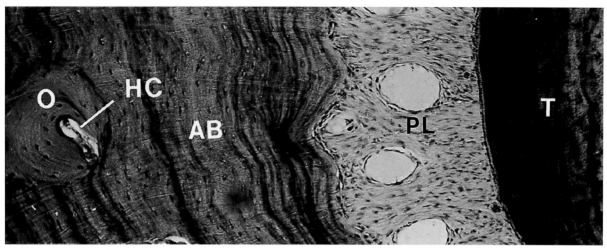

图1-87

计算，10cm×10cm×10cm的方块骨内细胞和基质间的接触面大小约为250m²。这个巨大的交换表面起到了调节器的作用，如通过激素调控机制调节血钙和血磷。

图1-87 牙槽骨根据功能需求不断更新重建。在一生中，牙齿萌出和向近中方向迁移以补偿牙齿的磨耗。这种牙齿的移动意味着牙槽骨的重建。在重建过程中，骨小梁不断吸收和重新形成，密质骨发生溶解并被新骨替代。在密质骨分解期间，吸收管道由增生的血管形成。通过排列在血管周围中间层中的骨板的形成，这些中央含有血管的管道随后会被新骨重新充填。在通过牙槽骨（AB）、牙周膜（PL）和牙齿（T）的横切面的显微照片上可见到新的Haversian系统（O）（HC：Haversian管）。

图1-88 骨吸收常常与破骨细胞（OCL）相关。它们是体积大的多核细胞，专门为溶解基质和矿物质而存在。破骨细胞是造血细胞（来源于骨髓中的单核细胞）。硬组织吸收的发生通过释放酸性产物（乳酸等）以形成一个酸性环境，从而使无机盐在该环境内发生溶解。剩余的有机物质通过酶和破骨细胞的吞噬作用而清除。吸收活跃的破骨细胞通过受体黏附在骨表面，并形成Howship陷窝（虚线）。破骨细胞是可移动的，并能够在骨表面迁移。显微照片显示了牙槽骨（AB）表面的破骨细胞的运动（箭头之间）。

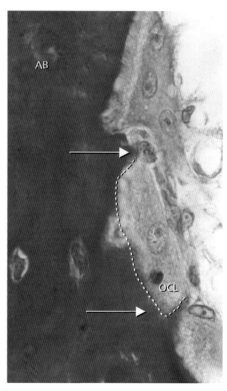

图1-88

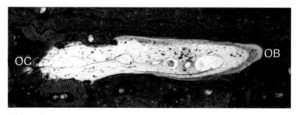

图1-89

图1-89 当骨改建活跃时，骨组织中常出现骨多细胞单位。骨多细胞单位的骨吸收前沿（左侧）以破骨细胞（OC）的存在为特征，其骨形成前沿（右侧）以成骨细胞（OB）的存在为特征。

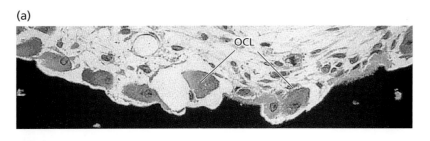

(a)

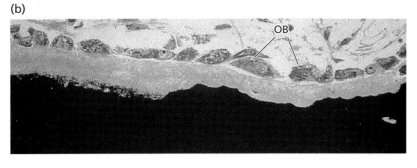

(b)

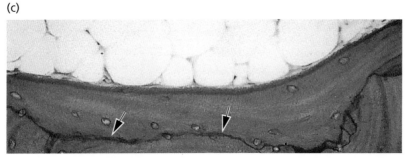

(c)

图1-90

图1-90 为了适应牙齿的移动和作用于牙齿的功能力的改变，牙槽密质骨和松质骨都在不断改建（即吸收然后形成）。松质骨的改建起始于破骨细胞（OCL）作用下的骨吸收（图1-90a）。紧接着，成骨细胞（OB）开始沉积新骨（图1-90b），最终形成有清晰反折线分界的新的骨多细胞单位（图1-90c，箭头示）。

图1-91 牙周膜（PL）的胶原纤维埋入覆盖牙槽窝壁的矿化骨中。该骨称为固有牙槽骨或者束状骨（BB），它有很高的更新率。埋入束状骨内的部分胶原纤维称为Sharpey's纤维（SF）。这些纤维边缘钙化，但通常有一个非矿化中央核。埋入到束状骨中的胶原纤维束与牙周膜另一端的牙骨质内相应的纤维束相比，它的直径更大但数量更少。个别纤维束可以一直从牙槽骨走向牙骨质。但是尽管是同一束纤维，邻近骨的纤维却不如邻近牙骨质的纤维成熟。牙齿一侧的胶原更新率低。因此，当邻近骨的胶原在相对快速地更新的时候，邻近牙面的胶原的更新却很

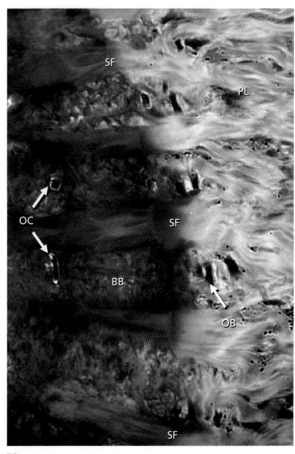

图1-91

慢或者没有更新。注意成骨细胞（OB）和破骨细胞（OC）的出现。

牙周组织的血供

图1-92 示意图描述了牙齿和牙周组织的血供。牙动脉（a.d.）是上牙槽或下牙槽动脉（a.a.i）的分支，在进入牙槽之前分为间隔内动脉（a.i.）。间隔内动脉的终末支（穿支，rr.p.）在牙槽各个水平形成通道穿入固有牙槽骨（图1-76）。它们与来源于牙周膜根尖区的血管和间隔内动脉（a.i.）的其他终末支一起汇入到牙周膜间隙。牙动脉（a.d.）在进入根管之前分出分支，为根尖区牙周膜提供血供。

图1-93 牙龈的血供主要来源于骨膜上血管，这些血管是舌下动脉（a.s.）、颏动脉（a.m.）、颊动脉（a.b.）、面动脉（a.f.）、腭大动脉（a.p.）、眶下动脉（a.i.）以及上牙槽后动脉（a.ap.）的终末支。

图1-94 描绘了处死时对血管进行塑化液灌注处理的猴子标本中腭大动脉（a.p.）的走行。随后处理软组织使其溶解。腭大动脉作为腭升动脉

（来源于上颌动脉）的终末支，从腭大孔（箭头示）穿出到腭部。由于该血管向前走行，它可发出分支，为牙龈和腭部的咀嚼黏膜提供血供。

图1-95 通常认为不同的动脉能为明确的界限清楚的区域提供血供。然而实际上在不同的动脉之间存在着很多的吻合。因此，整个血管系统，而不是个别的血管束，应该被认为是为上下

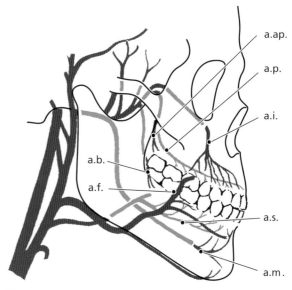

图1-93

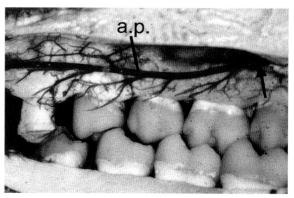

图1-94

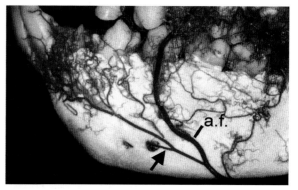

图1-95

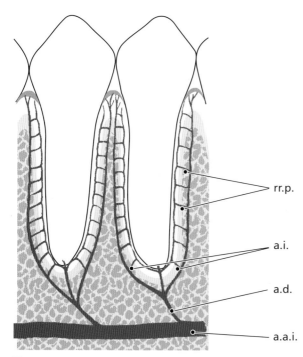

图1-92

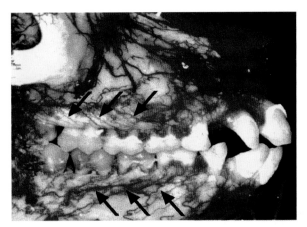

图1-96

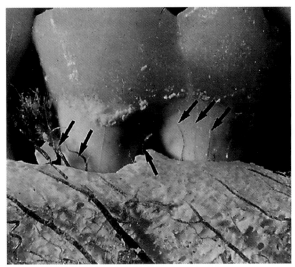

图1-97

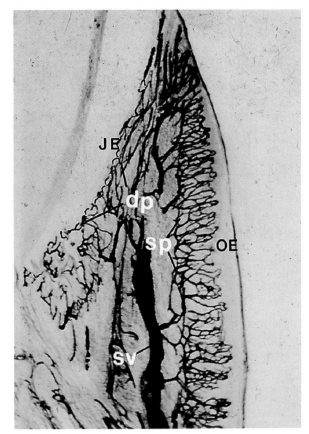

图1-98

颌软硬组织提供血供的单元。例如在本图中，面动脉（a.f.）和下颌血管之间存在吻合。

　　图1-96 显示了处死时对血管进行塑化液灌注处理的猴子标本中的上下颌前庭部分。注意前庭牙龈的血供主要来源于骨膜上血管（箭头示）。

　　图1-97 血管（箭头示）来源于牙周膜内血管，它越过牙槽嵴，参与了游离龈的血供。

　　图1-98 显示处死时进行墨汁灌注的猴子标本。随后对标本进行处理使其组织透明化（透明标本）。在右侧可见骨膜上血管（SV）。在向游离龈走行过程中，它向上皮下丛（sp）发出了大量的血管束，位于游离龈和附着龈的口腔上皮下方。上皮下丛依次向突出到口腔上皮（OE）中的每一个结缔组织乳头发出细毛细血管环。这种毛细血管环的数目在很长一段时间内保持不

变，并且不会因龈缘处肾上腺素或组胺的使用而改变。这意味着牙龈侧方的血管即使在正常情况下也是被充分利用的，而且流向游离龈的血液是通过速度变化来调节的。在游离龈内，骨膜上血管（SV）与来自牙周膜和骨组织的血管相吻合。在结合上皮（JE）下方，左侧可见到被称为龈牙丛（dp）的血管丛。该血管丛内的血管壁厚度约为40μm，这意味着它们主要是小静脉。在健康的牙龈组织内的龈牙丛中未见毛细血管环。

　　图1-99 该标本显示了在游离龈和附着龈的口腔上皮下方，上皮下丛是如何向每一个结缔组织乳头发出细毛细血管环的。这些毛细血管环的直径大约为7μm，这意味着它们符合真毛细血管的大小。

　　图1-100 显示在平行于结合上皮表面下方的截面中的龈牙丛。可以看见龈牙丛由细网格状的

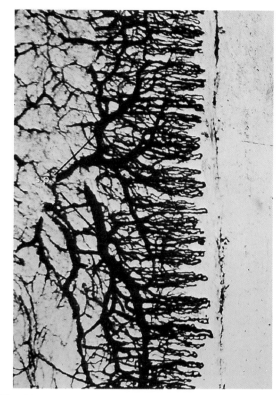

图1-99

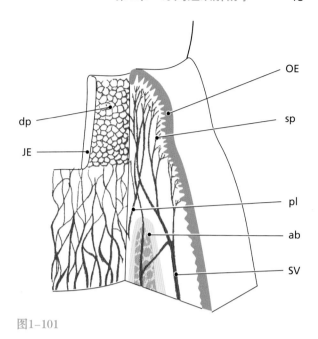

图1-101

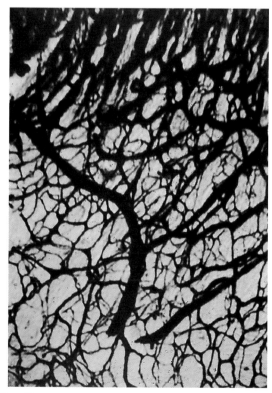

图1-100

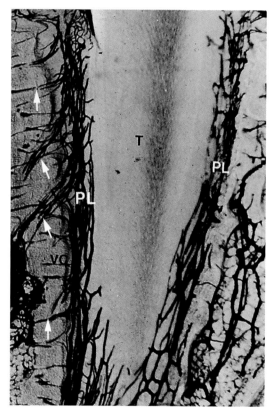

图1-102

血管网络组成。在图片上部可见位于口腔沟内上皮下方的属于上皮下丛的毛细血管环。

图1-101 游离龈血供的示意图。如前所述，游离龈的血供主要来源于骨膜上血管（SV），

该血管在牙龈内与来自牙槽骨（ab）和牙周膜（pl）的血管相吻合。在图片右侧描绘出了口腔上皮（OE）以及它下方的上皮下丛（sp）。在左侧结合上皮（JE）的下方可见龈牙丛（dp），在正常情况下，龈牙丛由不含毛细血管环的网格状血管网络组成。

图1-102 显示通过牙（T）及其牙周组织的

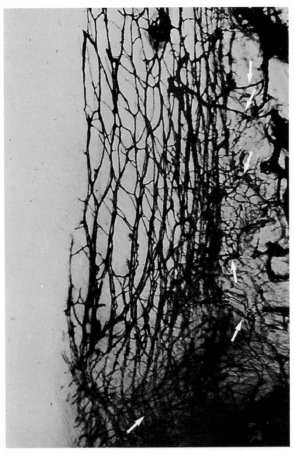

图1-103

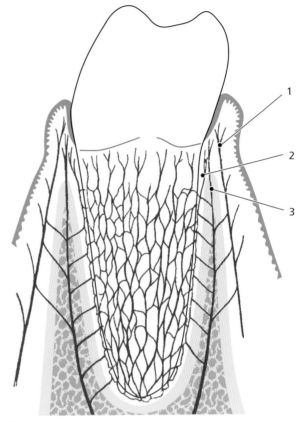

图1-104

剖面图。来源于牙槽骨中间隔内动脉的血管（穿支，箭头示）穿过牙槽窝壁中的小管（Volkmann管，VC）到牙周膜（PL）并在此发生吻合。

图1-103 显示在与根面平行的截面上的牙周膜中的血管。血管（穿支，箭头示）在进入牙周膜后相互吻合，并形成一个多面网络像袜子一样包绕牙根。牙周膜中的血管大多数被发现更靠近牙槽骨。在牙周膜的冠部，血管朝冠方走行通过牙槽嵴顶到游离龈中（图1-97）。

图1-104 牙周组织血供的示意图。牙周膜内的血管形成了一个多面网络包绕牙根。注意游离龈的血供来源于：（1）骨膜上血管；（2）牙周膜中的血管；（3）牙槽骨的血管。

图1-105 简要地描述了所谓的血管外循环，通过这个循环营养物和其他物质可以输送到单个细胞，同时代谢废物也被从组织中排出。在心脏的泵血功能的作用下，在左侧的毛细血管系统的动脉（A）末端的液压约为35mmHg。由于这个液压高于组织渗透压（OP）（约30mmHg），

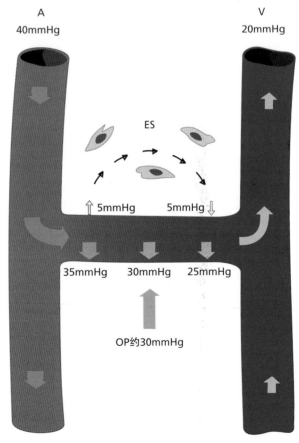

图1-105

所以物质的运输方向是从血管内到血管外间隙（ES）。在右侧的毛细血管系统的静脉（V）末端，液压降低到约25mmHg（即比组织渗透压低5mmHg）。这使得物质可从血管外间隙运输到血管内。因此，液压和组织渗透压之间的压差导致了毛细血管动脉段中物质从血管内向血管外间隙运输，而在静脉段物质则从血管外间隙向血管内运输，外循环就以这样的方式建立了（小箭头）。

牙周组织的淋巴系统

图1-106 最小的淋巴管称为毛细淋巴管，它们在结缔组织中形成了一个广泛的网络。毛细淋巴管壁由单层的内皮细胞组成。由于这个原因，这些毛细淋巴管在常规的组织切片上很难辨认。淋巴液是从组织液内吸收并穿过薄壁之后到达毛细淋巴管内的。来自毛细淋巴管的淋巴液汇集流入较大的淋巴管内，这些淋巴管通常位于相应的血管附近。在淋巴液汇入血流前会通过一个或更

多的淋巴结，在淋巴结内淋巴液得到过滤并产生淋巴细胞。淋巴管像静脉一样有瓣膜。牙周组织的淋巴液汇入头颈部的淋巴结中。下颌切牙区唇舌侧牙龈的淋巴液汇入颏下淋巴结（sme）。上颌腭侧牙龈的淋巴液汇入颈深淋巴结（cp）。上颌颊侧牙龈和下颌前磨牙—磨牙区颊舌侧牙龈的淋巴液汇入颌下淋巴结（sma）。除了第三磨牙和下颌切牙，其他牙及其邻近的牙周组织的淋巴液汇入颌下淋巴结。第三磨牙的淋巴液汇入颈内静脉二腹肌淋巴结（jd），而下颌切牙的淋巴液汇入颏下淋巴结。

牙周组织的神经支配

与身体其他组织一样，牙周组织含有感受器，可以记录痛觉、触觉和压力觉（伤害性感受器和机械性刺激感受器）。除了不同种类的感受器，牙周膜中的血管也有神经分布。记录痛觉、触觉和压力觉的神经在半月神经节内有营养中枢并经由三叉神经和它的终支到达牙周组织。由于牙周膜中感受器的存在，使得作用于牙齿的很小的力也可被识别。例如咬合时若在牙齿之间放置一片非常薄（10～30μm）的金属箔片，人们可以很快识别出来。众所周知，在咀嚼中如果发现硬物，使上颌牙与下颌牙咬合面相接触的运动会反射性地停止并转换成张口运动。因此，牙周膜中的感受器与肌肉和肌腱中的本体感受器一起在咀嚼运动和咀嚼力的调控中扮演极其重要的角色。

图1-107 显示了被三叉神经终末支支配的牙龈的不同区域。上颌切牙、尖牙和前磨牙唇侧牙龈由眶下神经（n. infraorbitalis）的上唇支支配（图1-107a）。上颌磨牙区的颊侧牙龈由上牙槽后神经的神经束支配（rr. alv. sup. post）（图1-107a）。除了切牙区之外的其他上颌腭侧牙龈由腭大神经支配（n. palatinus major）（图1-107b），而切牙区的腭侧牙龈则由鼻腭神经支配（n. pterygopalatini）。下颌舌侧牙龈由舌下神经支配（n. sublingualis）（图1-107c），它是舌

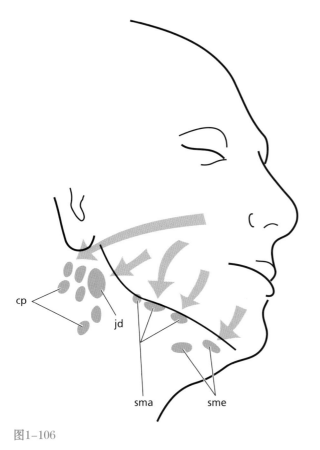

cp
jd
sma　　sme

图1-106

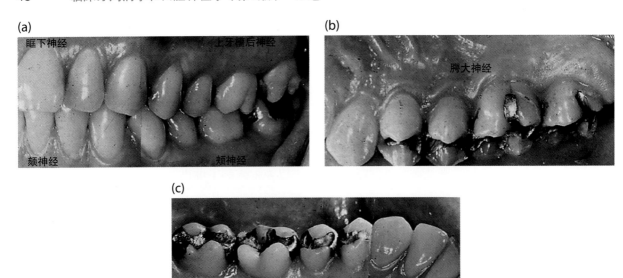

图1-107

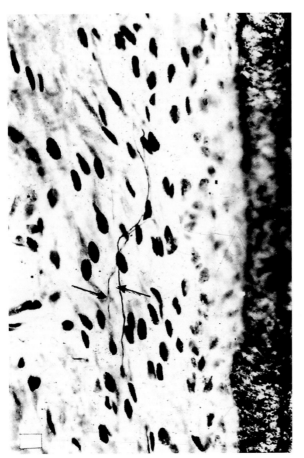

图1-108

神经的终末支。下颌切牙和尖牙的唇侧牙龈由颏神经（n. mentalis）支配，而磨牙区的颊侧牙龈则由颊神经（n. buccalis）支配（图1-107a）。这两种神经的支配区域经常在前磨牙区重叠。下颌牙包括其牙周膜由下牙槽神经（n. alveolaris inf.）支配，而上颌牙则由上牙槽神经支配（n. alveolares sup）。

图1-108 牙周膜的小神经和血管的走行基本一致。到牙龈的神经在骨膜表面的组织内走行，并在走向游离龈的过程中发出数个神经支到口腔上皮。神经穿过牙槽窝壁上的管道（Volkmann管）进入牙周膜（图1-102）。牙周膜中的神经结合成较大的神经支，其走行方向与牙体长轴平行。显微照片可见小神经从较大的神经升支中显露出来，从而分布在牙周膜的特定区域。不同类型的神经末端如游离神经末梢和Ruffini小体，都已在牙周膜中被发现。

致谢

感谢以下几位对第1章插图的贡献：M. Listgarten, R.K. Schenk, H.E. Schroeder, K.A. Selvig 和 K. Josephsen。

参考文献

[1] Ainamo, J. & Talari, A. (1976). The increase with age of the width of attached gingiva. *Journal of Periodontal Research* **11**, 182–188.

[2] Anderson, D.T., Hannam, A.G. & Matthews, G. (1970). Sensory mechanisms in mammalian teeth and their supporting structures. *Physiological Review* **50**, 171–195.

[3] Bartold, P.M. (1995). Turnover in periodontal connective tissue: dynamic homeostasis of cells, collagen and ground substances. *Oral Diseases* **1**, 238–253.

[4] Beertsen, W., McCulloch, C.A.G. & Sodek, J. (1997). The periodontal ligament: a unique, multifunctional connective tissue. *Periodontology 2000* **13**, 20–40.

[5] Bosshardt, D.D. & Schroeder, H.E. (1991). Establishment of acellular extrinsic fiber cementum on human teeth. A light- and electron-microscopic study. *Cell Tissue Research* **263**, 325–336.

[6] Bosshardt, D.D. & Selvig, K.A. (1997). Dental cementum: the dynamic tissue covering of the root. *Periodontology 2000* **13**, 41–75.

[7] Carranza, E.A., Itoiz, M.E., Cabrini, R.L. & Dotto, C.A. (1966). A study of periodontal vascularization in different laboratory animals. *Journal of Periodontal Research* **1**, 120–128.

[8] Egelberg, J. (1966). The blood vessels of the dentogingival junction. *Journal of Periodontal Research* **1**, 163–179.

[9] Fullmer, H.M., Sheetz, J.H. & Narkates, A.J. (1974). Oxytalan connective tissue fibers. A review. *Journal of Oral Pathology* **3**, 291–316.

[10] Hammarström, L. (1997). Enamel matrix, cementum development and regeneration. *Journal of Clinical Periodontology* **24**, 658–677.

[11] Karring, T. (1973). Mitotic activity in the oral epithelium. *Journal of Periodontal Research, Suppl.* **13**, 1–47.

[12] Karring, T. & Löe, H. (1970). The three-dimensional concept of the epithelium-connective tissue boundary of gingiva. *Acta Odontologica Scandinavia* **28**, 917–933.

[13] Karring, T., Lang, N.R. & Löe, H. (1974). The role of gingival connective tissue in determining epithelial differentiation. *Journal of Periodontal Research* **10**, 1–11.

[14] Karring, T., Ostergaard, E. & Löe, H. (1971). Conservation of tissue specificity after heterotopic transplantation of gingiva and alveolar mucosa. *Journal of Periodontal Research* **6**, 282–293.

[15] Kvam, E. (1973). Topography of principal fibers. *Scandinavian Journal of Dental Research* **81**, 553–557.

[16] Lambrichts, I., Creemers, J. & van Steenberghe, D. (1992). Morphology of neural endings in the human periodontal ligament: an electron microscopic study. *Journal of Periodontal Research* **27**, 191–196.

[17] Listgarten, M.A. (1966). Electron microscopic study of the gingivodental junction of man. *American Journal of Anatomy* **119**, 147–178.

[18] Listgarten, M.A. (1972). Normal development, structure, physiology and repair of gingival epithelium. *Oral Science Review* **1**, 3–67.

[19] Lozdan, J. & Squier, C.A. (1969). The histology of the mucogingival junction. *Journal of Periodontal Research* **4**, 83–93.

[20] Melcher, A.H. (1976). Biological processes in resorption, deposition and regeneration of bone. In: Stahl, S.S., ed. *Periodontal Surgery, Biologic Basis and Technique*. Springfield: C.C. Thomas, pp. 99–120.

[21] Page, R.C., Ammons, W.F., Schectman, L.R. & Dillingham, L.A. (1974). Collagen fiber bundles of the normal marginal gingiva in the marmoset. *Archives of Oral Biology* **19**, 1039–1043.

[22] Palmer, R.M. & Lubbock, M.J. (1995). The soft connective tissue of the gingiva and periodontal ligament: are they unique? *Oral Diseases* **1**, 230–237.

[23] Saffar, J.L., Lasfargues, J.J. & Cherruah, M. (1997). Alveolar bone and the alveolar process: the socket that is never stable. *Periodontology 2000* **13**, 76–90.

[24] Schenk, R.K. (1994). Bone regeneration: Biologic basis. In: Buser, D., Dahlin, C. & Schenk, R. K., eds. *Guided Bone Regeneration in Implant Dentistry*. Berlin: Quintessence Publishing Co.

[25] Schroeder, H.E. (1986). The periodontium. In: Schroeder, H. E., ed. *Handbook of Microscopic Anatomy*. Berlin: Springer, pp. 47–64.

[26] Schroeder, H.E. & Listgarten, M.A. (1971). *Fine Structure of the Developing Epithelial Attachment of Human Teeth*, 2nd edn. Basel: Karger, p. 146.

[27] Schroeder, H.E. & Listgarten, M.A. (1997). The gingival tissues: the architecture of periodontal protection. *Periodontology 2000* **13**, 91–120.

[28] Schroeder, H.E. & Münzel-Pedrazzoli, S. (1973). Correlated morphometric and biochemical analysis of gingival tissue. Morphometric model, tissue sampling and test of stereologic procedure. *Journal of Microscopy* **99**, 301–329.

[29] Schroeder, H.E. & Theilade, J. (1966). Electron microscopy of normal human gingival epithelium. *Journal of Periodontal Research* **1**, 95–119.

[30] Selvig, K.A. (1965). The fine structure of human cementum. *Acta Odontologica Scandinavica* **23**, 423–441.

[31] Valderhaug, J.R. & Nylen, M.U. (1966). Function of epithelial rests as suggested by their ultrastructure. *Journal of Periodontal Research* **1**, 67–78.

第2章

代谢活跃的骨器官

Bone as a Living Organ

Hector F. Rios[1], Jill D. Bashutski[2], William V. Giannobile[1,2]

[1] Department of Periodontology and Oral Medicine, University of Michigan, School of Dentistry, Ann Arbor, MI, USA

[2] Department of Biomedical Engineering, College of Engineering, Ann Arbor, MI, USA

前言

骨是由多种特化组织（骨组织、骨膜/骨内膜和骨髓）所组成的复合器官，这些组织协同作用并承担多种功能（图2-1）。它的组成使它能够：（1）抗负荷；（2）保护高度敏感器官免受外力损伤；（3）参与储备细胞和矿物质，帮助维持身体的系统平衡。因此，"代谢活跃的骨器官"这一概念涵盖了骨的结构动态性，以及它能协调多种机械功能和代谢功能的特点，这一特点对局部和全身都有重要意义。多种因素对这个系统产生了影响（如生化的、激素的、细胞的、生物医学的因素）并共同决定了它的性质（Ammann & Rizzoli 2003；Marotti & Palumbo 2007；Bonewald & Johnson 2008；Ma et al. 2008）。本章的目的是提供有关骨发育、结构、功能、愈合及代谢平衡的基础知识。

发育

在胚胎发育期间，骨骼通过直接或间接的骨化过程形成。对于下颌骨、上颌骨、颅骨及锁骨，间充质祖细胞聚集并直接分化为成骨细胞，该过程称为膜内成骨。

相反，下颌髁突、长骨及椎骨的形成首先通过形成软骨板，软骨板可作为原基逐渐被骨组织代替。这种软骨依赖的骨形成和生长过程称为软骨内成骨（Ranly 2000）（图2-2）。

膜内成骨

在膜内成骨过程中间充质细胞聚集形成骨化中心。随着富含胶原的细胞外基质的发育和成熟，骨祖细胞进一步成骨分化。在骨化中心的外表面，纤维性骨膜形成并覆盖在成骨细胞上。由于新的成骨细胞在骨膜下方产生，从而发生了外加生长。成骨细胞亚群埋入矿化基质中并形成骨细胞骨陷窝-小管系统。在颅面复合体内，大部分骨组织通过该机制发育生长。

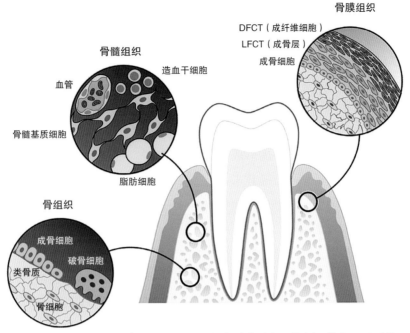

图2-1 骨是一个器官。骨器官包含很多复合组织，这些组织在健康时相互协同以执行一些功能。它可以充当干细胞的来源和矿物质及其他营养物的储存器；它可以保护一些脆弱的器官；而且它可以担当机械性刺激感受器单元以适应环境和个体的需求。本图强调了3种主要组织、与上述作用相关的细胞、结构的维持以及骨作为器官的功能（DFCT：致密纤维结缔组织；LFCT：疏松纤维结缔组织）。

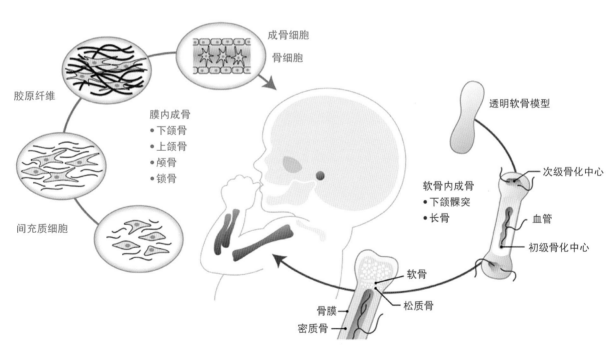

图2-2 骨的发育。骨发育存在两种过程。膜内成骨（绿色箭头）和软骨内成骨（橙色箭头）。它们的不同点首先在于软骨内成骨过程中会有软骨板的存在。在膜内成骨过程中，间充质细胞聚集形成骨化中心。随着富含胶原的细胞外基质的发育和成熟，骨祖细胞进一步成骨分化。成骨细胞亚群入矿化基质中并形成骨细胞骨陷窝-小管系统。在颅面复合体内，大部分骨组织通过该机制生长发育。另一方面，颅骨中的长骨和髁突的发育通过软骨板形成。软骨板可发生矿化，随后被破骨细胞吸收并被骨组织替代。软骨内成骨过程导致了初级和次级骨化中心形成，二者之间通过称为生长板的软骨结构分隔开来。骨通过这两种过程发育成熟，因此形成了结构截然不同的密质骨和松质骨区域，并通过相似的骨重建机制维持这些不同结构。

软骨内成骨

在软骨内成骨过程中，骨发育通过软骨板（透明软骨模型）形成而实现。软骨板可发生矿化，随后被破骨细胞吸收并被后来沉积的骨组织替代。该过程在妊娠第3个月期间开始。软骨内成骨的过程导致了初级和次级骨化中心的形成，二者之间通过称为生长板的软骨结构分隔开来。在初级骨化中心形成后，骨的形成从轴中心向骨的两端扩展。骨化前缘的软骨细胞死亡。成骨细胞形成松质骨覆盖软骨骨小梁。在骨化中心前缘的后方，破骨细胞对松质骨进行吸收并扩大初级骨髓腔。骨领增厚并向骨骺延伸以补偿初级骨髓腔不断形成的凹陷。

骨形成和骨吸收的过程发生在各个方向。骨小梁之间的空间被骨髓填满。随着骨基质的重建，破骨细胞辅助形成了初级骨髓腔，随后髓腔迅速被骨髓造血组织充填。骨髓腔内纤维性非矿化的内层即为骨内膜。成骨细胞形成于骨内膜中并开始形成骨内膜的骨组织。骨内膜骨组织的外加生长被严密调控以防止初级骨髓腔的关闭和骨髓的破坏。

结构

骨组织

骨组织是一种特殊的结缔组织，由矿化的有机成分、无机成分组成，包含大量高度分化的细胞，这些细胞能够调节骨组织的稳定性（图2-3a）。

基质

骨的有机基质占骨总质量的30%~35%，

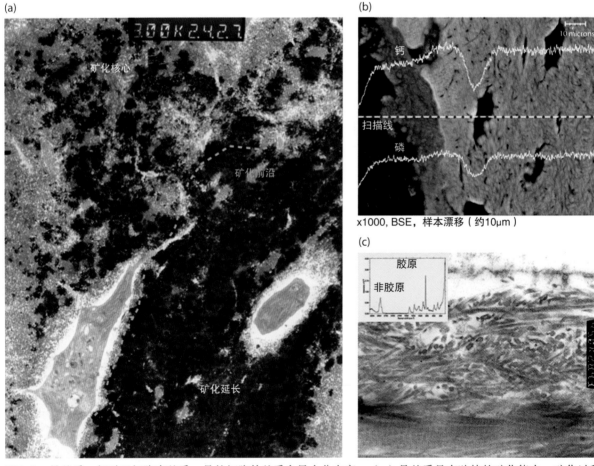

图2-3　骨基质。相对于细胞内基质，骨的细胞外基质含量十分丰富。（a）骨基质具有独特的矿化能力，矿化过程需要有机成分和特殊的细胞辅助。（b）钙和磷以羟基磷灰石晶体的形式存在。这些晶体在骨基质中沿着有机支架走行。橙色虚线显示了用X线能量色散谱扫描骨的结果，在成熟骨中钙和磷含量丰富。（c）拉曼光谱示基质中富含胶原纤维和非胶原蛋白，而且通常以一定方向排列。

其中90%是Ⅰ型胶原纤维，余下10%为非胶原蛋白、蛋白多糖、糖蛋白、碳水化合物和脂质。有机基质由成骨细胞合成，当其还未矿化时，称为类骨质。在胶原纤维之间，钙离子和磷酸盐离子下沉形成矿化核心，最终形成羟基磷灰石晶体。胶原纤维表面的非胶原蛋白也促进了晶体的扩展和基质的完全矿化。

无机成分

骨基质中的无机成分主要是含水的钙磷酸盐化合物——羟基磷灰石晶体$[3Ca_3(PO_4)_2(OH)_2]$。反向散射扫描电子显微镜图像中可见非常明显的矿化强信号（图2-3b）。在成熟骨组织中可以看到不同矿化程度的组织。矿物中的特异性成分可以通过X线能量色散谱（EDS）进一步辨别。在图2-3b中，可以观察到钙盐、磷酸盐的特异性峰，与它们在羟基磷灰石中的高含量相一致。

有机成分

骨的最初形态是一个单纯的有机基质，富含胶原和非胶原分子（图2-3c）。通过拉曼光谱对骨进行化学分析，清晰地显示骨组织中含有有机成分。图2-3a透射电子显微镜清晰地显示了骨细胞嵌入矿化的成熟基质中，表明完全由有机物形成的基质转变为矿化基质。随着基质的成熟，矿物成核和晶体延长通过细胞外基质中的有机成分进行介导。图2-3a显示了矿物晶体的聚合，形成环状结构。随着晶体在胶原纤维表面扩展，一条清晰的矿化前沿形成，将成熟骨组织和类骨质分隔开。

矿化

类骨质中矿化核心的形成一般发生在钙离子和磷酸盐离子下沉后几天内，但晶体的成熟需要通过羟基磷灰石晶体的扩展，持续数月时间，直至新的基质合成（图2-3a）。类骨质的矿化除了能够增加骨的强度和韧性，来抵抗负重和保护高度敏感的器官以外，还能够储存矿物质，维持机体的稳态。

细胞

骨组织中包含数种不同的细胞，包括骨祖细胞、成骨细胞、破骨细胞、骨细胞和骨髓中的造血细胞。本章将着重介绍维护骨骼稳态的3种主要细胞。

成骨细胞（图2-4）

成骨细胞是负责骨形成的最重要的细胞；它们合成有机细胞外基质（ECM），调控基质的矿化（图2-4a，b）。成骨细胞位于基质沉积活跃的骨组织表面，可最终分化为两种不同的细胞：骨衬细胞和骨细胞。骨衬细胞形状细长，覆盖骨组织表面，无合成活性。成骨细胞是完全分化的细胞，缺乏迁移和增殖的能力。因此，在形成新骨的部位，未分化的间充质祖细胞在Ihh基因和RUNX2基因调控下和骨祖细胞迁移至成骨位点，增殖成为成骨细胞（图2-4c）。定向骨祖细胞存在于骨髓、骨内膜，以及覆盖骨表面的骨膜上。这些细胞具有固有的增殖和分化形成成骨细胞的能力。从骨祖细胞向成骨细胞的分化依赖于骨诱导因子或骨生长因子（GFs）的释放，如骨形成蛋白（BMPs），以及其他生长因子，如胰岛素样生长因子（IGF）、血小板来源生长因子（PDGF）和成纤维细胞生长因子（FGF）。

骨细胞（图2-5）

骨细胞是包被在矿化骨基质陷窝中的一种星状细胞（图2-5a，b）。它们的胞质突起相互连接形成网状，称为树突（图2-5c）。这些骨细胞突起在圆柱形空间内延伸，称之为骨小管（Bonewald 2007）。突起伸展到不同区域，与其他骨细胞或血管接触（图2-5d，e）。因此，骨细胞网是一种细胞外和细胞间交通通道，在细胞膜水平对机械刺激以及骨变形导致的骨小管内液体流动产生的剪切力敏感。骨细胞将感受到的机械信号翻译为生物化学信号，调节骨组织内的合成和分解代谢。这使得骨细胞能够：（1）参与血钙稳态的调节；（2）感应机械负载，将信号

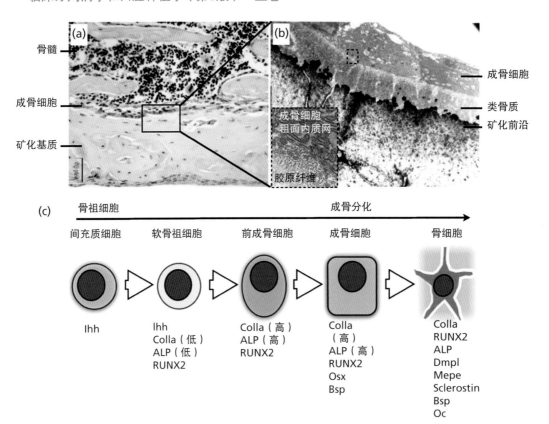

图2-4　成骨细胞。成骨细胞起源于骨髓骨祖细胞，负责非成熟骨基质（即类骨质）的合成。（a）一群成骨细胞，衬于成熟骨表面，部分细胞包被在矿化骨基质中。（b）透射电子显微镜（TEM）示局部放大细节。细胞内丰富的粗面内质网（RER）和高尔基体表明这些细胞拥有活跃的代谢活性。（c）骨祖细胞分化为成熟成骨细胞过程中的关键分子。

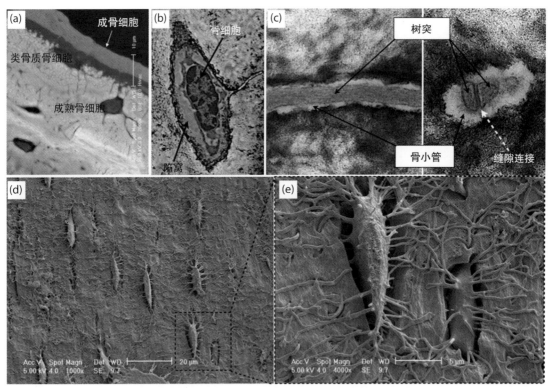

图2-5　骨细胞。骨细胞在骨改建过程中起着非常重要的作用。（a）经铱处理后进行反向散射扫描电子显微镜观察得知，当骨基质合成后，一些成骨细胞被包被在类骨质中，而当基质矿化成熟后，这些成骨细胞遗留下来成为骨细胞。（b）骨细胞居留在骨内陷窝中。（c）透射电子显微镜示骨小管内的树突结构，骨小管内有液体流动，液体产生的剪切力能刺激骨细胞细胞膜表面，这种独特的生物学特点和骨陷窝–小管网使得机械刺激能够转化为生物化学信号，有利于维护骨的稳态。（d, e）扫描电子显微镜示骨细胞间的相互交通以及规律分布的骨小管结构。

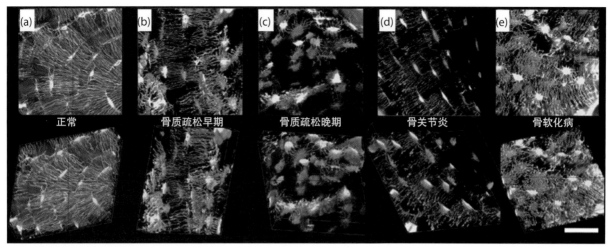

图2-6 骨细胞：疾病中的骨陷窝–小管系统。（a）在健康骨，成熟骨基质中充满高密度骨细胞系统，细胞间高度互联。疾病产生时，系统结构被显著破坏，导致明显的功能改变。（b，c）在骨质疏松时，骨细胞密度改变，细胞间交通明显减少。（d）骨关节炎时，骨小管系统受到影响，但陷窝系统无明显变化。（e）骨软化病时，由于矿化功能的受损，整个骨细胞骨陷窝–小管系统瓦解（来源：Knothe Tate et al. 2004。经Elsevier授权使用）。

传递给其他细胞，调控成骨和破骨功能（Burger et al. 1995; Marotti 2000）。各种骨疾病会影响骨细胞骨陷窝–小管系统，对这个重要的细胞网络造成巨大的影响（图2-6）。

破骨细胞

新骨的形成通常伴随着旧骨的吸收，破骨细胞在其中发挥了重要的作用。这些细胞能够黏附于骨基质，分泌酸和分解酶，降解骨和钙化软骨的矿化成分（图2-7a～c）。在破骨细胞降解基质的过程中，造成基质表面不规则，形成一个特殊的细胞外陷窝，称为Howship陷窝（Rodan 1992; Vaananen & Laitala-Leinonen 2008）。破骨细胞是单核/巨噬细胞来源的多核细胞。分化的过程受转录因子PU-1的调控。巨噬细胞集落刺激因子（M-CSF）促进破骨细胞的分化、增殖和RANKL的表达。在此阶段，表达RANKL的基质细胞与前破骨细胞作用，促使其向破骨细胞分化（图2-7d，图2-8）。

骨膜组织

骨外膜是覆盖于骨表面（不包括关节面）的纤维鞘结构。骨内膜覆盖于所有骨的内表面。骨外膜包含致密不规则结缔组织。骨外膜分为外侧致密、纤维性的血管层（纤维层）和内侧疏松的结缔组织（成骨层）（图2-1）。纤维层主要由成纤维细胞组成，而内层包含骨祖细胞。

来源于成骨层的成骨细胞能使长骨增粗，增大各种类型骨的体积。骨折时，来源于骨外膜的骨祖细胞分化为成骨细胞和成软骨细胞，对创伤的愈合起了重要作用。

与骨组织不同，骨外膜中含有感受疼痛的神经末梢，对机械刺激非常敏感。同时骨外膜也允许淋巴管和血管穿通，提供营养。骨外膜通过成骨层强大的胶原纤维将肌腱和韧带锚固在骨上，这些胶原纤维称为Sharpey's纤维，它们穿通骨组织外骨板和间骨板，同时也为肌肉和肌腱提供附着。

骨髓

骨髓包含造血组织岛、基质细胞和脂肪细胞，周围包绕着血管窦和骨小梁网（图2-1）。骨髓是主要造血器官，也是主要的中枢淋巴组织（产生红细胞、粒细胞、淋巴细胞、单核细胞和血小板）和重要的干细胞来源。

类型

骨髓分为两种类型：红骨髓（主要是造血组织）和黄骨髓（主要由脂肪细胞组成）。红细胞、白细胞和血小板在红骨髓中产生。两种骨髓都含有大量的血管和毛细血管。在出生时，所有

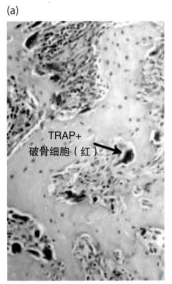

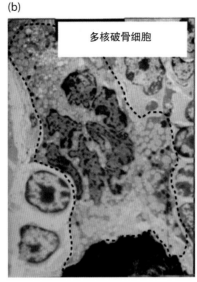

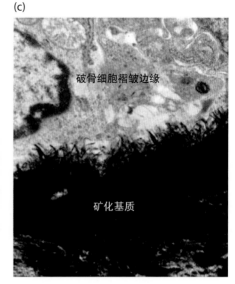

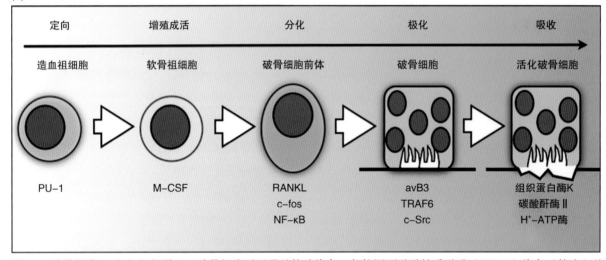

图2-7 破骨细胞。（a）组织学上，破骨细胞可以通过特殊染色，如抗酒石酸酸性磷酸酶（TRAP）染色（箭头）从形态学上鉴别多核细胞（OC：破骨细胞）。（b）虚线内为透射电子显微镜下附于矿化骨基质的多核破骨细胞。（c）细胞吸收面的褶皱边缘。（d）破骨细胞起源于巨噬细胞/单核细胞系，代表了骨吸收单元。从造血祖细胞分化为成熟、有功能的破骨细胞过程中的关键分子。

的骨髓都是红骨髓。随着年龄增长，一些红骨髓逐渐转变为黄骨髓，成人大约只有一半的骨髓是红骨髓。在大量失血的情况下，机体可以将黄骨髓重新转变为红骨髓，以增加血细胞的产生。

细胞

骨髓基质并不直接参与骨髓造血功能，但它通过提供一个良好的造血微环境间接参与造血。例如，产生对造血有重要作用的集落刺激因子等。骨髓基质中的细胞组分有：

- 成纤维细胞。
- 巨噬细胞。

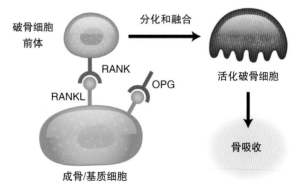

图2-8 骨形成和吸收的相互关系。骨形成和吸收的过程是紧密相连的。成骨/基质细胞通过递呈RANKL给破骨细胞前体，形成一种促破骨细胞形成的微环境，刺激破骨细胞前体继续分化和融合，促进多核、活化破骨细胞的形成。这个过程通过这些相互作用的抑制剂，如OPG来调控。此外，成骨细胞的骨形成依赖于破骨细胞之前的吸收过程。

- 脂肪细胞。
- 成骨细胞。
- 破骨细胞。
- 内皮细胞。

干细胞

骨髓基质中包含间充质干细胞（MSCs），也被称为骨髓基质细胞。这是一种多向潜能干细胞，能够分化为多种细胞类型。在体内和体外实验中，MSCs已经被证实能够分化为成骨细胞、软骨细胞、脂肪细胞、胰岛β细胞。MSCs也能分化为神经元细胞。此外，骨髓中含有造血干细胞，能够产生3种循环血细胞：白细胞、红细胞和血小板。

功能

骨的主要功能是运动，保护器官和维持矿物质稳态。机械压力，局部环境因素和机体激素水平都能够影响骨吸收和沉积的平衡。骨组织的机械特性使其具有一定的强度，并且具有运动的能力。此外，细胞、基质和信号分子间的相互作用使机体保持钙离子和磷酸盐离子的稳态，增加骨的机械强度。

机械性能

骨是一种高度活跃的组织，根据生理需求有

适应的能力。因此，骨组织能根据新陈代谢和机械要求调节其机械特性（Burr et al. 1985; Lerner 2006）。上文中提到，钙和磷酸盐以羟基磷灰石晶体的结构组合在一起，是骨组织中最主要的矿物成分。羟基磷灰石调节骨的弹性、硬度和拉伸强度。骨骼的适应机制主要包括骨组织的吸收和新生，即骨组织的改建（图2-9）。骨组织被破骨细胞吸收，接着成骨细胞沉积新的骨（Raisz 2005）。从骨改建的观点来看，破骨细胞识别并转移至机械强度不高的区域，启动骨改建过程，从而形成机械强度高的新骨（Parfitt 1995, 2002）。

总的来说，负载增加时，骨组织基质合成增加，成分、组织结构和机械特性发生改变（Hadjidakis & Androulakis 2006）。证据表明骨修复也是如此。当骨经受机械负载时，破骨细胞机械感受器直接被激活，骨转换过程启动，新骨再生和修复。此外，压力能够增加M-CSF水平，增加骨髓中破骨细胞的分化（Schepetkin 1997）。破骨细胞也能被应力作用下成骨细胞和软骨细胞分泌的前列腺素间接激活。细胞外基质也能通过信号转导促进骨转换。基质的机械变形导致电位改变，促进破骨吸收。

骨的强度取决于很多因素，包括骨的质量、大小和转换速率等。骨密度的下降能降低骨强度，导致骨折风险增加。但是，在一些病理性骨密度增加的情况，如Paget病等，也表现为骨强

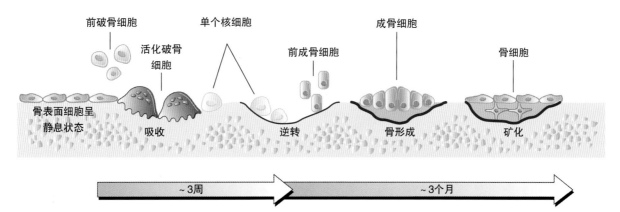

图2-9 骨改建。骨改建的循环是一个高度调控的复杂序列化过程。改建的"激活"阶段依赖于系统或局部因素对成骨细胞系间充质细胞的作用。这些细胞与造血祖细胞相互作用，在"吸收"阶段形成破骨细胞。随后，进入"逆转"阶段，单个核细胞位于骨表面。它们可以完成吸收过程，产生开始骨形成的信号。最后，连续大量的间充质细胞分化为功能性成骨细胞，在"形成"阶段沉积骨基质（来源：McCauley & Nohutcu 2002。经美国牙周学会授权使用）。

度下降、骨折概率增加，因此，骨的质量也是决定骨强度的非常重要的因素。

代谢特点

钙稳态在维持机体健康中具有重要作用（Bonewald 2002; Harkness & Bonny 2005）。为了吸收矿物沉积过程中产生的酸，成骨细胞通过钙离子和磷酸盐离子碱化运输的机制沉积钙盐；软骨钙化通过钙离子被动扩散和磷酸盐自产生的方式进行。破骨细胞的钙动员通过分泌酸介导。无论是骨形成还是骨吸收过程，细胞都通过钙信号进行分化调控（Sims & Gooi 2008）。这在破骨细胞中研究得比较深入：破骨细胞分化和运动都受钙离子调控。

虽然骨骼是机体最主要的钙库和调控钙稳态的器官，但我们还需要从饮食中摄取一定量的钙。骨骼主要对甲状旁腺产生的钙依赖信号做出应答，而当甲状旁腺失去调控功能时，骨直接对细胞外钙水平做出反应。血清钙水平通过非常复杂的调控机制维持在稳态，骨吸收、肠道分泌、肾的再吸收和排泄的平衡都受促骨激素调控（Schepetkin 1997）。血清钙离子的稳态通过甲状旁腺激素（PTH）、维生素D和降钙素之间复杂的相互作用而形成。其他影响骨代谢的内分泌激素包括甲状腺激素、性激素和视黄酸。此外，成纤维细胞生长因子在维持磷酸盐稳态中发挥作用。图2-10反映了饮食、骨骼中钙摄入和胃肠道、尿液中钙排泄是如何维持稳态的。

维生素D参与钙的吸收，而PTH促进骨中钙的释放，减少肾脏排泄，促进维生素D转化为具有生物学活性的形式（1,25二羟胆钙化醇）（Holick 2007）。钙和维生素D摄入减少和雌激素缺乏都能导致钙缺乏（Lips et al. 2006）。如视黄素、甲状腺激素和类固醇一类的激素能够通过生物膜，与细胞内受体相互作用，对骨的吸收速度有较大影响。雌激素缺乏会促进骨吸收，减少新骨形成（Harkness & Bonny 2005）。雌激素缺乏还能引起骨细胞凋亡。除了雌激素，钙代谢

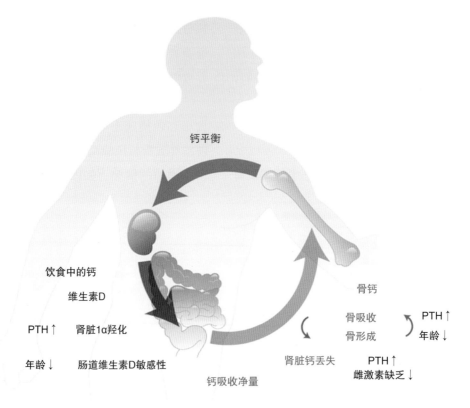

钙平衡

饮食中的钙
维生素D
PTH↑　　肾脏1α羟化
年龄↓　　肠道维生素D敏感性
钙吸收净量

骨钙
骨吸收　　PTH↑
骨形成　　年龄↓
肾脏钙丢失　PTH↑
　　　　　雌激素缺乏↓

图2-10　钙和骨代谢。钙稳态对许多生理过程具有非常重要的意义。血清钙离子浓度的稳态依赖于甲状旁腺激素（PTH）、维生素D和降钙素之间复杂的相互作用。图片反映了从食物及骨中钙的摄入和胃肠道、尿液中钙的排泄是怎样维持平衡的。维生素D在钙的吸收中起了重要作用，而PTH促进骨中钙的游离，减少肾脏的排泄，促进维生素D转化为生物活性形式（1,25二羟胆钙化醇）。钙和维生素D摄入减少以及雌激素缺乏可能会导致钙缺乏。

在骨转换过程中起重要作用，钙和维生素D缺乏使骨沉积功能受损。

循环血中的PTH调控血清钙水平，在低钙血症时被释放。PTH与成骨细胞受体结合，RANKL表达水平升高，促进RANKL与破骨细胞表面RANK结合（McCauley & Nohutcu 2002）。这个信号通过激活破骨细胞促进骨重建，达到促进钙从骨骼中解离的目的。PTH的第二个功能是增加肾对钙的再吸收。当间断低剂量地给予PTH治疗时，PTH可以促进骨的合成，这个机制目前暂不明确。

T细胞产生降钙素，这是一个具有32个氨基酸的多肽，主要生理功能是抑制骨吸收。降钙素受体在破骨细胞及其前体表面高度表达（Schepetkin 1997）。因此，降钙素能直接与各个阶段的破骨细胞作用，通过抑制单核破骨细胞前体融合，抑制分化和抑制成熟破骨细胞吸收，从而减少骨的吸收（McCauley & Nohutcu 2002）。降钙素存在时，降钙素受体表达和磷酸化减少，因此，降钙素对破骨细胞的作用是暂时性的，一般不用于临床治疗。

骨代谢平衡

愈合

创伤愈合后的组织通常在形态、功能上都与原组织有所不同。这种类型的愈合叫作修复。另一方面，再生描述的是形态学和功能上都完全复原的愈合过程。根据创伤的性质，骨组织的愈合包括修复和再生两大过程。

修复

反复应力或是单次的击打创伤造成的骨损伤，一般都表现为骨折。当骨受到损伤后，为了有利于修复，复杂、多阶段的愈合过程马上启动。受各种生长因子、炎性因子和信号分子的调控，组织和细胞增殖生长。虽然这是一个连续的过程，但骨修复可以粗略分为3个阶段：炎症、

修复和改建（Hadjidakis & Androulakis 2006）。

炎症阶段在创伤后马上开始，持续约2周（Fazzalari 2011）。修复过程的第一步是血块形成。受损细胞释放炎性因子，募集炎性细胞进入受损区域，巨噬细胞吞噬受损组织和细胞。破骨细胞开始吸收受损骨组织，使矿化成分得到再利用。此外，骨髓和间充质的细胞被募集到受伤区域，分化为成骨细胞和成软骨细胞。在这个时期，RANKL与骨保护素（OPG）的比值降低。

修复阶段的主要特点是软的硬块出现，新的骨基质和软骨支架开始形成。成骨细胞和成软骨细胞产生一个蛋白支架来形成这个硬块，最终矿化为硬的结节。这个硬块由未成熟的编织骨组成。软骨和骨膜编织骨的形成最开始由白介素6（IL-6）、OPG、血管内皮生长因子（VEGF）和BMPs介导（Fazzalari 2011）。硬块从软到硬的过程在骨折后6~12周内发生。

在修复的最后阶段，即改建阶段，骨基质和软骨被重塑成成熟骨。编织骨最终在成骨细胞－破骨细胞协同作用下转化为成熟板层骨。足量的维生素D和钙在骨修复的过程中非常重要，它们的含量水平在某种意义上决定了修复的速度。骨重建的时间不定，与个体骨代谢水平相关，但通常都需要数月。

再生

理想的骨愈合应该使新生的组织能够保持原来的结构和功能，这与修复不同，修复只是用不成熟的组织替代缺失的组织，而不能完全恢复功能。

骨骼接受长时间的机械应力负载或其他刺激因素后，会慢慢出现局部微骨折等损伤。为了避免更大的损伤，骨骼会开始自发性重塑过程，再生或自我更新。每个个体骨转换率都不同，但平均率是10%（McCauley & Nohutcu 2002）。

骨组织再生的基本单位是骨多细胞单位（BMU），包括骨的形成和吸收（Sims & Gooi 2008）（图2-11）。在这个过程中，首先是破骨细胞的骨吸收作用，为3~4周，同时还有生物

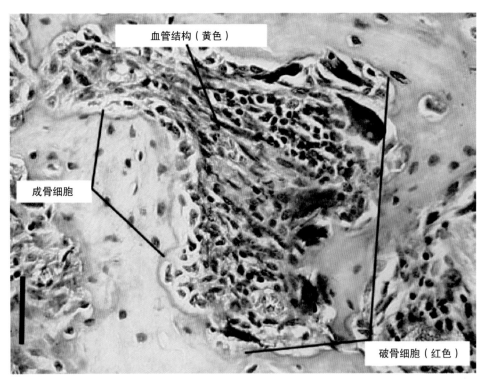

图2-11　骨多细胞单元（BMUs）。骨改建发生在局部成骨细胞和破骨细胞形成的多细胞单元；每个单元都分为破骨细胞吸收前沿，后方为成骨细胞，可在破骨细胞吸收的区域形成新骨。红色染色（酒石酸酸性磷酸酶）部分为吸收前沿。请注意该区域内多核破骨细胞的数目增多。

学信号促进成骨细胞募集到此区域。接着成骨细胞在3～4个月的时间内形成新骨，在旧骨吸收和新骨形成之间有一个静止期，称为逆转阶段。骨小梁的骨转换程度比皮质骨更高（McCauley & Nohutcu 2002）。在一个啮齿动物牙槽骨愈合模型中，这个过程发生得更快，以上细胞和分子参与的事件发生时，已经有再生新骨开始成熟。（图2-12，图2-13）（Lin et al. 2011）。

　　骨再生是一个正常生理过程，但在某些情况下需要更快地形成新骨，或者弥补病理性疾病造成的骨缺损。临床上促进骨再生的治疗策略包括不同来源的骨移植材料，用于阻隔上皮的屏障膜，骨吸收抑制剂，促合成代谢制剂，以及促进成骨细胞分化和增殖的生长因子等。

　　当骨转换出现异常，骨骼稳态失调，会导致骨矿化密度（bone mineral density, BMD）增加或减少，或骨坏死，随之而来的还有骨强度的降低。许多病理情况都能影响骨稳态，包括癌症、绝经、药物、基因、营养缺乏和感染等。有些病因，如维生素D缺乏，是容易治疗的，而诸如基因突变等只能从症状治疗。骨稳态的改变能导致

很多症状，包括骨折概率增加、骨痛，增加其他一些骨骼畸形的发病率甚至是死亡率。下面将对一些常见的疾病做简单回顾。

（骨代谢）紊乱

骨质疏松

　　骨质疏松是一种常见的疾病，主要表现为骨宏观和微观结构的改变（图2-14）。这种全身性疾病有多种病因，包括绝经期后、年龄增长、糖皮质激素诱导、癌症引发、雄激素阻断和芳香化酶抑制剂等（Kanis 2002），都能导致骨强度降低、骨折风险增加、发病率和死亡率升高。

　　绝经期后骨质疏松是骨质疏松最常见的类型，主要是由绝经期后性激素分泌减少所致。通常表现为骨小梁和皮质骨骨密度快速降低，而皮质骨骨密度减少程度小于骨小梁（Kanis 2002）。

　　通过比较患者的BMD和相同性别20～29岁健康成人的BMD可以做出诊断。WHO规定BMD低于平均骨密度的2.5SD以上，即T值≤-2.5，可诊断为骨质疏松，而当骨密度降低程度较轻，-2.5

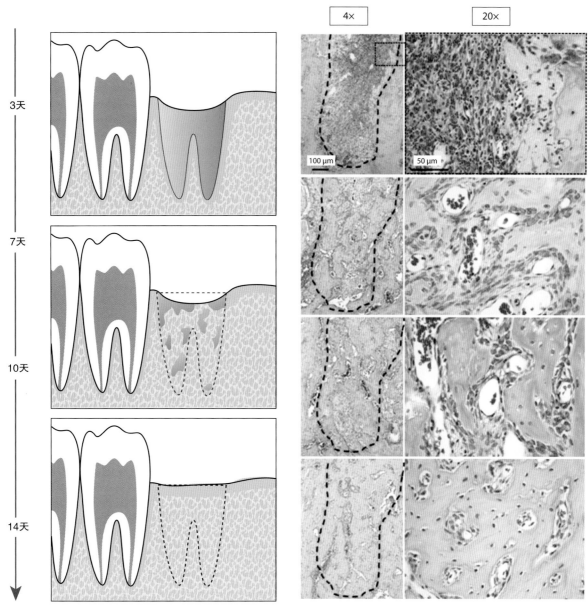

图2-12　牙槽窝的愈合过程。（a）啮齿动物拔牙模型。最初14天内愈合的顺序。（b）HE染色示拔牙位点愈合过程。愈合区域（黑色虚线）右边的组织学图片清晰地显示了牙槽突内骨的再生过程。请注意第3天时可见明显的血块。在第7天，缺损区域的细胞密度变高。在第10天，缺损区域似乎被一个致密的间充质组织充满。最后，第14天时，可以看到新生骨已经与原有牙槽窝整合为一个整体。

≤T值≤−1.0时诊断为骨量减少（图2-15）。

骨硬化病

　　骨硬化病是一类相关疾病的统称，是由于异常的骨转换导致的BMD升高，在某种意义上，与骨质疏松相反，由常染色体显性或隐性遗传导致。这些患者的BMD升高是由于破骨细胞骨吸收缺陷所致，包括破骨细胞数目增加或减少、分化异常、碳酸酐酶缺乏、褶皱缘形成异常、信号通路异常等（Stark & Savarirayan 2009）。在大多数

情况下，破骨细胞在陷窝中形成一个酸性环境进行骨吸收，当此功能受损时，最终会导致骨形成增加（图2-16）。

骨软化病

　　维生素D对于机体钙、磷代谢非常重要，这两种无机元素是骨形成的关键元素（Holick 2007）。维生素D缺乏，或无法吸收很常见，特别是北方（日照不足，译者注），因为维生素D主要通过日光照射和饮食中摄取。其他导致维生

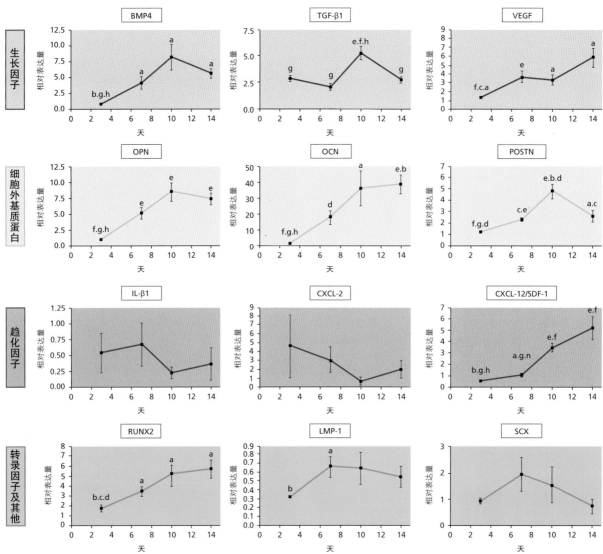

图2-13　拔牙愈合区域的基因表达模式。激光捕获显微切割技术将与创面愈合有关的基因分为以下3类：生长因子/趋化因子；细胞外基质蛋白（ECM）和转录因子（TF）。观察基因表达随时间变化的关系可以了解在骨愈合过程中的活性分子。有3种基因表达模式较为特别：（1）随着愈合过程表达缓慢增加的基因：生长因子（BMP4、BMP7、Wnt10b、VEGF）、转录因子（RUNX2）和矿化相关细胞外基质蛋白（OPN和OCN）。非常有意思的是，CXCL-12（SDF-1）在拔牙后牙槽窝的愈合过程中逐渐增加。转化生长因子（TGF-β1）在愈合中期（10天）增加，随后减少；骨膜蛋白（POSTN）、TGF-β1的目标基因，也具有同样的表达模式。（2）在早期高度表达，而在后期下调的基因，如IL-β1、CXCL-2和CXCL-5，虽然由于动物数量的原因数据没有统计学差异性。Wnt5α和Wnt4在愈合过程中似乎也下调了。（3）恒定表达的基因。LIM域矿化蛋白（LMP-1）和肌腱特异性转录因子SCX在此类中。

素D缺乏的原因包括良性肿瘤和肝脏疾病等。

　　当维生素D缺乏时，骨的矿化功能受损，导致骨质软化。当发生在儿童时，称为佝偻病。骨软化病的关键特征是骨胶原基质和类骨质结构正常，但缺乏正常的矿化，导致骨质变软（Russell 2010）。骨软化病与骨质疏松的不同之处在于骨软化病在骨的生长过程中骨的结构既已改变，而骨质疏松症是降低已形成骨的强度（图2-17）。

　　此病的症状严重程度各不相同，既有无症状表现，也存在幼儿时期即导致死亡的病例。虽

然骨密度增加，但新生骨质量较差，骨折概率增加，可引起神经疾病和身材矮小。骨软化病的治疗策略为通过饮食添加和消除病因的方法，逆转维生素D缺乏的现状。适当的时候可以进行骨髓移植治疗。

骨坏死

　　当因血供不足引起局部骨缺血时间过长，可导致细胞死亡。来自造血细胞系的细胞对缺血更敏感，在缺乏血供的情况下通常不能存活超过

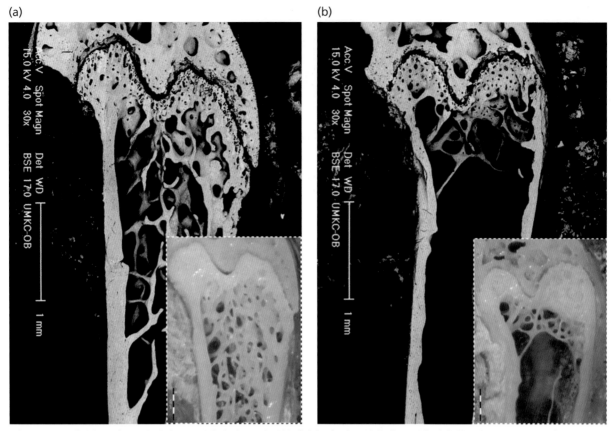

图2-14　骨质疏松。与图（a）相比，图（b）显示了骨质疏松症时，骨的微观形态学变化，如皮质骨厚度降低，骨小梁数目和交通性减少。随着病变的进展，骨的内部结构会受到更严重的破坏，骨的抗压能力明显降低。

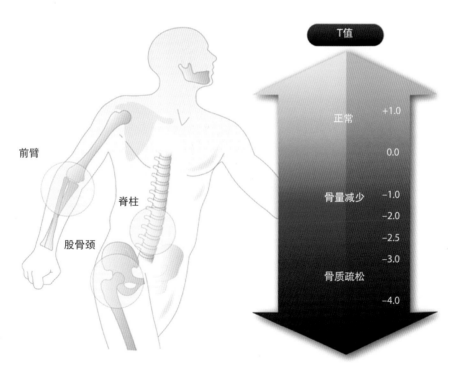

图2-15　骨矿化密度（BMD）。双能X线吸收法（DEXA）被认为是测量BMD的最佳方法。用于测量BMD的部位通常是脊柱、股骨颈和前臂。WHO根据T值来诊断是否为骨质疏松。T值是将自身的BMD值与一个健康30岁成人或同性别人群的平均BMD值做比较，具体计算方法见图。

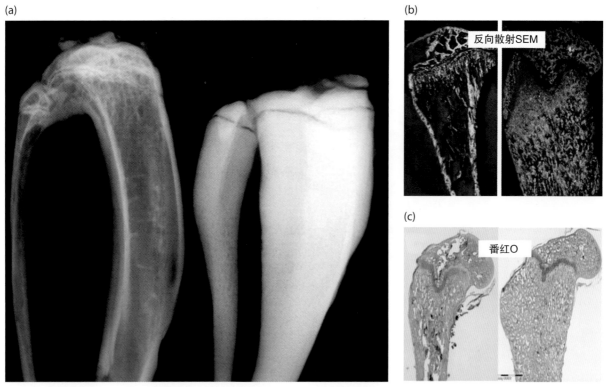

图2-16　骨硬化病。骨硬化病的常见症状为骨密度增加，矿化骨基质沉积增多。（a）骨髓腔闭塞。（b）反向散射SEM。（c）番红O染色。

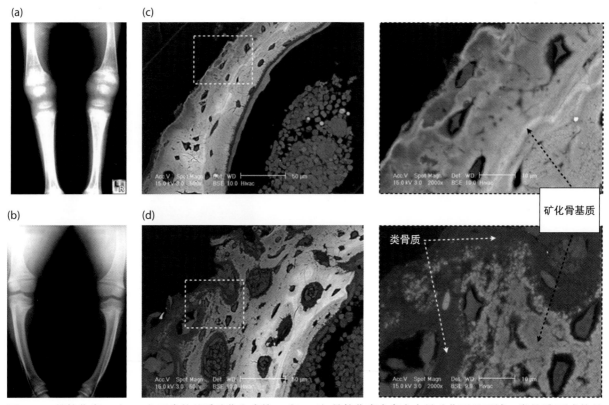

图2-17　骨软化病。（a，c）正常的基质矿化和成熟。（b，d）骨软化病中存在大量矿化不足区域，类骨质/不成熟骨基质沉积增加。

12小时（Steinberg 1991）。负责骨矿化和骨转化的细胞（成骨细胞、破骨细胞和骨细胞）对缺氧敏感性不高，但在缺氧48小时后也会引起细胞死亡。如果血供快速恢复，缺血部位会开始愈合过程。但超过一定时间后，受累骨会发生坏死，需要部分或全部切除后实施骨重建。

骨坏死有多种病因，包括辐射、使用双膦酸盐药物、使用类固醇、高血压等，在某些情况下关节炎和红斑狼疮也能导致骨坏死。双膦酸盐相关性颌骨坏死（bisphosphonate-related osteonecrosis of the jaw, ONJ）在口腔领域得到越来越多关注。ONJ的定义是被医务人员发现后，裸露的骨在8周内不愈合（Khosla et al. 2008）。应在排除颌面部放疗史后，方可诊断为双膦酸盐相关性颌骨坏死。口服使用双膦酸盐风险较低，为0.01%～0.04%，而静脉用药的患者患ONJ的风险较高，为0.8%～12%（Vescovi & Nammour 2011）。这可能是与剂量或疾病类型有关。口服双膦酸盐一般用于治疗骨质疏松，而静脉注射双膦酸盐用于治疗Paget病、多发性骨髓瘤等疾病。

骨髓炎

骨髓炎是骨的炎症性疾病，可根据感染来源、预后、解剖条件、宿主因素和临床表现进行分类（Calhoun & Manring 2005）。开放性骨折、手术、糖尿病、外周血管疾病等都能增加骨髓炎的风险。血源性骨髓炎常发生于儿童。

细菌分离培养加上影像学表现可以做出骨髓炎的确切诊断，但是也有例外情况。治疗措施包括抗生素治疗、引流、清创和其他适宜的外科方法，如骨固定、皮肤移植等。

成骨不全症

成骨不全症（osteogenesis imperfecta, OI）是一类由基因引起的，胶原形成不全导致成骨质量降低的疾病。骨折、骨脆弱和骨量减少是这类疾病的常见特征。OI比较少见，在出生人口中的比率为1∶10000。常染色体显性遗传和隐性遗传都有，但显性遗传更为常见（Michou & Brown 2011）。

OI的临床表现与其他骨代谢异常疾病类似，比如骨折、骨畸形、关节松弛。此外，OI特有的症状还包括听力丧失、血管脆性增加、蓝巩膜和牙本质发育不全。常染色体显性遗传的病因为 I 型胶原缺陷，包括胶原和非胶原蛋白间相互作用受损，基质减少，细胞间、细胞与基质间相互作

用受损，组织矿化不良（Forlino et al. 2011）。而在常染色体隐性遗传中，胶原脯氨酰羟化复合体3个成分的任一缺失都能导致 I 型前胶原接受翻译后修饰或折叠的能力降低。本疾病的严重程度以及临床特征个体差异较大。

OI的对症治疗有多种选择，包括手术治疗以及联合耳鼻喉、口腔和呼吸内科专家进行治疗。另外，还包括药物治疗，常用药物有：双膦酸盐、重组人生长激素等。

其他疾病

一些其他疾病也能影响骨稳态，比如原发性和继发性甲状旁腺功能亢进，Paget病和纤维结构不良。

甲状旁腺功能亢进是PTH产生过度的疾病，PTH促进钙和磷从骨中解离，导致血清中钙含量增加（Unnanuntana et al. 2011）。原发性甲状旁腺功能亢进通常由甲状旁腺腺瘤引起，而继发性甲状旁腺功能亢进通常因为血清钙水平过低导致PTH分泌过多所致。甲状旁腺功能亢进一般没有症状，通常在常规摄片检查中发现。临床表现与佝偻病十分类似。治疗措施包括查明并去除病因。

Paget病患者的骨代谢要比正常人群明显升高，骨形成的速度快于吸收的速度（Noor & Shoback 2000）。因此骨形成过度，可影响一块骨或多块骨。骨盆骨最常受侵犯。虽然骨形成增加，但这些骨强度低，易畸形。这是由于骨内胶原纤维形成异常。双膦酸盐治疗能够降低骨代谢速度，但可能导致ONJ风险增高。0.01%～0.04%使用双膦酸盐治疗Paget病的患者产生了ONJ（Vescovi & Nammour 2011）。

纤维结构不良可影响多块骨，但在60%的病例里，只有一块骨受到了影响（Michou & Brown 2011）。通常发生在儿童时期。纤维结构不良的病变发生在骨髓腔中，朝皮质骨延伸，由透明软骨、不成熟编织骨、成骨祖细胞组成。主要临床症状包括骨折和骨痛。值得注意的是，此病还具有其他颌面部症状，如颌面部骨畸形、眼球突出和牙齿发育异常。

结论

　　骨组织的高度动态性及其相关结构是支持骨骼系统形成并行使相关功能的重要原因。本章阐述了牙齿和颌面骨发育过程的复杂性以及在健康和疾病中的稳态。

致谢

　　笔者感谢Chris Jung先生对于插图的帮助。本项工作部分由NIH DE 13397 WVG和1K23DE019872 HFR支持，还有Osteology基金的赞助。

参考文献

[1] Ammann, P. & Rizzoli, R. (2003). Bone strength and its determinants. *Osteoporosis International* **14 Suppl** 3, S13–18.

[2] Bonewald, L.F. (2002). Osteocytes: A proposed multifunctional bone cell. *Journal of Musculoskelet and Neuronal Interactions* **2**, 239–241.

[3] Bonewald, L.F. (2007). Osteocytes as dynamic multifunctional cells. *Annals of the New York Academy of Science* **1116**, 281–290.

[4] Bonewald, L.F. & Johnson, M.L. (2008). Osteocytes, mechanosensing and wnt signaling. *Bone* **42**: 606–615.

[5] Burger, E.H., Klein-Nulend, J., van der Plas, A. & Nijweide, P.J. (1995). Function of osteocytes in bone –their role in mechanotransduction. *Journal of Nutrition* **125**, 2020S–2023S.

[6] Burr, D.B., Martin, R.B., Schaffler, M.B. & Radin, E.L. (1985). Bone remodeling in response to in vivo fatigue microdamage. *Journal of Biomechanics* **18**, 189–200.

[7] Calhoun, J.H. & Manring, M.M. (2005). Adult osteomyelitis. *Infectious Diseases Clinics of North America* **19**, 765–786.

[8] Conterno, L.O. & da Silva Filho, C.R. (2009). Antibiotics for treating chronic osteomyelitis in adults. *Cochrane Database of Systematic Reviews* **3**, CD004439.

[9] Fazzalari, N.L. (2011). Bone fracture and bone fracture repair. *Osteoporos International* **22**, 2003–2006.

[10] Forlino, A., Cabral, W.A., Barnes, A.M. & Marini, J.C. (2011). New perspectives on osteogenesis imperfecta. *Nature Reviews Endocrinology* **7**, 540–557.

[11] Hadjidakis, D.J. & Androulakis, I.I. (2006). Bone remodeling. *Annals of the New York Academy of Science* **1092**, 385–396.

[12] Harkness, L.S. & Bonny, A.E. (2005). Calcium and vitamin D status in the adolescent: Key roles for bone, body weight, glucose tolerance, and estrogen biosynthesis. *Journal of Pediatric and Adolescent Gynecolgy* **18**, 305–311.

[13] Holick, M.F. (2007). Vitamin D deficiency. *New England Journal of Medicine* **357**, 266–281.

[14] Kanis, J.A. (2002). Diagnosis of osteoporosis and assessment of fracture risk. *Lancet* **359**, 1929–1936.

[15] Khosla, S., Burr, D., Cauley, J. *et al*. (2008). Oral bisphosphonate-induced osteonecrosis: Risk factors, prediction of risk using serum CTX testing, prevention, and treatment. *Journal of Oral and Maxillofacial Surgery* **66**, 1320–1321; author reply 1321–1322.

[16] Knothe Tate, M.L., Adamson, J.R., Tami, A.E. & Bauer, T.W. (2004). The osteocyte. *International Journal of Biochemistry and Cell Biology* **36**, 1–8.

[17] Lerner, U.H. (2006). Inflammation-induced bone remodeling in periodontal disease and the influence of post-menopausal osteoporosis. *Journal of Dental Research* **85**, 596–607.

[18] Lin, Z., Rios, H.F., Volk, S.L., Sugai, J.V., Jin, Q. & Giannobile, W.V. (2011). Gene expression dynamics during bone healing and osseointegration. *Journal of Periodontology* **82**, 1007–1017.

[19] Lips, P., Hosking, D., Lippuner, K. *et al*. (2006) The prevalence of vitamin D inadequacy amongst women with osteoporosis: An international epidemiological investigation. *Journal of Internal Medicine* **260**, 245–254.

[20] Ma, Y.L., Dai, R.C., Sheng, Z.F. *et al*. (2008). Quantitative associations between osteocyte density and biomechanics, microcrack and microstructure in ovx rats vertebral trabeculae. *Journal of Biomechanics* **41**: 1324–1332.

[21] Marotti, G. (2000). The osteocyte as a wiring transmission system. *Journal of Musculoskeletal and Neuronal Interactions* **1**, 133–136.

[22] Marotti, G. & Palumbo, C. (2007). The mechanism of transduction of mechanical strains into biological signals at the bone cellular level. *European Journal of Histochemistry* **51 Suppl** 1, 15–19.

[23] McCauley, L.K. & Nohutcu, R.M. (2002). Mediators of periodontal osseous destruction and remodeling: Principles and implications for diagnosis and therapy. *Journal of Periodontology* **73**, 1377–1391.

[24] Michou, L. & Brown, J.P. (2011). Genetics of bone diseases: Paget's disease, fibrous dysplasia, osteopetrosis, and osteogenesis imperfecta. *Joint Bone Spine* **78**, 252–258.

[25] Noor, M. & Shoback, D. (2000). Paget's disease of bone: Diagnosis and treatment update. *Current Rheumatology Reports* **2**, 67–73.

[26] Parfitt, A.M. (1995). Bone remodeling, normal and abnormal: A biological basis for the understanding of cancer-related bone disease and its treatment. *Canadian Journal of Oncology* **5 Suppl** 1, 1–10.

[27] Parfitt, A.M. (2002). Life history of osteocytes: Relationship to bone age, bone remodeling, and bone fragility. *Journal of Musculoskeletal and Neuronal Interactions* **2**: 499–500.

[28] Raisz, L.G. (2005). Clinical practice. Screening for osteoporosis. *New England Journal of Medicine* **353**, 164–171.

[29] Ranly, D.M. (2000) Craniofacial growth. *Dental Clinics of North America* **44**: 457–470, v.

[30] Rodan, G.A. (1992). Introduction to bone biology. *Bone* **13 Suppl** 1: S3–6.

[31] Russell, L.A. (2010). Osteoporosis and osteomalacia. *Rheumatic Diseases Clinics of North America* **36**, 665–680.

[32] Schepetkin, I. (1997). Osteoclastic bone resorption: Normal and pathological. *Annals of the New York Academy of Science* **832**, 170–193.

[33] Sims, N.A. & Gooi, J.H. (2008). Bone remodeling: Multiple cellular interactions required for coupling of bone formation and resorption. *Seminars in Cell Developmental Biology* **19**, 444–451.

[34] Stark, Z. & Savarirayan, R. (2009). Osteopetrosis. *Orphanet Journal of Rare Diseases* **4**, 5.

[35] Steinberg, M.E. (1991). Osteonecrosis of the hip: Summary and conclusions. *Seminars in Arthroplasty* **2**, 241–249.

[36] Unnanuntana, A., Rebolledo, B.J., Khair, M.M., DiCarlo, E.F. & Lane, J.M. (2011). Diseases affecting bone quality: Beyond osteoporosis. *Clinical Orthopaedics and Related Research* **469**: 2194-2206.

[37] Vaananen, H.K. & Laitala-Leinonen, T. (2008). Osteoclast lineage and function. *Archives of Biochemistry and Biophysics* **473**, 132–138.

[38] Vescovi, P. & Nammour, S. (2011). Bisphosphonate-related osteonecrosis of the jaw (BRONJ) therapy. A critical review. *Minerva Stomatology* **59**, 181–203, 204–113.

[39] WHO (1994). Assessment of fracture risk and its application to screening for postmenopausal osteoporosis. Report of a WHO study group. *World Health Organization Technical Report Series* **843**, 1–129.

第3章

无牙区牙槽嵴

The Edentulous Ridge

Maurício Araújo[1], Jan Lindhe[2]

[1] Department of Dentistry, State University of Maringá, Maringá, Paraná, Brazil

[2] Department of Periodontology, Institute of Odontology, The Sahlgrenska Academy at University of Gothenburg, Gothenburg, Sweden

临床考量

牙槽突从上颌骨、下颌骨的基部延伸出来，在上颌骨的外部和下颌骨的内部之间形成一个分界（Pietrokovski et al. 2007）。牙槽突的形成与牙齿的发育和萌出相协调，当牙齿缺失后逐渐萎缩。也就是说，牙槽突的形成和保存有赖于牙齿的存在。此外，牙槽突的形态特点也与牙齿的大小和形状、牙齿萌出的过程、萌出的倾斜角度有关。因此，相对于短而宽的牙齿，长而窄的牙齿的牙槽骨似乎更脆弱，特别是在前牙区，颊侧骨板薄，甚至出现开窗（图3-1）。

牙齿连同周围的牙周组织——根面牙骨质、牙周膜、束状骨，组成了一个功能单元（图3-2）。因此，咀嚼时的作用力通过牙齿的冠部、根部和牙周组织传导到牙槽突的负载硬组织上，从而使力量得到分散。

牙齿的缺失和牙槽窝功能的缺失、改变会导致缺牙部位牙槽嵴的一系列适应性改变。研究显示，多个牙拔除后，如果进行可摘义齿修复，牙槽嵴的高度、宽度都会明显变小（图3-3，图3-4）。Bergman和Carlsson在1985年进行了一项长期研究，他们记录了42名佩戴全口义齿患者的牙槽嵴的尺寸变化。在头部固定器的帮助下对患者进行头影测量，在拔牙后2天、5年和21年分别记录无牙上下颌的尺寸（图3-5）。结果显示，在此实验观察期内，牙槽嵴绝大多数硬组织都不复存在。但骨吸收的程度和剩余骨量在患者之间存在较大差异（Tallgren 1957，1966；Atwood 1962，1963；Johnson 1963，1969；Carlsson et al. 1967）。

同时，单颗牙拔除后，该位点的牙槽嵴量也会明显减少（图3-6）。这项研究由Pietrokovski和Massler（1967）进行和发表。作者通过149个单颗牙缺失的牙科铸造模型（72个上颌，77个下颌），使用轮廓笔和图像技术记录失牙位点和对侧正常位点颊侧、舌（腭）侧的外轮廓。表3-1显示了他们的实验结果。

结果表明，单颗牙缺失后大量组织（包括硬组织和软组织）被吸收，在所有分组中，颊侧牙槽嵴吸收的量是舌（腭）侧的2倍。不同组之间吸收的量的绝对值差异很大。这个组织模型的结果表明，失牙位点的中心向牙槽嵴的舌腭侧转

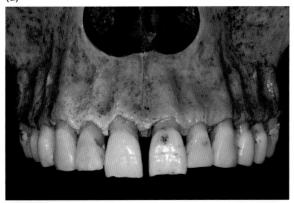

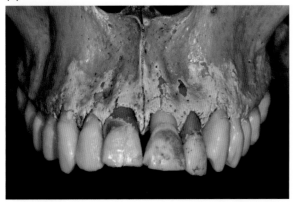

图3-1   成人上颌骨颊侧面图显示了颊侧骨板厚（a）和薄（b）的两种生物型。

移。Schropp等（2003）的研究也支持Pietrokovski和Massler（1967）的实验结果。他们研究了单颗前磨牙或磨牙拔除12个月后骨、软组织的体积变化。牙拔除后即刻以及术后3个月、6个月、12个月进行临床和铸造模型检测。结果表明，术后3个月颊-舌/腭宽度减小了约30%，12个月后，无牙位点的宽度相比原来少了至少50%。此外，颊侧骨板的高度降低，12个月后颊侧高点位于舌/腭侧高点的根方1.2mm。

Pietrokovski和Massler（1967）和Schropp（2003）的研究结果证实，如果一个含牙的牙槽嵴的水平宽度为12mm，那么拔除这颗牙12个月后该失牙位点的宽度将只有6mm。在这12个月的时间内，颊侧组织吸收4mm，舌侧组织吸收2mm。

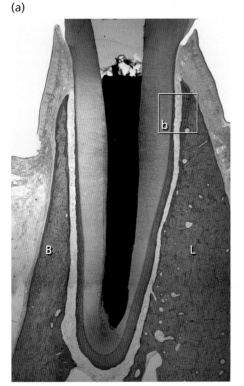

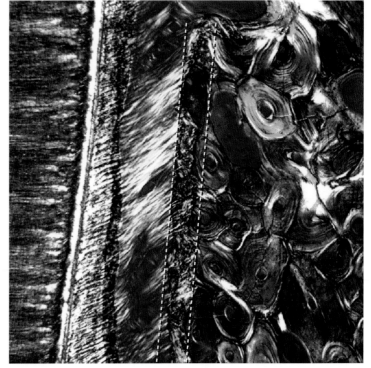

图3-2   牙槽突的颊舌向组织学切片。（a）牙齿以及周围的牙周组织（牙骨质、牙周膜、固有牙槽骨）（B：颊侧；L：舌侧）。（b）高倍镜下的牙周组织。图中可以看到牙本质通过根面牙骨质、牙周膜与牙槽骨相连。牙槽骨的特征是含有环形排列的板层骨。朝向牙周膜的骨（虚线之间）称为固有牙槽骨或束状骨。

(a)

(b)

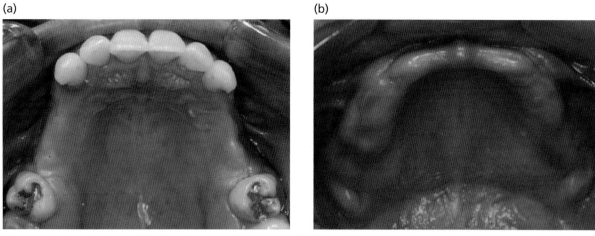

图3-3　（a）口内照示上颌牙列缺损。可以看到缺牙区牙槽嵴顶颊腭向距离较窄。（b）口内照示上颌牙列缺失，可见牙槽嵴明显吸收。注意切牙乳头位于牙槽嵴的中央，表明颊侧牙槽嵴完全吸收，同时腭侧也有大量吸收。

(a)

(b)

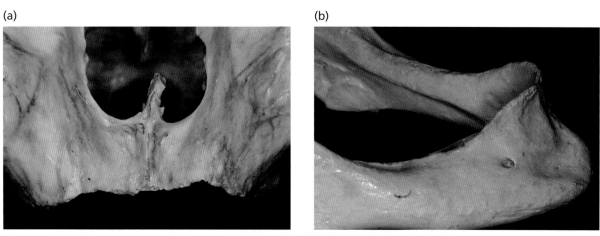

图3-4　无牙颌颊面观。（a）上颌骨。（b）下颌骨。剩余牙槽嵴的颊-腭/舌向宽度非常窄。

一项临床研究（Sanz et al. 2010；Tomasi et al. 2010）显示拔牙后颊侧骨板早期（4个月）吸收的程度取决于其原来的大小。因此，厚度＜1mm的骨板在拔牙后牙槽嵴丧失量（宽度和高度）比厚度＞1mm的骨板更多。

必须认识到，人类前牙区颊侧骨板厚度通常（＞80%的位点）都＜1mm（Januário et al. 2011；Braut et al. 2011；Nowzari et al. 2012）。因此，可以推测，前牙区的牙齿缺失会导致明显的牙槽嵴吸收，进而引起美学问题。

结论：单颗及多颗牙的拔除会引起软硬组织的一系列适应性改变，导致失牙区的软硬组织吸收。颊侧的吸收量比舌/腭侧更为显著。

我们必须知道，牙齿相关疾病也可能导致牙槽突的改变，比如侵袭性、慢性牙周炎，坏死性

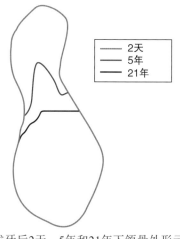

图3-5　拔牙后2天、5年和21年下颌骨外形示意图（来源：Bergman & Carlsson 1985。经Elsevier同意授权使用）。

边缘性龈炎，根尖周炎。此外，创伤（包括不当拔牙操作）也可以引起上下颌牙槽突的损伤。

(a)

(b)

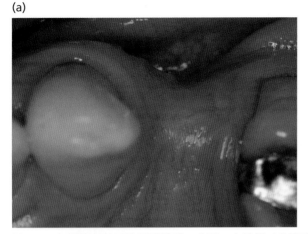
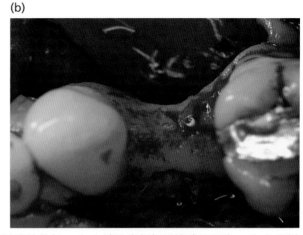

图3-6 上颌前磨牙区缺牙牙槽嵴口内照。在拍摄时此牙已被拔除数年。（a）请注意颊侧牙槽嵴的凹陷。（b）翻瓣后，可见牙槽突颊侧骨严重吸收。

表3-1 不同牙拔除后的平均吸收量[a]

牙位	平均吸收量（mm）		差异
	唇/颊面	舌/腭面	
下颌牙			
中切牙	2.08	0.91	1.17
侧切牙	3.54	1.41	2.13
尖牙	3.25	1.59	1.66
第一前磨牙	3.45	1.40	2.05
第二前磨牙	3.28	0.75	2.53
第一磨牙	4.69	2.79	1.90
第二磨牙	4.30	3.00	1.30
上颌牙			
中切牙	3.03	1.46	1.57
侧切牙	3.47	0.86	2.61
尖牙	3.33	1.91	1.42
第一前磨牙	3.33	2.04	1.29
第二前磨牙	2.58	1.62	0.96
第一磨牙	5.25	3.12	2.13

[a] "虽然绝对吸收量各有差异，但每个被测样本中颊侧的吸收量都高于舌腭侧。这个现象引起了无牙牙槽嵴的中心向舌/腭侧移动，同时也导致上下颌牙弓长度的减少"（Pietrokovski & Massler 1967）

无牙区剩余牙槽嵴

在Schropp等（2003）的研究结果中，他们通过放射减影技术研究单个拔牙窝内的骨组织形成情况。使用该技术在拔牙术后即刻以及术后3个月、6个月、12个月对拔牙位点进行影像学检查（图3-7）。结果显示，在最初的几个月中，

牙槽嵴顶处有骨吸收（高度）。牙槽窝中骨量的增加主要发生在最初3个月中。在3~6个月中牙槽窝中还有少量骨增加。在6~12个月期间，新形成的骨显著改建，矿化组织的量减少。也就是说，在牙槽窝愈合的后期阶段，少量矿化组织可能在失牙位点的中心存在。

Lindhe等（2012）对人颌骨后牙区段无牙区牙槽嵴的骨部分进行了活检。牙槽嵴的外边缘通常衬有致密皮质骨。中央的区域有松质骨和板层骨组成的骨小梁（图3-8a）。骨髓中的骨小梁形态各异，方向不定。骨髓中主要为脂肪细胞、血管结构和散在的炎性细胞。牙槽嵴的硬组织成分由矿化的骨（大约60%）、骨髓（大约20%）和纤维组织（15%）组成（图3-8b）。

剩余牙槽嵴的分类

Lekholm和Zarb（1985）根据剩余矿化骨的体积，将失牙区分为5类（图3-9）。在A类和B类中，牙槽嵴中仍存在较多量的骨，而在C、D、E类中，仅余留少量硬组织。Lekholm和Zarb（1985）同样也将失牙区骨的质量进行分类。1级和2级中，皮质骨板较厚、骨髓体积小。而在3

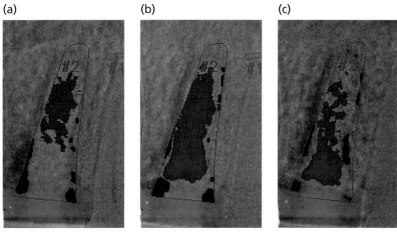

图3-7 拔牙术后（a）3个月，（b）6个月，（c）12个月的数字减影图像。蓝色代表新骨形成区域。在最初6个月中，不断有新骨沉积生成，而在6～12月之间，新生骨部分被改建（L. Schropp友情提供）。

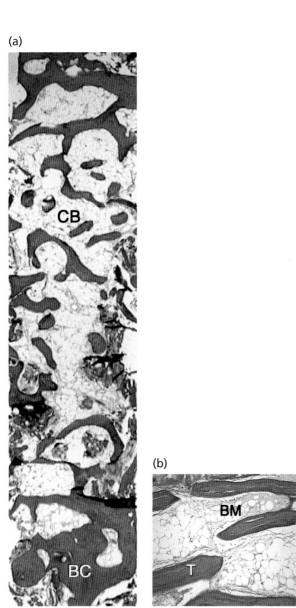

图3-8 男性上颌前磨牙区失牙位点的组织学切片。（a）牙槽嵴的边缘部分（BC）被由板层骨组成的皮质骨帽保护，而中央区域包含大量松质骨（CB）。（b）松质骨的特点是矿化骨小梁（T）包含在骨髓（BM）中。

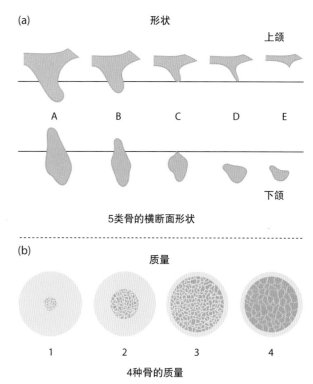

图3-9 （a）剩余颌骨形状和（b）颌骨质量的分类示意图（来源：Lekholm & Zarb 1985。经Quintessence授权使用）。

级和4级中，皮质骨相对较薄、松质骨（包括板层骨骨小梁和骨髓）体积大。

牙槽突的形态

牙槽突容纳牙根，从上下颌骨的基底部延伸出来（图3-10a）。基底骨的形状和大小（高度和宽度）不一（图3-10a，b），即使是相同个体，不同位点也不相同。颌骨基底与牙槽突之间没有明显的分界线。

在发育中的牙槽突上牙齿正常萌出的部位，牙根的颊侧和腭（舌）侧都有硬组织存在（图3-10c）。但是，当牙齿颊向萌出时，牙槽突的颊侧骨壁会变薄，甚至有时会消失（骨开裂、骨开窗）（图3-10d）。

牙槽突的外壁——唇颊侧、边缘和舌（腭）侧，都与基底骨的外壁相连续。这些骨壁由致密皮质骨组成，中央为骨髓和骨小梁（骨小梁是放射学定义，解剖学称之为海绵状骨，而组织学称之为松质骨）。

牙槽突的皮质骨（骨板）与牙槽窝周围的骨壁相延续，即固有牙槽骨或束状骨（图3-2b）。牙槽突的皮质骨壁（外壁）在牙槽间隔的嵴顶处与固有牙槽骨相接。在牙周组织健康的

位点，牙槽嵴顶位于釉牙骨质界根方1~2mm。

在牙列某些部位，如下颌联合区、牙槽突的骨小梁结构可能缺如。

从牙槽突到无牙区剩余牙槽嵴

单颗牙拔除后，牙槽突的变化可以分为两种相互联系的过程，即牙槽突内部过程和牙槽突外部过程。

（拔牙后）牙槽突内部（牙槽窝）的组织改建过程

Amler（1969）和Evian（1982）研究了人类志愿者拔牙窝的愈合过程。虽然Amler采用的活

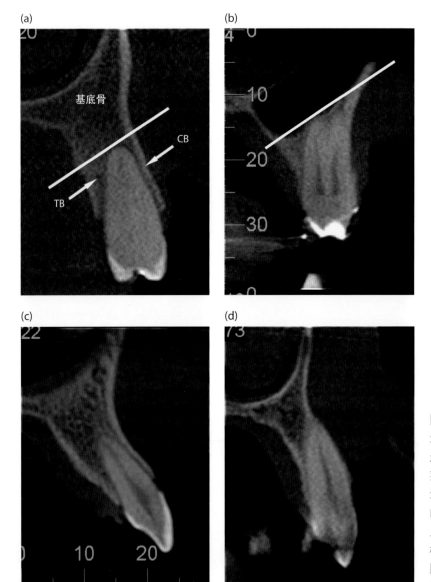

图3-10 （a）上颌前磨牙区的CBCT影像。牙槽突与上颌骨的基底部相连续（CB：皮质骨板；TB：骨小梁）。（b）上颌前磨牙区的CBCT影像。可以看到，此位点处基底骨的尺寸较小。（c）萌出方向正常的上颌前牙的CBCT影像。切牙位于牙槽突内。（d）唇向萌出的尖牙断层图像。牙槽突的唇（颊）侧骨壁较薄，甚至部分缺失。

检方法只研究了空牙槽窝边缘部分的愈合过程，但他的结果很有意义，得到广泛应用。

Amler的结果表明，牙槽窝内血凝块的形成是拔牙后最初24小时内的主要特点。2~3天后，血凝块逐渐被肉芽组织代替。4~5天后软组织边缘的上皮开始增殖，覆盖肉芽组织。拔牙后1周，牙槽窝内有肉芽组织和新结缔组织，并且在牙槽窝底部有类骨质形成。3周后，牙槽窝内含结缔组织，类骨质中有矿化信号。上皮覆盖了创面。6周后，牙槽窝内有显著的骨形成，可以看到新生骨的骨小梁。

Amler的这项研究持续时间较短，因此只能观察到发生在牙槽窝边缘的变化。他的实验结果也不包括后期非常重要的新生组织改建阶段。因此，实验结果未记录拔牙位点完全愈合后的组织构成。

在一项更长期的研究中，Trombelli等（2008）运用活检的方法，进行了为期6个月的人类牙槽窝愈合研究。他们的结果与Amler大致相同，在愈合早期阶段，牙槽窝中充满肉芽组织，随后被临时结缔组织和编织骨代替。愈合后期的活检结果可以观察到，编织骨被板层骨和骨髓替代的过程，即改建阶段，进行得非常缓慢，且个体差异很大。在6个月后，只有一小部分样本的活检结果显示编织骨已被骨髓和骨小梁、板层骨代替。因此可以推测，拔牙后的组织愈合是一个非常迅速的过程，而随后的改建过程非常缓慢，可能需要数年才能完成。

本章将使用以犬类为模型的实验结果（Cardaropoli et al. 2003；Araujo & Lindhe 2005）来详细描述牙槽窝愈合的不同阶段，包括组织形成和改建过程。必须要注意，相对人类来说，这些动物模型的拔牙后愈合过程都比较快。因此，在大部分情况下，这些拔牙窝在2~3个月后都得到了完全愈合（充满松质骨）。

模型

翻开颊侧和舌侧全厚瓣，拔除下颌前磨牙远中根（图3-11a）。黏膜瓣冠向复位，为新鲜拔牙创提供软组织覆盖（图3-11b）。在不同的时间间隔（1天至6个月）采集活检标本，观察愈合情况（图3-11c）。

拔牙创愈合的一般模式

图3-12显示了一个新鲜拔牙窝的近远中向切片。牙槽窝壁与邻近牙的固有牙槽骨相连续。牙槽间隔由松质骨组成，包括骨髓中的板层骨骨小梁。

空牙槽窝首先被血液充满，形成血凝块（图3-13a）。炎性细胞（多形核白细胞和单核细胞/巨噬细胞）迁移至血凝块，开始吞噬坏死组织成分。创面清理过程开始（图3-13b）。新生血管和间充质细胞（来自离断的牙周膜）进入血凝块，形成肉芽组织。肉芽组织逐渐被新结缔组织替代（图3-13c），随后不成熟骨（编织骨）开始沉积（图3-13d）。牙槽窝的硬组织壁（固有牙槽骨或束状骨）逐渐被吸收，牙槽窝被不成熟编织骨充满（图3-13e）。愈合过程的初始阶段（组织形成）现在已经完成。接下来，牙槽窝中的编织骨将逐渐被改建为板层骨和骨髓（图3-13f~h）。

拔牙创愈合过程中的重要阶段

血凝块形成

牙拔除后，断裂血管中的血液立即充满拔牙窝。来自血管和损伤细胞的蛋白启动凝血级联反应（图3-14）。血小板聚集，与纤维蛋白网相互作用，形成血凝块，有效堵塞断裂的血管，出血停止。血凝块能够引导细胞的活动，并且含有对后续愈合过程非常重要的物质。血凝块中的一些物质（如生长因子），能够：（1）影响间充质细胞；（2）增强炎性细胞的活性。这类物质将诱导和促进不同细胞迁移至牙槽窝，同时也能促进这些细胞的分化、增殖以及合成活性。

虽然血凝块在愈合的早期阶段至关重要，但为了让新组织形成，血凝块也必须被替代。拔牙后数天内，纤溶过程开始启动，血凝块随之开始崩解（图3-15）。

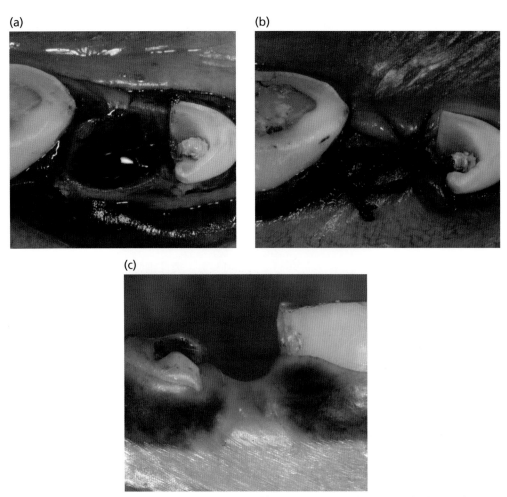

图3-11　（a）图片显示下颌第四前磨牙远中根被拔除（犬模型）。（b）黏膜、全厚瓣复位，缝合，关闭拔牙创。（c）6个月之后的图像，注意牙槽嵴顶区域的鞍状外形（组织丧失）。

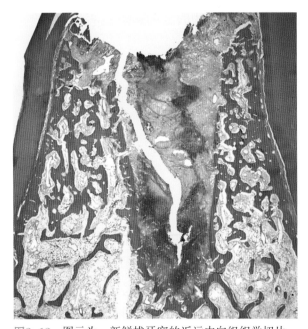

图3-12　图示为一新鲜拔牙窝的近远中向组织学切片，注意到空牙槽窝的牙槽窝壁与邻近牙的固有牙槽骨相连续。牙槽间隔由松质骨组成，包括板层骨骨小梁和骨髓。

创面清理

中性粒细胞和巨噬细胞迁移至创面，吞噬细菌和受损组织，清理牙槽窝，使新组织能够形成。中性粒细胞先进入创面，巨噬细胞稍晚。巨噬细胞不仅参与创面清理，而且还释放生长因子、细胞因子，促进间充质细胞的迁移、增殖和分化。碎片清理完，创面"无菌"后，中性粒细胞开始进行程序性细胞死亡（凋亡），被巨噬细胞吞噬清理。随后，巨噬细胞从创面处游走。

组织形成

血管组织（来自断裂的牙周膜）以及间充质、成纤维细胞样细胞（来自牙周膜和邻近骨髓）进入牙槽窝。间充质细胞开始增殖，沉积细

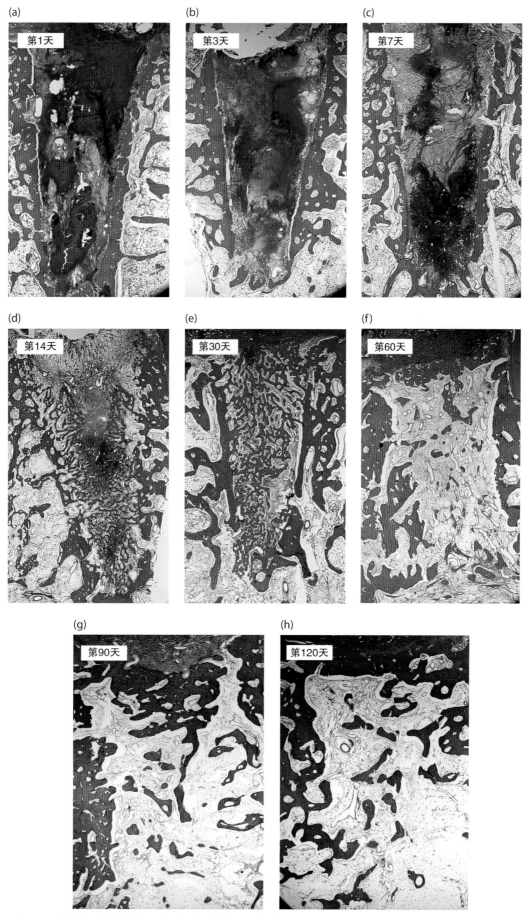

图3-13　（a~h）拔牙窝内骨形成的一般模式（详见正文说明）。

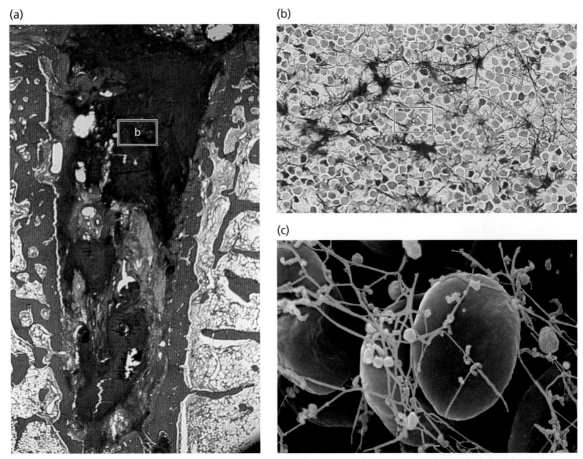

图3-14　组织切片（近远中向）示愈合1天（a）。牙槽窝被血凝块占据。血凝块中含有很多被包裹在纤维蛋白网中的红细胞（b）以及血小板（c中的蓝色部分）。

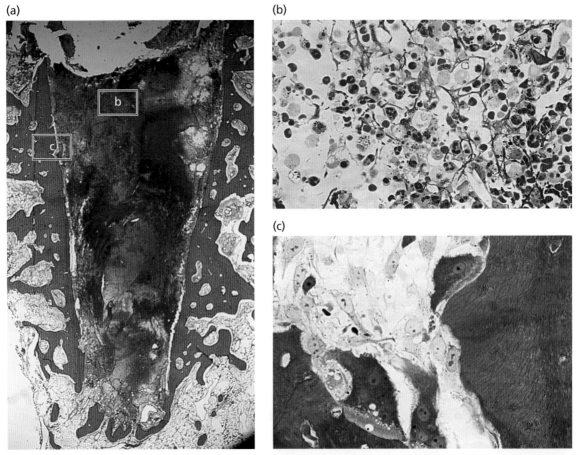

图3-15　（a）组织切片（近远中向）示愈合3天。（b）请注意清理创面的中性粒细胞和巨噬细胞，以及瓦解的血凝块。（c）牙槽窝壁旧骨表面开始出现破骨活动。

(a)

(b)

(c)

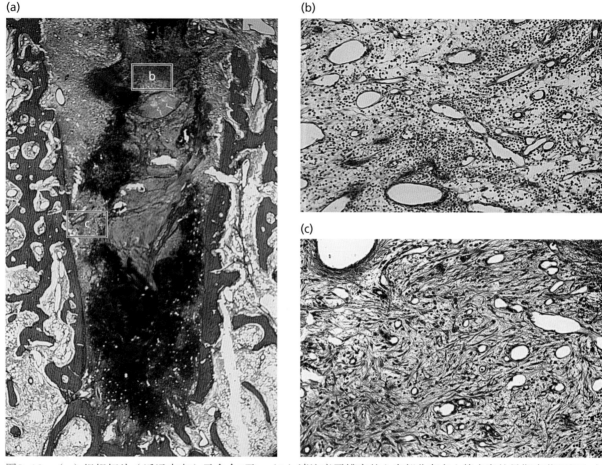

图3-16　（a）组织切片（近远中向）示愈合7天。（b）请注意牙槽窝的上半部分存在血管丰富的早期肉芽组织和大量炎性细胞。（c）在根尖方向区域，可见组织含有较多成纤维细胞样细胞（晚期肉芽组织）。

胞外基质（图3-16）。肉芽组织逐渐代替血凝块，最终包含巨噬细胞和大量成纤维细胞样细胞，以及大量的新生血管。成纤维细胞样细胞继续释放生长因子、增殖、沉积新的细胞外基质，引导更多的细胞向内生长，促进组织进一步分化。新生血管为数目不断增加的细胞提供氧和营养物质。间充质细胞表现的这种活跃的基质合成叫作纤维增生，新血管的生成叫作血管形成。通过这种纤维增生和血管形成的共同作用，临时结缔组织得以形成（图3-17）。

临时结缔组织能够转化为骨组织依赖于血管结构。因此，骨祖细胞（如周皮细胞）迁移，在血管周围聚集。它们分化为成骨细胞，产生胶原纤维基质，形成类骨质。在类骨质中开始矿化过程。成骨细胞继续沉积类骨质，有时会被包裹在基质中，变成骨细胞。这种新形成的骨叫作编织骨（图3-17，图3-18）。

编织骨是最先形成的骨类型，有以下4个特点：（1）沉积很快，沿着血管呈指状突起；（2）胶原基质排列紊乱；（3）大量成骨细胞被包裹在矿化基质中；（4）负载能力较差。编织骨骨小梁围绕血管成形。更多的编织骨沉积后，骨小梁会变厚。细胞（骨细胞）被埋入骨组织，形成初级骨单位。编织骨有时会通过所谓板层骨（胶原纤维不以编织形式排列，而以同心圆形式）的沉积而增加强度。

很重要的一点，在愈合的早期阶段，牙槽窝壁上的大部分骨组织（束状骨）都不存在了。

组织形成和改建

在这个犬拔牙模型中，初期骨形成的速度很快。数周内，整个拔牙窝被编织骨（也被称为初

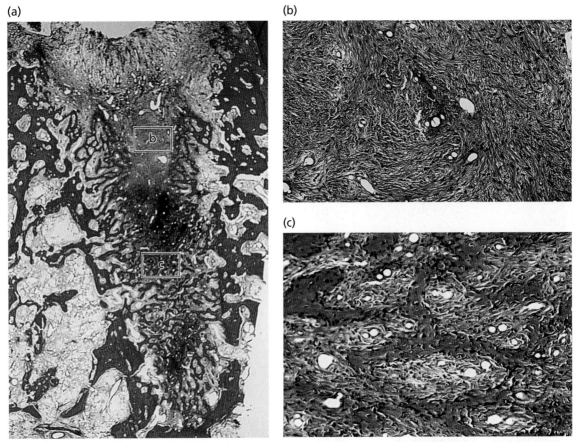

图3-17　（a）组织切片（近远中向）示愈合14天。（b）在创面边缘部分，可见含有大量成纤维细胞样细胞的临时结缔组织存在。（c）在牙槽窝的根尖和两侧区域内，编织骨已经开始形成。

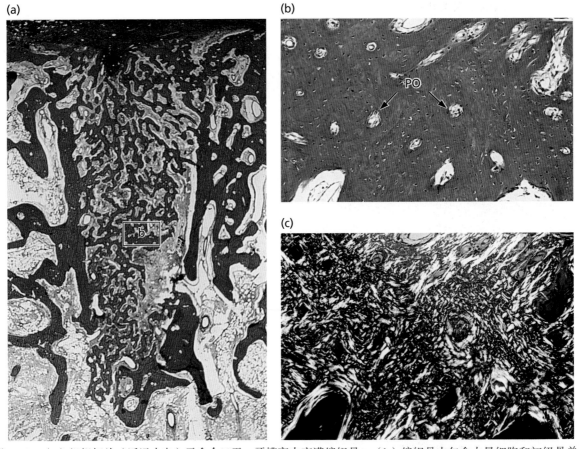

图3-18　（a）组织切片（近远中向）示愈合30天。牙槽窝中充满编织骨。（b）编织骨中包含大量细胞和初级骨单位（PO）。（c）图为骨胶原纤维的编织方式（偏振光）。

(a)

(b)

(c)

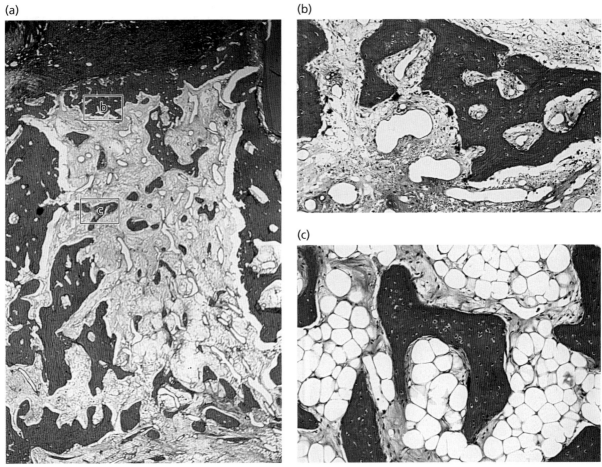

图3-19　（a）组织切片（近远中向）示愈合60天。（b）大部分的编织骨被骨髓替代。（c）可以看到在含有编织骨的区域内，有大量脂肪细胞存在。

编织骨　　　　　　　　　　　骨多细胞单元　　　　　　　　　　　板层骨

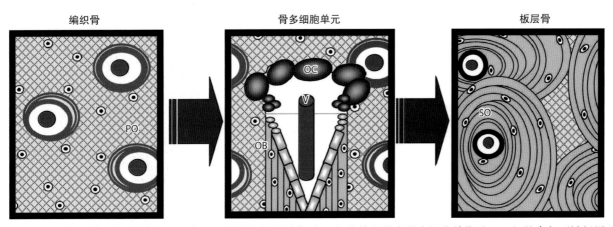

图3-20　编织骨被板层骨替代的示意图。含有初级骨单位（PO）的编织骨在骨多细胞单位（BMU）的参与下被板层骨替代。BMU包含破骨细胞（OC）、血管结构（V）和成骨细胞（OB）。因此，BMU中的成骨细胞以围绕血管成同心圆的形式沉积骨组织，形成含有次级骨单位（SO）的板层骨。

级松质骨）充满。编织骨提供了：（1）稳定的支架；（2）一个坚固的表面；（3）骨祖细胞来源；（4）充分的血供，满足细胞功能和基质矿化的需要。

　　包含初级骨单位的编织骨慢慢会被板层骨和骨髓替代（图3-19）。在这个过程中，初级骨单位被次级骨单位替代。编织骨首先被吸收到一个适当的程度。吸收前沿会形成一个反折线，含有次级骨单位的新骨在此形成（图3-20）。虽然这个改建过程开始得比较早，但持续数月，直至所

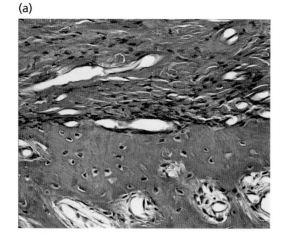

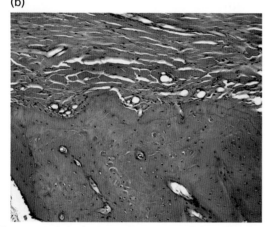

图3-21　组织切片（近远中向）示牙槽窝入口处硬组织形成和皮质化过程。（a）60天后，含有初级骨单位的编织骨占据了牙槽窝入口处。（b）180天后，编织骨大部分被板层骨代替。

有的编织骨被板层骨和骨髓替代。

硬组织帽的形成是牙槽窝愈合过程中非常重要的部分，能够将牙槽窝封闭，不与外界相通。这个硬组织帽起先由编织骨组成（图3-21a），随后经过改建，替换为板层骨，与拔牙位点周边的皮质骨板相连续（图3-21b）。这个过程被称为皮质化。

创面虽已愈合，但此处的组织仍将随着功能需要做出适应性变化。因为此处不会再受到咀嚼压力和其他咬合接触，所以原先被牙占据的区域已不需要矿化的骨，因此，在这个模型中，硬组织帽根方的组织主要改建为骨髓。

（拔牙后）牙槽突外部（骨的外形）的组织改建过程

在一个使用犬类作为实验模型的研究（Araujo & Lindhe，2005）中，实验者主要研究了拔牙后无牙牙槽嵴的外形改变。在此研究中，对下颌第三、第四前磨牙进行半切术。翻起颊侧、舌侧全厚瓣，小心去除远中根。龈瓣复位，缝合，以覆盖拔牙窝。包括拔牙窝和邻近根在内的活检标本在术后第1周、2周、4周、8周进行观察。对组织块进行颊舌向切片。

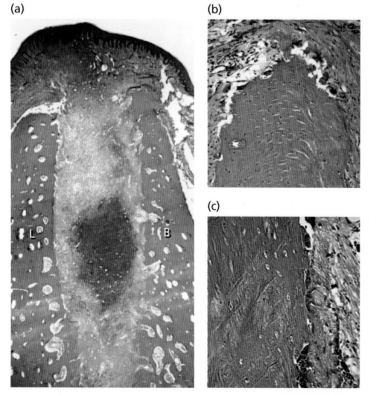

图3-22　（a）组织切片（颊舌向）示拔牙后1周的牙槽窝。可以看到在颊侧壁顶部（b）和内部（c）有大量破骨细胞存在（B：颊侧骨壁；L：舌侧骨壁）。

(a)

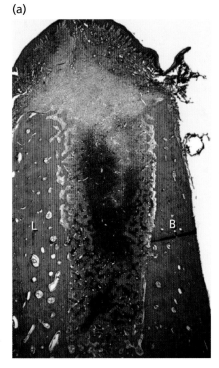

(b)

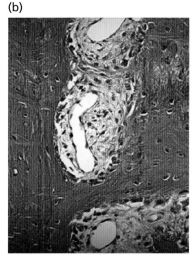

图3-23 （a）组织切片（颊舌向）示拔牙后2周的牙槽窝。（b）牙槽窝舌侧的束状骨正在被编织骨替代（B：颊侧骨壁；L：舌侧骨壁）。

- 拔牙后1周（图3-22）。在此时间段，牙槽窝被血凝块占据。此外，在颊、舌侧骨壁的内外表面可见大量破骨细胞存在。牙槽窝内表面破骨细胞的存在意味着束状骨正在被吸收。

- 拔牙后2周（图3-23）。牙槽窝的根尖区和侧方被新生不成熟骨（编织骨）充填，而其中央和边缘部分则被临时结缔组织充填。在牙槽窝壁的边缘和外侧，可见大量破骨细胞。在牙槽骨壁的数个区域，束状骨都已经被编织骨代替。

- 拔牙后4周（图3-24）。整个牙槽窝充满编织骨。硬组织壁外侧和边缘的部分可见大量破骨细胞。牙槽窝中央和侧方的编织骨表面也可见破骨细胞的存在。也就是说，新生编织骨正在被一种更成熟的骨所替代。

- 拔牙后8周（图3-25）。一层皮质骨盖住了拔牙窝的入口。皮质化已经发生。4周时牙槽骨内可见的编织骨已经被骨髓和板层骨骨小梁代替。在颊舌骨壁的外侧和顶端，有正在进行的硬组织吸收征象。颊骨壁的最高点位于舌侧的根方。

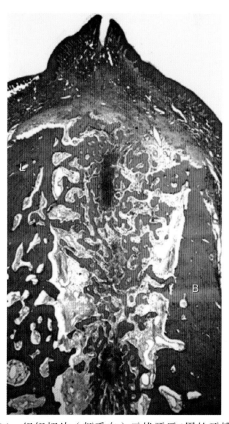

图3-24 组织切片（颊舌向）示拔牙后4周的牙槽窝。牙槽窝中充满编织骨。在颊侧壁的顶端，旧骨正在被吸收，被结缔组织或编织骨替代（B：颊侧骨壁；L：舌侧骨壁）。

图3-26显示了8周时观察到的颊舌骨壁嵴顶的相对变化。舌侧骨壁边缘未降，而颊侧骨壁边缘向根方移动了几毫米。在此牙槽窝愈合过程

中，颊侧骨吸收比舌侧更多的原因尚不清楚。

在拔牙前，颊侧骨壁顶端边缘1～2mm主要由束状骨构成。而同样的部位，舌侧只有很少部分包含束状骨。如前文所述，束状骨的存在依赖于牙齿，当牙齿拔除后会逐渐消失。因此，颊侧硬组织丧失较多的原因可能是因为颊侧嵴顶比舌侧有更多的束状骨。

无牙区剩余牙槽嵴形态：总结

正如本章此前所描述，拔（失）牙后牙槽突经过改建与重建，最终的结果是原有牙槽突中很多成分都发生了吸收。这些区域的牙槽突组织的丧失量在不同个体之间以及同一个体的不同位点之间有很大的差异（图3-27，图3-28）。

通常，颊侧牙槽骨壁的吸收程度较舌/腭侧严重，因此最终牙槽嵴的中心位置会向舌/腭侧移动。最极端的病例中，失牙后整个牙槽突都吸收萎缩，仅存上下颌基底骨构成牙槽嵴。

剩余牙槽嵴（基底骨和剩余牙槽突）的外壁（皮质骨）由板层骨构成。牙槽嵴的皮质骨板通常包绕着由板层骨形成的骨小梁及骨髓组成的松质骨（图3-29）。骨髓由丰富的血管结构以及脂肪细胞和多能间充质细胞组成。

无牙区牙槽嵴表面衬覆的黏膜类型取决于不同颌骨类型（上颌或下颌）、颌骨不同区域（前牙区或后牙区）、颊侧或舌侧前庭的不同深度以及硬组织的不同吸收程度，包括角化的咀嚼黏膜和非角化的被覆黏膜。

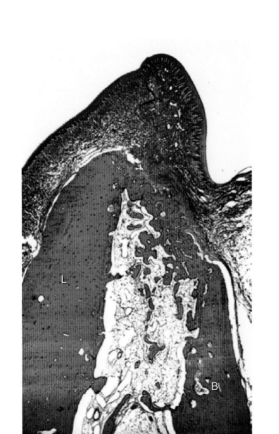

图3-25　组织切片（颊舌向）示拔牙后8周的牙槽窝。牙槽窝的入口处被新形成的矿化骨封闭。注意颊侧嵴顶位于舌侧嵴顶的根方（B：颊侧骨壁；L：舌侧骨壁）。

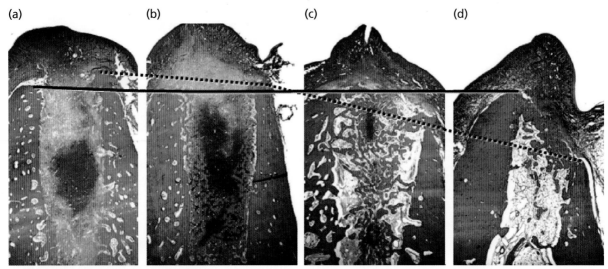

图3-26　组织切片（颊舌向）示拔牙后（a）1周、（b）2周、（c）4周和（d）8周拔牙区的组织形态。舌侧骨壁的边缘未发生变化，而颊侧则向根尖方向移动了>2mm（虚线）。

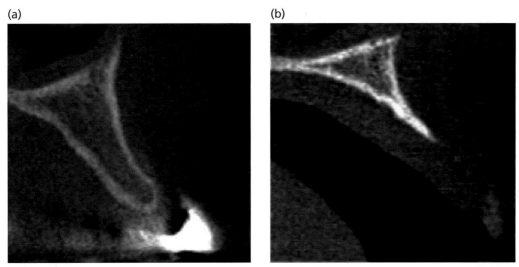

图3-27　不同类型缺牙后的上颌切牙区的锥形束计算机断层扫描成像（CBCT）表现：（a）伴有较高硬组织存留量（皮质骨和骨小梁都很丰富）；（b）仅有很少牙槽嵴组织存留量（仅存皮质骨）。

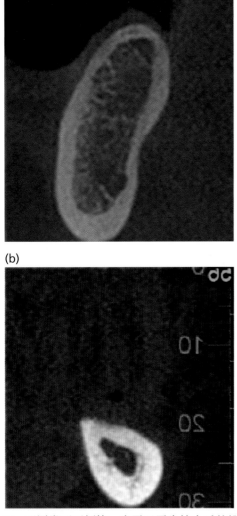

图3-28　不同类型下颌第一磨牙区牙齿缺失后的锥形束计算机断层扫描成像（CBCT）表现。（a）该牙槽嵴的剩余骨量还很充足，表覆致密的皮质骨，内含大量骨小梁。（b）该缺牙区的牙槽突全部丧失，仅剩下颌体。

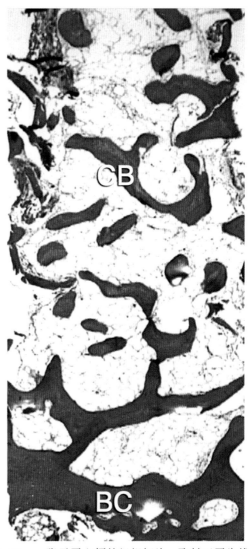

图3-29　一张无牙上颌的组织切片。取材于牙齿拔除6个月后。该组织的边缘区（bone crest，骨嵴顶 [BC]）是致密的板层骨，中心区包绕着松质骨（cancellous bone，CB）。

参考文献

[1] Amler, M.H. (1969). The time sequence of tissue regeneration in human extraction wounds. *Oral Surgery, Oral Medicine, Oral Pathology* **27**, 309–318.

[2] Araújo, M.G. & Lindhe, J. (2005). Dimensional ridge alterations following tooth extraction. An experimental study in the dog. *Journal of Clinical Periodontology* **32**, 212–218.

[3] Atwood, D.A. (1962). Some clinical factors related to the rate of resorption of residual ridges. *Journal of Prosthetic Dentistry* **12**, 441–450.

[4] Atwood, D.A. (1963). Postextraction changes in the adult mandible as illustrated by microradiographs of midsagittal section and serial cephalometric roentgenograms. *Journal of Prosthetic Dentistry* **13**, 810–816.

[5] Bergman, B. & Carlsson, G.E. (1985). Clinical long-term study of complete denture wearers. *Journal of Prosthetic Dentistry* **53**, 56–61.

[6] Braut, V., Bornstein, M.M., Belser, U. & Buser, D. (2011). Thickness of the anterior maxillary facial bone wall – A retrospective radiographic study using cone beam computed tomography. *Clinical Implant Dentistry and Related Research* **31**, 125–131.

[7] Cardaropoli, G., Araújo, M. & Lindhe, J. (2003). Dynamics of bone tissue formation in tooth extraction sites. An experimental study in dogs. *Journal of Clinical Periodontology* **30**, 809–818.

[8] Carlsson, G.E., Thilander, H. & Hedegård, B. (1967). Histological changes in the upper alveolar process after extraction with or without insertion of an immediate full denture. *Acta Odontologica Scandinavica* **25**, 21–43.

[9] Evian, C.I., Rosenberg, E.S., Cosslet, J.G. & Corn, H. (1982). The osteogenic activity of bone removed from healing extraction sockets in human. *Journal of Periodontology* **53**, 81–85.

[10] Januário, A.L., Duarte, W.R., Barriviera, M. *et al.* (2011). Dimension of the facial bone wall in the anterior maxilla: a cone-beam computed tomography study. *Clinical Oral Implants Research* **22**, 1168–1171.

[11] Johnson, K. (1963). A study of the dimensional changes occurring in the maxilla after tooth extraction. Part I. Normal healing. *Australian Dental Journal* **8**, 241–244.

[12] Johnson, K. (1969). A study of the dimensional changes occurring in the maxilla following tooth extraction. *Australian Dental Journal* **14**, 428–433.

[13] Lekholm, U. & Zarb, G.A. (1985). Patient selection. In: Brånemark, P-I., Zarb, G.A. & Albreksson, T., eds. *Tissue Integrated Prostheses. Osseointegrationin Clinical Dentistry*. Chicago: Quintessence, pp. 199–209.

[14] Lindhe, J., Cecchinato, D., Bressan, E.A. *et al.* (2012). The alveolar process of the edentulous maxilla in periodontitis and non-periodontitis subjects. *Clinical Oral Implants Research* **23**, 5–11.

[15] Nowzari, H., Molayem, S., Chiu, C.H.K. & Rich, S.K. (2012). Cone beam computed tomographic measurement of maxillary central incisors to determine prevalence of facial alveolar bone width ≥2 mm. *Clinical Implant Dentistry and Related Research*, **14**, 595–602.

[16] Pietrokovski, J. & Massler, M. (1967). Alveolar ridge resorption following tooth extraction. *Journal of Prosthetic Dentistry* **17**, 21–27.

[17] Pietrokovski, J., Starinsky, R., Arensburg, B. & Kaffe, I. (2007). Morphologic characteristics of bone edentulous jaws. *Journal of Prosthodontics* **16**, 141–147.

[18] Sanz, M., Cecchinato, D., Ferrus, J. *et al.* (2010). A prospective, randomized-controlled clinical trial to evaluate bone preservation using implants with different geometry placed into extraction sockets in the maxilla. *Clinical Oral Implants Research* **21**, 13–21.

[19] Schropp, L., Wenzel, A., Kostopoulos, L. & Karring, T. (2003). Bone healing and soft tissue contour changes following single-tooth extraction: a clinical and radiograhic 12-month prospective study. *International Journal of Periodontics and Restorative Dentistry* **23**, 313–323.

[20] Tallgren, A. (1957). Changes in adult face height due to aging, wear and loss of teeth and prosthetic treatment. *Acta Odontologica Scandinavica* **15 Suppl** 24.

[21] Tallgren, A. (1966). The reduction in face height of edentulous and partially edentulous subjects during long-term denture wear. *Acta Odontologica Scandinavica* **24**, 195–239.

[22] Tomasi, C., Sanz, M., Cecchinato, D. *et al.* (2010). Bone dimensional variations at implants placed in fresh extraction sockets: a multilevel multivariate analysis. *Clinical Oral Implants Research* **21**, 30–36.

[23] Trombelli, L., Farina, R., Marzola, A. *et al.* (2008). Modeling and remodeling of human extraction sockets. *Journal of Clinical Periodontology* **35**, 630–639.

第4章

牙龈与种植体周围黏膜

The Mucosa at Teeth and Implants

Jan Lindhe, Jan L. Wennström, Tord Berglundh

Department of Periodontology, Institute of Odontology, The Sahlgrenska Academy
at University of Gothenburg, Gothenburg, Sweden

牙龈

生物学宽度

软组织附着的生物学宽度是最常用于描述天然牙周围软组织三维形态的术语。生物学宽度概念是基于一些学者，包括Gottilieb（1921）、Orban和Köhler（1924）以及Sicher（1959）的研究和分析，他们证明了：附着于牙面的软组织是由纤维组织和上皮两部分组成。在Gargiulo等（1961）发表的《人龈牙结合部的组织三维形态和结构关系》一文中，作者对表现出不同程度的"牙齿被动萌出"（即牙周组织破坏）的大体标本块切片进行了仔细检查。他们通过组织计量评估的方式对龈沟（不属于附着结构）深度、上皮附着（现在称为结合上皮）和结缔组织附着的宽度做了详细描述（图4-1）。观察发现结缔组织附着的宽度变化很小（1.06～1.08mm），上皮附着（即结合上皮，译者注）的宽度在牙周健康、中度以及重度牙周组织破坏的位点分别约为1.4mm、0.8mm和0.7mm。也就是说：（1）附着

装置的生物学宽度在正常者约为2.5mm，在重度牙周病者约为1.8mm；（2）附着结构中变化最大的是上皮附着（结合上皮）部分。

颊侧组织三维形态

牙龈的形态特点与牙槽突的组织三维形态、牙体解剖形态、牙齿萌出过程以及牙齿完全萌出后的倾斜度与位置均相关（Wheeler 1961；O'Connor & Biggs 1964；Weisgold 1977）。Oschenbein和Ross（1969）以及Becker等（1997）提出：（1）牙龈的解剖特点与骨嵴顶的外形轮廓相关；（2）据此牙龈外形可分为两种基本形态，"薄扇形"（pronounced scalloped）生物型和"厚平形"（flat）生物型。

"薄扇形"生物型者其牙体形态瘦长、牙冠呈锥形、牙颈部凸度小、相邻牙间接触区面积小且靠近切缘（图4-2）。此类型个体上颌前牙周围的游离龈较薄，其颊侧边缘位于釉牙骨质界或釉牙骨质界的根方。此种牙龈很窄，龈缘轮廓呈高弧线形（highly scalloped）（Olsson et al. 1993）。而"厚平形"生物型者其中切牙牙冠呈

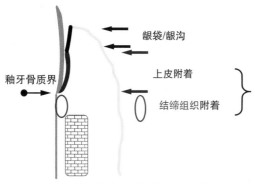

图4-1 该示意图描绘了牙周健康的天然牙颊侧表面软组织附着的"生物学宽度"。结合上皮（上皮附着）与结缔组织附着的宽度相加代表了软组织附着的"生物学宽度"。请注意龈沟不属于附着结构。

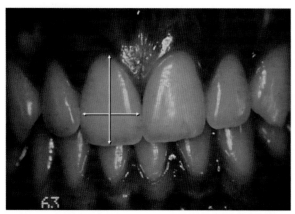

图4-2 一位属于"薄扇形"牙龈生物型的受试者的临床照片。其牙冠形态相对长而窄；龈乳头较长，龈缘菲薄，附着龈宽度窄。

方形、牙颈部凸度明显（图4-3）。此类型个体的牙龈较宽、形态更加丰满、相邻牙间接触区面积大且靠近根方、牙间乳头短。有研究报道，薄扇形生物型者其上颌前牙区的牙龈较厚平形生物型者更易发生严重的牙龈退缩现象（Olsson & Lindhe 1991）。

Kan等（2003）采用穿刺测量（bone sounding）的方法对上颌前牙近中颊侧的牙龈进行了厚度计量。穿刺法测量软组织边缘到骨嵴顶的距离，即牙龈厚度，该厚度比常规龈袋探诊法的测量结果多出约1mm。该研究的学者认为，不同牙龈生物型者其牙龈厚度有所差异。厚平形生物型者其颊侧邻面的牙龈高度平均值为4.5mm，而薄扇形生物型者相应位置的牙龈高度较小，约为3.8mm。这说明厚平形生物型者颊/邻面的软组织较薄扇形生物型者更加丰满。

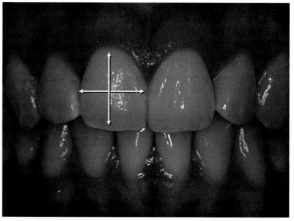

图4-3 一位属于"厚平形"牙龈生物型的受试者的临床照片。其牙冠形态相对短而宽；龈乳头较短，但很丰满，附着龈宽度较宽。

Pontoriero和Carnevale（2001）对采用翻瓣术进行牙冠延长的牙齿的颊侧牙龈重新生长情况进行了评估。术后1年复查结果显示：从暴露骨嵴开始测量，厚平形生物型者软组织的新生水平比薄扇形生物型者更多（分别为3.1mm和2.5mm）。虽然未对术后复查期间的骨水平变化进行评估，但是，可以预料到愈合期间必然发生了骨吸收，且新结缔组织附着的生物学宽度在切除骨嵴顶冠方得到了重建。

颊侧牙龈的三维形态可能还与牙齿在牙槽突中所处的颊舌向位置有关。当牙齿向牙槽突的颊侧移位后，颊侧的牙龈厚度会减小；而当牙齿向牙槽突的舌侧移位后，颊侧牙龈会增厚（Coatoam et al. 1981；Andlin-Sobocki & Brodin 1993）。实际上，Müller & Könönen（2005）在一项研究中论证了：年轻成人的颊侧牙龈厚度主要受牙齿在牙槽突中的颊舌向位置影响，而个体差异（即厚平形或薄扇形生物型）的影响作用较小。

龈乳头三维形态

对于形态正常且健康的天然牙，其牙间乳头由颊侧和舌侧两部分组成，通过龈谷区相连（见第1章；图1-1～图1-9）。在20世纪60年代进行的一些实验研究（Kohl & Zander 1961；Matherson & Zander 1963）发现，龈谷区的形态并不取决于骨嵴顶的轮廓外形，而是与相邻牙接触区的形态

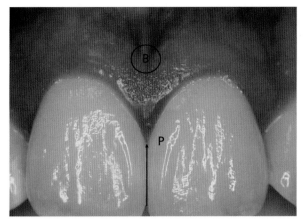

图4-4 Tarnow等（1992）采用穿刺测量法（穿龈探诊法）对牙冠间接触点（P）到骨嵴顶（B）之间的距离进行了测量。

相关。

Tarnow等（1992）研究了相邻牙之间接触点（区）到对应的牙间骨嵴顶的距离是否会影响该邻间隙内牙龈乳头的充填程度。研究时通过视诊对牙周健康受试者的龈乳头存、失情况进行评判。如果接触点的根方没有可见的缺隙，则视为龈乳头完全充填。如果该区域有可见的"黑三角"，则视为龈乳头不完全充填。颊侧接触点到骨嵴顶的距离通过穿刺测量获知（图4-4）。该距离不仅包括龈乳头上皮和结缔组织，还包括了邻间隙区牙槽嵴顶以上全部的结缔组织宽度（图4-5）。该研究的学者报道：当接触点到骨嵴顶的距离≤5mm时，龈乳头总是能充满邻间隙。当该距离为6mm时龈乳头充满邻间隙的概率约为50%，而当该距离≥7mm时，75%的情况下邻间隙都不能被龈乳头充满。考虑到骨嵴顶上方的结缔组织附着约为1mm厚，所以大多数情况下龈乳头的高度在4mm左右。令人感兴趣的是，进行翻瓣术后，相似高度的龈乳头（3.2~4.3mm）均会重新生长（van der Velden 1982；Pontoriero & Carnevale 2001），但厚平形生物型者的新生量较薄扇形生物型者更多。

小结

- 厚平形牙龈（牙周）生物型的特点：颊侧边缘龈相对较厚、龈乳头短、对应牙的颊侧皮质骨壁厚、牙间骨嵴顶与颊侧骨之间

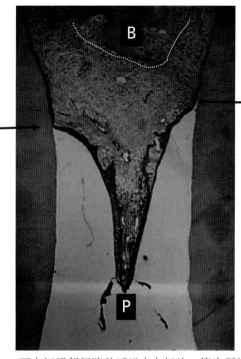

图4-5 两中切牙邻间隙的近远中向切片。箭头所指为釉牙骨质界所在位置。虚线所示为骨嵴顶边缘轮廓。从牙冠间接触点（P）到骨嵴顶（B）的距离即龈乳头的高度。

的垂直距离短（约2mm）。

- 薄扇形牙龈（牙周）生物型的特点：颊侧边缘龈脆弱且常位于釉牙骨质界根方（退缩）、龈乳头细而长、对应牙的颊侧皮质骨壁薄、牙间骨嵴顶与颊侧骨之间的垂直距离长（约4mm）。

种植体周围黏膜

包绕在牙种植体周围的软组织称为种植体周围黏膜。在植入种植体（一期手术）或连接基台（二期手术）并关闭黏骨膜瓣之后，种植体周围黏膜的形态随着创面的愈合过程逐渐成形。黏膜愈合后，在种植体周围形成了软组织附着（transmucosal attachment，穿黏膜附着）。这种附着结构能起到生物学封闭的作用，阻止口腔内的产物侵入骨组织，从而确保种植体的骨结合形成与稳固的过程。

种植体周围黏膜与天然牙周围的牙龈的临床表现和组织学特点有很多相似之处。但二者之间也存在一些重要的区别。

生物学宽度

许多研究对人体和实验动物模型体内的钛种植体周围的黏膜结构进行了检查（请回顾Berglundh 1999）。在Berglundh等（1991）早期对实验犬的研究中，对天然牙周围的牙龈和种植体周围的黏膜进行了解剖学特征对比。此处简要概述了该研究中的实验动物模型，在本章详述的一系列实验研究中都涉及该实验模型的应用。

将实验犬一侧下颌前磨牙拔除，留同颌对侧同名牙作为对照。经过3个月的拔牙术后愈合期（图4-6），按产品的操作说明要求将种植体（Brånemark System®；Nobel Biocare，瑞典哥德堡）植入（图4-7）并行埋入式愈合。3个月之后进行二期手术连接基台（图4-8），在此期间，对实验犬予以严格的菌斑控制。连接基台4个月后，对实验犬进行临床检查并收集几颗天然牙和全部种植体位点的组织以备活检。

健康的牙龈和种植体周围黏膜呈粉红色，质地坚韧（图4-9）。牙齿周围结构的影像学检查可见：牙槽嵴顶位于相邻两前磨牙釉牙骨质界连线的根方约1mm处（图4-10）。种植体周围结构的影像学检查可见：骨嵴顶的位置较靠近基台和种植体体部的交界处（图4-11）。

所取标本切片的组织学检查结果显示：来自天然牙或种植体周围的两种不同软组织有许多相

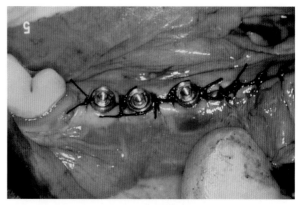

图4-8　基台已连接完毕，间断缝合关闭黏膜创口。

(a)

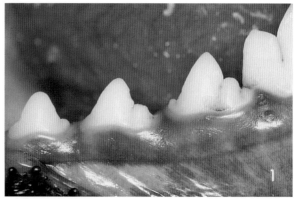

(b)

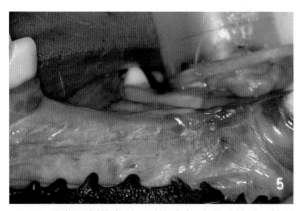

图4-6　右侧下颌前磨牙区牙拔除术3个月后缺牙区情况（图片来源：Berglundh et al. 1991。经John Wiley & Sons出版商授权转载）。

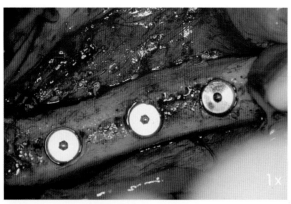

图4-7　已植入3颗钛种植体（即种植体体部和覆盖螺丝；Brånemark System®）。

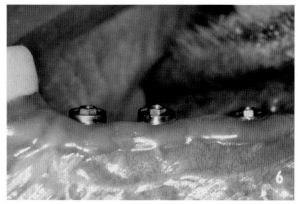

图4-9　经过4个月仔细的菌斑控制，牙龈（a）和种植体周围黏膜（b）临床表现均健康。

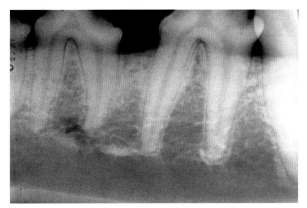

图4-10　左下颌前磨牙的X线片。

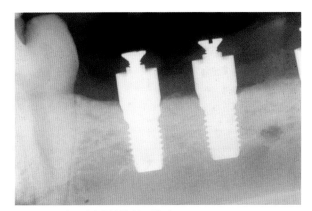

图4-11　右下颌种植体的X线片。

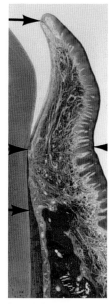

图4-12　下颌前磨牙颊侧和冠方牙周组织的显微照片（剖面观）。

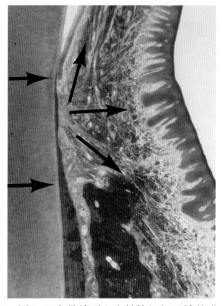

图4-13　图4-12中骨嵴顶上方结缔组织区域的进一步放大观。注意观察主纤维（箭头所指处）的排列方向。

似特征。牙龈上皮高度角化，与紧贴牙面的结缔组织上皮相延续，止于釉牙骨质界（图4-12）。牙槽嵴顶上方约有1mm厚的结缔组织，同时牙周膜的厚度为0.2～0.3mm。可见主纤维起自根面牙骨质，呈扇形弧线排布并穿插入牙周的软硬组织的浅层（图4-13）。

　　种植体周围黏膜同样被覆角化上皮，其边界与紧贴基台部的屏障上皮（类似于天然牙周围的结合上皮）相延续（图4-14）。观察可见，屏障上皮仅有几层细胞的厚度（图4-15），该上皮结构止于软组织边缘根方约2mm（图4-14），距骨嵴顶1～1.5mm。骨组织上方的结缔组织表现为与种植体表面（TiO$_2$）直接接触（图4-14～图4-16）。该结缔组织内的胶原纤维显然来自骨嵴顶的骨膜，沿平行于基台表面的方向向软组织边界延伸。

　　保持健康黏膜的屏障上皮距骨嵴顶有一定的距离（1～1.5mm）是至关重要的。在种植体植入术后的愈合期内，黏膜结缔组织内的成纤维细

胞能够在基台"根部"的TiO$_2$表面形成生物学附着。这种附着结构显然不能被认为是创面，因此也没有上皮衬里。

　　在进一步的犬类实验中（Abrahamsson et al. 1996，2002），使用不同种植系统［如：AstraTech Implant System，AstraTech Dental，瑞典，默恩达尔市[Mölndal]；Brånemark System®；Straumann® Dental Implant System，Straumann AG，瑞士，巴塞尔[Basel]；3i® Implant System，Implant Innovation Inc.，美国，佛罗里达州

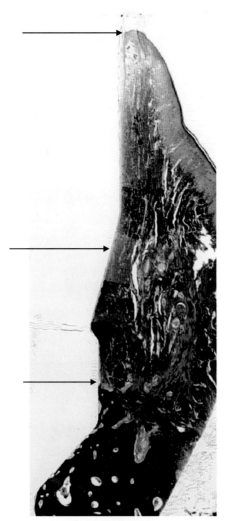

图4-14　种植体周围黏膜的显微照片（颊舌向观）。请注意观察软组织边缘（最上方箭头所指处），结合上皮根方细胞（中间箭头所指处）以及骨嵴顶（最下方箭头所指处）的位置。结合上皮的宽度约为2mm，种植体周围结缔组织交界的宽度约为1.5mm。

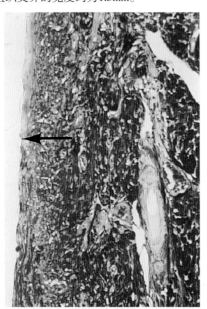

图4-15　图4-14中屏障上皮根方区域（箭头所指处）的进一步放大观。

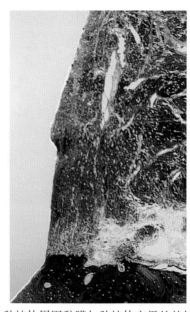

图4-16　种植体周围黏膜与种植体交界处的结缔组织的显微照片（颊舌向观）。胶原纤维伸入骨膜中，且排列方向与种植体和软组织交界面平行。

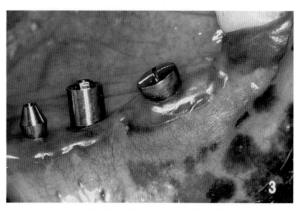

图4-17　在比格犬下颌植入的3种系统的种植体。AstraTech Implants® Dental System（左），Brånemark System®（中）和ITI® Dental Implant System（右）。

（FL）西棕榈滩（West Palm Beach）] 进行实验，也都观察到了相似的附着形成。并且，此附着形成的过程与种植体最初是否行埋入式愈合并不相关（图4-17，图4-18）。

随后的实验（Abrahamsson et al. 1998；Welander et al. 2008）证实了种植体基台所用的材料对穿龈结缔组织的位置有决定性的影响。使用氧化铝（Al_2O_3）陶瓷和二氧化锆（ZrO_2）材料的基台所形成附着的位置与钛基台相似。而采用金合金或牙科陶瓷材料的基台会导致黏膜愈合情况欠佳。当使用这些材料时，无法在基台水平形成结缔组织附着，取而代之的是相对根向的结缔组织附着水平。如此一来，当部分种植体周围骨质

(a)　　　　　　　　　　(b)　　　　　　　　　　(c)

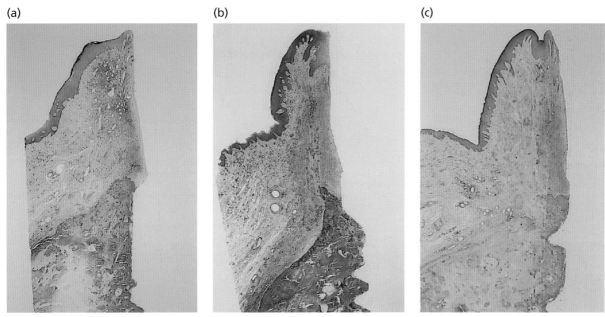

图4-18　3种系统的种植体周围黏膜的显微照片（颊舌向观）。（a）AstraTech Implants® Dental System。（b）Brånemark System®。（c）ITI® Dental Implant System。

的边缘部分在基台连接术后发生轻微的吸收后，种植体体部表面的钛层就会裸露，结缔组织附着的位置最终降低至此。

　　Berglundh和Lindhe（1996）在犬类模型上对该穿黏膜附着结构的位置和组织三维形态进行了详细检查。他们将Brånemark System®种植体（体部）植入前磨牙缺牙区并行埋入式愈合。术后3个月进行基台连接。在已连接基台但尚未复位缝合组织瓣之前对软组织三维形态进行测量发现：下颌骨左侧（对照组，译者注）牙槽嵴黏膜组织厚度保持不变，而右侧黏膜的厚度则降低至2mm或更少（图4-19）。连接基台后6个月的活检标本显示：所有种植体周围穿黏膜附着结构都由一段长约2mm的屏障上皮和宽为1.3~1.8mm的结缔组织共同构成。

　　进一步检查发现，在黏膜较薄的区域，创伤愈合过程总是伴有骨组织吸收，从而保证黏膜所占的空间能够同时满足上皮组织以及包含穿黏膜附着结构在内的结缔组织形成（图4-20，图4-21）。

　　种植体周围穿黏膜附着的上皮及结缔组织的三维形态是在种植体植入术后的愈合期确定的。和种植体就位后的骨愈合过程一样，种植体周围黏膜的愈合也是很精细的过程，需数周时间完成

瓣复位与缝合

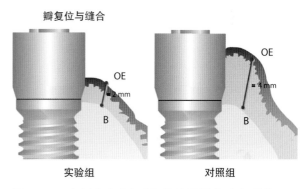

实验组　　　　　　　对照组

图4-19　示意图显示实验组的黏膜厚度减少到约2mm（图片来源：Berglundh et al. 1991。使用该复本经John Wiley & Sons出版商授权）。

术后6个月

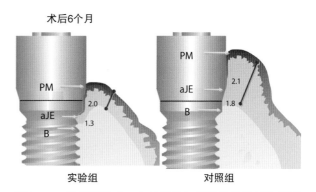

实验组　　　　　　　对照组

图4-20　示意图显示：在对照组和实验组的种植体周围黏膜均包含一段2mm长的屏障上皮，而结缔组织附着区的宽度范围为1.3~1.8mm。在黏膜较薄处，为了保持软组织附着的宽度，会发生代偿性的骨吸收（图片来源：Berglundh & Lindhe，1996。使用该复本经John Wiley & Sons出版商授权）。

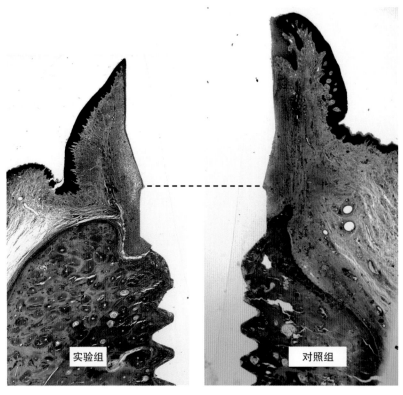

图4-21　三维形态正常（对照组）和减少了（实验组）的种植体周围黏膜的显微照片对比。请注意观察黏膜薄弱的位点发生了角形骨吸收。

组织重建。

Berglundh等（2007）通过动物实验详述了商业纯钛（c.p. titanium，commercial pure titanium）（后文均省略为"纯钛"，译者注）种植体周围的黏膜附着装置形态发育过程。该研究中采用穿龈愈合式种植体，采用间断缝合将黏膜组织固定于种植体（Straumann® Dental Implant System）圆锥形边缘结构周围。2周后拆线，并开始实施菌斑控制。在愈合期不同时间点分别进行标本取材，时间跨度从术后0天（当天术后2小时）到术后12周。据该研究报道，在愈合早期种植体与其周围黏膜之间充满血凝块，随着中性粒细胞大量浸润，血凝块被降解。最早在愈合期第1~2周的组织切片中可观察到上皮增殖，直至第6~8周后可见成熟的屏障上皮。该研究还证实了：种植体植入4~6周后，种植体周围黏膜中的胶原纤维开始按一定的空间结构排列。而在此之前，结缔组织结构呈无序排列状态。

小结：结合上皮和屏障上皮宽度约为2mm，牙槽嵴上方结缔组织区约1.5mm。天然牙和种植体周围的上皮成分都是通过半桥粒结构附着于牙面或种植体表面（Gould et al. 1984）。天然牙周围主要的附着纤维（主纤维）能够深埋于根面牙

骨质，但是种植体周围与之类似的纤维结构不能附着于金属体部，排列方向与种植体长轴平行。种植体周围软组织附着于植入手术后数周逐渐形成。

质地

Berglundh等（1991）对天然牙和种植体周围位于牙槽嵴上方的结缔组织的质地进行了仔细研究。学者观察到，天然牙和种植体表面间质成分最大的差别是覆盖于前者根面的牙骨质。粗大的纤维束连接牙龈与天然牙、天然牙与牙槽骨，自牙骨质表面（图4-22）向侧方、冠方和根方放射排列（图4-13）。在种植体表面，胶原纤维的排列方式完全不同。这些纤维深植于牙槽嵴周围骨膜，沿着与种植体表面平行的方向散开排列（图4-23）。在部分远离种植体的区域，这些纤维的排列方向又变为类似于天然牙周围粗大纤维束的放射状走向（Buser et al. 1992）。

种植体周围骨嵴顶上方的结缔组织与天然牙周围相应区域内的组织结构相比，胶原成分更多，而纤维成分及血管结构较少。据Moon等（1999）报道，在犬类实验中观察发现：种植体周围的附着组织（图4-24）中的血管结构很少，

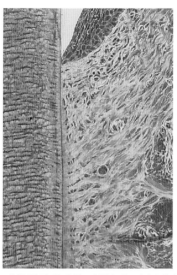

图4-22　天然牙及其边缘牙周组织（颊舌向观）的显微照片。请注意观察天然牙周围的无细胞牙骨质及插入其中的胶原纤维。这些纤维的排列方向几乎与牙根面垂直。

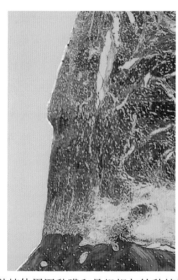

图4-23　种植体周围黏膜和骨组织与钛种植体交界处的显微照片。请注意胶原纤维的排列方向几乎与种植体表面平行（而非垂直）。

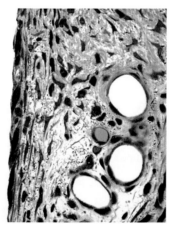

图4-24　种植体周围黏膜与种植体交界处结缔组织的显微照片。在种植体周围可见大量成纤维细胞定植。

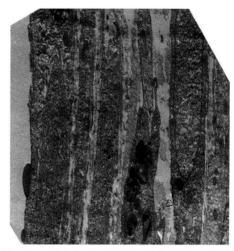

图4-25　种植体与结缔组织交界处的电子显微照片。被拉长的成纤维细胞伸入纤细的胶原纤维中（放大倍数为×24000）。

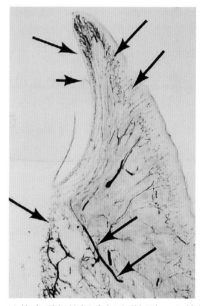

图4-26　比格犬牙龈的颊舌向透明切片。血管结构已经碳素充填处理（箭头所指处）。请注意位于牙槽嵴骨质外侧的骨膜上动脉，牙周膜内的血管丛和牙龈较边缘区的血管结构。

但是有大量成纤维细胞，其长轴方向与种植体表面平行（图4-25）。而在离种植体表面较远的区域，成纤维细胞的数量相对变少，胶原纤维成分和血管结构相对增多。根据上述和其他类似的研究结果，可以得出结论：钛表面和结缔组织之间的结缔组织附着装置是由成纤维细胞主导形成并维持的。

血供

牙龈的血供有两处来源（图4-26）。一是骨膜上动脉，其第4分支形成了：（1）口腔上皮下

(a)

(b)

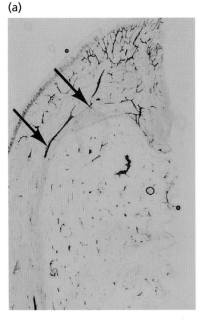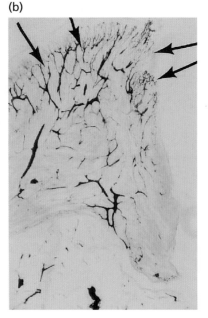

图4-27　（a）比格犬种植体周围黏膜的颊舌向透明切片（种植体位于右侧下颌骨）。请注意观察牙槽嵴外缘的骨膜上动脉（箭头所指处），但是没有与牙周膜血管丛相似的结构。（b）为a图中种植体周围黏膜和骨-种植体界面区域的进一步放大观。请注意观察结合上皮周围的血管结构（箭头所指处），但在更靠近根方的部位就没有血管结构了。

方的结缔组织乳头的毛细血管；（2）结合上皮侧方的血管丛。二是牙周膜血管丛，其分支冠向延伸并终止于牙槽嵴上方的游离龈。由此可见，在牙周组织中，牙槽嵴上方结缔组织附着的血供来源于两处完全不同的地方（见第1章）。

　　Berglundh等（1994）通过犬类实验观察发现：种植体周围的血管系统（图4-27）只来源于其外侧牙槽嵴的骨膜上动脉。经此血管发出的分支进入牙槽嵴上方的黏膜，形成了：（1）口腔上皮下毛细血管；（2）紧邻屏障上皮的血管丛。钛种植体周围穿黏膜附着中的结缔组织仅含少量血管成分，它们可以视作骨膜上动脉的终末分支。

　　小结：牙龈和种植体周围黏膜有一些共同点，但在结缔组织的结构组成、胶原纤维束的排列方式以及屏障上皮根方的血管分布等方面，二者有一定的差异。

牙龈和种植体周围黏膜的探诊检查

　　多年来一直认为：进行牙周袋探诊时，探针的尖端会探及（袋内）结合上皮的最深处甚至是结缔组织附着区的边缘。这个假设是基于一些研究结果得出的，如：Waerhaug（1952）认为一些学者（如：Gottlieb 1921；Orban & Köhler 1924）提出的"上皮性附着"，其强度不能抵抗探诊的

力度。Waerhaug（1952）以"极其小心"的操作手法，对100多位牙周健康的年轻受试者不同牙位的龈袋进行了超薄钢刀片或是丙烯酸薄片的插入实验。在某些牙位，两种薄片被插入了邻面袋，"并进行影像学检查"。结果发现，插入实验并不会导致出血，并且这些插入物都能顺利到达釉牙骨质界（图4-28）。由此得出结论，上皮组织或上皮性附着不能抵抗这些检查器械的插入。

　　然而，在随后的一些研究（如：Armitage et al. 1977；Magnusson & Listgarten 1980）中发现，在进行牙周探诊时，牙周探针的尖端只是偶尔能探及龈牙结合部的基底。在没有牙周病变的情况下，探针并不会伸入到结合上皮层。而在有大量白细胞且胶原成分很少的炎性病变组织中，探针能够穿透上皮层并探及炎性浸润区的根方边界。

　　对种植位点进行探诊测量的动物模型很多。Ericsson和Lindhe（1993）进行研究时选用的是原先Berglundh等（1991）所建立的动物模型，即天然牙、种植体双重模型。经过长期的菌斑控制，下颌前磨牙周围的牙龈以及对应位点的种植体（Brånemark System®种植体）周围黏膜的临床表现均健康。实验时采用尖端直径为0.5mm的探针，以0.5N的标准探诊力将其插入颊侧"龈袋"。在不同位点将探针固定于天然牙或种植体后进行活组织切片观察。对活检标本进行组织学

(a)

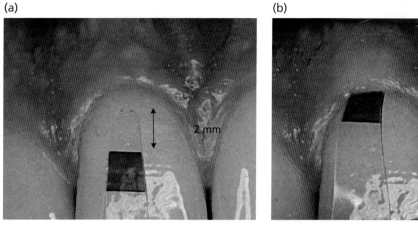

(b)

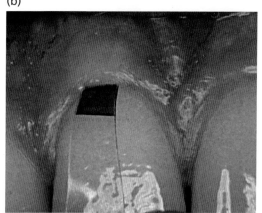

(c)

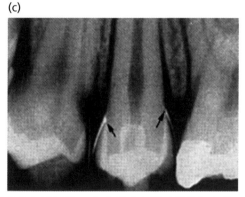

图4-28 距丙烯酸薄片边缘2mm处有蓝色标记带，（a）插入颊侧"龈袋"之前。（b）插入之后。仅用很轻的力就可以将薄片插入"龈袋"内。（c）将超薄钢刀片插入牙周组织健康的邻面袋内。通过影像学检查，Waerhaug（1952）发现薄刀片可以顺利到达釉牙骨质界。

检查发现：对龈牙结合部的探诊检查会对牙龈组织造成轻微的压迫。探针最终到达的层面位于结合上皮根方细胞层的冠方。但是对种植体周围黏膜而言，探诊不仅对其有压迫，还会使之发生侧向脱位，并且，经"组织学"观察到的平均探诊深度比天然牙周围探诊深度更深：分别为2.0mm和0.7mm。探针的尖端能够伸入到结缔组织-基台界面以及屏障上皮根方。对天然牙进行探诊时，探针尖端与骨嵴顶之间的距离约1.2mm。而对种植体进行探诊时，对应的距离仅为0.2mm。Ericsson和Lindhe（1993）关于在健康的牙龈或种植体周围黏膜不同的探诊穿透深度的结论，与后续的一些动物实验结果不一致。

Lang等（1994）以比格犬为实验对象，植入种植体后（Straumann® Dental Implant System），对健康的、种植体周围黏膜炎的以及种植体周围炎的位点进行探诊检查。采用标准探诊流程，但仅以0.2N的力量、采用不同几何形状的探针进行探查，将探针固定后，进行切片检查。采用

磨片对探针的位置进行组织学观察。该作者报道的结果为：健康位点的"组织学"平均探诊深度为1.8mm，与Ericsson和Lindhe（1993）报道的深度（2mm）相一致。在种植体周围黏膜炎以及种植体周围炎位点的探诊深度分别为1.6mm和3.8mm。Lang等（1994）进一步阐述了：在健康的或种植体周围黏膜炎的位点，探针尖端能够到达"结缔组织附着水平"（即"屏障上皮基底部"），而在种植体周围炎的位点，探针能够伸入到溃疡的袋底上皮下方约0.5mm，即炎性细胞浸润区的基底部。

Schou等（2002）以8只食蟹猴（cynomolgus monkeys）为实验对象，对天然牙和种植体周围的探诊检查进行对比。天然牙和种植体周围位点按以下条件分类：（1）临床表现健康；（2）轻度炎症（龈炎/种植体周围黏膜炎）；（3）重度炎症（牙周炎/种植体周围炎）。分别对其进行探诊，并保持探针插入状态获得磨片。此实验中选用的是尖端直径为0.5mm的电子探针（Peri-

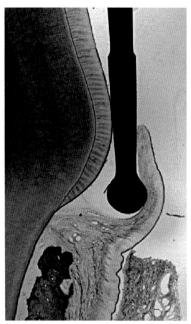

图4-29　天然牙位点的颊舌向磨片，可见探针尖端的位置与骨嵴顶的关系（图片来源：Abrahamsson & Soldni 2006。使用该复本经John Wiley & Sons出版商授权）。

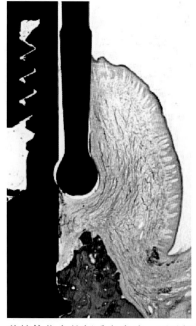

图4-30　种植体位点的颊舌向磨片，可见探针尖端的位置与骨嵴顶的关系（图片来源：Abrahamsson & Soldni 2006。使用该复本经John Wiley & Sons出版商授权）。

Probe®），探诊力度为0.3～0.4N。实验结果为：对健康的天然牙或种植体进行探诊时，探针尖端距骨组织的距离大致相同。另一方面，在表现为种植体周围黏膜炎或种植体周围炎的位点，探针尖端到达的位置总是比相应天然牙（龈炎或牙周炎）的探诊深度更深。该研究的作者总结如下：（1）对天然牙和种植体的探诊深度检查反映出不同的临床含义；（2）对种植体的探诊深度变化更能反映软组织炎症情况，而不是支持组织的丧失情况。

　　Abrahamsson和Soldni（2006）以犬类为实验对象，对健康的天然牙和种植体周围进行探诊检查，评估两种情况下探针尖端的位置。当以0.2N的探诊力度对种植体或天然牙探诊时，探针的穿透深度大致相同。进一步观察发现，探针尖端的位置几乎都接近结合上皮/屏障上皮根方细胞层。无论在天然牙还是在种植体，探针尖端距离骨嵴顶均约1mm（图4-29，图4-30）。另一些采用不同种植系统进行临床实验的研究也观察到了相似结果（Buser et al. 1990；Quiynen et al. 1991；Mombelli et al. 1997）。这些实验报道的结果为，以0.25～0.45N的力度探诊时，经影像学检查观察到的探针尖端到牙槽骨的距离为

0.75～1.4mm。

　　通过对比这些研究结果，明显可以看出：对种植体而言，进行探诊检查以了解袋深及附着水平的位置也是很有意义的。当对健康的组织施以"正常的"探诊力度进行检查时，无论在天然牙还是种植体，探针到达的组织深度都是相当的。然而，当对炎症组织进行探诊时，探针穿透的深度会增大，探针尖端到达的位置可能更靠近骨嵴顶。

种植体颊侧软组织三维形态

　　Chang等（1999）以20名存在种植支持式单冠美学修复且同颌对侧同名牙为天然牙的受试者为研究对象，对天然牙和种植体周围软组织的三维形态进行了对比分析（图4-31）。与天然牙周围的软组织形态相比，包围在种植支持式单冠颊侧的黏膜更厚（1.1mm vs 2.0mm）；同时，当探诊可能存在的牙周袋底时，其探诊深度也比天然牙位点更深（2.5mm vs 2.9mm）（图4-32）。进一步观察发现：种植体周围的软组织边界比相应的牙龈边界更靠近根方（约1mm）。

　　Kan等（2003）对45颗术后平均33个月的上颌前牙区单颗种植体周围的黏膜进行观察研究。

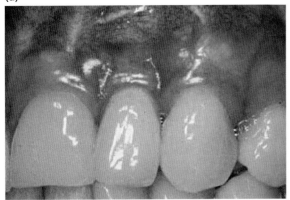

(a)

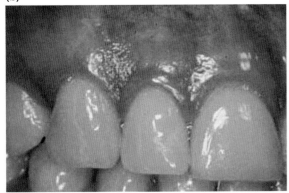

(b)

图4-31 12为种植支持式单冠（a）和同颌对侧同名天然牙（b）的临床照片（图片来源：Chang et al. 1999。使用该复本经John Wiley & Sons出版商授权）。

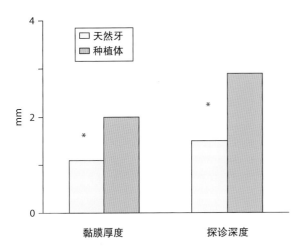

图4-32 单颗种植修复体及同颌对侧同名天然牙颊侧黏膜厚度及探诊深度对比（图片来源：Changet al.1999。使用该复本经John Wiley & Sons出版商授权）。

对种植体颊侧黏膜进行穿刺测量，发现大多数情况下其厚度为3～4mm。仅有9%的受检种植体周围黏膜厚度<3mm。黏膜厚度<3mm的种植体特点有：（1）常见于薄牙周生物型；（2）植入的位置过于靠近唇侧；（3）修复体的唇侧凸度过大。而种植体周围软组织厚度>4mm的情况常见

于厚牙周生物型。

天然牙与种植体之间龈乳头三维形态

Schropp等（2003）进行的一项研究发现，当一颗牙齿被拔除并在该位点植入单颗种植体以后，其与邻牙之间龈乳头高度大约会降低1mm。伴随着龈乳头高度的降低（退缩），袋深度也相应减小，并且可能发生一定的临床附着丧失。

随着单颗牙齿的拔除以及随后种植体的植入，天然牙-种植体之间的龈乳头高度最终取决于天然牙的附着水平。Choquet等（2001）对26位患者的27颗种植体与邻牙之间的龈乳头高度进行了观察研究。该研究采用影像学检查的方法，对接触区最低点以及软组织最高点到骨嵴顶的距离分别进行了测量。该检查在冠修复术后6～75个月之间实施。笔者观察到：龈乳头高度始终在4mm左右，因此其能否充满邻间隙主要取决于接触点的位置（图4-33）。接触点越靠近牙齿/修复体切缘，龈乳头就越难充满邻间隙。

Chang等（1999）对上颌前牙区单颗种植体以及同颌对侧同名天然牙周围龈乳头的三维形态进行了观察研究。该研究发现，种植支持式单冠周围龈乳头的高度比天然牙冠周围龈乳头短，且其对外展隙的充填程度也不及后者（图4-34）。该现象在中切牙位点的种植支持式单冠的远中更为明显，与同颌对侧同名牙的远中龈乳头或该位点种植支持式单冠近中的龈乳头相比均如此。由此可见，与种植体相邻的天然牙的解剖结构（如牙根的直径、牙邻面的轮廓、釉牙骨质界曲度、结缔组织附着水平）可能对该天然牙与种植体之间龈乳头的三维形态有显著影响。即，与上颌侧切牙相比，上颌中切牙更宽的唇舌侧根径以及更大的邻面釉牙骨质界曲度（Wheeler 1966）有助于维持与之相邻的单颗种植体支持式修复体的近中龈乳头高度。

Kan等（2003）采用穿刺测量法，对上颌前牙区的45颗单颗种植体和90颗与之相邻的天然牙周围的黏膜进行观察研究。测量时，在每颗种植

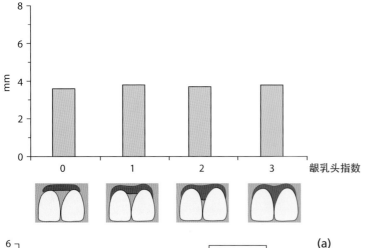

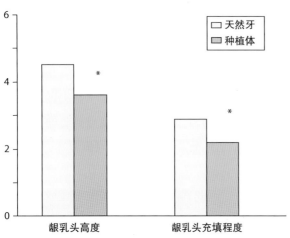

图4-33 单颗种植体支持式修复体邻面软组织高度与龈乳头充填程度的对应关系（图片来源：Choquet et al. 2001。经美国牙周病学会授权使用）。

图4-34 单颗种植体支持式修复体邻面及其同颌对侧同名天然牙邻面的龈乳头高度及充填程度对比（图片来源：Chang et al.1999。经John Wiley & Sons出版商授权使用）。

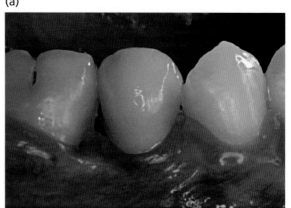

图4-35 下颌前磨牙区单颗种植体。（a）种植体与第一前磨牙之间的龈乳头充填程度很理想，而在种植体与磨牙之间龈乳头充填程度欠佳，可见"黑三角"。（b）同一位置影像学检查可见釉牙骨质界（前磨牙）和边缘骨水平（磨牙）的位置（箭头示）。

体及其邻牙的近远中分别进行穿刺检查。结果显示，种植体近/远中的黏膜厚度约为6mm，而相邻天然牙的相应位点黏膜厚度约为4mm。进一步观察发现，对于厚牙周生物型的患者，其种植体周围黏膜的组织三维形态较薄牙周生物型者明显更丰满。

　　单颗种植体支持式修复体周围龈乳头充填程度，取决于相邻天然牙的结缔组织附着水平以及牙冠接触区的位置（图4-35）。尽管邻接区软组织的量因薄/厚牙周生物型的不同而有一定的个体差异，但对于单颗种植体支持的修复体，其龈乳头高度的生物学极限大约为4mm（与牙间乳头对比）。因此，为了达到外展隙中龈乳头完全充填的目的，应当严格按照要求设计种植体牙冠与天然牙牙冠之间的接触区位置。在这方面，同样需要认识到：单颗种植体支持式修复体周围龈乳头的饱满度与种植体植入时所采用的是一期手术或是二期手术的方式无关，与牙冠修复的时机是种植后即刻进行或是待软组织完全愈合后再进行也不相关（Jemt 1999；Ryser et al. 2005）。

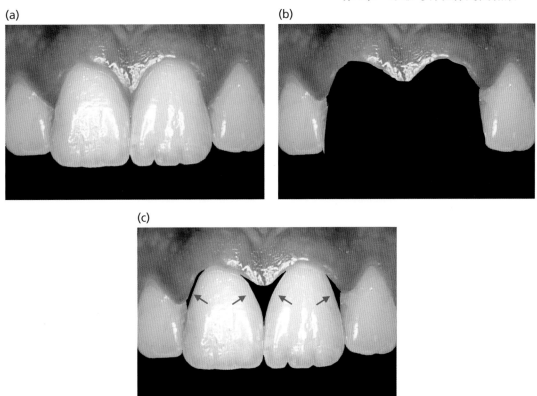

图4-36　详见正文，箭头所指处为中切牙拔除前软组织边缘的位置。

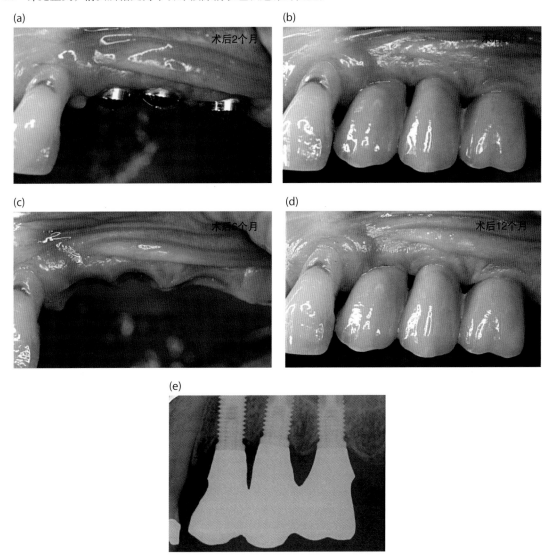

图4-37　详见正文。

相邻种植体之间"龈乳头"的组织三维形态

当相邻两颗牙均被拔除以后，该位点的龈乳头就会丧失（图4-36）。因此，在拔牙区再进行种植体支持式修复治疗时，骨嵴顶的形态学特点以及骨嵴顶上方软组织的厚度决定了种植体间软组织（"种植体龈乳头"）边缘的最终位置。Tarnow等（2003）采取穿黏膜探诊法，对33位接受了种植体支持的修复治疗至少2个月的患者的136颗前牙区或后牙区种植体邻接区骨嵴顶上方的软组织（"种植体龈乳头"）高度进行了测量评估。结果发现，平均"龈乳头"高度为3.4mm，90%的测量结果范围为2~4mm。

相邻种植体之间软组织的三维形态与种植体的设计并不相关。Lee等（2006）对比了两种种植体品牌（Brånemark Implant® & AstraTech Implant® systems）周围软组织高度的差异，以及种植体之间水平距离对软组织高度的潜在影响。种植体"龈乳头"的高度，即影像学检查时骨嵴顶冠方软组织的高度，在两种品牌种植体均为约3.1mm。并且，其高度在种植体之间水平距离<3mm和≥3mm的位点之间没有差别。Gastaldo等（2004）对58位患者的96颗种植体的"龈乳头"存在或丧失情况进行了评估，结果显示，只有接触区到骨嵴顶之间的穿刺测量（sounding）距离<4mm时，"龈乳头"才能充满整个邻间隙。所以，综上所述，两种植体之间的软组织高度的上限是3~4mm，冠修复体接触区的位置到骨嵴顶之间的距离决定了种植体之间外展隙（楔状隙）的软组织充填程度（图4-37）。

参考文献

[1] Abrahamsson, I. & Soldini, C. (2006). Probe penetration in periodontal and peri-implant tissues: an experimental study in the beagle dog. *Clinical Oral Implants Research* **17**, 601–605.

[2] Abrahamsson, I., Berglundh, T., Wennström, J. & Lindhe, J. (1996). The peri-implant hard and soft tissues at different implant systems. A comparative study in the dog. *Clinical Oral Implants Research* **7**, 212–219.

[3] Abrahamsson, I., Berglundh, T., Glantz, P.O. & Lindhe, J. (1998). The mucosal attachment at different abutments. An experimental study in dogs. *Journal of Clinical Periodontology* **25**, 721–727.

[4] Abrahamsson, I., Zitzmann, N.U., Berglundh, T. *et al.* (2002). The mucosal attachment to titanium implants with different surface characteristics: an experimental study in dogs. *Journal of Clinical Periodontology* **29**, 448–455.

[5] Andlin-Sobocki, A. & Bodin, L. (1993). Dimensional alterations of the gingiva related to changes of facial/lingual tooth position in permanent anterior teeth of children. A 2-year longitudinal study. *Journal of Clinical Periodontology* **20**, 219–224.

[6] Armitage, G.C., Svanberg, G.K. & Löe, H. (1977). Microscopic evaluation of clinical measurements of connective tissue attachment levels. *Journal of Clinical Periodontology* **4**, 173–190.

[7] Becker, W., Ochenbein, C., Tibbets, L. & Becker, B.E. (1997). Alveolar bone anatomic profiles as measured from dry skulls. *Journal of Clinical Periodontology* **24**, 727–731.

[8] Berglundh, T. (1999). Soft tissue interface and response to microbial challenge. In: Lang, N.P., Lindhe, J. & Karring, T., eds. *Implant Dentistry. Proceedings from 3rd European Workshop on Periodontology.* Berlin: Quintessence, pp. 153–174.

[9] Berglundh, T. & Lindhe, J. (1996). Dimensions of the peri-implant mucosa. Biological width revisited. *Journal of Clinical Periodontology* **23**, 971–973.

[10] Berglundh, T., Lindhe, J., Ericsson, I. *et al.* (1991). The soft tissue barrier at implants and teeth. *Clinical Oral Implants Research* **2**, 81–90.

[11] Berglundh, T., Lindhe, J., Jonsson, K. & Ericsson, I. (1994). The topography of the vascular systems in the periodontal and peri-implant tissues dog. *Journal of Clinical Periodontology* **21**, 189–193.

[12] Berglundh, T., Abrahamsson, I., Welander, M., Lang, N.P. & Lindhe, J. (2007). Morphogenesis of the periimplant mucosa. An experimental study in dogs. *Clinical Oral Implants Research* **18**, 1–8.

[13] Buser, D., Weber, H.P. & Lang, N.P. (1990). Tissue integration of non-submerged implants. 1-year results of a prospective study on 100 ITI-hollow-cylinder and hollow-screw implants. *Clinical Oral Implants Research* **1**, 225–235.

[14] Buser, D., Weber, H.P., Donath, K. *et al.* (1992). Soft tissue reactions to non-submerged unloaded titanium implants in beagle dogs. *Journal of Periodontology* **63**, 226–236.

[15] Chang, M., Wennström, J., Ödman, P. & Andersson, B. (1999). Implant supported single-tooth replacements compared to contralateral natural teeth. *Clinical Oral Implants Research* **10**, 185–194.

[16] Choquet, V., Hermans, M., Adriaenssens, P. *et al.* (2001). Clincal and radiographic evaluation of the papilla level adjacent to single-tooth dental implants. A retrospective study in the maxillary anterior region. *Journal of Periodontology* **72**, 1364–1371.

[17] Coatoam, G.W., Behrents, R.G. & Bissada, N.F. (1981). The width of keratinized gingiva during orthodontic treatment: its significance and impact on periodontal status. *Journal of Periodontology* **52**, 307–313.

[18] Ericsson, I. & Lindhe, J. (1993). Probing depth at implants and teeth. *Journal of Clinical Periodontology* **20**, 623–627.

[19] Gargiulo, A.W., Wentz, F.M. & Orban, B. (1961). Dimensions and relations of the dentogingival junction in humans. *Journal of Periodontology* **32**, 261–267.

[20] Gastaldo, J.F., Cury, P.R. & Sendyk, W.R. (2004). Effect of the vertical and horizontal distances between adjacent implants and between a tooth and an implant on the incidence of interproximal papilla. *Journal of Periodontology* **75**, 1242–1246.

[21] Gottlieb, B. (1921). Der Epithelansatz am Zahne. *Deutsche monatschrift führ Zahnheilkunde* **39**, 142–147.

[22] Gould, T.R.L., Westbury, L. & Brunette, D.M. (1984). Ultrastructural study of the attachment of human gingiva to titanium in vivo. *Journal of Prosthetic Dentistry* **52**, 418–420.

[23] Jemt, T. (1999). Restoring the gingival contour by means of provisional resin crowns after single-implant treatment. *International Journal of Periodontics and Restorative Dentistry* **19**, 21–29.

[24] Kan, J., Rungcharassaeng, K., Umezu, K. & Kois, J. (2003). Dimensions of the periimplant mucosa: An evaluation of maxillary anterior single implants in humans. *Journal of Periodontology* **74**, 557–562.

[25] Kohl, J. & Zander, H. (1961). Morphology of interdental gingival tissue. *Oral Surgery, Oral Medicine, Oral Pathology* **60**, 287–295.

[26] Lang, N.P., Wetzel, A.C., Stich, H. & Caffesse, R.G. (1994). Histologic probe penetration in healthy and inflamed peri-implant tissues. *Clinical Oral Implants Research* **5**, 191–201.

[27] Lee, D-W., Park, K-H. & Moon, I-S. (2006). Dimension of interproximal soft tissue between adjacent implants in two distinctive implant systems. *Journal of Periodontology* **77**, 1080–1084.

[28] Magnusson, I. & Listgarten, M.A. (1980). Histological evaluation of probing depth following periodontal treatment. *Journal of Clinical Periodontology* **7**, 26–31.

[29] Matherson, D. & Zander, H. (1963). Evaluation of osseous surgery in monkeys. *Journal of Dental Research* **42**, 116.

[30] Mombelli, A., Mühle, T., Brägger, U., Lang, N.P. & Bürgin, W.B. (1997). Comparison of periodontal and peri-implant probing by depth-force pattern analysis. *Clinical Oral Implants Research* **8**, 448–454.

[31] Moon, I-S., Berglundh, T., Abrahamsson, I., Linder, E. & Lindhe, J. (1999). The barrier between the keratinized mucosa and the dental implant. An experimental study in the dog. *Journal of Clinical Periodontology* **26**, 658–663.

[32] Müller, H.P. & Könönen, E. (2005). Variance components of gingival thickness. *Journal of Periodontal Research* **40**, 239–244.

[33] O'Connor, T.W. & Biggs, N. (1964). Interproximal craters. *Journal of Periodontology* **35**, 326–330.

[34] Olsson, M. & Lindhe, J. (1991). Periodontal characteristics in individuals with varying forms of upper central incisors. *Journal of Clinical Periodontology* **18**, 78–82.

[35] Olsson, M., Lindhe, J. & Marinello, C. (1993). On the relationship between crown form and clinical features of the gingiva in adolescents. *Journal of Clinical Periodontology* **20**, 570–577.

[36] Orban, B & Köhler, J. (1924). Die physiologische Zanhfleischetasche, Epithelansatz und Epitheltiefenwucherung. *Zeitschrift für Stomatologie* **22**, 353.

[37] Oschenbein, C. & Ross, S. (1969). A reevaluation of osseous surgery. In: *Dental Clinics of North America*. Philadelphia, PA: W.B. Saunders, pp. 87–102.

[38] Pontoriero, R. & Carnevale, G. (2001). Surgical crown lengthening: A 12-month clinical wound healing study. *Journal of Periodontology* **72**, 841–848.

[39] Quirynen, M., van Steenberge, D., Jacobs, R., Schotte, A. & Darius, P. (1991). The reliability of pocket probing around screw-type implants. *Clinical Oral Implants Research* **2**, 186–192.

[40] Ryser, M.R., Block, M.S. & Mercante, D.E. (2005). Correlation of papilla to crestal bone levels around single tooth implants in immediate or delayed crown protocols. *Journal of Maxillofacial Surgery* **63**, 1184–1195.

[41] Schou, S., Holmstrup, P., Stolze, K. *et al.* (2002). Probing around implants and teeth with healthy or inflamed marginal tissues. A histologic comparison in cynomolgus monkeys (Macaca fascicularis). *Clinical Oral Implants Research* **13**, 113–126.

[42] Schropp, L., Wenzel, A., Kostopoulos, L. & Karring, T. (2003). Bone healing and soft tissue contour changes following singe-tooth extraction: A clinical and radiographic 12- month prospective study. *International Journal of Periodontics and Restorative Dentistry* **23**, 313–323.

[43] Sicher, H. (1959). Changing concepts of the supporting dental structure. *Oral Surgery, Oral Medicine, Oral Pathology* **12**, 31–35.

[44] Tarnow, D., Magner, A. & Fletcher, P. (1992). The effect of the distance from the contact point to the crest of bone on the presence or absence of the interproximal dental papilla. *Journal of Periodontology* **63**, 995–996.

[45] Tarnow, D., Elian, N., Fletcher, P. *et al.* (2003). Vertical distance from the crest of bone to the height of the interproximal papilla between adjacent implants. *Journal of Periodontology* **74**, 1785–1788.

[46] van der Velden, U. (1982). Regeneration of the interdental soft tissues following denudation procedures. *Journal of Clinical Periodontology* **9**, 455–459.

[47] Waerhaug, J. (1952). Gingival pocket: anatomy, pathology, deepening and elimination. *Odontologisk Tidskrift* **60** (Suppl 1).

[48] Weisgold, A. (1977). Contours of the full crown restoration. *Alpha Omegan* **7**, 77–89.

[49] Welander, M., Abrahamsson, I. & Berglundh, T. (1008). The mucosal barrier at implant abutments of different materials. An experimental study in dogs. *Clinical Oral Implants Research* **19**, 635–641.

[50] Wheeler, R.C. (1961). Complete crown form and the periodontium. *Journal of Prosthetic Dentistry* **11**, 722–734.

[51] Wheeler, R.C. (1966). *An Atlas of Tooth Form*. Philadelphia: W.B. Saunders Co, pp. 24–25.

第5章

骨结合
Osseointegration

Jan Lindhe[1], Tord Berglundh[1], Niklaus P. Lang[2,3]

[1] Department of Periodontology, Institute of Odontology, The Sahlgrenska Academy at University of Gothenburg, Gothenburg, Sweden

[2] Department of Periodontology and Fixed Prosthodontics, School of Dental Medicine, University of Berne, Berne, Switzerland

[3] Center of Dental Medicine, University of Zurich, Zurich, Switzerland

前言

在缺牙区牙槽嵴完全愈合后的位点通常由2~3mm厚的咀嚼黏膜覆盖（见第3章）。咀嚼黏膜表覆角化上皮，由富含胶原纤维和成纤维细胞的结缔组织构成，经由骨膜牢固地附着在骨面上。缺牙区牙槽嵴的外壁，即皮质骨板，是由板层骨构成，并将松质骨包围在内，后者是由板层骨形成的骨小梁包绕着骨髓组成的。骨髓内有大量的血管结构以及脂肪细胞和多能间充质细胞。

已有多种种植体系统被应用于修复缺失牙，包括骨膜下种植体、纤维包裹的骨内种植体以及直接与骨组织接触的骨内种植体（骨结合种植体）。

Albrektsson等（1981）提出了骨结合（osseointegration）[最早由Brånemark等（1969）提出]的一种定义："载荷种植体表面与活体骨组织功能性与结构性的连接关系"。另一种定义是由Zarb和Albrektsson（1991）提出的，他们认为骨结合是"异源性的材料在功能负载过程中获得并保持无临床症状的刚性固定的过程"。

Schroeder等（1976，1981，1995）以术语"功能性骨粘连"来描述颌骨内种植体刚性固定的特性，并阐述了"如果遵循无创植入种植体的原则并且种植体具有良好的初期稳定性，新生骨能够直接沉积于种植体表面"。

因此，为了获得状态良好的骨结合（或"功能性骨粘连"），在受区行种植体植入术时必须保证其初期稳定性（初级稳定）。这种初期或初级的稳定性是通过受区矿化的骨质（通常是皮质骨）与金属装置之间的接触关系或摩擦力获得的。

种植体植入

组织创面

基本原则：在种植体植入术中，手术过程的创伤和术区组织的创面越小，新生骨沉积到种植体表面的过程就越迅速。

种植体植入术的步骤通常包括：（1）切开黏膜，紧接着通常（但不一定）；（2）翻起黏膜瓣，从皮质骨板分离骨膜；（3）在受区皮质骨和松质骨组织预备孔道；（4）将钛种植体植入预备好的孔道，这同时会对黏膜和骨组织带来一系列的损伤。宿主通过炎症反应来应对这些创伤，主要目的是清除受损组织，为术区的再生修复做准备。上述硬组织所受损伤还应包括当植入的种植体直径比预备的孔道稍宽时骨所受的损伤，即所谓的"挤入"效应。在这种情况下：（1）种植体周围矿化的骨组织受到压迫，并表现为一系列的微骨折；（2）孔道内，尤其是皮质骨区域的血管组织会被破坏；（3）骨组织的营养供给会受阻；（4）大多数受影响的组织最终会失去活力。

受区受损伤的软硬组织另一方面也能启动创伤修复过程，从而最终保证：（1）种植体与骨"粘连"，即骨结合；（2）建立精细的黏膜附着结构（见第4章）和软组织封闭，使骨组织免受口腔中的物质干扰。

创面愈合

种植体植入后，被切割的骨组织的愈合是一个复杂的过程，并且在术区不同的区域有着各自分明的特点。

在皮质骨区域，新生骨形成之前，无活力的矿化组织首先被清除（吸收）。另一方面，在松质骨区域，因手术（孔道的预备和种植体植入过程）造成的损伤，主要引起软组织（骨髓）的局部出血和血凝块形成。血凝块逐渐被吸收并衍化成肉芽组织；血管、白细胞以及间充质细胞（从所预备孔道壁向内）生长。随着间充质细胞不断从周围骨髓向此迁移，肉芽组织逐渐被暂时性结缔组织（暂时性基质）取代，并最终转化为类骨质。在类骨质内部，羟基磷灰石晶体不断沉积于新生血管结构周围的胶原网架中。以此方式，未成熟的编织骨逐渐形成（见第3章），并开始骨结合过程。

自攻型与非自攻型种植体

在本章节中，只讨论以商业用纯钛为原料制作的螺纹型种植体。这种金属种植体的设计特点

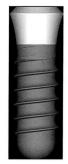

图5-1　"非自攻型"种植体（实心螺旋型：Straumann® Implant System）（由Straumann AG公司友情提供）。

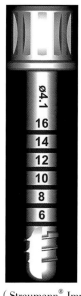

图5-2　"攻丝钻"（Straumann® Implant System）用于对硬组织孔道进行预备，经此处理后，植入区组织的孔道就与种植体一致了（由Straumann AG公司友情提供）。

和植入时的操作步骤等，可能影响骨结合的形成速度。

选用"非自攻型"种植体（图5-1）时，要求对受区的处理过程十分精细，包括在硬组织预备孔道时制备出标准的痕迹（螺纹）。这些痕迹（螺纹）是由带刃攻丝钻预先切割出来的。

图5-1展示了"非自攻型"种植体（例如：实心螺旋形，4.1mm，Straumann® Implant System），其圆柱主干的直径为3.5mm。在受区的硬组织预备孔道时，依次使用直径逐渐递增的先锋钻和扩孔钻，直至最终直径为3.5mm。在种植体圆柱形的表面，还有齿高为0.3mm的螺旋形排列的螺纹。因此整个螺旋形种植体的直径就达到了4.1mm。

在骨密度高的区域，使用攻丝钻（图5-2）

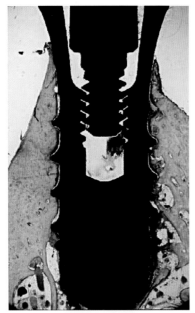

图5-3　植入24小时后的"非自攻型"种植体及其周围组织的磨片。

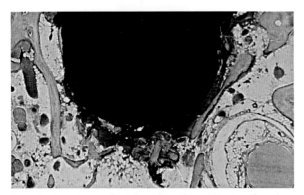

图5-4　图5-3所示磨片中根尖区域的细节图，请注意观察骨髓组织中的血凝块。

在硬组织孔道内壁预备出4.1mm的螺旋形通道。如此，种植体的外形和在受区硬组织预备出的空间就完全一致了。当种植体植入后，其螺纹结构能顺应硬组织孔道内壁的螺纹，从而引导种植体以最小的应力就位（图5-3）。

图5-3所示为植入术后24小时进行活检取材的Straumann®实心螺旋形种植体及其周围组织。该种植体的金属螺纹与受区颊舌侧皮质骨区域的骨壁接触面积很大，因而获得了较好的初期稳定性。在种植位点预备和种植体植入过程中，松质骨区域的骨小梁被带入骨髓腔中。而且，骨髓中的血管被切断，导致出血以及血凝块的形成（图5-4）。

经过16周的愈合期（图5-5），在"非自攻

(a) (b)

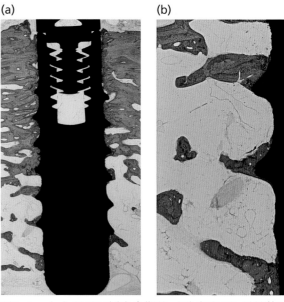

图5-5　（a）经过16周愈合期的"非自攻型"种植体及其周围骨组织的磨片。在受区的皮质骨区域，骨密度很高。（b）为图a的细节图，在更靠根尖的区域，种植体表面可见薄层新生骨质。同时请注意骨小梁的板层骨由种植体延伸进骨髓组织。

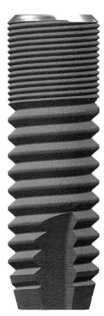

图5-6　"自攻型"种植体（AstraTech® Implant System）。请注意根尖区的切割刃，在植入过程中，它能在受区的种植体孔道内侧壁切削出约0.3mm宽的薄层空间（由AstraTech公司友情提供）。

型"种植体的边缘区域，可见致密的板层骨与表面粗化的金属直接接触。同时，在种植体的根尖区域，可见薄层的成熟骨组织与种植体表面直接接触，从而将钛种植体与骨髓分隔开。

自攻型种植体（如：AstraTech® Implant System，4.0mm直径）（图5-6）在其"根尖"区设

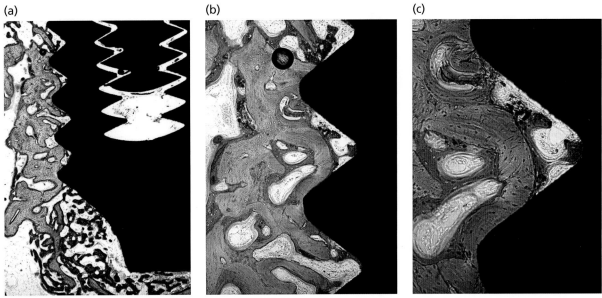

图5-7　（a）植入2周时，在植入区所取样本的磨片，在根尖区，可见大量编织骨形成。（b）为图a的细节展示：在螺纹区，可见新生骨接触到种植体表面。（c）为b图的进一步放大观。由原有骨组织延伸出的新生骨已到达了钛结构表面相邻/连续两个螺纹的凹陷处。

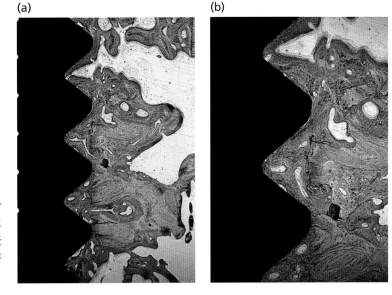

图5-8　植入6周后，种植位点（Astra-Tech®自攻型种植体）磨片。（a）在边缘区，连续的骨质层覆盖了TiOblast®的表面。（b）进一步放大观。请注意观察新生骨（深染处）直接与种植体表面接触。

计有切割刃。其螺纹是在加工过程中在钛圆柱体上切割出的连续沟槽。当准备植入1颗直径4.0mm的自攻型种植体时，首先需要在受区以先锋钻和扩孔钻依次预备，直至形成最终直径为3.7mm的硬组织孔道。在种植体植入过程中，"根尖"区的切割刃能够在孔道内壁形成0.3mm宽的通道，因此最终的孔道直径为4.0mm。当种植体达到预定深度时，其螺纹的外壁与皮质骨区域（初期稳定的保证）的矿化骨组织和松质骨区域被切割的骨髓组织即能直接接触。

图5-7所示为受区的一枚自攻型种植体

（AstraTech® Implant）。该种植体进行了表面粗化处理。活检标本取自植入术后2周。种植体表面螺纹的外层与"原有"骨相接，而螺纹与螺纹之间的凹陷处则以新生骨形成为特征。因此，同样可见新生骨与种植体表面直接接触。在经过6周愈合期的磨片（图5-8）中可以看出，连续的新生骨能够覆盖绝大部分粗化的种植体表面。这些新生骨同样与种植体圆柱形结构周围原有的成熟骨组织相延续。经过16个月的愈合期后（图5-9），在骨结合形成区的骨组织已进行了改建，种植体周围完整的硬组织床由板层骨构成，

(a) 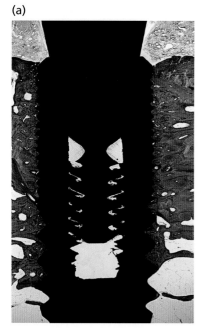 (b)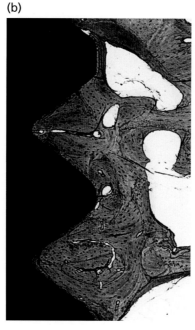

图5-9 植入术后16个月种植位点磨片。（a）种植体周围包绕着致密的板层骨。（b）进一步放大观。

该板层骨包括呈同心圆状排列以及呈无规则排列的板层。

骨结合的形成过程

许多实验通过动物模型对种植体植入术后牙槽嵴被切割区域的新骨形成过程进行了研究（请参考Schroederet al. 1995）。

最近，Berglundh等（2003）和Abrahamsson等（2004）对在犬类下颌区种植体植入后周围骨质的形成和骨结合的几个阶段进行了描述。

种植体：实验采用实心螺旋形且表面进行了粗化处理的个性化种植体（由纯钛制成）（图5-10）。该种植体表面两个连续螺纹突起（即垂直剖面观的螺纹）的间隔为1.25mm。生产加工时，在种植体螺纹区的体部预留了0.4mm深的U形周向包绕沟槽（图5-11）。而螺纹突起处未经此处理。将此非自攻型种植体植入术区后（图5-12），螺纹突起能够嵌入由攻丝钻在硬组织壁预备出的通道中。这可以为种植体提供初期稳固。螺纹突起与种植体体部之间的空间构成了几何形状良好的愈合小室（图5-13）。自植入术后2小时至12周后分别进行活检以了解愈合过程。取得的活检标本分别行磨片和脱钙切片观察。

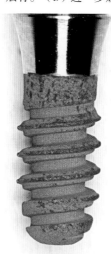

图5-10 用于犬类实验的种植体。该种植体为实心螺旋形种植体（Straumann® Implant System）的改良产品，其相邻螺纹之间的螺距为1.25mm。螺纹深度为0.4mm（由AstraTech公司友情提供）。

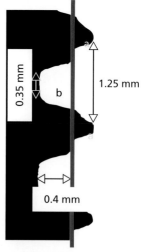

图5-11 实验用种植体的结构图。该图示意了愈合小室的结构。

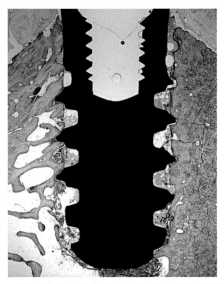

图5-12 该磨片为种植体植入后即刻，其与相邻组织的剖面观。螺纹突起深入至硬组织壁中。相邻两道螺纹之间的空隙即包含了愈合小室。

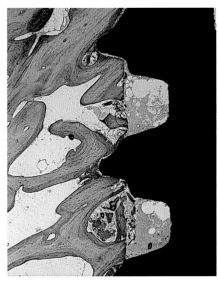

图5-13 为图5-12的细节图。愈合小室内充满血液并形成了血凝块。

愈合小室：图5-13所示的种植体及其周围软组织的剖面观（磨片）是在植入术后2小时进行取材活检所得的，种植体上螺纹突起的最高点与由攻丝钻在皮质骨预备痕迹的凹陷处直接接触。愈合小室（图5-14a）内充满血凝块，其纤维蛋白网架内包绕了大量的红细胞、中性粒细胞和单核/巨噬细胞（图5-14b）。这些白细胞显然与创伤组织清除过程相关。

纤维增生：图5-15a所示为经过4天愈合期后的种植体及其周围组织。部分血凝块已被富含间充质细胞、基质和新生血管结构（angiogenesis，血管新生）的肉芽组织代替（图5-15b）。结缔组织（基质）暂时占据该空间。

（骨）改建：经过1周的愈合期，愈合小室内的暂时性结缔组织富含血管结构和间充质细胞（图5-16a）。剩余的炎性细胞数量相对较少。在愈合小室部分区域的暂时性结缔组织内，已有富含细胞的未成熟骨组织（编织骨）在血管周围形成。编织骨的形成不仅见于愈合小室的中心，在明显与种植体直接接触的散在区域也有发生（图5-16b）。此过程被视为骨结合的最初阶段，也被认为是种植体表面和新生编织骨之间的衔接。

经过2周的愈合期，在愈合小室内无论是根方还是侧方的所有区域都有编织骨形成，包绕着种植体（图5-17a）。在种植体的"根尖"区的骨髓内形成了大量的编织骨。在愈合小室内，有

(a)

(b)

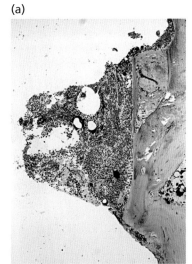
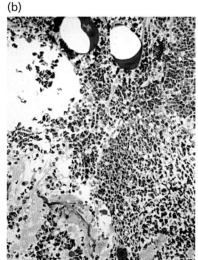

图5-14 种植体植入后2小时愈合小室内的情况。此处为脱钙切片。（a）愈合小室内充满了血液。（b）可见红细胞、中性粒细胞和巨噬细胞包绕于纤维蛋白网架内。

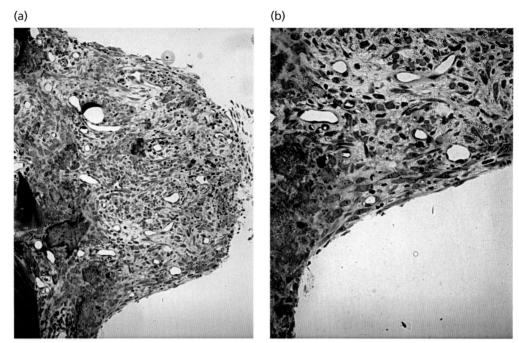

图5-15　经4天愈合期后的愈合小室内情况（脱钙切片）。（a）愈合小室内的大部分空间已被肉芽组织占据（纤维增生）。（b）愈合小室的部分空间已经被结缔组织（基质）暂时取代。该组织中包含大量间充质细胞。

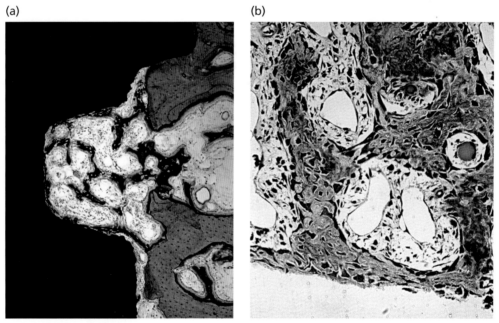

图5-16　（a）经1周愈合期后的磨片。请注意观察愈合小室内新生的编织骨。（b）脱钙切片。编织骨与种植体表面直接接触。

部分新生的编织骨明显从原有骨质延伸到暂时性结缔组织（图5-17b），并有大部分继续伸展到钛种植体的表面。此时，种植体的大部分表面都已被新生骨覆盖，同时结构更复杂的成熟骨结合也已形成（图5-17c）。在螺纹突起区域，可见新骨正在形成的迹象（图5-17d）。在种植体植入术后即刻，由于其侧面的受区与宿主骨直接接触，从而获得了种植体的早期稳定，在2周的愈合期内，受区骨质经历了吸收过程，并伴随着新骨形成。

术后4周（图5-18a），新形成的矿化骨从被切削的骨质表面延伸至愈合小室，同时钛种植体表面大部分被连续的富含细胞的编织骨层覆盖。愈合小室的中心区被初级松质骨占据（图5-18b），其中血管结构和间充质细胞成分均很丰富。

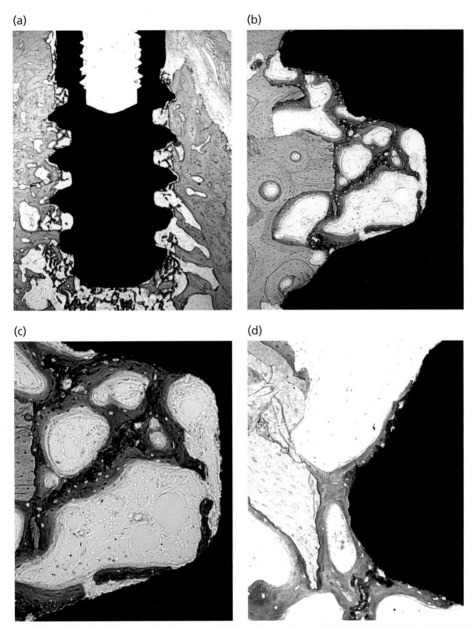

图5-17 经2周愈合期后的愈合小室磨片观，依次为不同放大倍数。（a）在金属种植体的根尖部可见深染的编织骨。（b~d）种植体表面大部分被骨组织覆盖。

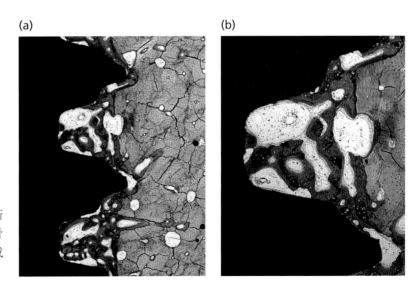

图5-18 术后4周磨片观。（a）新生的骨质（深蓝色）起自"原有"骨质，并进入愈合小室。（b）外生性成骨。请注意观察初级骨。

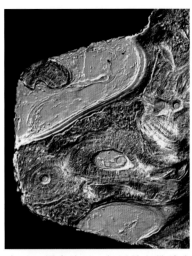

图5-19　术后12周磨片观。板层骨和骨髓取代了编织骨。请注意观察已形成的次级骨。

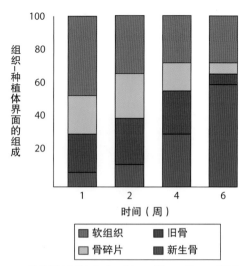

图5-20　柱形图显示愈合1周、2周、4周、6周后"组织-种植体界面"新生骨、旧骨、骨碎片和软组织的百分比。随着时间的推移，邻近种植体表面的旧骨、软组织和骨碎片所占的百分比下降，新生骨百分比上升。我们有理由认为，旧骨与种植体的接触建立了钛种植体的初期机械稳定性，后续的新生骨实现了骨结合（D.D. Bosshardt供图）。

重建：经过6~12周的愈合期，愈合小室几乎被矿化的骨质填满（图5-19）。新生的组织和矿化骨质中的骨组织，包括初级骨和次级骨，均与种植体表面直接接触。在矿化的骨小梁四周的骨髓中包含了血管、脂肪细胞和间充质细胞。

小结：愈合小室内最初被血凝块占据。随着血管长入及白细胞和间充质细胞的迁移，血凝块逐渐被肉芽组织代替。间充质细胞不断地迁移使得肉芽组织进一步被暂时性的基质代替，后者富含血管、间充质细胞和纤维。纤维增生的过程和血管新生过程随后开始。在第1周的愈合期内就可以观察到新生骨的形成；新生的编织骨起自被切削的骨床（外生性成骨；远端成骨）（Davies 1998），但是在种植体表面也可观察到新生骨的形成，尽管这里离原有骨质有一定的距离（Davies 1998）。在之后的几周内，编织骨的骨小梁被成熟骨，即板层骨和骨髓代替（骨改建）。

骨结合的形态发生

已有一系列报道描述了人类口腔钛种植体的骨结合过程（Bosshardt et al. 2011；Donos et al. 2011；Ivanovski et al. 2011；Lang et al. 2011）。这些研究中，他们把表面粗糙度适当的带有螺纹的种植体（Straumann，巴塞尔，瑞士）植入

志愿者磨牙后垫区，并建立封闭的愈合环境。1周、2周、4周、6周后，用环钻取种植体及其周围组织进行活检。他们对样本进行了组织学和形态学检查，并特别关注了直接与种植体表面接触或邻近种植体表面（组织-种植体界面）的组织成分，比如旧骨、类骨质、新生骨和非矿化的间充质软组织。另外，在种植体周围创面边缘，每个时间点都可观察到骨碎片和骨颗粒。这些组分显然是钻孔过程（为种植体植入预备硬组织通道）的残留物。

种植体骨结合的一般模式

图5-20描述了研究期间组织-种植体界面区域的形态测量变化。治疗1周后，界面区域约有40%由软组织构成（肉芽组织、临时结缔组织），另外，骨碎片和旧骨占45%。2周后，新生骨依然很少，但软组织量显著减少。第2周至第4周期间，界面区域的新生骨明显增多。该时间段内，新生骨比例从10%升至30%，而硬组织碎片的量明显降低。同样，第4周至第6周期间，新生骨明显增多（从30%升至约60%），旧骨和骨碎片的量显著下降。换言之，人体内的骨结合

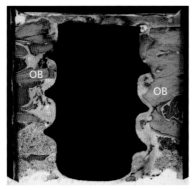

图5-21 包含固定螺丝种植体的纵向组织磨片。可见致密的旧骨（OB）与种植体冠部相接触，根尖部分由密度较低的组织和碎片组成。

过程似乎在第2周至第6周最活跃。

总结：在这个以人为研究对象的特殊研究中，为期6周的观察期内，可以观察到最初出现的紧邻种植体的旧骨、骨碎片和软组织逐渐减少，新生骨量逐渐增加（图5-20）。这个最终形成骨结合的愈合模式，与本章前部报道的动物实验结果十分一致。

活检标本观察

早期创面

图5-21显示种植体植入后，早期阶段取材的种植体及其周围组织。我们可以看到旧骨，尤其在骨皮质（边缘）区域。这些旧有的致密骨似乎与种植体直接接触，这显然有助于种植体获得初期机械稳定性。种植体的根尖部分被更多的非矿化组织、骨碎片和骨颗粒包绕。

愈合过程

经过1周的愈合期，大量旧骨占据手术预备区的边缘部分，这些骨组织似乎与种植体紧密接触（图5-22）。如前所述，存留的旧骨与钛种植体间的密切接触可能是种植体获得初期稳定的先决条件，而且对骨内创面实现最佳愈合也很重要。愈合早期可观察到：有新生骨出现在旧骨表面（图5-23），而在创口的邻近区域可观察到骨吸收。换言之，早期愈合阶段以硬组织沉积和吸收为特征。

在种植体表面或其附近，经常观察到骨碎

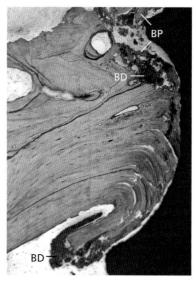

图5-22 经过1周的愈合期，冠向部分致密骨与种植体表面直接接触。注意图中邻近种植体表面的大小不同的骨颗粒（BP）和骨碎片（BD）（D.D. Bosshardt供图）。

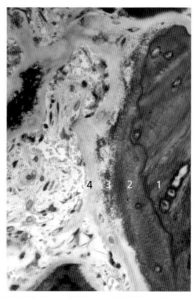

图5-23 种植体植入1周后，与种植体表面有一定距离的旧骨表面开始有初步的骨沉积。1. 旧骨；2. 新的矿化骨基质；3. 矿化前沿的矿化中心；4. 有成骨细胞衬里的类骨质。

片、骨颗粒、间充质软组织和薄层类骨质组织（图5-24，图5-25）。

在第2周，旧骨的残留物显然依旧存在于种植位点的边缘部分。在紧邻种植体及距种植体有一定距离的区域均可见硬组织吸收区（Howship陷窝；图5-26）。另外，新生骨的微小区域出现在种植体表面，或紧邻种植体表面的区域。编织

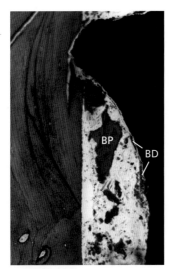

图5-24　种植体植入1周后，切割的骨边缘和种植体表面之间可见大量的骨屑（BD）和更大的骨颗粒（BP）（D.D. Bosshardt供图）。

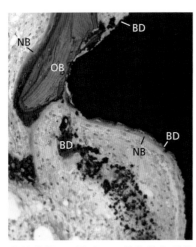

图5-25　种植体植入1周后，旧骨依然与种植体螺纹相接触，在以下两个位置可观察到新生骨：（1）旧骨的边缘；（2）种植体表面。骨屑（BD）附着在种植体表面，也嵌入在邻近的间充质软组织中。新生骨主要由成骨细胞衬里的部分矿化的类骨质构成。

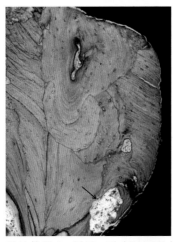

图5-26　种植体植入2周后，致密的旧骨与种植体最冠方的部分接触。注意显微照片底部显示的骨吸收（箭头示）。

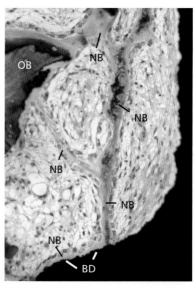

图5-27　以活跃的组织构建（或说编织骨形成）为特征的位点。编织骨的新生骨小梁从旧骨延伸入临时结缔组织（provisional connective tissue）（OB：旧骨；NB：新生骨；BD：骨屑）。

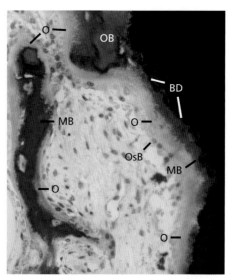

图5-28　种植体植入2周后，显微照片显示种植位点的种植体-组织界面。该区域充满临时结缔组织基质，种植体表面可见新骨和类骨质组织。注意种植体表面的骨屑（BD）。包括未成熟骨（MB）的矿化基质和类骨质（O）在内的组织成分与种植体表面接触。（OsB：类骨质和结缔组织之间的区域）（D.D. Bosshardt供图）。

骨形成是所谓骨结合的始发信号（图5-27，图5-28）。

在第4周，愈合过程的骨重建特征变得显著。由此，紧邻种植体表面的一些区域可观察到吸收过程，同时邻近区域可见编织骨形成（图5-29）。

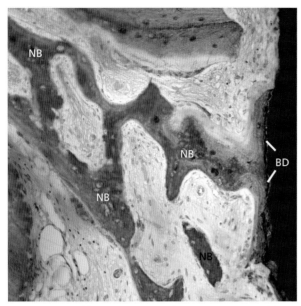

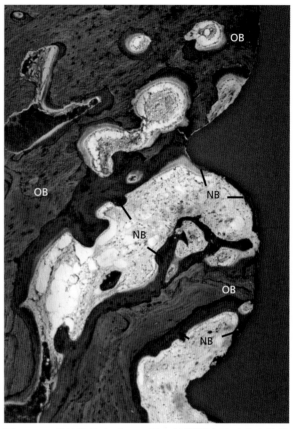

图5-29 种植体植入4周，显微照片显示一个种植体-组织界面和种植体周围组织。新生骨（NB）形成了一个微小的骨小梁网络，将旧骨表面与种植体表面连接在一起。种植体表面的新骨沉积与骨屑（BD）的存在有关（D.D. Bosshardt供图）。

在第6周，紧邻种植体的区域可见大量新生编织骨（图5-30）、板层骨和骨髓。这种新形成的硬组织显然是更稳定的"骨-种植体接触"的一部分，即骨结合。

图5-30 种植体植入后4~6周，显微照片显示愈合的种植体-组织界面。在旧骨（OB）表面和种植体表面都可见新生骨（NB）（D.D. Bosshardt供图）。

参考文献

[1] Abrahamsson, I., Berglundh, T., Linder, E., Lang, N.P. & Lindhe, J. (2004). Early bone formation adjacent to rough and turned endosseous implant surfaces. An experimental study in the dog. *Clinical Oral Implants Research* **15**, 381–392.

[2] Albrektsson, T., Brånemark, P-I., Hansson, H.-A. & Lindström, J. (1981). Osseointegrated titanium implants. Requirements for ensuring a long-lasting, direct bone anchorage in man. *Acta Orthopaedica Scandinavica* **52**, 155–170.

[3] Berglundh, T., Abrahamsson, I., Lang, N.P. & Lindhe, J. (2003). De novo alveolar bone formation adjacent to endosseous implants. A model study in the dog. *Clinical Oral Implants Research* **14**, 251–262.

[4] Bosshardt, D.D., Salvi, G.E., Huynh-Ba, G. *et al.* (2011). The role of bone debris in early healing adjacent to hydrophilic and hydrophobic implant surfaces in man. *Clinical Oral Implants Research* **22**, 357–364.

[5] Brånemark, P.I., Adell, R., Breine, U. *et al.* (1969). Intra-osseous anchorage of dental prostheses I. Experimental studies. *Scandinavian Journal of Plastic Reconstructive Surgery* **3**, 81–100.

[6] Davies, J.E. (1998). Mechanisms of endosseous integration. *International Journal of Prosthodontics* **11**, 391–401.

[7] Donos, N., Hamlet, S., Lang, N.P. *et al.* (2011). Gene expression profile of osseointegration of a hydrophilic compared to a hydrophobic microrough implant surface. *Clinical Oral Implants Research* **22**, 365–372.

[8] Ivanovski, S., Hamlet, S., Salvi, G.E. *et al.* (2011). Transcriptional profiling of osseointegration in humans. *Clinical Oral Implants Research* **22**, 373–381.

[9] Lang, N.P., Salvi, G.E., Huynh-Ba, G. *et al.* (2011). Early osseointegration to hydrophilic and hydrophobic implant surfaces in humans. *Clinical Oral Implants Research* **22**, 349–356.

[10] Schroeder, A., Pohler, O. & Sutter, F. (1976). Gewebsreaktion auf ein Titan-Hohlzylinderimplant mit Titan-Spritzschichtoberfläche. *Schweizerisches Monatsschrift für Zahnheilkunde* **86**, 713–727.

[11] Schroeder, A., van der Zypen, E., Stich, H. & Sutter, F. (1981). The reactions of bone, connective tissue, and epithelium to endosteal implants with titanium-sprayed surfaces. *Journal of Maxillofacial Surgery* **9**, 15–25.

[12] Schroeder, A., Buser, D. & Stich, H. (1995) Tissue response. In: Schroeder, A., Sutter, F., Buser, D. & Krekeler, G., eds. *Oral Implantology. Basics, ITI Hollow Cylinder System.* New York: Thieme, pp. 80–111.

[13] Zarb, G.A. & Albrektsson, T. (1991). Osseointegration – a requiem for the periodontal ligament? Editorial. *International Journal of Periodontology and Restorative Dentistry* **11**, 88–91.

第6章

牙周感觉功能与种植体骨感知

From Periodontal Tactile Function to Peri–implant Osseoperception

Reinhilde Jacobs

Laboratory of Oral Physiology, Department of Periodontology, and Oral Imaging Center,
Faculty of Medicine, Catholic University of Leuven, Leuven, Belgium

前言

　　感觉是通过视觉、听觉、平衡觉、躯体感觉、味觉或嗅觉发现外界刺激的能力（Martin 1991）。本章仅探究躯体感觉系统的感觉功能。感觉侏儒者（sensory homunculus）的躯体感觉系统以及手的主要表现，可以很好地阐释躯体感觉系统的优势（Penfield & Rasmussen 1950）。总而言之，躯体感觉功能对于肢体运动的微调至关重要。

　　同样的，牙齿的感觉功能对于下颌运动的精细调控至关重要。牙周机械感受器，尤其是位于牙周膜中的机械感受器，对外界机械刺激极为敏感（Jacobs & van Steenberghe 1994）。因此，牙周膜在咀嚼和其他口腔运动中发挥关键作用。任何可能影响牙周机械感受器的情况，都有可能改变感觉反馈通路，从而影响感觉功能和下颌运动的精细调控（如牙周破坏、磨牙症、牙再植和麻醉）。

　　最明显的变化可能出现在拔牙后，因为拔牙将牙周膜感受器全部去除。种植体植入后，这种情况可能依然持续，因为尚无报道证明人体内可发生功能性神经再分布。出乎意料的是，佩戴种植体支持的义齿的患者，常常能很好地行使功能。这种所谓的"骨感知"现象的潜在机制依然存在争议，但是，假设种植体周围存在感受器，这些感受器的反应可能有助于适当地恢复神经末梢区域的反馈通路。因此，这种假设的生理学整合可能获得更好的认可、改良的心理学整合，并能更自然地发挥功能。

　　本章将揭秘牙周感觉功能，并引导读者穿过种植体骨感知的迷雾，寻找神经解剖学、组织学、生理学和心理物理学的证据，并证实该假说。

神经生理学背景

三叉神经感觉通路

三叉神经的下颌和上颌分支负责口腔区域的感觉传入，通过三叉神经节传入脑干。这是调节下颌运动的重要感觉反馈通路的一部分。输入信号可传导至三叉神经的感觉主核（响应触觉、轻微触觉和压觉），或传导至三叉神经脊束核（响应口腔黏膜的感觉、痛觉、温觉和深压觉）。信号由此跨过中线并发送到丘脑，通过丘脑皮层投射至相应的皮层区域，从而产生意识知觉。

颌骨的神经血管分布

颌骨含有丰富的神经和血管，因此，手术前认清重要的解剖结构是极为关键的。术前行影像学检查时，需要精确定位神经血管结构，以便在手术治疗时避开。研究显示，颌骨前部的神经血管分布变异较大（综述见 Jacobs et al. 2007）。这些管道结构中都有神经血管束走行，它们的直径可能大到一旦损伤足以引起临床上显著的创伤。外科医生需要避开这些神经结构，从而避免这种创伤。另外，这些重要结构可能对种植体周围骨组织潜在的神经再分布至关重要。实际上，无牙颌中保留的神经血管束，对于拔牙后或种植体植入后的神经再生可能有支持作用。这个设想是所谓骨感知现象的基础，并将在以下部分进一步概述。

下颌神经解剖

下颌神经通过下颌管向前走行，在颏孔分出颏神经。可能会存在副颏孔，据报道其发生率为9%。这些管道通常比较小，而且位置更靠后（Oliveira-Santos et al. 2011）。同时，下颌神经继续向前，为下颌切牙神经（Mraiwa et al. 2003a，b）（图6-1）。传统的口内X线片和全景片经常显示不了所谓的切牙管（Jacobs et al. 2004）。断层扫描可以用来定位管道，从而避免神经血管损伤（Jacobs et al. 2002a）。下颌切牙管中无疑走行着一个有神经感受结构的真正的神经血管束（图6-2）。已报道的手术并发症强调了无牙颌患者中下颌切牙神经的存在。实际上，颏孔间区域植入种植体后，直接损伤下颌切牙管内的神经血管束，从而导致感觉障碍的病例目前已有报道（Jacobs et al. 2007）（图6-3）。感觉障碍也可能是管道内血肿引起的非直接创伤所致，由于管道内是一个封闭空间，血肿会导致下颌切牙神经束受到压力，进而向主要的颏神经分支传导（Mraiwa et al. 2003b）。

其他需要注意的解剖标志包括颏棘上孔、颏棘下孔及其骨性管道，位于下颌骨的中线区域，85%～99%的下颌骨存在这些结构（Liang et al. 2005a，b；Jacobs et al. 2007）（图6-4）。研究者发现颏棘上孔内有舌动脉、静脉及神经的分支。此外，已在颏棘下孔发现下颌舌骨肌神经的分支以及舌下和/或颏下动静脉的分支/吻合支。这个动脉的直径可能较大，一旦损伤可能导致骨内或结缔组织内大出血，并可能难以控制（Liang et al. 2005a，b）（图6-5，图6-6）。

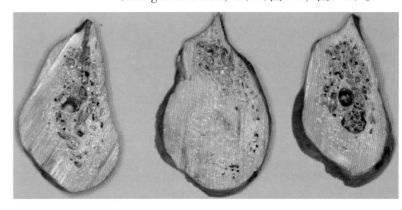

图6-1 这些干燥的人下颌骨磨片显示了下颌切牙神经不仅存在，而且尺寸较大，无牙颌也是如此。中间的磨片实际上显示了下颌骨中线，证实了左右两个磨片之间无连接。

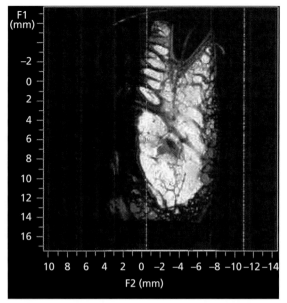

图6-2　有牙的下颌骨切牙区高分辨率MRI剖面图。白色部分为富含脂肪的骨髓，黑色的牙形结构是一个切牙的牙根，其周围环绕着的中等信号强度的小带表示牙周膜。此外，牙根中间中等信号强度的线表示的是牙齿的神经血管，这条线下行至中等信号强度的一个较大结构（切牙神经）的水平，其顶端有一个黑色的卵圆形区域（血管结构）（来源：Jacobs et al. 2007。经Elsivier授权转载）。

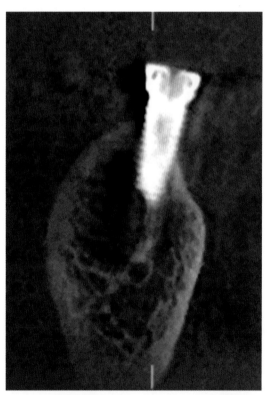

图6-3　CBCT断面图显示：一颗种植在无牙颌侧切牙区域的骨结合的种植体，该种植体位于一个明显的切牙管腔上方，对切牙神经的长期压迫导致神经性疼痛（来源：Jacobs & Steenberghe 2006。经John Wiley & Sons授权转载）。

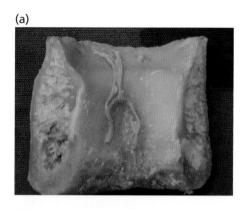

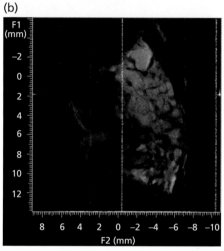

图6-4　（a）人下颌骨前部的大体解剖清晰地显示一个神经血管束进入颏棘上孔。（b）通过高分辨率MRI获得相应的剖面，证实了确有一个神经血管束进入颏棘上孔（I. Lambrichts供图，哈瑟尔特大学，比利时）。

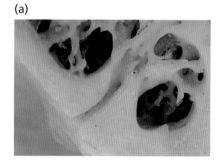

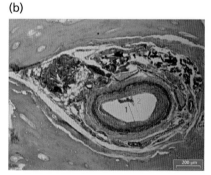

图6-5　（a）体视显微镜照片显示一个颏棘管截面。（b）组织学方法证实了管内存在神经和血管。这个图像中的动脉直径约为0.5mm（红线和绿线分别指示外壁和内壁的直径）。

(a) (b)

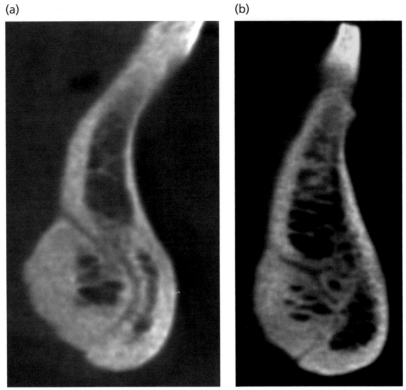

图6-6 CBCT剖面图显示颏棘下管与颏棘上管之间的关系与交通（a）及切牙管和它们的位置关系（b）。

采用Brånemark Novum®的概念进行种植体支持式即刻固定修复，较传统的种植体支持式覆盖义齿更容易出现明显的感觉功能减退，其可能原因就是影响了下颌前部的神经血管束（Abarca et al. 2006）。

上颌神经解剖

上颌神经是感觉神经，其上鼻支和上牙槽支分别支配腭、鼻及上颌窦黏膜、上颌牙齿及其牙周膜。上牙槽前神经有时走行于尖牙腭侧界限清晰的管道（窦状管，canalis sinuosus）（Shelley et al. 1999）。因此，尖牙区种植体植入过程中应注意避免损伤该神经血管。种植体植入过程中需要注意的另一个分支是上鼻支，也就是鼻腭神经。它通过鼻腭管下行至腭部，并与对侧相应的神经和腭前神经交通（Mraiwa et al. 2004）。典型的形态是形成一个Y形结构，起始于双侧切牙管的开口，止于鼻底水平的Stenson孔（图6-7）。鼻腭神经偶尔会在两个附加的小管道内走行（Scarpa孔）（图6-7a）。Mraiwa等（2004）指出，鼻腭管的尺寸和形态变异较大。

为了避免影响神经血管束，进而引起进一步的并发症，在上颌切牙区植入种植体时，应当考虑这些重要结构（图6-8）。

组织学背景

牙周组织的神经支配

牙周感受器位于牙龈、颌骨、骨膜和牙周膜中。大多数感受器似乎都有机械感受特性，参与复杂的外感性感觉功能。这个感觉信息最主要的用途并不是出于保护目的，而是改善口腔运动，并对咀嚼进行精细调节（Trulsson 2006）。

显然，牙周膜在这个精确的机械感知中扮演着主要角色。它有极为丰富的感觉神经，特别是在容易发生位移的位置（根尖、颊侧和舌侧）。它包含3种神经末梢：游离神经末梢、Ruffini样神经末梢和环层小体（Lambrichts et al. 1992）。游离神经末梢起源于无髓的和有髓的神经纤维。环层小体之间紧密接触。大部分的机械感受末梢是Ruffini样神经末梢，主要分布在牙周膜的根尖部分。形态学研究显示，这些末梢与周围组织

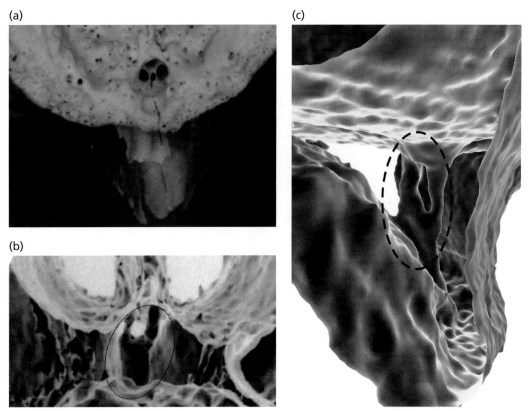

图6-7　鼻腭管解剖。（a）无牙干燥颅骨的腭部，可见鼻腭孔，位于双侧上颌骨的连接处，切牙后方。在管内部的两侧，可见两个小管开口。有时也可出现解剖变异，在管内部的中线附近也可见两个小管开口，一个位于鼻腭管的前方，一个位于其后方。（b，c）腭板和鼻底的三维重建，后面观（b）和侧面观（c）。圆圈表示鼻腭管的常规Y形形态。

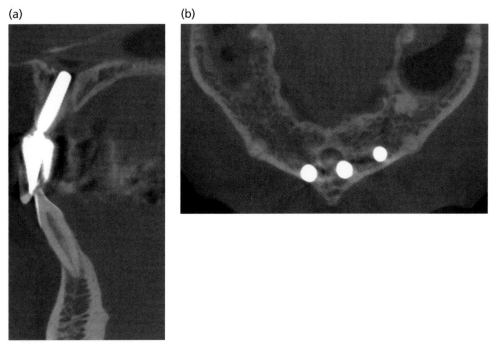

图6-8　CBCT矢向位（a）和轴向位（b）截面显示种植体21位于鼻腭管中，这不仅阻碍骨结合、造成病理性袋，而且会引起感觉障碍。

中的胶原纤维紧密接触（Lambrichts et al. 1992）（图6-9）。这个特别的联系可以解释为何它们对于牙齿负载的敏感性极高，同时，也导致牙周

感觉功能的阈值较低（<10μm），这一精确感受装置可能与许多临床现象相关。

　　牙周膜通过机械感受器将咀嚼过程中出

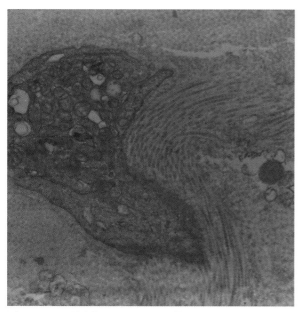

图6-9　人牙周膜的电子显微图像，显示胶原纤维插入Ruffini样感受器内鞘细胞的基底膜中（来源：Jacobs & Steenberghe 2006。经John Wiley & Sons授权转载）。

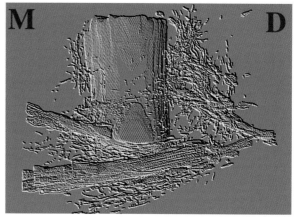

图6-10　组织学切片重建显示：圆柱形口腔种植体植入犬的颌骨内3个月后的神经组织再生（M：近中；D：远中）（来源：Wang et al.1998。经天主教鲁汶大学牙周科的R. Jacobs授权转载）。

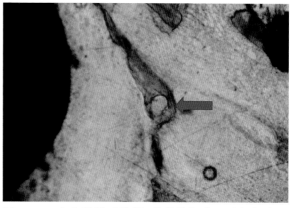

图6-11　来自猫模型的骨-种植体标本，进行免疫组织化学检测后，在光学显微镜下观察神经结构。钛种植体周围可见骨小梁内有复杂的神经结构。这个组织学切片显示了钛种植体-骨组织，可见骨小梁内有一束有髓神经纤维（箭头）（来源：Lambrichts et al.1992。经Ivo Lambrichts（比利时哈塞尔特大学）和R. Jacobs（《Osseoperception》的编辑与出版人，天主教鲁汶大学牙周科授权转载）。

现的机械事件的差异信息传入中枢（Trulsson 2006）。详细的差异信号使大脑能够分析和描述特定机械事件的特征，能够进一步精细调节，最终产生优化的咀嚼程序（Trulsson 2006）。考虑到牙周膜的重要性，当其被改变或破坏时，必然会导致感觉-运动相互作用降低甚至消失。牙齿被拔除的同时也导致牙周膜感受器被去除，因此感觉功能可能发生障碍。事实上，Haraldson（1983）确实描述了种植支持式固定修复患者在咀嚼过程中的类似肌肉运动。Jacobs和 van Steenberghe（1995）发现，在天然牙或邻近天然牙的种植体受到轻击时，肌肉活动有一个静止期（反射性反应），无牙颌上的种植体无上述反应。这些发现可能说明了牙周膜信号输入对颌骨肌肉活动有调节作用。

种植体周围组织的神经支配

　　拔牙会损伤大量的感觉神经纤维，相当于一个截肢术，靶器官及其周围的神经结构都被破坏（Mason & Holland 1993）。牙拔除后，下牙槽神经的有髓纤维成分减少20%（Heasman 1984）。这个发现提示，原本支配牙齿和牙周膜的纤维依然存在于下牙槽神经中。Linden和Scott（1989）

成功地刺激了愈合的拔牙窝内牙周来源的神经，这意味着一些神经末梢依然保持着功能。然而，中脑核中存活的大部分机械感受神经发生了一定的功能丧失（Linden & Scott 1989）。关于骨内和种植体周围环境中感觉神经纤维的存在及其潜在功能，这些实验已成为后续讨论的基础。组织学证据提示，骨结合的种植体周围可能有一些神经再分布（Wang et al. 1998；Lambrichts 1998）（图6-10，图6-11）。实际上，骨内种植体植入引起的手术创伤可能导致周围的神经纤维变性。然而，很快就能观察到新的神经纤维生长，在愈合的第1周，邻近骨-种植体界面的游离神经末梢数量逐渐增加（Wada et al. 2001）。在随后的研究中，研究者们在犬口内成功地实现了种植体表面牙周膜的部分再生（Jahangiri et al. 2005）。这种再生能否引起外周反馈通路的修复，还需要进一步证实。

另一方面，存在于骨膜上的机械感受器可能对于种植体的感觉功能也有一定作用。种植体负载的形式和力的传导方式显然不同于天然牙，因为紧密的种植体–骨接触具有弹性骨的特性，而不是牙周膜特有的黏弹性。因此，施加于骨结合的种植体上的力，将直接传导至骨，骨的形变可导致种植体周围骨内感受器的激活，更确切地说，是邻近的骨膜中的感受器的激活。

感知实验

感受外界刺激的功能可以通过神经生理学方法或心理物理学方法进行检测。

神经生理学评估

人三叉神经系统感觉功能的神经生理学研究是有风险的，因此罕有报道（Johansson et al. 1988a，b；Trulsson et al. 1992）。或者，可以考虑通过无创方法评估口腔的感觉功能。第一种方法是刺激口腔内感受器后，记录所谓的三叉神经躯体感觉诱发电位（TSEPs）。遗憾的是，相比于从四肢记录的SEPs，从三叉神经分支记录的SEPs很微弱，难以将其从背景噪声中分辨出来，因此，需要更先进的信号分析以获得可靠信息（van Loven et al. 2000，2001）。评估感觉功能的另一个无创方法是通过功能性磁共振成像（fMRI）使大脑活动可视化（Borsook et al. 2006）。这是一个复杂的方法，在有关天然牙和种植体感觉功能的研究中尚未受到关注（Lundborg et al. 2006；Miyamoto et al. 2006；Habre-Hallage et al. 2010）。将fMRI与其他技术（如心理物理学方法和TSEPs）相结合，可能产生一种新的无创方法来评估人口腔躯体感觉功能。

心理物理学评估

感觉功能也可以通过心理物理学测试评估，这依赖于患者的反应。这个技术经常被用来检测口腔感觉功能（Jacobs et al. 2002）。心理物理学测试的主要优势在于，它采用了临床环境中可进行的简单无创技术。当在严格标准化的条件下执行时，心理物理学反应与神经感受器激活直接相关（Vallbo & Johansson 1984）。

牙周感觉功能：牙齿状态的影响

口腔感觉功能受牙齿位置和牙列状态的影响（Jacobs & van Steenberghe 2006）。牙齿的感觉功能主要取决于牙周膜感受器的存在。活髓牙和死髓牙的感觉功能可能相当。然而，当牙周膜感受器减少或消除时（如由于牙周炎、磨牙症、咀嚼、拔牙、麻醉等原因导致），感觉功能将受损（表6-1）。临床上，这意味着患者感知咬合力异常（例如，修复治疗引起的）的能力将降低。实际上，外感受器将刺激的特征报告给神经系统，然后调整运动神经元群，以优化下颌运动，避免超负荷。拔牙导致的这些外感受器的消除，将大幅降低感觉功能（综述见Jacobs & van Steenberghe 2006）。即使义齿修复后，感觉

表6-1　影响牙齿感觉功能的因素（综述见Jacobs et al. 2002b；Jacobs & van Steenberghe 2006）

影响因素	主动阈值：厚度检测	被动阈值：负载力检测
活髓牙	20μm	2g
非活髓牙	20μm	2g
麻醉	↑	↑
牙周炎	↑	↑（>5g）
咀嚼	↑	↑
磨牙症	↑	↑
拔牙	↑	↑
牙再植	↑	↑
义齿	150μm	150g
种植支持式修复体	50μm	100g
年龄	↑	↑
多发性神经病变	↑	↑

↑，阈值水平增高提示感觉功能下降和反馈障碍

功能依然受损，不恰当的反馈可能造成义齿超负荷（Jacobs & van Steenberghe 2006）。与天然牙列的感觉功能相比，义齿可探测到的阈值比其高出7~8倍，种植体的阈值仅比其高出3~5倍（表6-1）。对于施力于上牙的被动检测，义齿的阈值增加55倍，种植体增加50倍（表6-1）。以下事实可以解释主动和被动阈值间的巨大差异。主动受力时有多组感受器参与，然而被动受力仅选择性激活牙周膜感受器。后者在牙拔除后被消除，这就解释了无牙颌患者为何感觉功能减退。

然而，固定于骨组织的种植义齿修复后，无牙颌患者似乎能很好地发挥感觉功能。这些患者能感觉到施加在骨结合的种植体上的机械刺激。有人甚至记录了骨固定的义齿的一种特殊的感知觉，称其为"骨感知"，可以定义为：种植体接收外界刺激，将其传递至骨，通过激活位于种植体周围环境、骨膜、皮肤、肌肉和/或关节中的感受器，感知外界刺激。骨膜神经分布在其中起着关键作用（Jacobs 1998）。由于存在骨感知现象，我们可以提出这样的假设，感觉皮层的反馈通路通过其中代表义齿的区域得以部分恢复，从而调节运动神经元群，最终使义齿更自然地发挥功能，并避免超负荷状态。

从牙周感觉功能到种植体骨感知

通过一些刺激种植体诱发TSEPs的实验，可以发现感觉皮层中出现种植体代表区这种皮层重塑的神经生理学证据。通过种植体刺激装置在脑电图上触发扫描，并对这些扫描进行累积的进一步分析，可见显著的波动（图6-12）。这些实验提示，种植体周围骨内和/或骨膜上的感受器传输感觉信息（Van Loven et al. 2000）。这个机制可能是种植体介导的感觉-运动调控的基础，这对种植支持式修复体更自然地发挥功能有重要的临床意义。

皮层重塑的证据可能揭开种植体与人体完全融合的秘密。Henry等（2005）拔除鼹鼠下切牙，5~8个月后，fMRI分析显示第一躯体感觉皮层内的口面部代表区发生重组。这个研究提示，牙齿缺失后，其皮层代表区可能发生明显重构。同样，Lundborg等（2006）的一项fMRI研究显示，对植入式拇指假肢施加感觉刺激，双侧的第一躯体感觉皮层中对应于这只手的区域都被激活。由于预期中仅刺激健康拇指才能激活对侧的皮层，刺激种植体使得双侧皮层激活这种现象，可能是由于截肢后的一些代偿机制补充了额外的感觉区（Lundborg et al.2006）。依照Habre-Hallage等（2011）的刺激方案，对天然牙和种植体施以1Hz间断感觉刺激都可以激活躯体感觉皮层（Habre-Hallage 2011）。种植体激活双侧皮层中躯体感觉区以外更多的区域。这个新的研究显示，对口腔种植体施以间断机械刺激可激活皮层躯体感觉区，并能引发脑功能重塑（Habre-Hallage 2011）（图6-13）。这种激活可能呈现了骨感知的潜在机制，并确定一些相关的皮层重

(a)

(b)

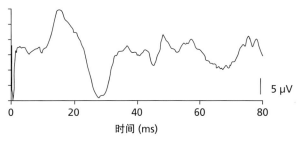

图6-12 （a）用覆盖螺丝固定的环状刺激电极对骨结合的种植体进行电刺激。（b）对下颌骨结合种植体进行电刺激引发的三叉神经诱发电位。种植体周围软组织局部麻醉后，依然保持相似的电位，提示三叉神经电位来自种植体周围的其他结构，如骨和骨膜的感受器。

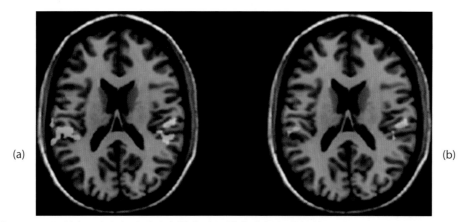

图6-13　功能MRI显示对同一受试者（受试者样本随机效应分析）种植体21（a）和天然牙23（b）施以感觉刺激（1Hz）期间的皮层激活情况。第一躯体感觉区用绿色表示，第二躯体感觉区用黄色表示，激活的其他区域用橙色表示［来源：Habre-Hallage et al. 2012，经Pascale Habre（比利时天主教鲁汶大学）授权转载］。

塑可能是真实存在的。

　　然而，参与种植体介导的感觉–运动调控的中枢神经通路和神经特点尚不明确。因此，将来的研究应该致力于在人体内将牙齿拔除后和种植体修复后的皮层重塑可视化。应当考虑到，与传统的分两阶段完成的种植修复方案相比，拔牙后即刻种植修复的方案引起的皮层重塑可能不同。关于骨结合种植体的感觉–运动整合，有一个有趣现象，即所谓的幻牙（拔牙术后）或幻肢（截肢术后），是指能够感知到已经失去的身体部位（Jacobs et al. 2002c）。实际上可以推测，这种对已经失去的肢体的幻觉可能重叠于或增强骨固定的假肢的感觉（Jacobs et al. 2000）。通过这种方式，幻觉可能有助于人体内固定于骨组织的修复体的生理整合。

　　一旦完全揭开截肢术和骨结合后神经重塑的秘密，神经重塑可能成为治疗期间的考虑因素之一，因为它能最优化患者对口腔修复和种植术的适应性（Feine et al. 2006）。

从骨感知到种植体介导的感觉–运动相互作用

　　在过去的数十年里，已有数以百万计的患者通过骨结合的种植体进行了修复。尽管拔牙后部分外周反馈机制丧失，无牙颌患者似乎也能很好地发挥功能，特别是采用骨结合种植体行固定或

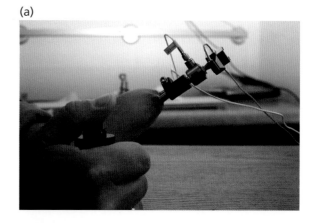

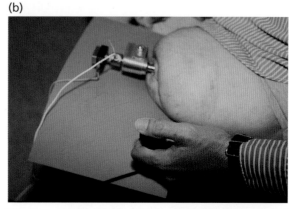

图6-14　心理物理学测试装置，振动感觉刺激器固定于桡骨（a）和股骨（b）骨结合种植体，采用患者控制的遥控。与假肢修复腔–假肢修复体相比，这个特殊的测试装置显示：种植体和锚定于骨的假肢能产生更优的感知（来源：Jacobs et al. 2000。经Sage授权转载）。

活动义齿修复的患者（Jacobs 1998）。这些发现与采用锚定于骨的假肢修复的截肢者的研究结果有很好的一致性，但与采用假肢接受腔（socket prosthesis）–假肢修复的截肢者不同。骨重建期间的心理物理学实验显示，骨结合的种植体和锚

定于骨的假肢的触觉和振动感觉功能有所提高（图6-14）。此外，无牙颌患者和截肢者似乎都表示对种植支持式修复体的感知有所提高，并有一种特殊感觉，这暗示着一个假说，即感觉皮层中出现假肢感觉代表区，使外周反馈通路得以部分恢复（Lundborg et al. 2006）。如果这个假说得以证实，就说明颌骨或其他骨骼中的骨结合种植体可能参与种植体介导的感觉-运动调控，有助于种植体在人体内的生理整合，从而获得更加自然的功能（Jacobs & van Steenberghe 2006）。

种植体介导的感觉-运动相互作用的临床意义

对各种锚定于骨的修复体的心理物理学实验证实，感觉功能的提高可使假肢获得更好的生理整合。如果对施加于种植体的刺激能很好地发挥感觉功能，外周反馈机制就有可能恢复，并有助于精细的运动调整控制。可能正是因为这一点，种植体介导的感觉-运动相互作用有助于锚定于骨的修复体实现更自然的功能。骨结合的假拇指甚至能使患者毫无困难地完成日常活动，这可能要归因于骨锚定和修复刺激后双侧皮层代表区的出现。考虑到口腔种植体对刺激的感觉阈值升高，应当注意以下临床启示：种植支持式修复体修复过程中，牙医不应该依赖患者的咬合感觉。另外，牙医也应该意识到，种植术后愈合期间，种植体的感觉功能会逐渐提高。当处理即刻负载方案时，这点可能尤为重要。为了避免与次优反馈机制（suboptimal feedback mechanisms）相关的超负荷，应该鼓励患者愈合期间只吃软食，以限制咬合力。另外，诸如磨牙和紧咬牙等功能异常的习惯，可能在种植体愈合期间产生负面影响，但要确定这一假设还需要进一步地研究（Lobbezoo et al. 2006）。在有进一步的证据之前，磨牙症可视为即刻负载方案的相对禁忌证

（Glauser et al. 2001）。

结论

感觉反馈在颌骨和四肢运动控制的调节中至关重要。牙周机械感受器，更具体地说，是位于牙周膜的机械感受器，对外界机械刺激极为敏感。这些感受器对于牙齿的感觉功能至关重要，对颌牙间厚度的检测阈值约为20μm，牙齿负载的检测阈值为1~2g。牙周膜感受器感觉特性和相关的外周反馈使其在咀嚼调节和其他口腔运动中发挥重要作用。

显然，任何可能影响牙周膜机械感受器的情况（如牙周破坏、磨牙症、牙再植、麻醉）都可能改变感觉反馈通路，从而影响感觉功能和下颌运动控制的调整。牙齿拔除后，牙周膜及其中的机械感受器也将丧失。口内种植体植入后，厚度的检测阈值增加到50~100μm，牙齿负载的检测阈值增加到50~100g。

令人惊喜的是，种植患者似乎能很好地行使功能和/或更好地进行感知，这是通过骨结合实现的。与此一致，截肢患者也反映，他们的下肢修复体能感受路面类型，而这些修复体也是通过骨结合锚定于骨的。另外，假拇指修复体的主人也有手指的意识感觉，而这种假拇指也是锚定于骨的。

这个所谓的"骨感知"现象的潜在机制依然在讨论中，但人们认为，种植体负载时可能激活了种植体周围骨和邻近骨膜中的机械感受器。骨结合的组织学、神经生理学和心理物理学证据的积累使得人们认识到，更合理的假设应该是，使用骨结合种植体时，一个适当的外周反馈通路得以恢复。这种种植体介导的感觉-运动控制可能有重要的临床意义，据此种植支持式修复体可能获得更自然的功能。这将开启人类种植体的生理学和心理物理学的学科融合之旅。

参考文献

[1] Abarca, M., van Steenberghe, D., Malevez, C., De Ridder, J. & Jacobs, R. (2006). Neurosensory disturbances after immediate loading of implants in the anterior mandible: an initial questionnaire approach followed by a psychophysical assessment. *Clinical Oral Investigations* **10**, 269–277.

[2] Borsook, D., Burstein, R., Moulton, E. & Becerra, L. (2006). Functional imaging of the trigeminal system: applications to migraine pathophysiology. *Headache* **46** Suppl 1, S32–S38.

[3] Feine, J., Jacobs, R., Lobbezoo, F. *et al.* (2006). A functional perspective on oral implants – state-of-the-science and future recommendations. *Journal of Oral Rehabilitation* **33**, 309–312.

[4] Glauser, R., Ree, A., Lundgren, A. *et al.* (2001). Immediate occlusal loading of Brånemark implants applied in various jawbone regions: a prospective, 1-year clinical study. *Clinical Implant Dentistry and Related Research* **3**, 204–213.

[5] Habre-Hallage, P. (2011). Assessment of changes in oral tactile function and osseoperception by oral endosseous implant placement. PhD Thesis. Leuven: KU Leuven.

[6] Habre-Hallage, P., Hermoye, L., Gradkowski, W. *et al.* (2010). A manually controlled new device for punctuate mechanical stimulation of teeth during functional magnetic resonance imaging studies. *Journal of Clinical Periodontology* **37**, 863–872.

[7] Haraldson, T. (1983). Comparisons of chewing patterns in patients with bridges supported on osseointegrated implants and subjects with natural dentitions. *Acta Odontologica Scandinavica* **41**, 203–208.

[8] Heasman, P.A. (1984). The myelinated fibre content of human inferior alveolar nerves from dentate and edentulous subjects. *Journal of Dentistry* **12**, 283–286.

[9] Henry, E.C., Marasco, P.D. & Catania, K.C. (2005). Plasticity of the cortical dentition representation after tooth extraction in naked mole-rats. *Journal of Comparative Neurology* **485**, 64–74.

[10] Jacobs, R. (1998). *Osseoperception*. Leuven: Department of Periodontology, Catholic University Leuven.

[11] Jacobs, R. & van Steenberghe, D. (1994). Role of periodontal ligament receptors in the tactile function of teeth: a review. *Journal of Periodontal Research* **29**, 153–167.

[12] Jacobs, R. & van Steenberghe, D. (1995). Qualitative evaluation of the masseteric poststimulus EMG complex following mechanical or acoustic stimulation of osseointegrated oral implants. *International Journal of Oral & Maxillofacial Implants* **10**, 175–182.

[13] Jacobs, R. & van Steenberghe, D. (2006). From osseoperception to implant-mediated sensory-motor interactions and related clinical implications. *Journal of Oral Rehabilitation* **33**, 282–292.

[14] Jacobs, R., Brånemark, R., Olmarker, K. *et al.* (2000). Evaluation of the psychophysical detection threshold level for vibrotactile and pressure stimulation of prosthetic limbs using bone anchorage or soft tissue support. *Prosthetics and Orthotics International* **24**, 133–142.

[15] Jacobs, R., Mraiwa, N., van Steenberghe, D, Gijbels, F. & Quirynen, M. (2002a). Appearance, location, course, and morphology of the mandibular incisive canal: an assessment on spiral CT scan. *Dentomaxillofacial Radiology* **31**, 322–327.

[16] Jacobs, R., Wu, C-H., Goossens, K. *et al.* (2002b). Oral versus cutaneous sensory testing: a review of the literature. *Journal of Oral Rehabilitation* **29**, 923–950.

[17] Jacobs, R., Wu, C-H., Goossens, K. *et al.* (2002c). A case-control study on the psychophysical and psychological characteristics of the phantom tooth phenomenon. *Clinical Oral Investigations* **6**, 58–64.

[18] Jacobs, R., Wu, C-H., Desnyder, M., Kolenaar, B. & van Steenberghe, D. (2002d). Methodologies of oral sensory tests. *Journal of Oral Rehabilitation* **29**, 720–730.

[19] Jacobs, R., Mraiwa, N., van Steenberghe, D., Sanderink, G. & Quirynen, M. (2004). Appearance of the mandibular incisive canal on panoramic radiographs. *Surgical and Radiologic Anatomy* **26**, 329–333.

[20] Jacobs, R., Lambrichts, I., Liang, X. *et al.* (2007). Neuro-vascularisation of the anterior jaw bones revisited using high resolution magnetic resonance imaging. *Oral Surgery, Oral Medicine, Oral Pathology, Oral Radiology and Endodontics* **103**, 683–693.

[21] Jahangiri, L., Hessamfar, R. & Ricci, J.L. (2005). Partial generation of periodontal ligament on endosseous dental implants in dogs. *Clinical Oral Implant Research* **16**, 396–401.

[22] Johansson, R.S., Trulsson, M., Olsson, K.Å. & Westberg, K.-G. (1988a). Mechanoreceptor activity from the human face and oral mucosa. *Experimental Brain Research* **72**, 204–208.

[23] Johansson, R.S., Trullson, M., Olsson, K.Å. & Abbs, J.H. (1988b). Mechanoreceptive afferent activity in the infraorbital nerve in man during speech and chewing movements. *Experimental Brain Research* **72**, 209–214.

[24] Lambrichts, I. (1998). Histological and ultrastructural aspects of bone innervation. In: Jacobs, R., ed. *Osseoperception*. Leuven: Department of Periodontology, KU Leuven.

[25] Lambrichts, I., Creemers, J. & van Steenberghe, D. (1992). Morphology of neural endings in the human periodontal ligament: an electronmicroscopic study. *Journal of Periodontal Research* **27**, 191–196.

[26] Liang, X., Jacobs, R., Lambrichts, I. *et al.* (2005a). Microanatomical and histological assessment of the content of superior genial spinal foramen and its bony canal. *Dentomaxillofacial Radiology* **34**, 362–368.

[27] Liang, X, Jacobs, R. & Lambrichts, I. (2005b). Appearance, location, course and morphology of the superior and inferior genial spinal foramina and their bony canals: an assessment on spiral CT scan. *Surgical and Radiologic Anatomy* **9**, 1–7.

[28] Linden, R.W. & Scott, B.J. (1989). The effect of tooth extraction on periodontal ligament mechanoreceptors represented in the mesencephalic nucleus of the cat. *Archives of Oral Biology* **34**, 937–941.

[29] Lobbezoo, F., Van Der Zaag, J. & Naeije, M. (2006). Bruxism: its multiple causes and its effects on dental implants – an updated review. *Journal of Oral Rehabilitation* **33**, 293–300.

[30] Lundborg, G., Waites, A., Björkman, A., Rosén, B. & Larsson, E.-M. (2006). Functional magnetic resonance imaging shows cortical activation on sensory stimulation of an osseointegrated prosthetic thumb. *Scandinavian Journal of Plastic and Reconstructive Surgery and Hand Surgery* **40**, 234–239.

[31] Martin, J.H. (1991). Coding and processing of sensory information. In: Kandel, E.R., Schwartz, J.H. & Jessel, T.M., eds. *Principles of Neural Science*, 3rd edn. Norwalk, CT: Appleton & Lange, pp. 329–340.

[32] Mason, A.G. & Holland, G.R. (1993). The reinnervation of healing extraction sockets in the ferret. *Journal of Dental Research* **72**, 1215–1221.

[33] Miyamoto, J.J., Honda, M., Saito, D.N. *et al.* (2006). The representation of the human oral area in the somatosensory cortex: a functional MRI study. *Cerebral Cortex* **16**, 669–675.

[34] Mraiwa, N., Jacobs, R., Moerman, P. *et al.* (2003a). Presence and course of the incisive canal in the human mandibular interforaminal region: two-dimensional imaging versus anatomical observations. *Surgical and Radiologic Anatomy* **25**, 416–423.

[35] Mraiwa, N., Jacobs, R., van Steenberghe, D. & Quirynen, M. (2003b). Clinical assessment and surgical implications of anatomic challenges in the anterior mandible. *Clinical Implant Dentistry and Related Research* **5**, 219–225.

[36] Mraiwa, N., Jacobs, R., Van Cleynenbreugel J.*et al.* (2004). The nasopalatine canal revisited using 2D and 3D CT imaging. *Dentomaxillofacial Radiology* **33**, 396–402.

[37] Oliveira-Santos, C., Souza, P.H., De Azambuja Berti-Couto, S. *et al.* (2011). Characterisation of additional mental foramina through cone beam computed tomography. *Journal of Oral Rehabilitation* **38**, 595–600.

[38] Penfield, W. & Rasmussen, T. (1950). *The Cerebral Cortex of Man: A Clinical Study of Localization of Function.* New York: Macmillan.

[39] Shelley, A.M., Rushton, V.E. & Horner, K. (1999). Canalis sinuosus mimicking a periapical inflammatory lesion. *British Dental Journal* **186**, 378–379.

[40] Trulsson, M. (2006). Sensory-motor function of periodontal mechanoreceptors. *Journal of Oral Rehabilitation* **33**, 262–273.

[41] Trulsson, M., Johansson, R.S. & Olsson, K.Å. (1992). Directional sensitivity of human periodontal mechanoreceptive afferents to forces applied to the teeth. *Journal of Physiology (London)* **447**, 373–389.

[42] Vallbo, Å.B. & Johansson, R.S. (1984). Properties of cutaneous mechanoreceptors in the human hand related to touch sensation. *Human Neurobiology* **3**, 3–14.

[43] Van Loven, K., Jacobs, R., Swinnen, A. *et al.* (2000). Sensations and trigeminal somatosensory-evoked potentials elicited by electrical stimulation of endosseous oral implants in humans. *Archives Oral Biology* **45**, 1083–1090.

[44] Van Loven K, Jacobs, R., Van Hees, J., Van Huffel, S. & van Steenberghe, D. (2001). Trigeminal somatosensory evoked potentials in humans. *Electromyography and Clinical Neurophysiology* **41**, 357–375.

[45] Wada, S., Kojo, T., Wang, Y.H. *et al.* (2001). Effect of loading on the development of nerve fibers around oral implants in the dog mandible. *Clinical Oral Implants Research* **12**, 219–224.

[46] Wang, Y.-H., Kojo, T., Ando, H. *et al.* (1998). Nerve regeneration after implantation in peri-implant area: a histological study on different implant materials in dogs. In: Jacobs, R., ed. *Osseoperception.* Leuven: Department of Periodontology, Catholic University Leuven, pp. 3–11.

第2部分：流行病学
Epidemiology

第7章

牙周病流行病学

Epidemiology of Periodontal Diseases

Panos N. Papapanou[1], Jan Lindhe[2]

[1] Division of Periodontics, Section of Oral and Diagnostic Sciences,
Columbia University College of Dental Medicine, New York, NY, USA
[2] Department of Periodontology, Institute of Odontology,
The Sahlgrenska Academy at University of Gothenburg, Gothenburg, Sweden

前言

"Epidemiology"（流行病学）这个词来源于希腊语；前置词"epi"意思是"其中"或"对立的"，名词"demos"意思是"人们"。根据其词源，流行病学被定义为"研究人群中某种疾病或某种生理状况的分布规律，以及影响其分布因素的学科"（Lilienfeld 1978）。Frost（1941）提出的更具概括性的描述强调："流行病学本质上是一种归纳的科学，不仅关心对疾病分布的描述，同等重要甚至更重要的是使其符合一个恒定的哲理。"因此，从流行病学调查中获取的信息应该加以延伸，超越仅仅描述不同人群的疾病分布（描述性流行病学）。应该进一步扩展到：（1）流行病学数据与其他学科（如遗传学、生物化学、微生物学和社会学等）的信息相结合，阐明某种疾病的病因（病因流行病学）；（2）评价流行病学数据与临床或实验假设的一致性（分析流行病学）；（3）为发展和评价预防程序和公共卫生措施提供基础（实验流行病学）。

基于上述内容，牙周病的流行病学研究必须：（1）提供不同人群中牙周病患病率（患者出现的频率）的数据，以及情况的严重性，即病理变化的量；（2）阐明与这些疾病的病因和决定因素有关的方面（病因因素和危险因素）；（3）提供以人群为基础的有关预防和治疗措施有效性的文件。

研究方法

牙周病的检查方法：牙周检查指数

牙周检查包括牙龈炎症的临床评估、探诊深度（PD）和临床附着水平（CAL）的记录以及牙槽骨吸收量的影像学评估。评价这些参数的指标系统多种多样，有些是专为牙科临床中患者检查设计的，而另外一些是为流行病学研究设计的。指标系统的设计和各种分数的定义，必然反映当时对牙周病的病因和发病机制的认识程度，以及与同时期的治疗方法和策略有关的概念。本章不一一列出所有的评分系统，仅简单描述目前使用的或近期文献中可能遇到的数个指标。如果读者想查看更早期的评分系统，或对其发展历程做历史回顾，推荐参考Ainamo（1989）的著作。

牙周组织炎症评估

牙龈炎症通常用牙周探针记录，常常依据Löe（1967）提出的牙龈指数系统。根据这个系统，牙龈未见炎症迹象时，记为0分；颜色和质地轻微改变时，记为1分；有炎症，并且探诊后出血迅速沿龈缘漫延，记为2分；炎症明显并有自发出血倾向，记为3分。菌斑沉积物也用一个相似的指数计分（菌斑指数系统），分值范围为0~3（Silness & Löe 1964）：龈缘区无菌斑，记为0分；龈缘区的牙面有薄的菌斑，但视诊不可见，用牙周探针可刮出菌斑，记为1分；视诊可见菌斑，记为2分；龈沟内或龈缘区及邻面有大量软垢，记为3分。简化的菌斑指数和牙龈指数（Ainamo & Bay 1975）已被广泛应用，以0~1的方式评价炎症和菌斑存在与否（二分法评分）。在这个系统里，龈缘出血和菌斑可视记为1分，而无出血且无可视的菌斑记为0分。

探诊牙周袋底部后出血（龈沟出血指数），已成为确认龈下炎症存在的常规方法。龈下炎症以破溃的袋内上皮邻近区域的炎性浸润为特征（Muhlemann & Son 1971）。这个二分法记录中，探诊后15秒内出血的病例记为1分。

牙周支持组织丧失评估

Russel（1956）提出的牙周指数（Periodontal Index，PI），是提供牙周组织丧失量的非直接信息的早期指标之一。20世纪80年代之前，它是牙周病流行病学研究中应用最广泛的指标。其标准应用于每颗牙齿，评分标准如下：牙周组织健康的牙齿，记为0分；围绕一颗牙齿的牙龈仅部分有牙龈炎，记为1分；围绕一颗牙齿的牙龈全部有牙龈炎，记为2分；有牙周袋形成，记为6分；牙齿由于过度松动而丧失功能，记为8分。由评价标准的本质可知，PI是一个可逆的评分系统。换言之，治疗后，一颗牙或一个个体的评分可能降低，甚至降低至0。

与PI系统相对应，Ramfjord（1959）提出的牙周病指数（Periodontal Disease Index，PDI）是为评价疾病已有破坏设计的。它测量附着丧失，而非探诊深度，因此它是个不可逆的指标。评分范围是0~6，表示牙周健康或牙龈炎（0~3分）和不同水平的附着丧失（4~6分）。

同时期的流行病学研究中，通过测量牙周袋探诊深度（PPD）和探诊附着水平（PAL）评估牙周组织的丧失量。PPD定义为以适当的探诊力插入到牙周袋中的探针尖端所在位置到龈缘的距离。同样，PAL或临床附着水平（CAL）定义为釉牙骨质界到探针尖端所在位置的距离。通常围绕牙齿取数个位点进行探诊评估（颊侧、舌侧、近中、远中）。流行病学研究中，每颗牙探诊评估2~6个位点数，检查可以包括所有牙（全口牙），也可以只检查指数牙（部分牙检查）。

Carlos等（1986）推荐了一个记录牙周组织丧失量的指标系统，表示为范围和严重度指数（Extent and Severity Index，ESI），由两部分组成：（1）范围：描述一个个体中有牙周破坏迹象的牙齿位点的比例；（2）严重度指数：患病位点PAL的量，用均值表示。将附着丧失阈值设为1mm，>1mm表示疾病累及该位点。引入阈值的目的是：（1）附着丧失的临床测量存在固有误差，阈值使得牙列中受疾病影响程度超越这个误差的部分更容易被区分；（2）它避免未受影响的位点对各个受试者的平均附着丧失水平的干扰。为了限制测量的位点数，推荐对右上和左下象限的颊侧中间和颊侧近中进行局部测量。必须强调，这个系统是为评估牙周病破坏的累计效应设计的，而非疾病本身存在与否。指数的二元性便于对附着丧失方式进行相当详细的描述：例如，ESI（90，2.5）表示范围广泛而程度相当轻微的破坏性疾病，其中90%的位点受累，平均附着丧失量为2.5mm。相反，ESI（20，7.0）描述了一个严重的局限型牙周炎。与全口评估相比，各种检查局部ESI的评分系统的效果已得到确认（Papapanou et al. 1993）。

牙槽骨吸收的影像学评估

经典文献（Lang & Hill 1977；Benn 1990）和近期报道（Vandenberghe et al. 2010）已对口内X线片描述牙周支持组织丧失的潜能与局限性进行过综述。X线片常用于横断面流行病学研究，去评估牙周病对支持组织的影响，而非牙周病本身。X线片能对牙周炎破坏的范围和严重程度进行有效的评估（Pitiphat et al. 2004）。作为发现青少年牙周炎患者的筛查方法，以及长期研究中监测牙周病进程的工具，影像学评估已十分常用。通常通过评估口内X线片上邻间骨的定性和定量特征，来评估骨吸收，包括：（1）完整的硬骨板；（2）牙周膜间隙的宽度；（3）骨嵴的形态（"平整"或"有角度"）；（4）正常宽度牙周膜间隙的最冠方到CEJ的距离。不同研究中，骨吸收的阈值（认为存在牙槽骨吸收的CEJ到牙槽嵴顶间的距离）在1~3mm变化。影像学数据通常以以下方式呈现：（1）每个受试者（或每组受试者）的平均骨吸收分数；（2）每个受试者（或每组受试者）骨吸收超过给定阈值的牙面数或百分数。在早期研究中，骨吸收常常用尺子记录，将吸收或存留的骨量描述为根长或牙齿长度的百分数（Schei et al. 1959；Lavstedt et al. 1975）。

牙周治疗需求评估

Ainamo等（1982）在世界卫生组织（WHO）的倡导下，提出了旨在评估大数量人群中牙周治疗需求的指数系统。社区牙周指数（Community Periodontal Index for Treatment Needs，）可概括如下：

1. 将牙列分为6个区（每个牙弓分为一个前牙区和两个后牙区）。一个区中有≥2颗牙不需拔除时，记录为需要牙周治疗。如果某区仅存1颗牙，则这颗牙齿纳入邻区。

2. 探诊评估可以围绕一个区的所有牙进行，也可以仅围绕指数牙进行（流行病学调查

中推荐后者）。仅选取本区中最严重的测量值代表本区。

3. 牙周状况评分如下：
   - 代码0：一个区内无牙周袋、牙石、充填物悬突或探诊出血。
   - 代码1：一个区内无牙周袋、牙石或充填物悬突，但一个或数个牙龈单位探诊后出血。
   - 代码2：一个区内无>3mm的牙周袋，但龈下可检查到牙石和导致菌斑滞留的因素。
   - 代码3：一个区内有4~5mm的深牙周袋。
   - 代码4：一个区内有6mm甚至更深的牙周袋。

4. 治疗需求（TNs）的评分范围为0~4，根据全口牙周状况最严重的代码评分，记录方法如上。因此，TN为0意为不需牙周治疗，牙龈健康（代码0）；TN为1意为需要改善口腔卫生（代码1）；TN为2意为需要刮治、去除悬突及改善口腔卫生（代码2+3）；TN为3意为需要更进一步地治疗（代码4）。

尽管不是出于流行病学目的而设计，但这些指标已被广泛应用于流行病学研究，基于CPITN的研究常常是牙周状况的流行病学信息的唯一来源，尤其是来自发展中国家的研究。后来WHO对这个指标做了修正，称为社区牙周指数（WHO 1997），更强调对牙周状况的评估，而不是对牙周治疗需求的评估。在WHO的全球口腔数据库（Global Oral Data Bank）里，已积累了大量使用CPITN/CPI获得的数据（Miyazaki et al. 1992；Pilot & Miyazaki 1994；Petersen & Ogawa 2005；Petersen et al. 2010），并且可以通过WHO合作中心的服务器进行访问，WHO合作中心位于日本新潟大学和瑞典的马尔摩大学。

流行病学研究中牙周炎患者的诊断标准

有效并准确地定义所调查的疾病，是对患病率进行有意义的比较性评价的基本前提。可惜

牙周研究中尚未为此建立统一的标准。流行病学研究中纳入了大量临床表现，在不同的研究中有所不同，包括牙龈炎症、探诊深度、临床附着水平和影像学评估的牙槽骨吸收。对这些临床表现的描述也存在较大变异。比如，用来定义牙周袋的阈值被定性为"深的"或"病理性的"，或临床附着水平和牙槽骨分数需要假设牙周支持组织丧失已确实发生。另外，指定某个受试者为"患者"，即患有牙周病，所要求的受累牙面数也是不同的。这些定义上的不一致，必然会影响疾病分布的数据描述（Papapanou 1996；Kingman & Albandar 2002；Demmer & Papapanou 2010），从而影响危险因素的确定（Borrell & Papapanou 2005）。对于旨在比较不同人群或不同时间段内疾病的患病率和发病率的研究，要对这些文献进行综述，首先要面对的是对已发表的数据进行解释说明，正确地将其"解码"，以提取经得起检验的相关信息，进行研究间的比较。这些问题在文献中已得到解决，有3个方面吸引了特别关注：（1）局部记录反应全口状况的能力；（2）牙周病研究中CPITN系统的应用；（3）流行病学研究中"牙周炎患者"的定义。

显然，最优的牙周状况检查应该包括对全口牙的探诊评估。然而，鉴于实际情况，大部分的流行病学研究采用局部记录的方法。采用局部检查的原因是：（1）进行局部记录所需的时间显著降低，从而使成本降低，且患者易于接受；（2）假设检查的部分足以反映全牙列的牙周状况，则丢失的信息量可最小化。尽管如此，对数位研究者（Diamanti - Kipioti et al. 1993；Eaton et al. 2001；Susin et al. 2005a；Kingman et al. 2008）制订的不同局部记录系统的信息丢失量进行精确定量，结果显示，通过局部调查和全口调查获得的结果之间的差异可能是比较大的。这些研究采用经典方法记录全口牙的牙周指数，并将这些数据与评估部分牙齿或牙面获得的数据进行比较，他们的结果显示：

1. 成人全口和半口的临床附着丧失分数有高度相关性，这是由于中线两侧的牙周状况

有明显的对称性。

2. 局部记录系统的效果直接依赖所研究人群中牙周病的实际患病率和范围，以及受试者的年龄。人群中患病率越低，每个个体受累的位点数越少，则局部检查准确描绘全口牙周状况的难度就越大。

3. 全口检查是准确评估一个人群中牙周病的发病率和严重程度的最好方法。

许多出版物对CPITN系统在牙周病流行病学研究中的应用进行了批判性评价（Schürch et al. 1990；Butterworth & Sheiham 1991；Baelum et al. 1993a，b，1995；Baelum & Papapanou 1996；Benigeri et al. 2000）。设计该系统时，人们认为从牙周健康到牙周炎的转变是一个连续加重的过程，从健康到牙龈炎症、牙石沉积、深牙周袋形成，然后发展到破坏性、进展性疾病。因此，选择非手术治疗还是更复杂的手术治疗，主要由探诊深度决定。如前文所述，CPITN系统最初是为人口筛查设计的，用来判断治疗需求，利于制订预防和治疗策略，而并不是为描述患病率、牙周病的范围和严重性而设计的，因此，数个研究质疑了CPITN系统用于这种目的的适用性。例如，Butterworth和Sheiham（1991）检测了全科牙医诊所中患者牙周治疗前后，CPITN系统反映牙周状况改变的能力。尽管牙周状况显著改善，即牙龈炎症减轻，牙石分数和深牙周袋降低，但CPITN分数仅稍有提高。另外，在一项对肯尼亚乡村人群的研究中，Baelum等（1993b）反驳了CPITN分层递阶原则的有效性，也就是假设有牙石的牙齿也存在探诊出血，或假设有深牙周袋的牙齿也有牙石和探诊出血。他们的另一篇论文中比较了全口检查与WHO推荐的用于成人调查的10颗指数牙获得的数据（Baelum et al. 1993a），结果显示，局部CPITN方法漏检了一大部分有牙周袋的受试者，这明显低估了牙周状况的严重程度，不论是患病率还是疾病的严重性。最终，一项关于CPITN结果与患病率和临床附着丧失的关系的调查显示，CPITN分数不能始终与临床附着丧失的测量值保持一致，而是趋于高估年轻受试者中

的患病率和严重性，低估老年人群的这些参数（Baelum et al. 1995）。总之，对基于CPITN/CPI系统的流行病学研究进行解释说明时，需要注意上述数据。

如前文所述，一种简明的"诊断标准"对于评估疾病的患病率和发病率，以及产生人群间可比的数据，都是至关重要的。当下使用的牙周病分类是1999年牙周病和牙周状况国际研讨会（International Workshop for a Classification of Periodontal Diseases and Conditions）中提出的，包含8个主要类别，即：

Ⅰ：牙龈病。

Ⅱ：慢性牙周炎。

Ⅲ：侵袭性牙周炎。

Ⅳ：反映全身疾病的牙周炎。

Ⅴ：坏死性牙周病。

Ⅵ：牙周脓肿。

Ⅶ：伴牙髓病变的牙周炎。

Ⅷ：发育或获得性异常和状况。

依据上述分类，牙周炎的主要类型是Ⅱ类和Ⅲ类，即慢性牙周炎和侵袭性牙周炎，本章将主要介绍这两类。慢性牙周炎是更常见的类型，主要发生在成年人，发展进程相对慢，导致广泛而严重的牙周组织破坏，破坏程度与局部病因因素相称。相比之下，侵袭性牙周炎不那么常见，主要而不仅仅发生在年轻人，患者无系统疾病，牙周炎进展迅速，导致牙周支持组织大量破坏，其破坏程度与局部病因因素不成比例。重要的是，侵袭性牙周炎有家族聚集性，即患者父母及同胞也可能受累，提示遗传倾向和共同环境因素是该病的重要决定因素。然而，在流行病学研究的设计中，侵袭性牙周炎的这3个主要特征（无系统疾病；快速的附着丧失和骨吸收；家族聚集性）（Lang 1999）都不能将其与慢性牙周炎相鉴别：第一是因为它全然无特异性；第二是因为它需要至少经过一段时间的两次检查观察，才能确定牙周破坏有多"迅速"；第三是因为它受制于报道偏倚，并需要大量访视和核查以确定其可靠性。因此，严格按照这些主要类型的牙周

炎的主要标准获得的流行病学数据，至今依然非常稀少。取而代之的是，一些研究已使用基于探诊深度与牙周附着水平相结合的牙周炎患者诊断标准，报道了牙周炎的患病率数据。这个诊断标准是疾病控制中心（Centers for Disease Control，CDC）和美国牙周病学会（American Academy of Periodontology，AAP）的工作组提出的（Page & Eke 2007）。CDC/AAP诊断标准不区分慢性牙周炎与侵袭性牙周炎，而是定义：（1）重度牙周炎为不同牙齿有≥2个邻间位点存在≥6mm的临床附着丧失，并且≥1个邻间位点探诊深度≥5mm；（2）中度牙周炎为不同牙齿有≥2个邻间位点存在≥4mm的临床附着丧失，或不同牙齿上存在≥2个邻间位点探诊深度≥5mm。另外，第五届欧洲牙周病学研讨会的一个工作组提出了应用于流行病学研究中的基于两个水平的牙周炎患者诊断标准（Tonetti & Claffey 2005），其中包括一个敏感的诊断标准（≥2个不相邻牙齿的邻面附着丧失≥3mm）和一个特异的诊断标准（口内余牙30%以上存在≥5mm的邻面附着丧失）。前一个诊断标准是为了发现牙周病的早期形式，而后一个诊断标准是为了反映范围广泛而严重的牙周炎。最后，最近Demmer和Papapanou（2010）提出了一个流行病学研究中用于鉴别年轻人（≤35岁）慢性牙周炎与侵袭性牙周炎的方法，这个方法将年龄与牙周炎广泛性/严重性相结合，具体地说，作者建议，年龄<25岁，至少2颗牙有≥2个不相邻的邻间存在≥4mm的附着丧失，并伴探诊出血，表示存在侵袭性牙周炎。而对于26～35岁的个体，做出同样的诊断需要更高的阈值（AL≥6mm）。换言之，依据这种分类方法，一个年轻人的牙周病范围和严重性超过阈值上限，则不应诊断为慢性牙周炎，因为牙周支持组织在早年大量丧失提示疾病进展迅速，由此应将其诊断为侵袭性牙周炎。这个年龄校正的方法显然不能鉴别诊断35岁以上个体的重度慢性牙周炎和侵袭性牙周炎。因此，需要连续检查获得的疾病进展数据和/或依照1999年共识报告确认家族聚集性，来鉴别年长患者的这两种牙周炎。但

这一方法应用于流行病学研究设计中的可行性仍然非常值得质疑。

考虑到牙周炎的患者诊断标准缺乏普遍共识，而流行病学方法不断发展，下文我们将依据所选队列研究的年龄范围，概述有关牙周病患病率和发展进程的有效数据。我们首先介绍成人流行病学研究的调查结果，包括特异针对年长人群的研究。然后介绍儿童、青少年及青壮年的相应研究结果。之所以选择这个方案，是因为前面的研究主要反映慢性牙周炎的特征，而后面的研究主要涉及侵袭性牙周炎。

牙周病的流行情况

成年人牙周炎的流行情况

对以往的流行病学研究进行简介有重要意义，从中可以获得一些历史回顾，并领会牙周炎的描述性与分析性流行病学概念历年来是如何演变的。20世纪50年代，一个在印度进行的研究中，Marshall Day等（1995）通过评估1187位有牙受试者的牙槽骨高度，鉴别牙龈炎和破坏性牙周病。作者报道：（1）随着年龄的增长，"牙龈病，不累及骨"的受试者比例下降，而"慢性、破坏性牙周病"的受试者比例上升；（2）40岁以后，破坏性牙周炎的发生率为100%。同一时期其他流行病学研究的调查结果总体上证实，成年人中破坏性牙周病有很高的患病率，并且其患病率随年龄增长显著增加。在20世纪60年代，Scherp（1964）对有关牙周病流行病学的可用文献进行了综述，得出的结论是：（1）牙周病似乎是重要的、全球性的公共卫生问题，影响大多数35~40岁成年人；（2）疾病开始于年轻时的牙龈炎，若不予治疗，则导致进展性的、破坏性的牙周炎；（3）人群中牙周病严重程度的差异有90%以上可由年龄和口腔卫生解释。这些观念基于20世纪70年代末之前主要牙周文献阐述的有关牙周病致病机制的概念。

20世纪80年代进行的研究中，对牙周病的位点特异性特征及不同人群间和人群内部牙周状况的高

度变异性，提供了更详尽的描述。与之前的惯例相反，不再通过附着丧失或牙槽骨吸收存在与否，将个体简单分配到"牙周炎组"或"非牙周炎组"来解决患病率问题。取而代之，各项研究开始详细阐述牙列受破坏性疾病影响的范围（即受累牙齿位点的百分比）和缺损的严重性（用疾病引起的组织支持丧失量表示）。用个体平均值描述牙周袋深度和附着丧失分数的传统方法很快由频率分布（即患病位点比例）补充。频率分布能够显示不同严重程度的探诊深度和附着水平的位点所占的百分比。由于平均值仅能粗略地描述牙周状况，不能反映个体自身和个体之间的牙周病严重程度的差异，那么频率分布这一附加分析则是有必要的。在一篇介绍不同方法评价流行病学研究中的牙周病数据的文章中，Okamoto等（1988）建议附着丧失数据用百分位图显示。如图7-1所示，这样的图既能反映不同水平的附着丧失的个体所占百分比，又能反映个体本身附着丧失的严重程度。其他参数如牙龈炎症、探诊深度和牙龈退缩，也可以用相似的图表示，并能为特

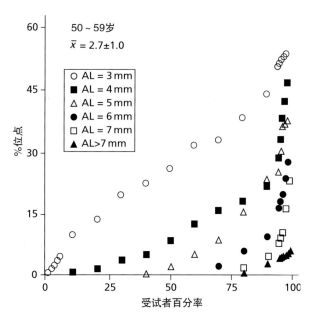

图7-1　一组50~59岁日本受试者的附着丧失水平。附着丧失水平的平均值和标准差显示在图片顶端。*x*轴表示受试者百分比，*y*轴表示受试者的附着丧失为3、4、5、6、7和>7mm（用8表示）的位点所占的比例。左侧显示没有或仅有微量附着丧失的受试者，图像右侧显示牙周破坏量增加的受试者。例如，中间受试者（中位数）附着丧失为5mm的位点占2%，附着丧失4mm的位点占8%，附着丧失3mm的位点占25%（来源：Okamoto et al.1988。经John Wiley & Sons授权转载）。

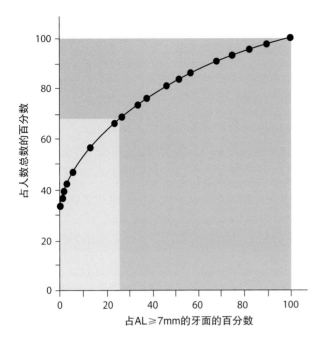

图7-2　50岁及以上人群中附着丧失（AL）≥7mm的牙面的分布情况。所有个体根据增加的牙面数排列，每个个体都存在≥7mm的附着丧失。因此，附着丧失≥7mm的牙面数较少的个体在图表左边，附着丧失≥7mm的牙面数较多的在右边。可见31%（69%～100%）的个体包含了75%（25%～100%）附着丧失≥7mm的牙面数（阴影区域）（来源：Baelum et al. 1986。经John Wiley & Sons授权转载）。

定样本提供患病率和牙周病严重性的总体描述。

　　Baelum等（1986）描述了菌斑、牙石、牙龈炎症、附着丧失、牙周袋和牙齿缺失的交叉研究结果，样本来自30～69岁的坦桑尼亚成人。尽管受试者存在大量菌斑和牙石，但仅<10%的牙面存在≥3mm的牙周袋和>6mm的附着丧失。受试者中不存在无牙颌患者，并且多颗牙缺失的受试者百分比非常小。特别有趣的是受试者中患病位点分布的分析结果（图7-2）。这个分析显示，75%附着丧失>6mm的位点分布在31%的受试者中，提示样本中有一个亚组对所观察到的牙周破坏负主要责任。换言之，重度牙周病在人群中并非均匀分布，也并非仅与龈下菌斑水平相关，反而是大部分受试者表现为轻微的牙周问题，仅有少数受试者发展为重度牙周炎。

　　同一组调查者在肯尼亚进行了设计相似的研究，他们分析了来自1131位15～65岁受试者的数据，验证了他们先前的观察结果（Baelum et al. 1988a）。较高的菌斑、牙石和牙龈炎症分数反映了样本中受

试者的口腔卫生差。然而，仅有<20%的牙面存在≥4mm的牙周袋，并且每个个体中深牙周袋和重度附着丧失的位点所占的比例呈明显的偏态分布。笔者认为，不应将最终导致大量牙齿缺失的破坏性牙周病视为牙龈炎的必然结果。笔者呼吁对那些易感个体的牙周破坏特征进行更具体的描述。

　　几乎在同一时间，Löe等（1986）发表的一项纵向研究的数据显示了未经治疗的牙周炎进展的不同模式。1970年，在斯里兰卡一个从未暴露于任何与口腔疾病有关的预防或治疗干预的人群中，他们招募了480位14～31岁的茶园劳动者，并进行连续随访检查。其中共161人在1985年接受了再次检查，从而获得了14～46岁之间牙周病自然发展史的数据。尽管整个样本中菌斑控制较差，并且牙龈炎症普遍存在，但基于邻面纵向附着丧失和牙齿存留率，依然在随访期间观察到3种不同的牙周炎进展模式：第一组，约占总数的8%，表现为快速进展的牙周病（RP）；另一组（约占11%）表现为仅有牙龈炎但无破坏性牙周病（NP）；第三组介于这两个极端之间（约占81%），表现为中等程度的进展（MP）。RP组35岁和45岁的平均附着丧失量分别为9mm和13mm，相应的NP组为1mm和1.5mm，MP组为4mm和7mm。结果，RP组纵向附着丧失的年增长率在0.1～1.0mm范围内，MP组为0.05～0.5mm，NP组为0.05～0.09mm。这个研究清楚地展示，在一个看似均质的人群中，牙周炎的进展存在巨大差异，并提示年龄、菌斑、牙龈炎症状态之外的一些变量是牙周破坏随时间加剧的重要决定因素。

　　数项更近期的流行病学研究证实了上述规律。在这些研究中，通过对牙周组织的临床检查（Brown et al. 1990；Albandar et al. 1999；Susin et al. 2004a；Thomson et al. 2006），或对牙槽骨吸收进行影像学评估（Papapanou et al. 1988；Jenkins & Kinane 1989；Salonen et al. 1991；Diamanti-Kipioti et al. 1995），或是临床与影像学方法相结合（Papapanou et al. 1990；Hugoson et al. 1992，1998a，2005）的方法来评估牙周病。

表7-1 成年人牙周炎患病率研究

作者/国家	样本/方法	调查结果
Löe等（1978）挪威/斯里兰卡	两个样本，一个由565位挪威学生和学者组成，另一个由480位斯里兰卡茶园劳动者组成，年龄在16~30+岁；评估所有牙齿近中面和唇颊面的菌斑、牙龈炎症、牙石、探诊深度和附着丧失水平	挪威人组：口腔卫生极好，可以忽略的菌斑和牙龈炎症，无深牙周袋，附着丧失很少；30岁时的平均AL<1mm 斯里兰卡组：口腔卫生差，大量菌斑和牙石，16岁时即出现附着丧失，并随年龄增长；30岁时的平均AL≈3mm，AL>10mm的牙齿数量较多
Baelum等（1988a）肯尼亚	一个由1131位受试者组成的分层随机样本，年龄在15~65岁；全口评估牙齿松动度、菌斑、牙石、BoP、PD和AL	所有牙面中75%~95%存在菌斑，10%~85%存在牙石 PD≥4mm的位点<20% AL≥1mm的位点占10%~85% 每位受试者口内PD≥4mm或AL≥7mm的位点的百分比明显呈偏态分布
Brown等（1990）美国	一个包含15132位受试者的样本，通过地域分层，代表1亿名18~64岁成年就业者；对一个上颌象限和一个下颌象限的近中面与颊侧面进行探诊评估，近中的评估从牙的颊侧面开始；对牙龈炎症、PD、AL和牙龈退缩进行评估	44%受试者有牙龈炎，平均2.7位点/人，并小于全部评估位点的6% 13.4%受试者存在4~6mm牙周袋，平均0.6位点/人，占全部评估位点的1.3%；≥7mm的牙周袋的相应数据为0.6%、0.01%、0.03%（即0.6%的受试者存在≥7mm的牙周袋，平均0.01位点/人，占全部评估位点的0.03%，译者注）
Salonen等（1991）瑞典	一个包含732位受试者的随机样本，年龄在20~80+岁，代表某个南部地区0.8%的人口；全口影像学检查；牙槽骨水平用牙根长的百分比表示（B:R比）；B:R≥80%表示牙槽骨支持完整	20~29岁年龄组：38%受试者无B:R<80%的位点，8%受试者有≥5个位点在这个阈值以下（即38%的受试者牙槽骨支持相对完整，而8%的受试者有≥5个位点有牙槽骨破坏，译者注） 50~59岁年龄组的相应数据为：5%和75%；40岁以后，女性的B:R比男性的更高
Hugoson等（1998）瑞典	3个随机样本，分别包含600位、597位和584位受试者，年龄在20~70岁，调查执行于1973年、1983年和1993年；全口临床和影像学检查；基于临床和影像学检查结果，这些受试者根据牙周病的严重程度分为5组，组1（G1）为牙周组织近乎完美的受试者，组5（G5）为重度牙周炎患者	在为期20年的观察中，无牙颌的患病率由11%下降为8%，最终下降到5%；1973年、1983年、1993年5组受试者的百分数分布分别为：G1 8%、23%、22%；G2 41%、22%、38%；G3 47%、41%、27%；G4 2%、11%、10%；G5 1%、2%、3%；重度牙周炎的患病率升高显然是由于受试者在年龄较大时有牙者增加
Albandar等（1999）美国	一项代表全美国的多级概率研究，包含9689位受试者，年龄在30~90岁（第三次美国健康和营养状况调查）；探诊评估一个上颌象限和一个下颌象限的近中和颊侧位点；近中位点的评估从颊侧面进行；评估牙龈炎症、探诊深度和龈缘位置与CEJ的关系	8.9%受试者有≥5mm的牙周袋（非西班牙裔白人中有7.6%，非西班牙裔黑人中有18.4%，墨西哥裔美国人中有14.4%） 19.9%受试者存在AL≥5mm的位点（非西班牙裔白人中有19.9%，非西班牙裔黑人中有27.9%，墨西哥裔美国人中有28.34%）
Schürch 和 Lang（2004）瑞典	在7个区域内，基于社区花名册随机选择1318位受试者，年龄在20~89岁；对全口余牙行探诊评估牙周袋和AL；评估指数牙的菌斑和牙龈指数	7.1%受试者为无牙颌患者；有牙者余留牙的平均数量为21.6颗 49岁时，探诊深度的平均值达到一个平台期，为3mm 50岁以后，AL戏剧性地增加，同时牙齿显著缺失
Susin等（2004a）巴西	一个包含853位有牙受试者的样本，采用多级概率抽样，患者年龄在30~103岁；全口检查AL，每颗牙6个位点	70%受试者有中等程度附着丧失（≥5mm），52%受试者有重度附着丧失（≥7mm），分别影响其平均36%和16%的牙齿；与30~39岁年龄组相比，40~49岁年龄组发生中等程度附着丧失的风险增加3倍，发生重度附着丧失的风险增加7.4倍；≥50岁年龄组的相应数据分别为5.9倍和25.4倍
Dye等（2007）美国	NHANES 1999—2004年研究，由10312位个体组成具有全美国代表性的样本，分为4个年龄组（35~49、50~64、65~74、75+岁）；局部口腔检查，位置为两个随机象限（一个上颌，一个下颌）中，第三磨牙以外所有完全萌出的牙齿的唇颊面近中和中间位点	4个年龄组中AL≥3mm的出现率分别为36.1%、53.4%、67.2%和75.5% PD≥4mm的相应数据分别为11.9%、13.2%、11.3%和12.1%

续表

作者/国家	样本/方法	调查结果
Wang等（2007）中国	一个由1590位口内余牙数≥14的受试者组成的样本，年龄>25岁，来自4个地区，相同数量的农民和城市职业者；局部口腔检查，位置为6颗指数牙，每颗牙6个位点	农民组的平均探诊出血位点为40%，相比之下城市职业者组为35% 农民组中，25～34岁年龄组AL≥4mm的患病率约为10%，35～44岁组、45～59岁组和60岁以上组分别上升至31%、53%和70%；城市职业者组的相应数据为18%、38%和57%
Holtfreter等（2010）德国	第四次德国牙科健康调查，总共检查了1965位个体，年龄在35～44岁（成人样本）和65～74岁（老年人样本）；PD和AL的局部口腔检查，位置为12颗指数牙，每颗牙3个位点	95%成人和99.2%老年人存在AL≥3mm的位点（分别累及68.7%和91.4%牙齿） 70.9%成人和87.4%老年人存在PD≥4mm的位点
Eke等（2012）美国	NHANES 2009—2010年研究，由3742位个体组成具有全美国代表性的样本，分为4个年龄组（30～34、35～49、50～64、65+岁）；全口检查，位置为第三磨牙以外的所有完全萌出的牙齿，每颗牙6个位点	4个年龄组中AL≥3mm的出现率分别为64.1%、83.1%、92.0%和96.7% PD≥4mm的相应数据分别为29.6%、35.5%、47.5%和49.3% 依据CDC/AAP的定义（Page & Eke 2007），30～34岁年龄组的重度牙周炎患病率为1.9%，35～49岁组为6.7%，50～64岁组为11.7%，65岁以上组为11.2%

PD：探诊深度；AL：附着丧失；CEJ：釉牙骨质界；NHANES：美国健康和营养状况调查（National Health and Nutrition Examinations Surveys）；CDC/AAP：疾病控制中心/美国牙周病学会（Centers for Disease Control/American Academy of Periodontology）

表7-1概括了一些横断面研究的设计和主要结果，这些研究的受试者是来自不同地域的成人，样本量相对较大。纳入的一些研究专注于评估"进展性牙周炎"的患病率，然而这一定义在不同的报道中很不相同，致使难以进行比较。不过，似乎发达国家中仅有相对局限的一部分人受重度牙周炎影响，通常不超过10%～15%。这个百分比随年龄增长显著增加，到50～60岁时似乎达到峰值。这个年龄之后，患有牙周炎的牙齿脱落增加，这导致了随后牙周炎患病率的降低。值得指出的是，采用全口检查方案的研究一般会产生较高的患病率评估结果，强调了方法的决定性影响。不同人群中，牙周炎的范围和严重性显然不同，这也是件有趣的事。Baelum等（1996）的一篇较早的研究中，笔者重新计算了他们自己的来自肯尼亚（Baelum，1988a）和中国（Baelum et al. 1988b）的成年人的数据，以便与其他6项调查中使用的检查方法和数据呈现方法一致：6项调查分别来自日本（Yoneyama et al. 1988）、挪威（Löe et al. 1978）、新墨西哥（Ismail et al. 1987）、斯里兰卡（Löe et al. 1978）和两个南太平洋岛（Cutress et al. 1982）。本项分析纳入的样本中，仅斯里兰卡和南太平洋岛的受试者似乎承受着重度牙周组织破坏，尽管口腔卫生状况有显著差异，8个样本中

有6个样本的重度牙周病分布惊人地相似。因此，这个数据无法证实以下传统观念，即认为非洲人和亚洲人的牙周炎患病率和严重性显著高于其他人种。另一方面，在美国，美国健康和营养状况调查（National Health and Nutrition Examinations Surveys，NHANES）调查了一个较大的具有全国代表性的分层多级概率样本（Albandar et al. 1999；Dye et al. 2007；Eke et al.2012），所得到的数据明确显示，非西班牙裔黑人与非西班牙裔白人受试者相比，前者深牙周袋和重度附着丧失的患病率更高。即使采用不同的阈值定义重度疾病，观察结果依然不变。因此，现有证据提示，不同种族、不同民族或不同社会经济地位的群体，其重度牙周炎的患病率不同。

采用CPITN系统获得的研究成果的局限性，前文已述。然而，很大一部分来自发展中国家的信息，都是通过这个系统获得的。Miyazaki等（1991b）发表了一篇论文，文章中提供了1981—1989年期间来自>50个国家的年龄组为35～44岁的接近100项CPITN的调查总结。这些研究显示，不同地区内和地区间，存在1个或数个深牙周袋（≥6mm）的患者所占的百分比有巨大差异。在非洲，有这种深牙周袋的受试者所占的百分比变化范围为1%～74%（来自17项调查的数据），

表7-2　老年受试者牙周炎的患病率研究

作者/国家	样本/方法	调查结果
Baelum等（1988b）中国	544位受试者，60岁以上，来自北京地区的两处市区和一处农村；评估菌斑、牙石、牙龈炎症、附着丧失、牙周袋深度和牙齿松动度	0～29%无牙颌患者；口内余牙平均数为6.9～23.9，依年龄和性别而不同 ≈50%牙面存在菌斑和牙石 50%位点AL≥4mm <15%位点PD≥4mm 每位受试者AL≥7mm和PD≥4mm位点的百分数呈明显的偏态分布
Locker 和 Leake（1993a）加拿大	907位受试者，年龄在50～75+岁，独立生活于4个社区；探诊评估所有牙的颊侧近中和颊侧中间；探诊评估上颌磨牙的腭侧近中与腭侧中间；23%受试者无牙；计算范围和严重度指数（ESI）的AL阈值为≥2mm；"重度牙周炎"定义为：AL≥5mm的位点数>4，并且PD≥4mm的位点数≥1	59%受试者存在PD≥4mm的位点，16%受试者存在PD≥6mm的位点，3%的受试者存在PD≥8mm的位点 86%受试者存在AL≥4mm的位点，42%受试者存在AL≥6mm的位点，16%受试者存在AL≥8mm的位点，20%受试者的平均AL≥4mm 22%受试者患有重度牙周炎；平均ESI：77，2.44
Beck等（1990）美国	690位居住于社区的成人，年龄在65+岁；对所有牙的颊侧近中与颊侧中间面进行探诊评估；"重度牙周病"：AL≥5mm的位点数>4，并且PD≥4mm的位点数≥1	黑人中平均ESI：78，4；高加索人：65，3.1；46%的黑人和16%的高加索人存在重度牙周病
Gilbert 和 Heft（1992）美国	671位有牙受试者，年龄在65～97岁，加入老年活动中心；对一个上颌象限和一个下颌象限的近中和颊侧面进行探诊评估；问卷数据；计算ESI	每位受试者口内余牙数平均17.0 50.7%受试者的近中面PD最严重，为4～6mm，3.4%受试者PD≥7mm 61.6%受试者最严重的附着丧失为4～6mm，24.2%受试者AL≥7mm ESI随年龄增长：84.8，3.6（65～69岁）；88.7，3.8（75～79岁）；91.2，3.9（85+岁）
Douglass等（1993）美国	1151位居住于社区的老年人，70+岁；探诊评估所有牙，每颗牙>3个位点；样本中57%为女性，主要是高加索人（95%）；37.6%为无牙者；口内余牙数平均为21.5～17.9，随年龄变化	85%受试者BoP阳性 66%受试者存在4～6mm深牙周袋，平均每位受试者有5.3颗牙受累；21%受试者存在>6mm的牙周袋，平均2.2颗牙受累 39%受试者存在4～6mm的附着丧失，平均每位受试者6.7位点，56%受试者存>6mm的附着丧失，平均每位受试者2.7颗牙
Kiyak等（1993）美国	来自31所疗养院的1063位居民，年龄在72～98岁；口腔视诊；通过口内肿胀或化脓、牙龈疼痛或出血、牙齿动度增加和口腔卫生差的记录，间接评估牙周状态	42%受试者口内余留天然牙，43%受试者有牙龈疼痛或出血的记录，18%受试者有牙齿明显松动的记录，6%受试者有口内肿胀或化脓的记录，72%受试者有口腔卫生差的记录
Weyant等（1993）美国	650位长期居住于疗养院的受试者，平均年龄为72岁；对所有牙的近中和颊侧面进行探诊评估；记录人口统计学、口腔和全身健康数据；样本主要是男性，高加索人；计算ESI分数	42%无牙颌患者 60%受试者存在PD>3mm的位点，平均5.8位点/人；3.7%受试者存在PD≥6mm位点，平均<1位点/人 总平均近中ESI为74，2.91
Bourgeois等（1999）法国	603位无组织的老年人，年龄在65～74岁；关于性别、居住地、社会经济团体的分层样本；通过CPITN评估牙周状况	16.3%无牙颌患者 31.5%受试者存在≥4mm的牙周袋；2.3%受试者存在≥6mm的牙周袋
Levy等（2003）美国	样本包含449位居住在社区的老年人，平均年龄为85岁，342（76%）位有牙者，对其中236位的全口余牙进行PD和AL测量，每颗牙4个位点	91%受试者存在1个或以上AL≥4mm的位点，45%患者存在1个或以上AL≥6mm的位点，15%患者存在1个或以上AL≥8mm的位点
Mack等（2004）德国	1446位随机选取的受试者，年龄在60～79岁；半口检查PD和AL，每颗牙4个位点；评价指数牙的菌斑、牙石和BoP	60～65岁年龄组中16%为无牙颌患者，75～79岁年龄组中30%为无牙颌患者 70～79岁年龄组中，37.5%男性和50%女性存在中度探诊出血 31.8%男性和28.5%女性存在PD≥6mm的位点 71.9%男性和66.9%女性存在AL≥5mm的位点
Syrjälä等（2010）芬兰	1460位个体，年龄≥65岁，参与2000年全国代表性的健康调查；针对第三磨牙以外的全部已萌出牙	44.3%无牙颌患者 31%有牙受试者不存在3mm以上牙周袋；28%有牙受试者1～3颗牙齿有≥4mm的牙周袋，15%有4～6颗牙齿存在≥4mm的牙周袋，26%有≥7颗牙齿存在≥4mm的牙周袋 73%受试者有至少1个区段探诊出血阳性

PD：探诊深度；AL：附着丧失；Bop：探诊出血；CEJ：釉牙骨质界；ESI（Extent and Severity Index）：范围和严重度指数；CPITN（Community Periodontal Index of Treatment Needs）：社区牙周指数

南北美为8%~22%（4项调查），地中海东部地区为2%~36%（6项调查），欧洲为2%~40%（38项调查），东南亚为2%~64%，西太平洋地区为1%~22%（17项调查）。每位受试者口腔的6个分区中，存在≥6mm深牙周袋的平均分区数也存在很大差异，范围在非洲为0~2.1，在南北美洲为0.1~0.4，在地中海东部地区为0.1~0.6，在欧洲为0.1~0.8，在东南亚为0.1~2.1，西太平洋地区为0.1~0.4。然而，由于CPITN系统在方法学上的局限性，很难评估这些数值在多大程度上反映了各种牙周状况的真实差异。

表7-2总结了一些老年受试者牙周炎的患病率研究（Beck et al. 1990；Gilbert & Heft 1992；Locker & Leake 1993b；Weyant et al. 1993），ESI分数用附着丧失的数据算得，这一指标在研究间似乎相对一致。显然，这些受试样本中，中等程度的附着丧失频繁、广泛存在。然而我们再次发现，仅有相对局限的一部分样本受重度牙周炎影响，并且通常每位受试者只有几颗牙受累。但必须意识到：（1）老年受试者中无牙颌的患病率很高；（2）老年个体余留的牙齿可能是那些几乎未受牙周炎影响的牙齿。如后文所述，牙齿缺失会导致对老年个体牙周炎严重程度和"真实"范围的低估。

儿童和青少年牙周炎的流行情况

影响乳牙列的牙周疾病，原先被叫作青春前期牙周炎，可以是局限性的也可以是广泛性的（Page et al. 1983）。有关这种疾病的资料主要来自临床病例报道，但并没有相关数据显示它在一般人群中的患病率和分布。然而，一小部分有关儿童样本的研究在乳牙牙周炎患病率方面提供了一些有限的数据。这些研究标准不统一，因此患病率的数据就会有很大差异。在一项早期研究中，Jamisom（1963）在美国密歇根9个儿童样本中进行了一项名为"破坏性牙周病（牙周病指数>3）患病率"的研究，并报道了5~7岁的儿童患病率为27%，8~10岁的儿童患病率为25%，11~14岁的儿童患病率为21%。Shlossman

等（1986）在印第安人样本中用附着水平≥2mm作为分界点，报道了5~9岁的儿童患病率为7.7%，10~14岁的儿童患病率为6.1%。Sweeney等（1987）收集了2264个在医学院附属医院接受常规牙科治疗的儿童样本的X线片，年龄在5~11岁之间，结果发现有19位儿童（0.8%）的X线片在一颗或多颗乳磨牙周围有明显的骨破坏，其中16位是黑种人、2位是白种人、1位是黄种人。

然而，在青少年牙周炎流行病学的研究上则采用相对较统一的标准，尽管如此，正如上文提到的，绝大多数研究并没有采用目前的诊断分类标准。不过，发生在年轻人的局限型侵袭性牙周炎（localized aggressive periodontitis，LAP）的临床表型促进了检测方法的标准化，它原先被叫作局限型青少年牙周炎，是一种累及切牙和第一磨牙的、（牙周破坏程度）严重性与年龄不相符的疾病。在这些研究中我们一般采用具有代表性的两阶段法：首先，拍摄殆翼片来观察磨牙和切牙周围的骨吸收水平，然后，进行临床检查以明确诊断。正如表7-3中数据所阐明的，局限型侵袭性牙周炎的患病率在地域和/或人种上有差异。在白人中患病率较低（约为0.1%），且女性相对于男性更易患病。在其余人种中，尤其是黑人，患病率较高，可超过1%，而且性别比例似乎恰恰相反，男性比女性更易患病。吸烟和低的社会经济地位也被认为与不同人群中的侵袭性牙周炎发病相关（Lopez et al.2001；Susin&Albandar 2005；Levin et al. 2006）。

通过CPITN系统进行了青少年牙周状况的流行病学研究，Miyazaki等（1991a）发表了一份来自60个国家的年龄在15~19岁之间的103个CPITN调查报告的综述。这些组群里最常见的发现是牙石，相比工业化国家，牙石在非工业国家更常见。牙周探诊深度在4~5mm之间的人数约为总实验人数的2/3。然而，相对而言，深牙周袋（≥6mm）并不常见，在所有纳入的人群中，仅有10个人群存在评分为4的象限（纳入的9个美国人群体样本中，有4个人群出现评分为4的象

表7-3　关于青少年和年轻成人牙周炎的部分研究

作者/国家	样本/方法	发现
Saxén（1980）芬兰	8096位16岁受试者的随机样本；X线片和临床标准（不伴任何医源性因素的邻近第一磨牙的牙槽骨破坏，出现病理性牙周袋）	LAP患病率为0.1%（8个受试者，其中5位是女性）
Kronauer等（1986）瑞士	7604位16岁受试者的代表性样本；分两步检查（先在殆翼片上对骨损害进行X线检测，再通过病理性牙周袋的存在进行临床确诊）	LAP患病率为0.1%，1：1性别比
Saxby（1987）英国	7266个小学生的样本；通过在切牙和第一磨牙周围进行牙周探诊来初步筛选；通过全口临床检查和X线片来确诊LAP病例	LAP的总患病率为0.1%，1：1性别比 然而，在不同人种中患病率有差异（白人为0.02%，亚洲裔为0.2%，非洲裔加勒比人为0.8%）
Neely（1992）美国	1038个年龄在10~12岁之间的小学生，是牙膏实验的志愿者；包括X线片和临床评估的3阶段检查；殆翼片来筛选可能病例；通过测量釉牙骨质界到牙槽嵴顶距离≥2mm的骨丧失标准来确定可能病例；LAP的临床诊断是没有局部刺激物时，≥1个第一恒磨牙的PD≥3mm	在步骤1和步骤2中分别筛选出117个可能病例和103个疑似病例；在99个可联系到的疑似病例中，43个经过了临床检查；2例LAP在步骤3中被确诊，患病率为0.46%
Cogen等（1992）美国	4757个儿童，年龄<15岁，来自一家儿童医院的群组；通过两组回顾性的殆翼片X线检查；LAP诊断标准：磨牙和/或切牙的牙槽骨角形吸收	白人：LAP患病率0.3%，女/男为4：1 黑人：LAP患病率1.5%，女/男为4：1 在有早期X线评估的黑人LAP病例中，85.7%在混合牙列期就表现出骨丧失的迹象，71.4%在恒牙列期表现
L.e和Brown（1991）美国	美国儿童的全国调查，在0.45亿个小学生中，代表性地进行多级概率抽样；检查了40694位受试者，年龄在14~17岁之间；在所有牙齿的近中和颊侧位点进行牙周探诊；LAP：≥1个第一磨牙和≥1个切牙或第二磨牙以及≤2个尖牙或前磨牙的AL≥3mm；GAP：如果不符合LAP标准而且有≥4颗牙齿（其中有≥2个是第二磨牙、尖牙或前磨牙）有AL≥3mm；意外附着丧失（ILA）：如果既不符合LAP标准也不符合GAP标准但有≥1颗牙齿出现AL≥3mm；双变量和多变量分析	人口估计数：LAP 0.53%；GAP 0.13%；ILA 1.61%；总的2.27%，代表了几乎30万个青少年 在所有形式的早发性疾病中黑人都比白人有更高的发病风险 男性比女性更有可能患GAP，在剔除了其他变量后，黑人男性得LAP的概率是黑人女性的2.9倍；在同种条件下白人女性比白人男性更易患LAP
Bhat（1991）美国	11111个年龄在14~17岁的小学生样本；在全口牙齿的近中和颊侧面进行牙周探诊；以年龄、性别、7个地理区域，以及农村或城市居住地分层进行多级分组抽样；不以人种或种族分类	22%的儿童有≥1个位点的AL≥2mm，0.72% AL≥4mm，0.04% AL≥6mm 儿童有龈上和龈下牙石的人数分别占34%和23%
Vander Velden等（1989）荷兰	调查了4565位受试者，年龄在14~17岁之间；在高中生中随机抽样；在第一磨牙和切牙的近中与远中颊侧面进行牙周探诊；从舌背部取一份细菌样本，230名有AL和有伴放线聚集杆菌定植的103名受试者中，在最大附着丧失位点采集龈下菌斑	总之，AL发生在5%的样本中并且男性更常见；16个受试者（0.3%）有≥1个位点的AL在5~8mm之间；组中的女性：男性比例为1.3：1 有AL的抽样受试者中有17%检测出伴放线聚集杆菌
Lopez等（1991）智利	在圣地亚哥的2500个小学生（1318个男性，1182个女性），年龄在15~19岁之间；临床和X线评估；三阶段的筛选：（1）在切牙和磨牙进行临床PD的评估；（2）对出现≥2颗牙齿；PD≥5.5mm的儿童进行局部X线检查；（3）进行全口临床和X线检查后牙槽骨丧失≥2mm的儿童	筛选后，初步诊断出27个受试者，确诊了其中8个（7个女性，1个男性）；LAP的总患病率为0.32%，95% CI 0.22%~0.42%；LAP在社会经济水平低的群组中明显出现频率更高
Ben Yehouda等（1991）以色列	1160个男性以色列部队新兵，年龄在18~19岁；全景片，依据在第一磨牙或切牙周围骨丧失≥30%根长诊断为JP	10个新兵（0.86%，95% CI 0.84%~0.88%）的骨量流失模式与局限型青少年牙周炎一致
Melvin等（1991）美国	5013个部队新兵，年龄在17~26岁之间；全景片后是全口临床检查；当第一磨牙和/或切牙的附着丧失比其他牙齿严重时诊断为JP	JP的总患病率为0.76%，女性：男性比例为1.1：1 黑人中的患病率：2.1%，女性：男性比例为0.52：1 白人中的患病率：0.09%，女性：男性比例为4.3：1

作者/国家	样本/方法	发现
Tinoco 等（1997）巴西	7843个小学生，年龄在12～19岁之间；两阶段筛选：（1）对第一磨牙进行临床评估；（2）进一步诊断后有≥1个牙齿的PD≥5mm的儿童；LAP的诊断标准是，没有系统疾病的人出现1个位点的AL≥2mm并伴有X线片上的骨丧失以及在磨牙和切牙有≥1个骨内缺损	初期筛选确诊出119个受试者；25个确定为LAP；总患病率为0.3%。没有报道人种起源和性别比例
Lopez 等（2001）智利	9162个高中生的随机样本，年龄在12～21岁之间；对所有切牙和磨牙在6个位点/牙齿进行AL的牙周探诊评估	AL≥1mm的患病率为69.2%，AL≥2mm的患病率为16%，AL≥3mm的患病率为4.5%。AL与更大年龄、女性、不良口腔健康以及更低的社会经济地位相关
Levin 等（2006）以色列	642个部队新兵（87.5%男性），年龄在18～30岁之间（平均19.6岁）；在第一磨牙和切牙进行X线与临床检查	AP的患病率为5.9%（4.3% LAP，1.6% GAP）；AP与当前吸烟和起源北非明显相关
Taylor 和 Borgnakke（2007）美国	105个年龄在18～25岁之间的年轻成人，生活在密歇根州底特律的居住社区；对所有现存牙齿在4个位点/牙齿进行全口检查	发现9%和2%的样本分别有"中度"或"重度"牙周炎，根据CDC/AAP标准(Page & Eke 2007)
Holtfreter 等（2009）德国	587个年轻成人，年龄在20～29岁，是波美拉尼亚健康研究（SHIP）的参与者；针对PD和AL在上下象限的4个位点/牙齿进行半口检查	发现12%和1%的样本分别有"中度"或"重度"牙周炎，根据CDC/AAP标准，就是以上5%的样本出现AL≥4mm，2%的样本出现AL≥5mm，1%的样本出现AL≥6mm

使用的所有术语都是统一的，除了Levin 等（2006）使用"局限型青少年牙周炎（JP）"而不是"局限型侵袭性牙周炎（LAP）"，以及"广泛型青少年牙周炎"而不是"广泛型侵袭性牙周炎（GAP）"
PD（probing depth）：探诊深度；AL（attachment loss）：附着水平；CEJ（cemento-enamel junction）：釉牙骨质界；AP（aggressive periodontitis）：侵袭性牙周炎；CDC/AAP（Centers for Disease Control/American Academy of Periodontology）：疾病控制中心/美国牙周病学会；CI（confidence interval）：置信区间

限；纳入的16个非洲人群，仅1个人群存在评分为4的象限；来自地中海的相应数据为10个群体中的1个群体；来自欧洲人群的相应数据为35个群体中的2个群体；来自东南亚的相应数据为15个群体中的2个群体；而在纳入的18个西太平洋群体中，不存在评分为4的象限）。

Clerehuge等（1990）在167个英国青少年样本中进行了一项有关牙周炎进展模式的为期5年的纵向研究。在这项研究中，基线时14岁青少年有3%出现了>1%位点的≥1mm的附着丧失。然而，在5年随访结束时（即19岁时），有77%的人出现了相似程度的附着丧失并表现在31%的位点。基线时龈下牙石的存在与疾病病程密切相关。在美国的一项大样本的研究中，Brown等（1996）进行了一个包含14013个青少年的全国代表性样本的研究，该研究重点关注早发性牙周炎（一种发生于年轻人的牙周炎）的疾病进程。基线时，受试者分别被诊断为未患牙周炎、局限型侵袭性牙周炎（LAP）、广泛型侵袭性牙周炎（generalized aggressive periodontitis，GAP）

或偶发性附着丧失（incidental attachment loss，IAL）。在诊断为LAP的实验对象中，有62%在6年后仍持续有局限型牙周炎的损伤，但35%发展为广泛型的病变。在早期诊断为偶发性附着丧失（IAL）的组群里，有28%发展为LAP或GAP，还有30%重新分类到非附着丧失组。在3种受影响组群中，磨牙和切牙都是最易波及的牙齿。该研究证实，这3种不同类型的牙周炎可能是以相似的模式发展，同时某些LAP还可能发展为一种更广泛的侵袭性牙周炎。

LAP和青春前期牙周炎可能是相关的，即前者可能是由后者发展而来，该现象引起了一定关注。在一项早期研究中，Sjodin 等（1989）回顾研究了17个LAP患者的乳牙列X线片，并报道其中的16人在乳牙列上表现出至少一个牙位的釉牙骨质界到牙槽嵴顶距离≥3mm。同一个研究小组（Sjodin & Matsson 1992）测量了128名年龄在7～9岁的牙周健康儿童的X线片上的釉牙骨质界到牙槽嵴顶的距离，以期确定一个（正常）临界值，如果超出此值，就表示其乳牙患牙周病的风险较大。把这个临界值定为2mm后，Sjodin 等（1989）又回顾性地研究了118名患有侵袭性牙周炎的患者以及168名年龄性别与之相匹配的牙周健康人群的X线片。患者被分为两组，其中一组是只波及一个牙位的患者（45人），另一组是恒牙列波及2~15个牙位并伴有骨吸收的患者。结果显示，后组52%的患者，前组20%的患者以及对照组5%的患者在乳牙列出现至少一个牙位的骨吸收。笔者总结道：至少在一些患有侵袭性牙周炎的年轻患者中，疾病在乳牙列就已经萌发。Cogen 等（1992）在美国的一项研究中也报道了相似的结果。在患有侵袭性牙周炎但全身系统健康的黑人患者的乳牙列X线片中，有71%在一个或多个乳牙的周围出现牙槽骨的吸收。最后，Darby等（2005）进行了一项关于5~12岁澳洲儿童混合牙列的X线片研究，考查了第一恒磨牙、第一乳磨牙、第二乳磨牙周围出现牙槽骨吸收的发生率。在542个儿童的X线片中，有13%表现出明确的骨丧失，达釉牙骨质界下3mm以上。所有牙位里，有一半在第二乳磨牙出现了明显的骨丧失，而且绝大多数情况下出现在牙齿的远中面。换句话说，这项研究表明最易出现骨丧失的乳牙列的牙面，是更年长儿童恒牙列最常出现局限型侵袭性牙周炎的牙位，也就是第一恒磨牙的近中面。

牙周炎和牙齿丧失

牙缺失是破坏性牙周病的最终结果。由牙周病导致的牙缺失与流行病学调查结果并不一致，这样一来可能会导致对疾病患病率和严重程度的低估。已经完善的选择性偏倚的流行病学概念（也被称为健康的幸存者效应，指的是相对健康的受检者更愿意接受检查，而病情严重的受检者由于病情本身拒绝检查或者陈述）在个别牙水平的条件下是适用的，因为患病严重的牙齿往往已经被拔除或自然脱落。基于人群的有关牙缺失的因素已经在大量出版物上被提及。一些重要问题，包括牙周炎对受检者牙列缺失（Eklund & Burt 1994；Takala et al. 1994）或自然牙列上牙拔除的影响（Eklund & Burt 1994；Takala et al. 1994）已被分析。

涉及第一个主题的代表性调查使用了全科医生的问卷数据，旨在为牙齿在某段时间被拔除的原因提供证明。结果表明在40~45岁之间，大多数拔牙的原因是牙齿龋坏。但是，在更大年龄的受检者里，因牙周病导致的牙缺失和龋坏导致的拔牙基本各占一半。总体来说，牙周炎占到所有牙拔除原因的30%~35%，龋齿和其并发症占到最多50%。此外，在牙列缺损的病例中，龋病似乎是牙拔除的主要原因。总结来说，牙缺失的明确危险因素包括吸烟、不良口腔健康习惯、贫困和其他社会行为相关因素以及不良牙周状况。显然，把牙缺失的相关数据直接转换成牙周病的流行病学数据是不恰当的，然而，人口基数水平以及更大岁数人群的牙周状况评估必须考虑牙缺失数据的相关资料；否则必然会低估这种疾病的发生和后遗症的出现（Gilbert et al. 2005）。

牙周炎的危险因素

前言：定义

基于大量的经验证据以及丰富的理论证据，我们大都相信，许多疾病不只有一种病因，换句话说，它们是多因素疾病（Kleinbaum et al. 1982）。因此，在任何研究因果关系的实例中，一种病原体的暴露及其致病作用（条件的必要性和充分性）之间的关系不再是唯一的。以大多数感染类疾病举例来说，我们都知道病原微生物的存在（被定义为必要条件）并不总是伴随着疾病的症状和体征。因此，病原微生物并不足以引起某种病理过程；也就是说，疾病的发展可能取决于多种其他因素，包括特异性的宿主反应、内毒素暴露、营养缺乏、精神压力以及复杂的社会影响。在非感染性疾病中（不包括遗传异常），通常没有某个致病因素存在于所有病例中，例如，吸烟并不是肺癌发生的必要条件，动脉粥样硬化也不是心肌梗死的必要条件。

这个因果推论，也就是确定某种疾病病因的

过程，在流行病学调查中是个相当复杂的任务。40年前，Hill（1971）把这项不得不设定的标准进行了规范化，以完善这项因果关系。包括：

1. 关联强度。潜在的（假定存在的）风险与疾病出现之间的关联越强，预期的因果关系就越有可能有效。

2. 量效反应。疾病发生的频率随着某一危险因素的暴露量和暴露水平的增加而增加，相关调查表明这与因果关系相符。

3. 时序一致性（时间顺序）。确定受预期发病因素影响是在疾病发生之前这一点很重要。但在有很长潜伏期或危险因素随时间变化的疾病里很难做到这点。

4. 调查结果的一致性。如果几个关于同种已知关系的研究得出了相似的结果，这种因果解释就被加强。

5. 生物合理性。预期的关系在当前生物知识的条件下必须是合理的。然而，我们必须知道，我们对某种疾病的病因了解越少，就越难满足这项标准。

6. 关联的特异性。如果调查的因素被发现只与一种疾病相关，或者在很多被检测的因素中只有这一种因素与疾病相关，因果关联就被加强。然而，这项标准绝不能被用来推翻一个因果关系，因为许多因素有多重效应而且许多疾病有多种病因。

以上标准可以作为进行疾病病因推断的指南，理解这一点格外重要。然而，它们中没有一个是因果推论的必要或充分条件。仅仅着眼于其中的某些因素而不考虑其他伴随的因素可能会导致结论的不准确。

我们必须去区分危险因素和之前提到的致病因素。宽泛来说，危险因素指的是个人行为和生活方式的某一方面，某种环境下的暴露，或者基于流行病学的证据，已知的与疾病状态有联系的先天或遗传的因素。这种促进因素或者暴露也可能增加某一特定疾病的发病率，但还不足以定义为致病因素。危险因素可能会被某些干预措施影响，从而减少特定疾病的发生率。

风险评估的原则由Beck（1994）设立，有以下4个步骤组成：

1. 识别与疾病相关的一个或几个因素。

2. 在多因素的情况下，必须建立一个多元风险评估模型，以揭示哪种因素组合能最有效地区分健康与疾病。

3. 在评估步骤中，为特定的因素组合筛选新的总体，随后与单因素疾病风险评估模型进行比较。

4. 在确定目标这一步里，通过预防或干预减少在特定因素下的暴露，然后评估这种方法是否能降低疾病的发病率，以此确定该因素是否确实为危险因素。

这样一来，根据以上过程，可以初步确定潜在的或假定的危险因素，随后，根据统计学检验结果，明确其是否是真正的危险因素。

最后，必须区分预想的因素（或疾病预测因素）与真正的风险因素，前者是与先前就存在的疾病发病过程相关的特征，后者是与该疾病发生相关的暴露因素。举例来说，在牙周病病程的纵向研究（Papapanou et al. 1989）中建立的，牙槽骨丧失量与基线水平牙齿的个数被用来预测疾病更长远的病程进展。这些变量实际上是疾病的一部分评估指标，同时表明了特定患者对牙周病的易感程度。尽管他们可能是预测后续疾病病程极好的指标，但是，它们显然不能作为危险因素。

正如步骤1中所描述的那样，有一些方法可以用来研究暴露于某个特定因素与特定疾病的发生之间的关系。图7-3就描述了其中一种方法，在1000个受试者的横断面研究中，设定了一种假设状况，使暴露于潜在危险因素Z下，其中的180人患上疾病D（"患病"），另外的820人是未患病的（"健康"）。在这种特定条件下，观察到180个患病受试者中有155人曾暴露于因素Z下，但是健康的受试者中也有340人暴露于因素Z下。在这个例子中，暴露与疾病之间的关联用优势比（比值比，OR）来表示，就是疾病与健康人群中的暴露比值。在图7-3的数据中，OR值是由（155/25）和（340/480）相除而得：

	暴露组	非暴露组	
患病	155	25	180
健康	340	480	820
	495	505	1000

图7-3　根据暴露于特定因素和疾病状况，描述了1000个受试者分布规律。

（155×480）/（340×25）=8.75。这表明患病的个体比健康的个体曾暴露于因素Z下的概率大8.75倍。要注意的是OR常常被误用于描述一个已暴露的受试者疾病发展的风险，（这些风险）只有在前瞻性研究中通过相对危险度才能被正确评估，而不是在横断面研究中。在图7-3的例子中，如果暴露于因素Z下的495个样本与未暴露于因素Z下的505个样本在一个给定的时间段里被前瞻性地跟踪调查，暴露组的155人与非暴露组的25人在过程中都患病了，相对风险就是（155/495）与（25/505）相除而得=6.4（原著中是6.4，其实是6.325，四舍五入后为6.3，译者注）。换句话说，暴露于因素Z的受试者比未暴露于因素Z的受试者的患病概率大6.4倍。

在关于暴露与疾病发生相关性的研究中，当一个额外因素与研究中的暴露因素以及疾病本身同时相关时，就会出现混杂。例如，当研究饮酒与癌症之间的关联时，吸烟就是一个混杂因素，因为饮酒者常常也是吸烟者，而吸烟也有潜在的致癌作用。

有很多种方法可以同时评估好几种在步骤1中已经确定的潜在危险因素的作用，同时为步骤2建立多变量模型。例如，暴露与疾病之间的关联由于简便性原则，可以用以下线性方程式的形式表示：

$$y = a - b_1 x_1 + b_2 x_2 + b_3 x_3 + \ldots + b_n x_n$$

y 表示疾病的发生或严重程度，a 是截距（一个定值），x_1，x_2，$\cdots$，x_n 表示不同的暴露因素（假定危险因素），b_1，b_2，$\cdots$，b_n 是在考虑所有其他因素的条件下，对疾病起决定性作用的每个单独暴露因素相对重要性的估计值。这种方法有助于确定在统计学和生物学上有重要作用的因素，同时把混杂变量的影响降到最低。

在第三步中（评估步骤），为疾病的发生和步骤2中多变量模型包含的影响因素的出现筛选出一个新的总体样本，它是独立于多变量模型建立中用到的样本。或者，在前瞻性队列研究的情况下，在新样本的对象中评估相关因素的暴露情况，并且在完成了受试者的纵向跟踪研究后的一段时间内确定疾病的发生率，也就是疾病中新病例的数量。然后，把模型中预测的疾病发病率同真实的疾病发病率进行比较，并评估模型的外部效度（也就是新的总体中的"表现"或"一致"）。

最终，在第四步中（确定目标），当暴露减少时，如果疾病的发病率随之降低就可以确定致病因素或危险因素。理想情况下，类似研究应该被设计成随机临床试验，试验中随机对其中1组进行处理，其结果直接与未处理组，也就是对照组相比。此外，也简化了类似研究中在"成本-效益"角度对特定预防性/治疗性对策的评估。要注意的是，成功地完成确定目标的步骤要求：（1）这些因素可被干预改变；（2）在适当时间点给予干预。遗传特征便是一种不能被干预改变的危险因素。同样，如果一次暴露于某种危险因素导致有害和/或不可逆的生物损伤（如暴露于大剂量的放射线下），避免再次暴露与这一因素（放射线）的干预措施可能不再能降低疾病的发生率（如癌症）。

关于牙周炎，我们应该知道，几乎没有哪个公认的危险因素能满足以上4个步骤。事实上，有关口腔调查的风险评估大体上都限于前两个步骤。旨在确认潜在危险因素的横断面研究有很多，但涉及多变量方法确认目标因素，并同时控制可能存在的混杂因素的纵向研究数量却相对较少。以随机对照临床试验的形式进行的干预性研究也很少。在下文中，我们将依照以上描述的原则来解决危险因素的问题。横断面研究的结果为假定的风险因素提供证据，经过涉及多变量方法的纵向研究或前瞻性干预性研究的证实，这些证据的可信度被进一步加强。就如Borrell 和Papapanou（2005）的总结，干预无法改善的公认危险因素（即不可改变的背景因素）与可改变的因素（环境、后天以及行为习惯）之间仍然有区别。

不可改变的背景因素

年龄

年龄与牙周炎之间的关系比较复杂。尽管我们知道牙周炎的患病率和严重性随年龄增加而增加（Burt 1994；Albandar et al. 1999；Dye et al. 2007），但牙周炎作为增龄性必然结果的概念多年来都受到质疑（Papapanou et al. 1991；Papapanou & Lindhe 1992），而且，所谓的"增龄效应"很大程度上指的是持续暴露于真正危险因素下的积蓄作用。值得一提的是，针对不同的牙周袋深度与临床附着丧失程度，年龄与牙周炎之间的关联呈现差异。增龄对附着丧失的增加有显著的影响，然而它对牙周袋深度变化的影响似乎是极小的（Albandar 2002a，b）。有趣的是，调整协变量后增龄对附着丧失的作用就会减弱，比如改善口腔卫生水平或者获得口腔保健服务（Albandar，2002a）。此外，流行病学研究常常未能调整一些重要的协变量，比如系统性疾病

的存在，多种药物的代谢，以及老年人中与营养失调相关的并发症，所有这些都或多或少地增加了老年人牙周炎的发病率和严重性。另一方面，保护性或破坏性免疫反应中关键吞噬细胞内发生的与年龄相关的分子学的改变，影响了这些细胞有效发挥抗微生物的功能，并导致炎症反应失调（Hajishengallis 2010）。因为牙周炎是一种由细菌引起的炎症性疾病，这些先天免疫改变很有可能使年老个体的牙周组织病理表现更明显。因此，老年人对牙周炎的易感性增加，是年龄相关性而不是年龄依赖性，在生物学上可能是有一定道理的。

性别

男性和女性对牙周病的易感性并没有确认的内在差异，虽然不同人群中许多项调查都显示男性的牙周状况比女性差（Brown et al. 1989；Albandar 2002a；Susin et al. 2004a；Dye et al. 2007）。这种差异常常被认为是由于据记载女性有更好的口腔卫生习惯（Hugoson et al. 1998b；Christensen et al. 2003）和/或接受更多的口腔保健服务（Yu et al. 2001；Dunlop et al. 2002；Roberts - Thomson & Stewart，2003）。另一方面，有证据表明，部分先天和后天免疫中某些因素的两性异型可能增强男性的促炎反应（Shiau & Reynolds 2010），这与流行病学证据相一致（即不同性别人群中牙周炎患病率、范围及严重程度存在差异）。

种族/民族

已有研究显示，不同国家之间以及各大洲之间牙周炎患病率不同（Baelum et al. 1996；Albandar，2002a；Dye 2012），但是，当将年龄和口腔卫生等协变量考虑在内时，尚未见种族/民族之间有相同的模式（Burt & Eklund 1999）。美国全国范围内的流行病学调查始终显示，牙周炎的患病率因种族/民族不同而有不同的模式，其中非洲裔的美国人患病率最高，其次是墨西哥裔美国人，最后是非西班牙裔的白人；无

论采用什么诊断标准，这些结果都惊人的一致（Albandar et al. 1999；Arbes et al. 2001；Borrell et al. 2002；Hyman & Reid 2003；Dye et al. 2007；Borrell & Crawford 2008）。然而，种族/民族代表了来源于各个社会阶层的不同的社会结构，它可以决定社会地位、社会资源及其带来的不同机会（Williams 1997，1999）。因此，种族/民族与社会经济地位（social economic status，SES）密切相关，这提示，SES作为混杂因素，可能是既往观察到的种族/民族效应的一部分原因，因为不同的种族/民族的SES指标意义不同（Williams 1996；Kaufman et al. 1997；Krieger et al. 1997；Lynch & Kaplan 2000）。一项研究确认了这个观点，报道了在牙周健康水平方面，非洲裔的美国人比墨西哥裔美国人和同辈的白人从教育与收入中得益更低（Borrell et al. 2004）。这些发现证实，不同种族/民族之间的社会经济水平评价指标不同，但是或许能够反映一些特定种族中因为历史的不平等机遇带来的深远影响（Borrell & Crawford 2012）。

基因多态性

经典的双胞胎研究（Michalowicz et al. 1991）和家族研究（Boughman et al. 1992；Marazita et al. 1994）初次证实了基因易感性在决定牙周炎表型中的重要作用。单核苷酸多态性（single nucleotide polymorphisms，SNPs）指的是至少在1%人口的确定基因组位点上发生的特定变异，有大量关于它与牙周炎类型之间关联的研究（Kinane & Hart 2003；Laine et al. 2012）。之后，Kornman 等（1997）进行了一项研究，是在白介素-1（IL-1）基因簇中，关于基于特定基因多样性的复合基因型，和非吸烟者的严重牙周炎之间的联系。之后，涉及基因多态性作为牙周炎严重性标志的出版物数量呈指数增长。其中包括横断面研究、病例对照研究（例如 Diehl et al. 1999；Armitage et al. 2000；Papapanou et al. 2001；Meisel et al. 2004；Li et al. 2004）以及纵向研究（Ehmke et al. 1999；De Sanctis & Zucchelli 2000；Lang et al. 2000；Cullinan et al. 2001；Christgau et al. 2003；Jepsen et al. 2003）中，对特定复合物IL-1基因多态性的调查，以及有关IL1A基因（Fiebig et al. 2008；Struch et al. 2008）、IL1B基因上特定基因位点的多态性（Lopez et al. 2005；Ferreira et al. 2008）和IL-1受体拮抗剂（Tai et al. 2002；Berdeli et al. 2006；Fiebig et al. 2008）的研究，各实验之间相互独立。

类似的研究还调查了其他炎症基因上的基因多态性，包括肿瘤坏死因子（tumor necrosis factor，TNF）基因（Endo et al. 2001；Shapira et al. 2001；Craandijk et al. 2002；Fassmann et al. 2003；Shimada et al. 2004）；IL-6基因（Anusaksathienet al. 2003；Holla et al. 2004；Nibali et al. 2009）；IL-4基因（Kang et al. 2003；Holla et al. 2008；Kobayashi et al. 2009）；以及IL-10基因（Brett et al. 2005；Kobayashi et al. 2009）。有大量关于编码各种受体基因多态性的资料，包括IgG上恒定部分（Fc）的白细胞受体（Kobayashi et al. 1997；Sugita et al. 1999；Kobayashi et al. 2000a，b，2001；Meisel et al. 2001；Loos et al. 2003；Yamamoto et al. 2004；Wolf et al. 2006；Nibali et al.2006）；例如CD14的模式识别受体（Holla et al. 2002；James et al. 2007；Tervonen et al. 2007）以及Toll样受体（TLRs）2和4（Folwaczny et al. 2004，Brett et al. 2005；Fukusaki et al. 2007；Noack et al. 2008）；还有维生素D受体（Park et al. 2006；Nibali et al. 2008；Wang et al. 2009）。在最近的综述（Laine et al. 2012）中，以及总共包含53项研究，共计4178个病例样本和4590个对照样本的Meta分析（Nikolopoulos et al. 2008）中，讨论了有关基因多态性的单个研究/一些群组研究。

通常，大部分的横断面研究显示，已研究的基因多态性与牙周炎累及范围和严重性之间呈现正相关。然而，这些结果并不是明确的，因为报道的关联强度在不同总体之间并不是均一的，这些基因多态性在不同族群间出现的频率似乎差异很大，（由于）涉及的样本对象数量通常是有限的，结果变量（牙周炎）的定义也有相当大的变异，而且并没有充分排除其他重要的协变量和危险因素。重要的是，这些基因多态性对于早发性的成年人牙周炎影响不同。举例来说，在IL-1基因多态性中，稀有的等位基因（等位基因2）与成年人的严重牙周炎相关，而在早发性牙周炎受试者中观察到更多的等位基因1（Diehl et al. 1999；Parkhill et al. 2000）。

有关特定基因多态性的纵向研究相对较少，而且这些结果还存在争议。Ehmke 等（1999）报道了IL-1基因多态性对于牙周非手术治疗后的疾病预后并没有影响。Jepsen 等（2003）在实验性牙周炎的进程中，并没有发现IL-1风险基因型与更多的龈沟液（gingival crevicular fluid，GCF）的量和更高比例的牙周探诊出血位点有相关性（Löe et al. 1965）。相反，Lang 等（2000）总结道，IL-1基因型显性的研究对象存在基因水平决定的、更强的炎症反应，在临床上表现为，在牙周支持治疗阶段BoP的发生率和范围的增加。3个有关治疗的研究调查了这种特殊的基因多态性在再生治疗中的影响。De Sanctis 和 Zucchelli（2000）指出，显性IL-1基因表型与骨内缺损再生治疗后远期预后差相关。相比之下，Christgau 等（2003）和Weiss 等（2004）在相似的研究中并没有发现类似的联系。最后，在一个涉及295个实验对象，为期5年的前瞻性研究中，Cullinan 等（2001）报道了显性基因表型、年龄、吸烟和牙龈卟啉单胞菌定植之间的相互作用，并总结道：显性基因表型对牙周病的病程进展起到重要影响，但并不是必需因素。在一个纵向研究的系统回顾中，把复合型IL-1基因型作为牙周炎进程或牙周治疗疗效的预测因子，结果并没有发现两者之间的显著性关联（Huynh-Ba et al. 2007）。

总之，目前并没有充分的流行病学证据能令人信服地确定以上任何一个基因多态性是牙周炎的真正危险因素。采用大量组群，对牙周炎进行严格的分类，并优化分析方法来研究基因对牙周炎病理的影响，将有助于我们更深入地理解该问题。

环境因素、后天因素和行为因素

特定的微生物群

实验性牙龈炎（Löe et al. 1965；Theilade 1966）和牙周炎（Lindhe et al. 1973）的微生物病原学已经确立了几十年。然而，把特定微生物群作为牙周炎危险因素的、系统的流行病学研究最近才展开。在一篇经典的论文中，Haffajee 和 Socransky（1994）改变了Koch对牙周病原菌的识别条件，并且提出了以下标准：

1. 联系，即疾病中增加的OR值。
2. 消除，当细菌消除时牙周病就会向健康转化（或被抑制到不能检出的水平）。
3. 宿主反应的发展，通常表现为血清中针对感染原的抗体滴度。
4. 存在能解释微生物造成组织伤害的毒力因子。
5. 动物研究中的证据能证实人类身上的观察结果，并且能论证微生物感染后牙周病理的发展。

基于这些条件，1996年世界牙周病学研讨会（World Worshop in Periodontics）的共识性报告确定了3种微生物作为牙周炎的病原菌：伴放线放线杆菌（Actinobacillus actinomycetemcomitans）、牙龈卟啉单胞菌（P. gingivalis）、福赛拟杆菌（Bacteroides forsythus）[从那之后，这3种病原微生物中的两种被重新命名了：伴放线放线杆菌改为伴放线聚集杆菌（Aggregatibacter actinomycetemcomitans）（Norskov-Lauritsen & Kilian 2006），福赛拟杆菌改为福赛坦氏菌（Tannerella forsythia）（Sakamoto et al. 2002；Maiden et al. 2003）]。然而，考虑到只有大约50%的口腔细菌可被识别（Paster et al. 2001），这3种微生物很明显不是唯一的病原微生物，而是已经积累了充分相关研究数据的微生物。

过去10年里，有关牙周可疑致病菌的流行情况，出现了很多有意思的报道，这些研究的对象既包含了牙周炎患者，也包含了牙周健康人群。有关儿童的研究（Yang et al. 2002；Tanner et al. 2002）分析了龈沟内、牙齿表面和舌背部的菌斑，尽管没有明显的牙龈炎症，却发现了相当数量的牙龈卟啉单胞菌、福赛坦氏菌和伴放线聚集杆菌。在牙周状况明显健康的婴儿、儿童、青少年和成人样本中，也有同样高的载菌量（Kononen 1993；McClellan et al. 1996；Kamma et al. 2000；Lamell et al. 2000）。这样一来，就与先前的结果相反，基于培养法的研究表明这些细菌很少作为外源性的病原体出现在牙周健康的口腔组织中，而使用当代分子学技术鉴别细菌的结果显示并非如此。然而，在不同种族或地理起源的人群中，病原体的感染率和定植水平也有很大差异（Ali et al. 1994；Sanz et al. 2000；Lopez et al. 2004；Haffajee et al. 2004；Rylev & Kilian 2008）。

一些流行病学研究在发达国家和发展中国家的不同人群样本中，观察了已确认的牙周病原菌感染率，以及它们与临床牙周状况之间的关系。Griffen等（1998）在一所医学院附属医院进行了简单抽样，报道有79%的患病受试者和25%的健康受试者牙龈卟啉单胞菌都是阳性的。牙龈卟啉单胞菌在牙周健康人群中的感染率因种族/民族的不同有明显的差异，白种人为22%，非洲裔美国人为53%，亚裔美国人为60%。在瑞典进行的病例对照研究中，分成了牙周炎患者组和对照组，对照组是年龄性别相匹配的几乎没有或极小程度附着丧失的群组，Papapanou等（2000）报道了牙周炎患者中牙龈卟啉单胞菌、伴放线聚集杆菌、福赛坦氏菌以及齿垢密螺旋体的高感染率（分别为95%、83%、97%和93%），但在对照组的受试者中也有类似很高的感染率（分别为82%、90%、82%和94%）。然而，在细菌接种量定量分析中，针对3~4种细菌，在患病受试者和对照组中的高水平定植区上（即平均每一块菌斑样本上有超过10^5个细菌）观察到了本质差别：牙龈卟啉单胞菌为19%和3%；福赛坦氏菌为54%和12%；齿垢密螺旋体为46%和19%。相比之下，伴放线聚集杆菌在两组中的百分比却基本一致（实验组和对照组中都为1%）。一项在澳大利亚大学蓝领和白领员工中的研究，发现了患病率数据的实质性差异（Hamlet et al. 2001）。这些学者在23%的实验受试者中发现了伴放线聚集杆菌，在15%的实验受试者中发现了牙龈卟啉单胞菌。

有许多关于亚洲人口牙周病原菌流行病学调查的研究。Timmerman等（1998）在印尼农村研究了一组青少年样本，有87%检出牙龈卟啉单胞菌，有57%检出伴放线聚集杆菌。Mombelli等（1998）研究了年轻的中国工人，其中62%检出伴放线聚集杆菌，有55%检出牙龈卟啉单胞菌。相比之下，在中国（Papapanou et al. 1997）和泰国（Papapanou et al. 2002）的农村样本中，牙龈卟啉单胞菌和福赛坦氏菌的检出率极高，而伴放线聚集杆菌在中国和泰国样本受试者中分别占83%和93%。尽管细菌的检出率很高，但是，这两项研究中，这些牙周可疑致病菌的量与牙周状况明显相关。举例来说，这两项研究中，源于泰国（Papapanou et al. 2002）的有关数据的分析确定了平均细菌量的阈值水平，如果超出这一阈值，便意味着在3个或更多位点上牙周袋深度≥5mm的ORs值的增加。对这3种病原菌来说［牙龈卟啉单胞菌、福赛坦氏菌和齿垢密螺旋体；"红色复合体"细菌（Socransky et al. 1998）］，阈值以上的定植量会产生显著的统计学差异和牙周炎OR值的增加。此外，有关"红色复合体"细菌的高水平定植量与具体牙周状况指的是有3个或以上位点的牙周袋深度≥5mm以及两种不同程度的临床附着丧失（分别是≥10个位点和≥30个位点，≥5mm的附着丧失）之间关系的分析，揭示了OR值的显著统计学差异，针对"红色复合体"细菌和3种疾病的定义，OR值范围为3.7~4.3。与此类似，包含西方国家受试者样本的横断面研究中，有关特定细菌引起的严重牙周炎这一观点也被证实，其中ORs值有显著统计学差异（Grossi et al. 1994，1995；Alpagot et al. 1996；Craig et al. 2001）。

重要的是，特定牙周病原菌的高水平定植量与牙周病进程的关联，已经在未经治疗人群的纵向研究资料中被证实。举例来说，Papapanou等（1997）的研究，基于在之前的10年里对龈下菌斑定量评估的判别分析，正确地分类了大多数受试者和牙周炎进程。事实上，细菌分布明确表明了，75%的受试者有≥3mm的10个或以上位点的纵向附着丧失，其中85%在整个观察阶段是保持稳定的。在印度尼西亚青少年中进行的一项7年的随访研究（Timmerman et al. 2000, 2001），以及同一群组随后15年的研究（van der Velden et al. 2006），表明龈下伴放线聚集杆菌的存在与牙周病进展相关，也就是有≥2mm的纵向附着丧失。在一项为期2~5年的随访研究中，Machtei等（1999）指出在基线水平有福赛坦氏菌定植的受试者呈现更严重的牙槽骨骨丧失，以及更大比例的位点"丧失"，也就是进行性附着丧失的位点，并且纵向牙缺失比例是非定植受试者的2倍。在一个为期3年的研究中，Hamlet等（2004）报道了福赛坦氏菌长期定植的青少年的附着丧失ORs值为8.2。

Haubek等（2008）在摩洛哥针对青少年进行的一项为期两年的有关临床牙周状态的前瞻性研究，发现了非常重要的现象：在这些目前看来牙周健康的小学生中，存在一种高表达白细胞毒素JP2的特殊类型的伴放线聚集杆菌定植者，对侵袭性牙周炎的易感性更高，其患病风险高于该菌其他菌株的携带者，也高于不携带伴放线聚集杆菌者。事实上，在这些小学生中，与不携带伴放线聚集杆菌者相比，携带不同的伴放线聚集杆菌者，其患病风险也明显不同：仅携带JP2克隆株者的RR为18.0（95% CI 7.8~41.2）；既携带JP2克隆株也携带非JP2克隆株者，RR为12.4（95% CI 5.2~29.9）；仅携带非JP2克隆株者，RR为3.0（95%CI 1.3~7.1）。这项研究不仅强调了特定牙周病原菌在侵袭性牙周炎流行病学中的重要作用，同时也验证了菌种的毒力变异与牙周炎的临床表现相关。

过去20年收集的数据一起加深了我们对于特定牙周微生物作为牙周炎危险因素的理解（表7-4），并且阐明了：（1）临床表型的重要决定性因素不仅是病原体的存在，还需要暴露量达到一定程度；（2）病原体的毒力，也就是导致牙周组织损伤和增加疾病进展风险的能力，在单菌种的多种无性繁殖系类型中可能是完全不同的；（3）清除龈下微生物群中病原体（或者抑制到不能检出的水平）能改善临床牙周状态。之前提到的风险评估程序中最后一步"确定目标"的标准，在微生物危险因素中已经被充分证实。正如系统评价中已经论证的一种抗菌治疗措施，首先包括附加或不附加抗菌素或抗生素的龈下菌斑清除术，以及完善的支持治疗，是经久不变且唯一最有成效的牙周炎治疗对策（Herrera et al. 2002；Heitz-Mayfield et al. 2002；Tonetti &Chapple 2011）。

吸烟

吸烟与牙周炎相关的生物学合理性，表现为多种烟草相关物质对细胞分子结构和功能水平产生的广泛影响。吸烟会影响脉管系统、体液免疫和细胞免疫应答、细胞信号传导以及组织的内稳态[引自Kinane、Chestnutt（2000）和Palmer等（2005）的综述]，在表7-5中选择性概括了大量研究中的一部分，建立了吸烟与不良牙周状况之间的关联。重要的是，不能认为吸烟者不良牙周状况是菌斑控制较差或者牙龈炎水平较严重导致的（Bergström 1989）。然而，早期的报道指出，吸烟和非吸烟者的龈下菌斑微生物群落构成比呈现惊人的相似（Stoltenberg 1993），最近的研究证明吸烟会导致不良生物膜的形成。它影响细菌的聚集和定植（Brook 2011；Kumar et al. 2011）、细菌聚集（Bagaitkar et al. 2011），并且导致关键牙周病原菌的高水平定植（Haffajee &Socransky 2001；Shchipkova et al. 2010；Kubota et al. 2011）；Haber等（1993）尝试了定量化吸烟与牙周状况的关系，表明人群中单独地由吸烟导致的牙周病患病率，远远大于其他系统性易感体质例如糖尿病导致的牙周病。来源于第

表7-4　关于青少年和年轻成人牙周炎的部分研究

作者/国家[a]	样本/方法	发现
Beck 等（1990）美国	690个在社区居住的成年人，年龄在65岁以上；在全口牙齿的近中面和颊侧面中间进行牙周探诊；对严重AL和深牙周袋进行逻辑回归；"疾病晚期"：≥4个位点的AL≥5mm，以及其中≥1个位点的PD≥4mm	黑人：78%的位点有附着丧失，这些位点的附着丧失平均为4mm 白人：65%，3.1mm 黑人中的OR：烟草使用2.9；牙龈卟啉单胞菌>2%2.4；中间普氏菌>2%1.9；最近一次口腔就诊>3年2.3；牙龈出血3.9 白人中的OR：烟草使用6.2；牙龈卟啉单胞菌的存在（+）2.4；>3年没有口腔就诊，加上BANA（+）16.8
Haffajee 等（1991b）美国	38位受试者，年龄在14~71岁，原先有附着丧失；进行2个月的随访研究；在全口牙齿6个位点/牙齿进行牙周探诊；每位受试者在基线水平取28个龈下样本，针对14种细菌进行DNA探针分析；进展阈值：纵向AL≥3mm；全部可培养微生物的平均百分数在活跃位点和迟钝位点各占一半；针对每种细菌计算不同阈值的OR	新发疾病的显著优势比：牙龈卟啉单胞菌5.6，直肠弯曲杆菌3.8，韦永氏球菌属0.16以及噬二氧化碳噬细胞菌0.08 使用密切相关的菌种进行判别分析有助于预测新的附着丧失
Grossi 等（1994）美国	1426名受试者的随机样本，年龄在25~74岁之间，在大都市社区；全口牙周探诊；针对附着丧失的危险预测因素进行多变量分析 暴露：（1）临床——龈上菌斑，牙龈出血，龈下牙石，PD，CAL；（2）微生物——伴放线聚集杆菌、福赛坦氏菌、直肠杆菌、砂优杆菌、具核酸杆菌、牙龈卟啉单胞菌、噬二氧化碳噬细胞菌属以及中间普氏菌；（3）协变量——年龄、性别、人种、教育、收入、吸烟和烟龄、职业性有害因素的暴露、系统疾病	在一个多元逻辑回归模型里，牙龈卟啉单胞菌（OR=1.59；95% CI 1.11~2.25）和福赛坦氏菌（OR=2.45；95% CI 1.87~3.24）与附着丧失的严重性呈正相关，然而二氧化碳噬纤维菌属能预防AL
Grossi 等（1995）美国	与Grossi等（1994）使用相同的样本；1361位受试者，年龄在25~74岁之间；用全口X线片评估邻间的骨丧失；通过逐步逻辑回归分析骨丧失并解释变量之间的相关性	在多变量逻辑回归模型中，牙龈卟啉单胞菌（OR=1.73；95% CI 1.27~2.37）和福赛坦氏菌（OR=2.52；95% CI 1.98~3.17），与骨丧失增加的严重性显著相关
Beck 等（1997）美国（L）	540名的成年人，年龄在65岁以上，分别在基线、18个月、36个月和60个月检查；AL的发生率指的是额外AL≥3mm；微生物变量包括伴放线聚集杆菌、中间普氏菌和牙龈卟啉单胞菌，以及BANA测试；协变量包括年龄、性别、缺失牙数、教育、吸烟、口腔就诊次数	BANA（+），牙龈卟啉单胞菌的存在与疾病发生显著相关
Papapanou 等（1997）中国（L）	148位受试者，年龄在30~39岁和50~59岁之间，农村地区，间隔10年检测2次；在全口牙齿6个位点/牙齿进行牙周探诊；在随访检查中，对每位受试者采取14个龈下菌斑对18种细菌进行分析	在受试者水平，研究大多数菌种普遍存在的流行率。包括牙龈卟啉单胞菌、中间普氏菌、产黑普氏菌、福赛坦氏菌、具核酸杆菌、齿垢密螺旋体、微小微单胞菌和砂优杆菌的高水平的细菌定植在统计学上有明显OR被认定为"预后不良"（≥10个位点的纵向附着丧失≥3mm）
Machtei 等（1999）美国（L）	415个受试者的样本，年龄在25~75岁之间，在2~4年间进行检查；在现有所有牙齿的6个位点/牙齿进行全口牙齿检查；口内全口X线；针对12个指标牙齿中抽样的伴放线聚集杆菌、福赛坦氏菌、直肠弯曲菌、中间普氏菌、噬二氧化碳纤维菌属种、牙龈卟啉单胞菌、砂优杆菌和具核酸杆菌；协变量包括年龄、性别、吸烟（目前吸烟者占15.4%）、教育、收入	福赛坦氏菌在基线水平定植的受试者表现出更明显的进一步骨丧失，更高比例的"位点丧失"（新增AL≥2mm的位点）和2倍的牙齿丧失率
Timmerman 等（2000）印度尼西亚（L）	包含255个受试者的样本，年龄在15~25岁之间，在农村地区，相隔7年检查；在所有牙齿的前庭牙面进行PD和AL的评估；在所有口内位点收集细菌样本并对伴放线聚集杆菌、牙龈卟啉单胞菌、中间普氏菌、螺旋体和可动型微生物进行分析	进展性疾病（progressive, disease, PDS）定义为≥1个位点的新增附着丧失≥2mm 龈下存在伴放线聚集杆菌（OR=4.2；95% CI：1.4~12.7），牙龈卟啉单胞菌（OR=2.3；95% CI 1.0~5.2）和可动型微生物（OR=2.2；95% CI 1.0~5.0）与PDS相关 在多变量逻辑模型中，年龄、龈下牙石、龈下伴放线聚集杆菌的存在（OR=4.61，P=0.01）与PDS相关

作者/国家[a]	样本/方法	发现
Papapanou等（2002）泰国	年龄在30~39岁和50~59岁之间的356个随机样本，在农村地区；对除了第三磨牙以外的全口牙齿评估PD和CAL；根据不同的牙周袋/附着丧失水平对受试者进行分类：有≥3个位点的PD≥5mm（59%，G1）；有≥10个位点的CAL≥5mm（50%，G2）；有≥30个位点的CAL≥5mm（24%，G3）在14个位点/受试者最大程度地提取龈下细菌样本；对全部4343个受试者针对27种细菌通过杂交（法）进行分析	大量定植的"红色复合体"菌种（牙龈卟啉单胞菌、福赛坦氏菌、齿垢密螺旋体）OR在G1是3.7（95% CI 2.3~5.9）；G2是4.0（95% CI 2.5~6.6）；G3是4.3（95% CI 2.6~7.1）选取的大量定植的"橙色复合体"菌种（具核梭杆菌，中间普氏菌，产黑普氏菌，微小消化链球菌，缠结优杆菌，直肠弯曲菌和昭和弯曲菌）OR在G1是1.5（95% CI 0.8~2.9）；G2是1.5（95% CI 0.8~2.9）；G3是1.5（95% CI 0.8~3.1）
Van der Velden等（2006）印度尼西亚（L）	针对Timmerman等（2000）最早描述的群组中的128位受试者进行15年随访研究	在一个多变量逻辑模型中，龈下检出伴放线聚集杆菌（OR=4.3；95% CI 1.2~15.7）被认为是这种疾病的一个危险因素，也就是在最初的7年时间里出现进行性附着丧失，但在随后疾病发展的8年时间里没有出现
Fine 等（2007）美国（L）	1075个儿童，主要是非裔美国人和西班牙人，年龄在11~17岁之间，针对伴放线聚集杆菌定植对受试者进行牙周的检测；在至少2.5年里，每隔6个月对96个儿童进行随访研究；有38个在基线水平出现伴放线聚集杆菌阳性（36个是牙周健康的，2个有病理性牙周袋），58个伴放线聚集杆菌阴性并且在基线水平牙周健康	在横断面群组中，4%的儿童有牙周病理学的表征（≥1个牙周袋PD≥6mm和AL＞2mm）；其中的67%是伴放线聚集杆菌阳性，相对照整个群组中占14%在纵向研究中，21%伴放线聚集杆菌阳性的受试者和0%伴放线聚集杆菌阴性的受试者在随访研究阶段出现骨丧失
Haubek 等（2008）Morocco（L）	对来自拉巴特公立学校的700名青少年进行了临床牙周状况检查，并通过PCR评估了伴放线聚集杆菌的数量；显示682人牙周健康；对其中的428人进行了为期2年的随访研究	仅有高白细胞毒性伴放线聚集杆菌JP2无性繁殖系（RR=18；95% CI 7.8~41.2），和同时有非JP2无性繁殖系的受试者（RR=12.4；95% CI 5.2~29.9）患牙周炎的风险很高只有非JP2无性繁殖系的受试者患病风险报道较少（RR=3.0；95% CI 1.3~7.1）

[a] L 指的是一项纵向研究

PD：探诊深度；AL：附着水平；CAL：临床附着水平；CPITN（Community Periodontal Index of Treatment Needs）：社区牙周指数；BANA（苯甲酰精氨酸萘酰胺）：是齿垢密螺旋体、牙龈卟啉单胞菌和福赛坦氏菌存在的一种水解产物；CI：置信区间；OR：比值比；RR：风险比；PCR：聚合酶链式反应

三次美国健康和营养状况调查研究（NHANES Ⅲ）（Tomar & Asma2000）的资料表明，在美国有42%的牙周炎病例由当前吸烟引起，有11%由既往吸烟引起。类似的，一项来自巴西的研究（Susin et al. 2004b）表明，由吸烟导致的出现临床附着丧失的受试者中，重度和中度吸烟者分别占37.7%和15.6%。在纵向研究中，剔除了其他协变量后，结果表明，吸烟是有显著统计学意义的促进牙周炎进展的危险因素（Beck et al. 1995，1997；Machtei et al. 1999；Norderyd et al. 1999；Chen et al. 2001；Ogawa et al. 2002；Paulander et al. 2004b）。

图7-4展示了一个早期有关吸烟与牙周状况关系研究资料的Meta分析。本质上说，Meta分析是一种统计学方法，它把相似设计的不同研究中的结果结合起来，为了提升统计效能以探明流行病学的关联，这在范围小的个体化研究中是很难确定的（Oakes 1993；Chalmers 1993；Proskin & Volpe 1994）。这个分析最早作为1996年世界牙周病学研讨会的一部分出版（Papapanou 1996），由6项研究中的资料合并而得，包括2361名吸烟习惯和牙周状况已知的实验对象（Bergstr.m & Eliasson 1989；Haber & Kent 1992；Locker 1992；Haber et al. 1993；Stoltenberg et al. 1993；Grossi et al. 1994）。可以观察到，无论在统计学上还是临床上，吸烟都是牙周炎的重大风险（估计的总体OR值为2.82；95% CI 2.36~3.39）。

表7-5 把吸烟作为牙周炎重要危险因素的部分研究

作者/国家	样本/方法	发现
Bergström（1989）瑞典	接受牙周治疗的患者（155位受试者，年龄在30岁、40岁和50岁）；抽取斯德哥尔摩的人口中的随机样本作为对照组；全口牙周探诊；认为PD≥4mm的位点是患病的；记录菌斑和牙龈炎分级	患者组和对照组中吸烟者分别占56%和34%（OR=2.5）；吸烟者患牙周病的风险更高；吸烟者和非吸烟者在菌斑和牙龈炎上并没有明显差异
Haber 和 Kent（1992）美国	196名来自同一牙周专科诊所的牙周炎患者和209名来自5所全科诊所的患者；在6个位点/牙齿进行牙周探诊以及拍摄全口X线片；针对吸烟习惯进行问卷调查；在一般检查中无牙周治疗史的患者作为对照组；比较：（1）两组患者中吸烟的发生率；（2）目前吸烟和从未吸烟的受试者中牙周炎疾病的严重度	在牙周专科诊所患者中有吸烟历史者占75%；在全科诊所患者中占54%；牙周专科诊所相比于全科诊所的患者中有吸烟史的总OR为2.6；在牙周炎组群中，当前吸烟率与牙周炎的严重性呈正相关
Locker（1992）加拿大	907个成年人，年龄≥50岁，分别生活在4个安大略湖社区；局部牙周探诊；一半的受试者有吸烟史，还有20%是目前吸烟者	同从不吸烟者相比，目前吸烟者的牙齿数量更少，更有可能失去全部的天然牙，牙周炎的范围更广，病情也更严重
Haber 等（1993）美国	132名糖尿病和95名非糖尿病受试者，年龄在19～40岁之间；在全口牙齿的6个位点/牙齿进行牙周探诊；关于吸烟习惯进行问卷调查；估计人群归因危险度百分比（PAR%），作为吸烟相关受试者中牙周炎过量发生率的估计值	在糖尿病和非糖尿病组中，与非吸烟者相比，吸烟者中的牙周炎发病率明显更高；在19～30岁受试者中PAR%是51%，31～40岁中PAR%是32%
Stoltenberg 等（1993）美国	615名健康的成人，年龄在28～73岁之间，参加同一个保健组织，从中挑选出年龄、性别、菌斑和牙石等级相似的63名吸烟者和126名非吸烟者；在随机抽取的后1/6位点对前磨牙和磨牙的邻近表面进行牙周探诊；牙龈卟啉单胞菌、中间普氏菌、伴放线聚集杆菌、砂优杆菌以及福赛坦氏菌。在每个检查牙齿的一个颊侧或舌侧进行定量荧光免疫分析；通过逻辑回归来判定某种细菌或吸烟作为平均探诊深度≥3.5mm的预测因子	平均探诊深度≥3.5mm的吸烟者优势比为5.3（95% CI 2.0～13.8）；在检测细菌感染率上吸烟者和非吸烟者在统计学上并没有明显差异；Logistic模型表明平均探诊深度≥3.5mm明显与伴放线聚集杆菌、中间普氏菌、砂优杆菌的存在和吸烟相关；吸烟是比检测的各种细菌都更强的预测因子
Jette 等（1993）美国	1156名社区居民，年龄在70岁以上，对全口牙齿的4个位点/牙齿进行牙周探诊；把终生吸烟作为口腔健康不良的可调控不良因素；多元回归分析	18.1%男性和7.9%的女性是烟草使用者（总的占12.3%，包括1%非吸烟烟草使用者）；除却社会和行为习惯的影响，长年累月地暴露在烟草制品下，牙缺失、冠状根面龋以及牙周病在统计学上显著的危险因素；通过以下因素来预测牙周病（受累牙数）、烟草使用持续时间、男性以及更少的口腔卫生保健
Martinez Canut 等（1995）西班牙	889名牙周病患者，年龄在21～76岁之间；在全口牙齿的6个位点/牙齿进行牙周探诊；进行方差分析来检验吸烟对牙周炎严重性的影响	在多变量分析中，吸烟与牙周炎的严重性在统计学上相关；通过>20支烟/天的受试者表现出明显更严重的附着丧失，论证了量效反应
Kaldahl 等（1996）美国（L）	74名有中度或晚期牙周炎的患者，包括31名重度吸烟者（≥20支/天）；评估吸烟量和吸烟史对积极牙周治疗和7年的牙周支持治疗反应的影响；基线、机械菌斑控制后4周、牙周手术后10周，以及牙周支持治疗7年间的每年，进行全口检查	与中度和重度吸烟者相比，既往吸烟和从不吸烟者表现出PD的明显减少和附着获得；积极治疗后，所有组群的BoP发生率都有明显下降
Grossi 等（1997）美国（L）	年龄在35～65岁之间确立期牙周炎的143名受试者，包括60个当前吸烟者、55个既往吸烟者、28个非吸烟者，在基线和牙周非手术治疗后的3个月进行牙周检查	与既往吸烟和从不吸烟者相比，当前吸烟者更不易获得PD减少和附着增加；与既往吸烟和从不吸烟者相比，吸烟者治疗后几乎都仍能检出牙龈卟啉单胞菌、福赛坦氏菌的存在
Axelsson 等（1998）瑞典	年龄在35岁、50岁、65岁和75岁的1093位受试者的随机样本；4个年龄组的吸烟率分别为35%、35%、24%和12%；记录了AL、CPITN分值、DMF牙面、菌斑和刺激唾液分泌量（stimulated salivary secretion rate，SSSR）	在最大年龄组中，41%的吸烟者和35%的非吸烟者牙列缺失；在每个年龄组中，吸烟者的平均AL增加了0.37mm、0.88mm、0.85mm和1.33mm，有统计学意义；吸烟者CPITN和DMF指数更高，SSSR增加更明显，但菌斑指数上是相似的

作者/国家	样本/方法	发现
Tomar 和 Asma（2000）美国	12329位受试者，年龄≥18岁，参与了NHANES Ⅲ研究；分别在1个上象限和1个下象限对位点的近中面和颊面进行牙周探诊；从牙齿的颊面到近中面进行探诊；评估牙龈炎、PD以及涉及CEJ的牙龈缘的定位；"牙周炎"定义是≥1个位点的AL≥4mm，PD≥4mm	27.9%的参与者是当前吸烟者，其中9.2%被诊断为牙周炎 当前吸烟者感染牙周炎的可能性是非吸烟者的4倍，当排除了年龄、性别、种族/民族、教育以及收入、贫穷率的干扰 在当前吸烟者中，香烟量/天和牙周炎之间存在量效关系 41.9%的牙周炎病例归因于当前吸烟，10.9%归因于既往吸烟
Bergström 等（2000b）瑞典	257位受试者，年龄在20~69岁之间，包括50名目前吸烟者、61名既往吸烟者以及133名非吸烟者；对牙周组织进行全口的临床和X线评估；吸烟暴露量指的是摄入量（每天的吸烟数量），持续时间（吸烟的年数）；使用的阈值等级：重度/轻度，摄入量为：≥10支/天，<10支/天；持续时间：≥15年，<15年；终生暴露量：≥200支/年，<200支/年	与既往吸烟和非吸烟者相比，当前吸烟者患病位点（AL≥4mm）的发生率最高 40~69岁的当前吸烟者比20~39岁的当前吸烟者的患病率明显更高（27%比4%） 在吸烟量、持续时间和终生吸烟上比较重度和轻度吸烟时，也表现出同样的模式；在多元回归中，在排除了年龄、牙龈出血和菌斑指数的干扰后，终生吸烟和患病位点出现的频率、牙周骨高度密切相关
Albandar 等（2000）美国	705位受试者，年龄在21~92岁之间，52%的男性和87%白人；在6个位点进行全口PD和AL的检查；把牙周炎分类为晚期、重度或中度；把吸雪茄、烟斗和香烟分类为目前、既往和从不	在多元线性回归中，不考虑类型，在排除了年龄、性别、种族及吸食香烟、雪茄和烟斗年数的干扰后，当前吸烟和既往吸烟与中度/晚期牙周炎受试者数量的增加相关，当前吸烟和牙缺失数量也密切相关
Bergström 等（2000a）瑞典（L）	对84名有口腔保健意识的音乐家进行10年的随访研究，包括16名目前吸烟者、28名既往吸烟者以及40名非吸烟者；通过全口临床检查和拍摄X线片来评估牙周状况	在基线水平，PD≥4mm（"患病"位点）的发生率在当前吸烟者中为18.7%、既往吸烟者中为11.1%、非吸烟者中为8.7%。在10年后，这些数据分别是41.6%、7.8%和6.6%；牙槽骨水平也表现出相似的模式 排除了年龄、牙龈出血、菌斑指数和基线水平患病位点出现率的干扰后，当前吸烟是10年后患病位点增加的重要预测因素
Susin 等（2004b）巴西	974位受试者，年龄在30~103岁之间，对全口进行PD和AL的检查；当≥30%牙齿有AL≥5mm时定义为严重附着丧失；吸烟的暴露分成目前/既往、重度/中度/轻度/没有以及终生吸烟	中重度吸烟者AL≥5mm的出现率明显比非吸烟高者；在多变量分析中，重度（OR = 3.6；95% CI 2.2~6.0）和中度吸烟（OR = 3.6；95% CI 2.2~6.0）AL的OR值更高；由于吸烟引起的AL部分在重度和中度吸烟者中分别占37.7%和15.6%
Phipps 等（2009）美国	1210名年龄≥65岁有牙齿的男性；在6个位点进行半口PD和AL的检查；"牙周炎"定义为：（1）≥30%现存牙齿邻间附着丧失≥5mm（第五届欧洲研讨会定义）；（2）根据CDC/AAP定义；通过自填问卷调查和吸烟累计指数来收集关于吸烟习惯的信息	根据第五届欧洲研讨会定义，牙周炎的患病率在非吸烟中是30.4%，在<20年烟龄的吸烟者中为35.3%，在≥20年烟龄的吸烟者中为50.3%（$P<0.001$）；根据CDC/AAP的定义，相应患病率分别为22.0%、19.2%和36.4%（$P<0.001$）；在排除了年龄、种族和口腔检查次数后，多变量分析中≥20年烟龄与牙周炎明显相关，OR分别为2.11（95% CI 1.64~2.72）和2.38（95% CI 1.79~3.13）

[a] L 指的是一个纵向研究

PD：探诊深度；AL：附着水平；BoP：探诊出血；CEJ：釉牙骨质界；CPITN：社区牙周指数；NHANES：美国健康和营养状况调查；DMF：龋失补指数；CI：置信区间；OR：比值比

有关吸烟对牙周治疗影响的研究已经证明治疗效果会随着香烟摄入而改变，与既往吸烟和从不吸烟者相比，当前吸烟者的预后更差（ Ah et al. 1994；Kaldahl et al. 1996；Grossi et al. 1997；Kinane & Radvar 1997；Tonetti et al. 1998；Trombelli et al. 2003，Stavropoulos et al. 2004；Paulander et al. 2004a；Rieder et al. 2004；Sculean et al. 2005；Wan et al. 2009）。值得一提的是，这些研究已经证实了吸烟对一些牙周治疗会产生消极作用，包括非手术治疗、手术治疗以及牙周再生治疗。有关吸烟对这些牙周治疗影响的Meta分析（Garcia 2005；Labriola et al. 2005；Patel et al. 2012）也支持以上结论。

反之，戒烟对改善牙周状况有着积极作用。

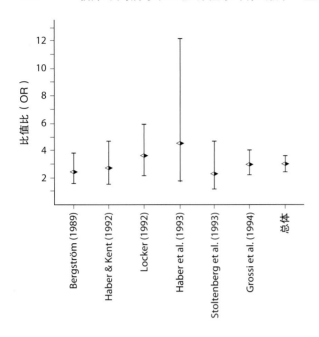

图7-4　把吸烟作为牙周病危险因素的Meta分析。这些研究包括：Bergström（1989），Haber & Kent（1992），Locker（1992），Haber 等（1993），Stoltenberg等（1993），和 Grossi 等（1994）。条形表示描绘的比值比95%可信区间（来源：Papapanou 1996。转载自美国牙周病协会）。

在一项纵向研究中（Bolin et al. 1993），在相隔10年的两个时间点（1970，1980）调查了349名余留牙齿数量≥20的实验对象。通过对所有邻近牙齿拍摄X线片来评估牙周病的进展，表现为吸烟者牙周病的发展速度几乎是非吸烟者的2倍；同时，在实验阶段的某个时间点戒烟的受试者与吸烟者相比，骨丧失过程有明显的延迟。Krall等（1997）发现相似的观察结果并报道说，在平均6年的随访期内，与戒烟的受试者相比，持续吸烟的受试者牙缺失的风险是前者的2.4～3.5倍。在一项10年的随访研究中，Bergström 等（2000a）在当前吸烟受试者中观察到牙周患病位点的增加以及伴随的牙槽骨高度的降低，而非吸烟受试者，在整个调查研究阶段牙周健康状况维持不变。既往吸烟受试者的牙周健康状况与非吸烟者相类似，是稳定的，从而强调了戒烟的有利影响。在一项较短的（12个月）随访研究中，评估了戒烟对牙周非手术治疗的附加作用，Rosa等（2011）发现在慢性牙周炎患者中，与吸烟受

试者相比，戒烟受试者临床附着水平改善明显。重要的是，单独戒烟或者协同非手术治疗似乎能引起龈下微生物群构成的变化，表现为与健康相关的菌群增加，而牙周病原菌数量下降（Fullmer et al. 2009；Delima et al. 2010）。

总之，吸烟似乎符合了Beck（1994）制订的风险评估的绝大多数步骤，并且被认为是牙周炎的主要危险因素。

糖尿病

糖尿病在牙周炎的危险因素中所扮演的角色已经争论了几十年（Genco & Löe 1993），然而一些有关糖尿病似乎会加重已受损牙周的生物学机制在近10年已然明确［参见Lalla等，（2000），Mealey & Oates（2006）和Lalla and Papapanou（2011）的回顾研究中］。表7-6是基于大量关于糖尿病患者的牙周状况的病例对照研究和前瞻性队列研究，概述了流行病学的证据。最近的49个横断面研究和8个纵向研究的Meta分析确定了2型糖尿病和牙周炎的紧密关联，然而，1型糖尿病和牙周炎之间的关联较弱（Chávarry et al. 2009）。糖尿病对牙周状况的负面影响似乎在长期糖尿病患者和代谢控制差的受试者中更明显（Grossi & Genco 1998；Taylor et al. 1996，1998a；Lalla et al. 2004）。确实，研究提供了关于代谢控制差和牙周炎的严重程度与进程的量效关系（Seppala et al. 1993；Tervonen & Oliver 1993；Taylor et al. 1998a；Tervonen & Karjalainen 1997；Guzman et al. 2003；Bandyopadhyay et al. 2010）。把观察结果延展到糖尿病前驱期状态，非糖尿病个体的葡萄糖耐受不良水平也与牙周病严重程度相关（Saito et al. 2004）。与以上的观察结果相一致，牙周治疗的疗效在糖尿病控制很好的患者以及非糖尿病受试者中是相似的（Westfelt et al. 1996；Christgau et al. 1998；Faria-Almeida et al. 2006），然而在糖尿病控制不佳的患者中疗效较差（Tervonen & Karjalainen 1997）。

对于患有1型糖尿病（de Pommereau et al.

表7-6　糖尿病作为牙周炎重要暴露因素的部分研究

作者/国家[a]	样本/方法	发现
Hugoson 等（1989）瑞典	82位有长期IDDM的受试者和72位有短期IDDM的受试者；77名非糖尿病患者（年龄在20～70岁之间）；全口，在4位点/牙齿进行牙周探诊；在下颌前磨牙、磨牙区域拍摄X线片；根据牙周病的严重性把受试者分成5组；无多变量分析	受试者没有DM且在菌斑、牙石和牙齿数量之间没有明显区别 长期DM患者更常出现在组4和组5中，并且比对照组非糖尿病患者有更多PD≥6mm的牙齿表面 年龄在40～49岁的长期DM患者明显有更大范围的牙槽骨丧失
Shlossman 等（1990）美国	3219名印第安人，年龄≥5岁，NIDDM的患病率为23%（男性20%，女性25%）；全口，在6位点/牙齿进行牙周探诊；通过全景片观察牙槽骨丧失；2878位受试者有现存的X线资料，牙周探诊评估或两者都有；比较糖尿病患者和非糖尿病患者的AL与牙槽骨丧失	在所有年龄段和不同性别中，中度的附着丧失和牙槽骨丧失在DM患者中更高
Emrich 等（1991）美国	样本和方法同上（Shlossman et al. 1990）；1342名印第安人，年龄为15岁或更大，有天然牙；19%（254）有糖尿病，12%（158）糖耐量异常；通过线性逻辑模型预测牙周病的患病率和严重性；严重性：平均AL或牙槽骨丧失的平方根	糖尿病、年龄和牙石是牙周炎的重要危险指标 有PD的DM的个体OR为2.8（临床评估）和3.4（X线）
de Pommereau 等（1992）法国	85个有IDDM的青少年，年龄在12～18岁之间，和18个健康的在年龄上匹配的对照组；全口在6位点/牙齿进行牙周探诊，在AL≥2mm的磨牙位点拍摄骀翼片；根据疾病持续时间来分组患者（>6年和<6年）；根据Tanner's分类性成熟；通过糖化血红蛋白（HbA1c）来表示代谢调控；没有参数匹配的智能分析	没有一个受试者有AL≥3mm的位点或者X线片有牙周炎表征 尽管菌斑指数相似，糖尿病儿童更易出现牙龈炎症 牙龈状况和年龄、Tanner's指数、HbA1c水平或疾病病程之间没有明显的关系
Oliver 和 Tervonen（1993）美国	114名糖尿病患者，年龄在20～64岁之间（其中60%有IDDM，40%有NIDDM）；半口，在4位点/牙齿进行牙周探诊；把1985—1986的全美国调查的数据作为对照组	在美国的从业成人中牙缺失在糖尿病和非糖尿病患者中相似 60%的受试者有DM，16%对照组有≥1个位点的PD≥4mm AL数据在两组上基本相当
Thorstensson 和 Hugoson（1993）瑞典	83名IDDM患者和99名年龄性别相匹配的非糖尿病对照组，年龄在40～70岁之间；全口，在4位点/牙齿进行牙周探诊；下颌磨牙、前磨牙区域的X线检查；根据牙周病严重性的增加分成5组；单变量分析	年龄在40～49岁之间的DM患者（平均疾病病程为25.6年）与非糖尿病对照组相比有更多≥6mm的牙周袋以及更大范围的牙槽骨丧失，但年龄在50～59岁和60～69岁之间的受试者并不符合（平均疾病病程分别是20.5年和18.6年） 疾病病程似乎是牙周炎发展的一个重要决定性因素
Pinson 等（1995）美国	16个IDDM儿童，年龄在7～18岁之间，以及24个对照组，其中20个是糖尿病患者的兄弟或姐妹；全口，在6位点/牙齿进行牙周探诊；通过HbA1c来评估代谢调控；分析协变量	总之，病例组和对照组之间并没有明显的统计学差异 HbA1c水平和临床变量之间没有联系 校正菌斑因素后，糖尿病患者在特定牙齿区域表现出更严重的牙龈炎症
Bridges 等（1996）美国	233个男性样本，年龄在24～78岁之间，包括118名糖尿病患者（46个1型的，72个2型的）以及115名非糖尿病受试者，在年龄和BMI上匹配	与非糖尿病男性相比，菌斑和牙龈炎、出血指数、PD、AL以及缺失牙在糖尿病患者中明显更高
Tervonen 和 Karjalainen（1997）芬兰（L）	36名患有1型糖尿病的患者和10名对照组患者，年龄在24～36岁之间，未经过牙周手术治疗，并且在4周、6周和12周进行随访调查；糖尿病患者根据糖尿病状况进一步分为：D1（n = 13）没有糖尿病并发症且长期代谢控制良好；D2（n = 15）伴或不伴视网膜病的中度代谢异常；D3（n = 8）伴不良代谢控制和/或多种并发症的重度糖尿病	有好的控制以及没有并发症的糖尿病患者（D1）的牙周状况，以及那些中度控制患者（D2）的牙周状况，与非糖尿病患者相比基本类似 代谢控制差和/或多种并发症的糖尿病患者（D3）在基线水平表现出更广泛的AL≥2mm以及在随访过程中PD≥4mm的发生率更高
Taylor 等（1998a）美国（L）	对患有2型糖尿病的21名患者进行2年的研究，其中代谢控制不良的有14名，代谢控制较好的有7名，以及338个对照组，年龄在15～57岁之间，土著美国人；通过X线片评估骨丧失过程；协变量包括年龄、牙石、牙龈和菌斑指数、随访时间、饮酒、吸烟、肥胖（BMI >27）、冠心病和性别	在多元逻辑回归中，控制差的糖尿病患者与非糖尿病患者相比，出现骨丧失的概率大11倍（95% CI 2.5～53.3）；在非糖尿病患者和控制较好的患者中未发现差异 年龄、随访的时间、基线水平骨丧失的出现，以及牙石指数都是骨丧失进程的重要预测因素

续表

作者/国家[a]	样本/方法	发现
Taylor 等（1998b）美国（L）	对24名患有NIDDM的受试者以及362名非糖尿病受试者进行2年研究，年龄在15～27岁之间；全景片的骨丧失等级为0～4级	骨丧失进程作为因变量的回归模型显示NIDDM累积的OR为4.23（95% CI 1.8～9.9）；关联性因年龄而改变，更年轻的成年人牙槽骨丧失的风险更高
Lalla 等（2007）美国	针对6～18岁的儿童和青少年的病例对照研究，包含350名糖尿病患者（325名是1型糖尿病，25名是2型糖尿病）和350名非糖尿病对照组；针对PD和AL在所有完全萌出的牙齿的4位点/牙齿进行半口检查；使用3种不同的牙周炎定义	患糖尿病的儿童比对照组有更多的菌斑和牙龈炎症以及更多数量的AL牙齿 控制年龄、性别、种族、牙龈出血以及口腔就诊次数的回归分析表明在所有的疾病定义中（OR 1.84～3.72）糖尿病与牙周破坏在统计学上相关

[a] L 指的是一项纵向研究

PD：探诊深度；AL：附着水平；BMI：身体质量指数；OR：比值比；CI：置信区间

DM：糖尿病

IDDM 和 NIDDM，分别指胰岛素依赖和非胰岛素依赖的糖尿病；这个诊断术语已不再使用现被1型和2型糖尿病所代替

1992；Pinson et al. 1995）以及1型和2型糖尿病（Lalla et al. 2006）的儿童和青少年，记录了在牙周组织中出现糖尿病临床表现的发病年龄。这3个研究都表明年龄在6～18岁之间的糖尿病受试者更易出现牙龈炎症。Lalla 等（2006）进行的病例对照研究，在校准了年龄、性别、种族、牙龈出血以及牙科检查频率的干扰后，进一步指出临床附着丧失更易发生在患糖尿病的年轻患者中。在随后的文献中，Lalla 等（2007b）报道了有关350名患有1型或2型糖尿病儿童的研究资料，并且发现在之前2年的牙科检查中平均的HbA1c等级与牙周炎呈现明显的正相关。在一个包括700名儿童（350名糖尿病受试者和350名非糖尿病对照者）的研究中，Lalla 等（2007a）记录了经过所有疾病定义测试的6～11岁和12～18岁的亚组，糖尿病儿童的牙周破坏增加具有统计学意义。

一些研究显示了糖尿病与牙周炎之间存在双向影响关系。伴有糖尿病的牙周炎患者，其牙周组织破坏更加严重，此外，相关研究表明牙周炎患者中的糖尿病患者更易出现糖尿病并发症和更差的代谢调控[可参考Lalla & Papapanou（2011）的研究]。本书第14章将对这些问题进行更细致的探讨。

肥胖

肥胖与牙周炎之间可能存在生物学联系，肥胖涉及高炎症状态，异常的脂类代谢和胰岛素耐受性通路的出现（Saito et al. 1998；Nishimura & Murayama 2001），所有这些都共同引起牙周组织的加速破坏。的确，很多研究提示了肥胖与牙周炎之间的正相关关系，这里的肥胖指的是身高体重指数（BMI）≥30kg/m^2。第三次美国健康和营养状况调查的数据库中收纳了4篇研究肥胖和牙周炎关系的论文。Wood 等（2003）针对年龄在18岁或以上的白种人受试者，指出在校准了年龄、性别、糖尿病病史、当前吸烟以及社会经济地位后，发现BMI、腰臀比、内脏脂肪以及无脂肪体重与牙周炎相关。Al-Zahrani 等（2003）报道了BMI、腰臀比与年轻成年人牙周炎之间联系紧密，但在中年和老年成人中并没有联系。Genco 等（2005）报道与高BMI但低胰岛素抵抗指数的受试者相比，胰岛素抵抗指数四分位分组中较高的超重受试者患牙周炎的概率大1.5倍。最后，Andriankaja 等（2010）证明了代谢综合征（也就是高血压、空腹血糖异常、大腰围和血脂异常的联合病变）和女性牙周炎的关系，以及肥胖与男女牙周炎的关系。

对1038个退伍的美国白人男性健康老兵的一项纵向研究显示，在校准一些协变量后，肥胖给牙周炎的进程增加了41%～72%的风险（Gorman et al. 2012）。美国之外其他国家的报道中也有一些佐证数据。在一个643名表面健康的日本成人样本中，Saito 等（2001）指出在去除了一些已

知的危险因素后，腰臀比、BMI和体脂是牙周炎重要的危险因素。在日本的最近一项包含3590个个体样本的纵向研究中，与BMI≤22kg/m²的个体相比，牙周炎5年的发病率在BMI为25~30kg/m²和≥30kg/m²的受试者中表现更高（Morita et al. 2011），明确了超重/肥胖与牙周炎风险之间的量效关系。最后，韩国的一项包含7188个全国范围的代表性样本的研究表明，代谢综合征与牙周炎相关（Kwon et al. 2011）。相反，丹麦的一项包含1579名男性和女性的研究表明，肥胖和临床附着丧失之间存在恰恰相反的关系（Kongstad et al. 2009）。

考虑到上述发表论文中的大多数都是横断面研究，因此并不能有助于对时效性或致病机制做出推论，同时可获得的流行病学资料也是有限的且并非普遍一致，我们需要其他研究来证实肥胖与牙周炎的关系。

骨量减少/骨质疏松症

一些早期的横断面研究，样本量有限且主要局限于绝经后妇女，表明低骨矿物密度的女性更有可能出现牙龈退缩和/或明显的牙龈炎症以及临床附着丧失（von Wowern et al. 1994；Mohammad et al. 1996，1997；Tezal et al. 2000）。在1084个年龄在60~75岁受试者的X线研究中，Persson 等（2002）报道了骨质疏松症和牙周炎之间呈正相关，且OR值为1.8（95% CI 1.2~2.5）。然而，也有一些已发表的研究并没有表明两者之间的联系（Weyant et al. 1999；Lundström et al. 2001）。

基于这些观察结果，有人假设，骨质疏松症导致的全身性的骨密度降低，和激素、遗传以及其他的宿主因素一起，导致宿主对牙周炎症相关的骨破坏更易感（Wactawski - Wende 2001）。美国的一项包含1329名绝经期女性的横断面研究表明，全身骨密度和有龈下牙石女性的附着丧失呈正相关，但和没有龈下牙石女性呈负相关（Brennan et al. 2007）。纵向研究中的数据明显与之相冲突。Payne等（1999，2000）指出

与骨矿物密度正常的女性相比，骨质疏松女性会出现更严重的纵向牙槽骨丧失，Yoshihara 等（2004）在年龄≥70岁的日本受试者中发现，校准了其他协变量的干扰后，受试者的骨矿物密度和3年纵向附着丧失有重要的关系。与之相反，Reinhardt 等（1999）指出在2年里，血清雌激素水平与纵向的附着丧失并没有明显的关系。最近有关骨质疏松症和牙周炎之间现有研究的系统性回顾（Martinez - Maestre et al. 2010；megson et al. 2010）发现这两种情况之间的关系并不明确。需要更多的前瞻性研究来阐明两者之间的内在联系及其临床意义。

人类免疫缺陷病毒感染

20世纪80年代后期发表的研究已经指出，牙周炎的患病率与严重性在获得性免疫缺陷综合征（AIDS）患者中格外地高（Winkler & Murray 1987），但是在随后的文献中出现了更缓和的说法。我们不能把早期报道中包含的有偏倚的样本排除在外，通过采用高活性抗逆转录病毒疗法和其他连续不断的新研制药物对HIV-阳性的受试者进行成功的免疫抑制，能影响HIV-血清阳性的受试者的牙周病进程，并且降低HIV感染的牙周临床表现的严重程度（Chapple & Hamburger 2000）。举例来说，一项纳入326个HIV感染成人的横断面研究（McKaig et al. 1998）表明，在排除了CD4计数后，服用了HIV抗逆转录病毒药物的受试者比那些没有服药的受试者感染牙周炎的概率低5倍，强调了在这种条件下宿主免疫能力的重要性。

然而，发表的文献间不断做出互相矛盾的结论。因此，尽管大量的研究（Smith et al. 1995a；Robinson et al. 1996；Ndiaye et al. 1997；McKaig et al. 1998；Nittayananta et al. 2010；Stojkovic et al. 2011）表明，与对照组相比，HIV-阳性的受试者的牙周炎患病率和严重度更高，仍有其他的一些研究要么不支持这个结果，要么表明HIV-血清阳性和HIV-血清阴性的受试者两者之间牙周状况的差异是有限的（Cross & Smith 1995；

Lamster et al. 1997；Scheutz et al. 1997；Lamster et al. 1998；Vastardis et al. 2003）。调查了HIV感染受试者牙周炎的病理学研究表明，针对牙周致病菌的特异性IgG反应在HIV–阳性和HIV–阴性的受试者中是相似的（Yeung et al. 2002），也没有发现CD4计数等级和牙周炎的严重性相关（Martinez Canut et al. 1996；Vastardis et al. 2003）。

现有有限的纵向研究也是有争议的。相继出版的两篇姊妹篇论文，在一个包含29名基线水平和3个月检验时HIV–血清阳性受试者群组的短期的随访研究中（Smith et al. 1995b；Cross & Smith 1995），报道了临床附着丧失的低患病率和发生率。血清反应阳性受试者的龈下微生物分布和血清反应阴性受试者的相类似，而且与他们的CD4和CD8淋巴细胞计数并没有关联。类似的，在一项为期12个月的小型随访研究中，Robinson等（2000）发现牙周炎进程在HIV–阳性和HIV–阴性受试者中没有区别。Hofer等（2002）表明标准的HIV–阳性的受试者能以类似非感染对照组的方式被维持。然而，一个包含114个同性恋和双性恋男性的20个月的随访研究（Barr et al. 1992）表明通过CD4细胞计数，临床附着丧失和免疫抑制之间有着明确的关系。笔者指出与更高年龄相关的血清阳性使得附着丧失的风险增加。Lamster等（1997）也报道了相似的观察结果，他总结道，HIV感染中存在的牙周炎是依赖于宿主的免疫能力和对龈下微生物群的局部炎症反应的。

因此看来，关于HIV/AIDS和牙周炎的相关性，目前尚未达成共识。另外，随着HIV/AIDS治疗水平的不断提高，其伴发口腔疾病的严重性也会发生变化，这将有可能进一步促进研究结果的多元化。

社会心理因素

社会心理压力可能会影响牙周状况的机制很复杂。其潜在机制可能是，心理压力会导致个体吸烟、口腔卫生变差等行为改变，从而影响牙周健康（Genco et al. 1998）。缺少有关压力的明确的生物学评估，部分有限的研究采用间接测定压力来研究它与牙周炎之间的关系。在美国纽约的伊里县关于1426个受试者的研究中，Genco等（1999）指出，与在相似的经济压力下表现出更好处事能力的成年人或没有经济压力的成年人相比，承担经济压力后表现出较差处理行为的成年人患严重牙周炎的风险会增加。在一个包含1089名日本农村成年人的样本中，剔除了常见危险因素后工作和健康相关压力与临床附着丧失呈正相关（Akhter et al. 2005）。在克罗地亚，发现战争相关压力与不良牙周状况相关（Spalj et al. 2008）。相似的观察结果表现在埃塞俄比亚的移民人口中，研究指出心理的悲痛与深牙周袋呈正相关（Vered et al. 2011）。相反，在立陶宛的包含681个受试者的研究中（Aleksejuniene et al. 2002），并不能表明社会心理压力和牙周炎之间的关联，尽管他报道说该疾病与生活方式因素有关联。在一项涉及23名从业成年人的小型研究中，Linden等（1996）指出年龄增加，更低的社会经济地位、更低的工作满意度和A型性格（好斗的、不耐烦的以及急躁的行为习惯）可预示未来的附着丧失。

显然，精神压力在牙周炎发生中的作用并没有被充分阐明，而且现有的了解还存在许多不足。虽然如此，考虑到已经确定了的交感的、副交感的以及肽能/感觉神经系统，以及在脑–免疫调节通路上的下丘脑–垂体–肾上腺轴的作用，这种作用在生物学上明显是合理的。实验动物研究已经开始阐明社会心理因素和牙周炎之间关联的基础机制。举例来说，Breivik等（2006）的研究在结扎丝诱导的牙周炎的小鼠模型上，论证了实验诱发的抑郁加速了组织的破坏，而且针对抑郁的药物治疗能减缓这种破坏。在一项人类的研究中，唾液皮质醇水平（心理学压力的指标）与牙周炎的范围和严重程度呈正相关（Hilgert et al. 2006）。

仍然需要更多的基础研究和流行病学调查来充分阐明心理因素与牙周病之间的可能关联。

结束语

本章介绍的分析性流行病学研究，依据一些重要元素如设计和方法的不同而多种多样，例如疾病的定义、样本量、全口牙或部分牙记录方案、纵向观察时间长度、潜在混杂因素的剔除等。然而，尽管这些有明显的不足，仍然可以总结出一些合理且确定的结论。

1. 特定的细菌、吸烟、糖尿病是目前已确立的牙周炎主要危险因素。未来研究中需进一步确定其他生物学上可信的、潜在的可能比较重要的危险因素。

2. 需要介绍一下分析流行病学研究中会用到的牙周炎的统一定义。这将会促进有效的对比并建立无论是看起来相冲突却反映了真实生物学变异的资料，还是仅仅属于方法论矛盾的资料，同时帮助准确地定义危险因素。在第五届欧洲牙周病学的共识报告上提议的定义（Tonetti & Claffey 2005）、CDC/APP定义（Page & Eke 2007）以及流行病学研究中侵袭性牙周炎的定义（Demmer & Papapanou 2010）也许都是出于这样的目的。显然，每个定义都有缺点，以上的提案也没有例外。因为缺乏普遍接受的一致定义，所以应该鼓励用以上定义中的一部分来呈现数据。

3. 研究需要严格区分疾病危险因素和疾病预测因素。尽管后者在多元变量模型中作为解释变量会增加确定系数（也就是用模型解释的变异数的比例），它也会掩盖真正病因学因素的重要性。举例来说，如Ismail等（1990）表示的那样，生物学合理的潜在病因学因素（例如牙菌斑）的重要性在包括例如牙齿松动度的疾病代替性名称的多变量模型中不再维持。已经证明疾病的基线等级和例如角形骨缺损的形态学特征，是未来疾病发展过程的强有力预测因素（Papapanou et al. 1989；

Papapanou & Wennström 1991）。Haffajee等（1991a）指出，年龄、菌斑以及探诊出血与疾病基线水平和疾病事件相关。在调查疾病发生和进程的重要真正暴露因素中，模型中包含的某个因素可能会错误地怀疑另一个生物学重要的协变量因素。

在Beck等（1995）进行的一项纵向研究中发现了有趣的观察结果，即与那些已确立疾病进程中的患者的特征相比，早先未患病位点出现临床附着丧失患者的特征。当低收入和与软组织反应相关的药物治疗对两组的患者都是常见特性，附着丧失的新位点更易出现在使用无烟烟草和有口腔疼痛史的患者中。吸烟者、龈下牙龈卟啉单胞菌含量高者，以及经济状况更差者，更易发生进一步的牙周破坏。这些资料表明，牙周炎可能与其他疾病一样，与疾病开始相关的因素和与疾病进程相关的因素是不同的。这两种因素之间的区别可能会对将来的评估对策产生影响，同时对提高危险/预测因素模型的准确性也会产生不利影响。

与牙周感染疾病描述性流行病学相关的、仍存在争论的问题是：在刚过去的几十年里，在世界范围内，它们的患病率是否一直在下降。然而，这个问题因为大量的原因并没有一个明确的答案。首先，并没有一致的结论，因为牙周病的患病率因种族和地域的不同有差别。其次，取自发展中和发达国家有效数据的质量明显是不可比的。尽管一些国家进行了很好的流行病学研究，这些研究的数据都很详细，然而，大部分在发展中国家的研究采用的是CPITN系统，该系统产生的数据不够详细。此外，在一段时间内用完全相同的方法来评估同一批总体中随机样本的研究是稀少的。在少数的例外中，从世界某些地方，尤其是在美国获得的资料提示了牙周炎患病率的下降趋势（Dye et al. 2007）。瑞典的一系列研究（Hugoson et al. 1992，1998b，2005）表明，在30年的时间内，通过临床和X线方式在4个横断面研究中表明各种牙周炎严重性呈等级的频数分布（1973，1983，1993，2003）。在这些研究中，根据牙周状况的严重程度分成了

5个组：组1和组2包括牙周健康或只有轻度牙龈炎的受试者；组3包括有中度牙周炎的受试者，指的是牙周支持组织的丧失并没有超过根长的上1/3；组4和组5包括更严重破坏性疾病的受试者。正如在图7-5中表示的那样，在组1中受试者频数明显增加，组2表明在过去的30年间，从1973年的49%，到1993年的60%，再到2003年的几乎62%。这个增长主要发生在组3中，从1973年的38%，到1993年的27%，再到2003年明显达到平均水平28%。然而，组4和组5中的受试者频数在30年里事实上是平稳的：从1973年的13%，到1993年的13%，再到2003年的10.5%。基于这些来源于世界上能最好地接触和利用口腔健康服务的总体中的资料，我们可以推断总体中更易患严重牙周炎的这部分人的比例并没有明显减少。相反，在过去几十年中，由于口腔健康意识的提高、获得口腔保健以及治疗资源利用度的提高，真正受益的人很可能是那些患病率明显更低的中度牙周炎的个体。

在这些和其他研究中记录翔实的牙列缺失在过去30年大幅减少，老年群组的天然牙列存留数也明显高于前一代人（Kassebaum et al. 2014）。这个事实本身应该表明年老群组中牙周病患病率的提高，因为老年人存留的牙齿中更有可能累积了大量的附着丧失，这恰恰组成了患病率评估的基础（Douglass & Fox 1993）。然而，关于这种潜在的增加是否会引起牙周治疗的增加还是有争论的（Oliver et al. 1989）。我们无疑需要更多的研究来进一步阐明这些问题，而且充足且一致的流行病学方法对产生有效的比较数据来说格外重

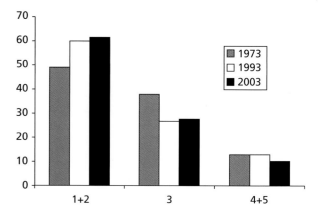

图7-5　牙周状况健康或仅有牙龈炎的受试者频数分布（组1+2）、中度牙周炎（组3），以及晚期和重度牙周炎（组4+组5），分别在1973年、1993年和2003年的一组瑞典群组中。文本中的一些定义（基于Hugoson et al. 1992，1998，2006的资料在与Anders Hugoson私下交流后改编）。

要。值得争论的是，未来流行病学调查原则性的任务是在疾病进一步发展和不可逆破坏之前，阐明严重牙周炎易感性的关键因素（Papapanou 2012，2014）。尽管已经确立了一些危险因素并且识别了一系列的疾病标志物，但是，对疾病进行干预后，反映特定人群中牙周健康状况的变化指标仍需进一步研究。为了评估调整后取得的临床收益的大小，需要进行前瞻性的、长期的流行病学研究。

致谢

本章中部分表格引自Papapanou（1986）的论文，该引用已经由美国牙周病学会授权。关于"牙周炎危险因素的"部分文本引自Borrell 和 Papapanou（2005）的综述。

参考文献

[1] Ah, M.K., Johnson, G.K., Kaldahl, W.B., Patil, K.D. & Kalkwarf, K.L. (1994). The effect of smoking on the response to periodontal therapy. *Journal of Clinical Periodontology* **21**, 91–97.

[2] Ainamo, J. (1989). Epidemiology of Periodontal Disease. In: Lindhe, J., ed. *Textbook of Clinical Periodontology*, 2nd edn. Copenhagen: Munksgaard, pp. 70–91.

[3] Ainamo, J. & Bay, I. (1975). Problems and proposals for recording gingivitis and plaque. *International Dental Journal* **25**, 229–235.

[4] Ainamo, J., Barmes, D., Beagrie, G. *et al.* (1982). Development of the World Health Organization (WHO) community periodontal index of treatment needs (CPITN). *International Dental Journal* **32**, 281–291.

[5] Akhter, R., Hannan, M.A., Okhubo, R. & Morita, M. (2005). Relationship between stress factor and periodontal disease in a rural area population in Japan. *European Journal of Medical Research* **10**, 352–357.

[6] Albandar, J.M. (2002a). Global risk factors and risk indicators for periodontal diseases. *Periodontology* 2000 **29**, 177–206.

[7] Albandar, J.M. (2002b). Periodontal diseases in North America. *Periodontology* 2000 **29**, 31–69.

[8] Albandar, J.M., Brunelle, J.A. & Kingman, A. (1999). Destructive periodontal disease in adults 30 years of age and older in the United States, 1988-1994. *Journal of Periodontology* **70**, 13–29.

[9] Albandar, J.M., Streckfus, C.F., Adesanya, M.R. & Winn, D.M. (2000). Cigar, pipe, and cigarette smoking as risk factors for periodontal disease and tooth loss. *Journal of Periodontology* **71**, 1874-1881.

[10] Aleksejuniene, J., Holst, D., Eriksen, H.M. & Gjermo, P. (2002). Psychosocial stress, lifestyle and periodontal health. *Journal of Clinical Periodontology* **29**, 326–335.

[11] Ali, R.W., Bakken, V., Nilsen, R. & Skaug, N. (1994). Comparative detection frequency of 6 putative periodontal pathogens in Sudanese and Norwegian adult periodontitis patients. *Journal of Periodontology* **65**, 1046–1052.

[12] Alpagot, T., Wolff, L.F., Smith, Q.T. & Tran, S.D. (1996). Risk indicators for periodontal disease in a racially diverse urban population. *Journal of Clinical Periodontology* **23**, 982–988.

[13] Al-Zahrani, M.S., Bissada, N.F. & Borawskit, E.A. (2003). Obesity and periodontal disease in young, middle-aged, and older adults. *Journal of Periodontology* **74**, 610–615.

[14] Andriankaja, O.M., Sreenivasa, S., Dunford, R. & DeNardin, E. (2010). Association between metabolic syndrome and periodontal disease. *Australian Dental Journal* **55**, 252–259.

[15] Anusaksathien, O., Sukboon, A., Sitthiphong, P. & Teanpaisan, R. (2003). Distribution of interleukin-1beta(+3954) and IL-1alpha(-889) genetic variations in a Thai population group. *Journal of Periodontology* **74**, 1796–1802.

[16] Arbes, S.J., Jr., Agustsdottir, H. & Slade, G.D. (2001). Environmental tobacco smoke and periodontal disease in the United States. *American Journal of Public Health* **91**, 253–257.

[17] Armitage, G.C., Wu, Y., Wang, H.Y. *et al.* (2000). Low prevalence of a periodontitis-associated interleukin-1 composite genotype in individuals of Chinese heritage. *Journal of Periodontology* **71**, 164–171.

[18] Axelsson, P., Paulander, J. & Lindhe, J. (1998). Relationship between smoking and dental status in 35-, 50-, 65-, and 75-year-old individuals. *Journal of Clinical Periodontology* **25**, 297–305.

[19] Baelum, V. & Papapanou, P.N. (1996). CPITN and the epidemiology of periodontal disease. *Community Dentistry and Oral Epidemiology* **24**, 367–368.

[20] Baelum, V., Fejerskov, O. & Karring, T. (1986). Oral hygiene, gingivitis and periodontal breakdown in adult Tanzanians. *Journal of Periodontal Research* **21**, 221–232.

[21] Baelum, V., Fejerskov, O. & Manji, F. (1988a). Periodontal diseases in adult Kenyans. *Journal of Clinical Periodontology* **15**, 445–452.

[22] Baelum, V., Luan, W.-M., Fejerskov, O. & Xia, C. (1988b) Tooth mortality and periodontal conditions in 60-80-year-old Chinese. *Scandinavian Journal of Dental Research* **96**, 99–107.

[23] Baelum, V., Fejerskov, O., Manji, F. & Wanzala, P. (1993a). Influence of CPITN partial recordings on estimates of prevalence and severity of various periodontal conditions in adults. *Community Dentistry and Oral Epidemiology* **21**, 354–359.

[24] Baelum, V., Manji, F., Fejerskov, O. & Wanzala, P. (1993b). Validity of CPITN's assumptions of hierarchical occurrence of periodontal conditions in a Kenyan population aged 15–65 years. *Community Dentistry and Oral Epidemiology* **21**, 347–353.

[25] Baelum, V., Manji, F., Wanzala, P. & Fejerskov, O. (1995). Relationship between CPITN and periodontal attachment loss findings in an adult population. *Journal of Clinical Periodontology* **22**, 146–152.

[26] Baelum, V., Chen, X., Manji, F., Luan, W.M. & Fejerskov, O. (1996). Profiles of destructive periodontal disease in different populations. *Journal of Periodontal Research* **31**, 17–26.

[27] Bagaitkar, J., Daep, C.A., Patel, C.K. *et al.* (2011). Tobacco smoke augments *Porphyromonas gingivalis - Streptococcus gordonii* biofilm formation. *PLoS ONE* **6**, e27386.

[28] Bandyopadhyay, D., Marlow, N.M., Fernandes, J. K. & Leite, R.S. (2010). Periodontal disease progression and glycaemic control among Gullah African Americans with type-2 diabetes. *Journal of Clinical Periodontology* **37**, 501-509.

[29] Barr, C., Lopez, M.R. & Rua Dobles, A. (1992). Periodontal changes by HIV serostatus in a cohort of homosexual and bisexual men. *Journal of Clinical Periodontology* **19**, 794-801.

[30] Beck, J.D. (1994). Methods of assessing risk for periodontitis and developing multifactorial models. *Journal of Periodontology* **65**, 468–478.

[31] Beck, J.D., Koch, G.G., Rozier, R.G. & Tudor, G.E. (1990). Prevalence and risk indicators for periodontal attachment loss in a population of older community-dwelling blacks and whites. *Journal of Periodontology* **61**, 521–528.

[32] Beck, J.D., Koch, G.G. & Offenbacher, S. (1995). Incidence of attachment loss over 3 years in older adults - new and progressiong lesions. *Community Dentistry and Oral Epidemiology* **23**, 291-296.

[33] Beck, J.D., Cusmano, L., Green Helms, W., Koch, G.G. & Offenbacher, S. (1997). A 5-year study of attachment loss in community-dwelling older adults: incidence density. *Journal of Periodontal Research* **32**, 506–515.

[34] Benigeri, M., Brodeur, J.M., Payette, M., Charbonneau, A. & Ismail, A.I. (2000). Community periodontal index of treatment needs and prevalence of periodontal conditions. *Journal of Clinical Periodontology* **27**, 308–312.

[35] Benn, D.K. (1990). A review of the reliability of radiographic measurements in estimating alveolar bone changes. *Journal of Clinical Periodontology* **17**, 14–21.

[36] Ben Yehouda, A., Shifer, A., Katz, J. *et al.* (1991). Prevalence of juvenile periodontitis in Israeli military recruits as determined by panoramic radiographs. *Community Dentistry and Oral Epidemiology* **19**, 359–360.

[37] Berdeli, A., Emingil, G., Gurkan, A., Atilla, G. & Kose, T. (2006). Association of the IL-1RN2 allele with periodontal diseases. *Clinical Biochemistry* **39**, 357–362.

[38] Bergström, J. (1989). Cigarette smoking as risk factor in chronic periodontal disease. *Community Dentistry and Oral Epidemiology* **17**, 245–247.

[39] Bergström, J. & Eliasson, S. (1989). Prevalence of chronic periodontal disease using probing depth as a diagnostic test. *Journal of Clinical Periodontology* **16**, 588–592.

[40] Bergström, J., Eliasson, S. & Dock, J. (2000a). A 10-year prospective study of tobacco smoking and periodontal health. *Journal of Periodontology* **71**, 1338–1347.

[41] Bergström, J., Eliasson, S. & Dock, J. (2000b). Exposure to tobacco smoking and periodontal health. *Journal of Clinical Periodontology* **27**, 61–68.

[42] Bhat, M. (1991). Periodontal health of 14–17–year–old US schoolchildren. *Journal of Public Health Dentistry* **51**, 5–11.

[43] Bolin, A., Eklund, G., Frithiof, L. & Lavstedt, S. (1993). The effect of changed smoking habits on marginal alveolar bone loss. A longitudinal study. *Swedish Dental Journal* **17**, 211–216.

[44] Borrell, L.N. & Crawford, N.D. (2008). Social disparities in periodontitis among United States adults 1999–2004. *Community Dentistry and Oral Epidemiology* **36**, 383–391.

[45] Borrell, L.N. & Papapanou, P.N. (2005). Analytical epidemiology of periodontitis. *Journal of Clinical Periodontology* **32 Suppl 6**, 132–158.

[46] Borrell, L.N. & Crawford, N.D. (2012). Socioeconomic position indicators and periodontitis: examining the evidence. *Periodontology 2000* **58**, 69–83.

[47] Borrell, L.N., Lynch, J., Neighbors, H., Burt, B.A. & Gillespie, B.W. (2002). Is there homogeneity in periodontal health between African Americans and Mexican Americans? *Ethnicity & Disease* **12**, 97–110.

[48] Borrell, L.N., Burt, B.A., Neighbors, H.W. & Taylor, G.W. (2004). Social factors and periodontitis in an older population. *American Journal of Public Health* **94**, 748–754.

[49] Boughman, J.A., Astemborski, J.A. & Suzuki, J.B. (1992). Phenotypic assessment of early onset periodontitis in sibships. *Journal of Clinical Periodontology* **19**, 233–239.

[50] Bourgeois, D.M., Doury, J. & Hescot, P. (1999). Periodontal

conditions in 65-74 year old adults in France, 1995. *International Dental Journal* **49**, 182–186.

[51] Breivik, T., Gundersen, Y., Myhrer, T., Fonnum, F., Osmundsen, H. *et al.* (2006). Enhanced susceptibility to periodontitis in an animal model of depression: reversed by chronic treatment with the anti-depressant tianeptine. *Journal of Clinical Periodontology* **33**, 469–477.

[52] Brennan, R.M., Genco, R.J., Hovey, K.M., Trevisan, M. & Wactawski-Wende, J. (2007). Clinical attachment loss, systemic bone density, and subgingival calculus in postmenopausal women. *Journal of Periodontology* **78**, 2104–2111.

[53] Brett, P.M., Zygogianni, P., Griffiths, G.S. *et al.* (2005). Functional gene polymorphisms in aggressive and chronic periodontitis. *Journal of Dental Research* **84**, 1149–1153.

[54] Bridges, R.B., Anderson, J.W., Saxe, S.R., Gregory, K. & Bridges, S.R. (1996). Periodontal status of diabetic and non-diabetic men: effects of smoking, glycemic control, and socioeconomic factors. *Journal of Periodontology* **67**, 1185–1192.

[55] Brook, I. (2011). The impact of smoking on oral and nasopharyngeal bacterial flora. *Journal of Dental Research* **90**, 704–710.

[56] Brown, L.J., Oliver, R.C. & Löe, H. (1989). Periodontal diseases in the U.S. in 1981: Prevalence, severity, extent, and role in tooth mortality. *Journal of Periodontology* **60**, 363–370.

[57] Brown, L.J., Oliver, R.C. & Löe, H. (1990). Evaluating periodontal status of US employed adults. *Journal of the American Dental Association* **121**, 226–232.

[58] Brown, L.J., Albandar, J.M., Brunelle, J.A. & Löe, H. (1996). Early-onset periodontitis: progression of attachment loss during 6 years. *Journal of Periodontology* **67**, 968–975.

[59] Burt, B.A. (1994). Periodontitis and aging: reviewing recent evidence. *Journal of the American Dental Association* **125**, 273–279.

[60] Burt, B.A. & Eklund, S.A. (1999). *Dentistry, Dental Practice, and the Community*. Philadeplphia, PA: W.B. Saunders Company.

[61] Butterworth, M. & Sheiham, A. (1991). Changes in the Community Periodontal Index of Treatment Needs (CPITN) after periodontal treatment in a general dental practice. *British Dental Journal* **171**, 363–366.

[62] Carlos, J.P., Wolfe, M.D. & Kingman, A. (1986). The extent and severity index: A simple method for use in epidemiologic studies of periodontal disease. *Journal of Clinical Periodontology* **13**, 500–505.

[63] Chalmers, T.C. (1993). Meta-analytic stimulus for changes in clinical trials. *Statistical Methods in Medical Research* **2**, 161–172.

[64] Chapple, I.L. & Hamburger, J. (2000). The significance of oral health in HIV disease. *Sexually Transmitted Infections* **76**, 236–243.

[65] Chávarry, N.G., Vettore, M.V., Sansone, C. & Sheiham, A. (2009). The relationship between diabetes mellitus and destructive periodontal disease: a meta-analysis. *Oral Health & Preventive Dentistry* **7**, 107–127.

[66] Chen, X., Wolff, L., Aeppli, D. *et al.* (2001). Cigarette smoking, salivary/gingival crevicular fluid cotinine and periodontal status. A 10-year longitudinal study. *Journal of Clinical Periodontology* **28**, 331–339.

[67] Christensen, L.B., Petersen, P.E., Krustrup, U. & Kjoller, M. (2003). Self-reported oral hygiene practices among adults in Denmark. *Community Dental Health* **20**, 229–235.

[68] Christgau, M., Aslanidis, C., Felden, A. *et al.* (2003). Influence of interleukin-1 gene polymorphism on periodontal regeneration in intrabony defects. *Journal of Periodontal Research* **38**, 20–27.

[69] Christgau, M., Palitzsch, K.-D., Schmalz, G., Kreiner, U. & Frenzel, S. (1998). Healing response to non-surgical periodontal therapy in patients with diabetes mellitus: clinical, microbiological, and immunological results. *Journal of Clinical Periodontology* **25**, 112-124.

[70] Clerehugh, V., Lennon, M.A. & Worthington, H.V. (1990). 5-year results of a longitudinal study of early periodontitis in 14- to 19-year-old adolescents. *Journal of Clinical Periodontology* **17**, 702–708.

[71] Cogen, R.B., Wright, J.T. & Tate, A.L. (1992). Destructive periodontal disease in healthy children. *Journal of Periodontology* **63**, 761–765.

[72] Craandijk, J., van Krugten, M.V., Verweij, C.L., van der Velden, U. & Loos, B.G. (2002). Tumor necrosis factor-alpha gene polymorphisms in relation to periodontitis. *Journal of Clinical Periodontology* **29**, 28–34.

[73] Craig, R.G., Boylan, R., Yip, J. *et al.* (2001). Prevalence and risk indicators for destructive periodontal diseases in 3 urban American minority populations. *Journal of Clinical Periodontology* **28**, 524–535.

[74] Cross, D.L. & Smith, G.L.F. (1995). Comparison of periodontal disease in HIV seropositive subjects and controls (II). Microbiology, immunology and prediction of disease progression. *Journal of Clinical Periodontology* **22**, 569–577.

[75] Cullinan, M.P., Westerman, B., Hamlet, S.M. *et al.* (2001). A longitudinal study of interleukin-1 gene polymorphisms and periodontal disease in a general adult population. *Journal of Clinical Periodontology* **28**, 1137–1144.

[76] Cutress, T.W., Powell, R.N. & Ball, M.E. (1982). Differing profiles of periodontal disease in two similar South Pacific island populations. *Community Dentistry and Oral Epidemiology* **10**, 193–203.

[77] Darby, I.B., Lu, J. & Calache, H. (2005). Radiographic study of the prevalence of periodontal bone loss in Australian school-aged children attending the Royal Dental Hospital of Melbourne. *Journal of Clinical Periodontology* **32**, 959–965.

[78] Delima, S.L., McBride, R.K., Preshaw, P.M., Heasman, P.A. & Kumar, P.S. (2010). Response of subgingival bacteria to smoking cessation. *Journal of Clinical Microbiology* **48**, 2344–2349.

[79] Demmer, R.T. & Papapanou, P.N. (2010). Epidemiologic patterns of chronic and aggressive periodontitis. *Periodontology 2000* **53**, 28–44.

[80] de Pommereau, V., Dargent-Paré, C., Robert, J.J. & Brion, M. (1992). Periodontal status in insulin-dependent diabetic adolescents. *Journal of Clinical Periodontology* **19**, 628–632.

[81] De Sanctis, M. & Zucchelli, G. (2000). Interleukin-1 gene polymorphisms and long-term stability following guided tissue regeneration therapy. *Journal of Periodontology* **71**, 606–613.

[82] Diamanti-Kipioti, A., Papapanou, P.N., Moraitaki-Tsami, A., Lindhe, J. & Mitsis, F. (1993). Comparative estimation of periodontal conditions by means of different index systems. *Journal of Clinical Periodontology* **20**, 656–661.

[83] Diamanti-Kipioti, A., Afentoulidis, N., Moraitaki-Tsami, A. *et al.* (1995). A radiographic survey of periodontal conditions in Greece. *Journal of Clinical Periodontology* **22**, 385–390.

[84] Diehl, S.R., Wang, Y., Brooks, C.N. *et al.* (1999). Linkage disequilibrium of interleukin-1 genetic polymorphisms with early-onset periodontitis. *Journal of Periodontology* **70**, 418–430.

[85] Douglass, C.W. & Fox, C.H. (1993). Cross-sectional studies in periodontal disease: current status and implications for dental practice. *Advances in Dental Research* **7**, 25–31.

[86] Douglass, C.W., Jette, A.M., Fox, C.H. *et al.* (1993). Oral health status of the elderly in New England. *Journal of Gerontology* **48**, M39–46.

[87] Dunlop, D.D., Manheim, L.M., Song, J. & Chang, R.W. (2002). Gender and ethnic/racial disparities in health care utilization among older adults. *Journals of Gerontology Series B: Psychological Sciences and Social Sciences* **57**, S221–233.

[88] Dye, B.A. (2012). Global periodontal disease epidemiology. *Periodontology 2000* **58**, 10–25.

[89] Dye, B.A., Tan, S., Smith, V. *et al.* (2007). Trends in oral health status: United States, 1988-1994 and 1999-2004. *Vital Health Statistics* **11**, 1–92.

[90] Eaton, K.A., Duffy, S., Griffiths, G.S., Gilthorpe, M.S. & Johnson, N.W. (2001). The influence of partial and full-mouth recordings on estimates of prevalence and extent of lifetime cumulative attachment loss: a study in a population of young

male military recruits. *Journal of Periodontology* **72**, 140–145.

[91] Ehmke, B., Kress, W., Karch, H., Grimm, T., Klaiber, B. & Flemmig, T.F. (1999). Interleukin-1 haplotype and periodontal disease progression following therapy. *Journal of Clinical Periodontology* **26**, 810–813.

[92] Eke, P., Dye, B.A., Wei, L. *et al.* (2012). Prevalence of periodontitis in adults in the United States: 2009 and 2010. *Journal of Dental Resreach* **91**, 914–920.

[93] Eklund, S.A. & Burt, B.A. (1994). Risk factors for total tooth loss in the United States; longitudinal analysis of national data. *Journal of Public Health Dentistry* **54**, 5–14.

[94] Emrich, L.J., Shlossman, M. & Genco, R.J. (1991). Periodontal disease in non-insulin-dependent diabetes mellitus. *Journal of Periodontology* **62**, 123–131.

[95] Endo, M., Tai, H., Tabeta, K. *et al.* (2001). Analysis of single nucleotide polymorphisms in the 5'-flanking region of tumor necrosis factor-alpha gene in Japanese patients with early-onset periodontitis. *Journal of Periodontology* **72**, 1554–1559.

[96] Faria-Almeida, R., Navarro, A. & Bascones, A. (2006). Clinical and metabolic changes after conventional treatment of type 2 diabetic patients with chronic periodontitis. *Journal of Periodontology* **77**, 591–598.

[97] Fassmann, A., Holla, L.I., Buckova, D. *et al.* (2003). Polymorphisms in the +252(A/G) lymphotoxin-alpha and the -308(A/G) tumor necrosis factor-alpha genes and susceptibility to chronic periodontitis in a Czech population. *Journal of Periodontal Research* **38**, 394–399.

[98] Ferreira, S.B., Jr., Trombone, A.P., Repeke, C.E. *et al.* (2008). An interleukin-1beta (IL-1beta) single-nucleotide polymorphism at position 3954 and red complex periodontopathogens independently and additively modulate the levels of IL-1beta in diseased periodontal tissues. *Infection and Immunity* **76**, 3725–3734.

[99] Fiebig, A., Jepsen, S., Loos, B.G. *et al.* (2008). Polymorphisms in the interleukin-1 (IL1) gene cluster are not associated with aggressive periodontitis in a large Caucasian population. *Genomics* **92**, 309–315.

[100] Fine, D.H., Markowitz, K., Furgang, D. *et al.* (2007). *Aggregatibacter actinomycetemcomitans* and its relationship to initiation of localized aggressive periodontitis: longitudinal cohort study of initially healthy adolescents. *Journal of Clinical Microbiology* **45**, 3859–3869.

[101] Folwaczny, M., Glas, J., Torok, H.P., Limbersky, O. & Folwaczny, C. (2004). Toll-like receptor (TLR) 2 and 4 mutations in periodontal disease. *Clinical & Experimental Immunology* **135**, 330–335.

[102] Freed, J.R., Marcus, M., Freed, B.A. *et al.* (2005). Oral health findings for HIV-infected adult medical patients from the HIV Cost and Services Utilization Study. *Journal of the American Dental Association* **136**, 1396-1405.

[103] Frost, W.H. (1941). Epidemiology. In: Maxcy, K. E., ed. *Papers of Wade Hampton Frost, M.D.* New York: The Commonwealth Fund, pp. 493–542.

[104] Fukusaki, T., Ohara, N., Hara, Y., Yoshimura, A. & Yoshiura, K. (2007). Evidence for association between a Toll-like receptor 4 gene polymorphism and moderate/severe periodontitis in the Japanese population. *Journal of Periodontal Research* **42**, 541–545.

[105] Fullmer, S.C., Preshaw, P.M., Heasman, P.A. & Kumar, P.S. (2009). Smoking cessation alters subgingival microbial recolonization. *Journal of Dental Research* **88**, 524–528.

[106] Garcia, R.I. (2005). Smokers have less reductions in probing depth than non-smokers following nonsurgical periodontal therapy. *Evidence-Based Dentistry* **6**, 37–38.

[107] Genco, R.J. & Löe, H. (1993). The role of systemic conditions and disorders in periodontal disease. *Periodontology 2000* **2**, 98–116.

[108] Genco, R.J., Ho, A.W., Kopman, J. *et al.* (1998). Models to evaluate the role of stress in periodontal disease. *Annals of Periodontology* **3**, 288–302.

[109] Genco, R.J., Ho, A.W., Grossi, S.G., Dunford, R.G. & Tedesco, L.A. (1999). Relationship of stress, distress and inadequate coping behaviors to periodontal disease. *Journal of Periodontology* **70**, 711–723.

[110] Genco, R.J., Grossi, S.G., Ho, A., Nishimura, F. & Murayama, Y. (2005). A proposed model linking inflammation to obesity, diabetes, and periodontal infections. *Journal of Periodontology* **76**, 2075–2084.

[111] Gilbert, G.H. & Heft, M.W. (1992). Periodontal status of older Floridians attending senior activity centers. *Journal of Clinical Periodontol* **19**, 249–255.

[112] Gilbert, G.H., Shelton, B.J. & Fisher, M.A. (2005). Forty-eight-month periodontal attachment loss incidence in a population-based cohort study: role of baseline status, incident tooth loss, and specific behavioral factors. *Journal of Periodontology* **76**, 1161–1170.

[113] Gorman, A., Kaye, E.K., Apovian, C. *et al.* (2012). Overweight and obesity predict time to periodontal disease progression in men. *Journal of Clinical Periodontology* **39**, 107–114.

[114] Griffen, A.L., Becker, M.R., Lyons, S.R., Moeschberger, M.L. & Leys, E.J. (1998). Prevalence of Porphyromonas gingivalis and periodontal health status. *Journal of Clinical Microbiology* **36**, 3239–3242.

[115] Grossi, S.G. & Genco, R.J. (1998). Periodontal disease and diabetes mellitus: a two-way relationship. *Annals of Periodontology* **3**, 51– 61.

[116] Grossi, S.G., Zambon, J.J., Ho, A.W. *et al.* (1994). Assessment of risk for periodontal disease. I. Risk indicators for attachment loss. *Journal of Periodontology* **65**, 260–267.

[117] Grossi, S.G., Genco, R.J., Machtei, E.E. *et al.* (1995). Assessment of risk for periodontal disease. II. Risk indicators for alveolar bone loss. *Journal of Periodontology* **66**, 23–29.

[118] Grossi, S.G., Zambon, J., Machtei, E.E. *et al.* (1997). Effects of smoking and smoking cessation on healing after mechanical periodontal therapy. *Journal of the American Dental Association* **128**, 599–607.

[119] Guzman, S., Karima, M., Wang, H.Y. & Van Dyke, T.E. (2003). Association between interleukin-1 genotype and periodontal disease in a diabetic population. *Journal of Periodontology* **74**, 1183–1190.

[120] Haber, J. & Kent, R.L. (1992). Cigarette smoking in a periodontal practice. *Journal of Periodontology* **63**, 100–106.

[121] Haber, J., Wattles, J., Crowley, M. *et al.* (1993). Evidence for cigarette smoking as a major risk factor for periodontitis. *Journal of Periodontology* **64**, 16–23.

[122] Haffajee, A.D. & Socransky, S.S. (1994). Microbial etiological agents of destructive periodontal diseases. *Periodontology 2000* **5**, 78–111.

[123] Haffajee, A.D. & Socransky, S.S. (2001). Relationship of cigarette smoking to the subgingival microbiota. *Journal of Clinical Periodontology* **28**, 377–388.

[124] Haffajee, A.D., Socransky, S.S., Lindhe, J. *et al.* (1991a). Clinical risk indicators for periodontal attachment loss. *Journal of Clinical Periodontology* **18**, 117–125.

[125] Haffajee, A.D., Socransky, S.S., Smith, C. & Dibart, S. (1991b). Relation of baseline microbial parameters to future periodontal attachment loss. *Journal of Clinical Periodontology* **18**, 744–750.

[126] Haffajee, A.D., Bogren, A., Hasturk, H. *et al.* (2004). Subgingival microbiota of chronic periodontitis subjects from different geographic locations. *Journal of Clinical Periodontology* **31**, 996–1002.

[127] Hajishengallis, G. (2010). Too old to fight? Aging and its toll on innate immunity. *Molecular Oral Microbiology* **25**, 25–37.

[128] Hamlet, S.M., Cullinan, M.P., Westerman, B. *et al.* (2001). Distribution of *Actinobacillus actinomycetemcomitans*, *Porphyromonas gingivalis* and *Prevotella intermedia* in an Australian population. *Journal of Clinical Periodontology* **28**, 1163–1171.

[129] Hamlet, S., Ellwood, R., Cullinan, M. *et al.* (2004). Persistent colonization with *Tannerella forsythensis* and loss of attachment in adolescents. *Journal of Dental Research* **83**, 232–235.

[130] Haubek, D., Ennibi, O.K., Poulsen, K. *et al.* (2008) Risk of aggressive periodontitis in adolescent carriers of the JP2 clone of *Aggregatibacter (Actinobacillus) actinomycetemcomitans* in Morocco: a prospective longitudinal cohort study. *Lancet* **371**, 237–242.

[131] Heitz-Mayfield, L.J., Trombelli, L., Heitz, F., Needleman, I. & Moles, D. (2002). A systematic review of the effect of surgical debridement vs non-surgical debridement for the treatment of chronic periodontitis. *Journal ofClinical Periodontology* **29 Suppl 3**, 92–102; discussion 160 –162.

[132] Herrera, D., Sanz, M., Jepsen, S., Needleman, I. & Roldan, S. (2002). A systematic review on the effect of systemic antimicrobials as an adjunct to scaling and root planing in periodontitis patients. *Journal of Clinical Periodontology* **29 Suppl 3**, 136–159; discussion 160–162.

[133] Hilgert, J.B., Hugo, F.N., Bandeira, D.R. & Bozzetti, M.C. (2006). Stress, cortisol, and periodontitis in a population aged 50 years and over. *Journal of Dental Research* **85**, 324 –328.

[134] Hill, A.B. (1971). *Principles of Medical Statistics*. New York: Oxford University Press, pp. 309–323.

[135] Hirotomi, T., Yoshihara, A., Ogawa, H. & Miyazaki, H. (2012). Tooth-related risk factors for tooth loss in community-dwelling elderly people. *Community Dentistry and Oral Epidemiology* **40**, 154–163.

[136] Hofer, D., Hammerle, C.H., Grassi, M. & Lang, N.P. (2002). Long-term results of supportive periodontal therapy (SPT) in HIV-seropositive and HIV-seronegative patients. *Journal of Clinical Periodontology* **29**, 630 – 637.

[137] Holla, L.I., Buckova, D., Fassmann, A. *et al.* (2002). Promoter polymorphisms in the CD14 receptor gene and their potential association with the severity of chronic periodontitis. *Journal of Medical Genetics* **39**, 844 – 848.

[138] Holla, L.I., Fassmann, A., Stejskalova, A. *et al.* (2004) Analysis of the interleukin-6 gene promoter polymorphisms in Czech patients with chronic periodontitis. *Journal of Periodontology* **75**, 30 –36.

[139] Holla, L.I., Fassmann, A., Augustin, P. *et al.* (2008). The association of interleukin-4 haplotypes with chronic periodontitis in a Czech population. *Journal of Periodontology* **79**, 1927–1933.

[140] Holtfreter, B., Kocher, T., Hoffmann, T., Desvarieux, M. & Micheelis, W. (2010). Prevalence of periodontal disease and treatment demands based on a German dental survey (DMS IV). *Journal of Clinical Periodontology* **37**, 211–219.

[141] Holtfreter, B., Schwahn, C., Biffar, R. & Kocher, T. (2009). Epidemiology of periodontal diseases in the Study of Health in Pomerania. *Journal of Clinical Periodontology* **36**, 114–123.

[142] Hugoson, A., Thorstensson, H., Falk, H. & Kuylenstierna, J. (1989). Periodontal conditions in insulin-dependent diabetics. *Journal of Clinical Periodontology* **16**, 215 – 223.

[143] Hugoson, A., Laurell, L. & Lundgren, D. (1992). Frequency distribution of individuals aged 20-70 years according to severity of periodontal disease experience in 1973 and 1983. *Journal of Clinical Periodontology* **19**, 227–232.

[144] Hugoson, A., Norderyd, O., Slotte, C. & Thorstensson, H. (1998a) Distribution of periodontal disease in a Swedish adult population 1973, 1983 and 1993. *Journal of Clinical Periodontology* **25,** 542–548.

[145] Hugoson, A., Norderyd, O., Slotte, C. & Thorstensson, H. (1998b). Oral hygiene and gingivitis in a Swedish adult population 1973, 1983 and 1993. *Journal of Clinical Periodontology* **25**, 807–812.

[146] Hugoson, A., Koch, G., Gothberg, C. *et al.* (2005). Oral health of individuals aged 3-80 years in Jonkoping, Sweden during 30 years (1973-2003). II. Review of clinical and radiographic findings. *Swedish Dental Journal* **29**, 139–155.

[147] Hunt, R.J., Levy, S.M. & Beck, J.D. (1990). The prevalence of periodontal attachment loss in an Iowa population aged 70 and older. *Journal of Public Health Dent* **50**, 251–256.

[148] Huynh-Ba, G., Lang, N.P., Tonetti, M.S. & Salvi, G.E. (2007). The association of the composite IL-1 genotype with periodontitis progression and/or treatment outcomes: a systematic review. *Journal of Clinical Periodontology* **34**, 305–317.

[149] Hyman, J.J. & Reid, B.C. (2003). Epidemiologic risk factors for periodontal attachment loss among adults in the United States. *Journa of Clinical Periodontology* **30**, 230–237.

[150] Ismail, A.I., Eklund, S.A., Striffler, D.F. & Szpunar, S.M. (1987). The prevalence of advanced loss of periodontal attachment in two New Mexico populations. *Journal of Periodontal Research* **22**, 119–124.

[151] Ismail, A.I., Morrison, E.C., Burt, B.A., Caffesse, R.G. & Kavanagh, M.T. (1990). Natural history of periodontal disease in adults: Findings from the Tecumseh Periodontal Disease Study, 1959–87. *Journal of Dental Research* **69**, 430–435.

[152] James, J.A., Poulton, K.V., Haworth, S.E. *et al.,* (2007). Polymorphisms of TLR4 but not CD14 are associated with a decreased risk of aggressive periodontitis. *Journal of Clinical Periodontology* **34**, 111–117.

[153] Jamison, H.C. (1963). Prevalence of periodontal disease in the deciduous teeth. *Journal of the American Dental Association* **66**, 208–215.

[154] Jenkins, W.M. & Kinane, D.F. (1989). The "high risk" group in periodontitis. *British Dental Journal* **167**, 168–171.

[155] Jepsen, S., Eberhard, J., Fricke, D. *et al.* (2003) Interleukin-1 gene polymorphisms and experimental gingivitis. *Journal of Clinical Periodontology* **30**, 102–106.

[156] Jette, A.M., Feldman, H.A. & Tennstedt, S.L. (1993). Tobacco use: A modifiable risk factor for dental disease among the elderly. *American Journal of Public Health* **83**, 1271–1276.

[157] Kaldahl, W.B., Johnson, G.K., Patil, K.D. & Kalkwarf, K.L. (1996). Levels of cigarette consumption and response to periodontal therapy. *Journal of Periodontology* **67**, 675–681.

[158] Kamma, J.J., Diamanti-Kipioti, A., Nakou, M. & Mitsis, F.J. (2000). Profile of subgingival microbiota in children with mixed dentition. *Oral Microbiology and Immunology* **15**, 103–111.

[159] Kang, B.Y., Choi, Y.K., Choi, W.H. *et al.* (2003). Two polymorphisms of interleukin-4 gene in Korean adult periodontitis. *Archives of Pharmacal Research* **26**, 482–486.

[160] Kassebaum, N.J., Bernabé, E., Dahiya, M. *et al.* (2014). Global burden of severe tooth loss: a systematic review and meta-analysis. *Journal of Dental Resreach* **93**, 20S–28S.

[161] Kaufman, J.S., Cooper, R.S. & McGee, D.L. (1997). Socioeconomic status and health in blacks and whites: the problem of residual confounding and the resiliency of race. *Epidemiology* **8**, 621–628.

[162] Kinane, D.F. & Chestnutt, I.G. (2000). Smoking and periodontal disease. *Critical Reviews in Oral Biology and Medicine* **11**, 356–365.

[163] Kinane, D.F. & Hart, T.C. (2003). Genes and gene polymorphisms associated with periodontal disease. *Critical Reviews in Oral Biology & Medicine* **14**, 430–449.

[164] Kinane, D.F. & Radvar, M. (1997). The effect of smoking on mechanical and antimicrobial periodontal therapy. *Journal of Periodontology* **68**, 467–472.

[165] Kingman, A. & Albandar, J.M. (2002). Methodological aspects of epidemiological studies of periodontal diseases. *Periodontology 2000* **29**, 11–30.

[166] Kingman, A., Susin, C. & Albandar, J.M. (2008). Effect of partial recording protocols on severity estimates of periodontal disease. *Journal of Clinical Periodontology* **35**, 659–667.

[167] Kiyak, H.A., Grayston, M.N. & Crinean, C.L. (1993). Oral health problems and needs of nursing home residents. *Community Dentistry and Oral Epidemiology* **21**, 49–52.

[168] Kleinbaum, D.G., Kupper, L.L. & Morgenstern, H. (1982). *Epidemiologic Research. Principles and Quantitative Methods*. New York, NY: Van Nostrand Reinhold, p. 529.

[169] Kobayashi, T., Westerdaal, N.A., Miyazaki, A. *et al.* (1997). Relevance of immunoglobulin G Fc receptor polymorphism to recurrence of adult periodontitis in Japanese patients. *Infection and Immunity* **65**, 3556–3560.

[170] Kobayashi, T., Sugita, N., van der Pol, W.L. *et al.* (2000a). The

Fcgamma receptor genotype as a risk factor for generalized early-onset periodontitis in Japanese patients. *Journal of Periodontology* **71**, 1425–1432.

[171] Kobayashi, T., van der Pol, W.L., van de Winkel, J.G. *et al.* (2000b). Relevance of IgG receptor IIIb (CD16) polymorphism to handling of Porphyromonas gingivalis: implications for the pathogenesis of adult periodontitis. *Journal of Periodontal Research* **35**, 65–73.

[172] Kobayashi, T., Yamamoto, K., Sugita, N. *et al.* (2001). The Fc gamma receptor genotype as a severity factor for chronic periodontitis in Japanese patients. *Journal of Periodontology* **72**, 1324–1331.

[173] Kobayashi, T., Murasawa, A., Ito, S. *et al.* (2009). Cytokine gene polymorphisms associated with rheumatoid arthritis and periodontitis in Japanese adults. *Journal of Periodontology* **80**, 792–799.

[174] Kongstad, J., Hvidtfeldt, U.A., Gronbaek, M., Stoltze, K. & Holmstrup, P. (2009). The relationship between body mass index and periodontitis in the Copenhagen City Heart Study. *Journal of Periodontology* **80**, 1246–1253.

[175] Könönen, E. (1993). Pigmented Prevotella species in the periodontally healthy oral cavity. *FEMS Immunology & Medical Microbiology* **6**, 201–205.

[176] Kornman, K.S., Crane, A., Wang, H.Y. *et al.* (1997). The interleukin-1 genotype as a severity factor in adult periodontal disease. *Journal of Clinical Periodontology* **24**, 72–77.

[177] Krall, E.A., Dawson-Hughes, B., Garvey, A.J. & Garcia, R.I. (1997). Smoking, smoking cessation, and tooth loss. *Journal of Dental Research* **76**, 1653–1659.

[178] Krieger, N., Williams, D.R. & Moss, N.E. (1997). Measuring social class in US public health research: concepts, methodologies, and guidelines. *Annual Review of Public Health* **18**, 341–378.

[179] Kronauer, E., Borsa, G. & Lang, N.P. (1986). Prevalence of incipient juvenile periodontitis at age 16 years in Switzerland. *Journal of Clinical Periodontology* **13**, 103–108.

[180] Kubota, M., Tanno-Nakanishi, M., Yamada, S., Okuda, K. & Ishihara, K. (2011). Effect of smoking on subgingival microflora of patients with periodontitis in Japan. *BMC Oral Health* **11**, 1.

[181] Kumar, P.S., Matthews, C.R., Joshi, V., de Jager, M. & Aspiras, M. (2011). Tobacco smoking affects bacterial acquisition and colonization in oral biofilms. *Infection and Immunity* **79**, 4730–4738.

[182] Kwon, Y.E., Ha, J.E., Paik, D.I., Jin, B.H. & Bae, K.H. (2011). The relationship between periodontitis and metabolic syndrome among a Korean nationally representative sample of adults. *Journal of Clinical Periodontology* **38**, 781–786.

[183] Labriola, A., Needleman, I. & Moles, D.R. (2005). Systematic review of the effect of smoking on nonsurgical periodontal therapy. *Periodontology 2000* **37**, 124–137.

[184] Laine, M.L., Crielaard, W. & Loos, B.G. (2012). Genetic susceptibility to periodontitis. *Periodontology 2000* **58**, 37–68.

[185] Lalla, E. & Papapanou, P.N. (2011). Diabetes mellitus and periodontitis: a tale of two common interrelated diseases. *Nature Reviews Endocrinology* **7**, 738–748.

[186] Lalla, E., Park, D.B., Papapanou, P.N. & Lamster, I.B. (2004). Oral disease burden in Northern Manhattan patients with diabetes mellitus. *American Journal of Public Health* **94**, 755–758.

[187] Lalla, E., Cheng, B., Lal, S. *et al.* (2006). Periodontal changes in children and adolescents with diabetes: a case-control study. *Diabetes Care* **29**, 295–299.

[188] Lalla, E., Cheng, B., Lal, S. *et al.* (2007a). Diabetes mellitus promotes periodontal destruction in children. *Journal of Clinical Periodontology* **34**, 294–298.

[189] Lalla, E., Kaplan, S., Yang, J., Roth, G.A., Papapanou, P.N. & Greenberg, S. (2007b). Effects of periodontal therapy on serum C-reactive protein, sE-selectin, and tumor necrosis factor-alpha secretion by peripheral blood-derived macrophages in diabetes. A pilot study. *Journal of Periodontal Research* **42**, 274–282.

[190] Lamell, C.W., Griffen, A.L., McClellan, D.L. & Leys, E.J. (2000). Acquisition and colonization stability of Actinobacillus actinomycetemcomitans and *Porphyromonas gingivalis* in children. *Journal of Clinical Microbiolgy* **38**, 1196–1199.

[191] Lamster, I.B., Grbic, J.T., Bucklan, R.S. *et al.* (1997). Epidemiology and diagnosis of HIV-associated periodontal diseases. *Oral Diseases* **3 Suppl 1**, S141–148.

[192] Lamster, I.B., Grbic, J.T., Mitchell-Lewis, D.A., Begg, M.D. & Mitchell, A. (1998). New concepts regarding the pathogenesis of periodontal disease in HIV infection. *Annals of Periodontology* **3**, 62–75.

[193] Lamster, I.B., Drury, S., Fu, C. & Schmidt, A.M. (2000). Hyperglycemia, glycoxidation and receptor for advanced glycation endproducts: potential mechanisms underlying diabetic complications, including diabetes-associated periodontitis. *Periodontology 2000* **23**, 50–62.

[194] Lang, N.P. & Hill, R.G. (1977). Radiographs in periodontics. *Journal of Clinical Periodontology* **4**, 16–28.

[195] Lang, L., Bartold, P.M., Cullinan, M. *et al.* (1999). Consensus Report: Aggressive Periodontitis. *Annals of Periodontology* **4**, 53.

[196] Lang, N.P., Tonetti, M.S., Suter, J. *et al.* (2000). Effect of interleukin-1 gene polymorphisms on gingival inflammation assessed by bleeding on probing in a periodontal maintenance population. *Journal of Periodontal Research* **35**, 102–107.

[197] Lavstedt, S., Eklund, G. & Henrikson, C.-O. (1975). Partial recording in conjunction with roentgenologic assessment of proximal marginal bone loss. *Acta Odontologica Scandinavica* **33**, 90–113.

[198] Levin, L., Baev, V., Lev, R., Stabholz, A. & Ashkenazi, M. (2006). Aggressive periodontitis among young Israeli army personnel. *Journal of Periodontology* **77**, 1392–1396.

[199] Levy, S.M., Warren, J.J., Chowdhury, J. *et al.* (2003). The prevalence of periodontal disease measures in elderly adults, aged 79 and older. *Spec Care Dentist* **23**, 50–57.

[200] Li, Q.Y., Zhao, H.S., Meng, H.X. *et al.* (2004). Association analysis between interleukin-1 family polymorphisms and generalized aggressive periodontitis in a Chinese population. *Journal of Periodontology* **75**, 1627–1635.

[201] Lilienfeld, D.E. (1978) Definitions of epidemiology. *American Journal of Epidemiology* **107**, 87–90.

[202] Linden, G.J., Mullally, B.H. & Freeman, R. (1996). Stress and the progression of periodontal disease. *Journal of Clinical Periodontology* **23**, 675–680.

[203] Lindhe, J., Hamp, S.E. & Löe, H. (1973). Experimental periodontitis in the beagle dog. *International Dental Journal* **23**, 432–437.

[204] Locker, D. (1992). Smoking and oral health in older adults. *Canadian Journal of Public Health* **83**, 429–432.

[205] Locker, D. & Leake, J.L. (1993a). Periodontal attachment loss in independently living older adults in Ontario, Canada. *Journal of Public Health Dentistry* **53**, 6–11.

[206] Locker, D. & Leake, J.L. (1993b). Risk indicators and risk markers for periodontal disease experience in older adults living independently in Ontario, Canada. *Journal of Dental Research* **72**, 9–17.

[207] Löe, H. (1967), The Gingival Index, the Plaque Index and the Retention Index system. *Journal of Periodontology* **38**, 610–616.

[208] Löe, H. & Brown, L.J. (1991). Early onset periodontitis in the United States of America. *Journal of Periodontology* **62**, 608–616.

[209] Löe, H., Theilade, E. & Jensen, S.B. (1965). Experimental gingivitis in man. *Journal of Periodontology* **36**, 177–187.

[210] Löe, H., Ånerud, Å., Boysen, H. & Smith, M. (1978). The natural history of periodontal disease in man. Study design and baseline data. *Journal of Periodontal Research* **13**, 550–562.

[211] Löe, H., Ånerud, Å., Boysen, H. & Morrison, E. (1986). Natural history of periodontal disease in man. Rapid, moderate and no loss of attachment in Sri Lankan laborers 14 to 46 years of age. *Journal of Clinical Periodontology* **13**, 431–445.

[212] Loos, B.G., Leppers-Van de Straat, F.G., Van de Winkel, J.G. &

Van der Velden, U. (2003). Fcgamma receptor polymorphisms in relation to periodontitis. *Journal of Clinical Periodontology* **30**, 595–602.

[213] Lopez, N. J., Jara, L. & Valenzuela, C.Y. (2005). Association of interleukin-1 polymorphisms with periodontal disease. *Journal of Periodontology* **76**, 234–243.

[214] Lopez, N.J., Rios, V., Pareja, M.A. & Fernandez, O. (1991). Prevalence of juvenile periodontitis in Chile. *Journal of Clinical Periodontology* **18**, 529–533.

[215] Lopez, R., Fernandez, O., Jara, G. & Baelum, V. (2001). Epidemiology of clinical attachment loss in adolescents. *Journal of Periodontology* **72**, 1666–1674.

[216] Lopez, N.J., Socransky, S.S., Da Silva, I., Japlit, M.R. & Haffajee, A.D. (2004). Subgingival microbiota of chilean patients with chronic periodontitis. *Journal of Periodontology* **75**, 717–725.

[217] Lundström, A., Jendle, J., Stenström, B., Toss, G. & Ravald, N. (2001). Periodontal conditions in 70-year-old women with osteoporosis. *Swedish Dental Journal* **25**, 89–96.

[218] Lynch, J. & Kaplan, G. (2000). Socioeconomic position. In: Berkman, L. & Kawachi, I., eds. *Social Epidemiology.* New York, NY: Oxford University Press, Inc.

[219] Machtei, E.E., Hausmann, E., Dunford, R. *et al.* (1999). Longitudinal study of predictive factors for periodontal disease and tooth loss. *Journal of Clinical Periodontology* **26**, 374–380.

[220] Mack, F., Mojon, P., Budtz-Jorgensen, E. *et al.* (2004). Caries and periodontal disease of the elderly in Pomerania, Germany: results of the Study of Health in Pomerania. *Gerodontology* **21**, 27–36.

[221] Maiden, M.F., Cohee, P. & Tanner, A.C. (2003). Proposal to conserve the adjectival form of the specific epithet in the reclassification of *Bacteroides forsythus* Tanner *et al.* 1986 to the genus Tannerella Sakamoto *et al.* 2002 as *Tannerella forsythia* corrig., gen. nov., comb. nov. Request for an opinion. *International Journal of Systemic and Evolutionary Microbiology* **53**, 2111–2112.

[222] Marazita, M.L., Burmeister, J.A., Gunsolley, J.C. *et al.* (1994). Evidence for autosomal dominant inheritance and race-specific heterogeneity in early-onset periodontitis. *Journal of Periodontology* **65**, 623–630.

[223] Marshall-Day, C.D., Stephens, R.G. & Quigley, L.F.J. (1955). Periodontal disease: prevalence and incidence. *Journal of Periodontology* **26**, 185–203.

[224] Martinez Canut, P., Lorca, A. & Magan, R. (1995). Smoking and periodontal disease severity. *Journal of Clinical Periodontology* **22**, 743–749.

[225] Martinez Canut, P., Guarinos, J. & Bagan, J.V. (1996). Periodontal disease in HIV seropositive patients and its relation to lymphocyte subsets. *Journal of Periodontology* **67**, 33–36.

[226] Martinez-Maestre, M.A., Gonzalez-Cejudo, C., Machuca, G., Torrejon, R. & Castelo-Branco, C. (2010). Periodontitis and osteoporosis: a systematic review. *Climacteric* **13**, 523–529.

[227] McCaul, L.K., Jenkins, W.M. & Kay, E.J. (2001). The reasons for extraction of permanent teeth in Scotland: a 15-year follow-up study. *British Dental Journal* **190**, 658–662.

[228] McClellan, D.L., Griffen, A.L. & Leys, E.J. (1996). Age and prevalence of *Porphyromonas gingivalis* in children. *Journal of Clinical Microbiology* **34**, 2017–2019.

[229] McKaig, R.G., Thomas, J.C., Patton, L.L. *et al.* (1998). Prevalence of HIV-associated periodontitis and chronic periodontitis in a southeastern US study group. *Journal of Public Health Dentistry* **58**, 294–300.

[230] Mealey, B.L. & Oates, T.W. (2006). Diabetes mellitus and periodontal diseases. *Journal of Periodontology* **77**, 1289–1303.

[231] Megson, E., Kapellas, K. & Bartold, P.M. (2010). Relationship between periodontal disease and osteoporosis. *International Journal of Evidence-Based Healthcare* **8**, 129–139.

[232] Meisel, P., Carlsson, L.E., Sawaf, H. *et al.* (2001). Polymorphisms of Fc gamma-receptors RIIa, RIIIa, and RIIIb in patients with adult periodontal diseases. *Genes & Immunity*

2, 258–262.

[233] Meisel, P., Schwahn, C., Gesch, D. *et al.* (2004) Dose-effect relation of smoking and the interleukin-1 gene polymorphism in periodontal disease. *Journal of Periodontology* **75**, 236–242.

[234] Melvin, W.L., Sandifer, J.B. & Gray, J.L. (1991). The prevalence and sex ratio of juvenile periodontitis in a young racially mixed population. *Journal of Periodontology* **62**, 330–334.

[235] Michalowicz, B.S., Aeppli, D., Virag, J.G. *et al.* (1991) Periodontal findings in adult twins. *Journal of Periodontology* **62**, 293–299.

[236] Miyazaki, H., Pilot, T., Leclercq, M.H. & Barmes, D.E. (1991a). Profiles of periodontal conditions in adolescents measured by CPITN. *International Dental Journal* **41**, 67–73.

[237] Miyazaki, H., Pilot, T., Leclercq, M.H. & Barmes, D.E. (1991b). Profiles of periodontal conditions in adults measured by CPITN. *International Dental Journal* **41**, 74–80.

[238] Miyazaki, H., Pilot, T. & Leclercq, M.-H. (1992). Periodontal profiles. An overview of CPITN data in the WHO Global Oral Data Bank for the age group 15–19 years, 35–44 years and 65–75 years. Geneva: World Health Organization.

[239] Mohammad, A.R., Brunsvold, M. & Bauer, R. (1996). The strength of association between systemic postmenopausal osteoporosis and periodontal disease. *International Journal of Prosthodontics* **9**, 479–483.

[240] Mohammad, A.R., Bauer, R.L. & Yeh, C. K. (1997). Spinal bone density and tooth loss in a cohort of postmenopausal women. *International Journal of Prosthodontics* **10**, 381–385.

[241] Mombelli, A., Gmür, R., Frey, J. *et al.* (1998). *Actinobacillus actinomycetemcomitans* and *Porphyromonas gingivalis* in young Chinese adults. *Oral Microbiology and Immunology* **13**, 231–237.

[242] Morita, I., Okamoto, Y., Yoshii, S. *et al.* (2011). Five-year incidence of periodontal disease is related to body mass index. *Journal of Dental Research* **90**, 199–202.

[243] Mühlemann, H.R. & Son, S. (1971). Gingival sulcus bleeding-aleading symptom in initial gingivitis. *Helvetica Odontologica Acta* **15**, 107–113.

[244] Ndiaye, C.F., Critchlow, C.W., Leggott, P.J. *et al.* (1997). Periodontal status of HIV-1 and HIV-2 seropositive and HIV seronegative female commercial sex workers in Senegal. *Journal of Periodontology* **68**, 827–831.

[245] Neely, A.L. (1992). Prevalence of juvenile periodontitis in a circumpubertal population. *Journal of Clinical Periodontology* **19**, 367–372.

[246] Nibali, L., D'Aiuto, F., Donos, N. *et al.* (2009). Association between periodontitis and common variants in the promoter of the interleukin-6 gene. *Cytokine* **45**, 50–54.

[247] Nibali, L., Parkar, M., Brett, P. *et al.* (2006). NADPH oxidase (CYBA) and FcgammaR polymorphisms as risk factors for aggressive periodontitis: a case-control association study. *Journal of Clinical Periodontology* **33**, 529–539.

[248] Nibali, L., Parkar, M., D'Aiuto, F. *et al.* (2008). Vitamin D receptor polymorphism (-1056 Taq-I) interacts with smoking for the presence and progression of periodontitis. *Journal of Clinical Periodontology* **35**, 561–567.

[249] Nikolopoulos, G.K., Dimou, N.L., Hamodrakas, S.J. & Bagos, P.G. (2008). Cytokine gene polymorphisms in periodontal disease: a meta-analysis of 53 studies including 4178 cases and 4590 controls. *Journal of Clinical Periodontology* **35**, 754–767.

[250] Nishimura, F. & Murayama, Y. (2001). Periodontal inflammation and insulin resistance--lessons from obesity. *Journal of Dental Research* **80**, 1690–1694.

[251] Nittayananta, W., Talungchit, S., Jaruratanasirikul, S. *et al.* (2010). Effects of long-term use of HAART on oral health status of HIV-infected subjects. *Journal of Oral Pathology & Medicine* **39**, 397–406.

[252] Noack, B., Gorgens, H., Lorenz, K. *et al.* (2008). TLR4 and IL-18 gene variants in aggressive periodontitis. *Journal of Clinical Periodontology* **35**, 1020–1026.

[253] Norderyd, O., Hugoson, A. & Grusovin, G. (1999). Risk of severe periodontal disease in a Swedish adult population.

A longitudinal study. *Journal of Clinical Periodontology* **26**, 608–615.

[254] Norskov-Lauritsen, N. & Kilian, M. (2006). Reclassification of *Actinobacillus actinomycetemcomitans*, *Haemophilus aphrophilus*, *Haemophilus paraphrophilus* and *Haemophilus segnis* as *Aggregatibacter actinomycetemcomitans* gen. nov., comb. nov., *Aggregatibacter aphrophilus* comb. nov. and *Aggregatibacter segnis* comb. nov., and emended description of *Aggregatibacter aphrophilus* to include V factor-dependent and V factor-independent isolates. *International Journal of Systemic and Evolutional Microbiology* **56**, 2135–2146.

[255] Oakes, M. (1993). The logic and role of meta-analysis in clinical research. *Statistical Methods in Medical Research* **2**, 147–160.

[256] Ogawa, H., Yoshihara, A., Hirotomi, T., Ando, Y. & Miyazaki, H. (2002). Risk factors for periodontal disease progression among elderly people. *Journal of Clinical Periodontology* **29**, 592–597.

[257] Okamoto, H., Yoneyama, T., Lindhe, J., Haffajee, A. & Socransky, S. (1988). Methods of evaluating periodontal disease data in epidemiological research. *Journal of Clinical Periodontology* **15**, 430–439.

[258] Oliver, R.C. & Tervonen, T. (1993). Periodontitis and tooth loss: comparing diabetics with the general population. *Journal of the American Dental Association* **124**, 71–76.

[259] Oliver, R.C., Brown, L.J. & Löe, H. (1989). An estimate of periodontal treatment needs in the U.S. based on epidemiologic data. *Journal of Periodontology* **60**, 371–380.

[260] Page, R.C. & Eke, P.I. (2007). Case definitions for use in population-based surveillance of periodontitis. *J Periodontol* **78**, 1387–1399.

[261] Page, R.C., Bowen, T., Altman, L. *et al.* (1983). Prepubertal periodontitis. I. Definition of a clinical disease entity. *Journal of Periodontology* **54**, 257–271.

[262] Palmer, R.M., Wilson, R.F., Hasan, A.S. & Scott, D.A. (2005). Mechanisms of action of environmental factors--tobacco smoking. *Journal of Clinical Periodontology* **32 Suppl 6**, 180–195.

[263] Papapanou, P.N. (1996). Periodontal diseases: epidemiology. *Annals of Periodontology* **1**, 1–36.

[264] Papapanou, P.N. (2012). The prevalence of periodontitis in the US: Forget what you were told. *Journal of Dental Research* **91**, 907–908.

[265] Papapanou, P.N. (2014). Advances in periodontal epidemiology: a retrospective commentary. *Journal of Periodontology* **85**, 877–879.

[266] Papapanou, P.N. & Lindhe, J. (1992). Preservation of probing attachment and alveolar bone levels in 2 random population samples. *Journal of Clinical Periodontology* **19**, 583–588.

[267] Papapanou, P.N. & Wennström, J.L. (1991). The angular bony defect as indicator of further alveolar bone loss. *Journal of Clinical Periodontology* **18**, 317–322.

[268] Papapanou, P.N., Wennström, J.L. & Gröndahl, K. (1988). Periodontal status in relation to age and tooth type. A cross-sectional radiographic study. *Journal of Clinical Periodontology* **15**, 469–478.

[269] Papapanou, P.N., Wennström, J.L. & Gröndahl, K. (1989). A 10-year retrospective study of periodontal disease progression. *Journal of Clinical Periodontology* **16**, 403–411.

[270] Papapanou, P.N., Wennström, J.L., Sellén, A. *et al.* (1990). Periodontal treatment needs assessed by the use of clinical and radiographic criteria. *Community Dentistry and Oral Epidemiology* **18**, 113–119.

[271] Papapanou, P.N., Lindhe, J., Sterrett, J.D. & Eneroth, L. (1991). Considerations on the contribution of ageing to loss of periodontal tissue support. *Journal of Clinical Periodontology* **18**, 611–615.

[272] Papapanou, P.N., Wennström, J.L. & Johnsson, T. (1993). Extent and severity of periodontal destruction based on partial clinical assessments. *Community Dentistry and Oral Epidemiology* **21**, 181–184.

[273] Papapanou, P.N., Baelum, V., Luan, W.-M. *et al.* (1997). Subgingival microbiota in adult Chinese: Prevalence and relation to periodontal disease progression. *Journal of Periodontology* **68**, 651–666.

[274] Papapanou, P.N., Neiderud, A.-M., Papadimitriou, A., Sandros, J. & Dahlén, G. (2000). "Checkerboard" assessments of periodontal microbiota and serum antibody responses: A case-control study. *Journal of Periodontology* **71**, 885–897.

[275] Papapanou, P.N., Neiderud, A.M., Sandros, J. & Dahlén, G. (2001). Interleukin-1 gene polymorphism and periodontal status. A case-control study. *Journal of Clinical Periodontology* **28**, 389–396.

[276] Papapanou, P.N., Teanpaisan, R., Obiechina, N.S. *et al.* (2002). Periodontal microbiota and clinical periodontal status in a rural sample in southern Thailand. *European Journal of Oral Sciences* **110**, 345–352.

[277] Park, K.S., Nam, J.H. & Choi, J. (2006). The short vitamin D receptor is associated with increased risk for generalized aggressive periodontitis. *Journal of Clinical Periodontology* **33**, 524–528.

[278] Parkhill, J.M., Hennig, B.J., Chapple, I.L., Heasman, P.A. & Taylor, J.J. (2000). Association of interleukin-1 gene polymorphisms with early-onset periodontitis. *Journal of Clinical Periodontology* **27**, 682–689.

[279] Paster, B.J., Boches, S.K., Galvin, J.L. *et al.* (2001). Bacterial diversity in human subgingival plaque. *Journal of Bacteriology* **183**, 3770–3783.

[280] Patel, R.A., Wilson, R.F. & Palmer, R.M. (2012). The effect of smoking on periodontal bone regeneration: a systematic review and meta-analysis. *Journal of Periodontology* **83**, 143–145.

[281] Paulander, J., Axelsson, P., Lindhe, J. & Wennstrom, J. (2004a). Intra-oral pattern of tooth and periodontal bone loss between the age of 50 and 60 years. A longitudinal prospective study. *Acta Odontologica Scandinavica* **62**, 214–222.

[282] Paulander, J., Wennstrom, J.L., Axelsson, P. & Lindhe, J. (2004b). Some risk factors for periodontal bone loss in 50-year-old individuals. A 10-year cohort study. *Journal of Clinical Periodontology* **31**, 489–496.

[283] Payne, J.B., Reinhardt, R.A., Nummikoski, P.V. & Patil, K.D. (1999). Longitudinal alveolar bone loss in postmenopausal osteoporotic/osteopenic women. *Osteoporosis International* **10**, 34–40.

[284] Payne, J.B., Reinhardt, R.A., Nummikoski, P.V., Dunning, D.G. & Patil, K.D. (2000). The association of cigarette smoking with alveolar bone loss in postmenopausal females. *Journal of Clinical Periodontolgy* **27**, 658–664.

[285] Persson, R.E., Hollender, L.G., Powell, L.V. *et al.* (2002). Assessment of periodontal conditions and systemic disease in older subjects. I. Focus on osteoporosis. *Journal of Clinical Periodontology* **29**, 796–802.

[286] Petersen, P.E. & Ogawa, H. (2005). Strengthening the prevention of periodontal disease: the WHO approach. *Journal of Periodontologu* **76**, 2187–2193.

[287] Petersen, P.E., Kandelman, D., Arpin, S. & Ogawa, H. (2010). Global oral health of older people--call for public health action. *Community Dental Health* **27**, 257–267.

[288] Phipps, K.R., Chan, B.K., Jennings-Holt, M. *et al.* (2009). Periodontal health of older men: the MrOS dental study. *Gerodontology* **26**, 122–129.

[289] Pilot, T. & Miyazaki, H. (1994). Global results: 15 years of CPITN epidemiology. *International Dental Journal* **44**, 553–560.

[290] Pinson, M., Hoffman, W.H., Garnick, J.J. & Litaker, M.S. (1995). Periodontal disease and type I diabetes mellitus in children and adolescents. *Journal of Clinical Periodontology* **22**, 118–123.

[291] Pitiphat, W., Crohin, C., Williams, P. *et al.* (2004). Use of preexisting radiographs for assessing periodontal disease in epidemiologic studies. *Journal of Public Health Dentistry* **64**, 223–230.

[292] Proskin, H.M. & Volpe, A.R. (1994). Meta-analysis in dental research: A paradigm for performance and interpretation.

Journal of Clinical Dentistry **5**, 19–26.

[293] Ramfjord, S.P. (1959). Indices for prevalence and incidence of periodontal disease. *Journal of Periodontology* **30**, 51–59.

[294] Reich, E. & Hiller, K.A. (1993). Reasons for tooth extraction in the western states of Germany. *Community Dentistry and Oral Epidemiology* **21**, 379–383.

[295] Reinhardt, R.A., Payne, J.B., Maze, C.A. *et al.* (1999). Influence of estrogen and osteopenia/osteoporosis on clinical periodontitis in postmenopausal women. *Journal of Periodontology* **70**, 823–828.

[296] Rieder, C., Joss, A. & Lang, N.P. (2004). Influence of compliance and smoking habits on the outcomes of supportive periodontal therapy (SPT) in a private practice. *Oral Health & Preventive Dentistry* **2**, 89–94.

[297] Roberts-Thomson, K.F. & Stewart, J.F. (2003). Access to dental care by young South Australian adults. *Australian Dental Journal* **48**, 169–174.

[298] Robinson, P.G., Sheiham, A., Challacombe, S.J. & Zakrzewska, J.M. (1996). The periodontal health of homosexual men with HIV infection: a controlled study. *Oral Diseases* **2**, 45–52.

[299] Robinson, P.G., Boulter, A., Birnbaum, W. & Johnson, N.W. (2000). A controlled study of relative periodontal attachment loss in people with HIV infection. *Journal of Clinical Periodontology* **27**, 273–276.

[300] Rosa, E.F., Corraini, P., de Carvalho, V.F. *et al.* (2011). A prospective 12-month study of the effect of smoking cessation on periodontal clinical parameters. *Journal of Clinical Periodontology* **38**- 562–571.

[301] Russell, A.L. (1956). A system for classification and scoring for prevalence surveys of periodontal disease. *Journal of Dental Research* **35**, 350–359.

[302] Rylev, M. & Kilian, M. (2008). Prevalence and distribution of principal periodontal pathogens worldwide. *Journal of Clinical Periodontology* **35**, 346–361.

[303] Saito, T., Shimazaki, Y. & Sakamoto, M. (1998). Obesity and periodontitis. *New England Journal of Medicine* **339**, 482– 483.

[304] Saito, T., Shimazaki, Y., Kiyohara, Y. *et al*. (2004). The severity of periodontal disease is associated with the development of glucose intolerance in non-diabetics: the Hisayama study. *Journal of Dental Research* **83**, 485 – 490.

[305] Sakamoto, M., Suzuki, M., Umeda, M., Ishikawa, I. & Benno, Y. (2002). Reclassification of *Bacteroides forsythus* (Tanner *et al*. 1986) as *Tannerella forsythensis* corrig., gen. nov., comb. nov. *International Journal of Systemic and Evolutionary Microbiology* **52**, 841–849.

[306] Salonen, L.W., Frithiof, L., Wouters, F.R. & Helldén, L.B. (1991). Marginal alveolar bone height in an adult Swedish population. A radiographic cross-sectional epidemiologic study. *Journal of Clinical Periodontology* **18**, 223–232.

[307] Sanz, M., van Winkelhoff, A.J., Herrera, D. *et al*. (2000). Differences in the composition of the subgingival microbiota of two periodontitis populations of different geographical origin. A comparison between Spain and The Netherlands. *European Journal of Oral Sciences* **108**, 383–392.

[308] Saxby, M.S. (1987). Juvenile periodontitis: an epidemiological study in the west Midlands of the United Kingdom. *Journal of Clinical Periodontology* **14**, 594–598.

[309] Saxén, L. (1980). Prevalence of juvenile periodontitis in Finland. *Journal of Clinical Periodontology* **7**, 177–186.

[310] Schei, O., Waerhaug, J., Lövdal, A. & Arno, A. (1959). Alveolar bone loss related to oral hygiene and age. *Journal of Periodontology* **30**, 7–16.

[311] Scherp, H.W. (1964). Current concepts in periodontal disease research: Epidemiological contributions. *Journal of the American Dental Association* **68**, 667–675.

[312] Scheutz, F., Matee, M.I., Andsager, L. *et al*. (1997). Is there an association between periodontal condition and HIV infection? *Journal of Clinical Periodontology* **24**, 580–587.

[313] Schürch, E., Jr. & Lang, N.P. (2004). Periodontal conditions in Switzerland at the end of the 20th century. *Oral Health and Preventive Dent* **2**, 359–368.

[314] Schürch, E., Jr., Minder, C.E., Lang, N.P. & Geering, A.H. (1990) Comparison of clinical periodontal parameters with the Community Periodontal Index for Treatment Needs (CPITN) data. *Schweiz Monatsschr Zahnmed* **100**, 408–411.

[315] Sculean, A., Stavropoulos, A., Berakdar, M. *et al.* (2005). Formation of human cementum following different modalities of regenerative therapy. *Clinical Oral Investigations* **9**, 58–64.

[316] Seppälä, B., Seppälä, M. & Ainamo, J. (1993). A longitudinal study on insulin-dependent diabetes mellitus and periodontal disease. *Journal of Clinical Periodontology* **20**, 161–165.

[317] Shapira, L., Stabholz, A., Rieckmann, P. & Kruse, N. (2001). Genetic polymorphism of the tumor necrosis factor (TNF)-alpha promoter region in families with localized early-onset periodontitis. *Journal of Periodontal Research* **36**, 183–186.

[318] Shchipkova, A.Y., Nagaraja, H.N. & Kumar, P.S. (2010). Subgingival microbial profiles of smokers with periodontitis. *Journal of Dental Research* **89**, 1247–1253.

[319] Shiau, H.J. & Reynolds, M.A. (2010). Sex differences in destructive periodontal disease: exploring the biologic basis. *Journal of Periodontology* **81**, 1505–1517.

[320] Shimada, Y., Tai, H., Endo, M. *et al.* (2004). Association of tumor necrosis factor receptor type 2+587 gene polymorphism with severe chronic periodontitis. *Journal of Clinical Periodontology* **31**, 463–469.

[321] Shlossman, M., Pettitt, D., Arevalo, A. & Genco, R.J. (1986). Periodontal disease in children and young adults on the Gila River Indian Reservation. *Journal of Dental Research* **65, Special Issue**, abst. #1127.

[322] Shlossman, M., Knowler, W.C., Pettitt, D.J. & Genco, R.J. (1990). Type 2 diabetes mellitus and periodontal disease. *Journal of the American Dental Association* **121**, 532–536.

[323] Silness, J. & Löe, H. (1964). Periodontal disease in pregnancy. II Corelation between oral hygiene and periodontal condition. *Acta Odontologica Scandinavica* **22**, 112–135.

[324] Sjödin, B. & Matsson, L. (1992). Marginal bone level in the normal primary dentition. *Journal of Clinical Periodontology* **19**, 672–678.

[325] Sjödin, B., Crossner, C.G., Unell, L. & Ostlund, P. (1989). A retrospective radiographic study of alveolar bone loss in the primary dentition in patients with localized juvenile periodontitis. *Journal of Clinical Periodontology* **16**, 124–127.

[326] Sjödin, B., Matsson, L., Unell, L. & Egelberg, J. (1993). Marginal bone loss in the primary dentition of patients with juvenile periodontitis. *Journal of Clinical Periodontology* **20**, 32–36.

[327] Smith, G.L., Cross, D.L. & Wray, D. (1995a). Comparison of periodontal disease in HIV seropositive subjects and controls (I). Clinical features. *Journal of Clinical Periodontology* **22**, 558–568.

[328] Smith, G.L.F., Cross, D.L. & Wray, D. (1995b). Comparison of periodontal disease in HIV seropositive subjects and controls (I). Clinical features. *Journal of Clinical Periodontology* **22**, 558–568.

[329] Socransky, S.S., Haffajee, A.D., Cugini, M.A., Smith, C. & Kent, R.L., Jr. (1998). Microbial complexes in subgingival plaque. *Journal of Clinical Periodontology* **25**, 134–144.

[330] Spalj, S., Plancak, D., Bozic, D., Kasaj, A., Willershausen, B. & Jelusic, D. (2008). Periodontal conditions and oral hygiene in rural population of post-war Vukovar region, Croatia in correlation to stress. *European Journal of Medical Research* **13**, 100–106.

[331] Stavropoulos, A., Mardas, N., Herrero, F. & Karring, T. (2004). Smoking affects the outcome of guided tissue regeneration with bioresorbable membranes: a retrospective analysis of intrabony defects. *Journal of Clinical Periodontology* **31**, 945–950.

[332] Stojkovic, A., Boras, V.V., Planbak, D., Lisic, M. & Srdjak, S. (2011). Evaluation of periodontal status in HIV infected persons in Croatia. *Collegium Antropologicum* **35**, 67–71.

[333] Stoltenberg, J.L., Osborn, J.B., Pihlstrom, B.L. *et al.* (1993). Association between cigarette smoking, bacterial pathogens, and periodontal status. *Journal of Periodontology* **64**, 1225–

1230.

[334] Struch, F., Dau, M., Schwahn, C. *et al.* (2008). Interleukin-1 gene polymorphism, diabetes, and periodontitis: results from the Study of Health in Pomerania (SHIP). *Journal of Periodontology* **79**, 501–507.

[335] Sugita, N., Yamamoto, K., Kobayashi, T. *et al.* (1999). Relevance of Fc gamma RIIIa-158V-F polymorphism to recurrence of adult periodontitis in Japanese patients. *Clinical & Experimental Immunology* **117**, 350–354.

[336] Susin, C. & Albandar, J.M. (2005). Aggressive periodontitis in an urban population in southern Brazil. *Journal of Periodontology* **76**, 468–475.

[337] Susin, C., Dalla Vecchia, C.F., Oppermann, R.V., Haugejorden, O. & Albandar, J.M. (2004a). Periodontal attachment loss in an urban population of Brazilian adults: effect of demographic, behavioral, and environmental risk indicators. *Journal of Periodontology* **75**, 1033–1041.

[338] Susin, C., Oppermann, R.V., Haugejorden, O. & Albandar, J.M. (2004b). Periodontal attachment loss attributable to cigarette smoking in an urban Brazilian population. *Journal of Clinical Periodontology* **31**, 951–958.

[339] Susin, C., Kingman, A. & Albandar, J.M. (2005a) Effect of partial recording protocols on estimates of prevalence of periodontal disease. *Journal of Periodontology* **76**, 262–267.

[340] Susin, C., Oppermann, R.V., Haugejorden, O. & Albandar, J. M. (2005b). Tooth loss and associated risk indicators in an adult urban population from south Brazil. *Acta Odontologica Scandinavica* **63**, 85–93.

[341] Sweeney, E.A., Alcoforado, G.A.P., Nyman, S. & Slots, J. (1987). Prevalence and microbiology of localized prepubertal periodontitis. *Oral Microbiol and Immunology* **2**, 65–70.

[342] Syrjälä, A.M., Ylöstalo, P. & Knuuttila, M. (2010). Periodontal condition of the elderly in Finland. *Acta Odontologica Scandinavica* **68**, 278–283.

[343] Tai, H., Endo, M., Shimada, Y. *et al.* (2002). Association of interleukin-1 receptor antagonist gene polymorphisms with early onset periodontitis in Japanese. *Journal of Clinical Periodontology* **29**, 882–888.

[344] Takala, L., Utriainen, P. & Alanen, P. (1994). Incidence of edentulousness, reasons for full clearance, and health status of teeth before extractions in rural Finland. *Community Dentistry and Oral Epidemiology* **22**, 254–257.

[345] Tanner, A.C., Milgrom, P.M., Kent, R.J. *et al.* (2002). The microbiota of young children from tooth and tongue samples. *Journal of Dental Research* **81**, 53–57.

[346] Taylor, G.W. & Borgnakke, W.S. (2007). Self-reported periodontal disease: validation in an epidemiological survey. *Journal of Periodontology* **78**, 1407–1420.

[347] Taylor, G.W., Burt, B.A., Becker, M.P. *et al.* (1996). Severe periodontitis and risk for poor glycemic control in patients with non-insulin-dependent diabetes mellitus. *Journal of Periodontology* **67**, 1085–1093.

[348] Taylor, G.W., Burt, B.A., Becker, M.P., Genco, R.J. & Shlossman, M. (1998a). Glycemic control and alveolar bone loss progression in type 2 diabetes. *Annals of Periodontology* **3**, 30–39.

[349] Taylor, G.W., Burt, B.A., Becker, M.P. *et al.* (1998b). Non-insulin dependent diabetes mellitus and alveolar bone loss progression over 2 years. *Journal of Periodontology* **69**, 76–83.

[350] Tervonen, T. & Karjalainen, K. (1997). Periodontal disease related to diabetic status. A pilot study of the response to periodontal therapy in type 1 diabetes. *Journal of Clinical Periodontology* **24**, 505–510.

[351] Tervonen, T. & Oliver, R.C. (1993). Long-term control of diabetes mellitus and periodontitis. *Journal of Clinical Periodontology* **20**, 431–435.

[352] Tervonen, T., Raunio, T., Knuuttila, M. & Karttunen, R. (2007). Polymorphisms in the CD14 and IL-6 genes associated with periodontal disease. *Journal of Clinical Periodontology* **34**, 377–383.

[353] Tezal, M., Wactawski-Wende, J., Grossi, S.G. *et al.* (2000). The relationship between bone mineral density and periodontitis in postmenopausal women. *Journal of Periodontology* **71**, 1492–1498.

[354] Theilade, E., Wright, W.H., Jensen, S.B. & Loe, H. (1966). Experimental gingivitis in man. II. A longitudinal clinical and bacteriological investigation. *Journal of Periodontal Research* **1**, 1–13.

[355] Thomson, W.M., Broadbent, J.M., Poulton, R. & Beck, J.D. (2006). Changes in periodontal disease experience from 26 to 32 years of age in a birth cohort. *Journal of Periodontology* **77**, 947–954.

[356] Thorstensson, H. & Hugoson, A. (1993). Periodontal disease experience in adult long-duration insulin-dependent diabetics. *Journal of Clinical Periodontology* **20**, 352–358.

[357] Thorstensson, H. & Johansson, B. (2010). Why do some people lose teeth across their lifespan whereas others retain a functional dentition into very old age? *Gerodontology* **27**, 19–25.

[358] Timmerman, M.F., Van der Weijden, G.A., Armand, S. *et al.* (1998). Untreated periodontal disease in Indonesian adolescents. Clinical and microbiological baseline data. *Journal of Clinical Periodontology* **25**, 215–224.

[359] Timmerman, M.F., Van der Weijden, G.A., Abbas, F. *et al.* (2000). Untreated periodontal disease in Indonesian adolescents. Longitudinal clinical data and prospective clinical and microbiological risk assessment. *Journal of Clinical Periodontology* **27**, 932–942.

[360] Timmerman, M.F., Van der Weijden, G.A., Arief, E.M. *et al.* (2001). Untreated periodontal disease in Indonesian adolescents. Subgingival microbiota in relation to experienced progression of periodontitis. *Journal of Clinical Periodontology* **28**, 617–627.

[361] Tinoco, E.M., Beldi, M.I., Loureiro, C.A. *et al.* (1997). Localized juvenile periodontitis and Actinobacillus actinomycetemcomitans in a Brazilian population. *European Journal of Oral Sciences* **105**, 9–14.

[362] Tomar, S.L. & Asma, S. (2000). Smoking-attributable periodontitis in the United States: findings from NHANES III. National Health and Nutrition Examination Survey. *Journal of Periodontology* **71**, 743–751.

[363] Tonetti, M.S. & Chapple, I.L. (2011). Biological approaches to the development of novel periodontal therapies--consensus of the Seventh European Workshop on Periodontology. *Journal of Clinical Periodontology* **38 Suppl 11**, 114–118.

[364] Tonetti, M.S. & Claffey, N. (2005). Advances in the progression of periodontitis and proposal of definitions of a periodontitis case and disease progression for use in risk factor research. *Journal of Clinical Periodontology* **32 Suppl 6**, 210–213.

[365] Tonetti, M.S., Muller-Campanile, V. & Lang, N.P. (1998). Changes in the prevalence of residual pockets and tooth loss in treated periodontal patients during a supportive maintenance care program. *Journal of Clinical Periodontology* **25**, 1008–1016.

[366] Trombelli, L., Cho, K.S., Kim, C.K., Scapoli, C. & Scabbia, A. (2003). Impaired healing response of periodontal furcation defects following flap debridement surgery in smokers. A controlled clinical trial. *Journal of Clinical Periodontology* **30**, 81–87.

[367] Vandenberghe, B., Jacobs, R. & Bosmans, H. (2010). Modern dental imaging: a review of the current technology and clinical applications in dental practice. *European Radiology* **20**, 2637–2655.

[368] van der Velden, U., Abbas, F., Van Steenbergen, T.J. *et al.* (1989). Prevalence of periodontal breakdown in adolescents and presence of *Actinobacillus actinomycetemcomitans* in subjects with attachment loss. *Journal of Periodontology* **60**, 604–610.

[369] van der Velden, U., Abbas, F., Armand, S. *et al.* (2006). Java project on periodontal diseases. The natural development of periodontitis: risk factors, risk predictors and risk determinants. *Journal of Clinical Periodontology* **33**, 540–548.

[370] Vastardis, S.A., Yukna, R.A., Fidel, P.L., Jr., Leigh, J.E. &

Mercante, D.E. (2003). Periodontal disease in HIV-positive individuals: association of periodontal indices with stages of HIV disease. *Journal of Periodontology* **74**, 1336–1341.

[371] Vered, Y., Soskolne, V., Zini, A., Livny, A. & Sgan-Cohen, H.D. (2011). Psychological distress and social support are determinants of changing oral health status among an immigrant population from Ethiopia. *Community Dentistry and Oral Epidemiology* **39**, 145–153.

[372] von Wowern, N., Klausen, B. & Kollerup, G. (1994). Osteoporosis: a risk factor in periodontal disease. *Journal of Periodontology* **65**, 1134–1138.

[373] Wactawski-Wende, J. (2001). Periodontal diseases and osteoporosis: association and mechanisms. *Annals of Periodontology* **6**, 197–208.

[374] Wan, C.P., Leung, W.K., Wong, M.C. *et al.* (2009). Effects of smoking on healing response to non-surgical periodontal therapy: a multilevel modelling analysis. *Journal of Clinical Periodontology* **36**, 229–239.

[375] Wang, Q.T., Wu, Z.F., Wu, Y.F. *et al.* (2007). Epidemiology and preventive direction of periodontology in China. *Journal of Clinical Periodontology* **34**, 946–951.

[376] Wang, C., Zhao, H., Xiao, L. *et al.* (2009) Association between vitamin D receptor gene polymorphisms and severe chronic periodontitis in a Chinese population. *Journal of Periodontology* **80**, 603–608.

[377] Weiss, O.I., Caton, J., Blieden, T. *et al.* (2004). Effect of the interleukin-1 genotype on outcomes of regenerative periodontal therapy with bone replacement grafts. *Journal of Periodontology* **75**, 1335–1342.

[378] Westfelt, E., Rylander, H., Blohme, G., Jonasson, P. & Lindhe, J. (1996). The effect of periodontal therapy in diabetics. Results after 5 years. *Journal of Clinical Periodontology* **23**, 92–100.

[379] Weyant, R.J., Jones, J.A., Hobbins, M. *et al.* (1993). Oral health status of a long-term-care, veteran population. *Community Dentistry and Oral Epidemiology* **21**, 227–233.

[380] Weyant, R.J., Pearlstein, M.E., Churak, A.P. *et al.* (1999). The association between osteopenia and periodontal attachment loss in older women. *Journal of Periodontology* **70**, 982–991.

[381] WHO (1997). *Oral Health Surveys: Basic Methods.* Geneva: World Health Organization.

[382] Williams, D.R. (1996). Race/ethnicity and socioeconomic status: Measurement and methodological issues. *International Journal of Health Services* **26**, 484–505.

[383] Williams, D.R. (1997). Race and health: basic questions, emerging directions. *Annals of Epidemiology* **7**, 322–333.

[384] Williams, D.R. (1999). Race, socioeconomic status, and health. The added effects of racism and discrimination. *Annals of the New York Academy of Science* **896**, 173–188.

[385] Winkler, J.R. & Murray, P.A. (1987). Periodontal disease. A potential intraoral expression of AIDS may be rapidly progressive periodontitis. *Journal of the California Dental Association* **15**, 20–24.

[386] Wolf, D.L., Neiderud, A.M., Hinckley, K. *et al.* (2006). Fcgamma receptor polymorphisms and periodontal status: a prospective follow-up study. *Journal of Clinical Periodontology* **33**, 691–698.

[387] Wood, N., Johnson, R.B. & Streckfus, C.F. (2003). Comparison of body composition and periodontal disease using nutritional assessment techniques: Third National Health and Nutrition Examination Survey (NHANES III). *Journal of Clinical Periodontology* **30**, 321–327.

[388] Yamamoto, K., Kobayashi, T., Grossi, S. *et al.* (2004). Association of Fcgamma receptor IIa genotype with chronic periodontitis in Caucasians. *Journal of Periodontology* **75**, 517–522.

[389] Yang, E.Y., Tanner, A.C., Milgrom, P. *et al.* (2002). Periodontal pathogen detection in gingiva/tooth and tongue flora samples from 18- to 48-month-old children and periodontal status of their mothers. *Oral Microbiology and Immunology* **17**, 55–59.

[390] Yeung, S.C., Taylor, B.A., Sherson, W. *et al.* (2002). IgG subclass specific antibody response to periodontopathic organisms in HIV-positive patients. *Journal of Periodontology* **73**, 1444–1450.

[391] Yoneyama, T., Okamoto, H., Lindhe, J., Socransky, S. S. & Haffajee, A.D. (1988) Probing depth, attachment loss and gingival recession. Findings from a clinical examination in Ushiku, Japan. *Journal of Clinical Periodontology* **15**, 581–591.

[392] Yoshihara, A., Seida, Y., Hanada, N. & Miyazaki, H. (2004). A longitudinal study of the relationship between periodontal disease and bone mineral density in community-dwelling older adults. *Journal of Clinical Periodontology* **31**, 680–684.

[393] Yu, S.M., Bellamy, H.A., Schwalberg, R.H. & Drum, M.A. (2001). Factors associated with use of preventive dental and health services among U.S. adolescents. *Journal of Adolescent Health* **29**, 395–405.

第3部分：微生物学
Microbiology

第8章

牙菌斑生物膜

Dental Biofilms

Philip David Marsh

Department of Oral Biology, School of Dentistry, University of Leeds, Leeds, UK

前言

人类已经进化到与微生物之间有一个紧密而动态的关系，人体暴露在外界环境中的所有体表部分接触着多种常驻菌群，可引起疾病的发生。当代研究显示人与常驻菌群之间的关系是相互的，这种关系对宿主健康起着至关重要的作用。但是，这种关系是动态的且易被破坏的，多种内、外因素均可打破这种精巧的平衡。不管是在患者口腔处于健康状态时，还是对患者进行口腔疾病治疗时，为了实现有效的临床管理，对宿主与口腔微生物之间关系的理解是十分重要的。

值得注意的是，一项数据研究显示：人体由超过10^{14}个细胞组成，其中仅仅10%为哺乳类（Sanders & Sanders 1984；Wilson 2005）。大部分是细菌组成的常驻菌群，占据着体表所有可接触的表面，并且正如后文所述，常驻菌群给宿主带来重要的益处。这些菌群的组成具有多样性，可相互结合形成微生物群落，发挥着比其组成菌群的活动总和更巨大的作用（见后文）。尽管细菌在不同部位频繁地转移，但皮肤、口腔、消化和生殖系统中的菌群都是彼此不同的。它们组成的特性是每种菌群生境在生物学和物理学性能上显著差异的结果（Wilson 2005）。菌群的特性决定着其是否可以成功定植，决定着是占据主导地位还是只是微生物群落的一个小的组成部分。

口腔作为微生物的生境（生存环境）

口腔与体内其他的生境类似，拥有特征性的有益微生物群。口腔温暖而潮湿，可支持多种不同的微生物生长，包括病毒、支原体、细菌、古细菌、真菌和原虫（Wilson 2005；Marsh & Martin 2009）。这些微生物定植于口腔黏膜与牙齿表面，形成三维的、多菌种组成的微生物群，称之为生物膜。牙齿表面形成的生物膜又被称为牙菌斑。总体而言，由脱落导致定植在黏膜表面的微生物相对较少。相反的是，口腔是人体内一个独特的部位，能为微生物的定植提供一个不脱落的表面，如牙齿、义齿等。这也导致口腔内大量微生物的聚集，尤其是在污染的或者难以触及的位点，除非患者进行有效的口腔卫生维护。本章主要聚焦于描述牙齿表面生物膜（牙菌斑）的特性。

多种环境因素可影响到口腔常驻菌的分布和代谢活动（图8-1a）。口腔可维持35~37℃的恒温环境，适合多种细菌的生长。炎症情况下，龈下位点的温度上升，可改变细菌基因的表达，进而改变细菌在微生物群中的竞争力，促进一些牙

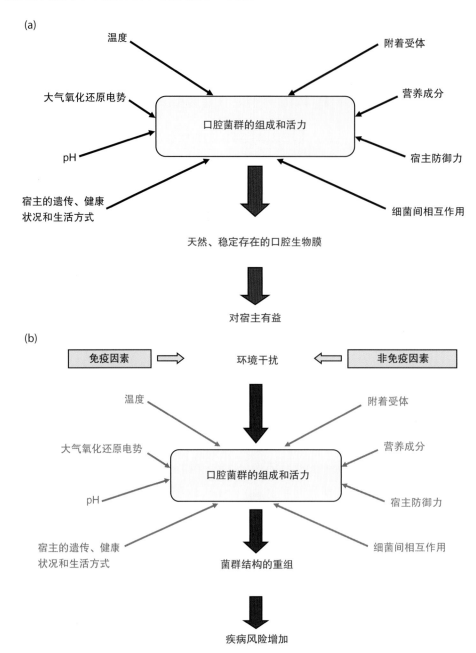

图8-1　影响口腔常驻菌组成、活力和稳定性的宿主因素。（a）一些宿主因素有助于确定口腔天然菌群的组成和活力，对宿主有益。（b）主要环境因素的变化可干扰某一部位口腔常驻菌的天然稳定性（微生物稳态），导致常驻菌群组成和活力的变化；这样的改变可能导致该部位易于患病（来源：Marsh & Devine 2011。由John Wiley & Sons 授权转载）。

周致病菌的生长和蛋白酶的活性增加。虽然口腔是一个有氧的环境，但口腔内大部分细菌是兼性厌氧菌或专性厌氧菌。口腔内厌氧菌的分布与氧化还原电势（Eh）有关，Eh是衡量位点氧化还原程度的指标。在健康状态下，口腔中龈沟定植着最多量的专性厌氧菌，Eh最低（Kenney & Ash 1969）。口腔中细菌作为微生物群的组分之一，有些厌氧菌通过与某些需氧菌紧密共存，从而生存于含氧环境中。成熟的牙菌斑生物膜中细菌的新陈代谢导致氧含量和Eh的剧烈变化，由此产生

一个适合许多耐氧细菌生长的微环境。许多口腔厌氧菌可表达一系列的酶，用于清除环境中少量的氧，使得自身可以生存。

在口腔中，pH是细菌分布和代谢的主要决定因素。唾液的缓冲功能使得口腔内pH维持在中性左右，更适合于口腔微生物菌群的生长。环境中pH经常发生变化，推动着牙菌斑中细菌比例发生重大的改变。在摄入糖分后，酸性分解产物的出现，使得菌斑中的pH迅速降低至5.0（Marsh & Martin 2009）。根据糖分的摄入频率

不同，菌斑中细菌将面对不同的低pH的挑战。在健康位点处，菌斑中许多重要的细菌可以暂时耐受低pH的环境，但是更频繁或更长时间暴露于酸性环境时，细菌活力被抑制，甚至被灭活（Svensater et al. 1997）。这可能会导致耐酸菌群的富集，特别是变形链球菌、双歧杆菌、乳杆菌等，而这些菌群通常不存在于健康位点的牙菌斑中或者仅少量存在。菌斑中细菌组分的改变导致牙面易患龋坏。健康龈沟的pH大约为6.9，在炎症情况下，pH可上升至7.2～7.4之间，少数患者牙周袋中平均pH为7.8左右（Eggert et al. 1991）。炎症导致龈袋中龈沟液（gingival crevicular fluid，GCF）的量增加，而GCF中宿主蛋白和糖蛋白的水解导致pH上升。即使pH只发生很小的改变，龈下细菌的生长速度及基因表达也均可发生改变，从而使某些特定革兰阴性厌氧菌的活力上升，使牙周健康受到影响（McDermid et al. 1988）。

唾液和GCF对细菌分布具有重大影响，因为它们含有的宿主分子能为细菌提供潜在的养分。从唾液和GCF获得的主要营养物质包括：氨基酸、蛋白质和糖蛋白；饮食对口腔常驻菌只起次要作用，如前所说主要通过糖代谢中pH的改变发挥作用。复杂的主体分子代谢需要连续的或一致的菌群协同作用（如下文），以实现它们彻底的分解（ter Steeg & van der Hoeven 1989；Homer & Beighton 1992 a，b；Bradshaw et al. 1994；Palmer et al. 2006；Periasamy & Kolenbrander 2009）。

口腔具有丰富的先天性免疫应答和获得性免疫应答（Marsh & Martin 2009），先天性免疫应答如溶菌酶、乳铁蛋白、唾液过氧化酶、宿主防御肽、中性粒细胞等；获得性免疫应答如分泌型IgA、IgG抗体等。补体同时参与这两种免疫应答，是这两种免疫应答的桥梁。目前，大量的研究主要涉及任一位点的常驻菌群和宿主防御之间的关系，以及这些菌群如何存留而不触发不必要的有害的宿主反应，同时宿主保持对细菌的压力反应能力。越来越多的证据显示：部分口腔常驻菌参与了与宿主之间活跃的相互作用，并以此下调潜在的促炎反应（Hasegawa et al. 2007；Cosseau et al. 2008）。

个性化的生活方式可影响口腔菌群的分布和代谢（Marsh & Devine 2011）。高频率地摄入可发酵的碳水化合物的饮食习惯对口腔菌群的影响已经被分析。吸烟可能有选择性地影响牙菌斑生物膜中潜在的牙周致病菌。糖尿病患者牙菌斑中特定的革兰阴性牙周致病菌的比例更高。由于一系列宿主相关因素的影响，口腔菌群的组分随着年龄的增长发生改变，包括幼年时牙齿萌出、老年时免疫反应减弱等。妊娠期时，GCF中雌激素对某些牙周致病菌流行的影响存在着争议（Adriaens et al. 2009）；母体激素水平和黑色素厌氧菌如牙菌斑生物膜中的牙龈卟啉单胞菌和中间普氏菌的增加之间存在相关性（Carrillode-Albornoz et al. 2010）。

一般情况下，一个位点的生物膜一旦形成，其细菌组分将保持稳定，除非主要环境因素发生重要变化，如饮食习惯的巨大改变、宿主免疫状态的变化等。这些变化可以破坏菌群平衡，增加患病风险（图8-1b）。

菌斑生物膜和微生态环境对微生物的重要性

自然界中绝大多数的微生物，包括口腔中的微生物，都会附着在表面形成生物膜。生物膜可定义为：基质包裹的微生物群彼此黏附和/或黏附到表面或界面上（Costerton et al. 1995）。大部分原核生物生存的根本是具有黏附并保留在表面的能力。如果微生物没有牢固地附着在口腔表面形成生物膜，它们很有可能从口腔内丢失。在多菌种生物膜中，微生物并不是随机分布的，而是有组织地在空间上和功能上分布，许多天然的生物膜具有高度多样化的微生物。

如果生物膜仅仅像悬浮细胞一样附着于物体表面，或者菌群的性质仅仅是其组成成分的总和，那么生物膜就不会有太大的科研和临床的意义。然而，研究已证实：当形成生物膜时，细菌的基因表达可发生显著改变，从而在黏附于表面后产生完全不同的表型（Marsh 2005）。此外，细菌与特定宿主受体的结合也可以触发宿主细胞中基因表达模式的显著变化。大多数天然的生物膜包含多种物种，参与大范围的物理行为、代谢作用以及分子间相互作用，又被称为微生物群落。这种群居式的生活方式给予了微生物几个潜在的好处（Caldwell et al. 1997；Shapiro 1998；Marsh & Bowden 2000），包括：

- 生境中微生物种类的扩大。例如，早期定植物种的代谢改变了其生存环境，使生存环境更适合于后期定植物种的黏附和生长（甚至是对生存环境更挑剔的物种）。

- 代谢种类和效率的增加。生物个体分解代谢产生的分子通常可被微生物群所分解。

- 对环境应力、抗生素和宿主防御耐受力的增强。与非同种微生物相邻的细胞可产生中和酶，如β-内酰胺酶、IgA蛋白酶、过氧化氢酶等，可保护微生物免受抑制剂的影响（Brook 1989）。多物种生物膜中横向基因转移也更为有效（Molin & Tolker-Nielsen 2003；Wilson & Salyers 2003）。微生物群可保护深在组织内部的细胞免于被吞噬（Costerton et al. 1987；Fux et al. 2005）。

- 致病能力的增强。例如，脓肿是由多种微生物感染引起的；一种微生物并不能引起疾病，而当它们作为一个联合体（病原协同作用）存在时则能够引起疾病（van Steenbergen et al. 1984）。

因此，微生物群有着突出的特性，也就是说，群落的性质超过了其组分性质的总和。

多菌种生物膜的结构和功能的重要临床结果就是可以降低对抗生素的敏感性（Gilbert et al. 1997；Ceri et al. 1999；Stewart & Costerton 2001；Gilbert et al. 2002）。以往，细菌对抗生素的敏感性是在液体培养基下，对最小抑菌浓度（MIC）或最小杀菌浓度（MBC）的测定而来。在生物膜中的微生物的MIC可以是同一悬浮生长细胞的2~1000倍（Stewart & Costerton 2001），生物膜越成熟，越难被去除。

生物膜对抗生素耐受性增强的机制仍然是许多研究的主题（Stewart & Costerton 2001；Gilbert 2002）。耐受性的增强通常是由于药物靶基因的突变、外排泵的存在以及修饰酶的产生等，在表面生长时，细菌的敏感性降低。生物膜的结构可以限制抗生素的渗透，带电荷的抑制剂可以与带有相反电荷的聚合物相结合，形成生物膜基质（扩散反应理论）。抗生素可以吸附并抑制生物膜表面的微生物，而对位于生物膜深部的细胞影响相对极小。生物膜基质可以结合并保留中和酶（如β-内酰胺酶）的浓度，使抗生素或抑制剂失去活性（Allison 2003）。如前所述，表面生长的细菌显示出一种新的表型，降低细菌对抑制剂的敏感性，因为药物的靶基因可能被修改或者完全不表达，或者因为微生物可能使用替代的代谢途径。在已形成的生物膜中，仅在养分耗尽的情况下，细菌生长缓慢；其结果是，分裂形成快的细胞具有更低的敏感性。此外，有研究报道在生物膜组织的深部，可能不支持某些药物发挥作用（Gilbert et al. 2002）。有假说认为有些生物膜对抗生素的耐受性主要是由于特异性存活细胞的"耐药株"亚群的存在（Keren et al. 2004）。

牙齿上的生物膜（牙菌斑）被发现拥有最多样化的口腔微生物（Aas et al. 2005；Marsh & Martin 2009；Papaioannou et al. 2009；Dewhirst et al. 2010）。现在，基本使用"牙菌斑生物膜"这个术语来替代原先的"牙菌斑"。这并不意味着原先对牙菌斑的研究工作对现在是无效或者不相关的，而是强调基于微生物生境的生物膜研究中锋利的更为广泛的规律，也适用于牙菌斑，反之亦然。

牙菌斑生物膜的形成

牙菌斑生物膜由各组分的有序排列形成，形成结构和功能上的有组织的、物种丰富的细

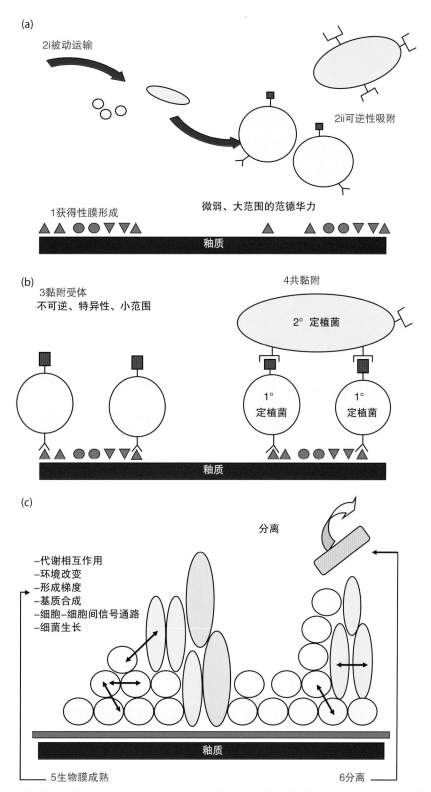

图8-2 牙菌斑生物膜形成不同阶段的示意图。（a）清洁牙面上获得性膜的形成（1）；细菌被运输至牙齿表面（2i）；细菌以弱的、远距离的吸附力可逆性地吸附于牙面（2ii）。（b）细菌与获得性膜上互补受体之间特异性分子化学作用的结合使得黏附更为稳定（3）；次级常驻菌通过分子间相互作用黏附到已定植的常驻菌上（共黏附）（4）。（c）生物膜成熟，促进大范围细菌间的相互作用（协同和拮抗）（5）；在某些情况下，细胞可分离并定植于其他部位（6）（来源：在Elsevier的许可下转载自Marsh & Martin 2009）。

菌生物膜（Socransky Haffajee 2002；Marsh et al. 2011）（图8-2）。牙菌斑生物膜形成的不同阶段包括：

1. 条件膜（获得性膜）的吸附。
2. 细菌的细胞表面与条件膜形成的可逆性吸附。

3.更为稳定的黏附：细菌细胞表面和条件膜中的补体分子（受体）之间的相互作用。

4.共黏附：次级定植菌黏附于早期定植菌表面的受体上（Kolenbrander et al. 2010），从而增加微生物的多样性。

5.已吸附细菌细胞的增殖，导致生物基质的增加和细胞外聚合物的合成，从而形成生物膜基质（菌斑成熟）。

6.吸附细菌细胞分离并在其他地方定植。
下文将对以上阶段进行详述。

条件膜的形成

细菌很少定植于清洁的釉质表面。在牙齿萌出或者清洁后的数秒内，牙齿表面将被条件膜覆盖，条件膜包含的分子主要来自唾液分泌（生物活性蛋白、磷蛋白和糖蛋白），也包括GCF来源的和细菌本身分泌的（Hanning et al. 2005）。条件膜改变了牙齿表面的生物、化学性质，并且膜的组分直接影响到随后的细菌定植。细菌可直接与条件膜相互作用（图8-3）。

可逆的和更稳定的吸附

最初，只有少数的细菌可以吸附到条件膜上。细菌可以通过条件膜覆盖着的表面及其细胞表面上所带的分子电荷间的微弱的、远距离的物理化学力可逆性地吸附于牙面（Bos et al. 1999）。这种可逆的附着力为建立更强大和更稳定的吸附力创造了可能。早期常驻菌（主要是链球菌，如轻型链球菌、口腔链球菌等）上的分子（黏附）可以与获得性膜上的受体结合，形成更为强大的吸附力（Busscher et al. 2008；Nobbs et al. 2011）。个别细菌可以形成多种黏附力（Nobbs et al. 2011）。在革兰阳性菌中，一些表面蛋白家族可以充当黏附素，包括富含丝氨酸、抗原 I／II 和菌毛的家族。在革兰阴性菌中，自动转运蛋白、细胞外基质蛋白和菌毛发挥着黏附素的功能（Nobbs et al. 2011）。

共黏附

一旦吸附，早期的常驻菌就开始繁殖。这些早期常驻菌的代谢改善了局部环境，例如通过它们对氧的消耗和最终代谢产物的产生，使环境变得更加厌氧。随着生物膜的形成，对生存条件要求更苛刻的次级常驻菌黏附到细胞表面，如专性厌氧菌，与已吸附至牙面的细菌表面受体结合，此过程称之为共黏附或共聚合。生物膜的组分变得更加多样化，该过程称为微生物演替

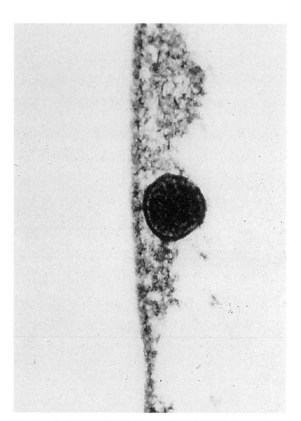

图8-3　电子显微镜照片显示：获得性膜形成4小时后有单个细菌细胞的吸附（来源：在John Wiley & Sons的许可下转载自Brecx et al. 1981）。

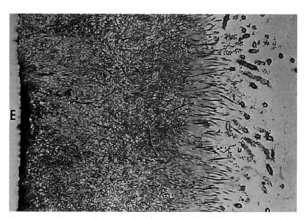

图8-4　牙釉质（E）上龈上菌斑生物膜的半薄切片（釉质已在脱钙时溶解）。放大倍数：×750（来源：在美国牙周病学会的许可下转载自Listgarten 1976）。

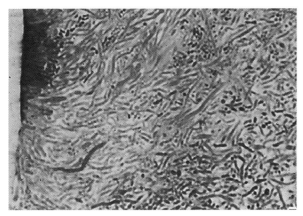

图8-5　龈上菌斑生物膜的半薄切片。丝状菌占主要部分。表层的一些丝状菌由球菌包裹，结构上像一个"玉米棒"。放大倍数：×1400（来源：在美国牙周病学会的许可下转载自Listgarten 1976）。

（Kolenbrander et al. 2006）（图8-4，图8-5）。牙菌斑生物膜形成的一个重要的成分就是具核梭杆菌。该细菌可以共黏附至大部分口腔细菌上，在早期和晚期常驻菌间发挥着重要的桥梁作用。共黏附可以有助于确保细菌与其他生物共同定植过程中代谢功能的互补。

菌斑成熟

一些吸附的细菌合成细胞外聚合物（菌斑基质），可以强化其向生物膜的吸附。基质不仅仅作为生物膜的支架，还可以与分子结合并维持稳定，包括酶等；并阻碍带电荷分子向生物膜的渗透（Allison 2003；Vu et al. 2009；Marsh et al. 2011）。生物膜在空间上、功能上是有组织结构的，近距离范围内，不同细菌有着相互作用的可能；生物膜内的多样化环境可诱导细菌基因的表达（Kuramitsu et al. 2007；Hojo et al. 2009；Marsh et al. 2011）。细菌间的相互作用包括：

- 食物链发生进化（一个微生物的最终代谢产物可作为次级定植菌的主要养分）。不同细菌间的代谢协作可分解代谢结构复杂的宿主高分子链，这些相互作用提高了菌群的代谢效率（Periasamy & Kolenbrander 2010；Marsh et al. 2011）。
- 细胞-细胞间的信号传导。与其他生物膜所用的方法类似，牙菌斑中的细菌以一种细胞密度依赖的方式，通过可扩散的小分子来彼此联系，如通过革兰阳性菌分泌小分子肽，以协调相似种属细菌中细胞的基因表达（Suntharalingam & Cvitkovitch 2005）。变形链球菌中，感受肽刺激因子（competence stimulating peptide，CSP）介导着群体感应系统（Li et al. 2002）。CSP可诱导变形链球菌中的基因能力，使得变形链球菌生物膜生长转化频率是悬浮细胞的10～600倍。生物膜中裂解细胞可作为DNA的提供者，从而增加牙菌斑中横向基因转移的概率。该群体感应系统可调控变形链球菌生物膜的耐酸性。有研究提出变形链球菌暴露于低pH的环境中时，可释放CSP，并激发邻近细胞的协同防御反应，以应对这种"致命压力"（即过低的pH，译者注）。

其他信号传导系统可在不同口腔细菌中发挥作用（Kolenbrander et al. 2002）。LuxS基因编码自体诱导物2（AI-2），已在几个种属的口腔革兰阳性和革兰阴性菌中检测到，这意味着AI-2具有跨种属属性。一些公认的牙周致病菌（具核梭杆菌Fn，中间普氏菌Pi，牙龈卟啉单胞菌Pg，伴放线聚集杆菌Aa）分泌与AI-2相关的信号（Fonget et al. 2001；Frias et al. 2001）。

成熟牙菌斑中可发现特征性的细胞群，如"玉米芯"和"试管刷"结构的形成（Zijinge et al. 2010）。玉米芯是指球菌性细胞沿着丝状菌前段黏附（图8-6）；试管刷是指棒状细菌伸出并垂直于细菌丝。这些将在下一部分进一步讨论。

生物膜的结构有利于横向基因转移的进行。如上所述，信号分子可显著增加生物膜中受体细胞占用DNA的能力，如CSP等。链球菌间编码的四环素抗性的接合型转座子的转移已在生物膜模型中得到证实。人体鼻咽部常驻菌（轻型链球菌，口腔链球菌）和具有青霉素抗性的病原细菌（肺炎链球菌）呈现出一个共同的镶嵌结构，证实基因转移可在体内进行（Dowson et al. 1990；Hakenbeck et al. 1998）。相似的证据表明，共生的和致病性的奈瑟菌可共享青霉素结合蛋白

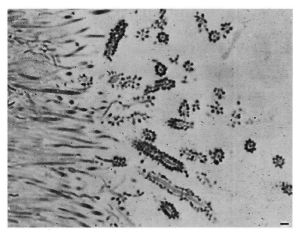

图8-6　牙菌斑生物膜中"玉米芯"状结构的形成，如图8-4和图8-5中所见。放大倍数：×1300；标尺：1μm（来源：在美国牙周病学会的许可下转载自Listgarten 1976）。

（Bowler et al. 1994）。

牙菌斑生物膜的结构

早期通过电子显微镜（EM）的研究，对不同位点牙菌斑的结构有了重要认识。研究显示：生物膜的存在包含有一系列不同形态的微生物，通常是一个致密的结构。近期，激光扫描共聚焦显微镜逐渐开始使用，它不需要像电子显微镜那样的样本处理过程，样本的观察可以在其自然的、水合状态下进行。在共聚焦显微镜下，生物膜通过适当的软件进行断层扫描并进行三维重建。共聚焦显微镜的使用，证实牙菌斑与其他栖息地的生物膜类似，具有一个开放的体系结构。生物膜中观察到许多通道，尽管它们也可以包含有胞外聚合物（Wood et al. 2000；Auschill et al. 2001）。不同的显微镜技术也可以与新型的染色方法结合，以得到更为详细的有关生物膜组分和组织结构的信息。例如：活菌/死菌的染色显示生物膜上细菌活力不同，活力最强的细菌存活于菌斑的中央部分、空隙和通道中（Auschill et al. 2001）。这种较为开放的结构本该使得分子更为容易的快速进出菌斑；但是由于基质是由各种各样的胞外聚合物组成的一个复杂的环境，导致菌斑中分子的渗透和分布状况很难被准确预测（Robinson et al. 1997；Thurnheer et al. 2003；Marcotte et al. 2004），包括口腔护理和治疗药物的使用效果都变得难以准确预计。荧光原位杂交技术（FISH）通过光速标记探针与特定生物体的特异寡聚核苷酸杂交，可以显示这些微生物的位置，包括生物膜内不可培养的细菌（Marsh et al. 2011；Zijnge et al. 2010）（图8-7）。

通过使用针对一系列细菌设计的荧光原位

(a)

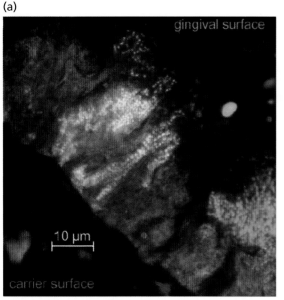

(b)

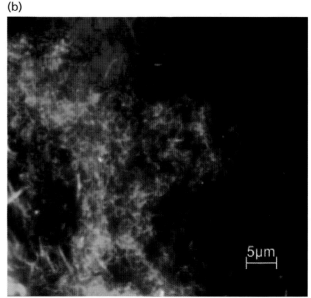

图8-7　荧光原位杂交技术（FISH）检测龈下菌斑生物膜样本中口腔菌群种类。（a）梭杆菌属（品红色）和中间普氏菌（黄色）。（b）不可培养的螺旋体（橙色）和细菌（浅蓝）（来源：在John Wiley & Sons的许可下转载自Marsh & Moter 2011a）。

杂交探针，可观察到龈上菌斑具有显著的异质性结构（Zijnge et al. 2010）。龈下菌斑具有更为复杂的结构。使用传统的光学显微镜观察的早期研究可清楚地辨认出牙相关的生物膜和上皮细胞相关的生物膜，可能会观察到两者之间的密度较小区域的微生物。有学者认为共黏附对龈下菌斑生物膜时间和空间上的发展具有重要意义。许多可疑致病菌在健康龈下菌斑中数目较少，并且是通过吸附于早期定植的链球菌和放线菌而存活（Kuboniwa & Lamont 2010）。这些生长复杂的菌群通过参与代谢网络得以生存。

近期，在离体牙上观察龈下牙菌斑生物膜，通过FISH研究细菌的识别与定位（Zijnge et al. 2010）。龈下菌斑生物膜结构复杂，可分为4层。基底层由杆状细菌（放线菌属）垂直地吸附于牙齿表面；其上为中间层，由许多梭形细胞组成，包括具核梭杆菌和福赛坦氏菌；表层包含许多牙周可疑致病菌，如牙龈卟啉单胞菌、牙髓卟啉单胞菌、中间普氏菌、微小微单胞菌等；第四层未吸附的细胞主要由螺旋体组成。此外，互养菌门沿着生物膜的外缘形成一层栅栏状结构，并与宿主免疫细胞直接接触。这些细菌很难在单纯培养基中生长（目前大部分是不可培养的），但是在龈下菌斑中占据相当大的比例，并且它们的位置在调控宿主–生物膜相互作用中发挥重要的作用（Zijnge et al. 2010）。FISH研究可以识别龈下菌斑生物膜中观察到的特征性组分。乳酸杆菌形成"试管刷"结构的中心轴，福赛坦氏菌、具核梭杆菌和互养菌等从这个中央细胞向四周辐射。FISH观察到"玉米芯"结构中链球菌附着于酵母细胞或菌丝的中心轴（Zijnge et al. 2010）。已有研究报道：链球菌和马氏杆菌之间、韦荣球菌属和真杆菌属之间可形成"玉米芯"结构。

菌斑中细菌代谢导致牙菌斑生物膜中对于细菌生长重要的参数呈梯度性变化，如养分、pH和氧等。这些浓度梯度不一定是呈线性分布。双光子激发显微镜与荧光寿命成像结合使用，证实在混合培养的牙菌斑生物膜模型中，pH在相对短的距离下呈现出相当的异质性（Vroom et al.

1999）。这种环境的异质性使得难养菌得以在牙菌斑中生存，也使得细菌得以共存，菌群将在更为均质的环境中表现得互不兼容。这也解释了新陈代谢和生长需求（比如对氧气和营养的需求）完全对立的细菌为何能在同一位点共存。

牙菌斑生物膜的微生物构成

如前文所述，口腔支持特定微生物群的生长，包括病毒、支原体、细菌、古细菌、真菌和原虫等（Marsh & Martin 2009）。细菌是数量最多的组分。最初认为，它们的特征是能通过传统培养方法检测。随着时间的推移，发现样本中可以通过传统的培养方法进行培养的细菌数量和可以通过显微镜直接观察到的细菌数量间存在着巨大差异（Choi et al. 1994；Paster et al. 2001）。据估计，当前仅有约50%的口腔常驻菌可以在实验室进行培养（Wade 1999，2002）。这可能是由于我们对一些细菌的生长要求并不了解，但是这也反映了我们试图在单纯培养基中分离细菌是比较天真的想法，因为这些细菌数千年来是微生态的一部分，它与其他种类的微生物长期共存（Vartoukian et al. 2010a，b）。

近期由于不依赖于培养的分子生物学技术的应用，我们对于口腔常驻菌的丰富性和多样性的认识得到了提高（Pozhitkov et al. 2011；Wade 2011）。通过对不同表面和位点样本的16S rRNA基因扩增、克隆以及测序，大量研究积累的数据确定：口腔中大约有900种微生物。大部分位点（黏膜或菌斑）中可得到20～30种不同的优势菌，同时每个个体口腔中优势菌的数目有34～72种（Aas et al. 2005）。然而，这些数据仍可能是低估了实际情况，更为强大的、高通量的、新一代的测序平台将更好地检测低丰度的细菌。

正在进行的"人类口腔微生物组学"项目旨在确定在健康人群和疾病患者中所有口腔常驻菌的种类与特性（Dewhirst et al. 2010）。可在基于人类口腔微生物数据库的公共网站上查看到这些数据（http://www.homd.org），同时将这些信息反馈至更大的人类微生物组计划。这超出了本章对口腔常驻菌组分性质的描述范围，建议读者参阅该网站或者其他专业文章以获取更详细的信息（Marsh & Martin 2009）。

生物膜黏附于黏膜和牙齿表面，并且生物膜的细菌构成随着牙齿上位点的不同（窝沟、邻面、龈沟等）而发生变化，说明了细菌在解剖学和生物学上存在固有的差异（Aas et al. 2005；Sachdeo et al. 2008；Marsh & Martin 2009；Papaioannou et al. 2009）（图8-8）。细菌会选择最适栖息地，并且长期存活。这也意味着任何环境的改变将会直接影响生物膜的组分和活性。本章接下来的重点就是牙菌斑生物膜的特性。

窝沟的正常菌群较为稀少，并且无论是需氧菌还是兼性厌氧菌，现有的所有细菌都进行糖分解代谢（即其能量由糖分解代谢而来）。窝沟的优势菌是链球菌，其中许多可产生胞外多糖；另外还有少量的革兰阴性菌或厌氧菌（Theilade et al. 1982）。该位点的特性受唾液的影响很大。

与此相反，龈沟内具有更多样化的细菌，包括许多革兰阴性厌氧菌和产蛋白水解酶的细菌。

这是由于该位点的Eh较低，并且GCF会运送一系列不同的蛋白质和糖蛋白至此（Slots 1977）。血红素是产黑色素厌氧菌的生长中必不可少的条件，而产黑厌氧菌可以通过GCF中含有血红素的宿主分子的降解来获得协同作用。通过独立培养技术进行的分子研究强调健康口腔中，龈沟内含有多种类的微生物群，其中40%的扩增克隆显示出新的种系。许多目前不可培养的微生物可以在该位点被检测出来（图8-7b，图8-8）。

邻面具有的细菌组分介于裂隙细菌和龈沟细菌之间，同时存在许多厌氧菌。这些位点放线菌属的比例较高（Bowden et al. 1975）。

如前所述，任何位点常驻菌的构成在一段时间内保持相对稳定，除非栖息地发生重大变化，这种稳定被称为微生态平衡。重要的是，这种平衡并不是因为常驻菌代谢无差异，而是代表了一个高度活跃的状态，在该状态下，每种菌种的相对比例由于各种各样的相互作用网络而维持平衡。正如前文所述，该相互作用包括两者的协同作用和拮抗作用（Marsh 1989）。尽管处于宿主防御的持续监测下，以及口腔常规暴露于各种温

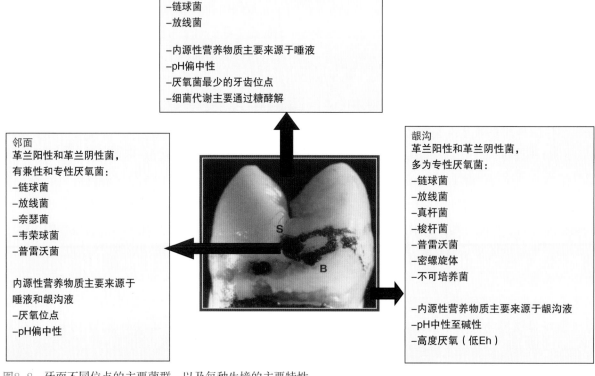

图8-8　牙面不同位点的主要菌群，以及每种生境的主要特性。

和的环境压力下，如饮食、唾液流量的变化和口腔卫生状况等，这种自然平衡仍然保持稳定（图8-1a）。然而，微生物平衡偶尔可能被打破，如果影响生长的主要因素之一被扰乱，并且这种影响因素的扰乱足够强大或者有规律，就会导致生物膜的组分出现重组，出现之前次要组分自然生长的结果（图8-1b）。这种扰乱可以是由于免疫（如中性粒细胞功能异常、免疫抑制等）或非免疫（如口腔干燥、饮食结构改变等）因素引起，并且可以使得某个位点易患疾病（Marsh & Martin 2009；Marsh et al. 2011b），它是描述口腔微生物与健康和疾病状态下的宿主之间相互关系的"生态菌斑假说"的基础（Marsh 2003）。

口腔常驻菌对宿主的益处

宿主具有一个复杂的、由先天的和获得性免疫系统提供的宿主防御系统，其主要功能是防止微生物的定植和对组织的侵袭。尽管有着这些宿主防御，宿主在几千年来仍一直定居着复杂的常驻菌。乍一看，这好像是自相矛盾（以下简称为"共生悖论"）（Henderson Wilson 1998）。现在看来，常驻菌对宿主具有相当大的益处，这些天然的常驻菌对宿主的生理机制、营养机制和防御机制的正常发育至关重要（Marsh 2000；Wilks 2007）（图8-9）。

目前正在仔细研究这种生物机制，即允许宿主与常驻菌之间的建设性共存，同时保留宿主对外源性微生物侵袭做出反应的能力。宿主对居住于其表面的各种菌群的存在并不是没有反应的。它积极地与常驻菌相互联系，以有效地维持建设性关系。宿主可以检测到微生物，并且演变成一个系统，以使其在不触发损伤性的炎症反应的情况下耐受常驻菌，同时还可以增加一个对病原体有效的防御系统。致病性和非致病性细菌可以触发不同的细胞内信号通路和激活上皮细胞的先天性免疫反应（Canny & McCormick 2008；Hooper 2009；Neish 2009）。某些口腔链球菌已经显示出可以抑制上皮细胞的细胞因子表达（Hasegawa et al. 2007；Peyret-Lacombe et al. 2009）。唾液链球菌K12不仅通过抑制NF-κB信号通路下调上皮细胞的炎性应答反应，而且可以积极促进有益的信号通路，包括Ⅰ型和Ⅲ型干扰素应答反应，并且对宿主细胞的细胞骨架和粘接性能发挥重要的作用（Cosseau et al.2008）。经典的"共生主义"认为：我们口腔微生物与黏膜形成一个统一的"组织"，其中宿主-微生物的"相互联系"维持着很好的平衡，以确保微生物的生存和预

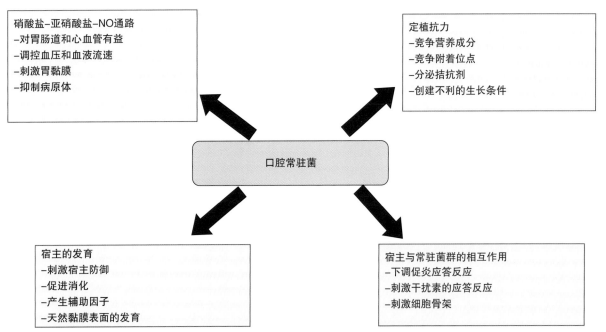

图8-9 口腔常驻菌的益处。

防破坏性炎症的诱导发生（Henderson & Wilson 1998）。

在某一位点存在的一种常驻菌所产生的主要益处是防止外源性细菌（通常是致病性的）的定植。这一特性，被称为"定植抗力"（Van der Waai et al. 1971），是由于常驻菌的各种属性而产生，包括更有效的：（1）吸附于宿主受体；（2）内源性养分的竞争；（3）建立不利的生长环境，以阻止侵入菌的附着与增殖；（4）拮抗性物质的产生（过氧化氢、细菌素等）。抗移植性可由于多种因素的影响而受损，包括破坏宿主防御的完整性或者扰乱常驻菌的稳定性，如细胞毒疗法或长期使用广谱抗生素的副作用等（Johnston & Bodley 1972）。例如：后者可以抑制口腔常驻菌，允许之前仅占小部分的口腔酵母菌的过度生长。人们试图通过替代疗法（其中常驻菌是有意地重新植入的）提高抗移植性，例如牙周治疗后（Teughels et al. 2007），或者使用益生菌（Devine & Marsh 2009），该方法正在探索中，虽然有关服用益生菌的益处的证据仍然是比较模糊的。

口腔常驻菌通过代谢饮食中的硝酸盐，在维持胃肠道系统和心血管系统的许多方面发挥着重要的作用。大约25%摄入的硝酸盐由唾液分解，其中口腔常驻的兼性厌氧菌将硝酸盐还原为亚硝酸盐。亚硝酸盐影响着许多重要的生理进程，包括对血流和血压的调节，对胃黏膜完整性也有影响，另外，还可以影响组织对抗缺血损伤的能力的调节。亚硝酸盐可以在酸性的胃环境中进一步转化为一氧化氮，后者具有抗菌性能，并且有助于抵御肠道病原体，调控胃黏膜血流和黏液的形成。值得注意的是，研究表明，抗菌漱口水（Govoni et al. 2008；Petersson et al. 2009）或者广谱抗生素的使用（Dougall et al. 1995）可减少细菌将硝酸盐向亚硝酸盐的转化，并减弱亚硝酸盐的生物学效应，导致胃黏液厚度的减少和血压预期下降值的减少。

结束语

口腔支持多样化微生物群的形成。这些微生物群，以及那些存在于体内其他生境的微生物群，在宿主的正常发育和维持健康方面发挥着积极且重要的作用。临床医生需要关注口腔常驻菌的有益功能，据此，治疗计划的重点是控制，而不是消除这些天然的生物膜。最后，口腔护理应尝试将菌斑维持在健康水平，以保留口腔常驻菌的有益性质，同时防止微生物过量而增加牙科疾病的风险。

参考文献

[1] Aas, J.A., Paster, B.J., Stokes, L.N., Olsen, I. & Dewhirst, F.E. (2005). Defining the normal bacterial flora of the oral cavity. *Journal of Clinical Microbiology* **43**, 5721–5732.

[2] Adriaens, L.M., Alessandri, R., Sporri, S., Lang, N.P. & Persson, G.R. (2009). Does pregnancy have an impact on the subgingival microbiota? *Journal of Periodontology* **80**, 72–81.

[3] Allison, D.G. (2003). The biofilm matrix. *Biofouling* **19**, 139–150.

[4] Auschill, T.M., Arweiler, N.B., Netuschil, L. *et al.* (2001). Spatial distribution of vital and dead microorganisms in dental biofilms. *Archives of Oral Biology* **46**, 471–476.

[5] Bos, R., van der Mei, H.C. & Busscher, H.J. (1999). Physico-chemistry of initial microbial adhesive interactions–its mechanisms and methods for study. *FEMS Microbiology Reviews* **23**, 179–230.

[6] Bowden, G.H., Hardie, J.M. & Slack, G.L. (1975). Microbial variations in approximal dental plaque. *Caries Research* **9**, 253–277.

[7] Bowler, L.D., Zhang, Q.-Y., Riou, J.-Y. & Spratt, B.G. (1994). Interspecies recombination between the penA genes of Neisseria meningitidis and commensal Neisseria species during the emergence of penicillin resistance in N. meningitidis: Natural events and laboratory simulation. *Journal of Bacteriology* **176**, 333–337.

[8] Bradshaw, D.J., Homer, K.A., Marsh, P.D. & Beighton, D. (1994). Metabolic cooperation in oral microbial communities during growth on mucin. *Microbiology* **140**, 3407–3412.

[9] Brecx, M., Theilade, J. & Attstrom, R. (1981). Ultrastructural estimation of the effect of sucrose and glucose rises on early dental plaque formed on plastic films. *Scandinavian Journal of Dental Research* **89**, 157–164.

[10] Brook, I. (1989). Direct and indirect pathogenicity of beta-lactamase-producing bacteria in mixed infections in children. *Critical Reviews in Microbiology* **16**, 161–180.

[11] Busscher, H.J., Norde, W. & van der Mei, H.C. (2008). Specific molecular recognition and nonspecific contributions to bacterial interaction forces. *Applied and Environmental Microbiology* **74**, 2559–2564.

[12] Caldwell, D.E., Wolfaardt, G.M., Korber, D.R. & Lawrence, J.R. (1997). Do bacterial communities transcend Darwinism? In: Jones, J. G., ed. *Advances in Microbial Ecology*, Vol. **15**. New York: Plenum, pp. 105–191.

[13] Canny, G.O. & McCormick, B.A. (2008). Bacteria in the intestine, helpful residents or enemies from within? *Infection and Immunity* **76**, 3360–3373.

[14] Carrillo-de-Albornoz, A., Figuero, E., Herrera, D. & Bascones-Martinez, A. (2010). Gingival changes during pregnancy: II. Influence of hormonal variations on the subgingival biofilm. *Journal of Clinical Periodontology* **37**, 230–240.

[15] Ceri, H., Olson, M.E., Stremick, C. *et al.* (1999). The Calgary biofilm device: new technology for rapid determination of antibiotic susceptibilities of bacterial biofilms. *Journal of Clinical Microbiology* **37**, 1771–1776.

[16] Choi, B.K., Paster, B.J., Dewhirst, F.E. & Gobel, U.B. (1994). Diversity of cultivable and uncultivable oral spirochetes from a patient with severe destructive periodontitis. *Infection and Immunity* **62**, 1889–1895.

[17] Cosseau, C., Devine, D.A., Dullaghan, E. *et al.* (2008). The commensal *Streptococcus salivarius* K12 downregulates the innate immune responses of human epithelial cells and promotes host–microbe homeostasis. *Infection and Immununity* **76**, 4163–4175.

[18] Costerton, J.W., Cheng, K.J., Geesey, G.G. *et al.* (1987). Bacterial biofilms in nature and disease. *Annual Reviews of Microbiology* **41**, 435–464.

[19] Costerton, J.W., Lewandowski, Z., Caldwell, D.E., Korber, D.R. & Lappin-Scott, H.M. (1995). Microbial biofilms. *Annual Reviews of Microbiology* **49**, 711–745.

[20] Devine, D.A. & Marsh, P.D. (2009). Prospects for the development of probiotics and prebiotics for oral applications. *Journal of Oral Microbiology* **1**, DOI: 10.3402/jom.v3401i3400.1949.

[21] Dewhirst, F.E., Chen, T., Izard, J. *et al.* (2010). The human oral microbiome. *Journal of Bacteriology* **192**, 5002–5017.

[22] Dougall, H.T., Smith, L., Duncan, C. & Benjamin, N. (1995). The effect of amoxycillin on salivary nitrite concentrations: an important mechanism of adverse reactions? *British Journal of Clinical Pharmacology* **39**, 460–462.

[23] Dowson, C.G., Hutchison, A., Woodford, N. *et al.* (1990). Penicillin-resistant viridans streptococci have obtained altered penicillin-binding protein genes from penicillin-resistant strains of Streptococcus pneumoniae. *Proceedings of the National Academy of Science of the United States of America* **87**, 5858–5862.

[24] Eggert, F.M., Drewell, L., Bigelow, J.A., Speck, J.E. & Goldner, M. (1991). The pH of gingival crevices and periodontal pockets in children, teenagers and adults. *Archives of Oral Biology* **36**, 233–238.

[25] Fong, K.P., Chung, W.O., Lamont, R.J. & Demuth, D.R. (2001). Intra- and interspecies regulation of gene expression by *Actinobacillus actinomycetemcomitans* LuxS. *Infection and Immunity* **69**, 7625–7634.

[26] Frias, J., Olle, E. & Alsina, M. (2001). Periodontal pathogens produce quorum sensing signal molecules. *Infection and Immunity* **69**, 3431–3434.

[27] Fux, C.A., Costerton, J.W., Stewart, P.S. & Stoodley, P. (2005). Survival strategies of infectious biofilms. *Trends in Microbiology* **13**, 34–40.

[28] Gilbert, P., Das, J. & Foley, I. (1997). Biofilm susceptibility to antimicrobials. *Advances in Dental Research* **11**, 160–167.

[29] Gilbert, P., Maira-Litran, T., McBain, A.J., Rickard, A.H. & Whyte, F.W. (2002). The physiology and collective recalcitrance of microbial biofilm communities. *Advances in Microbial Physiology* **46**, 203–255.

[30] Govoni, M., Jansson, E.A., Weitzberg, E. & Lundberg, J.O. (2008). The increase in plasma nitrite after a dietary nitrate load is markedly attenuated by an antibacterial mouthwash. *Nitric Oxide* **19**, 333–337.

[31] Hakenbeck, R., Konog, A., Kern, I. *et al.* (1998). Acquisition of five high-Mr penicillin-binding protein variants during transfer of high-level beta-lactam resistance from Streptococcus mitis to Streptococcus pneumoniae. *Journal of Bacteriology* **180**, 1831–1840.

[32] Hannig, C., Hannig, M. & Attin, T. (2005). Enzymes in the acquired enamel pellicle. *European Journal of Oral Sciences* **113**, 2–13.

[33] Hasegawa, Y., Mans, J.J., Mao, S. *et al.* (2007). Gingival epithelial cell transcriptional responses to commensal and opportunistic oral microbial species. *Infection and Immunity* **75**, 2540–2547.

[34] Henderson, B. & Wilson, M. (1998). Commensal communism and the oral cavity. *Journal of Dental Research* **77**, 1674–1683.

[35] Hojo, K., Nagaoka, S., Ohshima, T. & Maeda, N. (2009). Bacterial interactions in dental biofilm development. *Journal of Dental Research* **88**, 982–990.

[36] Homer, K.A. & Beighton, D. (1992a). Synergistic degradation of bovine serum albumin by mutans streptococci and other dental plaque bacteria. *FEMS Microbiology Letters* **90**, 259–262.

[37] Homer, K.A. & Beighton, D. (1992b). Synergistic degradation of transferrin by mutans streptococci in association with other dental plaque bacteria. *Microbial Ecology in Health and Disease* **5**, 111–116.

[38] Hooper, L.V. (2009). Do symbiotic bacteria subvert host immunity? *Nature Reviews Microbiology* **7**, 367–374.

[39] Johnston, D.A. & Bodley, G.P. (1972). Oropharyngeal cultures of patients in protected environmental units: evaluation of semiquantitative technique during antibiotic prophylaxis. *Applied Microbiology* **23**, 846–851.

[40] Kenney, E.B. & Ash, M. (1969). Oxidation-reduction potential of developing plaque, periodontal pockets and gingival sulci. *Journal of Periodontology* **40**, 630–633.

[41] Keren, I., Kaldalu, N., Spoering, A., Wang, Y. & Lewis, K. (2004). Persister cells and tolerance to antimicrobials. *FEMS Microbiology Letters* **230**, 13–18.

[42] Kolenbrander, P.E., Andersen, R.N., Blehert, D.S.S. *et al.* (2002). Communication among oral bacteria. *Microbiology and Molecular Biology Reviews* **66**, 486–505.

[43] Kolenbrander, P.E., Palmer, R.J., Jr., Rickard, A.H. *et al.* (2006). Bacterial interactions and successions during plaque development. *Periodontology 2000* **42**, 47–79.

[44] Kolenbrander, P.E., Palmer, R.J., Jr., Periasamy, S. & Jakubovics, N.S. (2010). Oral multispecies biofilm development and the key role of cell-cell distance. *Nature Reviews Microbiology* **8**, 471–480.

[45] Kuboniwa, M. & Lamont, R.J. (2010). Subgingival biofilm formation. *Periodontology 2000* **52**, 38–52.

[46] Kuramitsu, H.K., He, X., Lux, R., Anderson, M.H. & Shi, W. (2007). Interspecies interactions within oral microbial communities. *Microbiology and Molecular Biology Reviews* **71**, 653–670.

[47] Li, Y.-H., Tang, N., Aspiras, M.B. *et al.* (2002). A quorum-sensing signaling system essential for genetic competence in Streptococcus mutans is involved in biofilm formation. *Journal of Bacteriology* **184**, 2699–2708.

[48] Listgarten, M.A. (1976). Structure of the microbial flora associated with periodontal health and disease in man. A light and electron microscopic study. *Journal of Periodontology* **47**, 1–18.

[49] Marcotte, L., Therien-Aubin, H., Sandt, C., Barbeau, J. & Lafleur, M. (2004). Solute size effects on the diffusion in biofilms of Streptococcus mutans. *Biofouling* **20**, 189–201.

[50] Marsh, P.D. (1989). Host defenses and microbial homeostasis: role of microbial interactions. *Journal of Dental Research* **68**, 1567–1575.

[51] Marsh, P.D. (2000). Role of the oral microflora in health. *Microbial Ecology in Health and Disease* **12**, 130–137.

[52] Marsh, P.D. (2003). Are dental diseases examples of ecological catastrophes? *Microbiology* **149**, 279–294.

[53] Marsh, P. (2005). Dental plaque: biological significance of a biofilm and community life-style. *Journal of Clinical Periodontology* **32**, 7–15.

[54] Marsh, P.D. & Bowden, G.H.W. (2000). Microbial community interactions in biofilms. In: Allison, D.G., Gilbert, P, Lappin-Scott, H.M. & Wilson, M., eds. *Community Structure and*

Co-operation in Biofilms. Society for Microbiology Symposium 59. Cambridge: Cambridge University Press, pp. 167–198.

[55] Marsh, P.D. & Devine, D.A. (2011). How is the development of dental biofilms influenced by the host? *Journal of Clinical Periodontology* **38 Suppl 11**, 28–35.

[56] Marsh, P.D. & Martin, M.V. (2009). *Oral Microbiology,* 5th edn. Edinburgh: Churchill Livingstone.

[57] Marsh, P.D., Moter, A. & Devine, D.A. (2011). Dental plaque biofilms – communities, conflict and control. *Periodontology 2000* **55**, 16–35.

[58] McDermid, A.S., McKee, A.S. & Marsh, P.D. (1988). Effect of environmental pH on enzyme activity and growth of Bacteroides gingivalis W50. *Infection and Immunity* **56**, 1096–1100.

[59] Molin, S. & Tolker-Nielsen, T. (2003). Gene transfer occurs with enhanced efficiency in biofilms and induces enhanced stabilisation of the biofilm structure. *Current Opinion in Biotechnology* **14**, 255–261.

[60] Neish, A.S. (2009). Microbes in gastrointestinal health and disease. *Gastroenterology* **136**, 65–80.

[61] Nobbs, A.H., Jenkinson, H.F. & Jakubovics, N.S. (2011). Stick to your gums: mechanisms of oral microbial adherence. *Journal of Dental Research* **90**, 1271–1278.

[62] Palmer, R.J., Jr., Diaz, P.I. & Kolenbrander, P.E. (2006). Rapid succession within the *Veillonella* population of a developing human oral biofilm *in situ. Journal of Bacteriology* **188**, 4117–4124.

[63] Papaioannou, W., Gizani, S., Haffajee, A.D. *et al.* (2009). The microbiota on different oral surfaces in healthy children. *Oral Microbiology and Immunology* **24**, 183–189.

[64] Paster, B.J., Bosches, S.K., Galvin, J.L. *et al.* (2001). Bacterial diversity in human subgingival plaque. *Journal of Bacteriology* **183**, 3770–3783.

[65] Periasamy, S. & Kolenbrander, P.E. (2009). Aggregatibacter actinomycetemcomitans builds mutualistic biofilm communities with Fusobacterium nucleatum and Veillonella species in saliva. *Infection and Immunity* **77**, 3542–3551.

[66] Periasamy, S. & Kolenbrander, P.E. (2010). Central role of the early colonizer Veillonella sp. in establishing multispecies biofilm communities with initial, middle, and late colonizers of enamel. *Journal of Bacteriology* **192**, 2965–2972.

[67] Petersson, J., Carlstrom, M., Schreiber, O. *et al.* (2009). Gastroprotective and blood pressure lowering effects of dietary nitrate are abolished by an antiseptic mouthwash. *Free Radical Biology & Medicine* **46**, 1068–1075.

[68] Peyret-Lacombe, A., Brunel, G., Watts, M., Charveron, M. & Duplan, H. (2009). TLR2 sensing of F. nucleatum and S. sanguinis distinctly triggered gingival innate response. *Cytokine* **46**, 201–210.

[69] Pozhitkov, A.E., Beikler, T., Flemmig, T. & Noble, P.A. (2011). High-throughput methods for analysis of the human oral microbiome. *Periodontology 2000* **55**, 70–86.

[70] Robinson, C., Kirkham, J., Percival, R. *et al.* (1997). A method for the quantitative site-specific study of the biochemistry within dental plaque biofilms formed in vivo. *Caries Research* **31**, 194–200.

[71] Sachdeo, A., Haffajee, A.D. & Socransky, S.S. (2008). Biofilms in the edentulous oral cavity. *Journal of Prosthodontics* **17**, 348–356.

[72] Sanders, W.E. & Sanders, C.C. (1984). Modification of normal flora by antibiotics: effects on individuals and the environment In: Koot, R.K. & Sande, M.A., eds. *New Dimensions in Antimicrobial Chemotherapy.* New York: Churchill Livingstone, pp. 217–241.

[73] Shapiro, J.A. (1998). Thinking about bacterial populations as multicellular organisms. *Annual Reviews of Microbiology* **52**, 81–104.

[74] Slots, J. (1977). Microflora in the healthy gingival sulcus in man. *Scandinavian Journal of Dental Research* **85**, 247–254.

[75] Socransky, S.S. & Haffajee, A.D. (2002). Dental biofilms: difficult therapeutic targets. *Periodontology 2000* **28**, 12–55.

[76] Stewart, P.S. & Costerton, J.W. (2001). Antibiotic resistance of bacteria in biofilms. *Lancet* **358**, 135–138.

[77] Suntharalingam, P. & Cvitkovitch, D.G. (2005). Quorum sensing in streptococcal biofilm formation. *Trends in Microbiology* **13**, 3–6.

[78] Svensater, G., Larsson, U.B., Greif, E.C., Cvitkovitch, D.G. & Hamilton, I.R. (1997). Acid tolerance response and survival by oral bacteria. *Oral Microbiology and Immunology* **12**, 266–273.

[79] ter Steeg, P.F. & van der Hoeven, J.S. (1989). Development of periodontal microflora on human serum. *Microbial Ecology in Health and Disease* **2**, 1–10.

[80] Teughels, W., Newman, M.G., Coucke, W. *et al.* (2007). Guiding periodontal pocket recolonization: a proof of concept. *Journal of Dental Research* **86**, 1078–1082.

[81] Theilade, E., Fejerskov, O., Karring, T. & Theilade, J. (1982). Predominant cultivable microflora of human dental fissure plaque. *Infection and Immunity* **36**, 977–982.

[82] Thurnheer, T., Gmur, R., Shapiro, S. & Guggenheim, B. (2003). Mass transport of macromolecules within an in vitro model of supragingival plaque. *Applied and Environmental Microbiology* **69**, 1702–1709.

[83] Van der Waaij, D., Berghuis de Vries, J.M. & Lekker-Kerk van der Wees, J. E.C. (1971). Colonisation resistance of the digestive tract in conventional and antibiotic-treated mice. *Journal of Hygiene* **69**, 405–411.

[84] van Steenbergen, T.J.M., van Winkelhoff, A.J. & de Graaff, J. (1984). Pathogenic synergy: mixed infections in the oral cavity. *Antonie van Leeuwenhoek* **50**, 789–798.

[85] Vartoukian, S.R., Palmer, R.M. & Wade, W.G. (2010a). Cultivation of a Synergistetes strain representing a previously uncultivated lineage. *Environmental Microbiology* **12**, 916–928.

[86] Vartoukian, S.R., Palmer, R.M. & Wade, W.G. (2010b). Strategies for culture of 'unculturable' bacteria. *FEMS Microbiology Letters* **309**, 1–7.

[87] Vroom, J.M., de Grauw, K.J., Gerritsen, H.C. *et al.* (1999). Depth penetration and detection of pH gradients in biofilms using two-photon excitation microscopy. *Applied and Environmental Microbiology* **65**, 3502–3511.

[88] Vu, B., Chen, M., Crawford, R.J. & Ivanova, E.P. (2009). Bacterial extracellular polysaccharides involved in biofilm formation. *Molecules* **14**, 2535–2554.

[89] Wade, W. (1999). Unculturable bacteria in oral biofilms. In: Newman, H.N. & Wilson, M., eds. *Dental Plaque Revisited.* Cardiff: BioLine, pp. 313–322.

[90] Wade, W. (2002). Unculturable bacteria - the uncharacterized organisms that cause oral infections. *Journal of the Royal Society of Medicine* **95**, 81–83.

[91] Wade, W.G. (2011). Has the use of molecular methods for the characterization of the human oral microbiome changed our understanding of the role of bacteria in the pathogenesis of periodontal disease? *Journal of Clinical Periodontology* **38 Suppl 11**, 7–16.

[92] Wilks, M. (2007). Bacteria and early human development. *Early Human Development* **83**, 165–170.

[93] Wilson, M. (2005). *Microbial Inhabitants of Humans. Their Ecology and Role in Health and Disease.* Cambridge: Cambridge University Press.

[94] Wilson, B.A. & Salyers, A.A. (2003). Is the evolution of bacterial pathogens an out-of-body experience? *Trends in Microbiology* **11**, 347–350.

[95] Wood, S.R., Kirkham, J., Marsh, P.D., Shore, R.C., Nattress, B. & Robinson, C. (2000). Architecture of intact natural human plaque biofilms studied by confocal laser scanning microscopy. *Journal of Dental Research* **79**, 21–27.

[96] Zijnge, V., van Leeuwen, M.B., Degener, J.E., Abbas, F., Thurnheer, T. *et al.* (2010). Oral biofilm architecture on natural teeth. *PLoS One* **5**, e9321.

第9章

牙石

Dental Calculus

Dieter D. Bosshardt[1], Niklaus P. Lang[1,2]

[1] Department of Periodontology, School of Dental Medicine, University of Berne, Berne, Switzerland
[2] Center of Dental Medicine, University of Zurich, Zurich, Switzerland

牙石或牙垢是指矿化的牙菌斑，然而无菌动物唾液中的矿物盐的沉积也可诱导牙石的形成（Theilade 1964）。龈上牙石附着于龈缘以上的牙冠表面（图9-1a），而龈下牙石则附着于根尖到牙龈缘之间（图9-1b）。龈上、龈下牙石具有其特征性的表现。应当指出的是，牙石上不断地聚集有活性的菌斑团块（Zander et al. 1960；Theilade 1964；Schroeder 1969）。

临床外观和分布

龈上牙石可呈乳白色，也可为具有适度硬度的暗黄色，甚至是棕色（图9-2）。牙石形成的程度不仅依赖于牙菌斑的量，还与唾液腺的分泌有关。因此，龈上牙石常发现于主要唾液腺分泌管道的附近，如下颌前牙的舌面（下颌下腺的导管开口于下前牙区域）、上颌第一磨牙的颊侧，即腮腺导管在口腔前庭的开口。

龈下牙石仅可通过探查发现，因为它的形成发生于根尖区至牙龈缘之间的区域。因此，它通常是肉眼不可见的。如果沉积足够的量，龈下牙石可在牙科X线片上显示（图9-3）。根面少量或残余的沉积物勉强可通过X线观察。如果龈缘被气枪吹开或被牙科器械推开，可观察到褐色甚至黑色、具有粗糙表面的硬质钙化物（图9-4）。同样，这些矿化物质主要是由细菌团块与龈沟液（GCF）、血液产物混合而成。因此，龈下牙石主要发现于牙周袋内，一般从釉牙骨质界处延伸至牙周袋底。然而，从牙冠表面向牙周袋顶端延伸，大约有0.5mm的区域（图9-5）。这一区域没有矿化的沉积物，事实上是因为GCF由牙周软组织渗出，同时可作为细菌累计的梯度。在组织学切片上也可以观察到这一无牙石的区域（图9-1a，b）。与龈上牙石类似，龈下牙石也为细菌的附着提供了理想位点（Zander et al. 1960；Schroeder 1969）。

菌斑矿化的差异很大，不仅不同个体之间存在差异，同一个体不同位点也存在差异。无论是牙菌斑的形成速度（同一时间内牙面聚集的牙菌斑的量），还是牙石的形成速度（同一时间内新沉积干重占5%~10%的龈上菌斑钙化、生成干重约占80%的沉积物）都变化很大。在某些受试者中，龈上牙石形成需要2周，此时沉积物可能已经包含成熟牙石中发现的约80%的无机成分（图9-6）（Mühlemann & Schneider 1959；Mandel 1963；Mühlemann & Schroeder 1964）。事

(a)　　　　　　　　　　　　　　　　　　　　　(b)

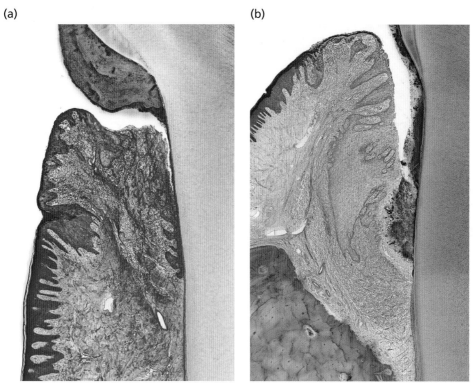

图9-1　对未脱钙的根面磨片进行甲苯胺蓝染色和碱性品红染色，可见：（a）龈上牙石附着在犬的牙釉质和牙根表面，形成最初的龈袋和轻微的牙龈炎症。（b）龈下牙石位于犬的牙周袋中的牙根表面。注意牙龈组织的炎症和骨量的丧失。不管是龈上牙石还是龈下牙石，未钙化的牙菌斑向根方延伸，在牙石的根方终止处与牙周袋底之间形成一个无牙石区域。

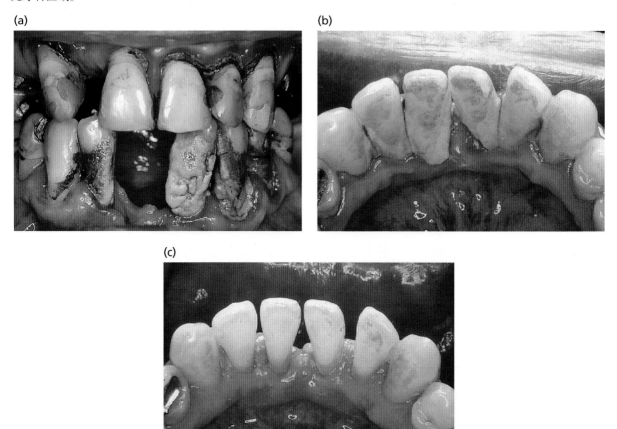

图9-2　龈上牙石的大量沉积。（a）大量的牙石沉积是长期忽视口腔卫生的结果，两颗下颌切牙已脱落。（b）龈上菌斑通常覆盖下颌切牙的舌侧。注意邻近沉积物软组织的强烈炎症反应。（c）对如（b）图中所示的该患者进行牙石清除后，牙龈组织炎症得以消除。

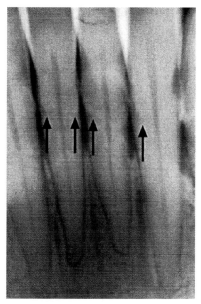

图9-3 如果牙石量较多，在X线片上也可见龈下牙石（黑色箭头所示）。

(a)

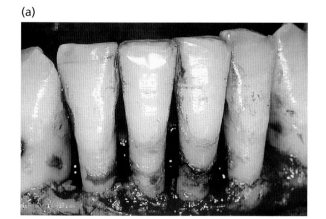

(b)

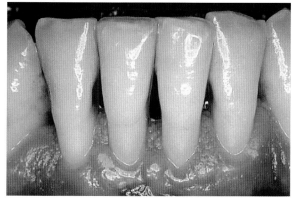

图9-4 （a）如果在牙周手术过程中将牙龈翻开，可见龈下牙石为黑褐色的硬块。（b）所有牙石沉积物清除后，该部位的炎症缓解。

实上，矿化可能发生在附着的几天后（Theilade 1964）。然而，陈旧牙石的成熟结晶再形成牙石可能需要几个月到几年时间（Schroeder &

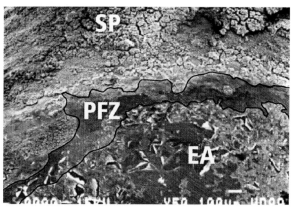

图9-5 上皮附着冠方的无菌斑、无牙石的区域（SP：龈下菌斑细菌；PFZ：无菌斑区域；EA：残余的结合上皮）。

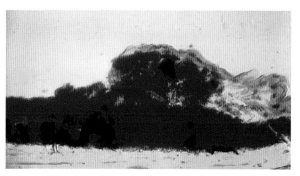

图9-6 牙菌斑钙化7天后van Kossa染色观察，黑色区域表示孤立的钙化中心。

Baumbauer 1966）。

牙石形成和结构

在人体内，牙石的形成起始于牙菌斑生物膜形成之后（见第8章）。细菌本身和细菌间基质提供了钙化基质，该过程由矿物盐的沉淀驱动。龈上菌斑的矿化是由于唾液中矿物盐的沉淀而形成，而龈下菌斑的矿化则是因为牙周袋的炎性渗出物中的矿物盐的存在。因此，这也证明了龈下牙石是感染的副产物，而不是牙周炎的主要原因。

矿化开始于细菌间（细胞间）基质和细菌胞壁中的结晶灶（图9-7），并且最终进入细菌内部（图9-8）（Zander et al. 1960）。牙菌斑中乳酸脱氢酶活性、碱性和酸性磷酸酶活性，以及多种胞外基质蛋白的检测说明牙石的形成不仅仅是一个被动的矿化过程。细菌酶（Friskopp &

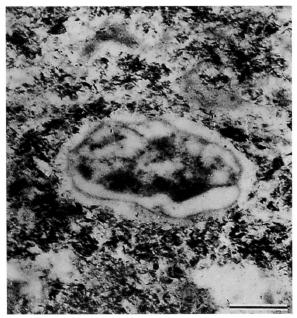

图9-7　成熟菌斑薄切片。细菌间基质包裹着一个退化的结构，随着致密的针状小颗粒磷灰石晶体的形成，基质间开始矿化。放大倍数：×26500；标尺：0.5μm（来源：在Sage的授权下转载自Zander et al. 1960）。

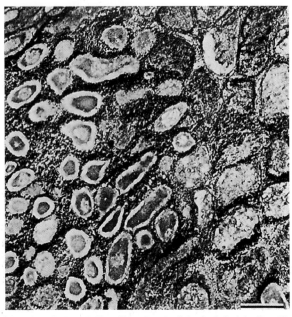

图9-8　成熟矿化菌斑薄切片。细菌间基质完全钙化，许多细菌呈现出细胞内晶体沉积。放大倍数：×9500；标尺：0.1μm（来源：Theilade 1964）。

Hammarström 1982）、磷酸钙过饱和、细胞膜相关组分和成核抑制剂的失活（Jin & Yip 2002），都可参与牙菌斑钙化的起始与调控。骨桥蛋白和骨涎蛋白（图9-9）是两种参与骨和牙骨质矿化的非胶原细胞外基质蛋白，经免疫检测确实存在于人的牙石中，而不是在未矿化的牙菌斑中。骨桥蛋白和骨涎蛋白存在于血浆中，骨桥蛋白在GCF和

牙石中的存在已被证实。它们在细菌间基质和细菌表面的存在表明其参与矿化过程的调控。

矿化从牙菌斑内部区域向外发展，其增长模式可产生同心环，称为Liesegang环，反映了矿化的连续性。此外，矿化中心出现后，矿化以此为中心向外发展，并部分融合，该过程可能会遗留一些未矿化区域，这也是牙石多孔性的原因，牙石中的空腔和通道充满未矿化的牙菌斑（图9-6）。

在牙面和种植体表面的附着

牙石通常紧密地附着于牙齿表面。因此，可以想象龈下牙石的去除是相当困难的。导致牙石紧密地附着于牙面的原因是其下方的牙菌斑生物膜也发生了钙化。反过来，这也导致了牙石与牙釉质（图9-10）、牙骨质（图9-11）或者牙本质（图9-12）的紧密接触（Kopczyk & Conroy 1968；Selvig 1970）。此外，这些表面不规则的凹陷也被牙石渗透，因此牙石几乎是被固定在牙齿表面的。特别是在根面牙骨质暴露的情况下，早期的Sharpey's纤维插入位点出现表面的、不规则的凹陷和不平整。不平整的根面可能是由于龋损，也可能是因为在牙周膜插入牙根面时牙根吸收导致小范围的牙骨质缺失（Moskow 1969）。在不"牺牲"根面硬组织的情况下完全地去除牙石是极为困难的。

虽然口腔种植体表面也可能存在一些不平整，但牙石与商品化的纯钛表面的黏附相对较松散（与和根面的黏附相比）。反过来，这也意味着可以在不损害种植体表面的情况下将牙石从口腔种植体上移除（Matarasso et al. 1996）（图9-13）。在牙冠-基台交界处残余的粘接剂与种植体周围炎有关（Pauletto et al. 1999；Gabski et al. 2008；Wilson 2009）。粘接剂的粗糙表面为牙菌斑/牙石提供可存留的位点，可导致种植体周围疾病（Lang et al. 2004）。这些位点的悬突可能会妨碍牙石的移除（图9-14）。研究显示：在去除残余粘接剂后，种植体周围炎的临床和内窥镜下的（炎症）表现均消失（Wilson 2009）。

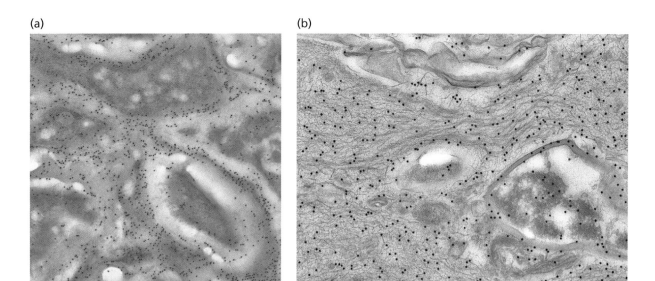

(a)　　　　　　　　　　　　　　(b)

图9-9　通过抗骨涎蛋白抗体对人牙根面上牙石进行免疫标记。透射电子显微镜下观察超薄切片：（a）牙石内部细菌胞壁上充满作为标记物的金颗粒；（b）大量的细菌间丝状基质被标记。

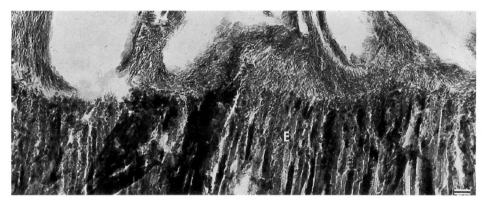

图9-10　牙石覆盖的牙釉质表面（E）的薄切片。釉质与牙石沉积物紧密接触，后者延伸至釉质的不规则凹陷中。放大倍数：×37500；标尺：0.1μm（来源：Selvig 1970。经John Wiley & Sons授权转载）。

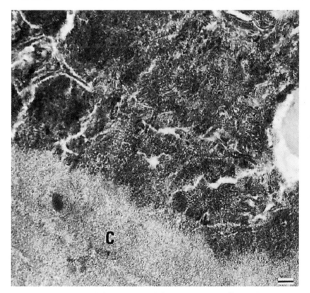

图9-11　牙石覆盖的牙骨质表面（C）的薄切片。牙石紧密地附着在不规则牙骨质表面，比相邻的牙骨质电子密度更高，因此牙石也比邻近牙骨质更硬。右侧显示出一个未矿化的微生物的一部分。放大倍数：×32000；标尺：0.1μm（来源：在John Wiley & Sons的允许下转载自Selvig 1970）。

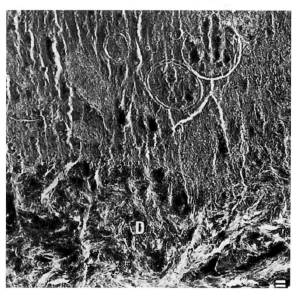

图9-12　牙石覆盖的牙本质表面（D）的薄切片。牙石与牙本质之间的界面不能被精确界定，因为牙石填满了牙本质表面之前由根面刮治导致牙骨质缺失而形成的不规则凹陷。牙石的弧形表面完全被钙化的细菌所围绕。放大倍数：×19000；标尺：1μm（来源：Selvig 1970，经John Wiley & Sons授权转载）。

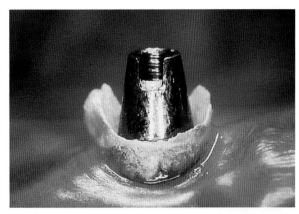

图9-13　患者没有定期进行口腔维护，其口内的种植体表面有牙石沉积。

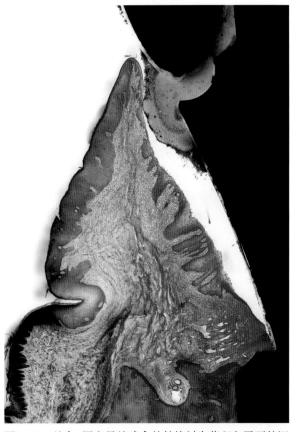

图9-14　基台–冠交界处残余的粘接剂为菌斑和牙石的沉积与滞留提供了一个理想的位点。菌斑覆盖在粘接剂的整个表面，并且牙石一直覆盖至粘接剂的顶端。上皮附着丧失提示种植体周围袋的形成。但是，大部分上皮附着与顶端的脱离可能是由组织学处理造成的（该图源于由甲苯胺蓝和碱性品红染色的未脱钙切片）。

牙石组成

新形成的和陈旧性的牙石由4种不同的磷酸钙晶体组成（见综述：Schroeder. 1969；Jepsen et al. 2011）：

$$CaHPO_4 \times 2H_2O = 透钙磷石（B）$$

$$Ca_4H（PO_4）_3 \times 2H_2O = 磷酸八钙（OCP）$$

$$Ca_5（PO_4）_3OH = 羟磷灰石（HA）$$

$$\beta-Ca_3（PO_4）_2 = 白磷钙石（W）$$

X线衍射研究显示：矿化始于OCP和磷酸氢钙二水化合物（DCPO）的沉积，随后是溶解度较小的HA和W的沉积。

龈上牙石形成明显的分层结构，并且层与层之间矿物质含量差异很大。平均来说，矿物质的含量为37%，但是其正常范围为16%～51%，有些特殊层的矿物质含量最高达80%（Kani et al. 1983；Friskopp & Isacsson 1984）。在外层的主要矿物质是OCP，而HA主要位于陈旧性牙石的内层。W仅占一小部分比例（Sundberg & Friskopp. 1985）。B则在新形成不超过2周的牙石中被发现，似乎是龈上牙石形成的基础。每种类型的晶体具有其特征性的表征：OCP形成片状晶体，HA形成颗粒状或棒状晶体，W形成六边形（正方体、菱形）晶体（Kodaka et al. 1988）。

龈下牙石表现更为均质，因为它是由含有同样矿物质密度的层形成的，其平均密度为58%，正常参考范围为32%～78%。已被发现的最大密度范围为60%～80%（Kani et al. 1983；Friskopp & Isacsson 1984）。龈下牙石的主要矿物质是W，虽然HA也已经被发现（Sundberg & Friskopp 1985）。W含有少量（约3%）的氧化镁（McDougall 1985）。

当牙菌斑pH相对较低，伴随着唾液中高Ca/P比的情况下，B形成，并且在后期可发展成为HA和W。当龈上菌斑发生矿化，OCP形成，并且逐渐转化为HA。在碱性和厌氧条件下，伴随着氧化镁（或者Zn和CO_2），大量的W以稳定的矿化形式存在。

临床意义

尽管已经在实验研究（Wærhaug 1952, 1955）和流行病学研究（Lövdal et al. 1958）中证明牙石沉积与牙周炎之间存在密切联系，但我们必须意识到：牙石表面总是覆盖着一层未矿

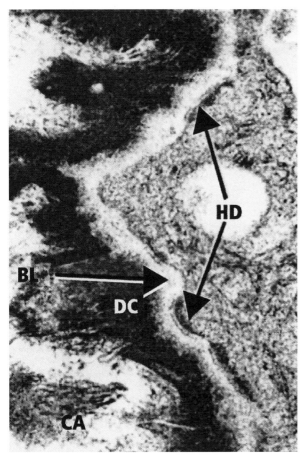

图9–15 使用氯己定后，无菌斑的牙石表面可见结合上皮的半桥粒附着（CA：牙石；HD：半桥粒；BL：基底膜；DC：牙小皮）。放大倍数：×32000（数据来源于 Listgarten & Ellegaard 1973）。

化的活的牙菌斑。对于牙石是否因为其粗糙的表面而对软组织产生有害影响目前仍无定论。然而，能够确定的是，单独的粗糙表面并不引发牙龈炎症（Wærhaug 1956）。在猴子体内，用氯己定灭菌牙石表面，可以观察到正常上皮附着与交界的上皮细胞形成半桥粒和基底膜（图9–15）（Listgarten & Ellegaard 1973）。此外，已经证实高压灭菌后的牙石可以包裹在结缔组织内，而不引起明显的炎症或脓肿形成（Allen & Kerr 1965）。

这些研究明确地排除了牙石是牙周病的主要致病因素的可能性。牙石主要是为进一步的菌斑积累和随后的矿化提供一个粗糙的表面，而发挥着次要的作用。

尽管如此，牙石沉积物可能形成一个难以进行口腔卫生维护的区域；或者可能妨碍已形成的口腔卫生习惯（根据其大小）。牙石也可以通过保持细菌紧密沉积于组织表面，扩大牙菌斑的作用，从而影响细菌生态和组织应答（Friskopp & Hammarström 1980）。

对照良好的动物实验（Nyman et al. 1986）和临床试验（Nyman et al. 1988；Mombelli et al. 1995）研究表明，定期轻柔且彻底地去除龈下牙石表面的龈下菌斑，可以促进牙周病变的愈合，维持牙龈和牙周组织的健康。其中一项研究（Mombelli et al. 1995）明确地证实：通过铲平牙石的方法，较为频繁且彻底地清除矿化沉积物（牙石）表面的菌斑，其相应的微生物变化和临床效果与常规的龈下刮治及根面平整术所获得的效果几乎一样。同时，人们已经认识到，良好的菌斑控制可以显著减少龈上细菌的量，而龈上细菌的量是龈下细菌定植的基础。这些研究明确地阐述了龈下牙石作为菌斑滞留因素的作用。

现有的用于去除根面牙石的技术不能彻底地清除病变根面所有的牙石。如解剖因素、探诊深度、器械以及操作者经验等因素均可以影响到龈下牙石的去除效率（Jepsen et al. 2011）。一些药物已被证实可以减少牙石的形成（Jepsen et al. 2011）。然而，药物的影响仅限于龈上牙石，并且，药物并不能完全预防牙石的形成。

结论

牙石代表着矿化的牙菌斑。它常被未矿化的活的牙菌斑覆盖，并不与牙龈组织直接接触。因此牙石是牙周炎的次级致病因素。然而，牙石的存在使得牙菌斑难以被彻底去除，并且妨碍患者进行有效的菌斑控制。牙石是最主要的菌斑滞留因素，因此，清除牙石是进行完善牙周治疗和预防的基础。

参考文献

[1] Allen, D.L. & Kerr, D.A. (1965). Tissue response in the guinea pig to sterile and non-sterile calculus. *Journal of Periodontology* **36**, 121–126.

[2] Bercy, P. & Frank, R.M. (1980). Microscopie electronique à balayage de la surface du cément humain normal et carié. *Journal de Biologie Buccale* **8**, 331–352.

[3] Friskopp, J. & Hammarström, L. (1980). A comparative scanning electron microscopic study of supragingival and subgingival calculus. *Journal of Periodontology* **51**, 553–562.

[4] Friskopp, J. & Hammarström, L. (1982). An enzyme histochemical study of dental plaque and calculus. *Acta Odontologica Scandinavia* **40**, 459–466.

[5] Friskopp, J. & Isacsson, G. (1984). Mineral content of supragingival and subgingival dental calculus. A quantitative microradiographic study. *Scandinavian Journal of Dental Research* **92**, 417–423.

[6] Gabski, R., Neugeboren, N., Pomeranz, A.Z. & Reissner, M.W. (2008). Endosseous implant failure influenced by crown cementation: A clinical case report. *International Journal of Oral & Maxillofacial Implants* **23**, 943–946.

[7] Jepsen, S., Deschner, J., Braun, A., Schwarz, F. & Eberhard, J. (2011). Calculus removal and the prevention of its formation. *Periodontology 2000* **55**, 167–188.

[8] Jin, Y. & Yip, H.-K. (2002). Supragingival calculus: formation and control. *Critical Reviews in Oral Biology and Medicine* **13**, 426–441.

[9] Kani, T., Kani, M., Moriwaki, Y. & Doi, Y. (1983). Microbeam x-ray diffraction analysis of dental calculus. *Journal of Dental Research* **62**, 92–95.

[10] Kodaka, T., Debari, K. & Higashi, S. (1988). Magnesium-containing crystals in human dental calculus. *Journal of Electronic Microscopy* **37**, 73–80.

[11] Kopczyk, R.A. & Conroy, C.W. (1968). The attachment of calculus to root-planed surfaces. *Periodontics* **6**, 78–83.

[12] Lang, N.P., Berglundh, T., Heitz-Mayfield, L.J. *et al.* (2004). Consensus statements and recommended clinical procedures regarding implant survival and complications. *International Journal of Oral & Maxillofacial Implants* **19 Suppl**, 150–154.

[13] Listgarten, M.A. & Ellegaard, B. (1973). Electron microscopic evidence of a cellular attachment between junctional epithelium and dental calculus. *Journal of Periodontal Research* **8**, 143–150.

[14] Lövdal, A., Arnö, A. & Wærhaug, J. (1958). Incidence of clinical manifestations of periodontal disease in light of oral hygiene and calculus formation. *Journal of the American Dental Association* **56**, 21–33.

[15] Mandel, I.D. (1963). Histochemical and biochemical aspects of calculus formation. *Periodontics* **1**, 43–52.

[16] Matarasso, S., Quaremba, G., Coraggio, F. *et al.* (1996). Maintenance of implants: an in vitro study of titanium implant surface modifications subsequent to the application of different prophylaxis procedures. *Clinical Oral Implants Research* **7**, 64–72.

[17] McDougall, W.A. (1985). Analytical transmission electron microscopy of the distribution of elements in human supragingival dental calculus. *Archives of Oral Biology* **30**, 603–608.

[18] Mombelli, A., Nyman, S., Brägger, N., Wennström, J. & Lang, N.P. (1995). Clinical and microbiological changes associated with an altered subgingival environment induced by periodontal pocket reduction. *Journal of Clinical Periodontology* **22**, 780–787.

[19] Moskow, B.S. (1969). Calculus attachment in cemental separations. *Journal of Periodontology* **40**, 125–130.

[20] Mühlemann, H.R. & Schneider, U.K. (1959). Early calculus formation. *Helvetica Odontologica Acta* **3**, 22–26.

[21] Mühlemann, H.R. & Schroeder, H.E. (1964). Dynamics of supragingival calculus. In: Staple, P.H., ed. *Advances in Oral Biology*. New York: Academic Press, pp. 175–203.

[22] Nyman, S., Sarhed, G., Ericsson, I., Gottlow, J. & Karring, T. (1986). Role of "diseased" root cementum in healing following treatment of periodontal disease. An experimental study in the dog. *Journal of Periodontal Research* **21**, 496–503.

[23] Nyman, S., Westfelt, E., Sarhed, G., & Karring, T. (1988). Role of "diseased" root cementum in healing following treatment of periodontal disease. A clinical study. *Journal of Clinical Periodontology* **15**, 464–468.

[24] Pauletto, N., Lahiffe, B.J. & Walton, J.N. (1999). Complications associated with excess cement around crowns on osseointegrated implants: A clinical report. *International Journal of Oral & Maxillofacial Implants* **14**, 865–868.

[25] Rowles, S. (1964). The inorganic composition of dental calculus. In: Blackwood, H. J. ed. *Bone and Tooth*. Oxford: Pergamon Press, pp. 175–183.

[26] Schroeder, H.E. (1969). *Formation and Inhibition of Dental Calculus*. Berne: Hans Huber Publishers.

[27] Schroeder, H.E. & Baumbauer, H.U. (1966). Stages of calcium phosphate crystallization during calculus formation. *Archives of Oral Biology* **11**, 1–14.

[28] Selvig, K.A. (1970). Attachment of plaque and calculus to tooth surfaces. *Journal of Periodontal Research* **5**, 8–18.

[29] Sundberg, J.R. & Friskopp, J. (1985). Crystallography of supragingival and subgingival human dental calculus. *Scandinavian Journal of Dental Research* **93**, 30–38.

[30] Theilade, J. (1964). Electron microscopic study of calculus attachment to smooth surfaces. *Acta Odontologica Scandinavia* **22**, 379–387.

[31] Wærhaug, J. (1952). The gingival pocket. *Odontologisk Tidskrift* **60** Suppl 1.

[32] Wærhaug, J. (1955). Microscopic demonstration of tissue reaction incident to removal of dental calculus. *Journal of Periodontology* **26**, 26–29.

[33] Wærhaug, J. (1956). Effect of rough surfaces upon gingival tissues. *Journal of Dental Research* **35**, 323–325.

[34] White, D.J. (1997). Dental calculus: recent insights into occurrence, formation, prevention, removal and oral health effects of supragingival and subgingival deposits. *European Journal of Oral Sciences* **105**, 508–522.

[35] Wilson, T.G. (2009). The positive relationship between excess cement and peri-implant disease: A prospective clinical endoscopic study. *Journal of Periodontology* **80**, 1388–1392.

[36] Zander, H.A., Hazen, S.P. & Scott, D.B. (1960). Mineralization of dental calculus. *Proceedings of the Society of Experimental Biology and Medicine* **103**, 257–260.

第10章

牙周感染

Periodontal Infections

Mike Curtis

Institute of Dentistry, Barts and The London School of Medicine and Dentistry,
Queen Mary University of London, London, UK

前言

人类黏膜表面定植着复杂的微生物或微生物群群落，这些微生物群落适应着人体内不同的环境。在不同的生态位，微生物群由独特的微生物组成，比如口腔、胃肠道和泌尿系统（图10-1）。在我们黏膜表面和其他解剖部位的微生物群共同组成了人体微生物正常菌群，这是近年来的研究热点，因为人们意识到，微生物和人类宿主之间的平衡对人体健康起着决定性的作用，维持着我们的健康状态或者引起疾病。

例如肠道微生物群对人类生理、新陈代谢、组织结构以及免疫系统的发展有着重要影响。肠道微生物群的组成成分很大程度上受宿主基因型的影响，同时也会随着环境因素（饮食、抗生素的使用、致病微生物的引入）不断发生变化。在某些情况下，生态平衡的改变会导致细菌种类的改变、潜在致病菌的生长以及正常情况下对宿主有益菌种的丧失（Round & Mazmanian 2009）。微生物构成的不良改变被称为失调（Hill Artis

2010）。越来越多的证据表明，在人体不同部位的正常的微生物群的变化对人类健康有重大影响（Frank et al. 2011）。与共生微生物群失调相关的疾病包括抗生素相关的腹泻（Young & Schmidt 2004；Chang et al. 2008）、细菌性阴道炎（Fredrick et al. 2005；Oakley et al. 2008）、乳糜泻（De Palma et al. 2011）、食管疾病（Pei et al. 2005）、克罗恩病和溃疡性结肠炎（Frank et al. 2007；Packey & Sartor 2009；Willing et al. 2009，2010）、肠道易激综合征（Mättö et al. 2005；Kassinen et al. 2007；Codling et al. 2010）、坏死性小肠结肠炎（Wang et al. 2009）和银屑病（Paulino et al. 2006）。更令人惊讶的是，共生微生物群失调还与肥胖（Ley et al. 2005，2006；Zhang et al. 2009）、结直肠癌（Scanlan et al. 2008；Sobhani et al. 2009）和代谢综合征相关。此外，多种疾病，包括肥胖、代谢失调和炎症性肠病等，可以通过失调菌群的移植在动物中进行传播，这进一步证实了黏膜微生态失调对功能有重大影响（Garrett et al. 2010）。

在人体内的所有环境区域中，口腔提供了

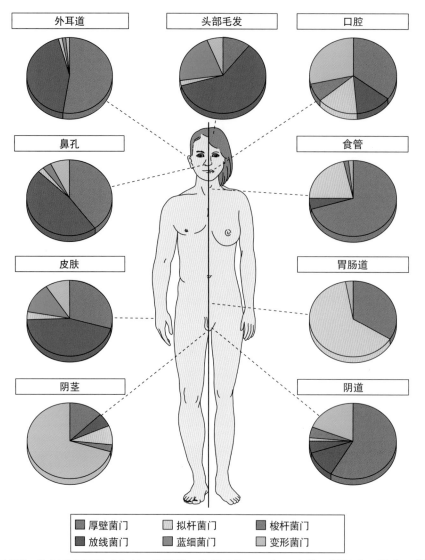

图10-1　人体不同部位6种主要菌门相对丰富：外耳道、头部毛发、口腔 、食管、胃肠道、阴道、阴茎、皮肤和鼻孔（来源：Spor et al 2011。由Macmillan Publishers Ltd. 授权转载）。

适宜细菌生长的最佳生存环境：稳定的温度、恒定的水分、充足的养分，特别是坚硬的牙齿表面。进化的力量塑造了动物（包括人类）钙化的牙齿。从感染性疾病的角度来看，进化也使得牙齿表面成为了一个薄弱点：与身体其他部位不同，口腔内的上皮屏障的连续性被牙齿所打断，并且牙齿是坚硬的，表面不易剥脱，可以允许生物膜生长，从而使生物膜与周围软组织直接接触。随着牙齿发育并萌出，这种挑战（即龈上生物膜与周围软组织直接接触，译者注）导致了一系列复杂的特定解剖特征、先天性免疫和炎症反应。此外，人体内的这一位点

积极地促进了特定微生物群的选择。这一特定微生物群通常既能够被邻近组织所耐受，又能对牙支持组织的健康状态提供保护，防止其受到微生物毒害作用。

对人类口腔微生物的分析可以追溯到1665年，Antonie van Leeuwenhoek首次使用显微镜观察到了细菌。目前，可以采用高通量DNA测序的方法对一个微生物群进行极其细致的描述。对口腔微生物的分析持续了数个世纪，使我们对于口腔细菌群落的理解达到了人体微生物学的前沿。通过这些研究，我们知道微生态失调或菌群向有害方向转变是牙周病的基础。

除了微生态失调，口腔微生物群的其他特性也需要被考虑在内，进而来明确微生物在牙周病中所扮演的角色。首先，在龈下菌斑生物膜上生长的微生物具有一系列特点，这些微生物可能会对邻近组织产生特殊影响，包括：细菌间营养依赖性和相互间的交流；不同种类的细菌可能在微生物引起的危害中起到协同作用；最适环境下不同种类细菌的基因交换；抵抗宿主免疫和炎症清除机制，抵抗化学抗菌物质。关于牙菌斑生物膜生活方式的介绍详见第8章。其次，对部分牙周致病菌的数量比例分析显示：在某些情况下，对于特定物种而言，显著的基因多态性决定了菌群的致病性。再次，对常出现在牙周微生态失调中的牙周微生物性质的分析表明，这些微生物都具有能够成功操纵先天性免疫和免疫应答的特征，同时能够表现出压倒性的牙周毒力。

300年前，人类首次在显微镜下观察到细菌是单细胞生物，此后，众多学者就一直致力于牙周病微生物学的研究。检索医学出版物发现，在过去的50年里，已经有超过10000篇关于牙周感染的研究论文，因此本章节只能高度选择性地展示一些论文。目的是展示目前对牙周微生物群的组成和性质的理解，并提供一个概念性的框架来理解这种微生态失调的机制及其对牙周病进程的影响。

牙周病时的口腔微生态失衡

Louis Pasteur首次提出感染性疾病的基本原理并被Robert Koch证实，该原理建立了单病因（感染性）疾病病原微生物鉴定的基本框架。Koch的假说提出了感染性疾病应符合的4条法则：（1）在每一患者体内中都发现大量的微生物，且在健康者体内不存在；（2）能从患者体内分离出该微生物，并能在培养基中得到纯培养；（3）用这种培养的微生物接种健康者，会导致同样的疾病；（4）从实验发病的患者中能再度分离培养出这种微生物来。这些法则被提出后，经历了重要的修正，1988年，Falkow将分子水平的解释引入该法则。从19世纪中期到20世纪初，人们通过这些法则发现了许多医学上重要的感染性疾病的病原菌。Koch本人将这些法则应用到结核杆菌和炭疽杆菌中，这两种细菌分别是结核和炭疽热的病原菌。

然而，在某些存在复杂微生物病因的疾病中（这些疾病的基础是微生态失调或正常共生微生物的改变），描述感染性危害更加重要。目前，已经存在可以定量和定性描述复杂微生物复合体组成的精确技术（即高通量测序技术，译者注），这样一来，随着高通量技术在细菌分类和鉴定中的应用，我们对牙周微生物的理解也随时间逐渐变化（图10-2）。

对细菌进行首次描述的研究可以追溯到3个世纪前，Leeuwenhoek在1676年首次使用新发明的显微镜将人类牙齿表面生物膜中的细菌描述为"animacules"。随后，随着对细菌鉴定和分类技术的发展，我们对细菌复杂性、位点特异性和环境决定细菌群落的理解逐渐加深。这些进步与在固体培养基上标准培养技术、厌氧培养技术、非培养的细菌鉴定技术、DNA-DNA杂交的核酸分析、聚合酶链式反应（PCR）、Sanger DNA测序法以及近些年发展的高通量焦磷酸测序和宏基因组学（Wade 2011）密切相关。这些培养或非培养的研究目前已达到构建人类口腔微生物组数据库的高度（http://www.homd.org），这一数据库列出了在人类口腔中找到的全部细菌类型（Dewhirst et al. 2010）。近期，CORE（http://microbiome.osu.edu）（Griffen et al. 2011）这样一个关于口腔微生物组的系统的16S rDNA数据库显示了定植于人类口腔的主要细菌代表。

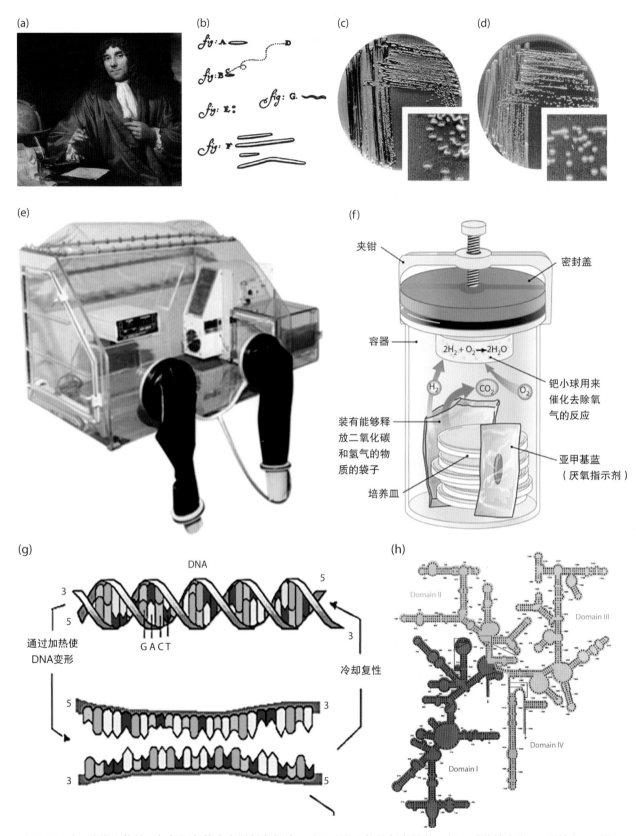

图10-2 对口腔微生物的理解加深与技术发展紧密相关，对口腔微生物的复杂性的理解也随着技术发展而增加。 显微镜下观察：（a）Antonie van Leeuwenhoek 最早使用显微镜鉴别了牙菌斑；（b）固体培养基上培养细菌；（c）生长在血平板上的牙龈卟啉单胞菌 和（d）牙龈卟啉单胞菌的无色变异。厌氧微生物：（e）厌氧箱 和（f）厌氧罐能够培养会被氧气抑制其生长的微生物。细菌鉴定的分子技术：（g）DNA–DNA杂交（h）16S rRNA中可变区域的测序分析使得细菌在不用培养的情况下也能够被鉴定和定量。

早期（采用）镜检和培养法进行的微生物检测

19世纪末和20世纪初，对感染性疾病病因学描述的进展自然引起了对牙周感染致病微生物的研究。这些研究受限于龈下样本现有的形态学检查，或在微生物学起步阶段的相对原始的培养技术。Socransky和Haffajee在1994年总结了这些早期的研究结果，并描述了4组可能的病原微生物。

首先，基于培养法的研究结果显示：链球菌可能是疾病过程中重要的微生物。考虑到当时常用的培养技术在检出微生物多样性上的局限，链球菌可能是唯一能够培养出的细菌，这可能是必然结论。当时对细菌分类的方法相对原始，值得注意的是，一直到20世纪早期，仍然对链球菌是否仅为单个菌种存在巨大争议。一直到更具有辨识力的技术得以发展，链球菌的异质性才得以显示，这也成为链球菌的特征。例如，Gordon（1905）声称"近年来，我们将之前的报告中所建议的不同测试方法，用于检测牛奶、唾液、水、排泄物、病变部位和其他材料中链球菌微生物，这些细致的研究在我看来提供了分类链球菌确切的基础（迄今缺失），简而言之，链球菌群落的学说的提出主要是由于使用旧的实验室测试无法区分不同菌种"。

基于镜下观察，发现了另外3种可能与牙周病相关的微生物。牙菌斑染色显示了阿米巴原虫的存在，有报道称：与较健康口腔菌斑或牙龈炎菌斑相比，牙周炎的菌斑中有更高水平的阿米巴原虫。直接涂片检查或特异性染色技术使得螺旋体变得可视化，提示这一细菌与牙周病相关。最后，由于体积较大、形态呈梭状，梭形细菌也通过光学显微镜被检测出，且同样被认为与疾病过程有关，特别是与急性坏死性溃疡性龈炎有关。

这一疾病在20世纪初期，特别是参加第一次世界大战的部队中相对常见，被称为"战壕口"。

然而，在进一步的研究中，通过与其他患者组进行比较或者采用针对这些微生物的特异性治疗方式，上文提到的任意一种细菌，均无法证明其为疾病的微生物基础。这也反映出牙周病的微生物病因个体差异大且与个体内多个因素相关，同时也反映出早期的研究过度依赖于当时的研究工具这一问题。当时情况下无法精确定义牙周病的病因，却又大步寻找主要的、单一的感染性疾病的病原体形成，也许正是由于这一矛盾，使得在20世纪前半段时间关于牙周感染的微生物研究停滞不前。

尽管如此，在临床上通过菌斑控制来治疗或预防牙周病仍是十分重要的。结果，非特异性病因学的概念被提出。非特异性菌斑的假说认为龈缘或龈缘下菌斑微生物的堆积会产生导致炎症的刺激物质，反过来会导致牙周组织破坏。在这一假说中，尽管细菌被认为是牙周病重要的病因，但其关键因素是细菌的总量和它们对宿主组织的破坏程度，而不是特定的细菌类型。另一假说中描述的更具体的病因将在本章的最后一节描述。

厌氧培养技术的出现

厌氧微生物实验室培养技术出现后，我们对牙周微生物群复杂度的理解取得了重要突破。龈下生物膜的低氧环境极其有利于专性厌氧菌的生长。在之前有氧培养技术的条件下的研究中，牙周菌群中有很大一部分细菌未被检出。厌氧培养技术进步在于使用了厌氧旋转管和厌氧罐，厌氧罐中被灌入非氧气气体，然后封闭起来阻止氧气进入。近来，厌氧室被开发出来，它允许厌氧细菌在相当宽敞的固体或液体培养基中培养，其中的低氧环境定期由氮气、二氧化氮和氢气灌入形成。

在20世纪70年代到80年代中，这些研究由许多口腔微生物实验室率先开展（Socransky et al. 1963；Socransky 1970；Slots 1976，1977；Tanner et al. 1979；Slots & Rosling 1983；Haffajee et al. 1984；Christersson et al. 1985；Dzink et al. 1985；Loesche et al. 1985；Dzink et al. 1988；Haffajee et al. 1988；van Winkelhoff et al. 1988；Zambon et al. 1988；Tanner & Bouldin 1989；Zambon et al. 1990；Slots et al. 1991；Socransky & Haffajee 1994）。如此多的研究表明，这些研究受限于仅对较少的牙周样本进行分析。然而重要的是，这些研究通过比较牙周病位点和健康位点全部的微生物群，明确了这两者在性质上的重要差异，鉴定了一些与疾病相关的关键的特征性微生物。开展于弗吉尼亚工学院Holdeman和Moore（Moore et al. 1983，1985；Moore 1987）实验室中的详细的实验是这些研究中的典型，并且是研究全部的可培养的厌氧菌中影响最大的实验。这些研究者将原先用于研究肠道厌氧菌的实验技术用于研究牙周微生物群。贯穿于整个20世纪80年代的一系列文献中，笔者描述了成人慢性和重度牙周炎的细菌学研究结果、青少年实验性龈炎及青少年牙周炎的细菌学研究结果及牙周微生物群随时间发展的稳定性。特别是这些研究中包括个体中一个或多个疾病位点的龈下微生物及其邻近对照龈上位点的微生物取样，随后在厌氧旋转管、厌氧罐或之后出现的厌氧室中采用选择性或非选择性培养基培养。将克隆分离后，通过大量形态学、血清学和生物化学的方法建立了纯克隆。为了建立起完整的可培养的细菌谱，单个研究常常就包含分离和描述上千个细菌克隆。花费如此多的时间和精力来完成这些研究是十分艰苦卓绝的。例如，在之前关于21位广泛型重度牙周炎患者的细菌学研究中，他们采用生物化学的方法分离和鉴定了2723种不同菌落，这些菌落代表了190种菌种、亚种或血清型（Moore et al. 1982），在这些细菌中，11种细菌超过了龈下定居菌群总量的1%，最有可能与疾病相关，另外11种也充分怀疑与组织破坏相关。

这些研究的结果可见表10-1，同时这张表也显示了在青少年重度牙周炎患者中，与龈上菌斑相比，在龈下菌斑中可培养的细菌种类更多，对应的，龈上菌斑中不可培养的细菌种类更多。这项研究显示了牙周病中，龈下位点和相邻龈上位点的整个微生物群存在显著的不同。龈上菌斑主要为放线菌、链球菌和韦荣球菌，这些细菌构成了约40%的龈上可培养细菌，相同的菌种大约只占龈下菌群的10%。相反，拟杆菌和梭形菌占约20%的龈下菌群，但在龈上菌群中只占约5%。

这类研究使人们开始认识到牙周病菌群的复杂性，这一复杂性至今都未能完全解开。开始学者们编撰细菌类群的参考目录，这对后续研究有重要价值。此外，这些研究中含有一些重要的附加信息。首先，表10-1可见，通常那些在疾病位点中是龈下菌斑重要成分的细菌，在龈上菌斑中尽管数量较少，但是也可见，反之亦然。实际上，其他研究表明，许多与龈下位点疾病相关的细菌也会出现在健康的龈下位点。

这些研究提示，牙周病特殊的病因学只能通过以定量为基础的观点，而不是单独定性的观点进行解释。为了获得更充分的证据来明确牙周病病因的本质，需要进行更大样本的研究，而不仅仅是这种全部微生物的小样本分析。然而，即使是小样本研究，大量的厌氧微生物分析仍为将来的研究提供了一些有价值的、潜在的"特异性牙周致病微生物"，这使得通过更有针对性的分析方法来增加样本量成为可能（表10-2）。另外，表10-1也证明，许多新描述的细菌在分类上的不足，尤其是拟杆菌。因此，明确牙周微生物的分类是需要首先被完成的。

通过生物化学、生理学和免疫学方法系统分析这些微生物，逐渐发现许多原先被认为是单个菌种的微生物其实具有潜在的物种多样性（图10-3）。这一重新分类基于这些细菌DNA的检测，特别是通过16S rRNA基因（见后）的比较分析，个体菌种的差异化更为明确，也使菌种多样性研究被推向新的高度。在鉴别与牙周病最相关的细菌种类中，这一过程是十分重要的。一个恰

表10-1 在患有严重的广泛型牙周炎的青年中以百分比的方式显示（A）龈上微生物群和（B）龈上微生物群中数量较多的微生物[a]

(A) 类群	龈上	龈下	类群	龈上	龈下
放线菌			纤毛菌D-35	0.26	0.06
衣氏放线菌 I	1.54	0.82	**丙酸菌**		
衣氏放线菌 II	1.20	0.47	痤疮丙酸杆菌	2.40	1.29
衣氏放线菌 X	0.17	0.06	**消化链球菌**		
内氏放线菌 I	2.49	1.40	厌氧消化链球菌	1.63	0.70
内氏放线菌 I	3.26	0.41	**月形单胞菌**		
内氏放线菌 I II	3.18	1.76	月形单胞菌D-1	0.60	0.12
内氏黏性放线菌	4.03	0.58	月形单胞菌D-2	0.60	0.12
龋齿放线菌 I	0.86	0.18	月形单胞菌D-3	0.43	—
A. 黏性放线菌 II	2.40	1.52	月形单胞菌D4 S	1.03	—
放线菌D-8	0.26	0.12	月形单胞菌D-1 1	0.52	0.06
拟杆菌			**葡萄球菌**		
解糖拟杆菌	0.09	0.06	溶血葡萄球菌	0.26	0.12
牙龈拟杆菌	0.43	0.23	金黄色葡萄球菌	0.09	0.06
纤维拟杆菌	1.89	1.17	人葡萄球菌	0.09	0.06
颗氏拟杆菌	0.43	0.29	**链球菌**		
产黑色素拟杆菌	0.26	0.06	星座链球菌	0.77	0.64
口腔拟杆菌	1.54	1.23	中间链球菌 III	0.52	0.12
B. 密螺旋体拟杆菌	2.75	1.46	草绿色链球菌	0.86	0.53
拟杆菌D-19	0.09	0.06	变形链球菌	0.34	0.23
噬二氧化碳噬细胞菌			血链球菌 I	1.89	0.18
黄褐二氧化碳噬纤维菌	4.21	1.17	血链球菌 II	3.43	0.29
生痰二氧化碳噬纤维菌	0.34	0.12	链球菌D-6	0.17	0.12
优杆菌			链球菌D-7	0.60	0.12
E. 砂优杆菌	0.69	0.06	链球菌D-39	4.64	1.76
梭杆菌			链球菌SA	0.09	0.06
舟形梭杆菌	0.52	0.06	链球菌SM	0.60	0.12
梭杆菌D-10	0.26	0.12	**韦荣菌**		
纤毛菌			非典型韦荣氏球菌	0.60	0.06
口腔纤毛菌	0.26	0.18	特殊韦荣氏球菌	0.26	0.12
纤毛菌D-16	0.34	0.12	小韦荣氏球菌	5.84	1.52

(B) 类群	龈上	龈下	类群	龈上	龈下
放线菌			梭杆菌D-2	0.34	0.76
A. 迈氏放线菌	0.26	0.53	梭杆菌D-5	—	0.29
拟杆菌			梭杆菌D-7	—	0.29
颊拟杆菌	0.09	0.64	梭杆菌D-9	0.17	0.41
多毛拟杆菌	0.09	0.12	梭杆菌RD	—	0.29
中间拟杆菌4197	0.52	3.92	**乳杆菌**		
中间拟杆菌8944	0.34	0.82	纤维二糖乳杆菌	0.17	0.29
口腔拟杆菌	0.26	0.35	小乳杆菌	0.94	5.21
侵肺拟杆菌	—	0.70	乳杆菌D-2	1.63	1.87
动胶拟杆菌	—	0.41	乳杆菌D-8	0.26	0.29
拟杆菌D-10	0.09	0.18	乳杆菌D-10	0.17	0.41
拟杆菌D-12	0.09	0.12	乳杆菌D-12	0.09	0.35
拟杆菌D-22	—	0.18	**消化链球菌**		
拟杆菌D-23	—	0.47	微小消化链球菌	2.32	4.45
拟杆菌D-25	0.17	0.29	消化链球菌A2	0.26	0.35
拟杆菌D-28	0.26	0.88	**丙酸杆菌**		
拟杆菌D-32	0.09	0.18	卵白丙酸杆菌	—	0.94
拟杆菌D41	—	0.23	**月形单胞菌**		
拟杆菌D42	—	0.82	生痰月形单胞菌	0.60	0.82
双歧杆菌			月形单胞菌D-12	1.20	1.23
牙双歧杆菌	0.17	0.53	月形单胞菌D-14	0.17	0.23
优杆菌			**葡萄球菌**		
解糖优杆菌	—	0.88	表皮葡萄球菌	0.26	0.29
短优杆菌	0.17	1.52	**链球菌**		
缠结优杆菌	0.69	8.31	咽峡炎链球菌	0.94	3.28

续表

(B)	类群	龈上	龈下	类群	龈上	龈下
	E. 胆怯优杆菌	1.37	6.21	中间链球菌Ⅳ	0.17	0.23
	优杆菌D4	0.09	0.70	血链球菌Ⅲ	0.34	0.47
	优杆菌D-6	0.09	1.58	**沃镰菌**		
	优杆菌D-8	0.34	2.69	口腔沃镰菌	0.17	0.76
	优杆菌D-12	—	0.23	沃镰菌HVS	0.34	0.58
	梭杆菌			沃镰菌X	0.34	0.58
	核梭杆菌	4.38	7.55			

[a]摘自 Moore et al. (1982), American Society for Microbiology

表10-2　某些龈下微生物培养研究中被认为是牙周致病菌的细菌

初步描述	再分类
产黑色素拟杆菌	牙龈卟啉单胞菌，中间普氏菌
伴放线放线杆菌	伴放线聚集杆菌
福赛坦氏菌	
具核梭杆菌	
齿垢密螺旋体	
微小消化链球菌	
啮蚀艾肯菌	
月形单胞菌属	
真细菌属	

当的例子就是产黑色素拟杆菌分类的演变，其分类法的改变见图10-4。通过成功应用高识别力的方法，原先的单一菌种现在包含两个不同的菌属（牙龈卟啉单胞菌和普氏杆菌），以及在这两个菌属上的多个菌种。重要的是，经过数十年的培养研究发现，产黑色素拟杆菌与牙周感染相关，正是这一细菌的分类使得我们能够判断哪些菌种与疾病最为相关。因此，牙龈卟啉单胞菌显然是牙周病中重要的细菌，故被分入红色复合体这一组。红色复合体是指与牙周

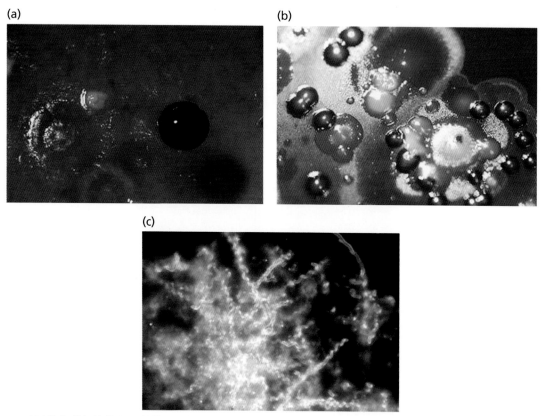

图10-3　对牙菌斑进行培养和显微镜下分析。（a）取自慢性牙周炎患者龈下的菌斑样本在培养皿中原代培养，黑色菌落为分离的牙龈卟啉单胞菌。（b）取自慢性牙周炎个体的菌斑在培养皿中原代培养，黑色菌落为分离的中间普氏菌。（c）使用暗视野显微镜拍摄的重度慢性牙周炎患者龈下菌斑样本的显微照片。这些样本显示了具有典型螺旋结构的大螺旋体（来源: Socransky & Haffajee 2008。由John Wiley & Sons授权转载）。

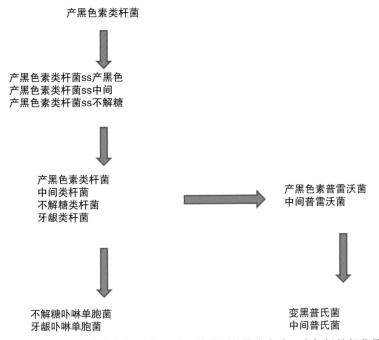

图10-4　产黑色素类杆菌分类的变化。表中加粗的部分是目前使用的指定名称，未加粗的部分是对该菌种再分类过程中出现的新名称。

病最为相关的细菌，这一组的微生物同样包括与牙周健康相关的细菌。

靶向微生物分析：更具特异性的分析

培养法和免疫组织化学法

在有了牙周可疑致病菌的目录后，更多检测大量临床样本中针对某一类型的细菌的研究得以进行，这远比检测全部可培养细菌的可行性高。这些检测依赖于联合应用鉴定方法：新的富含某元素的培养基或者特异性的选择性培养基；使用针对单个种群细菌的单克隆抗体或多价血清的免疫学技术；螺旋体的显微镜检查。例如，Bragd等（1987）使用选择性培养基对超过200份来自进展性和非进展性牙周炎位点的样品进行检查，评价了伴放线放线杆菌（现为伴放线聚集杆菌），牙龈拟杆菌（Bacteroides gingivalis）（现为牙龈卟啉单胞菌）和中间拟杆菌（Bacteroides intermedia）（中间普氏菌，Prevotella intermedia）。类似的，Slots等（1990）采用培养法检验了1624名15～89岁的患者，评价了个体年龄与伴放线聚集杆菌和中间普氏菌感染率与恢复能力的关系。Grossi等（1995）使用了免疫

化学的方法评价了1361名个体中存在的8个候选牙周致病菌，来确定牙周骨丧失的标志。Suda等（2002）使用了间接免疫荧光的方法计算了超过250份牙周炎和对照样本中啮蚀艾肯菌的水平。Riviere等（1997）以抗体和显微镜为基础，研究了来自65名个体的超过1000份的样本，观察了牙周病发展时不同螺旋体的水平。

通过采用高通量的方法观察小群体的候选微生物，使得设计能够进行合适的统计学研究，进而使找到一些与病因和治疗牙周病相关的关键微生物成为可能。这包括了研究目前候选的牙周致病菌在全球不同人群中是否存在（van Winkelhoff et al. 1999）；不同微生物如福赛拟杆菌（Bacteroides forsythus）和牙龈拟杆菌（Bacteroides gingivalis）的关系（Gmur et al. 1989），以及它们在菌斑内的分布（Kigure et al. 1995）；同种不同形态的细菌与疾病的关系，比如消化链球菌的光滑型和粗糙型（van Dalen et al. 1998；Kremer et al. 2000）；对关键致病菌的长期/根治疗效评价（Mandell et al. 1986；Rodenburg et al. 1990；Mombelli et al. 2000）。更重要的是，当对某一特定微生物的分离鉴定伴随更细节的特征时（例如，使用琼脂糖电泳分离经酶切后

孤立的DNA），细菌在个体间的传播才能被研究。值得注意的是，Petit等（1993a；b）和Van Steenbergen等（1993）使用这一办法证明了牙龈卟啉单胞菌可以在个体间传播，这种家庭内的传播在中间普氏菌和变黑普氏菌中也可见到。

另外的实验用这些选择性方法来检测某些备选细菌与牙周病的关系，这些细菌不在之前提到的目前已被接受的牙周可疑致病菌范围内。与牙周病明确相关的细菌列表，其范围在扩大，特别是在成人牙周病中，比如直肠沃镰菌（现为弯曲杆菌）（Lai et al. 1992；Rams et al. 1993）、肠球菌（Rams et al. 1992）、消化链球菌（van Dalen et al. 1998）、真菌（Grossi et al. 1995）、啮蚀艾肯菌（Suda et al. 2002），及梭菌属（van Winkelhoff et al. 2002）都被包括进去了。因此，大部分人对目前数据所能接受的最合理的说法仍然是：牙周炎是由特异的牙周致病菌引起的。人们认识到微生物感染的本质，特别是成人慢性牙周炎的本质十分复杂，个体间的差异可能非常大，同一个体不同位点、不同时间的微生物也可能有所不同（Maiden et al. 1990）。

与成人慢性牙周炎不同，在一种影响非洲青少年的侵袭性牙周炎中，有证据表明单种特异性细菌与该疾病的发展相关。伴放线聚集杆菌是一类革兰阴性杆菌，它能产生白细胞毒素，特异性地使人类中性粒细胞溶解。该细菌表现出显著的基因多样性，但有一种克隆，被称为JP2，与其他克隆存在多个基因变异，包括了白细胞毒素基因操纵子中启动子区530碱基对的缺失。结果，与其他克隆相比，JP2克隆表现出显著增加的白细胞毒素：从理论上这加速了牙周组织免疫防御的破坏。采用多基因测序的方法对分散的个体中的伴放线聚集杆菌株进行群体遗传分析提示JP2克隆是起源于2000年前非洲地中海地区的一个独特基因型，随后传至西非，16世纪到18世纪再经大西洋运输奴隶交易从西非传播至北美和南美。值得注意的是，尽管JP2目前在全球传播，但它仍旧保持了与西非细菌种群高度的一致性，即表现出十分强烈的宿主选择效应（Haubek et

al. 2008）。尽管青少年侵袭性牙周炎的发病率通常小于1%，但是，在北非和西非裔人群中，其发病率明显升高。在一项对摩洛哥青少年侵袭性牙周炎的纵向研究中，428名受试者中有61名（14.3%）基线时牙周健康的个体在2年后发病。此外，在这个人群中，基线时携带JP2克隆的个体与未携带JP2克隆的个体相比，更容易发生侵袭性牙周炎（相对风险18.0 vs 3.0）（Huabek et al. 2008）。因此，伴放线聚集杆菌的JP2克隆具有传统牙周可疑致病菌的特性，当然，这只限于特定宿主。

基于核酸的细菌鉴定技术

随着牙周微生物群中可培养菌种数量的增加，我们需要更快速、省时、省力的方法来进行微生物与健康和疾病相关性的大量流行病学分析。这可以通过引入样本采集后，无须立即培养的技术得以实现。这类分析最常用的技术是对目标微生物染色体的特定片段进行基于核酸的聚合酶链式反应扩增，常用的对象为16S rRNA基因，然后进行产物定量分析和DNA-DNA杂交技术。

DNA-DNA杂交技术的应用

随着DNA-DNA杂交技术的应用，分析牙周菌斑微生物的能力上升了一个新的台阶。随着杂交分析的发展，在一块膜上，可以同时使用30种不同的DNA探针来检测从牙周菌斑中提取的45个DNA样本。DNA探针既能够用来检测从相关目的细菌中提取的全基因组DNA，也可以检测经PCR扩增细菌的种族特异性区域的16S rRNA。样本DNA与DNA探针进行杂交，结果通过化学荧光信号直观地显示出来，强度与每个样品中靶生物的DNA量成正比（图10-5）。

然而，用该方法进行细菌种类鉴定的准确度仍有一定的局限性，主要是因为在同一临床样本中相近菌种的DNA杂交可能会出现交叉反应。但是该方法仍然是分析临床样本、判断细菌与牙周健康或疾病相关性的一场技术革命。目前已经能够对细菌组成进行定性和定量的分析，与之

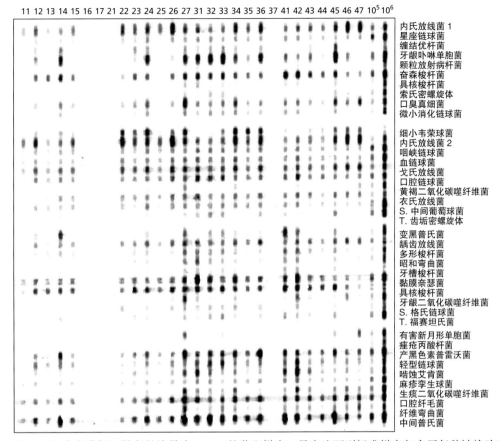

图10-5　DNA-DNA杂交分析。纵向是编号为11～47的菌斑样本，最右边两列标准样本包含了每种被检验菌种的10^5个或10^6个细胞。水平向是针对每种代表菌使用洋地黄标记的全部基因组DNA探针。水平与垂直方向交汇的信号提示该种细菌的出现，同时信号的强度与细菌数有关。这种方法能够快速的同时检测28个菌斑样品中40种不同的细菌（来源：Socransky & Haffajee 2008。经John Wiley & Sons授权转载）。

前细菌培养方法相比，可以分析更多的临床样本。例如，在一项里程碑式的研究中，Socransky等（1998）分析了185个个体中的大约13000个菌斑样本，研究采用了40种细菌的全基因组DNA探针。采用聚类分析和群落排序的方法在细菌种类中寻找相关性。该研究重要的发现之一是使得我们理解了牙周感染，认识到与牙周健康或疾病相关的是细菌复合体，而非单个菌种（图10-6）。

这项研究提出了细菌之间可能存在共同依赖或协同作用的概念，不同的细菌种属以特定的复合体形式共同行动。与牙周病紧密相关的复合体成为了研究热点。"红色复合体"是由3种细菌组成：牙龈卟啉单胞菌、齿垢密螺旋体和福赛坦氏菌。其他的复合体，例如黄色复合体主要包括了不同的链球菌种，绿色复合体以二氧化碳噬纤维菌属为主导，是早期定植于菌斑的微生物，这与健康关系更为紧密。橙色复合体包括了随后定植于菌斑的微生物：梭杆菌、普氏菌和弯曲杆菌属。这些细菌被认为能够帮助成熟菌斑定植红色复合体中的细菌，主要通过提供合适的结合位点或为生长条件更加苛刻的细菌创造合适的生长环境。

值得注意的是，伴放线聚集杆菌与西非裔人群患侵袭性牙周炎相关，但并未将其归入与牙周病关系最大的红色复合体中。正如前文所述，这很可能是由于该疾病中宿主的基因背景与细菌的关系起到了巨大的作用。

使用杂交技术使得一系列的相关问题得以解决，例如，龈上菌斑和龈下菌斑在发展过程中，其组成的连续性改变以及牙齿清洁对龈上菌斑和龈下菌斑微生物数量和比例的影响。图10-6b就是此类研究，其结果显示：无论是龈上菌斑，还是龈下菌斑，其中细菌的数量和比例差异都与疾病相关。

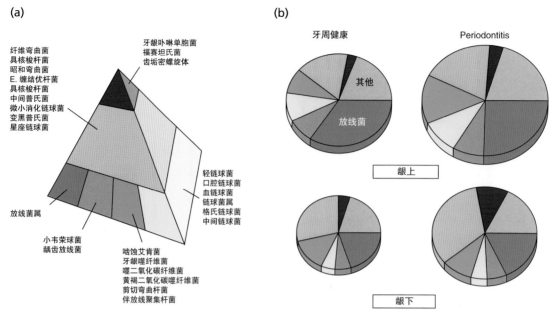

图10-6　（a）龈下微生物的相关性。金字塔中不同颜色表示了不同的细菌复合物，这些复合物常常被检测出与其他一种或多种复合物相关。金字塔基底部代表了菌斑产生的早期，而金字塔尖端则是最终存在于菌斑的微生物群。 红色复合体包含了与牙周病位点最为相关的微生物（来源: Socransky & Haffajee 2002. 经John Wiley & Sons授权使用）。（b）饼状图表示了用DNA探针计数的龈下菌斑微生物的百分率。 从牙周健康个体（58）和牙周炎患者（136）口中取得龈上菌斑样本，另从牙周健康个体（189）和牙周炎患者（635）口中取得龈下菌斑样本。根据Socransky 等（1998）的描述将这些微生物分为7个组，更加详细地描述见（a）。 "其他"代表了检测出的新种群与其他微生物关系尚不清楚，并未纳入复合体中。 饼图中面积的大小反映了每个样本中DNA探针总的计数。用Kruskal Wallis检验健康及疾病状态下龈上龈下微生物复合体平均百分比的差异，所有组间复合体存在显著差异（7次比较修正后P<0.001）（来源: Socransky & Haffajee 2008。John Wiley & Sons授权转载）。

另外，杂交技术的敏感性使其能够在个体之间或个体内逐个位点的检测变化，也能够从不同牙周病间区别中寻找关联。例如图10-7显示了治疗前和治疗后12个月40种细菌的变化情况，观察的位点包括：附着水平改善超过2mm的位点、附着丧失>2mm的位点、变化介于这两个极端中间的位点。这些数据很好地展示了牙周样本中不同转归位点细菌组成成分的变化。在附着水平恢复的位点中，红色复合体微生物的数量明显下降，其他菌种的变化也十分明显。因此，即便只检测了这40种微生物，也足以证明细菌群落的构成能够强烈地影响牙周病的结果。

牙周细菌16S rRNA基因的PCR扩增

16S rRNA是30S小亚基的组成部分，存在于所有的细菌核糖体中，由16S rDNA编码。尽管16S rDNA在不同细菌间高度保守，但它们仍然含有高变区，这一高变区可以在细菌鉴定中提供种族特异性的序列。因此，一旦一个16S rDNA的基因从细菌中确定，就能够设计PCR引物，这些引物在退火时能够与高变区序列结合，这样一来就能从目标细菌中只扩增16S rDNA。应用这一方法的巨大优势在于在对临床样本进行牙周细菌的检测时具有高敏感性、高通量和高速度，可以通过多重PCR检测到多种细菌。因此，这一技术在推测牙周病原菌上被广泛使用。一些典型的研究侧重于检测极少数的细菌种类，包括已经公认的牙周致病菌——牙龈卟啉单胞菌、福赛坦氏菌、齿垢密螺旋体和伴放线聚集杆菌（Leys et al. 2002；de Lillo et al. 2004；Sanz et al. 2004；Tanner et al. 2006）。然而，16S rDNA的PCR扩增技术也被用于证实牙周样本中新的细菌种类的存在，这些细菌起初是通过扩增和16S rDNA序列分析被鉴定的。这些研究证实了一些其他的细菌种类，包括一些尚无法进行体外培养的菌种，与口腔健康或牙周炎相关。

这一领域早期的研究大多是定性的说明某一微生物存在或消失（或者更准确地说是达不

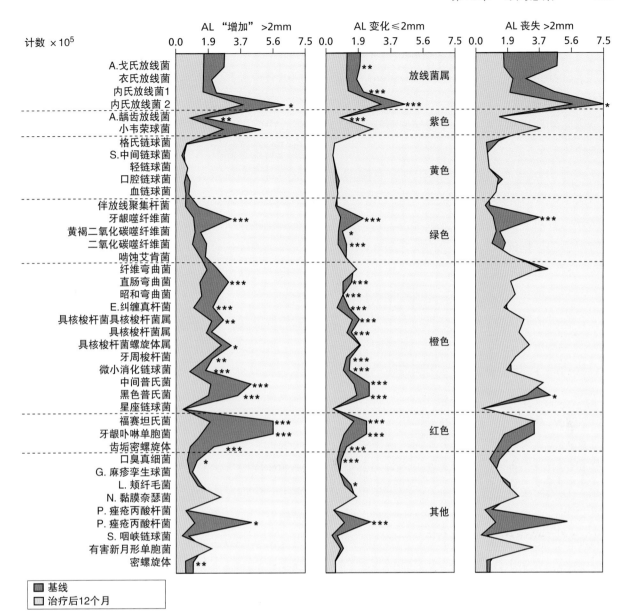

图10-7　龈下菌斑中40种微生物基线水平平均计数（×10⁵）和治疗后12个月出现附着水平（AL）"增加"超过2mm（左竖栏），变化≤2mm（中间竖栏）或丧失＞2mm（右竖栏）。分别计数了在这3种附着水平变化的位点的40种微生物，取平均值，然后将这3种情况的基线水平与经过治疗12月后相比较。使用威尔科克森符号秩检验和多重比较校正，发现基线水平和治疗后12个月存在显著差异（*P<0.05；**P<0.01；***P<0.001）。根据不同复合体对微生物进行排序（来源：Haffajee et al. 2006。经John Wiley & Sons授权转载）。

到100个细菌的检测下限）。近年来，实时PCR技术或称之为qRCP，开始使用：这项技术能够对样本中感兴趣的基因拷贝数量进行定量。实时PCR技术也被用来检测和量化许多牙周致病菌，包括伴放线聚集杆菌、牙龈卟啉单胞菌、中间普氏菌以及临床样本中的全部细菌（Lyons et al. 2000；Maeda et al. 2003；Boutaga et al. 2007；Atieh 2008）。

血清学分析

大量基于培养法的实验仅能鉴定相对较少的牙周可疑致病菌，通过牙周病患者抗体反应的血清学分析，可以进一步得到更为确切的结果。这些研究以对比牙周炎患者及年龄相符的对照个体中血清IgG抗体对候选细菌的反应为基础。研究结果明确地表明有牙周病史的患者血清内针对几种候选牙周致病菌的IgG抗体滴度明显上升（Ebersole et al. 1982，1987；Taubman et al. 1992；Colombo et al. 1998）。因此，可以假定这些细菌与牙周病相关，也与牙周病患者免疫系统相互作用。

大部分这些研究主要集中在研究有限的牙周微生物，最主要的是牙龈卟啉单胞菌和伴放线聚集杆菌。对于牙龈卟啉单胞菌来说，这些研究中有确凿的证据证明其与血清中抗牙龈卟啉单胞菌IgG抗体的升高有明显的正相关，并且这一现象存在于多种牙周病中。对于伴放线聚集杆菌来说，存在类似的关系，尽管它与局限型侵袭性牙周炎的关系被报道得更多。此外，多项研究表明经过成功的牙周治疗，重要牙周病原体的数量明显下降（Aukhil et al. 1988；Johnson et al. 1993；Darby et al. 2001）。因此可以总结出，大部分存在牙周附着丧失的患者表现出牙周致病微生物抗体数量的上升，提示这些微生物可能与深部组织接触，直接与被定植宿主的免疫系统发生反应，因此可能启动后续病理过程，或者至少对后续病理过程有一定影响。

然而，患病个体血清中一些其他微生物的抗体水平也有提升。比如，Ebersole等（1992）检测了血清抗体对一系列微生物包括中间普氏菌、啮蚀艾肯菌、直肠沃镰菌、梭形菌和二氧化碳噬纤维菌的反应，发现成人牙周炎患者这一系列的微生物的血清抗体水平升高，尤其是牙龈卟啉单胞菌、啮蚀艾肯菌和直肠沃镰菌的抗体。同样的，有报道发现在慢性牙周炎患者中（Haffajee et al. 1995），在早期牙周炎患者中（Albandar et al. 2001）和难治性牙周炎患者中（Hernichel-Gorbach et al. 1994；Colombo et al. 1998）血清里多种牙周微生物的抗体水平提高。在一项纵向研究中，Papapanou等（2004）在89名慢性牙周炎患者和42名无牙周深袋、没有或附着丧失极少的对照者中，发现血清IgG抗体对一系列的口腔细菌起反应。与对照组相比，牙周炎患者除了预期的已公认的牙周致病菌（伴放线聚集杆菌、牙龈

卟啉单胞菌、福赛坦氏菌和齿垢密螺旋体）的抗体水平升高外，对许多其他种类微生物的免疫识别也有所提高。这包括了中间普氏菌、产黑普氏菌、微小微单胞菌、直肠弯曲杆菌、具核梭杆菌、中间链球菌、缠结优杆菌、口腔链球菌、黄褐二氧化碳噬纤维菌和啮蚀艾肯菌。相反，对照组内对产黑色素普雷沃菌、内氏放线菌的血清抗体水平显著提高，而牙髓卟啉单胞菌和细小韦荣球菌在实验组和对照组中并无显著差异。因此，与微生物的培养结果类似，牙周病中血清学微生物反应与微生物组成中总的变化相一致，在总的细菌比例中，某些细菌变成优势菌，另外一些细菌的数量减少。

此类研究的另一种方法是，将制备好的个体细胞成分，如革兰阴性菌的外膜、特定的表面或细胞外抗原成分用作靶抗原，而不是对整个细胞进行研究，这能够避免一系列潜在的不同表面抗原。这些研究使人们更加确认免疫系统对牙周微生物的反应是特别的，并且开启了识别引起免疫反应的某种抗原在致病菌细胞中位置的研究。反过来，这也引导人们采用更加细致的免疫化学方法，如蛋白免疫印迹，来分析这些主要抗原的特征，并由此识别这些微生物所产生毒力因子。例如，在一项关于牙龈卟啉单胞菌细胞外膜蛋白血清IgG抗体的研究中，发现分子量约105kDa、55kDa和47kDa的免疫显性抗原能被牙周炎患者血清样本强识别，但是与其年龄类似的对照组患者血清反应很弱。随后对牙龈卟啉单胞菌外膜成分的性质和功能的研究发现，47kDa的外膜蛋白被认为是该细菌的一种强效蛋白水解酶（精氨酸牙龈卟啉菌蛋白酶）的成分（Curtis et al. 1999）。而另外两种抗原，RagA和RagB是与细胞外膜转运相关的细胞表面复合体的成分（Hanley et al. 1999）。这些抗原最早由外膜的血清学检验发现，现在已经成为牙龈卟啉单胞菌的重要的鉴定因子和毒力因子。

因此，在确定不同细菌与疾病的关系，主要是原驻细菌的菌群失调，同时在细菌与宿主相互作用中发现重要的细菌因素，血清学检查起到了

重要的作用。然而必须记住的是，该方法存在一定的局限性：该方法只能应用于可培养的细菌；细菌的某些蛋白和细胞表面成分在体外培养时可能不表达，而这些成分在体内可能是表达的；牙周炎患者血清中可能存在交叉反应的抗体，这些抗体最初是由另一种微生物产生的，例如，在肠道内的与正在研究的牙周细菌无关的微生物。

不可培养细菌带来的挑战

在其他环境中，很大一部分的口腔细菌仍然不能被培养，因此需要非培养方法来检测口腔微生物菌群的多样性。16S rRNA序列检测是一种可选择的方法，因为其存在于所有的微生物中，同时PCR引物的设计既可以检测一个样本中的全部菌种又可以针对某一特定菌属。这一方法的应用使得人类口腔微生物的细菌领域中的13门得以发现：放线菌门、拟杆菌门、衣原体门、绿弯菌门、广古菌门、厚壁菌门、梭形菌门、变形菌门、螺旋体门、SR1、互养菌门、柔膜菌门和TM7，还有属于古生菌域中产甲烷菌属的甲烷短杆菌。成百上千的特殊菌种包括在这些分类中，展示了口腔内高度多样的微生物群落。牙周

微生物群也是多样的，使用16S rRNA技术、克隆和Sanger测序技术已经描述了超过400个菌种（Dewhirst et al. 2010）。分子生物学的研究显著增加了潜在牙周致病菌的数量。例如，对从健康个体、难治性牙周炎、成人牙周炎、HIV性牙周炎和急性坏死性溃疡性龈炎个体中取得的龈下菌斑样本通过16S rDNA分析，Paster等（2001）发现了许多新的候选微生物。细菌种类和表现型常在疾病中检测到而很少出现在健康人群中，包括了隐藏真杆菌、龈沟产线菌（原名龈沟梭杆菌）、疾病卡氏菌、巨星球菌属、小杆菌属和生痰新月形单胞菌以及其他这类微生物，特别是龈沟产线菌，在其他研究中被证实与疾病相关。

人类口腔微生物组鉴定芯片

通过鉴定出更多数量少或无法通过实验室培养的微生物，人们对微生物的多样性的认识逐渐增加，这也使人们开发出一种新的诊断方法，能够快速鉴定大量在牙周感染中相关的细菌种型（Paster & Dewhirst 2009）。人类口腔微生物鉴定芯片（HOMIM）是在玻璃载玻片上仅使用一个杂交来检测复杂的口腔微生物多样性（Paster

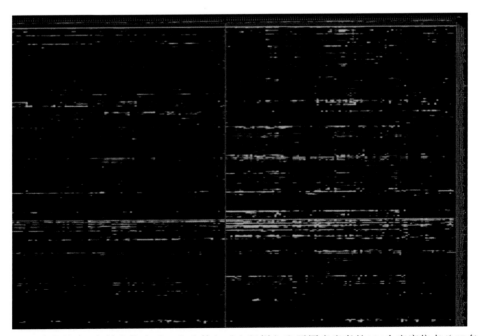

图10-8　对牙周健康者的105个健康位点（20名个体）（左竖栏）和牙周炎患者的154个疾病位点（47名个体）（右竖栏）的龈下菌斑进行比较，得到了461个细菌类群的细菌概要（图中大约展现了300种）（来源：Paster & Dewhirst 2009。经John Wiley & Sons授权使用，由A.P. Colombo友情提供）。

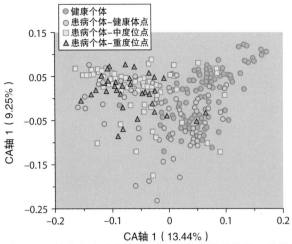

图10-9   健康和疾病个体龈下菌斑微生物群落的一致性检验（CA）。每个标志代表了一个位点中的一个群落。相近的群落有更加类似的HOMIM特征。在该图中，健康个体的健康位点（绿色圆圈）与患病个体的健康和疾病位点（红色标志）具有很大差异（由福赛斯牙科的Dr Vanja Klepac–Ceraj友情提供）。

et al. 2006；Preza et al. 2008，2009b）。这一基于16S rRNA的高通量技术能够同时检测大约300个关键的细菌种类，包括尚不能培养的细菌。基于16S rRNA的寡核苷酸探针被固定在载玻片上。临床上16S rRNA的基因通过PCR技术扩增，使用16S rRNA常规的上下游引物，经过荧光标记后将该探针杂交到载玻片上。为了分析HOMIM阵列的大量数据，微生物个体信号被翻译到一个条形码格式中，这个标签代表了某种特定的微生物是否存在，标签的强度反映了该微生物的数量。图10-8阐明了用这种HOMIMs中条形码的形式来比较从牙周健康者和牙周炎患者取得的样本中约300种微生物的概要。这些数据可以在将来被用来判断特定微生物与疾病的关系（Colombo et al. 2009；Preza et al. 2009a，b）或使用一致性检验来判断全部微生物与健康或疾病的关系，如图10-9所示。两组数据中这种总菌群结构明显的不同，生动地印证了30年前全部的微生物培养的研究结果，同时，与菌群失调在牙周病中起到重要作用这一理论相一致。

这些发现也增加了我们对口腔微生物组的理解，它也说明可能还有大量低含量的微生物未被这种标准化的实验方法鉴定到，因为这些实验方法相对耗时耗力。这个问题已经通过使用高通量测序的方法得以解决，特别是焦磷酸基因测序技术，可以在大量样本中包括更多的16S rRNA序列检测。

高通量测序技术革命

在我们对微生物的研究中，对健康和疾病患者的口腔和牙周微生物群应用第二代的DNA测序方法是目前最新的技术。尽管仅进行了相对较少的大规模研究，这一技术仍然可能颠覆我们对口腔微生物群丰富度的估计，可能是我们估计的10倍。比如，在一项唾液和龈上菌斑微生物群的研究中，分别从71名和98名健康成人中取得标本，使用PCR技术对小亚基rRNA基因中V6高变区进行扩增，并使用454技术进行测序。总共分析了197600个序列，结果提示在唾液和菌斑中的22个门分别包含了3621种和6888种水平上的亚群（Keijser et al. 2008）。然而这些早期的数据需要谨慎对待，因为其包含了焦磷酸测序的固有误差，特别是对于同聚体，可能过高地估计样本中特殊序列的总量。软件的日益完善使得这些问题减到最少，也提高了口腔物种多样性的精确性，实际上更多的研究倾向使用更加保守的种系数量（Zaura et al. 2009）。尽管如此，高通量的测序方法能够帮助更好地了解与病理进展相关的细菌种群，特别是对比分析健康和疾病患者。例如，这项技术已经在动脉粥样硬化患者中应用于比较口腔、肠道和粥样斑块的总的微生物群（Koren et al. 2011）。这一综合分析表明口腔中甚至是肠道中的细菌可能与动脉粥样硬化的疾病标志相关（图10-10）。这一领域面临的一项巨大挑战是分析和解释如此大量的数据：在门或属水平高频出现的细菌群体已经在许多有关人类微生物群的文献中可见，这使得不同数据集已经能够进行比较，但是，这一做法并没有最大化高通量方法的价值。

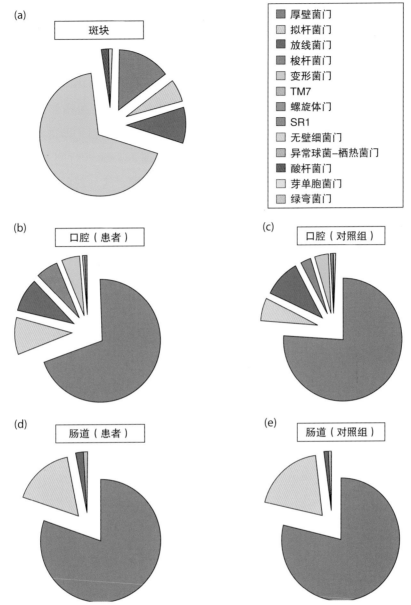

图10-10 通过焦磷酸测序的方法得到的动脉粥样硬化患者和对照组身体不同部位的微生物群的组成。绘制值是由每个样本中随机选取的1700个序列按照不同门计算平均序列丰富度所得。（a）动脉粥样硬化斑块。（b）患者口腔。（c）对照组口腔。（d）患者肠道。（e）对照组肠道（来源：Koren et al. 2011。经PNAS, R.E. Ley & F. Bäckhed授权转载）。

基因变异

牙周微生物多样性的、复杂性的、一个更深层次的原因是基因变异，即在同一菌种分离出的不同菌株会随着时间发生细菌染色体的变化。这一变化可以由于染色体复制时随机的点突变、基因内部重排、重组时出现的重复所产生。此外，不同细菌之间基因交换也是细菌基因组进化的重要源动力。比如，已经公认的细菌致病因子可能由可转移的基因成分所编码，包括质粒、噬菌体或转座子，这些成分能够在不同细菌群中传递。另外，近10年来细菌基因组的研究揭示了细菌的毒力因子常由基因组中其他微生物中基因水平转移来的区域所编码。这些毒力岛是染色体特殊的成分，常常能占据大量区域，其两侧常为可转移基因，如插入序列。复制中基因的突变和通过基因水平转移获得额外的基因座都增加了微生物种群的适应性，这也导致了毒力的传播和进化。

这些种内的染色体的变异导致每个物种种群结构的形成。在某些情况下，这些变异导致明显不同的克隆型的出现，某些克隆型是特定菌种引起疾病的主要原因。牙周领域的伴放线聚集杆菌就是一个非常好的例子，这一细菌与西非裔人群的牙周病密切相关，特别是一个被称为JP2的克隆型。在这个例子中，如前文所述，染色体的改变可以导致临床上毒性更强的表现型出现，这一表现型在白细胞毒素基因上游有一段小的基因缺失。这使得这一部位的转录受控于比原先更强的启动子，导致了毒力因子的增强。

目前，伴放线聚集杆菌的JP2克隆仍然是牙周细菌如何通过基因突变产生一个毒力更强的克隆型并且随后的变异都与疾病密切相关的具有说服力的例子。然而，体外对其他一些牙周微生物的实验分析很好地证明了种内基因突变在疾病的发生上起着重要作用。例如，为了检测不同菌落的牙龈卟啉单胞菌的毒力潜能，使用体内的动物模型和体外系统进行检测。这些实验结果充分表明不同种之间存在明显变化，比如在鼠类感染模型中的致病能力就不同，提示不同菌株间的遗传变异可能对其在人类牙周病中的作用产生显著影响。

图10-11展示了牙龈卟啉单胞菌基因多态性的例子。该例子比较了近年来已被测序的3株牙龈卟啉单胞菌。图10-11说明了3种菌株的基因组大小基本一致（2.3Mb），每一菌株包含了数百种菌株特异性基因（即这些基因未在其他两种菌株中出现），随着时间的变化细菌基因组出现大量的重排。这一现象可能对不同菌株的基因表达和之后的感染特性产生影响。因此，常规的微生物诊断能够提示一份临床样本是否包括某种细菌，如牙龈卟啉单胞菌，但是，菌种的基因多态性提示不同菌株可能对牙周病进程有不同影响。

生物膜生活方式的影响

生物膜包含了一种或更多的微生物群落，共同嵌入主要为碳水化合物的基质中，并且附着于固体表面。生物膜允许微生物附着，并且在其

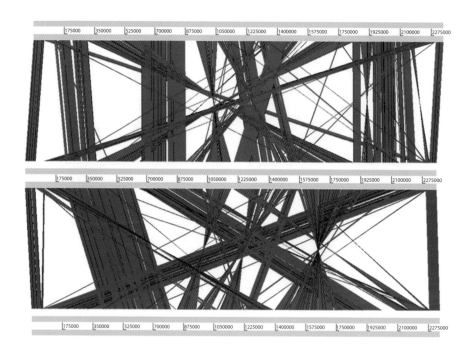

牙龈卟啉单胞菌种系	基因大小（bp）	鸟嘌呤-胞嘧啶百分比	编码基因	种系特异性基因	参考文献
W83	2 343 476	48.30	1,990	415	(Nelson et al. 2003)
ATCC33277	2 354 886	48.40	2,090	461	(Naito et al. 2008)
TDC60	2 339 898	48.34	2,220	382	(Watanabe et al. 2011)

图10-11 比较 W83、ATCC33277和TDC60这3种牙龈卟啉单胞菌菌株的基因组结构。每个基因组都用一个标有数字的灰色柱子来表示，代表了正反向链。顶部：牙龈卟啉单胞菌W83；中间：牙龈卟啉单胞菌ATCC33277；底部：牙龈卟啉单胞菌TDC60。基因组间的红线表示了正链DNA-DNA之间的同源区域。蓝线表示了正链上游序列和反链下游序列的同源区域。这项分析证实了这3种种系的遗传物质会进行广泛重排，进而导致了不同种系间其生物特性的变化。

表面繁殖。因此，黏附生长在生物膜中的微生物具有许多优于单细胞、游浮细菌的特性。生活在生物膜内部的细菌在多水平上相互作用，包括物理接触、代谢交换、小信号分子介导的交流以及群体感应和交换遗传信息（Kolenbrander et al. 2006；Newman & Wilson 1999；Socransky & Haffajee 2002；Marsh 2005）。关于牙菌斑生物膜更加具体的描述见第8章。

生物膜的关键特性在于膜内的小菌落能够附着于固体表面。因此表面黏附是生物膜产生的第一步。在口腔内有大量细菌能够附着的表面，包括口腔软组织、唾液包绕的牙齿、其他细菌及修复体如假牙和种植体。许多细菌具有如菌毛和原纤维这些表面结构，这能够帮助其黏附到不同表面。在许多口腔细菌中发现了菌毛，包括内氏放线菌、牙龈卟啉单胞菌、伴放线聚集杆菌和某些链球菌株如唾液链球菌、副血链球菌和轻型链球菌家族成员。原纤维可以在许多口腔细菌中发现。它们形态学上不同，比菌毛短，可以紧密或稀疏地分布于细菌表面。口腔细菌中含有原纤维的包括唾液链球菌、轻型链球菌、产黑色素普雷沃菌、中间普氏菌和变异链球菌。

在牙菌斑中，近50年里对体内样本的大量显微镜观察发现，牙表面的生物膜存在非常有序的结构。图10-12a是由志愿者提供的生长在环氧树脂冠表面的人龈上菌斑的切片（Listgarten et al. 1975；Listgarten 1976，1999）。这张切片证实了前面所概括的生物膜的许多特征。细菌黏附在固体表面进行增殖，在这张切片中，形成了柱形的小菌落。即使是在形态学水平上，细菌的异质性也十分明显，表现为这些细菌中存在有组织的结构模式。生物膜表面存在的某些表现型并未出现在深层中，这可能表示了复杂微生物群发展中细菌角色的演替，同时表示共聚集作用可能在菌斑的发展中起到一定作用。在这张切片中并未观察到自然界大部分生物膜上存在的水通道。这可能是切片制备或固定工艺造成的（Costerton et al. 1999）。通过共聚焦显微镜，已经在人口腔内生长的菌斑中观察到水通道（Wood et al. 2000）。口腔生物膜具有自然界中其他生物膜的一切特征。它具有固态基础，在这个例子中是环氧树脂冠，但是在口腔中更典型的是牙表面。该生物膜中多种小菌落生长在多糖-蛋白质复合物中，并且由唾液提供流动的液体界面。

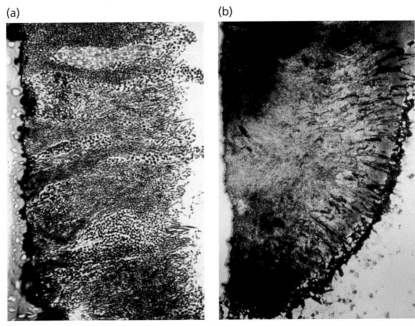

(a) (b)

图10-12　（a）亚甲蓝和甲苯胺蓝染色的人龈上菌斑的组织切片。该龈上菌斑在志愿者环氧树脂冠上生长了3天。 冠表面在左边，与唾液在右侧接触。（b）亚甲蓝和甲苯胺蓝染色的人龈下菌斑的组织切片。 牙齿表面在左边，牙周袋上皮在右侧。菌斑附着在牙齿表面的部位位于该切片的左上角，在牙周袋的上皮衬里可以观察到第二个微生物区域（由宾夕法尼亚大学的 M. Listgarten友情提供）。

图10-12b展示了第二个生物膜生态系统，来自人类的龈下菌斑。为了更好地展示生物膜内部区域，图10-12b中的切片是经过低倍放大的。菌斑与牙表面接触的部分位于切片的左上角。这个与牙相关的生物膜是龈缘生物膜的延续，这两者微生物组成也类似。再一点，与上皮细胞相关的生物膜可能在牙周袋的上皮内面观察到。这个生物膜主要包括了螺旋体和革兰阴性细菌（Listgarten et al. 1975；Listgarten 1976，1999）。通过免疫化学方法，在牙周袋内与上皮细胞相关的生物膜中，发现牙龈卟啉单胞菌和齿垢密螺旋体是主要成分（Kigure et al. 1995）。在牙周袋内与上皮相关的生物膜中，使用DNA探针的方法，福赛坦氏菌检出水平很高，说明其数量在这一区域较多（Dibart et al. 1998）。介于牙相关的生物膜和上皮细胞相关的生物膜之间，能够观察到微生物数量较少的区域。这一区域中微生物处于松散黏附或游离状态。图10-12b说明在龈下菌斑中除了牙相关和上皮相关的区域，可能还有第三种黏附较弱或未黏附的微生物区。这些区域很可能在微生物成分、生理学状态和对不同治疗的反应上存在显著的不同。

生物膜中的环境与游离的生存环境存在很大不同，这可能对寄居其内的微生物特性产生很大影响。例如，营养的供应、局部pH和氧化还原电势（Eh）、某些细菌产生的杀菌物质对异种细菌的作用和基因分子信号在同种或异种细菌之间的传递的改变，在黏附和游离的细菌中是基因表达的关键变化。在许多研究中，这样的基因表达改变的模式和对生物膜上牙周细菌表现型的影响已经被证明。如，Lo等（2009）比较了连续培养的游离态的和生物膜中的牙龈卟啉单胞菌的总的基因转录。当该细菌生长在生物膜上时，大约有18%的基因表达不同。这些基因包括了形成细胞被膜、DNA复制、产能和合成协同因子——辅基，其在生物膜细胞中均被下调。反过来，编码转运和结合蛋白的基因被上调。该研究同时还证明可能编码信号转导和转录调节的蛋白的基因所受的调节不同，这可能与生物膜的生长调节有

关。分析相似条件下牙龈卟啉单胞菌的总蛋白质证实了当细菌生长在生物膜上时，其表现型会出现较大的变化（Ang et al. 2008）。目前正在开展相似的研究，将混合的牙周微生物群在生物膜上共同培养，以判断微生物之间潜在的联系将会对基因和蛋白质表达产生何种影响（Zainal Abidin et al. 2012）。

人们认识到在生物膜上生长的细菌特性会出现明显的变化，这促进了在附着状态下细菌生长和生物学特性研究系统的发展。图10-13是其中一项研究，该研究使用了龈上和龈下微生物的混合。不同空间定位的微生物的小菌落形成的有序结构和这些结构中出现的通道模拟了如图10-12所示的体内菌斑样本的微生物组成模式。该模型对于研究在生物膜上混合培养牙周细菌具有重要意义，这种混合培养能够解决牙周菌斑形成和聚集的相关问题，同时能够用于控制抗生素的使用和宿主的抗菌系统的相关研究。此外，细菌在模拟体内状态下的生长能够提供重要的细菌和细菌产物，进一步用于表型分析和体外毒力系统的研究。

牙周致病菌和毒力因子

微生物病原体的毒力主要是通过实验研究其致病等级和致病能力来定义的。毒力代表了相当复杂的参数的结合，并以微生物的感染性和所产生疾病的严重性为基础。然而，在所有病例中，传染性和致病性这两个参数受到环境、宿主机体状况或细菌在宿主体内定植位点的显著影响。因此，能够突破宿主正常防御屏障的因素，如创伤、免疫抑制/免疫紊乱或与其他微生物共同感染会显著增加某一特定微生物的毒力。因此，任何关于微生物毒力的描述都需要建立在其对定植宿主相对敏感的基础上。

图10-14展示了某种微生物寄生于另一生物时必经的生活周期和传播。关键步骤有：最初的定植和黏附、增殖和吸收营养、破坏宿主的抵抗力、（某些情况下）入侵、最终离开宿主并传播

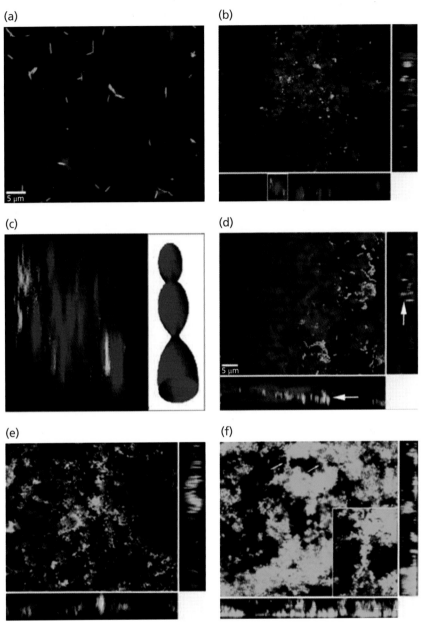

图10-13　体外形成生物膜的模型。经特异性抗体染色的体外生物膜的激光共聚焦显微镜图像。（a）具核梭杆菌（绿色）和内氏放线菌（红色）生长15分钟后。（b）殊异韦荣菌（绿色）和内氏放线菌（红色）培养16小时后。（c）矢状切面（b图的框中区域）显示了内氏放线菌的堆叠；图像沿着x–z轴被拉伸大约1.5倍。右侧是理想化的小菌落堆叠成波状体外观。（d）远缘链球菌（绿色）和具核梭杆菌（红色）经过64小时培养，箭头所指的是主图像的z平面。（e）殊异韦荣菌（绿色）和远缘链球菌（红色）经过40小时的培养。（f）口腔链球菌经过40小时的培养。箭头所指的是菌落之间相连接的细胞间桥；框中右下方是经过放大的微生物间桥（与之相伴的标记微生物并未显示）（来源：Guggenheim et al. 2001。经American Society for Microbiology授权转载）。

至新宿主。这些过程需要特定基因产物（假定的毒力因子）的协助，并且这些产物会通过采取特殊策略来适应微生物生命的每一阶段。图10-14中与生命循环相关的基因产物和特点只是从多种微生物中所举的例子。疾病被定义为病原菌在易感宿主背景下进行生活周期，对宿主产生的不好结果。

　　病原菌的毒力决定因素可以被简单定义为在患病宿主机体内帮助细菌定植、增殖、生存以及传播到新宿主的基因产物。表10-3给出了一些牙周关键微生物如牙龈卟啉单胞菌、伴放线聚集杆菌、福赛坦氏菌的毒力特性。在多数情况下，判断是否为微生物重要毒力的基本原理都是从大量体外实验和/或在动物实验中采用同基因突变的方法得到的。近年来有许多综述关于这一问题进行了研究，详细描述了这些微生物致病机制的特

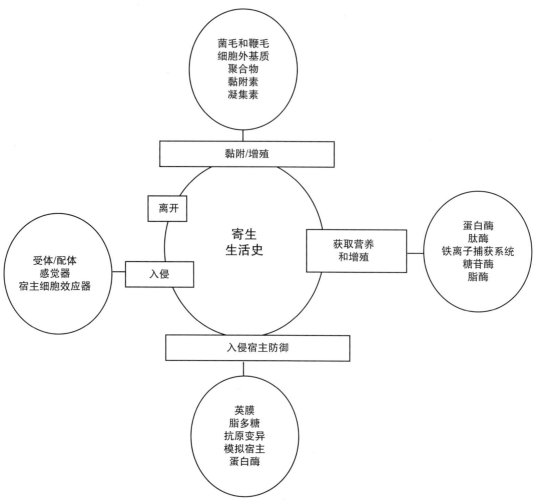

图10-14　寄生生活史的基本组成部分。寄生生物成功的增殖和传播是以其黏附、增殖、入侵宿主防御、入侵和离开宿主的能力为基础的。这些行为需要特定的基因产物和过程（LPS，脂多糖）（取自于Curtis et al. 2005。来源自John Wiley和Sons）。

点（Hajishengallis 2009；Henderson et al. 2010；Sharma 2010；Dashper et al. 2011；Bostanci & Belibasakis 2012）。然而，数个这些微生物致病策略的共同重要特征是，它们的主要作用目的似乎是对宿主牙周防御进行侵犯破坏。

　　越来越多的证据表明，微生物与其各自宿主的先天性免疫防御是共同进化的，这一进化策略不仅仅是微生物攻克宿主防护性的屏障，更是对宿主系统进行操控使其对微生物自身有利。一个关于这一现象的例子是革兰阴性菌和革兰阳性菌，包括伴放线聚集杆菌和牙龈卟啉单胞菌，细胞表面蛋白能够影响宿主细胞表达细胞因子的能力。术语"细菌调控蛋白（bacterial modulins）"由Henderson、Poole和Wilson引入，用以描述此类由细菌细胞因子介导产生的分子，由于它们具有调节真核细胞行为的能力因此得名

（Henderson et al. 1996）。近来发现，宿主对牙龈卟啉单胞菌反应的复杂调控过程是该细菌脂多糖（LPS）中不同分子种类脂质A生物特性的结果（Darveau et al. 2004）。某些脂质A的菌种类型能够激活宿主反应的Toll样受体通路，这与肠道内含有6-酰化脂质A的微生物的特性相类似。反之，由牙龈卟啉单胞菌产生的其他脂质A基团表现为这一信号通路的抑制剂，能够阻断促炎脂质A的活性。这提示通过改变脂质A的成分，牙龈卟啉单胞菌能够操纵先天免疫反应，例如，这将作为一种防御措施下调免疫反应。

　　"藏匿技术（stealth technology）"是一些了解较多的牙周细菌逃避宿主攻击的策略，包括进入宿主其他细胞，主要是上皮细胞，从而获得"免疫豁免"（即免疫逃避）（Lamont & Jenkinson 1998；Fives-Taylor et al. 1999；Meyer

表10-3　某些牙周细菌的重要毒力因子

微生物	产物/活性物质	作用	参考文献
牙龈卟啉单胞菌	精氨酸牙龈素：RgpA RgpB	下调宿主免疫和炎症反应： 补体灭活 降解宿主蛋白酶抑制剂	Curtis et al.（2001）
	赖氨酸牙龈蛋白酶：Kgp Lipid A	分解血红蛋白/回收氯高铁血红素 减少炎症可能 防止细菌脂质A被TLR4识别	Lewis et al.（1999） Reife et al.（2006）
	趋化因子抑制：SerB	抑制细胞因子IL-8的生物合成	Darveau et al.（1998）， Hasegawa et al.（2008）
	菌毛蛋白 FimA	黏附于内皮细胞信号通路	Sojar et al.（1999），Amano（2003）
	胞内产物	逃避吞噬	Aduse-Opoku et al. 2006）， Singh et al.（2011）
	出膜囊泡	逃避免疫反应，下调内皮细胞反应	Grenier & Mayrand（1987）， Furata et al.（2009）
	入侵上皮细胞	渗透进宿主组织；欺骗功能	Madianos et al.（1996），Tribble et al.（2006）
伴放线聚集杆菌	白细胞毒素：LtxA	杀白细胞	Lally et al.（1989）
	膨胀毒素：Cdt	抑制细胞生长周期的调节	Sugai et al.（2004）
	入侵内皮细胞	入侵免疫系统，下调上皮细胞功能	Meyer et al.（1996）
	黏附：EmaA	胶原结合	Ruiz et al.（2004）
福赛坦氏菌	表面糖蛋白（S-layer）TfsA, TfsB	内皮细胞结合	Lee et al.（2006），Higuchi et al.（2000）
	BspA 表面蛋白	富含亮氨酸的重复蛋白 通过TLR2和TLR3介导与宿主天然免疫相关的黏附和入侵	Sharma et al.（1998）
	唾液酸酶：SiaHI NanH	降解宿主寡糖	Ishikura et al.（2003），Thompson et al.（2009），Stafford et al.（2012）
	蛋白酶：PrtH	上皮屏障破坏	Saito et al.（1997）
	主要鞘蛋白：Msp	与黏附相关的表面孔蛋白	Fenno & McBride（1998），Ellen（2006）
	富亮氨酸蛋白：Lrr	细菌和上皮细胞黏附	Ikegami et al.（2004），Rosen et al.（2008）
	Dentilisin：PrtP	降解宿主细胞基质蛋白及信号因子	Uitto et al.（1988），Okuda et al.（2007）
	类胰蛋白酶的蛋白酶：OpdB	蛋白和肽的降解	Lee & Fenno（2004）

TLR：Toll样受体；IL-8：白介素-8

et al. 1999）。现在，我们可以在体内确认这一过程，具体方法为：我们在颊黏膜获取上皮细胞，然后在上皮细胞中检测带有荧光标记的这些"免疫逃避"微生物和其他微生物（图10-15）（Rudney et al. 2005）。在牙龈卟啉单胞菌的例子中，该细菌能够快速入侵来自人牙龈中的上皮细胞，并进行繁殖，在细胞核周围大量定植（Lamont & Jenkinson 2000）。这一过程与所纯化的RgpA定位观察过程类似，RgpA能够改变上皮细胞的质膜（Scragg et al. 2002），然而具体的机制仍在研究中。FimA是一种主要的菌毛，其所含的牙龈蛋白酶是细菌接触和进入细胞所必需

的。在伴放线聚集杆菌中，尽管机制的细节并不清楚，但其入侵过程可能与增加了唾液中可溶的CD14有关（Takayama et al. 2003）。

对这些牙周病中一些关键微生物抗炎和毒性表型等毒力特性的理解可以推进对疾病发病机制的认识，这将在本章最后一部分进行阐释。

牙周病的微生物致病机制

过去100年内，针对牙周感染，广泛的微生物学分析引出了关于该疾病发病机制的基本性质的许多假说。在每一种假说中，牙菌斑中的细菌

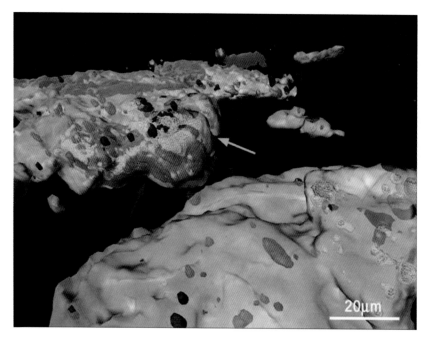

图10-15　颊上皮细胞中的细菌。在颊上皮细胞的3D结构中，用特异性探针标记了伴放线聚集杆菌（绿色），用普通探针标记全部细菌（红色）。仅被普通探针识别的细菌呈现全红色，被伴放线聚集杆菌探针和普通探针标记的细菌是绿色外框内部填充红色。重建的颊上皮细胞表面呈蓝色。当细菌位于细胞内部时，红色和绿色相对暗淡，当细菌在细胞外，则颜色更加明亮。大的细菌团块似乎是由伴放线聚集杆菌与其他细菌直接接触形成，呈现出小叶结构（红色、绿色箭头所指）（Rudney et al. 2005，来源自Sage）。

被公认是导致牙周组织炎症反应的极其重要的因素，这种免疫反应最终会导致破坏性疾病。因此，不可逆的牙周软组织破坏和支持骨组织的破坏是通过宿主调节机制发生的，这也是基于细菌刺激的结果。然而这些假说的内在原理大相径庭。

最早认为牙周病是由牙菌斑中全部细菌累积的共同作用引起的。非特异性菌斑学说认为全部的细菌数量或是牙周组织中牙菌斑的数量而不是特定的牙菌斑微生物成分，是疾病的决定因素，也是健康与疾病的平衡调节因素。这一学说可以追溯到19世纪末，那时细菌分离和鉴定技术才刚刚起步。后来逐渐地，这种非特异性学说遭到越来越多的质疑。首先，一些存在大量菌斑堆积的个体并未出现破坏性疾病，甚至在某些情况下较为轻微的感染症状也未出现。此外，随着临床微生物学复杂程度的增加，通过比较从牙周病患者健康部位、其患病部位或健康个体所取得的牙菌斑样本，证明其微生物组成存在明显的不同。因此，一种认为特定细菌或牙周致病菌存在或过度生长在牙周病中起决定作用的看法变得流行起来。

特异性菌斑学说（Loesche 1979）自提出以来，为牙周病微生物病因学的研究提供了理论框架。许多关于微生物群的详细研究发现，与疾病相关的细菌比与健康相关的细菌种类更多。研究者们观察到不同细菌在不同临床条件下相互关系的模式，认为特定细菌或细菌复合体的结合是疾病发展的关键。重要的是，不论是一种还是多种候选细菌结合，其致病潜力都能在动物实验和体外系统中得到研究。这也使得某些特定微生物能够促进或抑制炎症反应，同时和/或损害牙周组织防御能力这一看似正确的微生物机制得到发展。

特异性菌斑假说对诊断和治疗的影响是不言而喻的。如果某一特定的细菌种类是疾病的始动因素，那么在个体中对该微生物的鉴定能够帮助判断临床预后。另外，靶向治疗能够去除或至少控制这种微生物，而不是去除全部的微生物，对临床也是有益处的。特异性菌斑假说也提出了在何地以何种方式感染该微生物的问题。如果这些微生物是外源性获得的，那它是从另一个体中传播而不是在该个体幼年时就存在于口腔微生物群中，那么正如阻断许多其他医学上重要的人类致病微生物传播的作用那样，阻断或限制该微生物在人群中的传播是可接受的成功的公共健康策略。

后一个问题通过随后的另一个假说——生态菌斑假说（Marsh 2003）得以解决。在这一假说中，牙周菌斑中细菌生存的环境是最重要的。在任何特定牙齿表面，不同细菌在不同环境条件下生长增殖所获得的不同能力将会维持微生物群落的平衡。例如，在牙周袋中，pH可以超过7，适应碱性环境下生存的细菌竞争性取代适应酸性环境的细菌。与之类似，与对有害环境抵抗能力较弱的细菌相比，能够抵抗宿主炎症反应中的抗菌特性的细菌在牙周炎症部位数量更多。因此，疾病中微生物群体的组成与疾病位点的环境条件紧密相关。

环境条件发生变化，如血清以龈沟液（GCF）的形式渗出而引入了不同的营养元素，可能会导致与之相伴的微生物群落的变化。例如，先前由于环境中铁（血红素）浓度低，生长受到抑制的微生物，在得到龈沟液的营养后，数量会增加，并且竞争性取代生长在健康环境下（龈沟液少或无）的细菌。这些细菌能够抵抗迁移来的吞噬细胞的杀伤作用，导致机体该部位的细菌发生增殖。这样一来，新被选择的微生物群体将会对牙周组织表现出不同于之前的、更具有潜在破坏性的危害，所以炎症与细菌的清除水平的上升将会持续。重要的是，生态菌斑假说考虑到这些潜在的牙周致病菌可能存在于健康人群这一事实，即使这些细菌数量相对较少，但当环境发生改变，其竞争力超过其他与健康相关的细菌时，它有能力成为微生物群中的优势菌。这样一来，这个假说就能够解释这些特异性的牙周致病菌无须外界传播就能够引起疾病。

从进化的观点看牙周病的致病机制，通过对之前全部观点的总结，修正后的新观念认为在牙周病进展中，既有特异性因素又有非特异性因素，同时承认牙齿表面正常菌群出现紊乱是疾病的重要基础（Darveau et al. 2012）。这一较新的致病机制的概念的本质主要来自全球人口变化导

致的牙周微生物的变化。对小鼠牙周炎模型的观察也证实了这一点，认为牙龈卟啉单胞菌是牙周红色复合体的成员，可能是疾病关键的特异性因素，它能够使正常的口腔菌群出现失调，导致疾病（Hajishengallis et al. 2011）。这些研究验证了在少量牙龈卟啉单胞菌出现的情况下，口腔共生微生物与牙周炎中软硬组织的破坏相关。

这些发现能够帮助解释一个明显相悖的事实：牙龈卟啉单胞菌被认为是牙周病的重要菌群，但是在许多研究中，发现它并不是一种强有力的炎症诱导物（Curtis et al. 2011）。如本章节前面所述，牙龈卟啉单胞菌的LPS仅有非常低的致炎性，同时这种细菌能够合成一种抗炎而非促炎的脂质A结构，该结构能够拮抗LPS的先天性免疫受体Toll样受体4。这与其他细菌所产生的LPS具有的高促炎作用完全相反，同时这也是对牙龈卟啉单胞菌导致的免疫反应增强是牙周炎发展的关键因素这一观念的挑战。另外，牙龈卟啉单胞菌通常并不诱导牙龈上皮细胞分泌白介素8（IL-8），这与口腔内许多其他细菌不同。相反，牙龈卟啉单胞菌通过局部趋化因子失活，从而抑制了这一能够募集中性粒细胞的趋化因子的分泌（Darveau et al. 1998）。同时，牙龈卟啉单胞菌的抗炎特性，在实验中减少了吞噬细胞向牙周组织的移动，与预测其通过上调炎症反应驱动了疾病的进程是相反的。然而，这些明显的悖论可以通过如果牙周炎是基于整个微生物失调的生态疾病来解释，这与传统观点上常规的感染性疾病观念是相反的（传统观念认为牙周病是由单种、多种或牙周致病微生物复合体引起的）。

通过对无菌小鼠和具有完整共生微生物小鼠建立的牙龈卟啉单胞菌模型的对比，说明了共生菌群失调能够明显引起牙周炎。尽管两组中均有相同数量牙龈卟啉单胞菌的定植，但只有共生菌群失调的小鼠出现了骨丧失。另外，普通的动物其共生菌出现了显著的变化。首先，共生菌总量增加了大约$2\log^{10}$的单位。第二，共生菌结构性质出现了变化，某些微生物不能再被检测到，也出现了一些其他微生物。在牙龈卟啉单胞菌定

植的无菌动物和普通的动物中，只有普通的动物出现了疾病，并且这些动物的口腔共生菌群出现了明显的变化，提示在该模型中，共生细菌可能直接引起骨吸收。另外，事实上牙龈卟啉单胞菌的量很少，但却引起了口腔共生菌群数量和成分的变化，最终导致牙周病，这一细菌在该研究中被认为是关键菌种。关键物种的概念来源于生态学，其定义是某一物种含量较低，但能够对整个生态系统提供主要的支持作用（Hajishengallis et al. 2012）。

因此，仅在这一模型中，牙龈卟啉单胞菌被公认为是牙周破坏的间接方式。与直接影响宿主功能不同，即使它数量很少，也能改变共生菌群的细胞量和组成，这破坏了宿主组织常规的防御机制，导致了疾病的发生。微生物群定性的改变可能包括有害细菌的增加和/或微生物群平衡的改变，一些对机体有保护作用的微生物可能减少。目前我们仅仅了解牙龈卟啉单胞菌实现如此显著的微生物改变的部分机制，如图10-16所示，这可能与抑制宿主牙周常规防御机制的关键特点相关。与牙龈卟啉单胞菌对疾病的关键作用相一致，在疾病位点，牙龈卟啉单胞菌的丰富度通常较低（与口腔总菌群量相比）（Kumar et al. 2006）。在表10-3中是否有其他的微生物也具备关键菌种的性能，就像牙龈卟啉单胞菌一样能够改变整个微生物菌群的数量和质量仍然需要进一步研究，该模型留下了可能性。然而，这一模型的关键特征与牙周感染的很多微生物观察相一致，并且结合了非特异性假说和特异性假说的元素，分别是认可了整个微生物群中微生物总量的重要意义和个别菌群的作用。

总结

在20世纪，我们对牙周病微生物发病机制的理解经历了巨大的改变，时至今日，随着更多

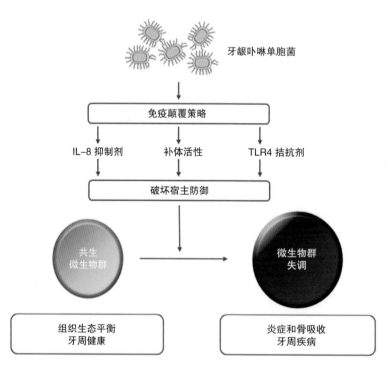

图10-16　红色复合体中的牙龈卟啉单胞菌通过重塑口腔共生系统引起炎症和骨吸收。牙龈卟啉单胞菌调节宿主的天然免疫，这能够使其对口腔共生菌有整体效应。破坏白介素-8（IL-8）的分泌，降低补体活性或Toll样受体4（TLR4）的活性能够破坏宿主的免疫防御。宿主无法控制口腔共生微生物反过来也导致了口腔微生物成分的改变和微生物负荷的增加。当这种改变从共生变为失调时，就会出现病理性炎症和骨丧失（来源：Darveau et al. 2012。由SAGE Publications授权转载）。

临床样本的细节分析，我们对组成该微生物群的微生物成分的认识在加深，同时应用于实验模型系统中。本章节强调的是菌群失调，就像我们认识人体其他部位的具有复杂微生物病因的疾病一样。在所有的案例中，疾病是共生微生物和组织免疫炎性系统平衡被打破的结果。在这方面，牙周感染及机体对它的反应代表了一种极为完善、易于获取且便于跟踪随访的体系，这一体系能够帮助我们理解一系列的以菌群失调为特征的人类炎性疾病的潜在规律。

致谢

本章内容以Sigmund Socransky和Anne Haffajee所编写的第五版教材中《牙周感染》一章为基础，本章对其表示感谢。作者对Joseph Aduse-Opoku在牙龈卟啉单胞菌上的比较基因分析和Juliet Ellwood在原稿的准备上表示感谢。

参考文献

[1] Aduse-Opoku, J., Slaney, J.M., Hashim, A.. et al. (2006). Identification and characterization of the capsular polysaccharide (K-antigen) locus of *Porphyromonas gingivalis*. *Infection and Immunity* **74**, 449–460.

[2] Albandar, J.M., DeNardin, A.M., Adesanya, M.R., Diehl, S.R. & Winn, D.M. (2001). Associations between serum antibody levels to periodontal pathogens and early-onset periodontitis. *Journal of Periodontology* **72**, 1463–1469.

[3] Amano, A. (2003). Molecular interaction of *Porphyromonas gingivalis* with host cells: implication for the microbial pathogenesis of periodontal disease. *Journal of Periodontology* **74**, 90–96.

[4] Ang, C.S., Veith, P.D., Dashper, S.G. & Reynolds, E.C. (2008). Application of 16O/18O reverse proteolytic labeling to determine the effect of biofilm culture on the cell envelope proteome of *Porphyromonas gingivalis* W50. *Proteomics* **8**, 1645–1660.

[5] Atieh, M.A. (2008). Accuracy of real-time polymerase chain reaction versus anaerobic culture in detection of *Aggregatibacter actinomycetemcomitans* and *Porphyromonas gingivalis*: a meta-analysis. *Journal of Periodontology* **79**, 1620–1629.

[6] Aukhil, I., Lopatin, D.E., Syed, S.A., Morrison, E.C. & Kowalski, C.J. (1988). The effects of periodontal therapy on serum antibody (IgG) levels to plaque microorganisms. *Journal of Clinical Periodontology* **15**, 544–550.

[7] Bostanci, N. & Belibasakis, G. N. (2012). *Porphyromonas gingivalis*: an invasive and evasive opportunistic oral pathogen. *FEMS Microbiology Letters* **333**, 1–9.

[8] Boutaga, K., Savelkoul, P.H., Winkel, E.G. & van Winkelhoff, A.J. (2007). Comparison of subgingival bacterial sampling with oral lavage for detection and quantification of periodontal pathogens by real-time polymerase chain reaction. *Journal of Periodontology* **78**, 79–86.

[9] Bragd, L., Dahlen, G., Wikstrom, M. & Slots, J. (1987). The capability of *Actinobacillus actinomycetemcomitans*, *Bacteroides gingivalis* and *Bacteroides intermedius* to indicate progressive periodontitis; a retrospective study. *Journal of Clinical Periodontology* **14**, 95–99.

[10] Chang, J.Y., Antonopoulos, D.A., Kalra, A. et al. (2008). Decreased diversity of the fecal Microbiome in recurrent *Clostridium difficile* associated diarrhea. *Journal of Infectious Diseases* **197**, 435–438.

[11] Christersson, L.A., Slots, J., Rosling, B.G. & Genco, R.J. (1985). Microbiological and clinical effects of surgical treatment of localized juvenile periodontitis. *Journal of Clinical Periodontology* **12**, 465–476.

[12] Codling, C., O'Mahony, L., Shanahan, F., Quigley, E.M. & Marchesi, J.R. (2010). A molecular analysis of fecal and mucosal bacterial communities in irritable bowel syndrome. *Digestive Diseases and Sciences* **55**, 392–397.

[13] Colombo, A.P., Sakellari, D., Haffajee, A.D. et al. (1998). Serum antibodies reacting with subgingival species in refractory periodontitis subjects. *Journal of Clinical Periodontology* **25**, 596–604.

[14] Colombo, A.P., Boches, S.K., Cotton, S.L. et al. (2009). Comparisons of subgingival microbial profiles of refractory periodontitis, severe periodontitis, and periodontal health using the human oral microbe identification microarray. *Journal of Periodontology* **80**, 1421–1432.

[15] Costerton, J.W., Cook, G. & Lamont, R. (1999). The community architecture of biofilms: dynamic structures and mechanisms. In: Newman, H.N. & Wilson, M., eds. *Dental Plaque Revisited*. Cardiff: Bioline, pp. 5–14.

[16] Curtis, M.A., Slaney, J.M., Carman, R.J. & Johnson, N.W. (1991). Identification of the major surface protein antigens of *Porphyromonas gingivalis* using IgG antibody reactivity of periodontal case-control serum. *Oral Microbiology and Immunology* **6**, 321–326.

[17] Curtis, M.A., Kuramitsu, H.K., Lantz, M. et al. (1999). Molecular genetics and nomenclature of proteases of *Porphyromonas gingivalis*. *Journal of Periodontal Research* **34**, 464–472.

[18] Curtis, M.A., Aduse-Opoku, J. & Rangarajan, M. (2001). Cysteine proteases of *Porphyromonas gingivalis*. *Critical Reviews in Oral Biology & Medicine* **12**, 192–216.

[19] Curtis, M.A., Slaney, J.M. & Aduse-Opoku, J. (2005). Critical pathways in microbial virulence. *Journal of Clinical Periodontology* **32**, 28–38.

[20] Curtis, M.A., Zenobia, C. & Darveau, R.P. (2011). The relationship of the oral microbiota to periodontal health and disease. *Cell Host & Microbe* **10**, 302–306.

[21] Darby, I.B., Mooney, J. & Kinane, D.F. (2001). Changes in subgingival microflora and humoral immune response following periodontal therapy. *Journal of Clinical Periodontology* **28**, 796–805.

[22] Darveau, R.P., Pham, T.T., Lemley, K. et al. (2004). *Porphyromonas gingivalis* lipopolysaccharide contains multiple lipid A species that functionally interact with both toll-like receptors 2 and 4. *Infection and Immunity* **72**, 5041–5051.

[23] Darveau, R.P., Belton, C.M., Reife, R.A. & Lamont, R.J. (1998). Local chemokine paralysis, a novel pathogenic mechanism for *Porphyromonas gingivalis*. *Infection and Immunity* **66**, 1660–1665.

[24] Darveau, R.P., Hajishengallis, G. & Curtis, M.A. (2012). *Porphyromonas gingivalis* as a potential community activist for disease. *Journal of Dental Research* **91**, 816–820.

[25] Dashper, S.G., Seers, C.A., Tan, K.H. & Reynolds, E.C. (2011). Virulence factors of the oral spirochete *Treponema denticola*. *Journal of Dental Research* **90**, 691–703.

[26] de Lillo, A., Booth, V., Kyriacou, L., Weightman, A.J. & Wade,

W.G. (2004). Culture-independent identification of periodontitis-associated *Porphyromonas* and *Tannerella* populations by targeted molecular analysis. *Journal of Clinical Microbiology* **42**, 5523–5527.

[27] De Palma, G., Nadal, I., Medina, M. *et al.* (2011). Intestinal dysbiosis and reduced immunoglobulin-coated bacteria associated with coeliac disease in children. *BMC Microbiology* **10**, 63.

[28] Dewhirst, F.E., Chen, T., Izard, J. *et al.* (2010). The human oral microbiome. *Journal of Bacteriology* **192**, 5002–5017.

[29] Dibart, S., Skobe, Z., Snapp, K.R. *et al.* (1998). Identification of bacterial species on or in crevicular epithelial cells from healthy and periodontally diseased patients using DNA–DNA hybridization. *Oral Microbiology and Immunology* **13**, 30–35.

[30] Dzink, J.L., Tanner, A.C.R., Haffajee, A.D. & Socransky, S.S. (1985). Gram negative species associated with active destructive periodontal lesions. *Journal of Clinical Periodontology* **12**, 648–659.

[31] Dzink, J.L., Socransky, S.S. & Haffajee, A.D. (1988). The predominant cultivable microbiota of active and inactive lesions of destructive periodontal diseases. *Journal of Clinical Periodontology* **15**, 316–323.

[32] Ebersole, J.L., Taubman, M.A., Smith, D.J., Genco, R.J. & Frey D.E. (1982). Human immune responses to oral microorganisms. I. Association of localized juvenile periodontitis (LJP) with serum antibody responses to Actinobacillus actinomycetemcomitans. *Clinical Experimental Immunology* **47**, 43–52.

[33] Ebersole, J.L., Taubman, M.A., Smith, D.J. *et al.* (1987). Human serum antibody responses to oral microorganisms IV. Correlation with homologous infection. *Oral Microbiology and Immunology* **2**, 53–59.

[34] Ebersole, J.L, Cappelli, D. & Steffen M.J. (1992). Characteristics and utilization of antibody measurements in clinical studies of periodontal disease. *Journal of Periodontology* **63**, 1110–1116.

[35] Ellen, R.P. (2006). Virulence determinants of oral *Treponemes*. In: Radolf, J.D. & Lukehart, S.A., eds. *Pathogenic Treponema: Molecular and Cellular Biology*. Wymondham, Norfolk, UK: Caister Academic Press, pp. 357–386.

[36] Falkow, S. (1988). Molecular Koch's postulates applied to microbial pathogenicity. *Reviews of Infectious Diseases* **10**, S274–S276.

[37] Fenno, J.C. & McBride, B.C. (1998). Virulence factors of oral *treponemes*. *Anaerobe* **4**, 1–17.

[38] Fives-Taylor, P.M., Meyer, D.H., Mintz, K.P. & Brissette, C. (1999). Virulence factors of *Actinobacillus actinomycetemcomitans*. *Periodontology 2000* **20**, 136–167.

[39] Frank, D.N., St. Amand, A.L., Feldman, R.A. *et al.* (2007). Molecular-phylogenetic characterization of microbial community imbalances in human inflammatory bowel diseases. *Proceedings of the National Academy of Sciences of the United States of America* **104**, 13780–13785.

[40] Frank, D.N., Zhu, W., Sartor, R.B. & Li, E. (2011). Investigating the biological and clinical significance of human dysbioses. *Trends in Microbiology* **19**, 427–434.

[41] Fredricks, D.N., Fiedler, T.L. & Marrazzo, J.M. (2005). Molecular identification of bacteria associated with bacterial vaginosis. *New England Journal of Medicine* **353**, 1899–1911.

[42] Furuta, N., Takeuchi, H. & Amano, A. (2009). Entry of Porphyromonas gingivalis outer membrane vesicles into epithelial cells causes cellular functional impairment. *Infection and Immunity* **77**, 4761–4770.

[43] Garrett, W.S., Gordon, J.I. & Glimcher, L.H. (2010). Homeostasis and inflammation in the intestine. *Cell* **140**, 859–870.

[44] Gmur, R., Strub, J.R. & Guggenheim, B. (1989). Prevalence of Bacteroides forsythus and Bacteroides gingivalis in subgingival plaque of prosthodontically treated patients on short recall. *Journal of Periodontal Research* **24**, 113–120.

[45] Gordon, M.H. (1905). A ready method of differentiating streptococci and some results already obtained by its application. *Lancet* **116**, 1400–1403.

[46] Grenier, D. & Mayrand, D. (1987). Functional characterization of extracellular vesicles produced by *Bacteroides gingivalis*. *Infection and Immunity* **55**, 111–117.

[47] Griffen, A.L., Beall, C.J., Firestone, N.D. *et al.* (2011). CORE: a phylogenetically-curated 16S rDNA database of the core oral microbiome. *PLoS One* **6**, e19051.

[48] Grossi, S.G., Genco, R.J., Machtei, E.E. *et al.* (1995). Assessment of risk for periodontal disease. II. Risk indicators for bone loss. *Journal of Periodontology* **66**, 23–29.

[49] Guggenheim, M., Shapiro, S., Gmür, R. & Guggenheim, B. (2001). Spatial arrangements and associative behavior of species in an in vitro oral biofilm model. *Applied and Environmental Microbiology* **67**, 1343–1350.

[50] Haffajee, A.D., Socransky, S.S., Ebersole, J.L. & Smith, D.J. (1984). Clinical, microbiological and immunological features associated with the treatment of active periodontosis lesions. *Journal of Clinical Periodontology* **11**, 600–618.

[51] Haffajee, A.D., Socransky, S.S., Dzink, J.L., Taubman, M.A. & Ebersole, J.L. (1988). Clinical, microbiological and immunological features of subjects with refractory periodontal diseases. *Journal of Clinical Periodontology* **15**, 390–398.

[52] Haffajee, A.D., Socransky, S.S., Taubman, M.A., Sioson, J. & Smith, D.J. (1995). Patterns of antibody response in subjects with periodontitis. *Oral Microbiology and Immunology* **10**, 129–137.

[53] Haffajee, A.D., Teles, R.P. & Socransky, S.S. (2006). The effect of periodontal therapy on the composition of the subgingival microbiota. *Periodontology 2000* **43**, 7–12.

[54] Hajishengallis, G. (2009). *Porphyromonas gingivalis*-host interactions: open war or intelligent guerilla tactics? *Microbes and Infection* **11**, 637–645.

[55] Hajishengallis, G., Liang, S., Payne, M.A. *et al.* (2011). Low-abundance biofilm species orchestrates inflammatory periodontal disease through the commensal microbiota and complement. *Cell Host & Microbe* **10**, 497–506.

[56] Hajishengallis, G., Darveau, R.P. & Curtis, M.A. (2012). The keystone-pathogen hypothesis. *Nature Reviews Microbiology* **10**, 717–725.

[57] Hanley, S.A., Aduse-Opoku, J. & Curtis, M.A. (1999). A 55-kilodalton immunodominant antigen of *Porphyromonas gingivalis* W50 has arisen via horizontal gene transfer. *Infection and Immunity* **67**, 1157–1171.

[58] Hasegawa, Y., Tribble, G.D., Baker, H.V. *et al.* (2008). Role of *Porphyromonas gingivalis* SerB in gingival epithelial cell cytoskeletal remodeling and cytokine production. *Infection and Immunity* **76**, 2420–2427.

[59] Haubek, D., Ennibi, O.K., Poulsen, K. *et al.* (2008). Risk of aggressive periodontitis in adolescent carriers of the JP2 clone of *Aggregatibacter (Actinobacillus) actinomycetemcomitans* in Morocco: a prospective longitudinal cohort study. *Lancet* **371**, 237–242.

[60] Henderson, B., Poole, S. & Wilson, M. (1996). Bacterial modulins: a novel class of virulence factors which cause host tissue pathology by inducing cytokine synthesis. *Microbiological Reviews* **60**, 316–341.

[61] Henderson, B., Ward, J.M. & Ready, D. (2010). *Aggregatibacter (Actinobacillus) actinomycetemcomitans:* a triple A* periodontopathogen?. *Periodontology 2000* **54**, 78–105.

[62] Hernichel-Gorbach, E., Kornman, K.S., Holt, S.C. *et al.* (1994). Host responses in patients with generalized refractory periodontitis. *Journal of Periodontology* **65**, 8–16.

[63] Higuchi, N., Murakami, Y., Moriguchi, K. *et al.* (2000). Localization of major, high molecular weight proteins in *Bacteroides forsythus*. *Microbiology and Immunology* **44**, 777–780.

[64] Hill, D.A. & Artis, D. (2010). Intestinal bacteria and the regulation of immune cell homeostasis. *Annual Review of Immunology* **28**, 623–667.

[65] Ikegami, A., Honma, K., Sharma, A. & Kuramitsu, H.K. (2004). Multiple functions of the leucine-rich repeat protein LrrA of *Treponema denticola*. *Infection and Immunity* **72**, 4619–4627.

[66] Ishikura, H., Arakawa, S., Nakajima, T., Tsuchida, N. & Ishikawa, I. (2003). Cloning of the *Tannerella forsythensis (Bacteroides*

forsythus) siaHI gene and purification of the sialidase enzyme. *Journal of Medical Microbiology* **52**, 1101–1107.

[67] Johnson, V., Johnson, B.D., Sims, T.J. *et al.* (1993). Effects of treatment on antibody titer to *Porphyromonas gingivalis* in gingival crevicular fluid of patients with rapidly progressive periodontitis. *Journal of Periodontology* **64**, 559–565.

[68] Kassinen, A., Krogius-Kurikka, L., Mäkivuokko, H. *et al.* (2007). The fecal microbiota of irritable bowel syndrome patients differs significantly from that of healthy subjects. *Gastroenterology* **133**, 24–33.

[69] Keijser, B.J., Zaura, E., Huse, S.M. *et al.* (2008). Pyrosequencing analysis of the oral microflora of healthy adults. *Journal of Dental Research* **87**, 1016–1020.

[70] Kigure, T., Saito, A., Seida, K. *et al.* (1995). Distribution of *Porphyromonas gingivalis* and *Treponema denticola* in human subgingival plaque at different periodontal pocket depths examined by immunohistochemical methods. *Journal of Periodontal Research* **30**, 332–341.

[71] Kolenbrander, P.E., Palmer, R.J. Jr., Rickard, A.H. *et al.* (2006). Bacterial interactions and successions during plaque development. *Periodontology 2000* **42**, 47–79.

[72] Koren, O., Spor, A., Felin, J. *et al.* (2011). Human oral, gut, and plaque microbiota in patients with atherosclerosis. *Proceedings of the National Academy of Sciences of the United States of America* **108**, 4592–4598.

[73] Kremer, B.H., Loos, B.G., van der Velden, U. *et al.* (2000). *Peptostreptococcus micros* smooth and rough genotypes in periodontitis and gingivitis. *Journal of Periodontology* **71**, 209–218.

[74] Kumar, P.S., Leys, E.J., Bryk, J.M. *et al.* (2006). Changes in periodontal health status are associated with bacterial community shifts as assessed by quantitative 16S cloning and sequencing. *Journal of Clinical Microbiology* **44**, 3665–3673.

[75] Lai, C.-H., Oshima, K., Slots, J. & Listgarten, M.A. (1992). *Wolinella recta* in adult gingivitis and periodontitis. *Journal of Periodontal Research* **27**, 8–14.

[76] Lally, E.T., Kieba, I.R., Demuth, D.R. *et al.* (1989). Identification and expression of the *Actinobacillus actinomycetemcomitans* leukotoxin gene. *Biochemical and Biophysical Research Communications* **159**, 256–262.

[77] Lamont, R.J. & Jenkinson, H.F. (1998). Life below the gum line: pathogenic mechanisms of *Porphyromonas gingivalis*. *Microbiology and Molecular Biology Reviews* **62**, 1244–1263.

[78] Lamont, R.J. & Jenkinson, H.F. (2000). Subgingival colonization by *Porphyromonas gingivalis*. *Oral Microbiology and Immunology* **15**, 341–349.

[79] Lee, S.Y. & Fenno, J.C. (2004). Expression of *Treponema denticola* oligopeptidase B in Escherichia coli. *Current Microbiology* **48**, 379–382.

[80] Lee, S.W., Sabet, M., Um, H.S. *et al.* (2006). Identification and characterization of the genes encoding a unique surface (S-) layer of *Tannerella forsythia*. *Gene* **371**, 102–111.

[81] Lewis, J.P., Dawson, J.A., Hannis, J.C., Muddiman, D. & Macrina, F.L. (1999). Hemoglobinase activity of the lysine gingipain protease (Kgp) of *Porphyromonas gingivalis* W83. *Journal of Bacteriology* **181**, 4905–4913.

[82] Ley, R.E., Bäckhed, F., Turnbaugh, P. *et al.* (2005). Obesity alters gut microbial ecology. *Proceedings of the National Academy of Sciences of the United States of America* **102**, 11070–11075.

[83] Ley, R.E., Turnbaugh, P.J., Klein, S. & Gordon, J.I. (2006). Microbial ecology: human gut microbes associated with obesity. *Nature* **444**, 1022–1023.

[84] Leys, E.J., Lyons, S.R., Moeschberger, M.L., Rumpf, R.W. & Griffen, A.L. (2002). Association of *Bacteroides forsythus* and a novel *Bacteroides* phylotype with periodontitis. *Journal of Clinical Microbiology* **40**, 821–825.

[85] Listgarten, M.A. (1976). Structure of the microbial flora associated with periodontal health and disease in man. A light and electron microscopic study. *Journal of Periodontology* **47**, 1–18.

[86] Listgarten, M.A. (1999). Formation of dental plaque and other

oral biofilms. In: Newman, H.N. & Wilson, M., eds. *Dental Plaque Revisited*. Cardiff: Bioline, pp. 187–210.

[87] Listgarten, M.A., Mayo, H.E. & Tremblay, R. (1975). Development of dental plaque on epoxy resin crowns in man. A light and electron microscopic study. *Journal of Periodontology* **46**, 10–26.

[88] Lo, A.W., Seers, C.A., Boyce, J.D. *et al.* (2009). Comparative transcriptomic analysis of *Porphyromonas gingivalis* biofilm and planktonic cells. *BMC Microbiology* **9**, 18.

[89] Loesche, W.J. (1979). Clinical and microbiological aspects of chemotherapeutic agents used according to the specific plaque hypothesis. *Journal of Dental Research* **58**, 2404–2412.

[90] Loesche, W.J., Syed, S.A., Schmidt, E. & Morrison, E.C. (1985). Bacterial profiles of subgingival plaques in periodontitis. *Journal of Periodontology* **56**, 447–456.

[91] Lyons, S.R., Griffen, A.L. & Leys, E.J. (2000). Quantitative real-time PCR for *Porphyromonas gingivalis* and total bacteria. *Journal of Clinical Microbiology* **38**, 2362–2365.

[92] Madianos, P.N., Papapanou, P.N., Nannmark, U., Dahlén, G. & Sandros, J. (1996). Porphyromonas gingivalis FDC381 multiplies and persists within human oral epithelial cells in vitro. *Infection and Immunity* **64**, 660–664.

[93] Maeda, H., Fujimoto, C., Haruki, Y. *et al.* (2003). Quantitative real-time PCR using TaqMan and SYBR Green for *Actinobacillus actinomycetemcomitans*, *Porphyromonas gingivalis*, *Prevotella intermedia*, tetQ gene and total bacteria. *FEMS Immunology and Medical Microbiology* **39**, 81–86.

[94] Maiden, M.F., Carman, R.J., Curtis, M.A. *et al.* (1990). Detection of high-risk groups and individuals for periodontal diseases: laboratory markers based on the microbiological analysis of subgingival plaque. *Journal of Clinical Periodontology* **17**, 1–13.

[95] Mandell, R.L., Tripodi, L.S., Savitt, E., Goodson, J.M. & Socransky, S.S. (1986). The effect of treatment on *Actinobacillus actinomycetemcomitans* in localized juvenile periodontitis. *Journal of Periodontology* **57**, 94–99.

[96] Marsh, P.D. (2003). Are dental diseases examples of ecological catastrophes? *Microbiology* **149**, 279–294.

[97] Marsh, P. (2005). Dental plaque: biological significance of a biofilm and community life-style. *Journal of Clinical Periodontology* **32** Suppl 6, 7–15.

[98] Mättö, J., Maunuksela, L., Kajander, K. *et al.* (2005). Composition and temporal stability of gastrointestinal microbiota in irritable bowel syndrome--a longitudinal study in IBS and control subjects. *FEMS Immunology and Medical Microbiology* **43**, 213–222.

[99] Meyer, D.H., Lippmann, J.E., & Fives-Taylor, P.M. (1996). Invasion of epithelial cells by *Actinobacillus actinomycetemcomitans*: a dynamic, multistep process. *Infection and Immunity* **64**, 2988–2997.

[100] Meyer, D.H., Rose, J.E., Lippmann, J.E. & Fives-Taylor, P.M. (1999). Microtubules are associated with intracellular movement and spread of the periodontopathogen *Actinobacillus actinomycetemcomitans*. *Infection and Immunity* **67**, 6518–6525.

[101] Mombelli, A., Schmid, B., Rutar, A. & Lang, N.P. (2000). Persistence patterns of *Porphyromonas gingivalis, Prevotella intermedia/nigrescens*, and *Actinobacillus actinomycetemcomitans* after mechanical therapy of periodontal disease. *Journal of Periodontology* **71**, 14–21.

[102] Moore, W.E.C. (1987). Microbiology of periodontal disease. *Journal of Periodontal Research* **22**, 335–341.

[103] Moore, W.E.C., Holdeman, L.V., Smibert, R.M. *et al.* (1982). Bacteriology of severe periodontitis in young adult humans. *Infection and Immunity* **38**, 1137–1148.

[104] Moore, W.E.C., Holdeman, L.V., Cato, E.P. *et al.* (1983). Bacteriology of moderate (chronic) periodontitis in mature adult humans. *Infection and Immunity* **42**, 510–515.

[105] Moore, W.E.C., Holdeman, L.V., Cato, E.P. *et al.* (1985). Comparative bacteriology of juvenile periodontitis. *Infection and Immunity* **48**, 507–519.

[106] Naito M., Hirakawa H., Yamashita A. *et al.* (2008). Determination of the genome sequence of *Porphyromonas gingivalis* strain ATCC 33277 and genomic comparison with strain W83 revealed extensive genome rearrangements in *P. gingivalis*. *DNA Research* **15**, 215–225.

[107] Nelson, K.E., Fleischmann, R.D., DeBoy, R.T. *et al.* (2003). Complete genome sequence of the oral pathogenic Bacterium *Porphyromonas gingivalis* strain W83. *Journal of Bacteriology* **185**, 5591–5601.

[108] Newman, H.N. & Wilson, M. (1999). *Dental Plaque Revisited.* Cardiff: Bioline.

[109] Oakley, B.B., Fiedler, T.L., Marrazzo, J.M. & Fredricks, D.N. (2008). Diversity of human vaginal bacterial communities and associations with clinically defined bacterial vaginosis. *Applied and Environmental Microbiology* **74**, 4898–4909.

[110] Okuda, T., Kimizuka, R., Miyamoto, M. *et al.* (2007). *Treponema denticola* induces interleukin-8 and macrophage chemoattractant protein 1 production in human umbilical vein epithelial cells. *Microbes and Infection* **9**, 907–913.

[111] Packey, C.D. & Sartor, R.B. (2009). Commensal bacteria, traditional and opportunistic pathogens, dysbiosis and bacterial killing in inflammatory bowel diseases. *Current Opinion in Infectious Diseases* **22**, 292–301.

[112] Papapanou, P.N., Neiderud, A.M., Disick, E. *et al.* (2004). Longitudinal stability of serum immunoglobulin G responses to periodontal bacteria. *Journal of Clinical Periodontology* **31**, 985–990.

[113] Paster, B.J. & Dewhirst, F.E. (2009). Molecular microbial diagnosis. *Periodontology* 2000 51, 38–44.

[114] Paster, B.J., Boches, S.K., Galvin, J.L. *et al.* (2001). Bacterial diversity in human subgingival plaque. *Journal of Bacteriology* **183**, 3770–3783.

[115] Paster, B.J., Olsen, I., Aas, J.A. & Dewhirst, F.E. (2006). The breadth of bacterial diversity in the human periodontal pocket and other oral sites. *Periodontology 2000* 42, 80–87.

[116] Paulino, L.C., Tseng, C.H., Strober, B.E. & Blaser, M.J. (2006). Molecular analysis of fungal microbiota in samples from healthy human skin and psoriatic lesions. *Journal of Clinical Microbiology* **44**, 2933–2941.

[117] Pei, Z., Yang, L., Peek, R.M., Jr. *et al.* (2005). Bacterial biota in reflux esophagitis and Barrett's esophagus. *World Journal of Gastroenterology* **11**, 7277–7283.

[118] Petit, M.D.A., Van Steenbergen, T.J.M., De Graaff, J. & Van der Velden, U. (1993a). Transmission of *Actinobacillus actinomycetemcomitans* in families of adult periodontitis patients. *Journal of Periodontal Research* **28**, 335–345.

[119] Petit, M.D.A., Van Steenbergen, T.J.M., Scholte, L.M.H., Van der Velden, U. & De Graaff, J. (1993b). Epidemiology and transmission of *Porphyromonas gingivalis* and *Actinobacillus actinomycetemcomitans* among children and their family members. *Journal of Clinical Periodontology* **20**, 641–650.

[120] Preza, D., Olsen, .I, Willumsen, T. *et al.* (2008). Microarray analysis of the microflora of root caries in elderly. *European Journal of Clinical Microbiology and Infectious Diseases* **46**, 2015–2021.

[121] Preza, D., Olsen, I., Aas, J.A. *et al.* (2009a). Bacterial profiles of root caries in elderly patients. *Journal of Clinical Microbiology* **46**, 2015–2021.

[122] Preza, D., Olsen, I., Willumsen, T., Grinde, B. & Paster, B.J. (2009b). Diversity and site-specificity of the oral microflora in the elderly. *European Journal of Clinical Microbiology & Infectious Diseases* **28**, 1033–1040.

[123] Rams, T.E., Feik, D., Young, V., Hammond, B.F. & Slots, J. (1992). *Enterococci* in human periodontitis. *Oral Microbiology & Immunology* **7**, 249–252.

[124] Rams, T.E., Feik, D. & Slots, J. (1993). *Campylobacter rectus* in human periodontitis. *Oral Microbiology and Immunology* **8**, 230–235.

[125] Reife, R.A., Coats, S.R., Al-Qutub, M. *et al.* (2006). *Porphyromonas gingivalis* lipopolysaccharide lipid A heterogeneity: differential activities of tetra- and penta-acylated

lipid A structures on E-selectin expression and TLR4 recognition. *Cellular Microbiology* **8**, 857–868.

[126] Riviere, G.R., DeRouen, T.A., Kay, S.L. *et al.* (1997). Association of oral spirochetes from sites of periodontal health with development of periodontitis. *Journal of Periodontology* **68**, 1210–1214.

[127] Rodenburg, J.P., van Winkelhoff, A.J., Winkel, E.G. *et al.* (1990). Occurrence of *Bacteroides gingivalis, Bacteroides intermedius* and *Actinobacillus actinomycetemcomitans* in severe periodontitis in relation to age and treatment history. *Journal of Clinical Periodontology* **17**, 392–399.

[128] Rosen, G., Genzler, T. & Sela, M.N. (2008). Coaggregation of *Treponema denticola* with *Porphyromonas gingivalis* and *Fusobacterium nucleatum* is mediated by the major outer sheath protein of *Treponema denticola*. *FEMS Microbiology Letters* **289**, 59–66.

[129] Round, J.L. & Mazmanian, S.K. (2009). The gut microbiota shapes intestinal immune responses during health and disease. *Nature Reviews Immunology* **9**, 313–323.

[130] Rudney, J.D., Chen, R. & Sedgewick, G.J. (2005). *Actinobacillus actinomycetemcomitans, Porphyromonas gingivalis* and *Tannerella forsythensis* are components of a polymicrobial intracellular flora within human buccal cells. *Journal of Dental Research* **84**, 59–63.

[131] Ruiz, T., Lenox, C., Radermacher, M. & Mintz, K. P. (2006). Novel surface structures are associated with the adhesion of *Actinobacillus actinomycetemcomitans* to collagen. *Infection and Immunity* **74**, 6163–6170.

[132] Saito, T., Ishihara, K., Kato, T., Okuda, K. (1997). Cloning, expression, and sequencing of a protease gene from *Bacteroides forsythus* ATCC 43037 in Escherichia coli. *Infection and Immunity* **65**, 4888–4891.

[133] Sanz, M., Lau, L., Herrera, D., Morillo, J.M. & Silva, A. (2004). Methods of detection of *Actinobacillus actinomycetemcomitans, Porphyromonas gingivalis* and *Tannerella forsythensis* in periodontal microbiology, with special emphasis on advanced molecular techniques: a review. *Journal of Clinical Periodontology* **31**, 1034–1047.

[134] Scanlan, P.D., Shanahan, F., Clune, Y. *et al.* (2008). Culture-independent analysis of the gut microbiota in colorectal cancer and polyposis. *Environmental Microbiology* **10**, 789–798.

[135] Scragg, M.A., Alsam, A., Rangarajan, M. *et al.* (2002). Nuclear targeting of *Porphyromonas gingivalis* W50 protease in epithelial cells. *Infection and Immunity* **70**, 5740–5750.

[136] Sharma, A. (2010). Virulence mechanisms of *Tannerella forsythia*. *Periodontology* 2000 54, 106–116.

[137] Sharma, A., Sojar, H.T., Glurich, I. *et al.* (1998). Cloning, expression, and sequencing of a cell surface antigen containing a leucine-rich repeat motif from *Bacteroides forsythus* ATCC 43037. *Infection and Immunity* **66**, 5703–5710.

[138] Singh, A., Wyant, T., Anaya-Bergman, C. *et al.* (2011). The capsule of *Porphyromonas gingivalis* leads to a reduction in the host inflammatory response, evasion of phagocytosis, and increase in virulence. *Infection and Immunity* **79**, 4533–4542.

[139] Slots, J. (1976). The predominant cultivable organisms in juvenile periodontitis. *Scandinavian Journal of Dental Research* **84**, 1–10.

[140] Slots, J. (1977). The predominant cultivable microflora of advanced periodontitis. *Scandinavian Journal of Dental Research* **85**, 114–121.

[141] Slots, J. & Rosling, B.G. (1983). Suppression of the periodontopathic microflora in localized juvenile periodontitis by systemic tetracycline. *Journal of Clinical Periodontology* **10**, 465–486.

[142] Slots, J., Feik, D. & Rams, T.E. (1990). *Actinobacillus actinomycetemcomitans* and *Bacteroides intermedius* in human periodontitis: age relationship and mutual association. *Journal of Clinical Periodontology* **17**, 659–662.

[143] Slots, J., Rams, T.E., Feik, D., Taveras, H.D. & Gillespie, G.M. (1991). Subgingival microflora of advanced periodontitis in the Dominican Republic. *Journal of Periodontology* **62**, 543–547.

[144] Sobhani, I., Tap, J., Roudot-Thoraval, F. *et al.* (2011). Microbial dysbiosis in colorectal cancer (CRC) patients. *PLoS One* **6**, e16393.

[145] Socransky, S.S. (1970). Relationship of bacteria to the etiology of periodontal disease. *Journal of Dental Research* **49**, 203–222.

[146] Socransky, S.S. & Haffajee, A.D. (1994). Evidence of bacterial etiology: a historical perspective. In: Socransky, S.S. & Haffajee, A.D., eds. *Microbiology and Immunology of Periodontal Diseases. Periodontology 2000* **5**, 7–25.

[147] Socransky, S.S. & Haffajee, A.D. (2002). Dental biofilms: difficult therapeutic targets. *Periodontology 2000* 28, 12–55.

[148] Socransky, S.S., Gibbons, R.J., Dale, A.C. *et al.* (1963). The microbiota of the gingival crevice area of man. I. Total microscopic and viable counts and counts of specific organisms. *Archives of Oral Biology* **8**, 275–280.

[149] Socransky, S.S., Haffajee, A.D., Cugini, M.A., Smith, C. & Kent, R.L. Jr. (1998). Microbial complexes in subgingival plaque. *Journal of Clinical Periodontology* **25**, 134–144.

[150] Sojar, H.T., Han, Y., Hamada, N., Sharma, A. & Genco, R.J. (1999). Role of the amino-terminal region of *Porphyromonas gingivalis* fimbriae in adherence to epithelial cells. *Infection and Immunity* **67**, 6173–6176.

[151] Spor, A., Koren, O. & Ley, R. (2011). Unravelling the effects of the environment and host genotype on the gut microbiome. *Nature Reviews Microbiology* **9**, 279–290.

[152] Stafford, G., Roy, S., Honma, K. & Sharma, A. (2012). Sialic acid, periodontal pathogens and *Tannerella forsythia*: stick around and enjoy the feast! *Molecular Oral Microbiology* **27**, 11–22.

[153] Suda, R., Lai, C-H., Yang, H.W. & Hasegawa, K. (2002*). Eikenella corrodens* in subgingival plaque: relationship to age and periodontal condition. *Journal of Periodontology* **73**, 886–891.

[154] Sugai, M., Kawamoto, T., Pérès, S.Y. *et al.* (1998). The cell cycle-specific growth-inhibitory factor produced by *Actinobacillus actinomycetemcomitans* is a cytolethal distending toxin. *Infection and Immunity* **66**, 5008–5019.

[155] Takayama, A., Satoh, A., Ngai, T. *et al.* (2003). Augmentation of *Actinobacillus actinomycetemcomitans* invasion of human oral epithelial cells and up-regulation of interleukin-8 production by saliva CD14. *Infection and Immunity* **71**, 5598–5604.

[156] Tanner, A. & Bouldin, H. (1989). The microbiology of early periodontitis lesions in adults. *Journal of Clinical Periodontology* **16**, 467–471.

[157] Tanner, A.C.R., Haffer, C., Bratthall, G.T., Visconti, R.A. & Socransky, S.S. (1979). A study of the bacteria associated with advancing periodontitis in man. *Journal of Clinical Periodontology* **6**, 278–307.

[158] Tanner, A.C., Paster, B.J., Lu, S.C. *et al.* (2006). Subgingival and tongue microbiota during early periodontitis. *Journal of Dental Research* **85**, 318–323.

[159] Taubman, M.A., Haffajee, A.D., Socransky, S.S., Smith, D.J. & Ebersole, J.L. (1992). Longitudinal monitoring of humoral antibody in subjects with destructive periodontal diseases. *Journal of Periodontal Research* **27**, 511–521.

[160] Thompson, H., Homer, K.A., Rao, S., Booth, V. & Hosie, A.H. (2009). An orthologue of *Bacteroides fragilis* NanH is the principal sialidase in *Tannerella forsythia*. *Journal of Bacteriology* **191**, 3623–3628.

[161] Tribble, G.D., Mao, S., James, C.E. & Lamont, R.J. (2006). A *Porphyromonas gingivalis* haloacid dehalogenase family phosphatase interacts with human phosphoproteins and is important for invasion. *Proceedings of the National Academy of Sciences of the United States of America* **103**, 11027–11032.

[162] Uitto, V.J., Grenier, D., Chan, E.C. & McBride, B.C. (1988). Isolation of a chymotrypsinlike enzyme from *Treponema denticola. Infection and Immunity* **56**, 2717–2722.

[163] van Dalen, P.J., van Deutekom-Mulder, E.C., de Graaff, J. & van Steenbergen, T.J. (1998). Pathogenicity of *Peptostreptococcus micros* morphotypes and *Prevotella* species in pure and mixed cultures. *Journal of Medical Microbiology* **47**, 135–140.

[164] van Steenbergen, T.J., Petit, M.D., Scholte, L.H., Van der Velden, U. & de Graaff, J. (1993). Transmission of *Porphyromonas gingivalis* between spouses. *Journal of Clinical Periodontology* **20**, 340–345.

[165] van Winkelhoff, A.J., van der Velden, U. & de Graaf, J. (1988). Microbial succession in recolonizing deep periodontal pockets after a single course of supra- and subgingival debridement. *Journal of Clinical Periodontology* **15**, 116–122.

[166] van Winkelhoff, A.J., Laine, M.L., Timmerman, M.F. *et al.* (1999). Prevalence and serotyping of *Porphyromonas gingivalis* in an Indonesian population. *Journal of Clinical Periodontology* **26**, 301–305.

[167] van Winkelhoff, A.J., Loos, B.G., van der Reijden, W.A. & van der Velden, U. (2002). *Porphyromonas gingivalis, Bacteroides forsythus* and other putative periodontal pathogens in subjects with and without periodontal destruction. *Journal of Clinical Periodontology* **29**, 1023–1028.

[168] Wade, W.G. (2011). Has the use of molecular methods for the characterization of the human oral microbiome changed our understanding of the role of bacteria in the pathogenesis of periodontal disease? *Journal of Clinical Periodontology* **38**, 7–16.

[169] Wang, Y., Hoenig, J.D., Malin, K.J. *et al.* (2009). 16S rRNA gene-based analysis of fecal microbiota from preterm infants with and without necrotizing enterocolitis. *ISME Journal: Multidisciplinary Journal of Microbial Ecology* **3**, 944–954.

[170] Watanabe, T., Maruyama, F., Nozawa, T. *et al.* (2011). Complete genome sequence of the bacterium *Porphyromonas gingivalis* TDC60, which causes periodontal disease. *Journal of Bacteriology* **193**, 4259–4260.

[171] Willing, B., Halfvarson, J., Dicksved, J. *et al.* (2009). Twin studies reveal specific imbalances in the mucosa-associated microbiota of patients with ileal Crohn's disease. *Inflammatory Bowel Diseases* **15**, 653–660.

[172] Willing, B.P., Dicksved, J., Halfvarson, J. *et al.* (2010). A pyrosequencing study in twins shows that gastrointestinal microbial profiles vary with inflammatory bowel disease phenotypes. *Gastroenterology* **139**, 1844–1854.

[173] Wood, S.R., Kirkham, J., Marsh, P.D. *et al.* (2000). Architecture of intact natural human plaque biofilms studied by confocal lasers canning microscopy. *Journal of Dental Research* **79**, 21–27.

[174] Young, V.B. & Schmidt, T.M. (2004). Antibiotic-associated diarrhea accompanied by large-scale alterations in the composition of the fecal microbiota. *Journal of Clinical Microbiology* **42**, 1203–1206.

[175] Zainal-Abidin, Z., Veith, P.D., Dashper, S.G. *et al.* (2012). Differential proteomic analysis of a polymicrobial biofilm. *Journal of Proteome Research* **11**, 4449–4464.

[176] Zambon, J.J., Reynolds, H., Fisher, J.G. *et al.* (1988). Microbiological and immunological studies of adult periodontitis in patients with noninsulin-dependent diabetes mellitus. *Journal of Periodontology* **59**, 23–31.

[177] Zambon, J.J., Reynolds, H.S. & Genco, R.J. (1990). Studies of the subgingival microflora in patients with acquired immunodeficiency syndrome. *Journal of Periodontology* **61**, 699–704.

[178] Zaura, E., Keijser, B.J., Huse, S.M. & Crielaard, W. (2009). Defining the healthy "core microbiome" of oral microbial communities. *BMC Microbiology* **9**, 259.

[179] Zhang, H., DiBaise, J.K., Zuccolo, A. *et al.* (2009). Human gut microbiota in obesity and after gastric bypass. *Proceedings of the National Academy of Sciences of the United States of America* **106**, 2365–2370.

第11章

种植体周围感染
Peri–implant Infections

Lisa Heitz-Mayfield[1], Ricardo P. Teles[2], Niklaus P. Lang[3,4]

[1] International Research Collaborative – Oral Health and Equity, School of Anatomy, Physiology and Human Biology, The University of Western Australia, Crawley, WA, Australia

[2] Department of Periodontology, The Forsyth Institute, Boston, MA, USA

[3] Department of Periodontology, School of Dental Medicine, University of Berne, Berne, Switzerland

[4] Center of Dental Medicine, University of Zurich, Zurich, Switzerland

前言

随着世界范围内种植体植入数量的不断增长，可以预见到被确诊为种植体周围感染的患者也会不断增加。种植体周围感染或种植体周围病变被定义为：（1）种植体周围黏膜炎，即存在种植体周围黏膜炎症的临床指征（轻探出血，0.25N），无支持骨组织的丧失；（2）种植体周围炎，如存在以上种植体周围黏膜炎的症状，同时伴随支持骨的丧失，则诊断为种植体周围炎。在种植体周围炎的病例中，≥5mm的探诊深度和脓肿的形成是非常常见的（Lang & Berglundh 2011）（图11-1）。这一章介绍了种植体周围感染的病因，描述了在牙列缺损及牙列缺失的患者中，与健康或病变的种植体周围组织有关的微生物群，讨论了包括材料表面特征、局部环境、修复设计在内的影响种植体周围菌斑生物膜形成和种植体周围感染的风险因素。总结和讨论了牙周和种植体周围感染相关的微生物群的异同点与临床指征。最后，描述了在处理种植体周围感染过

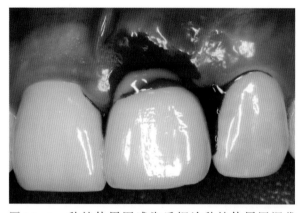

图11-1　种植体周围感染后探诊种植体周围深袋（>6mm）可见溢脓和出血。

程中一种抗感染手段对微生物群落的作用。

种植体周围菌斑生物膜的形成

种植体植入后，在理想状态下，种植体的骨内部分应该被骨包绕，并且不会形成菌斑生物膜。相反，种植体/基台的穿黏膜部分，一旦暴露于口腔环境时会迅速被微生物定植（Fürst et al. 2007）。这些微生物黏附于唾液蛋白和多肽上，形成菌斑生物膜。这层膜提供了存在于所

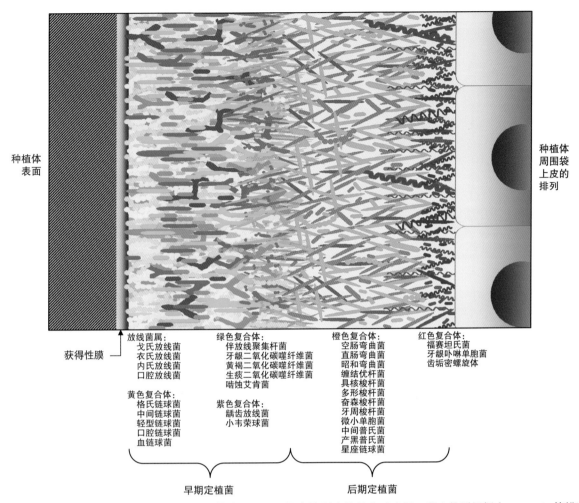

图11-2 可能发生在暴露于口腔环境的种植体表面的微生物定植顺序的简化示意图，微生物群根据由Socransky等描述的微生物复合体类型来着色（1998）。

有口腔菌群细胞表面的黏附素的受体。牙釉质表面的这种膜结构和钛表面的膜是不完全相同的。离体实验中发现形成于钛表面的唾液膜含有一些分子如高分子量黏蛋白、α-淀粉酶、分泌型IgA、富脯氨酸蛋白，但是釉质膜内一些常见的分子（胱蛋白和低分子量黏蛋白）没有被检测到（Edgerton et al. 1996）。尽管形成于钛表面与釉质表面的唾液薄膜也许不同，但这些不同似乎不影响生物膜形成过程中的细菌成分（Leonhardt et al. 1995）。

由于共同的生态环境，牙齿和种植体表面的生物膜形成原理和过程是相似的（Lang & Berglundh 2011）。生物膜一旦形成，最早定植的细菌如血链球菌和内氏放线菌便通过与唾液膜相互作用而发生黏附。早期定植的细菌在薄膜上生长，使环境发生改变，并通过聚集作用促进其后的细菌定植（图11-2）。由相互作用的微生

物、多糖蛋白质复合物基质及复杂结构的多种生态群组成的生物膜随着时间延长变得愈加稳定，拥有了抵抗宿主防御力和抗菌试剂的保护性环境（Marsh 2005；Socransky & Haffajee 2005；Kolenbrander et al. 2006）。图11-3展现了扫描电镜所示的一系列钛种植体表面生物膜形成的不同阶段的图像。

影响微生物定植的因素包括种植体/基台的表面特征、局部环境、口腔微生物群、种植修复体的设计及其对口腔卫生维护的影响。

种植体/基台的表面特征

种植体/基台和修复体部件的表面特征，包括化学组成、表面自由能（SFE；润湿性）和粗糙度，可能会影响生物膜的形成。体外和体内实验都表明提高钛表面的粗糙度可以导致更多的细菌黏附和生物膜堆积（Teughels et al. 2006；

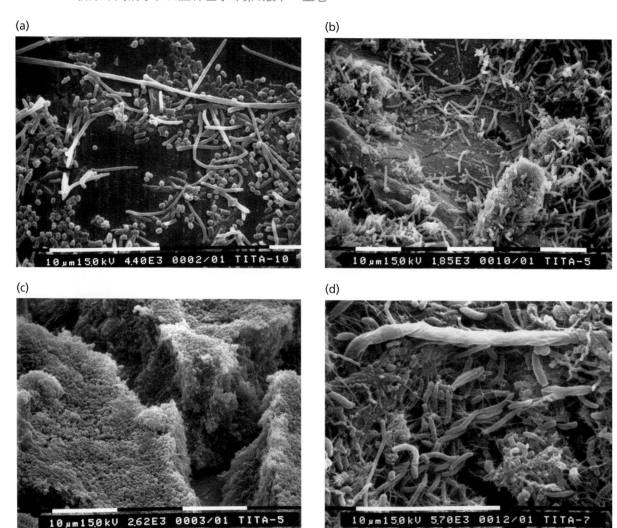

图11-3　扫描电镜图像展现了在钛种植体表面生物膜形成的不同阶段。可以观察到初期少量细菌定植和有限类型的细菌形态（a，b），紧接可见早期定植菌增殖导致的微生物量的增加（c）和接下来的最终的复杂生物群落的建立（d）。

Subramani et al. 2009；Burgers et al. 2010；Fröjd et al. 2011）。在一个调查口腔菌群对不同表面特征的钛片黏附的体外研究中，扫描电镜显示粗糙表面增加了细菌的黏附（Wu-Yuan et al. 1995）。在一系列的左右半口对照研究中，有证据表明，超过0.2μm临界值的表面粗糙度（Ra）和/或表面自由能的提高可以促进修复材料表面的生物膜形成（Teughels et al. 2006）。通过比较高表面自由能（钛）和低表面自由能（聚四氟乙烯修饰）的基台上的菌斑，可以解释表面自由能对种植体周围黏膜上下区域菌斑成熟过程的影响（Quirynen et al. 1993）。聚四氟乙烯修饰的钛基台携带了更不成熟的生物膜，这些生物膜相比未被修饰的钛基台而言，球菌占较高的比例而能动型微生物和螺旋体较少（Quirynen et al. 1993）。当两种表面特征相互作用时，表面粗糙度占据了

主导地位（Teughels et al. 2006）。表面粗糙度对生物膜形成的影响可以通过以下几个方面来解释，包括抗剪切力、增加黏附面积和清洁粗糙表面的困难，后者使得定植菌群通过增殖快速地生长而形成生物膜（Quirynen & Bollen 1995）。

对10位患者的钛愈合基台进行14天的黏膜上、下区域微生物形成的定量分析表明，在更粗糙的表面上，黏膜上区域生物膜的形成显著增加，而相同条件下的黏膜下生物膜没有影响（Elter et al. 2008）。

一项体外实验验证了表面特征对生物膜形成的影响，实验使用了双菌种和三菌种生物膜模型，16S核糖体RNA（rRNA）荧光显色和共聚焦激光扫描显微镜（CSLM）（Fröjd et al. 2011）。2小时后，更粗糙的表面出现更多的细菌黏附，这最有可能是保护细菌免受剪切力作用的结果。

但是，14小时后，生物膜的量在所有表面都是类似的，说明表面特征对黏附的影响可以被生物膜的生长所掩盖（Fröjd et al. 2011）。

　　一系列的修复材料被用来制作种植体部件，包括钛、金、瓷、锆。由于对牙色修复度需求的增加，氧化锆陶瓷（二氧化锆）已经更广泛地用来作为种植体基台和种植修复体的穿黏膜部件。在一个使用CSLM来观察在体内各种牙科用陶瓷上形成口腔生物膜的实验中，口内使用的二氧化锆表现出较低的生物膜堆积（Bremer et al. 2011）。几个随机对照研究对比了在氧化锆基台和钛合金基台上的早期细菌定植。尽管氧化锆基台的表面自由能比钛基台低，但基台连接5周后伴放线聚集杆菌和牙龈卟啉单胞菌的黏附并没有区别（Salihoglu et al. 2011）。锆和钛之间的这种差异性的缺失在一个相似的研究中也被证实，这项研究评估了基台连接2周和3个月后的7种细菌的计数（van Brakel et al. 2011）。

　　根据表面粗糙值Sa（三维高度平均偏差），有学者提出把钛种植体表面分为4类：光滑（Sa<0.5μm）、低度粗糙（Sa 0.5~1.0μm）、中度粗糙（Sa 1.1~2.0μm）和粗糙（Sa>2.0μm）（Albrektsson & Wennerberg 2004）。最早由Brånemark提出的机械处理表面属于低度粗糙。最近，商业用途的钛种植体表面被修饰以利于骨结合，其粗糙度属于中度或粗糙的。如果这些种植体表面暴露于口腔环境中，由于种植体周围边缘支持骨的丧失，粗糙化表面可能增加种植体表面的生物膜形成和污染。尽管没有证据表明一个植入恰当的、骨结合良好的种植体表面粗糙度会影响种植体周围炎的发展，但有记录显示当种植体表面暴露于口腔环境中时，粗糙表面种植体［等离子钛喷涂（TPS）］相比低度粗糙种植体表面更容易导致种植体周围炎的进展（Lang & Berglundh 2011）。

口腔局部环境

　　在无牙颌和牙列缺损患者中，种植体周围的细菌定植已被研究。种植体生物膜形成和种植

体周围黏膜炎的因果和效应关系在人类中已经得到证实（Pontorieno et al. 1994；Zitzmann et al. 2001；salvi et al. 2012）。在这些研究中，为了使菌斑不受干扰地堆积而中断口腔卫生维护，种植体周围炎症的临床指征在几天后出现，并在重新维护口腔卫生后消失。预料之中的是，和这些炎症有关的种植体周围生物膜的组成受到了局部环境和牙列缺损病例中剩余牙上的微生物群的影响。其中，生物膜会导致易感患者进一步的种植体周围感染，横向研究表明种植体周围沟内发现的微生物群落与邻近牙齿上发现的几乎一致（Quirynen & Listgarten 1990；Leonhardt et al. 1993；Mombelli et al. 1995b；Lee et al. 1999；Hultin et al. 2000；Agerbaek et al. 2006）。已证实深的牙周袋拥有更多的和更大比例的牙周病原微生物（Socransky et al. 1991），为细菌定植提供了潜在病灶。

　　纵向研究提示牙周袋内细菌会向新植入的种植体周围区域迁移（Mombelli et al. 1995；Quirynen et al. 1996）。一系列研究使用相关技术来鉴定某种特定菌株，以确认在患者身上，细菌可否从牙周位点迁移到种植位点（Sumida et al. 2002；Takanashi et al. 2004）。使用脉冲电场凝胶电泳（PFGE）、染色体DNA对比技术发现，从同一患者种植体和天然牙上分离培养的牙龈卟啉单胞菌和中间普氏菌是完全相同的，而不同患者的样本的PFGE是不同的（Sumida et al. 2002）。类似的，研究发现从同一患者的天然牙和种植体上分离的75%的牙龈卟啉单胞菌是相同的，而中间普氏菌是100%匹配的，这些结果明确地证实细菌从天然牙向种植体迁移的存在（Takanashi et al. 2004）。尽管在牙列缺损病例中剩余牙是种植体表面定植细菌的首要来源，但软组织表面、舌或扁桃体隐窝和唾液也是种植体表面细菌来源的潜在储存库。对于佩戴全口义齿的无牙颌患者，一项研究对其口腔黏膜表面的微生物群进行了全面评估，结果显示：对于每一个患者而言，定植于不同位点的细菌，其组成存在明显差异（Sachdeo et al. 2008）。生

物膜标本从义齿、舌背、舌侧、舌腹、口底、颊黏膜、硬腭、口腔前庭/唇和唾液中获得。用DNA–DNA杂交技术来分析41种不同细菌的数量和所占比例，发现在不同黏膜表面和唾液中存在显著不同的微生物定植模式。这些研究中一个更重要的发现是在无牙颌患者中检测出了伴放线聚集杆菌和牙龈卟啉单胞菌这一类牙周病原体，在这之前认为这类细菌在牙齿全部缺失后是不会存在的（Sachdeo et al. 2008）。其他的研究也有报道在无牙颌患者中牙周病原体的存在（Danser et al. 1998；Cortelli et al. 2000），在从未戴过义齿但有牙周炎病史的无牙颌老年人群中也有发现（Fernandes et al. 2010）。

这些发现对预防种植体周围感染具有一定的临床意义。口腔环境的疾病状态，例如未经治疗的牙周病，会导致口腔内生态系统的改变，从而利于病原微生物在种植体的定植（Lang &

Berglundh 2011）。在种植术之前先进行牙周疾病治疗，给予足够的牙周/种植体周维护治疗以少小潜在牙周病原体的数量，都可以降低种植体周围炎症的发生风险。

口腔卫生和清洁便利性

在预防种植体周围感染中，维护治疗的重要性已经在几个研究中得到证实，研究发现没有接受多个系统的维护治疗的患者发生种植体周围感染的概率要大于那些进行了维护治疗的患者（Roccuzzo et al. 2010；Costa et al. 2012）。一项横向研究强调了治疗后良好依从性［在间歇期坚持推荐的预防措施/牙周支持治疗，同时全口菌斑指数维持在20%以下（O'leary et al. 1972）］的重要性，研究显示种植体周围炎的发生率与较差的依从性相关（Rinke et al. 2011）。

种植体周围感染与较差的口腔卫生相关

(a)

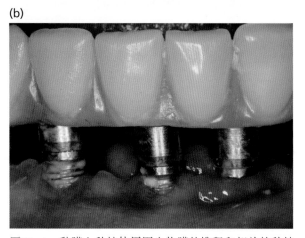

(b)

图11-4　黏膜上种植体周围生物膜的堆积和相关的种植体周围感染。（a）出现在种植体支持杆卡和基台上的生物膜。（b）出现在钛基台表面的生物膜及因为口腔卫生较差而暴露的种植体螺纹。

(a)

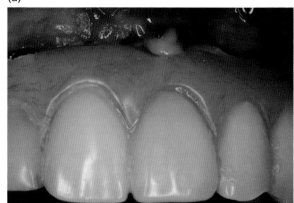

(b)

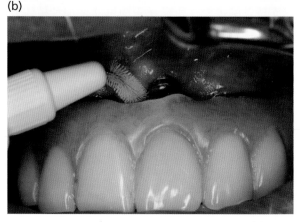

图11-5　（a）临床照片展现了由于不利于菌斑清除而导致的种植体周围感染（溢脓和出血）的种植支持式修复体。（b）对修复体塑形以便于菌斑清除。

（Lindquist et al. 1999；Ferreira et al.2006）（图11-4）。在一项针对采用种植支持式义齿修复的212例牙列缺损患者的横向研究中，笔者采用改良菌斑指数（mPI）作为评估手段（Mombelli et al. 1987），结果显示高的菌斑分数与种植体周围感染显著相关（Ferreira et al. 2006）。一个相关研究强调了设计种植修复体时考虑其便于清洁的重要性（Serino & Ström 2009）。当给患者的一颗或多颗种植体的种植体周围炎提供治疗时，研究者发现大部分被诊断为种植体周围炎的种植体不利于口腔卫生清洁，而清洁性好的则很少发生种植体周围炎（Serino & Ström 2009）。种植修复体设计应该利于患者定期自行菌斑清除，并且利于早期检测种植体周围感染的临床指征（图11-5）。

粘接固位的修复体应设计便于清洁的粘接边缘。种植体周围感染与过多的粘接水门汀有关。水门汀作为一种异物，存在于39个粘接固位后的81%的种植体周围沟中（Wilson 2009）。当过多的水门汀被清除后，74%的病例的临床感染症状消失（Wilson 2009）。

与种植体周围黏膜健康相关的微生物

对种植体周围健康和疾病相关生物膜的特性与成分的理解是十分重要的，以便制订以控制种植体周围炎为目的的、有针对性和有效的预防与治疗策略。

种植体周围生物膜在种植体暴露于口腔后几分钟内便会形成，数周到数月之内将发展为一个由多种细菌组成的黏膜上、下复合生物群落（Quirynen et al. 2005；Fürst et al. 2007）。这类似于牙齿上生物膜形成的动力学过程（Socransky & Haffajee 1997；Li et al. 2004；Kolenbrander et

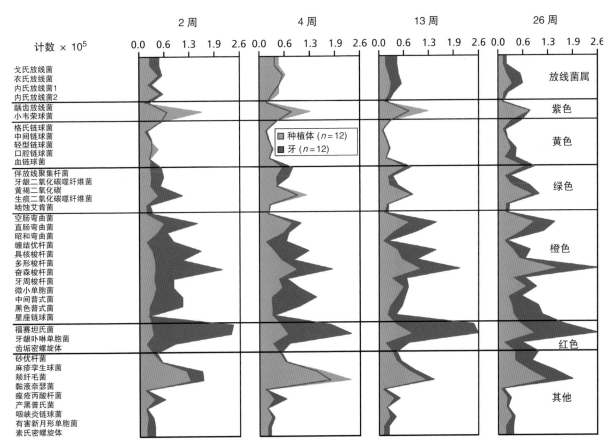

图11-6　来自12个病例的48颗种植体和48颗牙齿在暴露于口腔环境2周、4周、13周、26周后的40个菌落的平均计数（×10⁵）。每个菌落的平均计数的计算方式为，每个病例不同的种植体或牙齿的相同位点求平均值，再以此计算在每个时间位点不同病例的相应平均值。使用Mann–Whitney检验来计算位点之间的统计学差异。在多重比较后未发现显著差异（Socransky et al. 1991）。菌落根据由Socransky等（1998）描述的复合体进行排序和分组［（数据改编来自Quirynen等（2006）］。

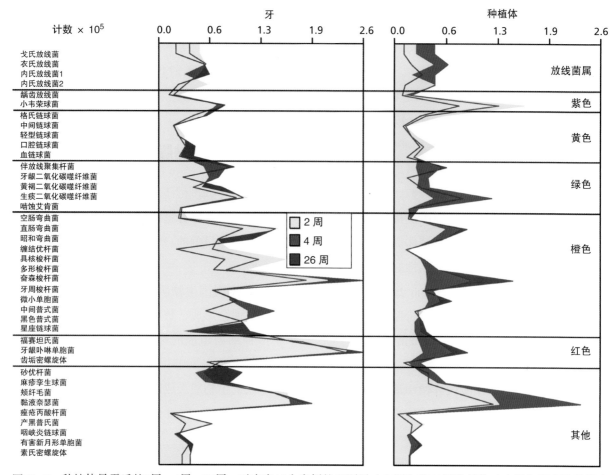

图11-7　种植体暴露后的2周、4周、26周，对来自12个病例的48颗牙（左图）和48颗种植体（右图）所获取的样本的40个菌落的平均计数（×10⁵）。每个菌落的平均计数的计算方式为，每个病例不同的种植体或牙齿的相同位点求平均值，再以此计算在每个时间位点不同病例的相应平均值。使用Friedman检验来计算差异显著性。在多重比较后未发现显著差异（Socransky et al. 1991）。菌落根据由Socransky等（1998）描述的复合体进行排序和分组［（数据引自Quirynen等（2006）］。

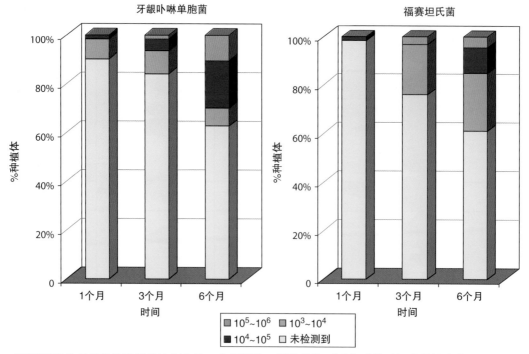

图11-8　不同时间点有侵袭性牙周炎治疗史的22个病例的68颗种植体不同水平的牙龈卟啉单胞菌（左图）和福赛坦氏菌（右图）的检出率的堆叠柱状图。柱的颜色表示使用DNA探针检测出的牙龈卟啉单胞菌和福赛坦氏菌的不同水平（数据引自De Boever & De Boever 2006）。

al. 2006）。尽管研究显示在种植体上菌斑成熟需要更多时间（Papaioannou et al. 1995；Sbordone et al. 1999），但图11-6和图11-7显示了定植于同一患者牙和种植体上的微生物群的相似性（Quirynen et al. 2006）。图11-8显示了在22个有侵袭性牙周炎治疗史的牙列缺损病例中，植入非埋入式种植体后，随着时间的推移，牙龈卟啉单胞菌和福赛坦氏菌的检出率增加（De Boever & De Boever 2006）。

　早期的研究描述了种植体周围微生物群的特征，研究中使用了暗视野显微镜和培养分析检测来自无牙颌患者新近植入的种植体周围沟中的样本（Mombelli et al. 1987，1988；Mombelli & Mericske - Stern 1990）。与种植体周围健康有关的微生物群特征为：革兰阳性兼性球菌为主，高水平的放线菌和韦荣球菌，厌氧菌较少，低水平的革兰阴性厌氧杆菌，低比例的梭杆菌、螺旋体、梭性菌、能动菌和弯曲杆菌。因此，此微生物群与健康人的牙周健康位点中的微生物群类似（Socransky & Haffajee 2005）。

　如前讨论的，在无牙颌患者（Mombelli et al. 1987；Danser et al. 1994，1995，1997）和无牙颌种植患者（Mombelli et al. 1987；Ong et al. 1992）中一些菌属的零检出，如牙龈卟啉单胞菌，提示牙周病原体不定植于无牙颌患者的种植体上。但是，接下来的一系列研究，通过运用更敏感的分子技术分析手段［包括聚合酶链式反应（PCR），DNA-DNA杂交技术］，表明这并非真实情况。使用分子技术证明低比例、低水平的牙周病原体（牙龈卟啉单胞菌、福赛坦氏菌、伴放线聚集杆菌、齿垢密螺旋体、微小单胞菌、中间链球菌）存在于无牙颌（Lee et al. 1999；Hultin et al. 2002；Quirynen et al. 2005；Devides & Franco 2006；Van Assche et al. 2009；Fernandes et al. 2010；Quirynen & Van Assche 2011）和牙列缺损（Lee et al. 1999；Casado et al. 2011；Van Assche et al. 2011）患者的健康的种植体周围沟中。应该强调的是，在拥有较好口腔卫生和稳定的牙周状况的患者中，即使有牙周病原体的存

在，种植体仍然可以维持成功的治疗结果而不出现种植体周围感染（Van Assche et al. 2011）。

与种植体周围感染相关的微生物

　目前已采用不同的微生物技术和取样方法对种植体周围病变（种植体周围黏膜炎和种植体周围炎）相关生物膜的特征进行了研究，其中的大部分方法都扰乱了生物膜的三维结构。尽管大部分研究都发现黏膜下微生物群的组成与慢性牙周炎的微生物群相类似，即革兰阴性细菌为主的混合厌氧感染，但一些研究发现大量的通常被认为与牙周疾病无关的微生物，包括肠杆菌和酵母菌，或者是与口外感染有关的微生物如葡萄球菌（如金黄葡萄球菌和表皮葡萄球菌）或消化链球菌（Leonhardt et al. 2003；Fürst et al. 2007；Persson et al. 2010）。

　大量研究记录了种植体周围炎的位点上出现了牙周病原体（Rams & Link 1983；Rams et al. 1984；Mombelli et al. 1987，1988；Becker et al. 1990；Sanz et al. 1990；Alcoforado et al. 1991；Rams et al. 1991；Rosenberg et al. 1991；Mombelli & Lang 1992；Augthun & Conrads 1997；Danser et al. 1997；Salcetti et al. 1997；Kalykakis et al. 1998；Muller et al. 1999；Hultin et al. 2000；Mombelli et al. 2001；Rutar et al.2001；Leonhardt et al. 2003；Botero et al.2005；Covani et al. 2006；

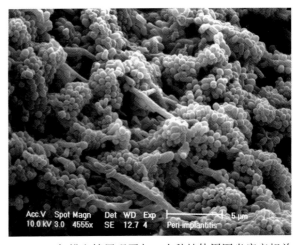

图11-9 扫描电镜展现了与一个种植体周围炎病变相关的黏膜下生物膜的微生物组成上的复杂性（C.Cobb友情提供）。

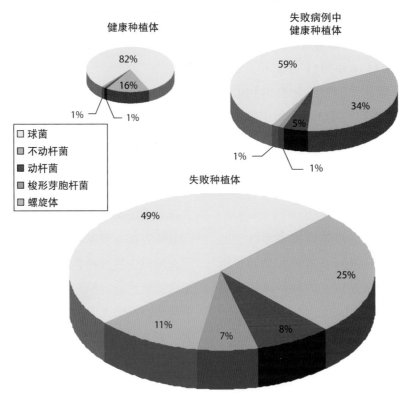

图11-10　微生物群中不同形态的细菌平均百分数的饼状图，这些样本分别来自全部种植成功的患者的10个健康种植体位点，有种植体周围炎的患者的6个健康的种植体位点和8个种植体周围炎位点。数字表示微生物群中的每种形态细菌的平均百分数。饼状图的大小反映了每种位点的细菌平均总数（数据引自Mombelli et al. 1987）。

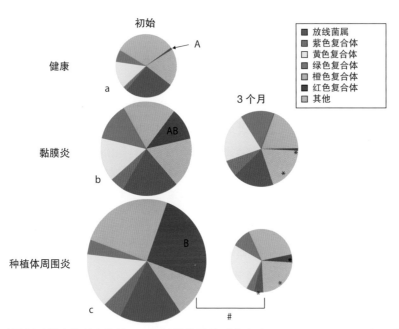

图11-11　饼状图显示了龈下微生物复合体的DNA探针计数平均百分比（Socransky et al. 1998），黏膜下生物膜样本取自健康种植体（$n=10$）、黏膜炎种植体（$n=12$）和种植体周围炎种植体（$n=13$），取材时间为基线时和器械治疗（只用于病变种植体）后的3个月。饼状图的大小反映了每个临床分组的细菌平均总计数。两个时间点上的总DNA探针计数（#$P<0.05$）和每种复合体所占比例（*$P<0.05$）的差异显著性使用Wilcoxon符号秩检验来检验。不同的大写字母表示微生物复合体在不同组里基线时所占比例的差异性，使用Kruskal-Wallis和Dunn事后比较检验。不同的小写字母表示DNA探针平均总计数在基线时的差异性，使用Kruskal-Wallis和Dunn事后比较检验（数据引自Maxime et al. 2009）。

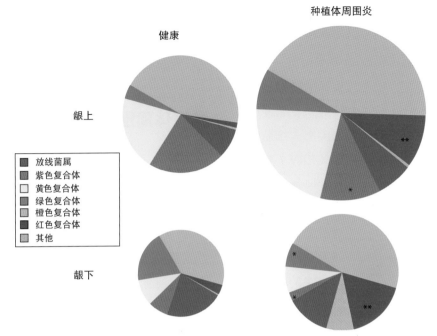

图11-12 饼状图显示了黏膜上、下生物膜样本中微生物复合体的DNA探针计数的平均百分比（Socransky et al. 1998），这些样本取自于健康的种植体（n=22）和有种植体周围炎的种植体（n=22）。饼状图的大小反映了每个样本的DNA探针的平均总计数。两个临床分组之间每种复合体在黏膜上、黏膜下生物膜中所占比例的差异的显著性分别用Mann–Whitney U检验（*P <0.05；**P <0.01）（数据引自Shibli et al. 2008）。

Persson et al. 2006；Shibli et al. 2008；Emrani et al.2009；Maximo et al. 2009；Tabanella et al. 2009；Persson et al. 2010）。图11-9描绘了一个种植体周围炎病变相关的黏膜下生物膜的微生物复杂性。一些研究检测了种植体周围健康位点的微生物群，与种植体周围炎患者的健康位点的微生物群比较，发现在种植体周围炎的患者口中，健康位点也存在病原体水平的升高（图11-10）。以上研究表明了种植体周围感染位点中的微生物群与牙周炎中的微生物群大致相似。

种植体周围黏膜炎相关的微生物群似乎和种植体周围炎相关的微生物群相似（Maximo et al. 2009；Casado et al. 2011），提示黏膜上菌斑形成和种植体周围黏膜炎是种植体周围炎的始动因素。使用40种菌属的DNA–DNA杂交技术分析来自13个有种植体周围炎和12个有种植体周围黏膜炎的患者的菌斑样本，发现除了3种细菌外其余菌种均处于相似的水平（福赛坦氏菌在种植体周围炎中水平较高，戈氏放线菌和黄褐二氧化碳嗜纤维菌在种植体周围炎中水平较低）（Maximo et al. 2009）（图11-11）。

另一项使用DNA–DNA杂交技术评估22个

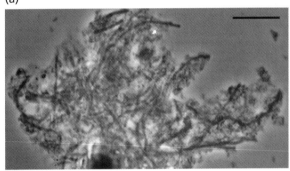

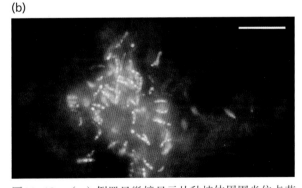

图11-13 （a）倒置显微镜显示从种植体周围炎位点获得的龈下生物膜。（b）相同视野下的荧光图像，互养菌属A2特异性原位杂交荧光染色（FISH），标尺为10μm（感谢苏黎世大学G.N. Belimpasakis和Helga Lüthi–Schaller友情提供）。

有种植体周围炎的病例中的36种菌属的存在情况及其水平的研究中，在同一种植位点没有观察到黏膜上下微生物情况的显著差异（Shibli et al. 2008）（图11-12）。更深的种植体周围袋相比浅的出现了更多的厌氧菌和牙龈卟啉单胞菌（Rutar et al. 2001）。人类肥大细胞病毒（HCMV）和Epstein-Barr病毒（EBV）也与种植体周围感染有关，其可能通过抑制局部免疫而导致牙周病原体过度增殖从而对疾病产生影响（Jankovic et al. 2011）。在20个种植体周围炎位点的检测中，65%的位点出现了HCMV感染，45%的位点出现了EBV感染，而33%的位点同时出现了两种感染。在健康的和种植体周围黏膜炎的位点中，没有检测到同时感染（Jankovic et al. 2011）。

尽管没有组织学记录显示种植体周围组织存在细菌侵入，但对实验性种植体周围炎的研究提示：由于上皮溃疡和结缔组织附着的破坏，可能发生细菌侵入（Lang & Berglundh 2011）。

分子技术，包括16S rRNA基因测序的出现，使以前未在口腔里认识到的微生物得以发现和确认（Faveri et al. 2008；Ahn et al. 2011；Wade 2011）。因为这些先进技术，研究人员现在认识到牙周和种植体周围的微生物群的多样性。包括绿弯菌门、薄壁菌门、互养菌门以及微小单胞菌、口炎消化链球菌、非乳解假支杆菌、抗口臭致病菌在内的菌种从种植体周围炎位点中被检测出来（Koyanagi et al. 2010）（图11-13）。此外，古生菌，一种独特的能产生甲烷气体的单细胞微生物（Lepp et al. 2004），已经在种植体周围炎位点用16S rRNA克隆分析确认其与牙周病严重性有关，提示其在种植体周围感染的病因学中的作用（Faveri et al. 2011）。从50个牙周健康位点、50个种植体周健康位点、25个种植体周围炎位点取得龈下/黏膜下样本，发现古生菌（口腔甲烷短杆菌）在种植体周围炎位点的出现比率显著高于种植体和牙的健康位点（Faveri et al. 2011）。

只有当未来的研究集中于不可培养的微生物，同时使用不会扰乱生物膜三维结构的技术时，我们才能认识到与种植体周围感染有关的微生物群的特性，及其所扮演的角色和多样性。

种植体周围感染的高危人群

有新证据显示有牙周炎治疗史的患者有更高的种植体周围感染风险（Hardt et al. 2002；Karoussis et al. 2003，2004；Heitz-Mayfield 2008；Ong et al. 2008；Roccuzzo et al. 2010）。考虑到两种疾病拥有共同的风险因素，这并不出乎意料，对牙周炎易感个体而言，牙周致病菌也可能在某些种植位点定植，从而导致这些种植位点也容易发生感染。

这种观点得到了如下研究结果的支持。在被诊断为重度牙周炎的患者中，全口牙拔除，植入种植体后，仍然可以观察到牙周病原体的存在（Quirynen & Van Assche 2011）。10例重度牙周炎患者拔除全口牙后6个月植入种植体。随后3~6个月，完成基台连接。牙拔除前直到基台连接的1年后，从舌背、唾液、龈下/黏膜下（牙/种植体），通过培养、定量PCR、杂交技术来分析样本。可以观察到需氧与厌氧菌落形成单位总数的下降及唾液中和舌背上牙龈卟啉单胞菌、福赛坦氏菌检出率的下降。但是，种植体周围龈沟黏膜下区域被这些关键病原体快速定植，没有检测到伴放线聚集杆菌的变化。所以，尽管剩余的牙周炎患牙的拔除导致了与牙周炎和种植体周围炎有关的细菌的明显降低，但是它们没有被清除。这些病原体随后在种植体周围区域定植，同时检出率也保持在较高水平（Quirynen & Van Assche 2011）。当牙周病原体在易感宿主中的种植体周围生物膜中定植时，可能需要多年时间种植体周围感染才可能发生。

此外，在余留牙存在≥6mm的探诊深度时，种植体周围炎（骨丧失和种植体周围探诊深度≥5mm且伴有探诊出血）的发生率比没有残余牙周袋的牙周病患者或牙周健康者要高（Lee et al. 2012）。另外，一项对参与维护治疗的患者平均随访8年的研究报告显示，牙周炎易感者种植后，发生种植体周围炎时，相比没有发生种植体周围炎的患者，即使接受了积极的牙周治疗，也存在明显较多的剩余牙周袋（≥5mm）（Pjetursson et al. 2012）。这项研究强调了维护牙周健康是减少种植体周围感染风险的关键因素。临床医生应该告知有牙周病史的患者其患种植体周围炎的风险是增加的，还要告知其保持最佳口腔卫生和规律的牙周/种植体周支持治疗的重要性。

很少有对关于种植体周围炎发生和进展的风险因素的特定菌属的存在与否进行的研究。一项研究发现，阳性DNA检测（决定了伴放线聚集杆菌、牙龈卟啉单胞菌、中间普氏菌或齿垢密螺旋体的检出）加强了轻探（0.25N）出血对预测种植体周围病变进展的诊断效力（Luterbacher et al. 2000）。

抗感染治疗和微生物学效果

一般来说，种植体周围感染的治疗方案应建立在控制牙周感染的治疗理念的基础上，并致力于抑制总的菌群数量和减少牙周病原体的存在与数量。在大部分关于种植体周围黏膜炎和种植体周围炎治疗后的微生物情况的研究中，治疗包括机械清创，伴有或不伴有辅助的抗菌和/或抗微生物药物。

大多数研究显示在治疗后的前3个月，细菌总数和牙周病原体水平是下降的。但是，随访时间更长的研究发现，病原微生物水平逐渐恢复到基线水平。

非手术机械治疗

尽管单独的非手术机械治疗似乎在种植体周围黏膜炎的治疗中有效（Heitz–Mayfield & Lang 2004；Maximo et al. 2009；Heitz–Mayfield et al. 2011），但在种植体周围炎位点使用这种方法，到目前为止，治疗效果有限且结果不可预知（Lindhe & Meyle 2008；Renvert et al. 2008b，2009；Persson et al. 2010）。在种植体周围炎位点使用钛手用器械或超声仪器进行的机械清创仅仅使少数微生物菌种发生了短暂的变化，在治疗6个月后其水平又恢复到基线水平（Persson et al. 2010）。在这项研究中，非手术机械治疗后6个月，没有观察到临床改善（Persson et al. 2010）。在接下来的一个研究中，相同的一群研究人员发现在使用铒：钇铝石榴石（Er：YAG）激光或气动抛光设备治疗种植体周围炎后，微生物和临床改善有限（Persson et al. 2011）。在深种植体周围袋中进行非手术治疗后临床和微生物改善有限，原因可能是种植体表面的形态特征决定其难以获得到达黏附于种植体表面生物膜的通路。

非手术机械治疗和辅助应用抗微生物制剂

因为单独使用机械治疗不能治愈种植体周围感染，因此提出了配合使用抗生素的治疗方案。但是，只有少数研究评估了非手术机械清创配合全身（Mombelli & Lang 1992）或局部（Mombelli et al. 2001；Persson et al. 2006；Renvert et al. 2006）抗生素治疗后的临床和微生物学结果。一份病例分析报道了抗感染治疗方案的临床和微生物学结果，这个方案包括了机械清创、0.5%氯己定冲洗和奥硝唑的全身给药，给药剂量为100mg/d，连续10天（Mombelli & Lang 1992）。治疗后不同时间点取微生物样本，样本使用厌氧培养技术和暗视野显微镜检测。在治疗后的10天里，厌氧菌总数显著降低，从3.45×10^6 CFU/mL降低到0.04×10^6 CFU/mL。治疗后的微生物群主要由革兰阳性兼性球菌组成（占95%）。螺旋体和被选择研究的菌属，包括中间普氏菌、牙龈卟啉单胞菌、梭杆菌属、龋齿放线菌、月形单胞菌属、韦荣球菌属、弯曲菌属、内氏放线菌和口腔放线菌属（前称内氏放线菌基因群1和2），在第10天的样本中无法再被检测到，虽然其在基线时存在于样本中。12个月后，中间普氏菌、梭杆菌属、龋齿放线菌、弯曲菌属相比基线时显著降低，革兰阴性厌氧杆菌占全部可培养的微生物群的比例从39.8%降低到15.2%。这种种植体周围微生物群组成的有益的变化伴以临床表现的改善，包括12个月里的探诊出血和平均袋深的减少（Mombelli & Lang 1992）。

　　局部使用抗菌药物，也可见临床表现的改善及总细菌量和公认病原体（包括放线聚集杆菌、牙龈卟啉单胞菌、福赛坦氏菌、齿垢密螺旋体、中间普氏菌、梭杆菌属、直肠弯曲菌和密螺旋体）水平的显著减少（Mombelli et al. 2001；Persson et al. 2006）。一些研究评估了一些局部给药方法，包括不可吸收四环素纤维（Actisite®）（Mombelli et al. 2001）和米诺环素盐酸小球（Arestin®）（Renvert et al. 2004；Persson et al. 2006；Renvert et al. 2006，2007；Renvert et al. 2008a），使用这些方法后大部分患者在12个月内出现了微生物学上的改善。但是，如前所述，在一开始的抑制之后，细菌会逐渐再定植，导致某些位点种植体周围炎的复发，从而需要进一步的治疗。

手术入路和种植体表面去污

　　在非手术治疗中，很难获得去除种植体表面生物膜的入路，但可以通过翻瓣术来实现。清除病变和炎性组织后，暴露种植体表面和骨缺损，达到种植体表面去污的目的。种植体表面去污的方法已经在体外、实验室、临床中得到了充分研究（Kolonidis et al. 2003；Schou et al. 2003），这些研究评估了一系列的化学药品（包括柠檬酸、过氧化氢、盐溶液、氯己定），激光（包括Nd：YAG，CO_2，Er：YAG）（Schwarz et al. 2006），光动力疗法和机械手段（包括碳纤维、钛和塑料刮治器、超声和空气抛光设备）。去污后的微生物学效应几乎没有被评估过，因为这些研究主要集中于修复缺损方面。光动力疗法，其原理是在翻瓣后在种植体表面涂上光敏染料（甲苯胺蓝），染料被二极管激光激活（波长905nm），在减少总细菌数和特异性牙周病原体（伴放线聚集杆菌、牙龈卟啉单胞菌和中间普氏菌）水平方面表现出可靠的效果（Dörtbudak et al. 2001）。但是，从临床和微生物学结果上看，没有发现某种更加有效的种植体表面去污方法。

　　少量研究评估了种植体周围炎的手术治疗的临床及微生物效果，其中除了一个短期研究记录了在获得外科入路并进行清创，且没有辅助性全身用药3个月后的微生物学和临床改善外，其他研究中均辅助进行了抗生素的全身用药（Maximo et al. 2009）。在这项短期研究中，同时观察到阳性的质变与量变，在治疗后3个月，齿垢密螺旋体、福赛坦氏菌、微小单胞菌、具核梭杆菌、牙龈卟啉单胞菌和索氏密螺旋体的水平显著降低（Maximo et al. 2009）（图11-11）。

　　种植体周围炎的感染特点决定了其需要联合使用全身药物治疗和手术治疗。一项研究中，9个患者，26个有种植体周围炎的种植体运用手术清创配合抗生素治疗，维持治疗持续3～6个月，这项研究在长达5年的时间里报告了临床和微生物学发现（Leonhardt et al. 2003）。根据个体药敏实验的结果，使用6种不同的全身抗生素的其中之一。4名患者的7颗种植体丧失，另外4颗种植体持续丧失骨组织。在治疗前，9名患者中的6名被检出伴放线聚集杆菌，但是在6个月和5年后，没有再被检测到。金黄葡萄球菌和肠杆菌治疗前分别在1名和3名患者中被检测到，但治疗5年后，没有一名患者检测出这些细菌。治疗后，中间普氏菌和黑色普氏菌的水平没有变化。因此，在清创治疗中某些细菌可能并没有被完全清除，或者是被清除后又重新定植于种植体周围位点（Leonhardt et al. 2003）。

　　在对245个接受了多种种植体周围炎治疗的患者的回顾性研究中，其中大多数接受了手术配合全身用药治疗，基线微生物样本显示27%的患者有中高水平到高水平的中间/黑色普氏菌，19%的患者有中高水平到高水平的厌氧革兰阴性致病菌。有45%的病例表现出成功的治疗效果（无探诊出血和/或溢脓，牙周袋深度<5mm，骨量稳定）。治疗中的抗生素的类型和使用方式变化很大，但是大部分病例中患者接受的是阿莫西林联合甲硝唑的方案（47%）。基线微生物数据与治疗结果没有明显关联（Charalampakis et al.

2012）。

　　对种植体周围感染的治疗具有挑战性，我们仍然需要明确成功治疗的最优方案。有效方案一旦建立，我们可以用它作为其他方案在随机对照实验中的对照。但是，我们显然需要一种抗感染治疗的方法，来实现以下目的：控制菌斑生物

膜，并重建利于种植体周围组织健康的局部微环境。防止种植体周围感染的策略包括确定高危个体、种植前治疗牙周炎、建立良好的口腔卫生习惯、设计利于患者自行控制菌斑的种植支持式修复体、避免医源性问题如过多的修复粘接剂，同时提供牙周/种植体周围支持治疗。

参考文献

[1] Agerbaek, M.R., Lang, N.P. & Persson, G.R. (2006). Comparisons of bacterial patterns at implant and tooth sites in subjects on supportive periodontal therapy. I. Impact of clinical variables, gender and smoking. *Clinical Oral Implants Research* **1**, 18–24.

[2] Ahn, J., Yang, L., Paster, B.J. *et al.* (2011). Oral microbiome profiles: 16s rRNA pyrosequencing and microarray assay comparison. *PLoS One* **6**, e22788.

[3] Albrektsson, T. & Wennerberg, A. (2004). Oral implant surfaces: Part 1--review focusing on topographic and chemical properties of different surfaces and *in vivo* responses to them. *International Journal of Prosthodontics* **17**, 536–543.

[4] Alcoforado, G.A., Rams, T.E., Feik, D. & Slots, J. (1991). Microbial aspects of failing osseointegrated dental implants in humans. *Journal of Parodontology* **10**, 11–18.

[5] Augthun, M. & Conrads, G. (1997). Microbial findings of deep peri-implant bone defects. *International Journal of Oral & Maxillofacial Implants* **12**, 106–112.

[6] Becker, W., Becker, B.E., Newman, M.G. & Nyman, S. (1990). Clinical and microbiologic findings that may contribute to dental implant failure. *International Journal of Oral & Maxillofacial Implants* **5**, 31–38.

[7] Botero, J.E., Gonzalez, A.M., Mercado, R.A., Olave, G. & Contreras, A. (2005). Subgingival microbiota in peri-implant mucosa lesions and adjacent teeth in partially edentulous patients. *Journal of Periodontology* **76**, 1490–1495.

[8] Bremer, F., Grade, S., Kohorst, P. & Stiesch, M. (2011). *In vivo* biofilm formation on different dental ceramics. *Quintessence International* **42**, 565–574.

[9] Burgers, R., Gerlach, T., Hahnel, S., Schwarz, F., Handel, G. & Gosau, M. (2010). *In vivo* and *in vitro* biofilm formation on two different titanium implant surfaces. *Clinical Oral Implants Research* **21**, 156–164.

[10] Casado, P.L., Otazu, I.B., Balduino, A. *et al.* (2011). Identification of periodontal pathogens in healthy periimplant sites. *Implant Dentistry* **20**, 226–235.

[11] Charalampakis, G., Leonhardt, A., Rabe, P. & Dahlen, G. (2012). Clinical and microbiological characteristics of peri-implantitis cases: A retrospective multicentre study. *Clinical Oral Implants Research* **23**, 1045–1054.

[12] Cortelli, J.R., Aquino, D.R., Cortelli, S.C. *et al.* (2008). Detection of periodontal pathogens in oral mucous membranes of edentulous individuals. *Journal of Periodontology* **79**, 1962–1965.

[13] Costa, F.O., Takenaka-Martinez, S., Cota, L.O. *et al.* (2012) Peri-implant disease in subjects with and without preventive maintenance: A 5-year follow-up. *Journal of Clinical Periodontology* **39**, 173–181.

[14] Covani, U., Marconcini, S., Crespi, R. & Barone, A. (2006). Bacterial plaque colonization around dental implant surfaces. *Implant Dentistry* **15**, 298–304.

[15] Danser, M.M., van Winkelhoff, A.J., de Graaff, J., Loos, B.G. & van der Velden, U. (1994). Short-term effect of full-mouth extraction on periodontal pathogens colonizing the oral mucous membranes. *Journal of Clinical Periodontology* **21**, 484–489.

[16] Danser, M.M., van Winkelhoff, A.J., de Graaff, J. & van der Velden, U. (1995). Putative periodontal pathogens colonizing oral mucous membranes in denture-wearing subjects with a past history of periodontitis. *Journal of Clinical Periodontology* **22**, 854–859.

[17] Danser, M.M., van Winkelhoff, A.J. & van der Velden, U. (1997). Periodontal bacteria colonizing oral mucous membranes in edentulous patients wearing dental implants. *Journal of Periodontology* **68**, 209–216.

[18] Danser, M.M., Bosch-Tijhof, C.J., van Steenbergen, T.J., van der Velden, U. & Loos, B.G. (1998). *Porphyromonas gingivalis* in an edentulous proband. A case-report. *Journal of Clinical Periodontology* **25**, 933–936.

[19] De Boever, A.L. & De Boever, J.A. (2006). Early colonization of non-submerged dental implants in patients with a history of advanced aggressive periodontitis. *Clinical Oral Implants Research* **1**, 8–17.

[20] Devides, S.L. & Franco, A.T. (2006). Evaluation of peri-implant microbiota using the polymerase chain reaction in completely edentulous patients before and after placement of implant-supported prostheses submitted to immediate load. *International Journal of Oral & Maxillofacial Implants* **21**, 262–269.

[21] Dörtbudak, O., Haas, R., Bernhart, T. & Mailath-Pokorny, G. (2001). Lethal photosensitization for decontamination of implant surfaces in the treatment of peri-implantitis. *Clinical Oral Implants Research* **12**, 104–108.

[22] Edgerton, M., Lo, S.E. & Scannapieco, F.A. (1996). Experimental salivary pellicles formed on titanium surfaces mediate adhesion of streptococci. *International Journal Oral & Maxillofacial Implants* **11**, 443–449.

[23] Elter, C., Heuer, W., Demling, A. *et al.* (2008). Supra- and subgingival biofilm formation on implant abutments with different surface characteristics. *International Journal of Oral & Maxillofacial Implants* **23**, 327–334.

[24] Emrani, J., Chee, W. & Slots, J. (2009). Bacterial colonization of oral implants from nondental sources. *Clinical Implant Dentistry and Related Research* **11**, 106–112.

[25] Faveri, M., Mayer, M.P., Feres, M. *et al.* (2008). Microbiological diversity of generalized aggressive periodontitis by 16s rRNA clonal analysis. *Oral Microbiology and Immunology* **23**, 112–118.

[26] Faveri, M., Goncalves, L.F., Feres, M. *et al.* (2011). Prevalence and microbiological diversity of archaea in peri-implantitis subjects by 16s ribosomal RNA clonal analysis. *Journal of Periodontal Research* **46**, 338–344.

[27] Fernandes, C.B., Aquino, D.R., Franco, G.C. *et al.* (2010). Do elderly edentulous patients with a history of periodontitis harbor periodontal pathogens? *Clinical Oral Implants Research* **21**, 618–623.

[28] Ferreira, S.D., Silva, G.L.M., Cortelli, J.R., Costa, J.E. & Costa, F.O. (2006). Prevalence and risk variables for peri-implant disease in Brazilian subjects. *Journal of Clinical Periodontology* **33**, 929–935.

[29] Fröjd, V., Linderback, P., Wennerberg, A. *et al.* (2011). Effect of nanoporous TiO$_2$ coating and anodized Ca2+ modification of titanium surfaces on early microbial biofilm formation. *BMC Oral Health* **11**, 8.

[30] Fürst, M.M., Salvi, G.E., Lang, N.P. & Persson, G.R. (2007). Bacterial colonization immediately after installation on oral titanium implants. *Clinical Oral Implants Research* **18**, 501–508.

[31] Hardt, C.R., Grondahl, K., Lekholm, U. & Wennstrom, J.L. (2002). Outcome of implant therapy in relation to experienced loss of periodontal bone support: A retrospective 5-year study. *Clinical Oral Implants Research* **13**, 488–494.

[32] Heitz-Mayfield, L.J. (2008). Peri-implant diseases: Diagnosis and risk indicators. *Journal of Clinical Periodontology* **35**, 292–304.

[33] Heitz-Mayfield, L.J. & Lang, N.P. (2004). Antimicrobial treatment of peri-implant diseases. *International Journal of Oral & Maxillofacial Implants* **19 Suppl**, 128–139.

[34] Heitz-Mayfield, L.J., Salvi, G.E., Botticelli, D. *et al.* (2011). Anti-infective treatment of peri-implant mucositis: A randomised controlled clinical trial. *Clinical Oral Implants Research* **22**, 237–241.

[35] Hultin, M., Fischer, J., Gustafsson, A., Kallus, T. & Klinge, B. (2000). Factors affecting late fixture loss and marginal bone loss around teeth and dental implants. *Clinical Implant Dentistry and Related Research* **2**, 203–208.

[36] Hultin, M., Gustafsson, A., Hallstrom, H. *et al.* (2002). Microbiological findings and host response in patients with peri-implantitis. *Clinical Oral Implants Research* **13**, 349–358.

[37] Jankovic, S., Aleksic, Z., Dimitrijevic, B. *et al.* (2011). Correlation between different genotypes of human cytomegalovirus and Epstein-Barr virus and peri-implant tissue status. *Australian Dental Journal* **56**, 382–388.

[38] Kalykakis, G.K., Mojon, P., Nisengards, R., Spiekermann, H. & Zafiropoulos, G.G. (1998). Clinical and microbial findings on osseo-integrated implants; comparisons between partially dentate and edentulous subjects. *European Journal of Prosthodontics & Restorative Dentistry* **4**, 155–159.

[39] Karoussis, I.K., Salvi, G.E., Heitz-Mayfield, L.J. *et al* (2003). Long-term implant prognosis in patients with and without a history of chronic periodontitis: A 10-year prospective cohort study of the ITI dental implant system. *Clinical Oral Implants Research* **14**, 329–339.

[40] Karoussis, I.K., Muller, S., Salvi, G.E. *et al.* (2004). Association between periodontal and peri-implant conditions: A 10-year prospective study. *Clinical Oral Implants Research* **15**, 1–7.

[41] Kolenbrander, P.E., Palmer, R.J., Jr., Rickard, A.H.. *et al.* (2006). Bacterial interactions and successions during plaque development. *Periodontology 2000* **42**, 47–79.

[42] Kolonidis, S.G., Renvert, S., Hammerle, C.H. *et al.* (2003). Osseointegration on implant surfaces previously contaminated with plaque. An experimental study in the dog. *Clinical Oral Implants Research* **14**, 373–380.

[43] Koyanagi, T., Sakamoto, M., Takeuchi, Y., Ohkuma, M. & Izumi, Y. (2010). Analysis of microbiota associated with peri-implantitis using 16s rRNA gene clone library. *Journal of Oral Microbiology* **2**.

[44] Lang, N.P. & Berglundh, T. (2011). Periimplant diseases: Where are we now?--consensus of the Seventh European Workshop on Periodontology. *Journal of Clinical Periodontology* **38 Suppl 11**, 178–181.

[45] Lee, K.H., Tanner, A.C., Maiden, M.F. & Weber, H.P. (1999). Pre- and post-implantation microbiota of the tongue, teeth, and newly placed implants. *Journal of Clinical Periodontology* **26**, 822–832.

[46] Lee, J.C.-Y., Matheos, N., Nixon, K.C. & Ivanovski, S. (2012). Residual periodontal pockets are a risk indicator for peri-implantitis in patients treated for periodontitis. *Clinical Oral Implants Research* **23**, 325–333.

[47] Leonhardt, A., Adolfsson, B., Lekholm, U., Wikstrom, M. & Dahlen, G. (1993). A longitudinal microbiological study on osseointegrated titanium implants in partially edentulous patients. *Clinical Oral Implants Research* **4**, 113–120.

[48] Leonhardt, A., Olsson, J. & Dahlen, G. (1995). Bacterial colonization on titanium, hydroxyapatite, and amalgam surfaces *in vivo*. *Journal of Dental Research* **74**, 1607–1612.

[49] Leonhardt, A., Dahlen, G. & Renvert, S. (2003). Five-year clinical, microbiological, and radiological outcome following treatment of peri-implantitis in man. *Journal of Periodontology* **74**, 1415–1422.

[50] Lepp, P.W., Brinig, M.M., Ouverney, C.C. *et al.* (2004). Methanogenic archaea and human periodontal disease. *Proceedings of the National Academy of Sciences of the United States of America* **101**, 6176–6181.

[51] Li, J., Helmerhorst, E.J., Leone, C.W. *et al.* (2004). Identification of early microbial colonizers in human dental biofilm. *Journal of Applied Microbiology* **97**, 1311–1318.

[52] Lindhe, J. & Meyle, J. (2008). Peri-implant diseases: Consensus report of the Sixth European Workshop on Periodontology. *Journal of Clinical Periodontology* **35**, 282–285.

[53] Lindquist, L.W., Carlsson, G.E. & Jemt, T. (1997). Association between marginal bone loss around osseointegrated mandibular implants and smoking habits: A 10-year follow-up study. *Journal of Dental Research* **76**, 1667–1674.

[54] Luterbacher, S., Mayfield, L., Bragger, U. & Lang, N.P. (2000). Diagnostic characteristics of clinical and microbiological tests for monitoring periodontal and peri-implant mucosal tissue conditions during supportive periodontal therapy (SPT). *Clinical Oral Implants Research* **11**, 521–529.

[55] Marsh, P.D. (2005). Dental plaque: Biological significance of a biofilm and community life-style. *Journal of Clinical Periodontology* **32 Suppl 6**, 7–15.

[56] Maximo, M.B., de Mendonca, A.C., Renata Santos, V. *et al.* (2009). Short-term clinical and microbiological evaluations of peri-implant diseases before and after mechanical anti-infective therapies. *Clinical Oral Implants Research* **20**, 99–108.

[57] Mombelli, A. & Lang, N.P. (1992). Antimicrobial treatment of peri-implant infections. *Clinical Oral Implants Research* **3**, 162–168.

[58] Mombelli, A., Van Oosten, M.A.C., Schürch, E. & Lang, N.P. (1987). The microbiota associated with successful or failing osseointegrated titanium implants. *Oral Microbiology and Immunology* **2**, 145–151.

[59] Mombelli, A., Buser, A. & Lang, N.P. (1988). Colonization of osseointegrated titanium implants in edentulous patients. Early results. *Oral Microbiology and Immunology* **3**, 113–120.

[60] Mombelli, A. & Mericske-Stern, R. (1990). Microbiological features of stable osseointegrated implants used as abutments for overdentures. *Clinical Oral Implants Research* **1**, 1–7.

[61] Mombelli, A., Marxer, M., Gaberthuel, T., Grunder, U. & Lang, N.P. (1995a). The microbiota of osseointegrated implants in patients with a history of periodontal disease. *Journal of Clinical Periodontology* **22**, 124–130.

[62] Mombelli, A., Nyman, S., Brägger, U., Wennström, J. & Lang, N.P. (1995b). Clinical and microbiological changes associated with an altered subgingival environment induced by periodontal pocket reduction. *Journal of Clinical Periodontology* **22**, 780–787.

[63] Mombelli, A., Feloutzis, A., Bragger, U. & Lang, N.P. (2001). Treatment of peri-implantitis by local delivery of tetracycline. Clinical, microbiological and radiological results. *Clinical Oral Implants Research* **12**, 287–294.

[64] Muller, E., Gonzalez, Y.M. & Andreana, S. (1999). Treatment of peri-implantitis: Longitudinal clinical and microbiological findings--a case report. *Implant Dentistry* **8**, 247–254.

[65] O'Leary, T.J., Drake, R.B. & Naylor, J.E. (1972). The plaque control record. *Journal of Periodontology* **43**, 38.

[66] Ong, E.S., Newman, H.N., Wilson, M. & Bulman, J.S. (1992). The occurrence of periodontitis-related microorganisms in relation to titanium implants. *Journal of Periodontology* **63**, 200–205.

[67] Ong, C.T., Ivanovski, S., Needleman, I.G. *et al.* (2008). Systematic review of implant outcomes in treated periodontitis subjects. *Journal of Clinical Periodontology* **35**, 48–462.

[68] Papaioannou, W., Quirynen, M., Nys, M. & van Steenberghe, D. (1995). The effect of periodontal parameters on the subgingival microbiota around implants. *Clinical Oral Implants Research* **6**,

197–204.

[69] Persson, G.R., Salvi, G.E., Heitz-Mayfield, L.J. & Lang, N.P. (2006). Antimicrobial therapy using a local drug delivery system (Arestin) in the treatment of peri-implantitis. I: Microbiological outcomes. *Clinical Oral Implants Research* **17**, 386–393.

[70] Persson, G.R., Samuelsson, E., Lindahl, C. & Renvert, S. (2010). Mechanical non-surgical treatment of peri-implantitis: A single-blinded randomized longitudinal clinical study. Ii. Microbiological results. *Journal of Clinical Periodontology* **37**, 563–573.

[71] Persson, G.R., Roos-Jansåkaer, A.M., Lindahl, C. & Renvert, S. (2011). Microbiologic results from non-surgical erbium-doped: yttrium, aluminum and garnet laser or air-abrasive treatment of peri-implantitis: a randomized clinical trial. *Journal of Periodontology* **82**, 1267–1278.

[72] Pjetursson, B.E., Helbling, C., Weber, H.P. *et al.* (2012). Peri-implantitis susceptibility as it relates to periodontal therapy and supportive care. *Journal of Clinical Oral Implants Research* **23**, 888–894.

[73] Pontoriero, R., Tonelli, M.P., Carnevale, G. *et al.* (1994). Experimentally induced peri-implant mucositis. A clinical study in humans. *Clinical Oral Implants Research* **5**, 254–259.

[74] Quirynen, M. & Bollen, C.M. (1995). The influence of surface roughness and surface-free energy on supra- and subgingival plaque formation in man. A review of the literature. *Journal of Clinical Periodontology* **22**, 1–14.

[75] Quirynen, M. & Listgarten, M.A. (1990). Distribution of bacterial morphotypes around natural teeth and titanium implants ad modum Branemark. *Clinical Oral Implants Research* **1**, 8–12.

[76] Quirynen, M. & Van Assche, N. (2011). Microbial changes after full-mouth tooth extraction, followed by 2-stage implant placement. *Journal of Clinical Periodontology* **38**, 581–589.

[77] Quirynen, M., van der Mei, H.C., Bollen, C.M. *et al.* (1993). An *in vivo* study of the influence of the surface roughness of implants on the microbiology of supra- and subgingival plaque. *Journal of Dental Research* **72**, 1304–1309.

[78] Quirynen, M., Papaioannou, W. & van Steenberghe, D. (1996). Intraoral transmission and the colonization of oral hard surfaces. *Journal of Periodontology* **67**, 986–993.

[79] Quirynen, M., Vogels, R., Pauwels, M. *et al.* (2005). Initial subgingival colonization of 'pristine' pockets. *Journal of Dental Research* **84**, 340–344.

[80] Rams, T.E. & Link, C.C., Jr. (1983). Microbiology of failing dental implants in humans: Electron microscopic observations. *Journal of Oral Implantology* **11**, 93–100.

[81] Rams, T.E., Roberts, T.W., Tatum, H., Jr. & Keyes, P.H. (1984). The subgingival microbial flora associated with human dental implants. *Journal of Prosthetic Dentistry* **51**, 529–534.

[82] Rams, T.E., Roberts, T.W., Feik, D., Molzan, A.K. & Slots, J. (1991). Clinical and microbiological findings on newly inserted hydroxyapatite-coated and pure titanium human dental implants. *Clinical Oral Implants Research* **2**, 121–127.

[83] Renvert, S., Lessem, J., Lindahl, C. & Svensson, M. (2004). Treatment of incipient peri-implant infections using topical minocycline microspheres versus topical chlorhexidine gel as an adjunct to mechanical debridement. *Journal of International Academy Periodontology* **6**, 154–159.

[84] Renvert, S., Lessem, J., Dahlen, G., Lindahl, C. & Svensson, M. (2006). Topical minocycline microspheres versus topical chlorhexidine gel as an adjunct to mechanical debridement of incipient peri-implant infections: A randomized clinical trial. *Journal of Clinical Periodontology* **33**, 362–369.

[85] Renvert, S., Lessem, J., Dahlen, G., Renvert, H. & Lindahl, C. (2008a). Mechanical and repeated antimicrobial therapy using a local drug delivery system in the treatment of peri-implantitis: A randomized clinical trial. *Journal of Periodontology* **79**, 836–844.

[86] Renvert, S., Roos-Jansaker, A.M. & Claffey, N. (2008b). Non-surgical treatment of peri-implant mucositis and peri-implantitis: A literature review. *Journal of Clinical Periodontology* **35**, 305–315.

[87] Renvert, S., Samuelsson, E., Lindahl, C. & Persson, G.R. (2009). Mechanical non-surgical treatment of peri-implantitis: A double-blind randomized longitudinal clinical study. I: Clinical results. *Journal of Clinical Periodontology* **36**, 604–609.

[88] Rinke S., Ohl, S., Ziebolz, D., Kange, K. & Eickholz, D. (2011). Prevention of periimplant disease in partially edentulous patients: a practice-based cross-sectional study. *Clinical Oral Implants Research* **22**, 826–833.

[89] Roccuzzo, M., De Angelis, N., Bonino, L. & Aglietta, M. (2010). Ten-year results of a three-arm prospective cohort study on implants in periodontally compromised patients. Part 1: Implant loss and radiographic bone loss. *Clinical Oral Implants Research* **21**, 490–496.

[90] Rosenberg, E.S., Torosian, J.P. & Slots, J. (1991). Microbial differences in 2 clinically distinct types of failures of osseointegrated implants. *Clinical Oral Implants Research* **2**, 135–144.

[91] Rutar, A., Lang, N.P., Buser, D., Burgin, W. & Mombelli, A. (2001). Retrospective assessment of clinical and microbiological factors affecting periimplant tissue conditions. *Clinical Oral Implants Research* **12**, 189–195.

[92] Sachdeo, A., Haffajee, A.D. & Socransky, S.S. (2008). Biofilms in the edentulous oral cavity. *Journal of Prosthodontics* **17**, 348–356.

[93] Salcetti, J.M., Moriarty, J.D., Cooper, L.F. *et al.* (1997). The clinical, microbial, and host response characteristics of the failing implant. *International Journal of Oral & Maxillofacial Implants* **12**, 32–42.

[94] Salihoglu, U., Boynuegri, D., Engin, D. *et al.* (2011). Bacterial adhesion and colonization differences between zirconium oxide and titanium alloys: An in vivo human study. *International Journal of Oral & Maxillofacial Implants* **26**, 101–107.

[95] Salvi, G.E., Persson, G.R., Heitz-Mayfield, L.J., Frei, M. & Lang, N.P. (2007). Adjunctive local antibiotic therapy in the treatment of peri-implantitis ii: Clinical and radiographic outcomes. *Clinical Oral Implants Research* **18**, 281–285.

[96] Salvi, G.E., Aglietta, M., Eick, S. *et al.* (2012). Reversibility of experimental peri-implant mucositis compared with experimental gingivitis in humans. *Clinical Oral Implants Research* **23**, 182–190.

[97] Sanz, M., Newman, M.G., Nachnani, S. *et al.* (1990). Characterization of the subgingival microbial flora around endosteal sapphire dental implants in partially edentulous patients. *International Journal of Oral & Maxillofacial Implants* **5**, 247–253.

[98] Sbordone, L., Barone, A., Ciaglia, R.N., Ramaglia, L. & Iacono, V.J. (1999) Longitudinal study of dental implants in a periodontally compromised population. *Journal of Periodontology* **70**, 1322–1329.

[99] Schou, S., Holmstrup, P., Jorgensen, T. *et al.* (2003). Implant surface preparation in the surgical treatment of experimental peri-implantitis with autogenous bone graft and e-PTFE membrane in Cynomolgus monkeys. *Clinical Oral Implants Research* **14**, 412–422.

[100] Schwarz, F., Bieling, K., Nuesry, E., Sculean, A. & Becker, J. (2006). Clinical and histological healing pattern of peri-implantitis lesions following non-surgical treatment with an Er:YAG laser. *Lasers in Surgery and Medicine* **38**, 663–671.

[101] Serino, G. & Ström, C. (2009). Peri-implantitis in partially edentulous patients: Association with inadequate plaque control. *Clinical Oral Implants Research* **20**, 169–174.

[102] Shibli, J.A., Melo, L., Ferrari, D.S. *et al.* (2008). Composition of supra- and subgingival biofilm of subjects with healthy and diseased implants. *Clinical Oral Implants Research* **19**, 975–982.

[103] Socransky, S.S. & Haffajee, A.D. (1997). The nature of periodontal diseases. *Annals of Periodontology* **2**, 3–10.

[104] Socransky, S.S. & Haffajee, A.D. (2005). Periodontal microbial ecology. *Periodontology 2000* **38**, 135–187.

[105] Socransky, S.S., Haffajee, A.D., Smith, C. & Dibart, S. (1991). Relation of counts of microbial species to clinical status at the sampled site. *Journal of Clinical Periodontology* **18**, 766–775.

[106] Subramani, K., Jung, R.E., Molenberg, A. & Hammerle, C.H. (2009). Biofilm on dental implants: A review of the literature. *International Journal of Oral & Maxillofacial Implants* **24**, 616–626.

[107] Sumida, S., Ishihara, K., Kishi, M. & Okuda, K. (2002). Transmission of periodontal disease-associated bacteria from teeth to osseointegrated implant regions. *International Journal of Oral & Maxillofacial Implants* **17**, 696–702.

[108] Tabanella, G., Nowzari, H. & Slots, J. (2009). Clinical and microbiological determinants of ailing dental implants. *Clinical Implant Dentistry Related Research* **11**, 24–36.

[109] Takanashi, K., Kishi, M., Okuda, K. & Ishihara, K. (2004). Colonization by *Porphyromonas gingivalis* and *Prevotella intermedia* from teeth to osseointegrated implant regions. *Bulletin of the Tokyo Dental College* **45**, 77–85.

[110] Teughels, W., Van Assche, N., Sliepen, I. & Quirynen, M. (2006). Effect of material characteristics and/or surface topography on biofilm development. *Clinical Oral Implants Research* **17 Suppl 2**, 68–81.

[111] Van Assche, N., Van Essche, M., Pauwels, M., Teughels, W. & Quirynen, M. (2009). Do periodontopathogens disappear after full-mouth tooth extraction? *Journal of Clinical Periodontology* **36**, 1043–1047.

[112] Van Assche, N., Pittayapat, P., Jacobs, R. *et al.* (2011). Microbiological outcome of two screw-shaped titanium implant systems placed following a split-mouth randomised protocol, at the 12th year of follow-up after loading. *European Journal of Oral Implantology* **4**, 103–116.

[113] van Brakel, R., Cune, M.S., van Winkelhoff, A.J. *et al.* (2011). Early bacterial colonization and soft tissue health around zirconia and titanium abutments: An *in vivo* study in man. *Clinical Oral Implants Research* **22**, 571–577.

[114] Wade, W.G. (2011). Has the use of molecular methods for the characterization of the human oral microbiome changed our understanding of the role of bacteria in the pathogenesis of periodontal disease? *Journal of Clinical Periodontology* **38 Suppl 11**, 7–16.

[115] Wilson, T.G., Jr. (2009). The positive relationship between excess cement and peri-implant disease: A prospective clinical endoscopic study. *Journal of Periodontology* **80**, 1388–1392.

[116] Wu-Yuan, C.D., Eganhouse, K.J., Keller, J.C. & Walters, K.S. (1995). Oral bacterial attachment to titanium surfaces: A scanning electron microscopy study. *Journal of Oral Implantology* **21**, 207–213.

[117] Zitzmann, N.U., Berglundh, T., Marinello, C.P. & Lindhe, J. (2001). Experimental peri-implant mucositis in man. *Journal of Clinical Periodontology* **28**, 517–523.

第4部分：宿主-微生物相互作用
Host-Parasite Interactions

第12章

牙龈炎的发病机制

Pathogenesis of Gingivitis

Gregory J. Seymour[1], Leonardo Trombelli[2], Tord Berglundh[3]

[1] Faculty of Dentistry, University of Otago, Dunedin, New Zealand

[2] Research Centre for the Study of Periodontal and Peri-implant Diseases, University Hospital, University of Ferrara, Ferrara, Italy

[3] Department of Periodontology, Institute of Odontology, The Sahlgrenska Academy at Gothenburg University, Gothenburg, Sweden

前言

20世纪60年代的实验性龈炎研究（Löe et al. 1965）很好地展现了牙菌斑堆积与牙龈炎进程之间的对应关系（图12-1，图12-2）。这些研究及一些最近的研究（Trombelli et al. 2004a，2008）也发现在这个反应过程中存在差异，不同的个体表现或轻或重，并且处于疾病的不同阶段。所以，尽管多年来已经知道菌斑是主要病因，但仍然没有完全了解影响患者易感性的因素。尽管所有牙周炎个体在某一阶段都会有牙龈炎，但不是所有牙龈炎的患者或者所有牙龈炎病损都必然会发展为牙周炎。难点在于确定哪些牙龈炎病损会发展为牙周炎。

牙龈炎症的进展

Page和Schroeder（1976）将牙龈炎和牙周炎的发展笼统地分为"初期""早期""确立期""晚期"。本章将介绍初期和早期病损，而确立期和晚期病损将在第13章介绍。

初期病损

"初期"病损发生在菌斑堆积后的2～4天。这种病损临床症状不明显，只能在组织学层面上被观察到。它的特征为水肿形成[表现为龈沟液（GCF）量增加]，中性多形核粒细胞增加，结缔组织丧失（图12-3）。随着菌斑的发展，链球菌属于第一批定植于获得性膜上的微生物。这些微生物产生一系列的酶和代谢终产物，这些产物增加了结合上皮的通透性，允许细菌产物的进一步渗入和GCF的渗出。在这个早期阶段，GCF实质上和组织液是相同的，但除此之外GCF还包含了许多血清蛋白，包括所有激活补体的必要成分。

脂磷壁酸和蛋白多糖，作为早期定植菌的细胞壁的组成部分，能够通过所谓的"替代途径"激活补体。这种反应发生在龈沟内并且导致"过敏毒素"C3a和C5a的产生，其依次回流入组织内，建立了从龈沟到组织里的浓度梯度。一旦进入到组织内，这些过敏毒素使得此处的肥大细胞释放血管活性胺。接下来，这些血管活

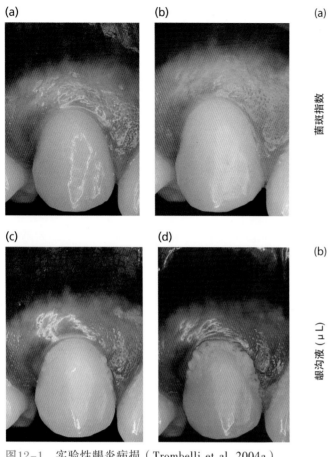

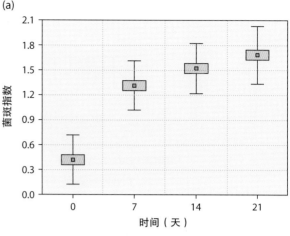

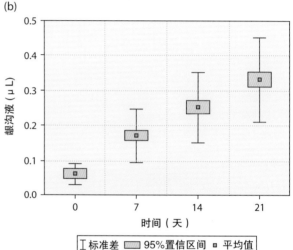

图12-1　实验性龈炎病损（Trombelli et al. 2004a）。（a）临床健康的状态。（b）菌斑堆积后7天，可见牙菌斑生物膜，并出现了牙龈边缘的轻微炎症。（c）在第14天，大量的菌斑堆积与更加明显的牙龈炎症有关。（d）在第21天，牙龈边缘的菌斑大量堆积（颊侧和邻间），同时伴有严重的牙龈肿胀和充血（来源：Trombelli et al. 2004a。经John Wiley & Sons授权转载）。

图12-2　整个实验性龈炎期间的描述性统计（箱线图）（实验开始后菌斑堆积的0天、7天、14天和21天）：（a）菌斑指数。（b）龈沟液量（来源：Trombelli et al. 2004a。经John Wiley & Sons授权转载）。

性胺导致血管通透性增加和水肿形成，即炎症的特征性表现。肥大细胞同时也释放预先合成的细胞因子，包括肿瘤坏死因子-α（TNF-α），其导致了内皮细胞的黏附分子的表达和随后PMN对牙龈组织的黏附与迁移。尽管替代补体途径的激活对血管反应来说是必要的，但细菌来源的趋化成分和C5a是PMN迁移入龈沟的原因。虽然进入了龈沟，PMN仍然不能吞噬细菌，这些细菌开始形成生物膜并以此紧紧地黏附在牙齿表面。在这种情况下，PMN释放出溶酶体成分进入龈沟，这个过程被命名为"失败吞噬（abortive phagocttosis）"。这些溶酶体酶能够重新进入组织并造成结缔组织的局部破坏。此外，PMN释放一种被称为中性粒细胞外杀菌网络（neutrophil extracellular traps，NETs）的结构物，这种结构

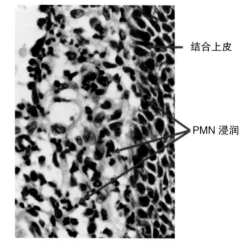

图12-3　初期病损中，多形核白细胞（PMN）浸润伴被浸润结缔组织的破坏。

能捕获和杀死微生物病原体。这种结构最早由Brinkman等（2004）描述，其由染色体结构、核组蛋白和许多颗粒状抗菌蛋白组成。NETs在一

种病原体导致的细胞死亡过程中被释放，这一过程被称为NETosis，用以区分凋亡（apoptosis）和坏死（necrosis）（Steinberg & Grinstein 2007），这种反应代表了抵抗病原体的第一道防线。在体内，死亡的和活性的PMN都能释放NETs，这反过来也会导致严重的组织损伤。此外，大量促炎刺激物可以在龈沟内找到，如脂多糖（LPS）、白细胞介素-8（IL-8）、TNF和链球菌M蛋白，都能导致NET的形成[见综述，Remijsen等（2011）]。

尽管在牙周炎中NETs已经被描述过，但也有可能其在牙龈炎的初期病损中就已形成，并且在牙龈炎和牙周炎的所有阶段持续存在。但是，现在还是缺乏这一观点的证据。

其他类型的细胞，如嗜酸性粒细胞和肥大细胞，也能够释放细胞外杀菌网（von Kockritz-Blickwede et al. 2008）。这些肥大细胞外杀菌网（mast cell extracellular traps，MCETs）似乎在对与导致PMN释放NETs相同的因素的反应中被释放。MCETs也由核组蛋白和抗菌的抗菌肽LL37组成，包括类胰蛋白酶，一种颗粒肥大细胞标志物，这些物质在组织中的形成限制了细菌和细菌囊泡的进入。但是它们可能导致局部的组织破坏。尽管可能性很大，但缺乏组织中同时形成NETs和MCETs的证据。事实上，目前对肥大细胞在牙周疾病中所扮演的角色的了解知之甚少。

在龈沟内，PMN也产生和释放包括IL-1、IL-1受体拮抗剂（IL-1RA）和高水平的IL-17在内的各种细胞因子。IL-17反过来会导致龈沟上皮释放IL-8。IL-8不仅是PMN的强趋化因子，而且如前所述是一种导致NET形成的强刺激物，从而形成一种试图包括发展中的细菌感染在内的正反馈循环。事实上，很有可能IL-17在牙周疾病中起保护作用，它保护了龈沟内的PMN屏障。可以确定的是，由于PMN的缺失（如粒细胞缺乏症或周期性白细胞缺乏症）或其功能缺陷（趋化或细胞吞噬功能），导致这种屏障的丧失，从而引起严重和快速的牙周破坏。

但是在初期，病损仅波及不超过5%～10%

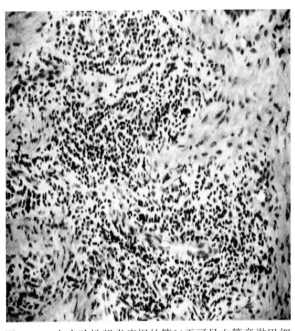

图12-4　在实验性龈炎病损的第21天可见血管旁淋巴细胞/巨噬细胞浸润。

的结缔组织，并且临床表现不明显。

早期病损

所谓的"早期"病损大约发生在菌斑堆积的4～7天之后。在这个阶段，病损特点由PMN组成为主转变为淋巴细胞和巨噬细胞为主（图12-4）。血管的改变变得更加明显，表现为潜在的毛细血管网的打开，毛细血管后静脉的形成，血管通透性增加和血管周围炎性浸润的发展。最终导致流入病损牙龈组织的液体的增加，进一步导致GCF的增加。GCF在这一阶段的特点从与细胞间液类似变为与炎性渗出物类似，换句话说，水肿。因为上皮细胞间隙的增宽，龈沟和结合上皮的通透性增加，使得更多的细菌产物进入牙龈组织并加剧了炎症反应。

最初，小的外周血管逐渐增大、融合并向周围浸润、发展，这样在菌斑堆积开始后的12～21天，临床上的病损变得明显。在第21天，淋巴细胞占浸润细胞的70%，尽管在结合上皮内PMN的数量增加了4倍（Lindhe & Rylander 1975）。PMN和浆细胞仅占总浸润物的10%不到（Seymour et al. 1983）。随着初期病损中细胞因子的释放，如来自于肥大细胞的TNF-α、IL-17和PMN经过NETosis，导致了细胞黏附分子的增加，如内皮

(a)
(b)

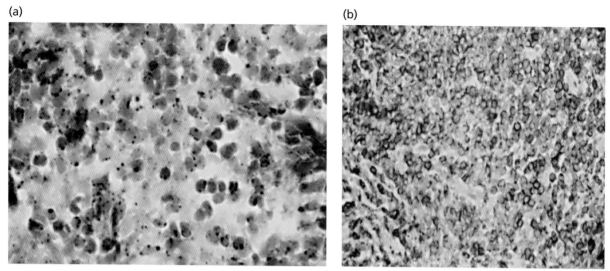

图12-5　第21天实验性龈炎病损主要表现为（a）非特异性酯酶阳性和（b）CD3阳性T细胞。

(a)
(b)

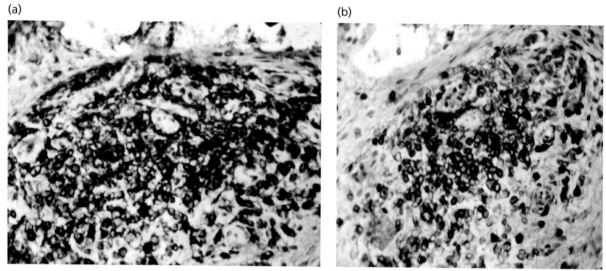

图12-6　第21天实验性龈炎病损表现（a）CD4和（b）CD8比例为2∶1。

细胞白细胞黏附分子-1（ELAM-1）和细胞间黏附分子-1（ICAM-1），这些分子和上皮细胞分泌的IL-8的增加共同使得PMN快速通过结合上皮进入龈沟内（Moughal et al. 1992），在结合上皮和龈沟内这些分子与细胞共同形成了对菌斑微生物的屏障（Attstrom 1971）。尽管在这一阶段浸润区域相对局限，但是多达60%～70%的胶原蛋白在这一浸润区域被分解（Page & Schroeder 1976）。

　　已有文献对牙龈炎发展过程中发生的免疫反应进行了描述（Seymour et al. 1988）。这些免疫反应与迟发型超敏反应（delayed-type hypersensitivity，DTH）的发展完全相同，并且包含了血管周围的淋巴细胞/巨噬细胞浸润的形成（图12-4），伴随着浸润范围的扩大，各浸润部

位合并和融合，最终临床症状变得明显。浸润细胞主要由T细胞为主（图12-5），CD4∶CD8比例约为2∶1（图12-6），同时伴有树突状抗原呈递细胞（APCs）和具有吞噬功能的巨噬细胞。这些被激活的T细胞和龈沟上皮细胞，表达高水平的MHC Ⅱ型抗原（HLA-DR 和 HLA-DQ）（图12-7）。朗格汉斯细胞的数量在口腔和龈沟上皮中都可增加（图12-8a）。不到5%的T细胞表达IL-2受体CD25（图12-8b），说明这些细胞在局部没有增殖。随着可溶性抗原进入组织，它被此处的朗格汉斯细胞摄取并被转运到局部淋巴结中，在那里激活抗原特异性T细胞。这些被激活的细胞随后迁移至最初抗原出现的位点（即牙龈组织）。一旦到达，这些细胞在接受树突状细胞进一步的抗原呈递后被激活，与浸润的巨噬细胞

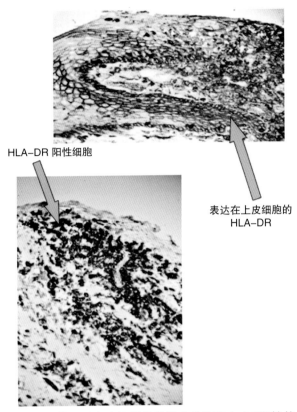

HLA-DR 阳性细胞

表达在上皮细胞的
HLA-DR

图12-7　第21天实验性龈炎病损表现为HLA-DR阳性的激活T细胞和HLA-DR阳性的上皮细胞。

一起协同作用，控制抗原的进入，并使菌斑生物膜获得平衡。尽管在血管周围间隙内能找到树突状抗原呈递细胞，但是在进展的病损中大多数巨噬细胞是吞噬细胞。被激活的CD4T细胞产生的干扰素γ（IFN-γ）进一步激活了PMN和巨噬细胞。尽管这样不能够消除细菌的损害，但是通过龈沟内NET的产生和组织内的细胞因子，是能够控制感染的。如前所述，这一连锁的反应与在DTH的发展中所见的一样（Poulter et al. 1982）。DTH的发展是一个精密控制的免疫反应，其在12～24小时内升高，于48小时达到顶峰，并在1周内消失。由此而论，牙龈炎也可以认为是一种精密调控的免疫反应，但是，如前所知，因为菌斑生物膜的持续存在，这种免疫反应持续存在。这种连续的、长时间的炎症反应导致了牙龈炎成为了慢性炎症。尽管大多数人中免疫反应能够控制微生物的破坏，但只有机械清洁能够完全清除微生物。在静止病损中胶原蛋白被降解，但是没有导致任何的附着丧失。一旦菌斑被清除，牙龈组织开始修复和重建，组织结构并没有发生永久的损伤和改变。

(a)

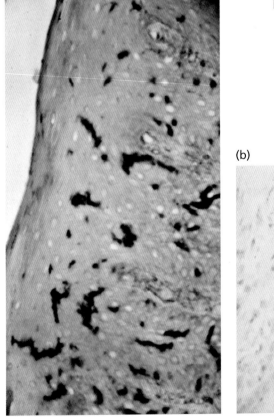

(b)

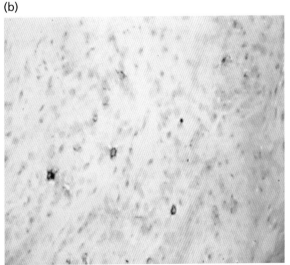

图12-8　第21天实验性龈炎病损表现为（a）口腔上皮内的CD1a阳性的朗格汉斯细胞增加和（b）浸润物中相对较少的CD25（IL-2受体）阳性T细胞。

牙龈炎的最后阶段就是所谓的病损确立期，其B细胞和浆细胞的比例增加，用以与早期病损相区别。确立期牙龈炎病损可以与相对范围更大的、以浆细胞为主的确立期和晚期牙周炎病损相区别，后者将在第13章中描述。在临床上，仍然不可能确定疾病的活动期；因此，不能认为确立期牙龈炎病损中B细胞和浆细胞的比例增加代表了一种稳定的牙龈炎病损或者是进行性牙周炎病损的开始。在这种情况下，根据牙周疾病（牙龈炎和牙周炎）的发展情况，把确立期牙龈炎病损和浆细胞数量的增多看成是介于牙龈炎和牙周炎之间的过渡性病损可能更适合。

牙龈炎发展过程中的个体差异

尽管实验性龈炎的研究清楚地证明了牙龈炎是机体对牙菌斑堆积的一种反应，但是，当菌斑堆积的量和质看起来都没有明显差别时，不同个体之间仍然存在显著的差异（Abbas et al. 1986；

Trombelli et al. 2004a）。重复研究显示，在一个为期3周的牙龈炎实验中，大多数个体在3周内出现了炎症（图12-1，图12-2）；但是，某些个体尽管存在菌斑堆积却没有发展成为临床上明显的牙龈炎，同时其他部分个体在2周的时间里表现出了明显的牙龈炎症（Wiedemann et al. 1979）。这些在短期内出现了比平均水平的牙龈炎症更严重的症状的个体是否代表了"易感"群体，及炎症水平持续低于平均水平的个体是否代表了"耐受"群体（Van der Weijden et al. 1994），这仍然有待确定。在一个大型的21天的实验性龈炎的队列研究中，确认了两个显著不同的个体亚群，这两个群体对菌斑表现出了显著不同的炎症反应。炎症由相似数量的菌斑和相似的暴露时间引发，但这些个体出现了严重度显著不同的牙龈炎（Trombelli et al. 2004a）（表12-1）。菌斑暴露仅7天时，这些个体间就已出现差异，并且即使在重新恢复口腔卫生和重新控制龈上菌斑后仍然可以观察到这种区别（Trombelli et al. 2004b）。

表12-1   "低反应"（LR）和"高反应"（HR）个体实验和对照象限中描述性统计与对比，（a）菌斑指数（平均值±标准差）和（b）龈沟液量（μL；平均值±标准差）

(a)	低反应		高反应		t检验
	n	平均值±标准差	n	平均值±标准差	P值
实验象限					
第0天	24	0.34 ± 0.25	24	0.42 ± 0.32	0.32
第7天	24	1.28 ± 0.25	24	1.25 ± 0.39	0.77
第14天	24	1.55 ± 0.30	24	1.55 ± 0.33	1.00
第21天	24	1.65 ± 0.37	24	1.73 ± 0.33	0.41
对照象限					
第0天	24	0.35 ± 0.24	24	0.47 ± 0.37	0.23
第7天	24	0.40 ± 0.31	24	0.41 ± 0.33	0.94
第14天	24	0.42 ± 0.33	24	0.47 ± 0.35	0.62
第21天	24	0.42 ± 0.30	24	0.49 ± 0.37	0.48

(b)	低反应		高反应		t检验
	n	平均值±标准差	n	平均值±标准差	P值
实验象限					
第0天	24	0.06 ± 0.02	24	0.08 ± 0.04	0.025
第7天	24	0.15 ± 0.06	24	0.21 ± 0.09	0.018
第14天	24	0.21 ± 0.07	24	0.30 ± 0.12	0.002
第21天	24	0.22 ± 0.07	24	0.46 ± 0.13	<0.001
对照象限					
第0天	24	0.05 ± 0.03	24	0.08 ± 0.05	0.015
第7天	24	0.06 ± 0.03	24	0.09 ± 0.05	0.014
第14天	24	0.07 ± 0.04	24	0.10 ± 0.06	0.038
第21天	24	0.08 ± 0.03	24	0.11 ± 0.05	0.006

由量上和/或质上几乎完全相同的细菌刺激引起的牙龈炎症反应的不同，是代表了正常的生物学差异还是个体对菌斑应答的早期指征，目前仍无定论（Tatakis & Trombelli 2004；Scapoli et al. 2005，2007）。一些研究报道了一定比例的重复实验受试者对从零开始的菌斑堆积表现出了一致的较高或较低的炎症反应（van der Weijden et al. 1994；Watts 1978；Trombelli et al. 2008），而其他研究则显示在重复实验中，个体反应几乎不存在一致性，即使有的话，这种一致性也极低（Shearer et al. 2005）。显然，这一点还需要进一步的研究。

此外，在这项为期3周的实验性龈炎研究中，我们还可以发现，年轻患者和老年患者的病损成分存在差异。如前所述，在年轻的牙龈炎患者中，牙龈炎是一个以淋巴细胞/巨噬细胞为主的病损，它的发展和DTH是完全一致的（Brecx et al. 1988；Seymour et al. 1988）。不同的是，在老年的牙龈炎患者中，Fransson等（1996）发现3周之后，在某些病损中，浆细胞倾向于占多数。相似的差别也能在小龄犬和大龄犬的身上观察到（Berglundh & Lindhe 1993）。这种区别可能反映了一种事实，即老年患者（或动物）更有可能已经经历了一次或多次进展性的牙周炎，因此和年轻个体相比更易在3周的实验期内发展为进展性的牙周炎病损，但还需要进一步证实。

影响牙龈炎进展的因素

微生物因素

尽管在最初的实验性龈炎的研究中观察到了牙龈炎发展过程中的差异（Löe et al. 1965；Theilade et al. 1966），但这往往被归因于菌斑堆积率的不同（菌斑量的区别）和/或菌斑中细菌种类的不同（菌斑质的区别）（Löe et al. 1965；Theilade et al. 1966）。在实验性龈炎的条件下，长期以来一直认为，微生物种类发生改变时，菌斑微生物群的组成也发生改变，这与菌斑的量随着时间堆积相一致（Theilade et al. 1966；Oliver

et al. 1989）。在菌斑快速堆积和发生严重的牙龈炎症的位点上可观察到特定的菌属（如牙龈卟啉单胞菌、齿垢密螺旋体、微小单胞菌、具核梭杆菌和中间普氏菌）较高的存在率。但是，几种菌属（福赛坦氏菌、齿垢密螺旋体、空肠弯曲菌、微小单胞菌、中间普氏菌和具核梭杆菌）的存在率比在自然发生牙龈炎的位点上的存在率要低（表12-2）（Farina et al. 2012）。同样的，在伴随牙龈出血的位点，微生物细菌的总量也发生变化（Löe et al. 1965；Theilade et al. 1966；Bosman & Powell 1977；Oliver et al. 1989；Moritz et al. 1998）。但是，不清楚这些差异是牙龈出血的原因还是牙龈出血及环境变化的结果。

局部促进因素

促进因素被定义为保持或阻碍菌斑清除并且同时与牙龈炎症的持续和严重度有关的因素。促进因素主要是局部的，并且最常见的是牙石的形成。其他的促进因素包括发育性或解剖性的牙齿变异[腭龈沟（Hou & Tsai 1993），釉珠（Goldstein 1979）]，病原牙[牙折（Polson 1977），龋齿（Albandar et al. 1995）]，牙龈解剖结构[退缩缺损（Smukler & Machtei 1987；Goutoudi et al. 1997），系带位置（Addy et al. 1987）]，牙列拥挤（Chung et al. 2000）和医源性因素如龈下修复体边缘（Waerhaug 1975；Bader et al. 1991），悬突（Rodriguez - Ferrer et al. 1980；Lang et al. 1983），局部义齿（Bissada et al. 1974；Yeung et al. 2000）和正畸托槽（Boyd & Baumrind 1992）。颌面部畸形（如上唇覆盖不足）和/或上呼吸道阻塞（如咽上部腺样体，鼻中隔偏曲）可能导致张口呼吸，已经证实这些因素会导致菌斑堆积和牙龈炎表现的变化，尤其在上颌前段的牙列（Jacobson 1973；Addy et al. 1987；Wagaiyu & Ashley 1991；Gulati et al. 1998），所以，这些因素应该被列为促进因素。

此外，频繁地摄入蔗糖作为一种局部因素，被证实是菌斑堆积增加和并发的牙龈炎症加重的原因（Jalil et al. 1983；Sidi & Ashley 1984）。

表12-2　实验和对照象限的微生物总量在自然发生（N-O）和实验诱导（E-I）的牙龈炎中（Farina et al. 2012）的情况

	N-O牙龈炎									E-I牙龈炎								
	Pg	Tf	Td	Aa	Pi	Ec	Cr	Fn	Pm	Pg	Tf	Td	Aa	Pi	Ec	Cr	Fn	Pm
实验象限 阳性	21	31	29	2	7	31	33	31	30	23	17	8	3	3	29	8	24	12
阴性	12	5	7	34	29	5	3	5	6	12	18	27	32	32	5	27	11	23
不可用	3	0	0	0	0	0	0	0	0	1	1	1	1	1	2	1	1	1
%阳性	63.3	86.1	80.6	5.6	19.4	86.1	91.7	86.1	83.3	65.7	48.6[a]	22.9[a]	8.6	8.6[b]	85.3	22.9[b]	68.6[b]	34.3[a]
对照象限 阳性	32	28	5	30	33	30	22	32	18	29	13	1	2	1	23	10	15	3
阴性	2	6	29	4	1	4	11	2	16	29	19	31	30	31	8	22	17	29
不可用	2	2	2	2	2	2	3	2	2	4	4	4	4	4	5	4	4	4
%阳性	94.1	82.4	14.7	88.2	97.1	88.2	66.7	94.1	52.9	9.4[a]	40.6[a]	3.1	6.3[a]	3.1[a]	74.2[b]	31.3[a]	46.9[a]	9.4[a]
P值	<0.001	0.485	<0.001	<0.001	<0.001	0.595	0.001	0.033	<0.001	<0.001	0.257	<0.001	0.426	0.044	0.101	0.215	0.006	<0.001

Pg: 牙龈卟啉单胞菌; Tf: 福赛坦氏菌; Td: 齿垢密螺旋体; Aa: 伴放线聚集杆菌; Pi: 中间普氏菌; Ec: 啮蚀艾肯菌; Cr: 空肠弯曲菌; Fn: 具核梭杆菌; Pm: 微小单胞菌

[a]显著不同于N-O牙龈炎象限中评估的（P<0.001）

[b]显著不同于N-O牙龈炎象限中评估的（P<0.05）

（来源：Farina et al. 2012。经Springer Science & Business Media授权转载）

最后，与牙周生物型有关的切牙牙冠形态，被用来解释牙龈炎表现的个体差异。在不考虑菌斑堆积量的情况下，与"短宽"切牙个体相比，有着"长窄"切牙的个体出血指数明显更高一些（Trombelli et al. 2004c）。

全身易感因素

全身因素被定义为改变炎症特性和过程的因素。因为认为慢性炎症包括了血管反应和细胞反应，同时伴随着破坏与修复，所以任何能够改变血管反应、细胞反应或组织修复潜力的因素都被视为全身因素。

血管反应
性激素

长期以来，生理和病理状态的内分泌系统的改变一直被认为是牙龈炎中重要的调节因素（Sooriyamoorthy & Gower 1989；Mariotti 1999；Tatakis & Trombelli 2004）。

已经证实，青春期（Mombelli et al. 1989；Bimstein & Matsson 1999）、孕期（Hugoson 1971）和月经期性激素水平的变化（Koreeda et al. 2005）与菌斑性龈炎密切相关，可增强炎症水平。牙龈和牙周组织中含有性激素受体，它们的生理功能一部分是由血液和唾液的激素水平所调控的（Soory 2000）。特别是雌激素能刺激胶原蛋白的代谢和血管生成，同时它会导致牙龈上皮的角化减少。然而，孕激素被认为是影响牙龈组织的主要激素，它不但可以影响促炎介质的水平（Lapp et al. 1995；Markou et al. 2011），而且可以作用于牙龈的血管。众所周知，孕激素不仅会增加牙龈组织中的血管数量，同时也会增加血管的渗透性，从而导致广泛血管水肿性炎症反应（Hugoson 1970；Lundgren et al. 1973）。

妊娠

妊娠是最早被确定为影响牙龈炎的因素之一（Ziskin et al. 1946；Löe & Silness 1963；Silness & Löe 1964）。已有研究报道，特别是在孕中期和孕后期，牙龈炎的发生率和严重程度明显增加（Löe & Silness 1963；Löe 1965；Hugoson 1971；Arafat 1974）。在怀孕期间，尽管一些特殊菌群（包括牙周致病菌）会选择性地生长（Jensen et al. 1981；Muramatsu & Takaesu 1994；Di Placido et al. 1998），但是，一些病例对照实验和实验性龈炎的研究发现，牙龈炎症反应的加剧和菌斑数量的变化并没有相关性（Raber-Durlacher et al. 1994；Gursoy et al. 2008；Figuero et al. 2010）。因此，我们认为，妊娠时炎症水平增加的机制是孕激素的增加，而孕激素可以增加牙龈毛细血管通透性和扩张度，致使血管的流量和渗出增加（Hugoson 1970；Lundgren et al. 1973）。这些效应一定程度上是由前列腺素的合成增加引起的（Miyagi et al. 1993）。

青春期

已有文献报道，不管是男性还是女性，在青春期初期，牙龈炎症的加剧并不伴随着牙菌斑量的增加（Parfitt 1957；Sutcliffe 1972；Hefti et al. 1981；Mombelli et al. 1989）。此外，在月经周期特别是在排卵期，尽管牙菌斑水平不变，但牙龈炎症的严重程度会发生改变（Koreeda et al. 2005）。研究认为，性激素的波动，尤其是孕激素的波动，可以改变宿主反应，导致牙龈炎症加重（Baser et al. 2009；Becerik et al. 2010）。性激素可能会影响年轻女性的血容量、血液流量和血管渗透性（Lindhe & Attsfrom 1967；Mariotti 1994），导致其排卵期的龈沟液增加（Hugoson 1971）。然而，证据表明激素的周期变化不会影响正常的牙龈组织，但会加重已有的慢性龈炎（Holm-Pedersen & Löe 1967；Kovar et al. 1985；Niemi et al. 1986；Becerik et al. 2010）。

避孕药

早期临床研究报道，与不服用激素类避孕药的女性相比，服用该类药物的女性牙龈炎的发生率更高（Lindhe & Bjorn 1967；El-Ashiry et al. 1970；Pankhurst et al. 1981）。有研究报道，

避孕药的效果类似于怀孕期间激素水平的变化
（Lindhe et al. 1969；Kalkwarf 1978）。然而，自
1976年以来，口服避孕药的配方发生了显著变
化，导致激素水平大幅降低。最近，研究表明，
新型避孕药对牙龈炎的影响几乎为零（Preshaw
et al. 2001）。与上述研究一致，通过综合评价
两次大型调查（第一次和第三次国家健康和营养
实验调查）的数据可以看出，无论是早期高剂量
服用还是当前低剂量服用，口服避孕药与菌斑
性龈炎的发生并没有明显的相关性（Taichman &
Eklund 2005）。最近，有研究将至少服用2年避
孕药与不服用口服避孕药的女性的牙周状况进行
比较，与上述结果不同，在龈上菌斑量相似的情
况下，当前正在口服避孕药的女性的牙龈炎症
和探诊出血都更为严重（Haerian-Ardakani et al.
2010）。

糖尿病

糖尿病对牙龈炎症的影响比较典型，是一
种能够很好地反映牙龈炎症的内分泌疾病。临床
上，无论是胰岛素依赖型还是非胰岛素依赖型糖
尿病的受试者，在菌斑水平相近时，牙龈炎症程
度都要明显高于没有糖尿病的受试者（Bernick et
al. 1975；Cutler et al. 1999；Salvi et al. 2005）。
实验性龈炎的研究数据显示，与没有糖尿病的
受试者相比，1型糖尿病患者对相似的细菌入
侵表现出更严重的炎症反应（Salvi et al. 2005，
2010）。

在血管水平，糖基化终末产物（Advanced
glycation end products，AGEs）的累积能改变一
些细胞间基质的功能，包括血管壁胶原蛋白，
它导致毛细血管基底膜增厚和血管弹性的消失
（Ulrich & Cerami 2001）。动物对照实验中有关
组织学的研究结果显示，糖尿病与牙龈血管组织
的变化息息相关，它可以导致管壁厚度不一的新
生血管形成、血管充血以及局部中到重度的血管
炎（Tesseromatis et al. 2009），还可以使血管壁
通透性增加并伴随白细胞黏附分子表达量增加和
白细胞趋化作用增强（Sima et al. 2010）。

吸烟

吸烟对菌斑性龈炎的影响是有争议的。许
多实验性龈炎的研究表明，与不吸烟者相比，
吸烟者沉积菌斑的速度相同，两者菌斑量相似的
情况下，吸烟者的牙龈炎症明显较轻（Bergstrom
& Preber 1986；Danielsen et al. 1990；Lie et al.
1998；Muller et al.2002）。此外，与不吸烟者
相比，年轻的长期吸烟者牙周健康或轻微发炎
的位点中龈沟液检出量显著减少（Persson et al.
1999）。同时，偶尔吸烟可导致龈沟液量的瞬时
增加（McLaughlin et al. 1993）。

关于吸烟对临床上牙龈炎症的抑制作用，
其生理机制知之甚少。然而，有学者提出，吸烟
会对牙龈和牙周组织微循环系统的结构和/或功
能产生损伤（Scott & Singer 2004）。一项小样本
研究发现，在吸烟者和不吸烟者平均血管密度没
有差异的情况下，吸烟者牙周血管系统中，大
血管数量较少，但小血管数量较多（Mirbod et al.
2001）。这一研究结果，再加上已证实的尼古丁
的作用（尼古丁可以引起外周血管的收缩，同时
可以减少龈沟液的分泌），与吸烟的致病作用一
致，至少在局部的血管反应方面是一致的。

相反，Bergstrom等（1988）的研究显示，实
验性诱导菌斑堆积28天后的受试者，在菌斑堆积
水平类似的情况下，与非吸烟的对照组相比，吸
烟者牙龈血管数目增加50%。

Baab和Oberg（1987）在针对年轻吸烟者的
进一步研究中发现，与假性吸烟者相比，真性吸
烟与一过性牙龈血流增加相关。如前所述，吸烟
期间可以检测到中度的牙龈血流增加，同时在
吸烟结束10分钟后同样可以检测到牙龈血流增加
（Mavropoulos et al. 2003）。然而，比较假性吸
烟者、轻度吸烟者和重度吸烟者的牙周健康的位
点，结果发现，无论在吸烟之前、吸烟期间还是
在吸烟后，3组的牙龈血流都没有差异（Meekin
et al. 2000）。

目前，没有充分的数据来确定，吸烟对菌斑
性龈炎是否有抑制作用，以及该作用在多大程度

上归因于吸烟对血管反应的调节效应。

细胞反应

血液异常

通常认为，在牙龈炎时影响细胞反应的系统性疾病包括血液异常和人类免疫缺陷病毒/获得性免疫缺陷综合征（艾滋病）（Glick et al. 1990）、血液异常主要指中性粒细胞减少症（Andrews et al.1965；Rylander et al. 1975；Rei:chart & Domow 1978）和白血病（Levin & Kennedy 1973；Bergmann et al. 1992）。这些疾病可导致有功能的中性粒细胞数目减少（中性粒细胞减少症），或导致大量无功能的不成熟淋巴细胞（白血病）侵入牙龈组织，甚至在一些艾滋病患者体内，只能检测到极少量的CD4阳性T淋巴细胞，不足以激活有效的T细胞反应。另外一些疾病的表现是中性粒细胞功能缺陷、吞噬功能缺陷（Chediak-Higashi综合征）或趋化功能缺陷（唐氏综合征）（Izumi et al. 1989），表现为严重的牙龈炎症。这些疾病进一步证实细胞数量和功能的异常能够调节菌斑引起的炎症反应，表现为严重的牙龈炎症。

糖尿病

如前所述，牙龈炎的发展涉及对形成的菌斑初始的固有免疫反应。当存在先天性免疫功能缺陷和龈沟中中性粒细胞相对缺乏时，会出现一种更加强烈的免疫反应以试图控制持续进展的感染。除了如前所述的血管反应，高血糖也会导致免疫细胞功能受损（Gugliucci 2000）。在这方面，未控制的糖尿病患者中性粒细胞功能下降（Marhoffer et al. 1992），其趋化功能缺陷（Ueta et al. 1993）与那些菌斑水平相似但没有糖尿病的患者相比，牙龈炎症更严重（Gislen et al. 1980；Cianciola et al. 1982；Rylander et al. 1987；Salvi et al. 2005）。

慢性高血糖导致晚期糖基化终末产物的积累，它可结合巨噬细胞和单核细胞（Brownlee 1994），导致炎性介质释放增加（Iacopino 1995），白介素-1β（IL-1β）和基质金属蛋白酶（MMP-8）水平增加，出现更严重的牙龈炎症（Salvi et al. 2010）。

吸烟

吸烟也对免疫和炎症系统产生显著的影响（Barbour et al. 1997；Palmer et al.2005），包括中性粒细胞趋化（Eichel & Shahrik 1969）和吞噬功能降低（Kenney et al. 1977），增加血液循环中T和B淋巴细胞的数量（Sopori & Kozak 1998）。然而，这些机制与牙龈对菌斑生物膜的炎症反应的改变相关性尚需进一步确定。

修复潜能

慢性炎症反应的主要特点是组织具有自我修复能力，任何影响这项功能的因素都会改变牙龈对菌斑的反应，既可以表现为免疫反应的增强（反应过度），也可以表现为结缔组织的丧失（损害反应），导致牙周炎的持续进展。

过度反应

一些药物（Seymour 1993）包括抗癫痫药物如苯妥英钠（Angelopoulos 1975a，b），降压药物中的钙通道阻滞剂如硝苯地平（Nery et al. 1995；O'Valle et al. 1995）和免疫抑制剂环孢菌素（Seymour & Jacobs 1992；O'Valle et al. 1995）均可引起严重的牙龈肥大，这种反应与菌斑引起的牙龈炎症有关（Seymour et al. 1996）。尽管这些药物有不同的药理机制，但它们的一个共同特性是对钙代谢产生影响，已有学者推测这会导致牙龈肥大（Hassell & Hefti 1991）。与这个观点一致的研究发现，苯妥英钠、环孢菌素、硝苯地平引起的牙龈肥大在临床和组织学特征都是相似的（Hassell & Hefti 1991；Seymour et al. 1996）。组织学研究表明，牙龈结缔组织中积累的细胞外基质是组织过生长的主要特征（Rostock et al. 1986；Mariani et al. 1993）。

已证实牙龈肥大的严重性与菌斑控制水平和已存在的牙龈炎有关（Steinberg & Steinberg

1982；Addy et al. 1983；Hassell et al. 1984；Tyldesley & Rotter 1984；Daley et al. 1986；McGaw et al. 1987；Modeer & Dahllof 1987；Yahia et al. 1988；Barclay et al. 1992；Lin & Yang 2010），这也支持牙龈肥大反映的是对炎症刺激的过度修复反应这一观念。此外，在肥大牙龈的龈沟液中发现高浓度的组织纤溶酶原激活物（t-PA）（Buduneli et al. 2004）和2型纤溶酶原激活物抑制剂（PAI-2），这表明增生的牙龈本身可能作为一个诱发因素导致牙龈炎症的加重（Kinnby et al.1996）。然而，药物相关性牙龈肥大是否能够调节以及如何调节复杂的宿主-微生物互相作用导致的牙龈炎症反应，仍然是个亟待解决的问题。

反应受损

在维生素C缺乏的病例中，胶原代谢过程受

损可以导致严重的炎症反应，以及脆弱的牙龈组织，同时可以检测到菌斑的存在。从中可以看出，修复潜能受损能够影响牙龈炎的表现。事实上，在人类（Leggott et al. 1986，1991）和非人类灵长类动物（Alvares et al. 1981）的亚临床实验中，在类似的菌斑水平和相同的微生物感染类型条件下，缺乏抗坏血酸组比不缺乏抗血酸组的牙龈炎症更重。

数量有限的初步研究表明，其他营养因素，包括维生素E（Cohen & Meyer 1993；Offenbacher et al. 1990；Asman et al.1994）、核黄素、钙以及纤维的摄入频率（Petti et al. 2000）可能影响菌斑诱导的牙龈炎的发生率和严重程度，但其机制尚不清楚。

参考文献

[1] Abbas F., van der Velden, U., Moorer, W.R. *et al.* (1986). Experimental gingivitis in relation to susceptibility to periodontal disease. II. Phase-contrast microbiological features and some host-response observations. *Journal of Clinical Periodontology* **13**, 551–557.

[2] Addy, V., McElnay, J.C., Eyre, D.G., Campbell, N. & D'Arcy, P.F. (1983). Risk factors in phenytoin-induced gingival hyperplasia. *Journal of Periodontology* **54**, 373–377.

[3] Addy, M., Dummer, P.M., Hunter, M.L., Kingdon, A. & Shaw, W.C. (1987). A study of the association of fraenal attachment, lip coverage, and vestibular depth with plaque and gingivitis. *Journal of Periodontology* **58**, 752–757.

[4] Albandar, J.M., Buischi, Y.A. & Axelsson, P. (1995). Caries lesions and dental restorations as predisposing factors in the progression of periodontal diseases in adolescents. A 3-year longitudinal study. *Journal of Periodontology* **66**, 249–254.

[5] Alvares, O., Altman, L.C., Springmeyer, S., Ensign, W. & Jacobson, K. (1981). The effect of subclinical ascorbate deficiency on periodontal health in nonhuman primates. *Journal of Periodontal Research* **16**, 628–636.

[6] Andrews, R.G., Benjamin, S., Shore, N. & Canter, S. (1965). Chronic benign neutropenia of childhood with associated oral manifestations. *Oral Surgery, Oral Medicine, Oral Pathology* **20**, 719–725.

[7] Angelopoulos, A.P. (1975a). A clinicopathological review. Diphenylhydantoin gingival hyperplasia: 2. Aetiology, pathogenesis, differential diagnosis and treatment. *Dental Journal* **41**, 275–277, 283.

[8] Angelopoulos, A.P. (1975b). Diphenylhydantoin gingival hyperplasia. A clinicopathological review. 1. Incidence, clinical features and histopathology. *Dental Journal* **41**, 103–106.

[9] Arafat, A.H. (1974). Periodontal status during pregnancy. *Journal of Periodontology* **45**, 641–643.

[10] Asman, B., Wijkander, P. & Hjerpe, A. (1994). Reduction of collagen degradation in experimental granulation tissue by vitamin E and selenium. *Journal of Clinical Periodontology* **21**, 45–47.

[11] Attstrom, R. (1971). Studies on neutrophil polymorphonuclear leukocytes at the dento-gingival junction in gingival health and disease. *Journal of Periodontal Research* **8** Suppl, 1–15.

[12] Baab, D.A. & Öberg, P.A. (1987). The effect of cigarette smoking on gingival blood flow in humans. *Journal of Clinical Periodontology* **14**, 418–424.

[13] Bader, J.D., Rozier, R.G., McFall, W.T., Jr. & Ramsey, D.L. (1991). Effect of crown margins on periodontal conditions in regularly attending patients. *Journal of Prosthetic Dentistry* **65**, 75–79.

[14] Barbour, S.E., Nakashima, K., Zhang, J.B. *et al.* (1997). Tobacco and smoking: environmental factors that modify the host response (immune system) and have an impact on periodontal health. *Critical Reviews in Oral Biology and Medicine* **8**, 437–460.

[15] Barclay, S., Thomason, J.M., Idle, J.R. & Seymour, R.A. (1992). The incidence and severity of nifedipine-induced gingival overgrowth. *Journal of Clinical Periodontology* **19**, 311–314.

[16] Baser, U., Cekici, A., Tanrikulu-Kucuk, S. *et al.* (2009). Gingival inflammation and interleukin-1 beta and tumor necrosis factor-alpha levels in gingival crevicular fluid during the menstrual cycle. *Journal of Periodontology* **80**, 1983–1990.

[17] Becerik, S., Ozcaka, O., Nalbantsoy, A. *et al.* (2010). Effects of menstrual cycle on periodontal health and gingival crevicular fluid markers. *Journal of Periodontology* **81**, 673–681.

[18] Berglundh, T. & Lindhe, J. (1993). Gingivitis in young and old dogs. *Journal of Clinical Periodontology* **20**, 179–185.

[19] Bergmann, O.J., Ellegaard, B., Dahl, M. & Ellegaard, J. (1992).

Gingival status during chemical plaque control with or without prior mechanical plaque removal in patients with acute myeloid leukaemia. *Journal of Clinical Periodontology* **19**, 169–173.

[20] Bergstrom, J. & Preber, H. (1986). The influence of cigarette smoking on the development of experimental gingivitis. *Journal of Periodontal Research* **21**, 668–676.

[21] Bergstrom, J., Persson, L. & Preber, H. (1988). Influence of cigarette smoking on vascular reaction during experimental gingivitis. *Scandinavian Journal of Dental Research* **96**, 34–39.

[22] Bernick, S.M., Cohen, D.W., Baker, L. & Laster, L.. Dental disease in children with diabetes mellitus. *Journal of Periodontology* **46**, 241–245.

[23] Bimstein, E. & Matsson, L. (1999). Growth and development considerations in the diagnosis of gingivitis and periodontitis in children. *Pediatric Dentistry* **21**, 186–191.

[24] Bissada, N.F., Ibrahim, S.I. & Barsoum, W.M.. Gingival response to various types of removable partial dentures. *Journal of Periodontology* **45**, 651–659.

[25] Bosman, C.W. & Powell, R.N. (1977). The reversal of localized experimental gingivitis. A comparison between mechanical toothbrushing procedures and a 0.2% chlorhexidine mouthrinse. *Journal of Clinical Periodontology* **4**, 161–172.

[26] Boyd, R.L. & Baumrind, S. (1992). Periodontal considerations in the use of bonds or bands on molars in adolescents and adults. *Angle Orthodontist* **62**, 117–126.

[27] Brecx, M.C., Fröhlicher, I., Gehr, P. & Lang, N.P. (1988). Stereological observations of long-term experimental gingivitis in man. *Journal of Clinical Periodontology* **15**, 621–627.

[28] Brinkmann, V., Reichard, U., Goosmann, C. *et al.* (2004). Neutrophil extracellular traps kill bacteria. *Science* **303**, 1532–1535.

[29] Brownlee, M. (1994). Lilly Lecture 1993. Glycation and diabetic complications. *Diabetes* **43**, 836–841.

[30] Buduneli, N., Buduneli, E., Ciotanar, S. *et al.* (2004). Plasminogen activators and plasminogen activator inhibitors in gingival crevicular fluid of cyclosporin A-treated patients. *Journal of Clinical Periodontology* **31**, 556–561.

[31] Chung, C.H., Vanarsdall, R.L., Cavalcanti, E.A., Baldinger, J.S. & Lai, C.H. (2000). Comparison of microbial composition in the subgingival plaque of adult crowded versus non-crowded dental regions. *International Journal of Adult Orthodontic and Orthognathic Surgery* **15**, 321–330.

[32] Cianciola, L.J., Park, B.H., Bruck, E., Mosovich, L. & Genco, R.J. (1982). Prevalence of periodontal disease in insulin-dependent diabetes mellitus (juvenile diabetes). *Journal of the American Dental Association* **104**, 653–660.

[33] Cohen, M.E. & Meyer, D.M. (1993). Effect of dietary vitamin E supplementation and rotational stress on alveolar bone loss in rice rats. *Archives of Oral Biology* **38**, 601–606.

[34] Cutler, C.W., Machen, R.L., Jotwani, R. & Iacopino, A.M. (1999). Heightened gingival inflammation and attachment loss in type 2 diabetics with hyperlipidemia. *Journal of Periodontology* **70**, 1313–1321.

[35] Daley, T.D., Wysocki, G.P. & Day, C. (1986). Clinical and pharmacologic correlations in cyclosporine-induced gingival hyperplasia. *Oral Surgery, Oral Medicine, Oral Pathology* **62**, 417–421.

[36] Danielsen, B., Manji, F., Nagelkerke, N., Fejerskov, O. & Baelum, V. Effect of cigarette smoking on the transition dynamics in experimental gingivitis. *Journal of Clinical Periodontology* **17**, 159–164.

[37] Di Placido, G., Tumini, V., D'Archivio, D. & Di Peppe, G. (1998). [Gingival hyperplasia in pregnancy. II. Etiopathogenic factors and mechanisms]. *Minerva Stomatology* **47**, 223–229.

[38] Eichel, B. & Shahrik, H.A. (1969). Tobacco smoke toxicity: loss of human oral leukocyte function and fluid-cell metabolism. *Science* **166**, 1424–1428.

[39] El-Ashiry, G.M., El-Kafrawy, A.H, Nasr, M.F. & Younis, N. (1970). Comparative study of the influence of pregnancy and oral contraceptives on the gingivae. *Oral Surgery, Oral Medicine, Oral Pathology* **30**, 472–475.

[40] Farina, R., Guarnelli, M.E., Figuero, E. *et al.* (2012). Microbiological profile and calprotectin expression in naturally occurring and experimentally induced gingivitis. *Clinical Oral Investigations* **16**, 1475–1484.

[41] Figuero, E., Carrillo-de-Albornoz, A., Herrera, D. & Bascones-Martinez, A. (2010). Gingival changes during pregnancy: I. Influence of hormonal variations on clinical and immunological parameters. *Journal of Clinical Periodontology* **37**, 220–229.

[42] Fransson, C., Berglundh, T. & Lindhe, J. (1996). The effect of age on the development on gingivitis. *Journal of Clinical Periodontology* **23**, 379–385.

[43] Gislen, G., Nilsson, K.O. & Matsson L. (1980). Gingival inflammation in diabetic children related to degree of metabolic control. *Acta Odontologica Scandinavica* **38**, 241–246.

[44] Glick, M., Pliskin, M.E. & Weiss, R.C. (1990). The clinical and histologic appearance of HIV-associated gingivitis. *Oral Surgery, Oral Medicine, Oral Pathology* **69**, 395–398.

[45] Goldstein, A.R. (1979). Enamel pearls as contributing factor in periodontal breakdown. *Journal of the American Dental Association* **99**, 210–211.

[46] Goutoudi, P., Koidis, P.T. & Konstantinidis, A. (1997). Gingival recession: a cross-sectional clinical investigation. *European Journal of Prosthodontic and Restorative Dentistry* **5**, 57–61.

[47] Gugliucci, A. (2000). Glycation as the glucose link to diabetic complications. *Journal of the American Osteopathic Association* **100**, 621–634.

[48] Gulati, M.S., Grewal, N. & Kaur, A. (1998). A comparative study of effects of mouth breathing and normal breathing on gingival health in children. *Journal of the Indian Society of Pedodontics and Preventive Dentistry* **16**, 72–83.

[49] Gürsoy, M., Pajukanta, R., Sorsa, T. & Kononen, E. (2008). Clinical changes in periodontium during pregnancy and post-partum. *Journal of Clinical Periodontology* **35**, 576–583.

[50] Haerian-Ardakani, A., Moeintaghavi, A., Talebi-Ardakani, M.R. *et al.* (2010). The association between current low-dose oral contraceptive pills and periodontal health: a matched-case-control study. *Journal of Contemporary Dental Practice* **11**, 33–40.

[51] Hassell, T.M. & Hefti, A.F. (1991). Drug-induced gingival overgrowth: old problem, new problem. *Critical Reviews in Oral Biology and Medicine* **2**, 103–137.

[52] Hassell, T., O'Donnell, J., Pearlman, J. *et al.* (1984). Phenytoin induced gingival overgrowth in institutionalized epileptics. *Journal of Clinical Periodontology* **11**, 242–253.

[53] Hefti, A., Engelberger, T. & Buttner, M. (1981). Gingivitis in Basel schoolchildren. *SSO Schweiz Monatsschr Zahnheilkd* **91**, 1087–1092.

[54] Holm-Pedersen, P. & Löe, H. (1967). Flow of gingival exudate as related to menstruation and pregnancy. *Journal of Periodontal Research* **2**, 13–20.

[55] Hou, G.L. & Tsai, C.C. (1993). Relationship between palato-radicular grooves and localized periodontitis. *Journal of Clinical Periodontology* **20**, 678–682.

[56] Hugoson, A. (1970). Gingival inflammation and female sex hormones. A clinical investigation of pregnant women and experimental studies in dogs. *Journal of Periodontal Research* **5** Suppl, 1–18.

[57] Hugoson, A. (1971). Gingivitis in pregnant women. A longitudinal clinical study. *Odontologisk Revy* **22**, 65–84.

[58] Iacopino, A.M. (1995). Diabetic periodontitis: possible lipid-induced defect in tissue repair through alteration of macrophage phenotype and function. *Oral Diseases* **1**, 214–229.

[59] Izumi, Y., Sugiyama, S., Shinozuka, O. *et al.* (1989). Defective neutrophil chemotaxis in Down's syndrome patients and its relationship to periodontal destruction. *Journal of Periodontology* **60**, 238–242.

[60] Jacobson, L. (1973). Mouthbreathing and gingivitis. 1. Gingival conditions in children with epipharyngeal adenoids. *Journal of Periodontal Research* **8**, 269–277.

[61] Jalil, R.A., Cornick, D.E. & Waite, I.M. (1983). Effect of variation in dietary sucrose intake on plaque removal by

mechanical means. *Journal of Clinical Periodontology* **10**, 389–398.

[62] Jensen, J., Liljemark, W. & Bloomquist, C. (1981). The effect of female sex hormones on subgingival plaque. *Journal of Periodontology* **52**, 599–602.

[63] Kalkwarf, K.L. (1978). Effect of oral contraceptive therapy on gingival inflammation in humans. *Journal of Periodontology* **49**, 560–563.

[64] Kenney, E.B., Kraal, J.H., Saxe, S.R. & Jones, J. (1977). The effect of cigarette smoke on human oral polymorphonuclear leukocytes. *Journal of Periodontal Research* **12**, 227–234.

[65] Kinnby, B., Matsson, L. & Astedt, B. (1996). Aggravation of gingival inflammatory symptoms during pregnancy associated with the concentration of plasminogen activator inhibitor type 2 (PAI-2) in gingival fluid. *Journal of Periodontal Research* **31**, 271–277.

[66] Koreeda, N., Iwano, Y., Kishida, M. *et al*. (2005). Periodic exacerbation of gingival inflammation during the menstrual cycle. *Journal of Oral Science* **47**, 159–164.

[67] Kovar, M., Jany, Z. & Erdelsky, I. (1985). Influence of the menstrual cycle on the gingival microcirculation. *Czech Medicine* **8**, 98–103.

[68] Lang, N.P., Kiel, R.A. & Anderhalden, K. (1983). Clinical and microbiological effects of subgingival restorations with overhanging or clinically perfect margins. *Journal of Clinical Periodontology* **10**, 563–578.

[69] Lapp, C.A., Thomas, M.E. & Lewis, J.B. (1995). Modulation by progesterone of interleukin-6 production by gingival fibroblasts. *Journal of Periodontology* **66**, 279–284.

[70] Leggott, P.J., Robertson, P.B., Rothman, D.L., Murray, P.A. & Jacob, R.A. (1986). The effect of controlled ascorbic acid depletion and supplementation on periodontal health. *Journal of Periodontology* **57**, 480–485.

[71] Leggott, P.J., Robertson, P.B., Jacob, R.A. *et al*. (1991). Effects of ascorbic acid depletion and supplementation on periodontal health and subgingival microflora in humans. *Journal of Dental Research* **70**, 1531–1536.

[72] Levin, S.M. & Kennedy, J.E. (1973). Relationship of plaque and gingivitis in patients with leukemia. *Virginia Dental Journal* **50**, 22–25.

[73] Lie, M.A., van der Weijden, G.A., Timmerman, M.F. *et al*. (1998). Oral microbiota in smokers and non-smokers in natural and experimentally-induced gingivitis. *Journal of Clinical Periodontology* **25**, 677–686.

[74] Lin, Y.T. & Yang, F.T. (2010). Gingival enlargement in children administered cyclosporine after liver transplantation. *Journal of Periodontology* **81**, 1250–1255.

[75] Lindhe, J. & Attsfrom, R. (1967). Gingival exudation during the menstrual cycle. *Journal of Periodontal Research* **2**, 194–198.

[76] Lindhe, J. & Bjorn, A.L. (1967). Influence of hormonal contraceptives on the gingiva of women. *Journal of Periodontal Research* **2**, 1–6.

[77] Lindhe, J. & Rylander, H. (1975). Experimental gingivitis in young dogs. *Scandinavian Journal of Dental Research* **83**, 314–326.

[78] Lindhe, J., Attstrom, R. & Bjorn, A.L. (1969).The influence of progestogen on gingival exudation during menstrual cycles. A longitudinal study. *Journal of Periodontal Research* **4**, 97–102.

[79] Löe, H. (1965). Physiology of the gingival pocket. *Academic Reviews of the Californian Academy of Periodontology* **13**, 6–14.

[80] Löe, H. & Silness, J. (1963). Periodontal disease in pregnancy. I. Prevalence and severity. *Acta Odontologica Scandinavica* **21**, 533–551.

[81] Löe, H., Theilade, E. & Jensen, S.B. (1965). Experimental gingivitis in man. *Journal of Periodontology* **36**, 177–187.

[82] Lundgren, D., Magnusson, B. & Lindhe, J. (1973). Connective tissue alterations in gingivae of rats treated with estrogen and progesterone. A histologic and autoradiographic study. *Odontologisk Revy* **24**, 49–58.

[83] Marhoffer, W., Stein, M., Maeser, E. & Federlin, K. (1992). Impairment of polymorphonuclear leukocyte function and metabolic control of diabetes. *Diabetes Care* **15**, 256–260.

[84] Mariani, G., Calastrini, C., Carinci, F., Marzola, R. & Calura, G. (1993). Ultrastructural features of cyclosporine A-induced gingival hyperplasia. *Journal of Periodontology* **64**, 1092–1097.

[85] Mariotti, A. (1994). Sex steroid hormones and cell dynamics in the periodontium. *Critical Reviews in Oral Biology and Medicine* **5**, 27–53.

[86] Mariotti, A. (1999). Dental plaque-induced gingival diseases. *Annals of Periodontology* **4**, 7–19.

[87] Markou, E., Boura, E., Tsalikis, L., Deligianidis, A. & Konstantinidis, A. (2011). The influence of sex hormones on proinflammatory cytokines in gingiva of periodontally healthy premenopausal women. *Journal of Periodontal Research* **46**, 528–532.

[88] Mavropoulos, A, Aars, H. & Brodin, P. (2002). Hyperaemic response to cigarette smoking in healthy gingiva. *Journal of Clinical Periodontology* **30**, 214–221.

[89] McGaw, T., Lam, S. & Coates, J. (1987). Cyclosporin-induced gingival overgrowth: correlation with dental plaque scores, gingivitis scores, and cyclosporin levels in serum and saliva. *Oral Surgery, Oral Medicine, Oral Pathology* **64**, 293–297.

[90] McLaughlin, W.S., Lovat, F.M., Macgregor, I.D. & Kelly, P.J. (1993). The immediate effects of smoking on gingival fluid flow. *Journal of Clinical Periodontology* **20**, 448–451.

[91] Meekin, T.N., Wilson, R.F., Scott, D.A., Ide, M. & Palmer, R.M. (2000). Laser Doppler flowmeter measurement of relative gingival and forehead skin blood flow in light and regular smokers during and after smoking. *Journal of Clinical Periodontology* **23**, 236–242.

[92] Mirbod, S.M., Ahing, S.I. & Pruthi, V.K. (2001). Immuno-histochemical study of vestibular gingival blood vessel density and internal circumference in smokers and non-smokers. *Journal of Periodontology* **72**, 1318–1323.

[93] Miyagi, M., Morishita, M. & Iwamoto, Y. (1993). Effects of sex hormones on production of prostaglandin E2 by human peripheral monocytes. *Journal of Periodontology* **64**, 1075–1078.

[94] Modeer, T. & Dahllof, G. (1987). Development of phenytoin-induced gingival overgrowth in non-institutionalized epileptic children subjected to different plaque control programs. *Acta Odontologica Scandinavica* **45**, 81–85.

[95] Mombelli, A., Gusberti, F.A., van Oosten, M.A. & Lang, N.P. (1989). Gingival health and gingivitis development during puberty. A 4-year longitudinal study. *Journal of Clinical Periodontology* **16**, 451–456.

[96] Moritz, A.J., Cappelli, D., Lantz, M.S., Holt, S.C. & Ebersole, J.L. (1998). Immunization with *Porphyromonas gingivalis* cysteine protease: effects on experimental gingivitis and ligature-induced periodontitis in Macaca fascicularis. *Journal of Periodontology* **69**, 686–697.

[97] Moughal, N.A., Adonogianaki, E., Thornhill, M.H. & Kinane, D.F. (1992). Endothelial cell leukocyte adhesion molecule-1 (ELAM-1) and intercellular adhesion molecule-1 (ICAM-1) expression in gingival tissue during health and experimentally-induced gingivitis. *Journal of Periodontal Research* **27**, 623–630.

[98] Müller, H.P., Stadermann, S. & Heinecke, A. (2002). Longitudinal association between plaque and gingival bleeding in smokers and non-smokers. *Journal of Clinical Periodontology* **29**, 287–294.

[99] Muramatsu, Y. & Takaesu, Y. (1994). Oral health status related to subgingival bacterial flora and sex hormones in saliva during pregnancy. *Bulletin of the Tokyo Dental College* **35**, 139–151.

[100] Nery, E.B., Edson, R.G., Lee, K.K., Pruthi, V.K. & Watson, J. (1995). Prevalence of nifedipine-induced gingival hyperplasia. *Journal of Periodontology* **66**, 572–578.

[101] Niemi, M.L., Ainamo, J. & Sandholm, L. (1986). The occurrence of gingival brushing lesions during 3 phases of the menstrual cycle. *Journal of Clinical Periodontology* **13**, 27–32.

[102] O'Valle, F., Mesa, F., Aneiros, J., Gomez-Morales, M., Lucena, M.A. *et al*. Gingival overgrowth induced by nifedipine and cyclosporin A. Clinical and morphometric study with image analysis. *Journal of Clinical Periodontology* **22**, 591–597.

[103] Offenbacher, S., Odle, B.M., Green, M.D. *et al.* (1990). Inhibition of human periodontal prostaglandin E2 synthesis with selected agents. *Agents and Actions* **29**, 232–238.

[104] Oliver, R.C., Brown, L.J., Löe, H. (1989). An estimate of periodontal treatment needs in the U.S. based on epidemiologic data. *Journal of Periodontology* **60**, 371–380.

[105] Page, R.C. & Schroeder, H.E. (1976). Pathogenesis of inflammatory periodontal disease. A summary of current work. *Laboratory Investigations* **34**, 235–249.

[106] Palmer, R.M., Wilson, R.F., Hasan, A.S. & Scott, D.A. (2005). Mechanisms of action of environmental factors–tobacco smoking. *Journal of Clinical Periodontology* **32** Suppl 6, 180–195.

[107] Pankhurst, C.L., Waite, I.M., Hicks, K.A., Allen, Y. & Harkness, R.D. (1981). The influence of oral contraceptive therapy on the periodontium--duration of drug therapy. *Journal of Periodontology* **52**, 617–620.

[108] Parfitt, G.J. (1957). A five-year longitudinal study of the gingival condition of a group of children in England. *Journal of Periodontology* **28**, 26–32.

[109] Persson, L., Bergstrom, J., Gustafsson, A. & Asman, B. (1999). Tobacco smoking and gingival neutrophil activity in young adults. *Journal of Clinical Periodontology* **26**, 9–13.

[110] Petti, S., Cairella, G. & Tarsitani, G. (2000). Nutritional variables related to gingival health in adolescent girls. *Community Dentistry and Oral Epidemiology* **28**, 407–413.

[111] Polson, A.M. (1977). Periodontal destruction associated with vertical root fracture. *Journal of Periodontology* **48**, 27–32.

[112] Poulter, L.W., Seymour, G.J., Duke, O., Janossy, G. & Panayi, G. (1982). Immunohistological analysis of delayed-type hypersensitivity in man. *Cell Immunology* **74**, 358–369.

[113] Preshaw, P.M., Knutsen, M.A. & Mariotti, A. (2001). Experimental gingivitis in women using oral contraceptives. *Journal of Dental Research* **80**, 2011–2015.

[114] Raber-Durlacher, J.E., van Steenbergen, T.J., Van der Velden, U., de Graaff, J. & Abraham-Inpijn, L. (1994). Experimental gingivitis during pregnancy and post-partum: clinical, endocrinological, and microbiological aspects. *Journal of Clinical Periodontology* **21**, 549–558.

[115] Reichart, P.A. & Dornow, H. (1978). Gingivo-periodontal manifestations in chronic benign neutropenia. *Journal of Clinical Periodontolgy* **5**, 74–80.

[116] Remijsen, Q., Kuijpers, T.W., Wirawan, E. *et al.* (2011). Dying for a cause: NETosis, mechanisms behind an antimicrobial cell death modality. *Cell Death & Differentiation* **18**: 581–588.

[117] Rodriguez-Ferrer, H.J., Strahan, J.D. & Newman, H.N. (1980). Effect of gingival health of removing overhanging margins of interproximal subgingival amalgam restorations. *Journal of Clinical Periodontology* **7**, 457–462.

[118] Rostock, M.H., Fry, H.R. & Turner, J.E. (1986). Severe gingival overgrowth associated with cyclosporine therapy. *Journal of Periodontology* **57**, 294–299.

[119] Rylander, H., Attstrom, R. & Lindhe, J. (1975). Influence of experimental neutropenia in dogs with chronic gingivitis. *Journal of Periodontal Research* **10**, 315–323.

[120] Rylander, H., Ramberg, P., Blohme, G. & Lindhe, J. (1987). Prevalence of periodontal disease in young diabetics. *Journal of Clinical Periodontology* **14**, 38–43.

[121] Salvi, G.E., Kandylaki, M., Troendle, A., Persson, G.R. & Lang, N.P. (2005). Experimental gingivitis in type 1 diabetics: a controlled clinical and microbiological study. *Journal of Clinical Periodontology* **32**, 310–316.

[122] Salvi, G.E., Franco, L.M., Braun, T.M. *et al.* (2010). Pro-inflammatory biomarkers during experimental gingivitis in patients with type 1 diabetes mellitus: a proof-of-concept study. *Journal of Clinical Periodontology* **37**, 9–16.

[123] Scapoli, C., Tatakis, D.N., Mamolini, E. & Trombelli, L. (2005). Modulation of clinical expression of plaque-induced gingivitis: interleukin-1 gene cluster polymorphisms. *Journal of Periodontology* **76**, 49–56.

[124] Scapoli, C., Mamolini, E. & Trombelli, L. (2007). Role of IL-6, TNF-A and LT-A variants in the modulation of the clinical expression of plaque-induced gingivitis. *Journal of Clinical Periodontology* **34**, 1031–1038.

[125] Scott, D.A. & Singer, D.L. (2004). Suppression of overt gingival inflammation in tobacco smokers - clinical and mechanistic considerations. *International Journal of Dental Hygiene* **2**, 104–110.

[126] Seymour, R.A. (1993). Drug-induced gingival overgrowth. *Adverse Drug Reactions and Toxicology Reviews* **12**, 215–232.

[127] Seymour, R.A. & Jacobs, D.J. (1992). Cyclosporin and the gingival tissues. *Journal of Clinical Periodontology* **19**, 1–11.

[128] Seymour, G.J., Powell, R.N. & Aitken, J.F. (1983). Experimental gingivitis in humans. A clinical and histologic investigation. *Journal of Periodontology* **54**, 522–528.

[129] Seymour, G.J., Gemmell, E., Walsh, L.J. & Powell, R.N. (1988). Immunohistological analysis of experimental gingivitis in humans. *Clinical and Experimental Immunology* **71**, 132–137.

[130] Seymour, R.A., Thomason, J.M. & Ellis, J.S. (1996). The pathogenesis of drug-induced gingival overgrowth. *Journal of Clinical Periodontology* **23**, 165–175.

[131] Shearer, B., Hall, P., Clarke, P., Marshall, G. & Kinane, D.F. (2005). Reducing variability and choosing ideal subjects for experimental gingivitis studies. *Journal of Clinical Periodontology* **32**, 784–788.

[132] Sidi, A.D. & Ashley, F.P. (1984). Influence of frequent sugar intakes on experimental gingivitis. *Journal of Periodontology* **55**, 419–423.

[133] Silness, J. & Löe, H. (1964). Periodontal disease in pregnancy. II. Correlation between oral hygiene and periodontal condition. *Acta Odontologica Scandinavica* **22**, 121–35.

[134] Sima, C., Rhourida, K., Van Dyke, T.E. et al. (2010). Type 1 diabetes predisposes to enhanced gingival leukocyte margination and macromolecule extravasation *in vivo*. *Journal of Periodontal Research* **45**, 748–756.

[135] Smukler, H. & Machtei, E. (1987). Gingival recession and plaque control. *Compendium* **8**, 194–198.

[136] Sooriyamoorthy, M. & Gower, D.B. (1989). Hormonal influences on gingival tissue: relationship to periodontal disease. *Journal of Clinical Periodontology* **16**, 201–208.

[137] Soory, M. (2000). Targets for steroid hormone mediated actions of periodontal pathogens, cytokines and therapeutic agents: some implications on tissue turnover in the periodontium. *Current Drug Targets* **1**, 309–325.

[138] Sopori, M.L. & Kozak, W. (1998). Immunomodulatory effects of cigarette smoke. *Journal of Neuroimmunology* **83**, 148–156.

[139] Steinberg, S.C. & Steinberg, A.D. (1982). Phenytoin-induced gingival overgrowth control in severely retarded children. *Journal of Periodontology* **53**, 429–433.

[140] Steinberg, B.E. & Grinstein, S. (2007). Unconventional roles of the NADPH oxidase: signaling, ion homeostasis, and cell death. *Science STKE* **2007**, pe11.

[141] Sutcliffe, P. (1972). A longitudinal study of gingivitis and puberty. *Journal of Periodontal Research* **7**, 52–58.

[142] Taichman, L.S. & Eklund, S.A. (2005). Oral contraceptives and periodontal diseases: rethinking the association based upon analysis of National Health and Nutrition Examination Survey data. *Journal of Periodontology* **76**, 1374–1385.

[143] Tatakis, D.N. & Trombelli, L. (2004). Modulation of clinical expression of plaque-induced gingivitis. I. Background review and rationale. *Journal of Clinial Periodontology* **31**, 229–338.

[144] Tesseromatis, C., Kotsiou, A., Parara, H., Vairaktaris, E. & Tsamouri, M. (2009). Morphological changes of gingiva in streptozotocin diabetic rats. *International Journal of Dentistry* **2009**, 725628.

[145] Theilade, E., Wright, W.H., Jensen, S.B. & Löe, H. (1966). Experimental gingivitis in man. II. A longitudinal clinical and bacteriological investigation. *Journal of Periodontal Research* **1**, 1–13.

[146] Trombelli, L., Tatakis, D.N., Scapoli, C. *et al.* (2004a). Modulation of clinical expression of plaque-induced gingivitis. II. Identification of "high-responder" and "low-responder"

subjects. *Journal of Clinical Periodontology* **31**, 239–252.

[147] Trombelli, L., Scapoli, C., Orlandini, E. *et al.* (2004b). Modulation of clinical expression of plaque-induced gingivitis. III. Response of "high responders" and "low responders" to therapy. *Journal of Clinical Periodontology* **31**, 253–259.

[148] Trombelli L, Farina R, Manfrini R, Tatakis DN. (2004c). Modulation of clinical expression of plaque-induced gingivitis: effect of incisor crown form. *Journal of Dental Research* **83**, 728–731.

[149] Trombelli, L., Farina, R., Minenna, L. *et al.* (2008). Experimental gingivitis: reproducibility of plaque accumulation and gingival inflammation parameters in selected populations during a repeat trial. *Journal of Clinical Periodontology* **35**, 955–960.

[150] Tyldesley, W.R. & Rotter, E. (1984). Gingival hyperplasia induced by cyclosporin-A. *British Dental Journal* **157**, 305–309.

[151] Ueta, E., Osaki, T., Yoneda, K. & Yamamoto, T. (1993). Prevalence of diabetes mellitus in odontogenic infections and oral candidiasis: an analysis of neutrophil suppression. *Journal of Oral Pathology and Medicine* **22**, 168–174.

[152] Ulrich, P. & Cerami, A. (2001). Protein glycation, diabetes, and aging. *Recent Progress in Hormone Research* **56**, 1–21.

[153] Van der Weijden, G.A., Timmerman, M.F., Danser, M.M. *et al.* (1994). Effect of pre-experimental maintenance care duration on the development of gingivitis in a partial mouth experimental gingivitis model. *Journal of Periodontal Research* **29**, 168–173.

[154] von Kockritz-Blickwede, M., Goldmann, O., Thulin, P. *et al.* (2008). Phagocytosis-independent antimicrobial activity of mast cells by means of extracellular trap formation. *Blood* **111**, 3070–3080.

[155] Waerhaug, J. (1975). Presence or absence of plaque on subgingival restorations. *Scandinavian Journal of Dental Research* **83**, 193–201.

[156] Wagaiyu, E.G. & Ashley, F.P. (1991). Mouthbreathing, lip seal and upper lip coverage and their relationship with gingival inflammation in 11–14 year-old schoolchildren. *Journal of Clinical Periodontology* **18**, 698–702.

[157] Watts, T.L. (1978). Variability of gingival bleeding in experimental gingivitis trials. *Community Dentistry and Oral Epidemiology* **6**, 253–255.

[158] Wiedemann, W., Lahrsow, J. & Naujoks, R. (1979). [The effect of periodontal resistance on experimental gingivitis]. *Deutsch Zahnarztl Z* **34**, 6–9.

[159] Yahia, N., Seibel, W., McCleary, L., Lesko, L. & Hassell, T. (1988). Effect of toothbrushing on cyclosporine-induced gingival overgrowth in Beagles *Journal of Dental Research* **67**, Abstract 332.

[160] Yeung, A.L., Lo, E.C., Chow, T.W. & Clark, R.K. (2000).Oral health status of patients 5-6 years after placement of cobalt-chromium removable partial dentures. *Journal of Oral Rehabilitation* **27**, 183–189.

[161] Ziskin, D.E. & Nesse, G.J. (1946). Pregnancy gingivitis; history, classification, etiology. *American Journal of Orthodontics and Oral Surgery* **32**, 390–432.

第13章

牙周炎的发病机制

Pathogenesis of Periodontitis

Gregory J. Seymour[1], Tord Berglundh[2], Leonardo Trombelli[3]

[1] Faculty of Dentistry, University of Otago, Dunedin, New Zealand
[2] Department of Periodontology, The Sahlgrenska Academy at University of Gothenburg, Gothenburg, Sweden
[3] Research Centre for the Study of Periodontal and Peri-implant Diseases, University Hospital, University of Ferrara, Ferrara, Italy

前言

　　了解牙周炎的病因和发病机制对制订治疗计划至关重要。由此而论，牙菌斑中的细菌是引起牙龈炎和牙周炎的原因；然而，并不是所有的牙龈炎患者都会发展为牙周炎，也并不是所有的牙周炎患者都会发展到牙齿脱落的地步。牙龈炎的发展被认为是可控的免疫反应，如第12章中所述。然而，有些患者由于环境因素或本身先天的易感性或两者兼有，可造成结缔组织和牙槽骨的丧失、结合上皮细胞的根方迁移、牙周炎进展。

　　本章的目的是了解牙周炎的发病机制，为制订治疗计划和未来的风险评估提供基础。

　　过去20年里，公认牙周炎是由宿主的防御机制和细菌生物膜复合物相互作用的结果，致病菌包括：牙龈卟啉单胞菌、福赛坦氏菌、齿垢密螺旋体（Socransky et al. 1998）。尽管伴放线聚集杆菌存在于大部分健康人群的口腔中（Cullinan et al. 2003），已证实它与部分人群的侵袭性牙周炎相关。但是，随着时间的推移，人们也观察到，这些细菌出现与否具有很大的可变性，而且，这些所谓的"致病菌"在人群中广泛存在，这与以往的观察研究并不一致。因此，这些微生物的传播范围远比我们想象得广泛。事实上，目前研究认识到许多人可以携带这些细菌但不出现疾病（Cullinan et al. 2003）。因此，大部分人在大部分时间都处于与菌斑生物膜相平衡的状态，只有当这种平衡被打破时，疾病才会产生。这种平衡的破坏可能由于环境影响导致机会致病菌的数量增加，或抑制了宿主的防御反应或两者兼而有之。牙周炎的临床表现和进展程度反映了细菌与宿主的免疫系统及环境之间的相互作用（Cullinan et al. 2001；Seymour & Taylor 2004），

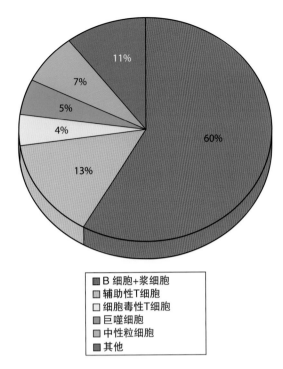

图13-1　牙周炎病损中的细胞分布（引自 Berglundh et al. 2011。经John wiley & Son授权使用）。

牙周组织的破坏是由于宿主对特定致病性微生物群的反应。

　　1965年，Brandtzaeg和 Kraus（1965）证明在牙周炎患者的牙龈组织中存在产生免疫球蛋白的浆细胞。这是第一个直接证明获得性免疫在牙周炎症发病中发挥作用的报道。然而，直到1970年，Ivanyi和Lehner（1970）使用外周血淋巴细胞转化分析，才强调了细胞介导的免疫反应的作用。后来有研究表明，牙周炎病损主要以B细胞和浆细胞为主（图13-1）（Mackler et al. 1977；Seymour et al. 1978；Seymour & Greenspan 1979；Berglundh et al. 2011），由此提出牙周炎的发展是从一个以T细胞为主的牙龈炎转向一个以大量B细胞和浆细胞为主的牙周炎的过程（Seymour et al. 1979）。

牙周炎的组织病理学

　　如Page和Schroeder（1976）在第12章所述，牙龈炎和牙周炎的发展大致可以分为一系列的阶段。笔者将疾病发展过程分为"初期""早期""确立期""晚期"的病损。初期和早期病损在第12章中已详述。本章主要描述病损确立期和晚期的病损，即使它们组织病理学变化相似时，也会表现出不同的临床表现和不同程度的组织破坏。

确立期/进展期病损

　　确立期/进展期病损主要是以淋巴细胞、浆细胞病变为主要特征，其中在牙周结缔组织中浆细胞为主要优势细胞（Mackler et al. 1977；Seymour et al. 1978；Seymour & Greenspan 1979）。虽然高达30%的淋巴细胞可能是T细胞，但确立期或进展期病损中大多数的淋巴细胞为分泌免疫球蛋白的B细胞。而牙龈中以T细胞为主的损伤是相对稳定的，B细胞/浆细胞病变进展会导致牙周袋的加深。结缔组织的破坏导致牙齿的附着丧失，使结合上皮向根方迁移，从而形成牙周袋（图13-2）。相应的，牙周袋上皮向周围结缔组织浸润性生长（图13-3）。多形核中性粒细胞（PMNs）穿过牙周袋内上皮继续迁移进入牙周袋，在结缔组织和牙菌斑生物膜之间形成屏障。随着沟内上皮溃疡的加重，渗透率进一步增加，允许微生物产物进一步进入，导致炎性细胞因子如白介素-1（IL-1），肿瘤坏死因子α（TNF-α）和前列腺素E_2（PGE_2）的持续产生（Gemmell et al. 1997），持续的炎症过程导致结缔组织和骨的破坏（Reynolds & Meikle 1997）。纤维组织周围为炎细胞浸润。这是一种常见的慢性炎症病损，病变试图与周围组织隔开。事实上，在牙周炎中不论牙周袋深浅，牙周袋底部的牙槽骨和牙周膜都不存在炎症（图13-4）。

晚期病损

　　晚期病损的细胞组成和特征与确立期病损基本类似，主要的区别在于，晚期病损存在明显的附着丧失，无论是从临床角度还是组织学角度评估（图13-5，图13-6）。现在人们普遍认为，组织破坏的机制是通过免疫反应产生的影响（Birkedal-Hanse 1993），并不是细菌本身直接作用的结果。巨噬细胞不是晚期病变的主要细

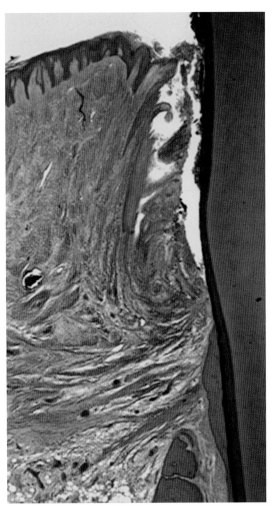

图13-2 人类牙周炎解剖标本，牙周袋内见牙石和牙菌斑生物膜。注意牙周袋上皮侧方和根方结缔组织中的炎性浸润。

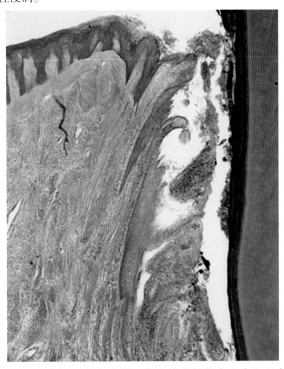

图13-3 图13-2的细节图，注意溃疡的袋内上皮和上皮钉突伸入结缔组织中。

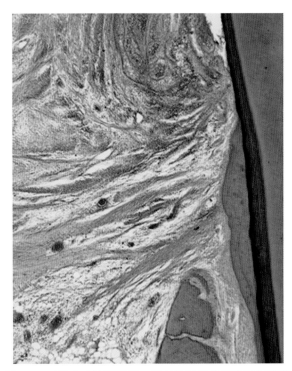

图13-4 图13-2的细节图，无炎性浸润的结缔组织带位于有炎性浸润的结缔组织和牙槽骨之间。

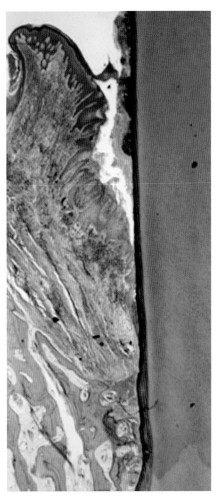

图13-5 人类牙周炎病变解剖标本，见晚期病损以明显的附着丧失和牙槽骨的吸收破坏为特征。

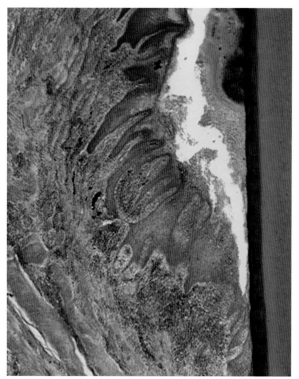

图13-6　图13-5的细节图，牙周袋上皮从牙石和菌斑上剥脱。

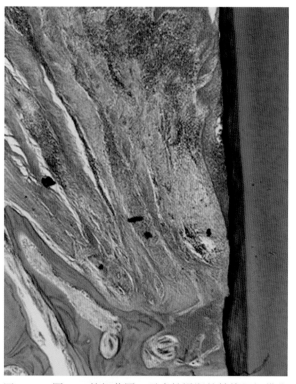

图13-7　图13-5的细节图，无炎性浸润的结缔组织带位于有炎性浸润的结缔组织和牙槽骨之间。

胞，在所有细胞中少于5%。当受到炎性细胞因子IL-1、IL-6、TNF-α和PGE$_2$的刺激时，成纤维细胞会产生基质金属蛋白酶（MMPs），MMPs是一种蛋白酶家族的成员，主要功能是降解细胞

外基质，将胶原蛋白分子裂解成更小的片段，然后这些片段在细胞外基质内变性或被周围的成纤维细胞所吞噬。在晚期病损中，牙槽骨破坏明显。然而，非穿透纤维毗邻牙槽骨嵴顶，有效地封闭了疾病的进展并使牙槽骨与周围组织隔离。需要注意的是，底部的牙槽骨和牙周膜并未发生炎症反应（图13-7）。

B细胞在牙周炎中的作用

如上所述，牙周炎病变的特点是含有大量的B细胞和浆细胞。牙周炎病损中分泌免疫球蛋白的B细胞如图13-8所示。B细胞可以被特定抗原或多克隆激活物激活。事实上，一些公认的牙周致病菌，包括牙龈卟啉单胞菌、伴放线聚集杆菌和具核梭杆菌已被证明有多克隆B细胞激活物的特征（Bick et al.1981；Mangan et al.1983；Carpenter et al.1984；Ito et al. 1988）。然而，多克隆激活物不能激活所有B细胞。大约有30%的B细胞可能由一个多克隆激活物刺激，不同的激活物作用于不同的B细胞亚型。此外，多克隆激活物产生的抗体同源性并不高，而且刺激并不能诱导抗体记忆成分的生成（Tew et al. 1989）。同时，一定程度上此过程也可能产生抗原特异性诱导的活化B细胞。牙周组织产生的主要免疫球蛋白是IgG，其次是IgM和一些 IgA。

慢性牙周炎的发病机制中对特异性抗体的作用知之甚少。已证明在牙周病患者的血浆和龈沟液中存在特异性的高滴度的牙龈卟啉单胞菌和伴放线聚集杆菌的抗体；然而，这些报道与疾病的活动性仍存在矛盾（Baranowska et al.1989；Ebersole et al. 1995；Nakagawa et al. 1994）。已证明牙龈卟啉单胞菌和伴放线聚集杆菌可产生不同的免疫反应，而抗牙龈卟啉单胞菌的抗体在不同类型的牙周疾病中也有不同的活性（Mooney & Kinane 1994）。有研究者提出高活性抗体可用于抵御持续性或反复的感染，而没有保护作用的低活性抗体不能有效介导免疫反应（Lopatin & Blackburn 1992；Kinane et al. 2008）。

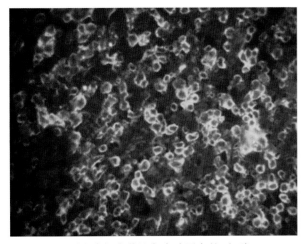

图13-8 牙周炎病损中分泌免疫球蛋白的B细胞。

然而，有研究者认为剧烈的免疫反应具有普遍的保护性，它可以促进细菌的清除并且抑制疾病的发展（Offenbacher 1996；Kinane et al. 2008），但其作用机制尚不明确。由于抗体分子不可能穿透生物膜，因此没有清除龈下感染的能力。同样，中性粒细胞也不能穿透生物膜，这使其清除感染的能力受到限制。然而，患破坏性牙周病患者的血清对牙龈卟啉单胞菌的免疫能力增加（Wilton et al.1993）。高水平的调理性抗体可能与之前发生的菌血症有关，其主要作用是清除血清中的细菌而不是龈下感染。另一方面，已证明反复感染伴放线聚集杆菌的动物模型可以诱导一种抗白细胞毒素抗体，它使中性粒细胞免受白细胞毒素的杀伤（Underwood et al. 1993）。在这种情况下，细菌特异的抗体产物可能参与控制疾病临床表现而不是清除龈下菌斑生物膜。而由牙周致病菌激活的多克隆B细胞及产生的非特异性和/或低活性的抗体不能够控制疾病。

和产生免疫球蛋白/抗体相同，B细胞持续激活导致其产生高水平的细胞因子，包括IL-1和IL-10，它们可能导致后续的组织破坏。尽管牙龈卟啉单胞菌抑制T细胞的IL-1β基因，但牙周炎患者可诱导B细胞比例增加来产生IL-1β（Gemmell & Seymour 1998）。巨噬细胞不是进展期病损中主要的细胞，而进展期牙周炎与细胞免疫受到抑制有关，因此，B淋巴细胞可能是牙周炎中IL-1的主要来源。

T细胞在牙周炎中的作用：Th1/Th2系统

事实上，牙龈炎的发展过程是迟发型超敏反应的发展过程，进展期的慢性牙周炎从根本上是由B细胞介导的，牙龈炎和稳定的牙周炎病损是由Th1细胞介导的，而牙周炎是由Th2细胞介导的（Seymour et al. 1993）。由此提出，剧烈的先天性免疫可导致多形核中性粒细胞和巨噬细胞产生高水平的IL-12，相反，稳定期牙周病损可产生Th1细胞介导的保护性抗体。多克隆B细胞激活物引起的弱的固有免疫反应可以在进展期的牙周病损中产生由Th2细胞介导的免疫反应，产生非保护性的抗体。自从20年前提出这个假设后，吸引了大量的研究来支持这个假设，有研究证明牙周炎抑制Th1细胞反应作用或增强Th2细胞反应。相反，另一些研究（主要是动物模型）显示在牙周炎中，Th1细胞反应增强，而其他研究则强调了Th0细胞的作用。然而，现在普遍认为人类牙周炎是由Th1和Th2细胞介导的平衡状态向Th2型细胞转化的结果（Berglundh & Donati 2005；Kinane & Bartold 2007）。

细胞免疫被抑制

Ivanyi 和 Lehner（1970）首次报道，重度牙周炎病例中可能存在细胞免疫被抑制的现象。随后，一些研究显示牙周致病菌包括牙龈卟啉单胞菌、伴放线聚集杆菌、齿垢密螺旋体、黄褐二氧化碳噬纤维菌和具核梭杆菌（Shenker et al. 1982；Shenker & Slots 1989；Shenker & Datar 1995）。它们可以在体外抑制淋巴细胞的免疫反应。另外，在牙周炎病损中提取的T细胞不仅在自身混合淋巴细胞反应（AMLR）中反应能力降低，并且不能产生IL-2，这提示牙周炎患者体内也可出现细胞免疫被抑制的现象（Seymour et al. 1985）。牙周治疗后，自身混合淋巴细胞反应会恢复正常（Evans et al. 1989），这一事实也证明菌斑微生物对细胞免疫反应（即Th1细胞反应）的抑制作用是牙周炎稳定期向活动期转化的基础。

T细胞和内环境稳态

　　T细胞几乎在体内和体外所有的免疫调节反应中都存在，免疫内稳态需要效应器和调节器之间维持微妙的平衡。Th1细胞不仅可以介导迟发型过敏反应，并且可以增加巨噬细胞对细胞内和细胞外致病菌的杀伤能力（Romagnani 1992）。此外，研究证明在感染部位T细胞参与中性粒细胞的招募和激活（Campbell 1990），这提示在稳定期牙周炎中，中性粒细胞在控制感染过程中起重要的作用。的确，牙龈组织中剧烈的固有反应和IL-12的产生量对已确立的Th1反应起重要作用。已证明牙龈组织中有自然杀伤（NK）细胞（Wynne et al. 1986），它对已确立的Th1反应起重要的作用。干扰素-γ（IFN-γ）的产生可以增加中性粒细胞和巨噬细胞的吞噬作用，因此可以控制感染。

　　与此相反，侵袭性牙周炎中的B细胞可以增加Th2细胞因子的量，也可以减少Th1细胞因子的产生，换句话说，它可促使平衡向Th2细胞方向转化。

细胞因子简况

　　过去十几年的研究认为，Th1与稳定期牙周炎有关，而Th2细胞与进展期牙周炎有关（Gemmell et al. 2007）。然而，也有其他研究报道，在病变组织中Th1细胞占优势或Th2细胞反应减少（Ebersole & Taubman 1994；Salvi et al. 1998；Takeichi et al. 2000）。近期，有学者提出在人类牙周炎中同时存在Th1和Th2细胞（Gemmell et al. 2007）。然而，尽管这两种细胞亚型在牙周炎组织中都能找到（Yamamoto et al.1997），如上文所述（Berglundh & Donati 2005；Kinane & Bartold 2007），目前认为人类牙周炎与Th1细胞反应向Th2细胞反应转化有关。进一步的间接证据显示，牙龈半胱氨酸蛋白酶（牙龈素）能水解IL-12，从而减少IL-12诱导CD4细胞产生的干扰素γ，并以此促进Th2细胞反应，

导致疾病进展（Yun et al. 2001）。另外，牙周炎患者的外周血细胞产生IL-12的水平也更低（与牙周健康者相比，译者注）（Fokkema et al. 2002），同时，炎症增强时，牙龈中IgG-4阳性的B细胞数量相对增加（相对于IgG-2阳性的细胞而言），该结果提示IL4和Th2反应对疾病进程的影响，同时也显示在牙周炎大面积炎性浸润区相应出现IFN-γ的减少及Th1反应的减弱。

CD8+T细胞

　　牙龈炎中CD4+：CD8+T细胞的比值近似为2：1（Berglundh et al. 2002a；Zitzmann et al.2005）。这个比值与外周血，次级淋巴器官和进展期迟缓型过敏反应中的比值相一致（Seymour et al.1988）。相反，早期研究报道牙周炎（Cole et al. 1987；Stoufi et al. 1987）提取的细胞中CD4+：CD8+T细胞的比值近似为1：1。尽管在牙周炎中CD8+T明显升高，但其在牙周炎中的功能活性尚不清楚。牙周炎中多数CD4+细胞属于Th2表型，会产生高水平的IL-4和低水平的IFN-γ，大多数CD8+细胞产生等量的IL-4和IFN-γ，它们具有Th0表型（Wassenaar et al. 1995）。与CD4+细胞相似，CD8+细胞有两种亚型。一种的主要功能是介导细胞毒性，产生高水平的IFN-γ，不产生IL-4或IL-5。这是经典的CD8+细胞毒性T细胞。这种细胞的次要功能是抑制B细胞。另一种亚型的CD8+细胞，主要功能是抑制细胞毒性CD8+T细胞的反应性增殖，并且抑制细胞免疫，产生高水平的IL-4和IL-5。它们是经典的CD8+抑制型T细胞。它的次要功能是为B细胞提供保护。研究显示在重度牙周炎高易感性患者的外周血中CD8+T细胞可以产生高水平的细胞内IL-4。如果这些细胞在高易感性的患者牙周组织部位也出现，它们会通过抑制产生IFN-γ的细胞来参与局部反应并且促进体液免疫（Wassenaar et al. 1995），由此转向2型细胞功能。然而，Teng（2003）认为CD8+T细胞在牙周炎的发展过程中作用并没有那么重要，因为CD8+T细胞在疾病的进展过程中没有直接参与牙

周组织的破坏。尽管CD8+T细胞可能没有直接造成组织破坏,它产生的细胞因子可以在固有免疫和适应性免疫中发挥作用,同时在细菌感染和细菌破坏的组织与细胞的溶菌作用中起重要作用。总之,CD8+T细胞对牙周炎致病机制的作用很大程度上被忽略了。然而,确定这种细胞的功能对完全了解牙周病的发病机制至关重要。

牙周炎的免疫调节

Th1/Th2比例改变是牙周炎会继续进展还是趋于稳定的一种可能的机制。但仍然有一个重要的问题尚未解决,是什么导致一些病变表现出Th1细胞反应的特征,而另一些病变表现出Th2细胞反应的特征?答案可能在于微生物感染的本质,以及特定的遗传和环境敏感性因素。重要的是,这些因素中的部分因素在临床上可被识别,也可被改变。

不同的T细胞亚型在疾病的不同阶段占主导地位,无法在临床上确定疾病活动性,这一直是所有研究的主要限制条件。然而,目前已明确是炎症牙周组织中细胞因子的平衡决定疾病保持稳定还是发展和组织破坏(Seymour & Gemmell 2001)。因此在这种背景下,对Th1 / Th2表达

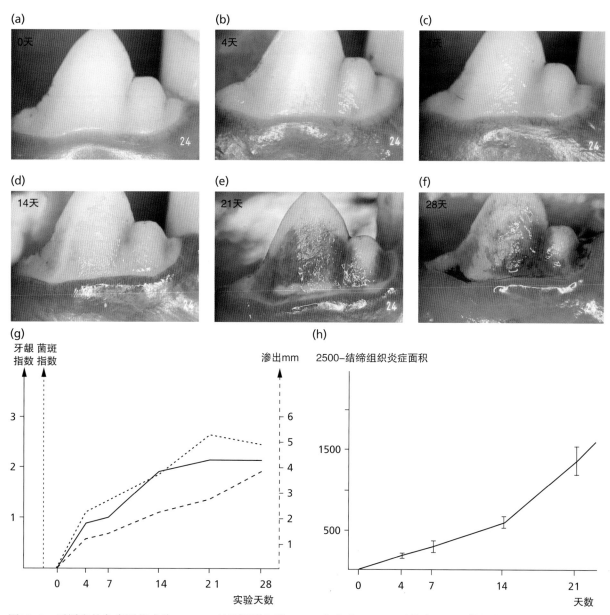

图13-9 牙周炎的免疫调节成分。APC:抗原呈递细胞;IL:白介素;IFN:干扰素;Pc:浆细胞;TNF:肿瘤坏死因子;Treg:调节性T细胞;TCR:T细胞受体。

的调控制是了解慢性牙周炎的免疫调节机制的基础（图13-9）。影响Th1和Th2表达的因素包括：

- 基因。
- 固有免疫反应。
- 抗原性质。
- 抗原呈递细胞（APC）的性质。
- 下丘脑-垂体-肾上腺轴和交感神经系统。
- Treg / Th17轴。

遗传

同卵双胞胎分开抚养的研究显示，38%～80%的牙周疾病的变化是由于基因导致的[见Michalowicz（1994）]。虽然基因与人类牙周疾病的相关性还有待确定，但小鼠对牙龈卟啉单胞菌的易感性也是由基因决定的（Gemmell et al. 2002b）。然而，对牙龈卟啉单胞菌敏感的小鼠表现出低水平Th1反应，而对牙龈卟啉单胞菌耐受小鼠表现出中度到高水平Th1反应。

先天性免疫反应

通常认为存在两种不同的免疫反应：一种是非特异性的先天固有免疫反应，另一种是特异性的获得性免疫反应。然而，近几年来这两种免疫反应之间的区别却变得越来越模糊。因为，在许多方面，先天性的固有免疫反应决定后天的获得性免疫反应，同时，获得性免疫反应在很多方面也调控着先天性固有免疫反应的效果。

IL-12

前面提到，中性粒细胞在牙龈炎和牙周炎的牙周病变中的作用是一致的，同时中性粒细胞功能缺陷与严重和快速进展性牙周炎有关。剧烈的固有免疫可导致高水平的IL-12，并且与Th1反应相关，而弱的固有免疫和相对低水平的IL-12促进了Th2反应。有研究显示，与牙周炎患者的牙周炎位点相比，牙龈炎和同一批牙周炎患者的牙龈炎位点龈沟液中IL-12的水平显著增高，这一研究证明了牙龈炎中主要是Th1反应。

Toll样受体

Toll样受体家族（TLRs）的发现使我们可以更好地了解先天性免疫和诱导适应性免疫。Toll样受体家族出现在树突细胞、中性粒细胞和巨噬细胞中，它有能力识别病原体相关分子模式（PAMPs）的结构，即高度保守的包含多种致病菌的结构。这些病原体相关分子模式包括脂多糖（LPS）、肽聚糖、细菌DNA、双链RNA和脂蛋白。

由于Toll样受体在固有免疫中的作用，Toll样受体在宿主对菌斑的反应中起重要的作用。Toll样受体2和Toll样受体4受到不同类型的细胞因子刺激后，会诱导出明显不同的免疫反应。当受到刺激后，Toll样受体4可以促进IL-12和IFN-γ诱导蛋白（IP-10）的产生，这就是Th1反应。相反，Toll样受体2可以促进IL-12的抑制剂p40产生，这就是Th2反应的特征（Re & Strominger 2001）。大肠埃希菌LPS和牙龈卟啉单胞菌LPS引起不同细胞因子表达的差异。大肠埃希菌LPS激活Toll样受体4，诱导强烈的Th1反应，而牙龈卟啉单胞菌LPS激活Toll样受体2（Hirschfeld et al. 2001），诱导强烈的Th2反应（Pulendran et al. 2001）。这些发现说明对牙周炎的易感性还有更深的机制需要了解。

抗原本质

如前所述，生物膜中牙周炎相关的细菌复合物包括牙龈卟啉单胞菌、福赛坦氏菌、齿垢密螺旋体，所以单个抗原或单个有机物不太可能导致牙周炎。进一步，不同的人可能有特定的致病复合物，也就是说，并不是所人（患者，译者注）的致病复合体都是一样的。事实上，目前对牙周疾病中生物膜特定的抗原和抗原产生的免疫反应知之甚少。研究发现，仅接种牙龈卟啉单胞菌疫苗的小鼠的T淋巴细胞克隆有Th1细胞反应的特性，然而，接种具核梭杆菌疫苗后再接种牙龈卟啉单胞菌疫苗的小鼠的T细胞克隆表现出Th2细胞反应的特性（Choi et al. 2000）。原因可能是具核梭杆菌是一种多克隆B淋巴细胞的激活剂，B淋巴细胞随后可以表达牙龈卟啉单胞菌抗原。此外，对具核梭杆菌免疫的小鼠不能产生牙龈卟啉单胞菌的抗体（Gemmell et al. 2002a，2004）。如果细菌以相反的顺序注射，结果截然不同。尽管这些发现是初步的，不过表明混合感染多种微生物能调节免疫应答。然而，免疫调节与人类牙周疾病的水平与相关性仍需进一步阐述，它有可能与Th1/Th2细胞反应的平衡有关。

抗原呈递细胞的本质

有研究提出（Kelso 1995），Th1、Th2细胞实际上代表一系列的细胞，根据不同条件它们可以产生Th1、Th2细胞因子。由此而论，Th0细胞可能代表这系列的中间细胞，也就是自然的或者非定型细胞。

牙龈炎组织中主要的抗原呈递细胞是CD14和CD83阳性的树突状细胞（Gemmell et al. 2002c）。在牙周炎组织中，尽管存在大量的CD83阳性的内皮细胞，但主要的抗原呈递细胞是CD19阳性和CD83阳性的B细胞，这些细胞可能参与抗原表达。抗牙龈卟啉单胞菌特异性的CD4+T细胞的细胞因子系可通过改变抗原呈递细胞而得到修饰。当外周血中单核细胞转化为抗原呈递细胞时，主要表现出Th1细胞反应特征并产生IFN-γ。但使用自体EB病毒转染的B淋巴细胞作为抗原呈递细胞时，同样的细胞系主要产生IL-4，并表现Th2细胞反应的特征（Gemmell & Seymour 1998）。这些发现表明，可以通过改变抗原呈递细胞的性质调节Th1 / Th2的分型。牙龈炎中的抗原呈递细胞主要是树突状细胞，而在牙周炎中主要是B细胞。

下丘脑–垂体–肾上腺轴和交感神经系统

目前公认，在压力或不能应对压力的情况下，会导致牙周炎的快速进展。交感神经系统（SNS）以及下丘脑–垂体–肾上腺轴（HPA）激活后，导致选择性地抑制Th1反应，而转为Th2反应占主导地位，使牙周炎症加剧（Breivik et al. 2000；Elenkov 2002）。

调节T细胞和Th17细胞轴

调节T细胞

已证实在牙周炎的病变部位调节性T细胞（Tregs）的数量增加，而该部位B细胞的比例也增加。Foxp3为叉头/翼状螺旋转录因子是Tregs的特征标志，相比于牙龈炎，它在牙周炎组织中高度表达（Nakajima et al. 2005）。这些细胞在人类牙周疾病发展过程中发挥的作用有待进一步研究，但是这些细胞在自身免疫的调节中起着非常重要的作用，它们是Th17细胞调节轴的一部分。

Th17 细胞

在过去20年的研究中，大部分注意力都集中在Th1、Th2细胞；然而，近年来T细胞的第三个细胞系被发现，即所谓的Th17细胞，它可以选择性地产生IL-17，IL-17诱导IL-6、IL-8和PGE$_2$的分泌。因此，专家认为这些细胞在调节炎症中发挥着至关重要的作用。IL-17也可影响破骨细胞活性，从而调节骨吸收。

在小鼠体内实验发现，用TGF-β和IL-2培养的天然T细胞可以上调Foxp3转录因子，并且发展成为Tregs细胞。Tregs细胞在抑制自身免疫反应中起重要的作用。相反，当用转化生长因子β（TGF-β）和IL-6培养时，CD4阳性的T细胞表达转录生长因子RORγt，并转变为Th17细胞。虽然这些细胞对细菌感染有保护作用，但另一方面它们可导致自身免疫性疾病。但是，小鼠和人类的Th17细胞之间存在重要的差异。例如，在人类中，TGF-β在Th17细胞分化过程中是没有作用的，并且对IL-2的作用存在疑问。研究表明，IL-23是Th17细胞一种有效的诱导物，但另外一些研究显示IL-23单独作用于Th17时无效。通过TLR-2激活的单核细胞在Th17细胞分化中是一种有效的刺激物，而IL-2最初抑制Th17的分化，最终导致Th17扩增［见综述，Laurence & O'Shea（2007）］。

牙龈卟啉单胞菌能下调小鼠的IL-17受体

（IL 17r）的基因水平（Gemmell et al. 2006）。IL-17r基因缺陷小鼠，其感染位点的中性粒细胞募集存在缺陷或显著延迟，导致小鼠对感染的易感性增加（Kelly et al. 2005）。这也许可以部分解释中性粒细胞进入牙龈卟啉单胞菌诱导的大鼠牙周损伤受到抑制的现象（Gemmell et al. 1997）。这些研究表明，IL-17及其增强中性粒细胞活性的能力在牙周疾病中起保护作用。与小鼠相比，人类牙周炎组织中IL-17的表达是有争议的。牙周炎患者外周血中11%的T细胞表达IL-17，而牙龈中51%的T细胞表达IL-17（Ito et al. 2005）。同时，抗牙龈卟啉单胞菌抗原刺激外周血单核细胞可使IL-17基因转录增强同时蛋白翻译也增强（Oda et al. 2003）。另一方面，免疫组织化学和基因表达研究表明，在人体的疾病组织中存在低水平的IL-17和低表达的IL-17通路的基因（Okui et al. 2012）。此外，Th17细胞具有很强的可塑性，并且在体内易转化为Th2细胞：Th17细胞和Treg / Th17轴在人类牙周疾病的作用仍有待确定。最近，有研究表明牙周炎组织中存在少量的IL-17阳性/ Foxp3阳性的细胞（Okui et al. 2012），但其他一些前期研究（Culshaw et al. 2011）似乎质疑这些细胞在人类牙周炎中的作用，并认为人类牙周炎中肥大细胞可能是IL-17的主要来源。Parachuru 等（2014）的研究也显示在B细胞/浆细胞为主的人类牙周病变中存在很少的IL-17阳性细胞（< 1%），但Foxp3阳性细胞数量和B细胞/浆细胞与T细胞比值在这些病变中有显著相关性。他们进一步发现，绝大多数的IL-17阳性细胞存在卵圆形/类血浆的形态，并且比周围炎性细胞要大，这表明这些细胞可能是肥大细胞。鉴于后者的发现，IL-17尤其是Th17细胞在人类牙周疾病的作用需进一步研究。

自身免疫

自然杀伤T细胞

已有研究提出自身免疫是牙周疾病的特点之一。已在牙周炎中观察到人热休克蛋白60与细菌类的牙龈卟啉单胞菌的热休克蛋白之间存在交叉反应（Tabeta et al. 2000；Ford et al. 2005）。研究证明牙周炎病变中会聚积热休克蛋白60特异性的T细胞，这些T细胞同时也与牙龈卟啉单胞菌存在交叉反应（Yamazaki et al. 2002）。总的来说，这些数据表明，体液和细胞介导的对热休克蛋白60的特异性反应可能在疾病的发展过程中起重要作用。此外，牙周炎患者的牙龈组织中存在Ⅰ型和Ⅲ型的抗胶原抗体（Hirsch et al. 1988），并且在其炎症组织中存在Ⅰ型胶原特异性T细胞（Wassenaar et al. 1995）。

表达自然杀伤T细胞表面受体的T细胞亚型在自身免疫调节中起重要作用。免疫组化研究发现牙周炎组织与牙龈炎组织或外周血相比，存在更多的自然杀伤T细胞。这些自然杀伤T细胞似乎与CD1d阳性细胞有关，在牙周疾病中起调节作用（Yamazaki et al. 2001）。

自身免疫在慢性炎症中的作用尚不清楚。自身免疫可能是所有慢性炎症过程的特点之一。众所周知，牙龈成纤维细胞可以吞噬胶原，抗胶原抗体能促进这种吞噬过程从而清除坏死的胶原。同时，抗热休克蛋白的反应能增加坏死和垂死细胞的清除，故这些自身免疫反应自然是慢性炎症的一部分。因此，控制这些反应是必需的。这进一步说明，在牙周疾病中T细胞是免疫稳态的一部分。还需要后续研究来验证这个假设以确定调节T细胞在牙周炎症中的作用。

B细胞亚型

B细胞主要有两种亚型：B-1细胞和B-2细胞。B-2细胞被认为是传统的B细胞，可以在适应性免疫中发挥积极的作用。它们与T细胞相互作用后发展为记忆细胞和长期存活的浆细胞，产生高亲和力的抗体。

另一方面，B-1细胞非依赖于T细胞，产生早期低亲和力的抗体，又可与T细胞相互作用并完成经典转化，产生高亲和力的自身抗体IgG。B-1细胞的一种特殊亚型是B-1a细胞，它可以表达表面标志物CD5。B-1a细胞可产生自身抗体，在自身免疫性疾病和牙周炎的患者中可发现大比例的B-1a细胞（Afar et al. 1992；Berglundh et al. 2002b）。已报道，牙周炎患者外周血中B-1a细胞的比例比对照组多5～6倍，牙周炎中有高达40%～50%的循环B淋巴细胞是CD5阳性的B-1a细胞（Berglundh et al. 2002b）。牙周炎患者的牙龈病损中也有大比例的B-1a细胞出现，因此在牙周炎病变中大量的浆细胞可能是B-2细胞和B-1a细胞增殖分化的结果（Donati et al. 2009a）。牙周炎患者的实验性龈炎研究也证明了B-1a细胞参与宿主对微生物感染的反应（Donati et al. 2009b）。

在牙周炎中，高比例的B-1a细胞也与IL-10水平升高有关。B细胞是IL-10的来源之一，虽然以前认为IL-10主要具有抗炎作用，但它也显示出几种促炎症功能，包括活化B细胞，并作为B-1a细胞的一个自分泌生长因子。

结缔组织基质破坏

结缔组织改建是由细胞与细胞和细胞与外基质的相互作用调节的，包括酶的产生、催化剂和抑制剂、细胞因子和生长因子（Reynolds & Meikle 1997）。蛋白酶如基质金属蛋白酶是组织降解的关键酶。它们由宿主细胞产生，包括纤维母细胞、巨噬细胞、上皮细胞，并且由金属蛋白酶组织抑制剂调节。

研究表明，牙周炎中的组织破坏可能是由于组织中基质金属蛋白酶与其抑制剂的不平衡导致的。牙周炎患者的龈沟液与对照组相比，来自中性粒细胞的胶原酶活性更高（Villela et al. 1987）。研究显示，在牙周炎患者的龈沟液和牙龈组织样本中，由中性粒细胞产生的MMP-9的表达显著升高。牙周炎的牙龈组织中表达潜在的MMP-2和MMP-9，仅在与临床疾病相关的组织中发现其活性形式（Korostoff et al. 2000；Seguier et al. 2001）。事实上，MMP-1、MMP-2、MMP-3、MMP-9的大量增加和活性形式的MMP-9与CD22阳性的B细胞的数量有关。进一步说明，B

细胞可能在牙周炎中引起组织破坏。

正常牙龈中，97%～99%的胶原蛋白由Ⅰ型和Ⅲ型胶原蛋白组成。Ⅲ型胶原是次要组成（大约10%）。所有其他类型（Ⅳ，Ⅴ，Ⅵ和Ⅶ）与基底膜有关，其所占比例为1%～3%。透射电子显微镜观察牙周炎患者的活检组织发现，白细胞浸润的部位Ⅰ型和Ⅲ型胶原被完全破坏，然而与基底膜相关的Ⅴ型和Ⅵ型胶原仍然存在，并且这两种胶原与炎症组织中血管增加和上皮细胞增殖有关。

骨吸收

牙周炎中的骨吸收是受成骨细胞和活化的破骨细胞相互作用调节的。破骨细胞与巨噬/单核细胞系属同源细胞，因此能够对该细胞系产生反应并分泌细胞因子，起到调节作用。破骨细胞起源于间叶组织的骨髓间充质干细胞，并可以产生影响细胞分化的因子。经刺激，成骨细胞能产生称为核因子κB受体活化因子（NF-κB）配体（RANKL）的分子，也称为骨保护素-L（OPG-L），它通过与受体（RANK）结合调节破骨细胞的分化和功能。这些被激活的破骨细胞接着会产生大量的酸和酸性水解酶，使骨的矿物质脱钙并使有机物分解破坏。破骨细胞进一步吞噬分解有机物，导致骨吸收。多种细胞可产生保护素（OPG），这是一种诱饵受体，防止RANKL与RANK结合后激活破骨细胞（Simonet et al.1997）。

以上因素不仅对破骨细胞生长有潜在影响，它们也对免疫细胞的功能起调节作用（Lorenzo 2000），因为它们对T细胞成熟起关键作用，并对干扰素-γ、白细胞介素-2、白细胞介素-4等细胞因子的产生有关键影响（Kong et al. 1999）。

有研究报道，牙周炎患者的龈沟液和组织中RANKL浓度增加，同时OPG浓度降低（Mogi et al. 2004；Vernal et al. 2004）。然而，这种现象与牙周炎症进展的关系只是一种猜测。研究显示由细菌脂多糖刺激的人牙龈成纤维细胞表达OPG和OPG mRNA，而不是RANKL。脂多糖刺激后的成纤维细胞上清液会使抗酒石酸磷酸酶（TRAP）阳性的破骨细胞的数量减少，这些破骨细胞是由与RANKL和巨噬细胞集落刺激因子（M-CSF）共培养的单核细胞产生的。这个结果提示可以通过OPG抑制单核来源的破骨细胞（Nagasawa et al. 2002）。炎性淋巴细胞和巨噬细胞以及炎性细胞附近的增生上皮细胞均能表达RANKL和RANKL mRNA。因此，牙周炎患者龈沟液中高水平的RANKL反映炎症的程度而非骨丧失和疾病进展本身。虽然两种可溶性和膜结合的RANKL可以由活化的T细胞（Kong et al. 1999）和B细胞（Taubman et al. 2005；Horowitz et al. 2010）产生，但是，牙周炎中，成骨细胞产生的RANKL与破骨细胞表达的RANK相互耦合导致骨吸收。

正如我们已经提到的，IL-1在牙周病骨吸收中起主要作用，IL-1和肿瘤坏死因子α可调节RANKL和OPG的平衡（Hofbauer et al. 1999）。牙周炎时B细胞分泌IL-1β增加，这可能可以解释人类牙周炎时B细胞数量增加和牙槽骨破坏之间的关系。

结论

毫无疑问，患者的易感性决定牙周疾病的发生，这涉及细菌、宿主和环境因子之间的相互作用，而牙周炎个体风险的确定尚未明确。

尽管关于牙周炎的免疫学研究已有超过40年的历史，多种细胞的准确的机制和作用仍尚未明确。大量体外研究和微阵列芯片研究发现，即使在小鼠实验中（Gemmel et al. 2006），牙龈卟啉单胞菌也能在体内和体外下调CD4和CD8细胞。这些研究结果结合其他人类疾病的研究数据，可得出一个假设：免疫反应在牙周疾病中的作用是维持宿主与菌斑生物膜之间的稳态。菌斑生物膜与宿主之间存在一个平衡。T细胞反应可被视为一种针对疾病静止和活跃之间平衡的预设反应。当这种平衡破坏，疾病就发生了。

这种假设部分基于小鼠牙龈卟啉单胞菌感染模型上的发现。尽管这些小鼠不发展为牙周病，但牙龈卟啉单胞菌诱导的免疫反应是对单一的牙周致病菌的简单反应。在人类中，牙菌斑是复杂的生物膜，菌斑特异性抗原的作用及机体对其的免疫反应仍需在未来建立。

自身免疫在慢性炎症中的作用也是研究热点。本文中我们可以推测自身免疫是慢性炎症中重要的不可或缺的一部分，因为它通过促进成纤维细胞吞噬蛋白酶消化的胶原片段，促进胶原蛋白的清除，以及清除破坏或死亡的细胞。这个过程由调节性T细胞（Tregs/Th17/NK T）控制，随后变为基本的生理机制，如果这个稳态机制被干扰，就会导致组织的破坏。

参考文献

[1] Afar, B., Engel, D. & Clark, E.A. (1992). Activated lymphocyte subsets in adult periodontitis. *Journal of Periodontal Research* **27**, 126–133.

[2] Baranowska, H.I., Palmer, R.M. & Wilson, R.F. (1989). A comparison of antibody levels to *Bacteroides gingivalis* in serum and crevicular fluid from patients with untreated periodontitis. *Oral Microbiology and Immunology* **4**, 173–175.

[3] Berglundh, T. & Donati, M. (2005). Aspects of adaptive host response in periodontitis. *Journal of Clinical Periodontology* **32 Suppl 6**, 87–107.

[4] Berglundh, T., Liljenberg, B. & Lindhe, J. (2002a). Some cytokine profiles of T-helper cells in lesions of advanced periodontitis. *Journal of Clinical Periodontology* **29**, 705–709.

[5] Berglundh, T., Liljenberg, B., Tarkowski, A. & Lindhe, J. (2002b). The presence of local and circulating autoreactive B cells in patients with advanced periodontitis. *Journal of Clinical Periodontology* **29**, 281–286.

[6] Berglundh, T., Zitzmann, N.U. & Donati, M. (2011). Are peri-implantitis lesions different from periodontitis lesions? *Journal of Clinical Periodontology* **38 Suppl 11**, 188–202.

[7] Bick, P.H., Carpenter, A.B., Holdeman, L.V. *et al.* (1981). Polyclonal B-cell activation induced by extracts of Gram-negative bacteria isolated from periodontally diseased sites. *Infection and Immunity* **34**, 43–49.

[8] Birkedal-Hansen, H. (1993). Role of matrix metalloproteinases in human periodontal diseases. *Journal of Periodontology* **64**, 474–484.

[9] Brandtzaeg, P. & Kraus, F.W. (1965). Autoimmunity and periodontal disease. *Odontolology* **73**, 285–393.

[10] Breivik, T., Thrane, P.S., Gjermo, P. & Opstad, P.K. (2000). Glucocorticoid receptor antagonist RU 486 treatment reduces periodontitis in Fischer 344 rats. *Journal of Periodontal Research* **35**, 385–290.

[11] Campbell, P.A. (1990). Editorial review. The neutrophil, a professional killer of bacteria may be controlled by T cells. *Clinical and Experimental Immunology* **79**, 141–143.

[12] Carpenter, A.B., Sully, E.C., Ranney, R.R. & Bick, P.H. (1984). T-cell regulation of polyclonal B cell activation induced by extracts of oral bacteria associated with periodontal diseases. *Infection and Immunity* **43**, 326–336.

[13] Chapple, C.C., Srivastava, M. & Hunter, N. (1998). Failure of macrophage activation in destructive periodontal disease. *Journal of Pathology* **186**, 281–286.

[14] Choi, J.I., Borrello, M.A., Smith, E.S. & Zauderer, M. (2000). Polarization of Porphyromonas gingivalis-specific helper T-cell subsets by prior immunization with *Fusbacterium nucleatum*. *Oral Microbiology and Immunology* **15**, 181–187.

[15] Cole, K.C., Seymour, G.J. & Powell, R.N. (1987). Phenotypic and functional analysis of T cells extracted from chronically inflamed human periodontal tissues. *Journal of Periodontology* **58**; 569–573.

[16] Cullinan, M.P., Westerman, B., Hamlet, S.M. *et al.* (2001). A longitudinal study of interleukin-1 gene polymorphisms and periodontal disease in a general adult population. *Journal of Clinical Periodontology* **28**, 1137–1144.

[17] Cullinan, M.P., Hamlet, S.M., Westerman, B. *et al.* (2003). Acquisition and loss of Porphyromons gingivalis, Actinobacillus actinomycetemcomitans and Prevotella intermedia over a 5-year period: The effect of a triclosan/copolymer dentifrice. *Journal of Clinical Periodontology* **30**, 532–541.

[18] Culshaw, S., Fukuda, S.Y., Jose, A. *et al.*(2011). (2011). Expression of IL-17 by mast cells in periodontitis. *Journal of Dental Research* **Spec Issue,** abstract 0206,

[19] Donati, M., Liljenberg, B., Zitzmann, N.U. & Berglundh, T. (2009a). B-1a cells and plasma cells in periodontitis lesions. *Journal of Periodontal Research* **44**, 683–688.

[20] Donati, M., Liljenberg, B., Zitzmann, N.U. & Berglundh, T. (2009b). B-1a cells in experimental gingivitis in humans. *Journal of Periodontology* **80**, 1141–1145.

[21] Ebersole, J.L. & Taubman, M.A. (1994). The protective nature of host responses in periodontal diseases. *Periodontology 2000* **5**, 112–141.

[22] Ebersole, J.L., Cappelli, D., Sandoval, M.N & Steffen, M.J. (1995). Antigen specificity of serum antibody in A. actinomycetemcomitans-infected periodontitis patients. *Journal of Dental Research* **74**, 658–666.

[23] Elenkov, I.J. (2002). Systemic stress-induced Th2 shift and its clinical implications. *International Reviews in Neurobiology* **52**, 163–186.

[24] Evans, R.I., Mikulecky, M. & Seymour, G.J. (1989). Effect of initial treatment of chronic inflammatory periodontal disease in adults on spontaneous peripheral blood lymphocyte proliferation. *Journal of Clinical Periodontology* **16**, 271–277.

[25] Fokkema, S.J., Loos, B.G., Slegte, C. & Van Der Velden, U. (2002). A type 2 response in lipopolysaccharide (LPS)-stimulated whole blood cell cultures from periodontitis patients. *Clinical and Experimental Immunology* **127**, 374–378.

[26] Ford, P.J., Gemmell, E., Walker, P.J. *et al.* (2005). Characterization of heat shock protein-specific T cells in atherosclerosis. *Clinical and Diagnostic Laboratory Immunology* **12**, 259–267.

[27] Gemmell, E. & Seymour, G.J. (1998). Cytokine profiles of cells extracted from human periodontal diseases. *Journal of Dental Research* **77**, 16–26.

[28] Gemmell, E., Bird, P.S., Bowman, J.D. *et al.* (1997). Immuno-histological study of Porphyromonas gingivalis-induced lesions in a murine model. *Oral Microbiology and Immunology* **12**, 288–297.

[29] Gemmell, E., Bird, P.S., Carter, C.L., Drysdale, K.E. & Seymour, G.J. (2002a). Effect of Fusobacterium nucleatum on the T and B cell responses to Porphyromonas gingivalis in a mouse model.

[30] Gemmell, E., Carter, C.L., Bird, P.S. & Seymour, G.J. (2002b). Genetic dependence of the specific T cell cytokine response to P. gingivalis in mice. *Journal of Periodontology* **73**, 591–596.

[31] Gemmell, E., Carter, C.L., Hart, D.N.J., Drysdale, K.E. & Seymour, G.J. (2002c). Antigen presenting cells in human periodontal disease tissues. *Oral Microbiology and Immunology* **17**, 388–393.

[32] Gemmell, E., Bird, P.S., Ford, P.J. *et al.* (2004). Modulation of the antibody response by Porphyromonas gingivalis and Fusobacterium nucleatum in a mouse model. *Oral Microbiology and Immunology* **19**, 247–251.

[33] Gemmell, E., Drysdale, K.E. & Seymour, G.J. (2006). Gene expression in splenic CD4 and CD8 cells from BALB/c mice immunized with Porphyromonas gingivalis. *Journal of Periodontology* **77**, 622–633.

[34] Hirsch, H.Z., Tarkowski, A., Miller, E.J. *et al.* (1988) Autoimmunity to collagen in adult periodontal disease. *Journal of Oral Pathology* **17**, 456–459.

[35] Hirschfeld, M., Weis, J.J., Toshchakov, V. *et al.* (2001). Signaling by Toll-like receptor 2 and 4 agonists results in differential gene expression in murine macrophages. *Infection and Immunity* **69**, 1477–1482.

[36] Hofbauer, L.C., Lacey, D.L., Dunstan, C.R. *et al.* (1999). Interleukin-1beta and tumor necrosis factor-alpha, but not interleukin-6, stimulate osteoprotegerin ligand gene expression in human osteoblastic cells. *Bone* **25**, 255–259.

[37] Horowitz, M.C., Fretz, J.A. & Lorenzo, J.A. (2010). How B cells influence bone biology in health and disease. *Bone* **47**, 472–479.

[38] Ito, H., Harada, Y., Matsuo, T., Ebisu, S. &, Okada, H. (1988). Possible role of T cells in the establishment of IgG plasma cell-rich periodontal lesion augmentation of IgG synthesis in the polyclonal B cell activation response by autoreactive T cells. *Journal of Periodontal Research* **23**, 39–45.

[39] Ito, H., Honda, T., Domon, H. *et al.* (2005). Gene expression analysis of the CD4+ T-cell clones derived from gingival tissues of periodontitis patients. *Oral Microbiology and Immunology* **20**, 382–386.

[40] Ivanyi, L. & Lehner, T. (1970). Stimulation of lymphocyte transformation by bacterial antigens in patients with periodontal disease. *Archives of Oral Biology* **15**, 1089–1096.

[41] Kelly, M.N., Kolls, J.K., Happel, K. *et al.* (2005). Interleukin-17/interleukin-17 receptor-mediated signaling is important for generation of an optimal polymorphonuclear response against Toxoplasma gondii infection. *Infection and Immunology* **73**, 617–621.

[42] Kelso A. (1995). Th1 and Th2 subsets: paradigm lost? *Immunology Today* **16**, 374–379.

[43] Kinane, D.F. & Bartold, P.M. (2007). Clinical relevance of the host responses of periodontitis *Periodontology 2000* **43**, 278–293.

[44] Kinane, D.F., Berglundh, T. & Lindhe, J. (2008). Pathogenesis of periodontitis. In: Lindhe, J., Lang, N.P. & Karring, T., eds. *Clinical Periodontal and Implant Dentistry*, 5th edn. Oxford: Blackwell Munskgaard, pp. 285–306.

[45] Kong, Y.Y., Yoshida, H., Sarosi, I. *et al.* (1999). OPGL is a key regulator of osteoclastogenesis, lymphocyte development and lymph-node organogenesis. *Nature* **397**, 315–323.

[46] Korostoff, J.M., Wang, J.F., Sarment, D.P. *et al.* (2000). Analysis of in situ protease activity in chronic adult periodontitis patients: expression of activated MMP-2 and a 40 kDa serine protease. *Journal of Periodontology* **71**, 353–360.

[47] Laurence, A. & O'Shea, J.J. (2007). Th-17 differentiation: of mice and men. *Nature Immunology* **8**, 903–905.

[48] Lopatin, D.E. & Blackburn, E. (1992). Avidity and titer of immunoglobulin G subclasses to Porphyromonas gingivalis in adult periodontitis patients. *Oral Microbiology and Immunology* **7**, 332–337.

[49] Lorenzo, J. (2000). Interactions between immune and bone cells: new insights with many remaining questions. *Journal of Clinical Investigations* **106**, 749–752.

[50] Mackler, B.F., Frostad, K.B., Robertson, P.B. & Levy, B.M. (1977). Immunoglobulin bearing lymphocytes and plasma cells in human periodontal disease. *Journal of Periodontal Research* **12**, 37–45.

[51] Mangan, D.F., Won, T. & Lopatin, D.E. (1983). Nonspecific induction of immunoglobulin M antibodies to periodontal disease-associated microorganisms after polyclonal human B-lymphocyte activation by Fusobacterium nucleatum. *Infection and Immunity* **41**, 1038–1045.

[52] Michalowicz, B.S. (1994). Genetic and heritable risk factors in periodontal disease. *Journal of Periodontology* **65** Suppl 5, 479–488.

[53] Mogi, M., Otogoto, J., Ota, N. & Togari, A. (2004). Differential expression of RANKL and osteoprotegerin in gingival crevicular fluid of patients with periodontitis. *Journal of Dental Research* **83**, 166–169.

[54] Mooney, J. & Kinane D.F. (1994). Humoral immune responses to *Porphyromonas gingivalis and Actinobacillus actinomycetemcomitans* in adult periodontitis and rapidly progressive periodontitis. *Oral Microbiology and Immunology* **9**, 321–326.

[55] Nagasawa, T., Kobayashi, H., Kiji, M. *et al.* (2002). LPS-stimulated human gingival fibroblasts inhibit the differentiation of monocytes into osteoclasts through the production of osteoprotegerin. *Clinical and Experimental Immunology* **130**, 338–344.

[56] Nakagawa, S., Machida, Y., Nakagawa, T., Fujii, H., Yamada, S. *et al.* (1994). Infection by Porphyromonas gingivalis and Actinobacillus actinomycetemcomitans, and antibody responses at different ages in humans. *Journal of Periodontal Research* **29**, 9–16.

[57] Nakajima, T., Ueki-Maruyama, K., Oda, T. *et al.*(2005). Regulatory T-cells infiltrate periodontal disease tissues. *Journal of Dental Research* **84**, 639–643.

[58] Oda, T., Yoshie, H. & Yamazaki, K. (2003). Porphyromonas gingivalis antigen preferentially stimulates T cells to express IL-17 but not receptor activator of NF-κB ligand *in vitro*. *Oral Microbiology and Immunology* **18**, 30–36.

[59] Offenbacher, S. (1996). Periodontal diseases: Pathogenesis. *Annals of Periodontology* **1**, 821–878.

[60] Okui, T., Aoki, Y., Ito, H., Honda, T. & Yamazaki, K. (2012). The presence of IL-17+/FOXP3+ double-positive cells in periodontitis. *Journal of Dental Research* **91**, 574–579.

[61] Orozco, A., Gemmell, E., Bickel, M. & Seymour, G.J. (2006). Interleukin-1beta, interleukin-12 and interleukin-18 levels in gingival fluid and serum of patients with gingivitis and periodontitis. *Oral Microbiology and Immunology* **21**, 256–260.

[62] Page, R.C. & Schroeder, H.E. (1976). Pathogenesis of inflammatory periodontal disease. A summary of current work. *Laboratory Investigations* **34** 235–249.

[63] Parachuru, V.P.B., Coates, D.E., Milne, T.J. *et al.* (2014). Forkhead box P3-positive regulatory T-cells and interleukin 17-positive T-helper 17 cells in chronic inflammatory periodontal disease. *Journal of Periodontal Research* [Epub ahead of print].

[64] Pulendran, B., Kumar, P., Cutler, C.W. *et al.* (2001). Lipopoly-saccharides from distinct pathogens induce different classes of immune responses in vivo. *Journal of Immunology* **167**, 5067–5076.

[65] Re, F. & Strominger, J.L. (2001). Toll-like receptor 2 (TLR2) and TLR4 differentially activate human dendritic cells. *Journal of Biological Chemistry* **276**, 37692–37699.

[66] Reynolds, J.J. & Meikle, M.C. (1997). Mechanisms of connective tissue matrix destruction in periodontitis. *Periodontology 2000* **14**, 144–157.

[67] Romagnani, S. (1992). Human TH1 and TH2 subsets: Regulation of differentiation and role in protection and immunopathology. *International Archives of Allergy and Immunology* **98**, 279–285.

[68] Salvi, G.E., Brown, C.E., Fujihashi, K. *et al.* (1998). Inflammatory mediators of the terminal dentition in adult and early onset periodontitis. *Journal of Periodontal Research* **33**, 212–225.

[69] Seguier, S., Gogly, B., Bodineau, A., Godeau, G. & Brousse, N. (2001). Is collagen breakdown during periodontitis linked to inflammatory cells and expression of matrix metalloproteinases and tissue inhibitors of metalloproteinases in human gingival tissue? *Journal of Periodontology* **72**, 1398–1406.

[70] Seymour, G.J. & Gemmell, E. (2001). Cytokines in periodontal disease: where to from here? *Acta Odontolologica Scandinavica.* **59**, 167–173.

[71] Seymour G.J. & Greenspan, J.S. (1979). The phenotypic characterization of lymphocyte subpopulations in established human periodontal disease. *Journal of Periodontal Research* **14**, 39–46.

[72] Seymour, G.J. & Taylor, J.J. (2004). Shouts and whispers: an introduction to immunoregulation in periodontal disease. *Periodontology 2000* **35**, 9–13.

[73] Seymour, G.J., Dockrell, H.M. & Greenspan, J.S. (1978). Enzyme differentiation of lymphocyte subpopulations in sections of human lymph nodes, tonsils and periodontal disease. *Clinical and Experimental Immunology* **32**, 169–178.

[74] Seymour, G.J., Powell, R.N. & Davies, W.I. (1979). Conversion of a stable T-cell lesion to a progressive B-cell lesion in the pathogenesis of chronic inflammatory periodontal disease: an hypothesis. *Journal of Clinical Periodontology* **6**, 267–277.

[75] Seymour, G.J., Cole, K.L., Powell, R.N. *et al.* (1985). Interleukin-2 production and bone resorption activity by unstimulated lymphocytes extracted from chronically inflamed human periodontal tissues. *Archives of Oral Biology* **30**, 481–484.

[76] Seymour, G.J., Gemmell, E., Walsh, L.J. & Powell, R.N. (1988). Immunohistological analysis of experimental gingivitis in humans. *Clinical and Experimental Immunology* **71**, 132–137.

[77] Seymour, G.J., Gemmell, E., Reinhardt, R.A., Eastcott, J. & Taubman, M.A. (1993) Immunopathogenesis of chronic inflammatory periodontal disease: cellular and molecular mechanisms. *Journal of Periodontal Research* **28**, 478–486.

[78] Shenker, B.J. & Datar, S. (1995). Fusobacterium nucleatum inhibits human T-cell activation by arresting cells in the mid-G1 phase of the cell cycle. *Infection and Immunity* **63**, 4830–4836.

[79] Shenker, B.J. & Slots, J. (1989). Immunomodulatory effects of Bacteroides products on in vitro human lymphocyte functions. *Oral Microbiology and Immunology* **4**, 24–29.

[80] Shenker, B.J., McArthur, W.P. & Tsai, C.C. (1982). Immune suppression induced by Actinobacillus actinomycetemcomitans I. Effects on human peripheral blood lymphocyte responses to mitogens and antigens. *Journal of Immunology* **128**, 148–154.

[81] Simonet, W.S., Lacey, D.L., Dunstan, C.R. *et al..* (1987). Osteoprotegerin: a novel secreted protein involved in the regulation of bone density. *Cell* **89**, 309–319.

[82] Socransky, S.S., Haffajee, A.D., Cugini, M.A. *et al.* (0000). Microbial complexes in subgingival plaque. *Journal of Clinical Periodontology* **25**, 134–144.

[83] Stoufi, E.D., Taubman, M.A., Ebersole, J.L., Smith, D.J. & Stashenko, P.P. (1987). Phenotypic analyses of mononuclear cells recovered from healthy and diseased human periodontal tissues. *Journal of Clinical Immunology* **7**, 235–245.

[84] Tabeta, K., Yamazaki, K., Hotokezaka, H., Yoshie, H. & Hara, K. (2000). Elevated humoral immune response to heat shock protein 60 family in periodontitis patients. *Clinical and Experimental Immunology* **120**, 285–293.

[85] Takeichi, O., Haber, J., Kawai, T. *et al.* (2000). Cytokine profiles of T-lymphocytes from gingival tissues with pathological pocketing. *Journal of Dental Research* **79**, 1548–1555.

[86] Taubman, M.A., Valverde, P., Han, X. & Kawai, T. (2005). Immune response: The key to bone resorption in periodontal disease. *Journal of Periodontology* **76** 11 Suppl, 2033–2041.

[87] Teng, Y.T. (2003). The role of acquired immunity and periodontal disease progression. *Critical Reviews of Oral Biology and Medicine* **14**, 237–252.

[88] Tew, J., Engel, D. & Mangan, D. (1989). Polyclonal B-cell activation in periodontitis. *Journal of Periodontal Research* **24**; 225–241.

[89] Underwood, K., Sjostrom, K., Darveau, R. *et al.* (1993). Serum antibody opsonic activity against *Actinobacillus actinomycetemcomitans* in

human periodontal diseases. *Journal of Infectious Diseases* **168**, 1436–1443.

[90] Vernal, R., Chaparro, A., Graumann, R. *et al.* (2004). Levels of cytokine receptor activator of nuclear factor kappaB ligand in gingival crevicular fluid in untreated chronic periodontitis patients. *Journal of Periodontology* **75**, 1586–1591.

[91] Villela, B., Cogen, R.B., Bartolucci, A.A. & Birkedal-Hansen, H. (1987). Crevicular fluid collagenase activity in healthy, gingivitis, chronic adult periodontitis and localized juvenile periodontitis patients. *Journal of Periodontal Research* **22**, 209–211.

[92] Wassenaar, A., Reinhardus, C., Thepen, T., Abraham Inpijn, L. & Kievits, F. (1995). Cloning, characterization, and antigen specificity of T-lymphocyte subsets extracted from gingival tissue of chronic adult periodontitis patients. *Infection and Immunity* **63**, 2147–2153.

[93] Wynne, S., Walsh, L.J., Seymour, G.J. & Powell, R.N. (1986). In situ demonstration of natural killer (NK) cells in human gingival tissue. *Journal of Periodontology* **57**, 699–702.

[94] Wilton, J.M., Hurst, T.J. & Sterne, J.A. (1993). Elevated opsonic activity for Porphyromonas (Bacteroides) gingivalis in serum from patients with a history of destructive periodontal disease. A case: control study. *Journal of Clinical Periodontology* **20**, 563–569.

[95] Yamazaki, K., Ohsawa, Y. & Yoshie, H. (2001). Elevated proportion of natural killer T cells in periodontitis lesions: a common feature of chronic inflammatory diseases. *American Journal of Pathology* **158**, 1391–1398.

[96] Yamazaki, K., Ohsawa, Y., Tabeta, K., Ito, H., Ueki, K. *et al.* (2002). Accumulation of human heat shock protein 60-reactive T cells in the gingival tissues of periodontitis patients. *Infection and Immunity* **70**, 2492–2501.

[97] Yamamoto, M., Fujihashi, K., Hiroi, T. *et al.* (1997). Molecular and cellular mechanisms for periodontal diseases: Role of Th1 and Th2 type cytokines in induction of mucosal inflammation. *Journal of Periodontal Research* **32**, 115–119.

[98] Yun, P.L., Decarlo, A.A., Collyer, C. & Hunter, N. (2001). Hydrolysis of interleukin-12 by Porphyromonas gingivalis major cysteine proteinases may affect local gamma interferon accumulation and the Th1 or Th2 T-cell phenotype in periodontitis. *Infection and Immunity* **69**, 5650–5660.

[99] Zitzmann, N.U., Berglundh, T. & Lindhe, J. (2005). Inflammatory lesions in the gingiva following resective/non-resective periodontal therapy. *Journal of Clinical Periodontology* **32**, 139–146.

第14章

牙周病的全身促进因素

Modifying Factors

Evanthia Lalla, Panos N. Papapanou

Division of Periodontics, Section of Oral and Diagnostic Sciences, Columbia University College of Dental Medicine, New York, NY, USA

前言

　　本章讨论影响牙周炎易感性和临床表现的宿主因素，这些因素影响牙周炎的范围、严重程度、进程和对治疗的反应。重点是两个主要促进因素：糖尿病和吸烟。这些因素对牙周炎的影响在流行病学方面的证据在第7章已进行了回顾；因此，本章重点关注其潜在机制，患病个体的临床表现和治疗。影响牙周健康的潜在因素详见表14-1。在这些因素中，只影响牙龈状况的因素，比如青春期、月经、妊娠、药物，将在19章进行讨论，艾滋病毒/艾滋病对牙周组织的影响将在22章叙述。

糖尿病

　　糖尿病是一种严重影响健康的常见慢性疾病。它以胰岛素分泌缺陷、胰岛素活性降低或两者兼而有之为特点，包含一系列代谢紊乱最终导致葡萄糖代谢异常。1型和2型糖尿病引起的高血糖与一系列的急慢性并发症密切相关，最终可以影响机体的所有器官，包括牙周组织。事实上，糖尿病被认为是牙周炎的主要危险因素。

表14-1　影响牙周健康的潜在危险因素

- 糖尿病
- 吸烟
- 肥胖和营养状况
- 骨质疏松和骨量减少症
- 精神压力
- 月经周期
- 妊娠
- 药物
  - 口服避孕药
  - 抗癫痫药
  - 免疫抑制剂
  - 钙通道阻滞剂
- 人类免疫缺陷病毒/艾滋病（HIV/AIDS）
- 符合第五类牙周疾病诊断分类"反映全身疾病的牙周炎"的血液和遗传疾病及症状（Armitage 1999）

糖尿病对牙周炎的影响机制

　　早期研究发现，糖尿病有助于牙周破坏的发生和严重度增加，在探索其机制的过程中发现牙周炎组织存在不同的龈下菌群和抗体反应类型（Zambon et al. 1988）。然而，后续研究发现：伴糖尿病的牙周炎患者的细菌，与没有糖尿病的牙周炎患者的细菌没有不同（Feitosa et al.1992；Thorstensson et al. 1995；Novaes et al. 1997；Sbordone et al. 1998）。然而，这些实验是小样本研究，只对少量的菌种进行了评估，并且最重要的是只比较了伴糖尿病的牙周炎患者与不伴糖尿病牙周炎患者之间的差异，而没有涉及牙周健康人群。考虑到这些局限性，一项由1型糖尿病患者以及年龄和性别相匹配的患有相同程度牙周炎的非糖尿病患者的队列研究重新探究了糖尿病患者的龈下菌群。结果发现，12个种类的菌群和同源的血清抗体反应，两组间具有可比性。然而，目前为止微生物研究仅局限于对已知的生物膜中的细菌类别的研究。将来对牙周微生物的整体分析可能会进一步阐明这一问题。现在，研究发现宿主对细菌感染的反应引起糖尿病患者对牙周疾病的易感性增强。事实上，早期提出，中性粒细胞功能障碍可促进细菌存留和增加牙周破坏（Manouchehr-Pour et al. 1981a，b；McMullen et al. 1981）。随后的研究发现，中度和控制不佳的糖尿病患者体内蛋白激酶水平和活性增加，可以导致中性粒细胞功能破坏（Karima et al. 2005）。还有一些研究显示，糖尿病患者体内存在导致过度炎症反应的单核细胞表型，它们可以导致龈沟液中促炎介质的增加，或者在和LPS共培养时提高其促炎作用（Salvi et al. 1997，1998；Yalda et al. 1994）。实验性龈炎的研究中（即停止口腔卫生措施3周导致牙龈炎，接着进行2周的最佳的菌斑控制，牙龈炎症消除），糖尿病患者与对照组非糖尿病患者相比，尽管细菌感染类似但糖尿病患者的病情进展更快并且牙龈炎症更明显（Salvi et al. 2005）。也有研究报道糖尿病影响其他相关的细胞类型，如减少牙龈和牙周膜成纤维细胞产生的胶原蛋白并且增加胶原溶解活性（Ramamurthy & Golub 1983；Sasaki et al. 1992；Yu et al. 2012），使口腔上皮细胞处于高炎症反应状态（Amir et al. 2011）。

与人体研究一致，一些动物研究也证明，糖尿病会增加机体对细菌的炎症反应。将牙龈卟啉单胞菌注入糖尿病小鼠的头盖骨后显示，与非糖尿病小鼠相比，其可刺激过量的细胞因子表达和炎性渗出（Naguib et al. 2004；Graves et al. 2005；Nishihara et al. 2009）。这些研究通过特异性地抑制肿瘤坏死因子α减轻了炎症反应和损害

范围，可以看出糖尿病改变宿主对抗细菌免疫反应的机制是引起细胞因子调节的异常（Naguib et al. 2004；Takano et al. 2010）。

包括人体研究在内的其他一些破骨相关基因的研究，主要探讨破骨细胞分化因子（RANKL）和骨保护素（OPG）在糖尿病相关牙周感染中的作用（Mahamed et al. 2005；Duarte et al. 2007；Lappin et al. 2009；Santos et al. 2010）。研究表明，糖尿病患者的高血糖可能调节牙周组织中核因子κB受体（RANKL）和骨保护素（OPG）比值，从而导致牙槽骨的破坏。根据这个理论，结扎诱导牙槽骨丧失的大鼠模型被用来研究骨质破坏和成骨过程的循环（Liu et al. 2006b）。糖尿病中，骨修复明显受限并且骨衬里细胞凋亡水平升高。小鼠颅顶模型中，经牙龈卟啉单胞菌感染的糖尿病小鼠纤维母细胞凋亡增加，密度减少（Liu et al. 2004）。通过细胞凋亡蛋白酶抑制剂阻断细胞凋亡或抗肿瘤坏死因子α治疗会显著促进愈合（Liu et al. 2006a）。这些研究结果在糖尿病小鼠的口内伤口中也得到证实（Desta et al. 2010；Siqueira et al. 2010）。通过结扎诱导糖尿病大鼠发生牙周炎，并抑制该大鼠体内的TNF-α可以减少成骨细胞增殖、分化和凋亡相关生长因子的表达。这些生长因子可以改变骨修复过程，同时增强动物的成骨能力（Pacios et al. 2012）。

首次研究糖尿病引起的上游通路的改变可用来解释糖尿病患者受到感染时过激的炎症反应，此研究的重点是糖基化终末产物受体（receptor for advanced glycation end products，RAGE）的作用。RAGE是一种多重偶联受体，也是细胞膜分子免疫球蛋白超家族细胞的成员。RAGE在糖尿病中的表达增高，在糖尿病的其他并发症的发展进程中通过与配体反应而激活，发挥重要的作用（Yan et al. 2009）。首先，已证明伴糖尿病牙周炎患者的牙龈组织中表达糖基化终末产物（advanced glycation end products，AGE）的配体和氧化应激的标记物（Schmidt et al. 1996）。随后，已证明血清AGE水平与2型糖尿病患者牙周

炎的严重程度显著相关，同时在伴糖尿病的牙周炎患者的牙龈组织中RAGE表达增加（Katz et al. 2005；Abbass et al. 2012；Yu et al. 2012）。

伴糖尿病的口腔感染小鼠模型中，牙龈卟啉单胞菌诱导的牙槽骨丧失比非糖尿病小鼠骨丧失严重，同时牙龈中RAGE、炎性AGEs和基质金属蛋白酶（MMPs）的表达增加（Lalla et al. 1998）。接着，对糖尿病动物使用可溶性的RAGE（sRAGE）进行治疗，治疗效果呈剂量依赖性（Lalla et al. 2000）。sRAGE是可以与RAGE结合域在细胞外结合的配体，它可以与RAGE受体完全结合以拮抗RAGE与其受体结合，下调牙龈组织中TNF-α、白介素-6和基质金属蛋白酶的水平，抑制牙槽骨的破坏。另一个重要发现是，通过拮抗RAGE达到的疗效通常伴有牙龈组织中受体与配体的表达抑制，这个现象与血糖水平无关。这些发现表明，AGE-RAGE相互作用会导致细菌引起的炎症反应加剧，使伴糖尿病牙周炎患者的牙周组织出现破坏。研究也表明在多种细胞中，AGE的增加与RAGE的相互作用可通过提高RANKL的表达，同时下调OPG的表达，促进破骨细胞生成（Ding et al. 2006；Yoshida et al.2009）。

此外，RAGE还可能对创伤后修复有不利影响，如对糖尿病小鼠皮肤切口创伤愈合的研究显示，抑制RAGE信号可促进伤口闭合和修复，并下调MMP的活性（Goova et al.2001）。在没有感染的情况下，小鼠成骨细胞培养和无感染的颅骨缺损研究表明，RAGE与AGE配体-羧甲赖氨酸（CML）相互作用在骨延迟愈合中起重要作用（Santana et al. 2003）。使用相同的实验方法表明，通过RAGE可调节羧甲赖氨酸胶原在成骨细胞的凋亡中发挥作用（Alikhani et al. 2007）。

糖尿病相关牙周炎发病机理的潜在作用机制总结见图14-1：高血糖是糖尿病的特征表现，它可促使AGEs的形成和导致它们的主要受体RAGE的表达与激活增加。AGEs可通过受体依赖途径直接影响细胞表型，但重要的是，AGE-RAGE交互反应会抑制细胞表型和功能，导致炎症增加，产生活性氧或氧化应激，不利于组织修复。高血糖也会直接促进氧化应激，而炎症和氧化应激可以进一步导致AGE的形成。在糖尿病患者的牙周组织中，这些机制加上牙周病原体的影响会增加炎症应激和修复受损。图14-1能显示各种元素之

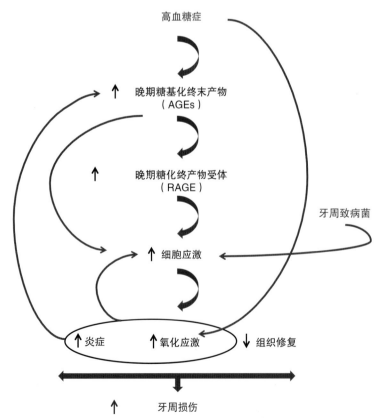

图14-1 糖尿病相关牙周炎发病机理的潜在作用机制（见正文说明）。

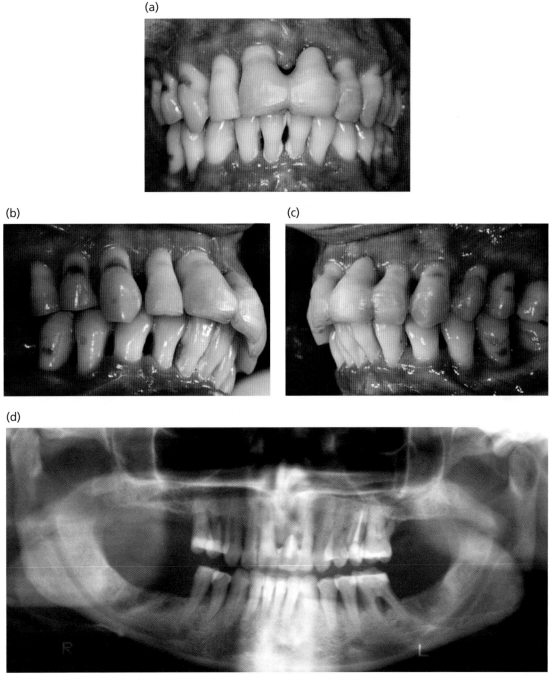

图14-2 一名38岁伴1型糖尿病的重度牙周炎女性患者的临床（a～c）和影像学（d）表现。患者在10岁时被诊断为糖尿病，一直以来血糖控制不佳并且伴吸烟（由T. Tervonen友情提供）。

间的多种联系，但是并不能完全概括全部机制。例如，炎症和氧化应激增强还可以促进龈下生物膜的变化。所有这些复杂通路的最终结果是糖尿病患者牙周组织破坏加速。

伴糖尿病的牙周病患者的临床表现

伴糖尿病牙周炎患者往往会有明显的临床和影像学表现，包括牙龈炎症、牙周袋变深、附着丧失增加、骨质破坏和牙齿丧失（图14-2～图

14-5）。受糖尿病的影响，血糖控制不佳的患者出现重度牙周炎的风险更高（Tsai et al. 2002）。此外，尤其是在血糖控制恶化的一段时间内，牙周炎进展期的临床和影像学表现明显（图14-6，图14-7）（Westfelt et al. 1996）。前述章节已经讨论过高血糖导致的很多损害是不可逆转的，并且有持久的影响，因此，当前血糖控制良好的患者中也会出现不良的牙周状况，因为这些患者在过去的一段时间内并没有控制好血糖水平。血糖

(a)

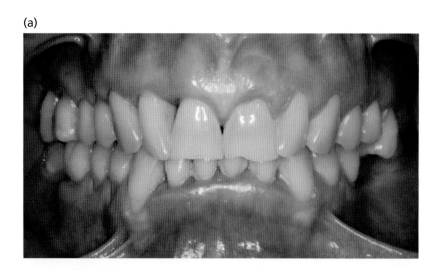

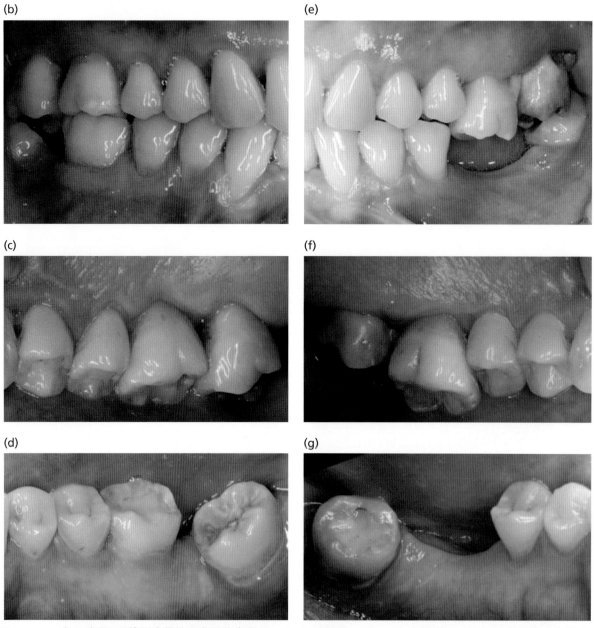

图14-3　一名50岁的2型糖尿病男性患者的临床表现。（a）正面观；（b~d）右侧观；（e~g）左侧观。患者8年前被诊断为糖尿病，血糖控制不佳，过去吸烟。牙周检查发现探诊深度达到10mm，并伴多个位点的牙龈退缩（由T. Spinell友情提供）。

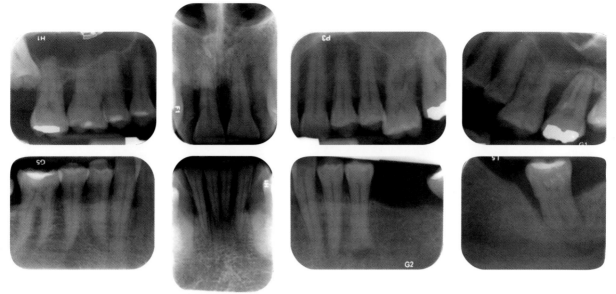

图14-4 患者根尖片显示多位点发生骨丧失（由T. Spinell友情提供）。

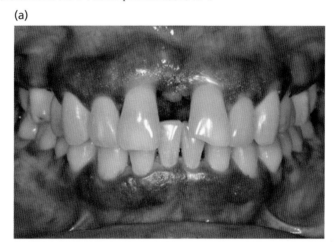

(a)

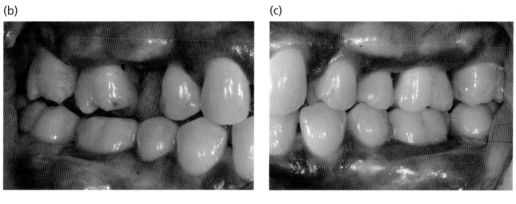

(b)　　　　　　　　　　　　　(c)

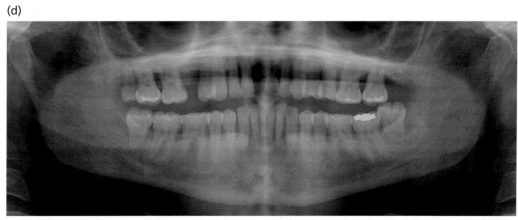

(d)

图14-5 一名41岁1型糖尿病女性患者的（a~c）临床和（d）影像学表现。患者在26岁时被诊断出患有糖尿病，血糖控制不佳，过去吸烟。牙周检查发现广泛型重度牙周炎，大多数牙齿探诊深度为5~9mm（由S. Tsuji友情提供）。

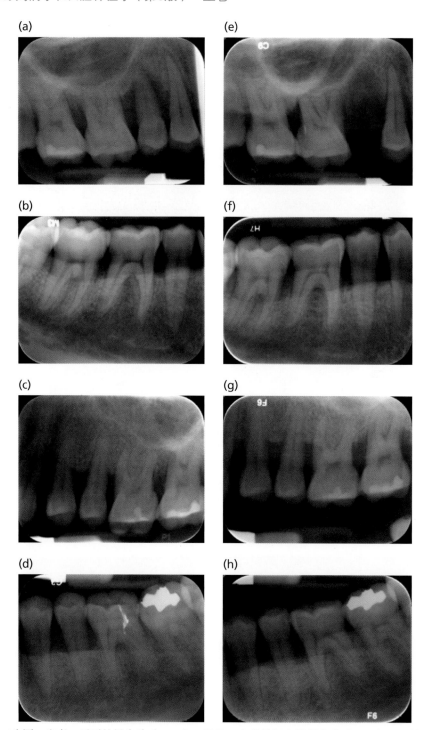

图14-6　与图14-5为同一患者。后牙的根尖片（e~h），以及17个月前相应的根尖片（a~d）。比较显示在短时间内，进行性骨丧失和右上第二前磨牙丧失，在此期间血糖控制较差（糖化血红蛋白为9%~10%）（由S. Tsuji友情提供）。

控制不佳或未确诊的/未经治疗的糖尿病患者除了出现重度牙龈炎症和骨质丧失或附着丧失的典型临床表现外，还可能会出现或发生反复的牙周脓肿（Harrison et al. 1983；Ueta et al. 1993）。

　　重要的是，即使是儿童和青少年糖尿病患者也可能出现严重的牙周组织改变（Cianciola et al. 1982）。一系列关于6~18岁糖尿病儿童的病例报道证明，附着丧失增加发生时间比传统认为得更

早，并且与血糖控制不佳有关。因此，所有年龄范围的糖尿病患者都需要进行全面的牙周检查。

　　对于牙周非手术治疗的效果，血糖控制良好的糖尿病患者术后反应良好，可减少探诊深度和获得新附着（Christgau et al. 1998）。这类患者，在手术治疗和适当地维护后，牙周状况可以随时间保持稳定（Westfelt et al. 1996）。然而，对血糖控制不佳的患者，长期糖尿病患者和伴其他糖

(a)

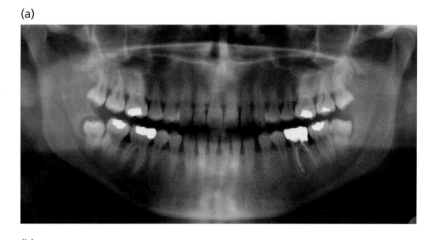

(b)

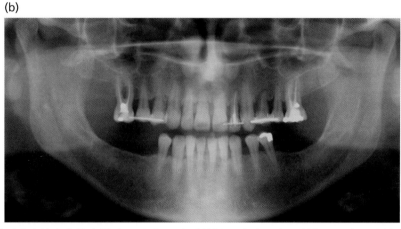

图14-7 一名1型糖尿病女性患者的全景片。（a）29岁时拍摄和（b）12年后拍摄。患者12岁被诊断患有糖尿病，血糖控制不佳，吸烟。她发展为糖尿病肾病并进行腹膜透析。尽管经系统全面的牙周治疗，她的牙周状况仍然显著恶化。这名患者41岁时死于心肌梗死（由T.Tervonen友情提供）。

尿病并发症患者，因组织修复和伤口愈合速度减慢，对牙周治疗的反应是难以预测的（Tervonen & Karjalainen 1997）。迄今为止几乎没有文献报道关于糖尿病患者对不同类型的牙周手术治疗的具体反应。临床医生可以通过观察早期非手术治疗后的反应，特别是相对"容易预测"的位点（例如浅到中度的牙周袋、治疗入路佳的位点、单根牙等）对治疗的反应，以早期识别潜在的对牙周治疗反应不佳的患者，适当通知/建议这些患者，并制订进一步治疗方案。

与治疗相关的概念

研究表明，糖尿病患者的口腔疾病保健意识很低（Moore et al. 2000；Tomar & Lester 2000；Sandberg et al. 2001；Jansson et al. 2006；Allen et al. 2008；Al Habashneh et al. 2010）。因此，牙科专业人士需要教育各个年龄段的糖尿病患者，强调糖尿病和牙周炎之间可能相互促进。

通过良好的药物治疗和血糖控制，治疗牙周炎伴糖尿病患者并不困难。然而，如上所述，对血糖控制差并伴有其他并发症和并存其他疾病的患者的牙周治疗是一项挑战。因此，必须考虑一些特殊的注意事项，以确保进行安全的口腔维护，同时产生预期疗效。这些因素包括：（1）全面了解病史，重点了解患者的代谢状况；（2）建立患者与医生之间的沟通；（3）仔细的口内评估和全面的牙周检查；（4）解决其他危险因素，如吸烟或超重/肥胖；（5）考虑患者共存疾病和其他并发症，如高血压、血管或肾脏疾病。

早期治疗的重点应该放在控制急性感染上，因为如果这些感染存在，可能直接对患者血糖控制的水平产生不利影响。必须推荐良好的口腔卫生习惯和健康的生活方式。建议开展适当的家庭护理，这是非常重要和简单易行的。同时提供逐步的牙周治疗计划。制订合理的临床治疗计划以便决定维护期治疗的频率，维护期治疗可以改善口腔卫生，防止、控制和治疗口腔疾病复发。同时，需要将患者转给牙周专科医生，并需要进行临床咨询、转诊和随访。跨学科的治疗和与本专业以外的专家协作通常是必不可少的。

此外，在牙科治疗中出现极端血糖值是一个相对常见的紧急状况。预防、早期识别和适当的控制潜在的低血糖和高血糖发作是非常重要的。牙科医生需要谨记，所有的1型和一些严重的2型糖尿病患者，低血糖发作是非常普遍的，它可由多种因素引发，包括不用餐或延迟用餐，过度的体育活动、压力或饮酒。急性高血糖发作不常见，但非常严重。它可以由疼痛或压力引起，拮抗胰岛素的作用，或由于口腔复诊之前服用的糖尿病药物剂量不足。因此，必须为糖尿病患者的治疗选择合适的时间和持续时间。由于早晨患者的内源性糖皮质激素较高，可以更好地承受压力，所以早晨是较好的时间段。同样，手术操作应尽量简短，尽可能防止损伤和尽可能地无痛。因此要求深度麻醉和完善的术后镇痛治疗。由于牙周治疗会影响患者进食，因此，在咨询相关的内科医生后，根据内科医生的专业指导改变糖尿病患者的饮食结构也是必要的。

使用血糖仪测定患者的术前血糖水平非常有助于预防和/或早期识别极端的血糖变化。早期低血糖（血糖水平 < 70mg/dL）的迹象包括颤抖、虚弱、饥饿、寒冷和皮肤湿冷以及恶心，后期症状包括越来越多的奇怪行为、精神错乱、低血压、意识丧失。如果患者存在意识，口服15~20g的简单碳水化合物（如葡萄糖片或凝胶、1/2杯果汁、1汤匙白砂糖）。患者会在15分钟左右有所好转，然后给患者食用含复合碳水化合物和蛋白质的点心。如果患者没有反应，可以重复治疗。如果患者意识丧失，可用胰高血糖素（一种工具包，包括1mg注射液、稀释剂和注射器）注入患者上臂和大腿肌肉，同时呼叫医疗急救。当患者对注入的胰高血糖素有反应并能够吞咽，可以遵循上面的步骤口服碳水化合物，直到

患者稳定下来。患者突然出现急性高血糖（血糖水平 > 250mg/dL），其症状可以有晕厥、口渴、疲劳或恶心、快且深的呼吸、皮肤干热和呼气有烂苹果味，并发展为低血压丧失意识。这时，患者需要被转移到急诊室/医院同时立即给予医疗干预。因此，血糖仪是非常有用的，当患者出现症状时通过血糖水平来确定是因为高血糖还是低血糖，在低血糖的情况下需要重新评估最初的治疗计划。如果没有血糖仪，口腔医生无法区分患者的症状是由高血糖还是低血糖引起的，也无法进行对应的治疗。应该告诉糖尿病患者的治疗医生会发生在牙科的极端血糖的突发事件，并提供所有相关的应对信息。

最后，存在大量的仍未确诊的糖尿病患者群，甚至更多的人处于患糖尿病的风险中而不自知。因为大量的糖尿病患者在病程早期就会出现口腔问题，同时很多患者每年都会找牙医就诊，经常会有多次非急诊就诊，因此，口腔保健单位是对未确诊糖尿病患者进行早期诊断的理想医疗单位。口腔专业人员需能够评估危险因素，参照检查结果，或者进行正式的检查，并对结果进行随访。基于全美数据的一些研究探索了根据临床牙周指数来识别未确诊的糖尿病患者的可能性，结果表明这种方法是具有前景的（Borrell et al. 2007；Strauss et al. 2010，Li et al. 2011，2013）。第一项研究是前瞻性临床研究，以一个简单而有效的方法辨别未被诊断的前驱糖尿病或糖尿病患者，结果显示两个牙科参数（缺失牙齿的数量和深牙周袋牙齿的百分比）能有效地正确识别大部分未诊断的糖代谢异常（Lalla et al. 2011）。已发现增加实时糖化血红蛋白检测能显著提高调查人群的糖尿病筛查结果。鉴于这些检测手段以及一些类似的检测方法将来会在不同人群中使用，我们期望对每一位高危患者都同时进行糖代谢检测和牙周检测。

吸烟

吸烟是一种常见的行为，会对健康产生严

重影响。尽管曾经把吸烟归为一种习惯，但现在认为吸烟是对尼古丁上瘾，是一种慢性复发的疾病。吸烟对口腔有多种影响，从简单的牙齿色素沉积到口腔癌。

如第7章所述，吸烟被认为是牙周炎的重要危险因素，大量的流行病学和临床研究发现吸烟会对牙周组织产生有害影响。已经证明这些影响有剂量依赖性，在年轻人中尤为明显（Stabholz et al. 2010）。也有证据表明被动吸烟，也称为环境或二手烟与牙周疾病之间存在联系（Arbes et al. 2001；Nishida et al. 2008）。烟草带来的有害作用来源于两个方面：一是通过口腔的直接吸收，显而易见的；另外的是通过肺吸收后产生全身影响（Palmer et al. 1999）。

吸烟对牙周炎的影响机制

尽管目前对吸烟是通过何种途径影响牙周状况的并不完全了解。然而，各种潜在的机制已在文献中有所讨论，包括对口腔微生物群、牙龈组织、炎症和免疫反应、牙周组织愈合能力等多方面的影响。

早期研究表明，吸烟者的牙菌斑数量高于非吸烟者（Preber et al. 1980），但控制多种混杂因素后结果显示，吸烟似乎并不影响菌斑数量，事实上，实验性龈炎中吸烟者和非吸烟者之间的菌斑形成量相似（Bergstrom 1981；Preber & Bergstrom 1986，Lie et al.1998）。此外，某些研究关注于吸烟与龈下菌斑性质上的相关性。Zambon 等（1996）发现，与从不吸烟者相比，吸烟者和有吸烟史者伴放线聚集杆菌、福赛坦氏菌和牙龈卟啉单胞菌的检出率更高。同样，Haffajee和Socransky（2001）发现，与从不吸烟者相比，吸烟者和有吸烟史者比非吸烟者检出8种细菌的概率更高。随后的研究显示，吸烟会影响细菌的识别和定植（Brook 2011；Kumar et al.2011），也影响细菌的聚集（Bagaitkar et al. 2011），并且促进关键牙周致病菌的定植（Shchipkova et al. 2010；Kubota et al. 2011）。基于这些研究发现，尽管吸烟者和非吸烟者之间存

在微生物差异，但学者们主要关注的是菌斑的组成而不是龈下菌斑的数量。

在牙周炎中，目前已认为吸烟可以从几个方面影响先天免疫反应，打破平衡，从而向增加组织破坏和机体修复能力受损的方向发展。据报道，吸烟对牙周组织中中性粒细胞的迁移和趋化会产生负面影响（Pabst et al. 1995；Persson et al. 2001；Soder et al. 2002）。而中性粒细胞可针对许多烟草成分表达功能性受体，例如，吸烟者尼古丁受体的数量增加而戒烟后受体数量减少（Ackermann et al. 1989；Lebargy et al. 1996）。关于吸烟对中性粒细胞的作用，目前存在一些争议，但是，总体而言，吸烟可以改变中性粒细胞的平衡，使其向更具破坏性的方向发展（Palmer et al. 2005；Matthews et al. 2012）。吸烟对T细胞和B细胞数量和功能的影响更加复杂，无论是关于免疫抑制本身，还是关于抑制过程，不同研究之间差别很大（Palmer et al. 1999；Loos et al. 2004）。另外也有证据（大多是体外实验）表明，吸烟可能对牙龈和牙周膜的成纤维细胞的募集和黏附有不利影响，并且使胶原的形成减少，同时使胶原的溶解增加（Tipton & Dabbous 1995；James et al. 1999；Gamal & Bayomy 2002；Poggi et al. 2002）。最后，关于报道的吸烟可以抑制牙龈炎症，其依据是临床检查发现吸烟者的牙龈出血及探诊出血相对更轻（与不吸烟者相比，译者注）（Preber & Bergstrom 1985，1986；Bergstrom et al. 1988；Bergstrom & Bostrom 2001），然而，现在看来，这些体征似乎与牙龈血管较少有关（Rezavandi et al. 2002；Palmer et al. 2005），而不是原先推测的血管收缩作用。以上的吸烟对炎症反应、对血管和成纤维细胞的功能的影响也可以解释其在牙周非手术治疗和牙周手术治疗后所产生的负面影响（Kinane & Chestnutt 2000）。

我们对被动吸烟对牙周组织影响的潜在机制了解相对较少。然而，有证据表明增加唾液中可替宁（一种尼古丁代谢产物）的水平，会产生更高水平的炎性介质，同时吸二手烟个体牙龈病损

部位吞噬细胞的比例增加，这表明吸烟可能会改变细菌感染时的宿主反应（Walter et al. 2012）。

吸烟的牙周病患者的临床表现

在较早吸烟和经常吸烟的患者中，吸烟对口腔的影响较为明显，临床和放射学的表现包括骨质丧失、附着丧失、牙齿缺失数量增加（图14-8，图14-9）。前牙和上颌腭侧常见深牙周袋。同时，吸烟掩盖了牙龈炎和牙周炎一些其他的重要临床表现，导致我们采用常规方法识别牙周炎和牙龈炎变得更加复杂。事实上，吸烟者往往表现为牙龈纤维增生和有限的牙龈红肿，与其菌斑量和骨丧失的严重程度明显不相称（Scott & Singer 2004）。在菌斑水平相同的情况下，相比非吸烟者，吸烟者的探诊出血减少，并且减少程度与吸烟数量相关（Bergstrom & Bostrom 2001；Dietrich et al. 2004），即使进行了更好的菌斑控制，在患者戒烟后的几周之内也会再次出现探诊出血（Nair et al. 2003）。

此外，如第7章中详细讲述的，多项有关吸烟对牙周疾病治疗效果影响的研究表明，吸烟会对治疗效果产生不利影响，吸烟者与非吸烟者和已戒烟者相比，不易减少探诊深度和/或获得新附着（Heasman et al. 2006）。吸烟对牙周治疗结果影响的Meta分析证实了这些结论（Garcia，2005a，b；Labriola et al. 2005a，b；Patel et al. 2012a，b），研究发现吸烟者治疗后的临床表现可能达不到预期效果。

(a)

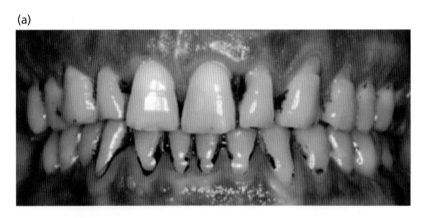

(b)

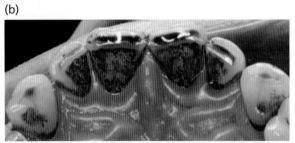

(c)

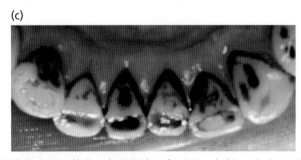

图14-8　一名53岁男性患者的临床表现，他有35年吸烟史，每天吸一包烟。（a）正面观；（b）上颌前牙腭侧观；（c）下颌前牙舌侧观。可见牙面色素沉着严重。牙周检查发现9mm深牙周袋，牙龈萎缩，所有磨牙根分叉病变（由M. Hickin友情提供）。

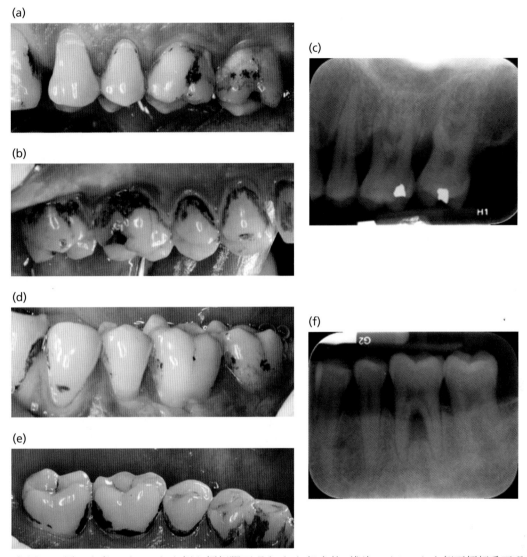

图14-9 与图14-8同一患者。（a，b）左侧上颌颊腭面观和（c）相应的X线片。（d，e）左侧下颌颊舌面观和（f）相应的X线片。明显可见牙面严重的色素沉着和严重的骨丧失（由 M. Hickin友情提供）。

与治疗相关的概念

上述研究证据直接影响患者管理，特别是考虑实施牙周手术和/或牙周再生治疗时，更应该考虑上述证据。需要告知吸烟患者，吸烟者治疗效果不佳或延迟愈合的风险更大，实际上，这也将为进一步激励患者戒烟提供契机。

牙医是医疗服务提供者，因此，他们有责任倡导患者戒烟。戒烟可以有助于改善患者的口腔健康，整体健康和生活质量。纵向研究已证明戒烟有利于改善牙周状态，并且单独戒烟或结合牙周非手术治疗可导致龈下的微生物菌群改变，包括健康相关的菌群增加和致病菌减少（Fullmer et al. 2009；Delima et al. 2010）。

特别是在最初对一个新患者的牙周评估后和牙周治疗的长期维护阶段中，有很多机会与患者互动并提供吸烟干预。医生可以使用不同的方法。医生要询问每个患者的吸烟状况、记录患者吸烟情况和戒烟动机，并建议患者戒烟，这是医生应尽的义务。更全面的干预，包括提供药物治疗的戒烟咨询和支持随访，是比较理想的方法。复杂的患者如那些患有精神疾病或内科疾病的患者应该求助戒烟专家或戒烟诊所，给他们提供综合治疗。

可以考虑在牙科治疗中采用一些不同的戒烟方法，下面将进行简要讨论。一般来说，目前为止的证据表明，牙科医生倾向于询问患者吸烟情况，但不提供关于戒烟的帮助，并且已报道牙医进行戒烟干预存在多个障碍（Albert et al. 2005；Kunzel et al. 2006；Patel et al. 2011）。牙医由于缺乏时间或戒烟经验/信心，这些因素成为帮助患者戒烟的障碍，"简单干预"的方法可能是一种有用的方法。牙科团队可以给患者提供教育手册让他们带回家，还可以提供一些有关吸烟对全身和口腔健康的危害的知识，给他们提供鼓励和支持。这种方法通常是有效的，因为可信的医疗服务提供者的建议是有价值的。

如果牙科团队愿意更积极地参与，同时患者有戒烟的动机，那么可以引入更广泛的行为项目。美国公共卫生署（2008年美国公共卫生服务）的"5A"已成为戒烟的模范项目：

询问（Ask）：直接询问吸烟状况并进行记录（现在吸烟状况、以前吸烟状况，或者是否从未吸烟，每天吸烟时间和香烟的数量）。用纸质或电子图表记录烟草使用状况指标可以使吸烟筛查更容易。

建议（Advise）：建议患者戒烟。此建议应该清楚，强烈并且个性化。牙周检查完成后，对患者检查结果、病因、危险因素及预后进行了讨论后是做戒烟建议合适的时间。可用几个健康组织和网站上的有价值的信息为患者提供建议。

评估（Assess）：评估患者的意愿和戒烟动机。如果患者愿意尝试戒烟，可提供如下所述的帮助。如果患者此时显然不愿意尝试戒烟，给患者提供戒烟的书面资料，预约再评估。即使患者没有立即考虑戒烟，提高患者戒烟的兴趣和意愿水平也是一个成功的干预。

帮助（Assist）：通过提供一个结构化的戒烟计划，使患者愿意做出戒烟的尝试。决定戒烟日期，并鼓励患者寻求家人和朋友的支持。有几种戒烟药物已被证明有效，下面将简要描述。预计可能使患者戒烟失败的状况并提前决定如果/当这些状况出现时应采取的行动计划。

安排（Arrange）：安排随访，包括戒烟行为支持和电话联系/咨询。戒烟的第1周尤其重要。

药物治疗方案包括尼古丁替代疗法，持续释放安非他酮和伐伦克林（Aubin et al. 2011）。尼古丁替代疗法包括使用提供低剂量的尼古丁的药物，该药物不含烟中的毒素。治疗的目的是减轻患者对尼古丁的渴望和缓解戒断症状。有不同形式的尼古丁替代物：皮肤药贴、口香糖、润喉片、喷鼻剂和吸入剂。不同形式的替代疗法可以单独或组合使用，并且如果正确地使用，所有的方法都是有效的。方法的选择取决于患者的吸烟习惯和喜好，并且初始治疗需要持续2～3个月。副作用包括在前几天会头痛、恶心、失眠，甚至会出现斑疹。持续释放的安非他酮可抑制神经细胞吸收去甲肾上腺素和多巴胺。因此它可以控制尼古丁戒断症状，还可以帮助患者减少相关的焦虑和抑郁。安非他酮治疗应该在戒烟开始前1～2周进行，1周后必须达到稳定的血药浓度，治疗通常持续2～3个月，但它可以安全地继续使用长达6个月。安非他酮使用的禁忌证有：癫痫病史的患者，饮食失调，和那些服用某些抗抑郁药物的患者。安非他酮的常见副作用包括失眠和口干，应密切监测患者不寻常的行为变化，如躁动、抑郁和自杀倾向（Hays & Ebbert 2010）。伐伦克林是最新的戒烟药物。它的结构类似于尼古丁，因此它可以拮抗尼古丁与它的受体结合。像安非他酮一样，伐伦克林治疗开始于戒烟前1周并持续3个月，如果需要维持治疗，可使用长达6个月。常见的副作用包括恶心、失眠和多梦（Garrison & Dugan 2009；Hays & Ebbert 2010）。应密切监测患者服用伐伦克林后任何情绪和行为的变化。

然而，尼古丁依赖是一个慢性和强烈的症状，因此复发的可能性很高。吸烟者必须经常尝试许多戒烟方法才能保持完全无烟草的生活。如果他们自己支持戒烟当然更容易成功。牙医在每次复诊时提供鼓励和口腔卫生宣教是帮助患者保持戒烟状态的关键。

肥胖和营养状况

肥胖是以多余的身体脂肪积累为特点，定义

是成年人的体重指数（BMI）≥30kg/m²的人，而体重指数为25～29.9kg/m²之间意味着超重。在过去的几十年里，许多国家包括工业化国家和发展中国家都出现了肥胖发生率的大幅增加，这是肥胖相关疾病患病率提高的主要因素。伴随肥胖的出现，胰岛素抵抗、血脂异常和高血压构成了代谢综合征，成为2型糖尿病和心血管疾病的前驱状态。

正如第7章中所述，多项研究已经表明肥胖或代谢综合征与牙周炎之间存在正相关。实际上，系统回顾和Meta分析（Chaffee & Weston 2010）证实肥胖成年人的牙周炎发病率和严重程度更高。虽然为数不多的优质纵向研究目前并不能确定两者之间确切的关系，但从生物学的角度分析，肥胖有可能导致更高的罹患牙周炎的风险。

脂肪组织是一个内分泌器官，它在肥胖和牙周炎之间的联系中起核心作用。脂肪细胞分泌各种代谢和免疫活性分子，称为脂肪因子，其中以瘦素、脂联素、抵抗素的研究最多。瘦素的主要功能是对食欲和体重进行负性调节，但它也与包括胰岛素在内的其他激素相互作用（Margetic et al. 2002；Guzik et al. 2006）。在牙周炎患者中龈沟液和血清瘦素水平之间存在着负相关，并且已报道它们之间的关系随附着丧失的增加而变强（Karthikeyan & Pradeep 2007a，b）。相反，血清脂联素水平在肥胖、胰岛素抵抗、糖尿病和心血管疾病中下降（Matsuzawa et al. 2004）。脂联素已被认为是强有力的破骨细胞形成的负向调节因子，能够对抗牙龈二氧化碳噬纤维菌产生的脂多糖（Yamaguchi et al. 2007）。然而，其血清水平和牙周状况之间没有明确的联系（Furugen et al. 2008；Saito et al. 2008），并且其在龈沟液中的水平尚未研究。相比之下，已发现牙周炎患者抵抗素水平高于牙周健康的个体，并与探诊出血的程度有关（Furugen et al. 2008；Saito et al. 2008）。因此，脂肪因子的激活和氧化压力反应被认为与肥胖和牙周炎的病理学有关（Bullon et al. 2009）。的确，有研究表明，牙周炎患者

与牙周健康对照组相比有更高水平的血清氧化压力标志物，同时抗氧化能力降低（Chapple & Matthews 2007）。

因此，越来越多的学者开始关注营养风险在牙周炎病因和治疗管理中的作用。18世纪，坏血病与牙龈出血、牙齿脱落的关系首先发现于长期在海上航行的水手，从此抗坏血酸（维生素C）缺乏对牙龈的影响为人知晓。维生素C是一种强效的氧自由基清除剂（Da Costa et al. 2012），分布于多种细胞类型，包括多形核白细胞、血小板、内皮细胞（Evans et al. 1982），同时对破骨细胞和牙周膜细胞（Mimori et al. 2007）产生作用。同样的，维生素D和钙在骨骼形成和维持骨量上的作用已广为人知，维生素D已被用作感染性疾病中重要的先天免疫调节剂（Adams & Hewison 2008）。目前发现一些微量元素，如维生素E、类胡萝卜素、多酚、谷胱甘肽等抗氧化剂和维生素B、ω-3多不饱和脂肪酸等非抗氧化分子与牙周状况有关。总的来说，流行病学研究结果显示，牙周病与血清/血浆微量营养元素含量低有关（Van der Velden et al. 2011）。针对微量营养元素缺乏的早期干预性研究结果证明，增加营养补给可以改善牙周治疗的临床效果（Campan et al. 1997；Staudte et al. 2005；Jenzsch et al. 2009；Chapple et al. 2012）。具体的作用机制研究还需要进一步的随机对照实验。这些研究将有助于引入营养元素用于牙周病的治疗和预防。

骨质疏松和骨量减少症

骨质疏松是以骨密度降低为特征，并引起骨脆性增加和骨折概率增大的一种疾病（Eastell 1998）。女性、老年、有骨质疏松的家族史、种族（高加索人或者亚洲人）、有低密度骨折史、小骨架、绝经早是不可改变的危险因素。酗酒、吸烟、BMI低、维生素D缺乏、缺乏运动则是重要的可干预的危险因素。股骨和脊柱是最易受累的部位，采用双能X线吸收测量法（dual-energy

X-ray absorptiometry，DXA）检查这些部位可以得到一个具有诊断价值的T值，用来定量分析骨密度（BMD）。T值是将所测患者的BMD值与同性正常人群的BMD值相比较得到的标准差。T≥−1表示正常，T≤−2.5表示骨质疏松，在这两个值之间表示骨量减少。骨量减少是介于骨质疏松和健康的中间状态。

许多临床研究着眼于骨质疏松和牙周病之间的联系，两者都存在骨质丧失，可能拥有相同的危险因素和病理机制（Otomo - Corgel 2012）。然而，正如第7章中文献回顾中提到的，目前为止的临床研究都限于未设立对照的研究和横断面研究，且样本含量小，研究对象局限于绝经后女性（von Wowern et al. 1994；Mohammad et al. 1996，1997；Tezal et al. 2000）。进一步纵向研究的结果还存在争议，两个系统综述均表示骨质疏松和牙周病之间的关系尚不明确（Martinez - Maestre et al. 2010；Megson et al. 2010）。

Wactawski等提出骨质疏松引起牙槽骨骨密度降低，并通过加速牙槽骨吸收促进牙周病的发展（Wactawski - Wende 2001）。此外，影响全身骨改建产生的因素（如遗传、雌激素、维生素D、RANKL和OPG）也可改变局部组织对牙周感染的应答反应，促进炎性介质的产生，加重牙周组织的破坏。目前对潜在机制的研究非常少（Jabbar et al. 2011），尽管从生物学上来说这些因素可通过一定途径参与牙周病的发展，但到目前为止仅仅是推测。

通常，骨质疏松患者骨骼中骨质流失是缓慢和无痛的。患者在骨折出现之前往往没有明显症状。因此对出现骨折的患者或者处于骨质疏松危险因素中的人群，早期鉴别诊断尤为重要。牙科专家可以在就诊患者中辨别骨质疏松的临床危险因素，观察影像学改变，如通过全景片或CBCT观察下颌骨下缘变薄和多孔隙（Horner et al. 2010；Koh & Kim 2011）。对这些文献研究成果的讨论，以及同时将具有骨质疏松风险的患者转诊以进行进一步分析，都有助于预防骨质疏松性骨折。

最后，值得牙科医务人员谨记的是，随着寿命的延长，男性和女性骨质疏松发病率均不断上升。牙科患者可能受到骨质疏松的影响，并终身服用骨吸收抑制药物。牙医需要评价用药方案，包括用药方式、时间和剂量，并与患者的内科医生沟通，关注患者是否需要必要的牙周治疗。对于正在服用双膦酸盐药物的患者，制订仔细的治疗计划，并与患者的内科医生认真沟通是至关重要的，特别是，当牙周治疗方案包含拔牙或其他大范围牙周手术者以及用药时间已经超过2～3年的患者。在治疗之前应告知这些患者牙周治疗的风险和双膦酸盐对治疗的潜在影响。急性病损应该即刻处理，口腔卫生宣教必须彻底完善，同时仔细控制牙周状况。可考虑全身性使用抗生素和局部抗生素含漱。颌骨骨坏死（osteonecrosis of the jaw，ONJ）是需要预防的潜在并发症，是指曾服用双膦酸盐超过8周（或正在服用），且无放射治疗史的患者中出现的上下颌骨骨坏死（Khosla et al. 2007）。ONJ临床表现为自发出现牙槽骨暴露，或在导致骨创伤的牙科手术后出现。常伴有疼痛、软组织肿胀、溃疡、牙齿松动和引流后硬结。牙齿未脱落的情况下，影像学表现为牙槽骨硬骨板硬化、牙槽骨硬骨板丧失，牙周膜间隙增宽。根据疾病的严重程度，治疗方法包括抗生素含漱，对症治疗如服用抗生素和止痛药、龈上洁治术，严重者可行术中清创/切除。治疗的同时应始终与临床医生保持沟通和联系。

社会心理压力

压力是机体与周围环境之间相互作用的结果。可定义为因各种因素改变既有平衡后，身心紧张的一种状态，或是当意识到个人需求超过所能支配的自身或社会资源时的状态和感受。许多身心疾病如抑郁、高血压、心血管和脑血管疾病、肥胖、免疫系统紊乱，都与压力有相关性，这些疾病会增加患者对感染、病毒性疾病（从普通的感冒和疱疹到艾滋病）、部分癌症以及自身免疫性疾病（如多发性硬化症）的易感性（Spiegel & Giese-Davis 2003；Ziemssen & Kern 2007；Chida et al. 2008；Chida & Mao 2009；Falagas et al. 2010；Puder & Munsch 2010；Artemiadis et al. 2011；Bender & Alloy 2011；Blashill et al. 2011；Proietti et al. 2011；Wardle et al. 2011；Rosenthal & Alter 2012）。压力同时也会直接影响皮肤和胃肠道，并引起睡眠障碍（Kim & Dimsdale 2007；Basavaraj et al. 2011；O'Malley et al. 2011）。

正如预期的那样，社会心理压力也可影响牙周组织。这个观点并不陌生；几十年来，众多研究报道，压力是坏死溃疡性牙龈炎的重要危险因素。压力通过直接方式或间接方式影响牙周组织。间接方式是通过改变生活方式进而加速牙周组织破坏，包括口腔卫生维护差、不愿来诊进行牙周预防/维护治疗、糖尿病代谢控制恶化、吸烟量增加、饮食习惯不佳。直接方式则可能是通过改变患者龈下菌斑的成分和放大宿主炎症反应实现的。

压力事件激活下丘脑-垂体-肾上腺轴，最终引起皮质醇分泌增加。皮质醇是一种可以激活免疫系统的激素，并进一步激活自主神经系统，引起儿茶酚胺和P物质的分泌，这两种物质也可调解免疫/炎症反应并影响细菌生长和黏附。事实上，许多研究报道牙周炎患者的血清、唾液、龈沟液中存在压力相关标志物，介导压力对牙周组织的不良反应（Axtelius et al. 1998；Hilgert et al. 2006；Johannsen et al. 2006；Ishisaka et al. 2007，2008；Rai et al. 2011）。

1999年，Genco等首次对压力与牙周状况之间的联系进行大规模研究，共纳入了美国的1426名成年人（Genco et al. 1999）。排除年龄、性别、吸烟因素后，在两组研究对象对个人经济改变能力均较差的情况下，经济压力大者牙槽骨吸收、附着丧失水平比经济压力小者严重。其他一些研究对学术压力、工作压力、不良应对方式等不同社会心理压力进行分析，也得出相似结果（Moss et al. 1996；Croucher et al. 1997；Deinzer et al. 1998，1999；Mengel et al. 2002；Giannopoulou et al. 2003；Kamma et al. 2004；Ishisaka et al. 2007，2008；Johannsen et al. 2007；Furugen et al. 2008，Johannsen et al. 2010）。值得注意的是，充分的应对措施，例如基于问题的应对处理方式，已被证明可能会减少压力相关的风险。

牙周病与压力相关关系的研究中，社会心理压力自我评价标准和不同牙周指标的使用加大了各个研究结果对比分析的难度，降低了研究结果的普适性。然而，目前为止，研究结果明确支持社会心理压力与不健康的牙周状态呈正相关。

此外，动物实验及细胞培养结果表明，压力标志物与牙周炎症/破坏程度相关，至少部分通过促炎细胞因子调控（Shapira et al. 2000；Kim et al. 2009；Huang et al. 2011；Semenoff-Segundo et al. 2012）。临床病例分析也得出相似的结果，患者的唾液、血清中压力标志物水平与牙周病严重程度成正比（Hilgert et al. 2006；Ishisaka et al. 2007，2008；Rai et al. 2011）。从生物学上看，压力对细菌的生长和毒力具有潜在影响，但具体机制还需要研究和认知。

毫无疑问，压力存在于生活的各个方面，表现程度不同。尽管压力对不同的人群产生不同的影响，但其对牙周病表现的潜在影响以及采取治疗措施后的结果都不容忽视。牙科医生应该注意，牙周病预防、严密观察和仔细的口腔卫生维护对于压力状态下的牙周病患者非常重要，尤其是当他们抗压能力不足时。

参考文献

[1] Abbass, M.M., Korany, N.S., Salama, A.H., Dmytryk, J.J. & Safiejko-Mroczka, B. (2012). The relationship between receptor for advanced glycation end products expression and the severity of periodontal disease in the gingiva of diabetic and non diabetic periodontitis patients. *Archives of Oral Biology* **57**, 1342–1354.

[2] Ackermann, M.F., Gasiewicz, T.A., Lamm, K.R., Germolec, D.R. & Luster, M.I. (1989). Selective inhibition of polymorphonuclear

neutrophil activity by 2,3,7,8-tetrachlorodibenzo-p-dioxin. *Toxicology and Applied Pharmacology* **101**, 470–480.

[3] Adams, J.S. & Hewison, M. (2008). Unexpected actions of vitamin D: new perspectives on the regulation of innate and adaptive immunity. *Nature Clinical Practice. Endocrinology & metabolism* **4**, 80–90.

[4] Al Habashneh, R., Khader, Y., Hammad, M.M. & Almuradi, M. (2010). Knowledge and awareness about diabetes and periodontal health among Jordanians. *Journal of Diabetes and its Complications* **24**, 409–414.

[5] Al-Mashat, H.A., Kandru, S., Liu, R. *et al.* (2006). Diabetes enhances mRNA levels of proapoptotic genes and caspase activity, which contribute to impaired healing. *Diabetes* **55**, 487–495.

[6] Albert, D.A., Severson, H., Gordon, J. *et al.* (2005). Tobacco attitudes, practices, and behaviors: a survey of dentists participating in managed care. *Nicotine & Tobacco Research* **7 Suppl 1**, S9–18.

[7] Alikhani, M., Alikhani, Z., Boyd, C. *et al.* (2007). Advanced glycation end products stimulate osteoblast apoptosis via the MAP kinase and cytosolic apoptotic pathways. *Bone* **40**, 345–353.

[8] Allen, E.M., Ziada, H.M., O'Halloran, D., Clerehugh, V. & Allen, P.F. (2008). Attitudes, awareness and oral health-related quality of life in patients with diabetes. *Journal of Oral Rehabilitation* **35**, 218–223.

[9] Amir, J., Waite, M., Tobler, J. *et al.* (2011). The role of hyperglycemia in mechanisms of exacerbated inflammatory responses within the oral cavity. *Cellular Immunology* **272**, 45–52.

[10] Arbes, S.J., Jr., Agustsdottir, H. & Slade, G.D. (2001). Environmental tobacco smoke and periodontal disease in the United States. *American Journal of Public Health* **91**, 253–257.

[11] Armitage, G. C. (1999). Development of a classification system for periodontal diseases and conditions. *Annals of Periodontology* **4**, 1–6.

[12] Artemiadis, A.K., Anagnostouli, M.C. & Alexopoulos, E.C. (2011). Stress as a risk factor for multiple sclerosis onset or relapse: a systematic review. *Neuroepidemiology* **36**, 109–120.

[13] Aubin, H.J., Karila, L. & Reynaud, M. (2011). Pharmacotherapy for smoking cessation: present and future. *Current Pharmaceutical Design* **17**, 1343–1350.

[14] Axtelius, B., Edwardsson, S., Theodorsson, E., Svensater, G. & Attstrom, R. (1998). Presence of cortisol in gingival crevicular fluid. A pilot study. *Journal of Clinical Periodontology* **25**, 929–932.

[15] Bagaitkar, J., Daep, C.A., Patel, C.K. *et al.* (2011). Tobacco smoke augments *Porphyromonas gingivalis-Streptococcus gordonii* biofilm formation. *PLoS One* **6**, e27386.

[16] Basavaraj, K.H., Navya, M.A. & Rashmi, R. (2011). Stress and quality of life in psoriasis: an update. *International Journal of Dermatology* **50**, 783–792.

[17] Bender, R.E. & Alloy, L.B. (2011). Life stress and kindling in bipolar disorder: review of the evidence and integration with emerging biopsychosocial theories. *Clinical Psychology Review* **31**, 383.

[18] Bergstrom, J. (1981). Short-term investigation on the influence of cigarette smoking upon plaque accumulation. *Scandinavian Journal of Dental Research* **89**, 235–238.

[19] Bergstrom, J. & Bostrom, L. (2001). Tobacco smoking and periodontal hemorrhagic responsiveness. *Journal of Clinical Periodontology* **28**, 680–685.

[20] Bergstrom, J., Persson, L. & Preber, H. (1988). Influence of cigarette smoking on vascular reaction during experimental gingivitis. *Scandinavian Journal of Dental Research* **96**, 34–39.

[21] Bergstrom, J., Eliasson, S. & Dock, J. (2000). A 10-year prospective study of tobacco smoking and periodontal health. *Journal of Periodontology* **71**, 1338–1347.

[22] Blashill, A.J., Perry, N. & Safren, S.A. (2011). Mental health: a focus on stress, coping, and mental illness as it relates to treatment retention, adherence, and other health outcomes. *Current HIV/AIDS Reports* **8**, 215–222.

[23] Bolin, A., Eklund, G., Frithiof, L. & Lavstedt, S. (1993). The effect of changed smoking habits on marginal alveolar bone loss. A longitudinal study. *Swedish Dental Journal* **17**, 211–216.

[24] Borrell, L.N., Kunzel, C., Lamster, I. & Lalla, E. (2007). Diabetes in the dental office: using NHANES III to estimate the probability of undiagnosed disease. *Journal of Periodontal Research* **42**, 559–565.

[25] Brook, I. (2011). The impact of smoking on oral and nasopharyngeal bacterial flora. *Journal of Dental Research* **90**, 704–710.

[26] Bullon, P., Morillo, J.M., Ramirez-Tortosa, M.C. *et al.* (2009). Metabolic syndrome and periodontitis: is oxidative stress a common link? *Journal of Dental Research* **88**, 503–518.

[27] Campan, P., Planchand, P.O. & Duran, D. (1997). Pilot study on n-3 polyunsaturated fatty acids in the treatment of human experimental gingivitis. *Journal of Clinical Periodontology* **24**, 907–913.

[28] Chaffee, B.W. & Weston, S.J. (2010). Association between chronic periodontal disease and obesity: a systematic review and meta-analysis. *Journal of Periodontology* **81**, 1708–1724.

[29] Chapple, I.L. & Matthews, J.B. (2007). The role of reactive oxygen and antioxidant species in periodontal tissue destruction. *Periodontology 2000* **43**, 160–232.

[30] Chapple, I.L., Milward, M.R., Ling-Mountford, N.. *et al.* (2012). Adjunctive daily supplementation with encapsulated fruit, vegetable and berry juice powder concentrates and clinical periodontal outcomes: a double-blind RCT. *Journal of Clinical Periodontology* **39**, 62–72.

[31] Chida, Y., Hamer, M., Wardle, J. & Steptoe, A. (2008). Do stress-related psychosocial factors contribute to cancer incidence and survival? *Nature Clinical Practice. Oncology* **5**, 466–475.

[32] Chida, Y. & Mao, X. (2009). Does psychosocial stress predict symptomatic herpes simplex virus recurrence? A meta-analytic investigation on prospective studies. *Brain, Behavior, and Immunity* **23**, 917–925.

[33] Christgau, M., Palitzsch, K.-D., Schmalz, G., Kreiner, U. & Frenzel, S. (1998). Healing response to non-surgical periodontal therapy in patients with diabetes mellitus: clinical, microbiological, and immunological results. *Journal of Clinical Periodontology* **25**, 112–124.

[34] Cianciola, L.J., Park, B.H., Bruck, E., Mosovich, L. & Genco, R.J. (1982). Prevalence of periodontal disease in insulin-dependent diabetes mellitus (juvenile diabetes). *Journal of the American Dental Association* **104**, 653–660.

[35] Croucher, R., Marcenes, W.S., Torres, M.C., Hughes, F. & Sheiham, A. (1997). The relationship between life-events and periodontitis. A case-control study. *Journal of Clinical Periodontology* **24**, 39–43.

[36] Da Costa, L.A., Badawi, A. & El-Sohemy, A. (2012). Nutrigenetics and modulation of oxidative stress. *Annals of nutrition & metabolism* **60 Suppl 3**, 27–36.

[37] Deinzer, R., Ruttermann, S., Mobes, O. & Herforth, A. (1998). Increase in gingival inflammation under academic stress. *Journal of Clinical Periodontology* **25**, 431–433.

[38] Deinzer, R., Forster, P., Fuck, L. *et al.* (1999). Increase of crevicular interleukin 1beta under academic stress at experimental gingivitis sites and at sites of perfect oral hygiene. *Journal of Clinical Periodontology* **26**, 1–8.

[39] Delima, S.L., McBride, R.K., Preshaw, P.M., Heasman, P.A. & Kumar, P.S. (2010). Response of subgingival bacteria to smoking cessation. *Journal of Clinical Microbiology* **48**, 2344–2349.

[40] Desta, T., Li, J., Chino, T. & Graves, D.T. (2010). Altered fibroblast proliferation and apoptosis in diabetic gingival wounds. *Journal of Dental Research* **89**, 609–614.

[41] Dietrich, T., Bernimoulin, J.P. & Glynn, R.J. (2004). The effect of cigarette smoking on gingival bleeding. *Journal of Periodontology* **75**, 16–22.

[42] Ding, K.H., Wang, Z.Z., Hamrick, M.W. *et al.* (2006). Disordered osteoclast formation in RAGE-deficient mouse establishes an essential role for RAGE in diabetes related bone loss. *Biochemistry Biophysics Research Communications* **340**, 1091–1097.

[43] Duarte, P.M., Neto, J.B., Casati, M.Z., Sallum, E.A. & Nociti,

F.H., Jr. (2007). Diabetes modulates gene expression in the gingival tissues of patients with chronic periodontitis. *Oral Diseases* **13**, 594–599.

[44] Eastell, R. (1998). Treatment of postmenopausal osteoporosis. *New England Journal of Medicine* **338**, 736–746.

[45] Evans, R.M., Currie, L. & Campbell, A. (1982). The distribution of ascorbic acid between various cellular components of blood, in normal individuals, and its relation to the plasma concentration. *British Journal of Nutrition* **47**, 473–482.

[46] Falagas, M.E., Karamanidou, C., Kastoris, A.C., Karlis, G. & Rafailidis, P.I. (2010). Psychosocial factors and susceptibility to or outcome of acute respiratory tract infections. *International Journal of Tuberculosis and Lung Disease* **14**, 141–148.

[47] Feitosa, A.C., de Uzeda, M. & Novaes, A.B., Jr. (1992). *Actinobacillus actinomycetemcomitans* in Brazilian insulin-dependent individuals with diabetes mellitus. *Brazilian Dental Journal* **3**, 25–31.

[48] Fullmer, S.C., Preshaw, P.M., Heasman, P.A. & Kumar, P.S. (2009). Smoking cessation alters subgingival microbial recolonization. *Journal of Dental Research* **88**, 524–528.

[49] Furugen, R., Hayashida, H., Yamaguchi, N. *et al.* (2008). The relationship between periodontal condition and serum levels of resistin and adiponectin in elderly Japanese. *Journal of Periodontal Research* **43**, 556–562.

[50] Gamal, A.Y. & Bayomy, M.M. (2002). Effect of cigarette smoking on human PDL fibroblasts attachment to periodontally involved root surfaces *in vitro*. *Journal of Clinical Periodontology* **29**, 763–770.

[51] Garcia, R.I. (2005a). Smokers have less reductions in probing depth than non-smokers following nonsurgical periodontal therapy. *Evidence-Based Dentistry* **6**, 37–38.

[52] Garcia, R.I. (2005b). Smokers have less reductions in probing depth than non-smokers following nonsurgical periodontal therapy. *Evidence-Based Dentistry* **6**, 37–38.

[53] Garrison, G.D. & Dugan, S.E. (2009). Varenicline: a first-line treatment option for smoking cessation. *Clinical Therapeutics* **31**, 463–491.

[54] Genco, R.J., Ho, A.W., Grossi, S.G., Dunford, R.G. & Tedesco, L.A. (1999). Relationship of stress, distress and inadequate coping behaviors to periodontal disease. *Journal of Periodontology* **70**, 711–723.

[55] Giannopoulou, C., Kamma, J. J. & Mombelli, A. (2003). Effect of inflammation, smoking and stress on gingival crevicular fluid cytokine level. *Journal of Clinical Periodontology* **30**, 145–153.

[56] Goova, M.T., Li, J., Kislinger, T. *et al.* (2001). Blockade of receptor for advanced glycation end-products restores effective wound healing in diabetic mice. *American Journal of Pathology* **159**, 513–525.

[57] Graves, D.T., Naguib, G., Lu, H. *et al.* (2005). Inflammation is more persistent in type 1 diabetic mice. *Journal of Dental Research* **84**, 324–328.

[58] Guzik, T.J., Mangalat, D. & Korbut, R. (2006). Adipocytokines – novel link between inflammation and vascular function? *Journal of Physiology and Pharmacology* **57**, 505–528.

[59] Haffajee, A.D. & Socransky, S.S. (2001). Relationship of cigarette smoking to attachment level profiles. *Journal of Clinical Periodontology* **28**, 283–295.

[60] Harrison, G.A., Schultz, T.A. & Schaberg, S.J. (1983). Deep neck infection complicated by diabetes mellitus. Report of a case. *Oral Surgery, Oral Medicine, Oral Pathology* **55**, 133–137.

[61] Hays, J.T. & Ebbert, J.O. (2010). Adverse effects and tolerability of medications for the treatment of tobacco use and dependence. *Drugs* **70**, 2357–2372.

[62] Heasman, L., Stacey, F., Preshaw, P.M. *et al.* (2006). The effect of smoking on periodontal treatment response: a review of clinical evidence. *Journal of Clinical Periodontology* **33**, 241–253.

[63] Hilgert, J.B., Hugo, F.N., Bandeira, D.R. & Bozzetti, M.C. (2006). Stress, cortisol, and periodontitis in a population aged 50 years and over. *Journal of Dental Research* **85**, 324–328.

[64] Horner, K., Allen, P., Graham, J. *et al.* (2010). The relationship between the OSTEODENT index and hip fracture risk assessment using FRAX. *Oral Surgery, Oral Medicine, Oral Pathology, Oral Radiology and Endodontics* **110**, 243–249.

[65] Huang, S., Lu, F., Zhang, Z., Yang, X. & Chen, Y. (2011). The role of psychologic stress-induced hypoxia-inducible factor-1alpha in rat experimental periodontitis. *Journal of Periodontology* **82**, 934–941.

[66] Ishisaka, A., Ansai, T., Soh, I. *et al.* (2007). Association of salivary levels of cortisol and dehydroepiandrosterone with periodontitis in older Japanese adults. *Journal of Periodontology* **78**, 1767–1773.

[67] Ishisaka, A., Ansai, T., Soh, I. *et al.* (2008). Association of cortisol and dehydroepiandrosterone sulphate levels in serum with periodontal status in older Japanese adults. *Journal of Clinical Periodontology* **35**, 853–861.

[68] Jabbar, S., Drury, J., Fordham, J. *et al.* (2011). Plasma vitamin D and cytokines in periodontal disease and postmenopausal osteoporosis. *Journal of Periodontal Research* **46**, 97–104.

[69] James, J.A., Sayers, N.M., Drucker, D. B. & Hull, P.S. (1999). Effects of tobacco products on the attachment and growth of periodontal ligament fibroblasts. *Journal of Periodontology* **70**, 518–525.

[70] Jansson, H., Lindholm, E., Lindh, C., Groop, L. & Bratthall, G. (2006). Type 2 diabetes and risk for periodontal disease: a role for dental health awareness. *Journal of Clinical Periodontology* **33**, 408–414.

[71] Jenzsch, A., Eick, S., Rassoul, F., Purschwitz, R. & Jentsch, H. (2009). Nutritional intervention in patients with periodontal disease: clinical, immunological and microbiological variables during 12 months. *British Journal of Nutrition* **101**, 879–885.

[72] Johannsen, A., Rylander, G., Soder, B. & Asberg, M. (2006). Dental plaque, gingival inflammation, and elevated levels of interleukin-6 and cortisol in gingival crevicular fluid from women with stress-related depression and exhaustion. *Journal of Periodontology* **77**, 1403–1409.

[73] Johannsen, A., Rydmark, I., Soder, B. & Asberg, M. (2007). Gingival inflammation, increased periodontal pocket depth and elevated interleukin-6 in gingival crevicular fluid of depressed women on long-term sick leave. *Journal of Periodontal Research* **42**, 546–552.

[74] Johannsen, A., Bjurshammar, N. & Gustafsson, A. (2010). The influence of academic stress on gingival inflammation. *International Journal of Dental Hygiene* **8**, 22–27.

[75] Kamma, J.J., Giannopoulou, C., Vasdekis, V.G. & Mombelli, A. (2004). Cytokine profile in gingival crevicular fluid of aggressive periodontitis: influence of smoking and stress. *Journal of Clinical Periodontology* **31**, 894–902.

[76] Karima, M., Kantarci, A., Ohira, T. *et al.* (2005). Enhanced superoxide release and elevated protein kinase C activity in neutrophils from diabetic patients: association with periodontitis. *Journal of Leukocyte Biology* **78**, 862–870.

[77] Karthikeyan, B.V. & Pradeep, A.R. (2007a). Gingival crevicular fluid and serum leptin: their relationship to periodontal health and disease. *Journal of Clinical Periodontology* **34**, 467–472.

[78] Karthikeyan, B.V. & Pradeep, A.R. (2007b). Leptin levels in gingival crevicular fluid in periodontal health and disease. *Journal of Periodontal Research* **42**, 300–304.

[79] Katz, J., Bhattacharyya, I., Farkhondeh-Kish, F. *et al.* (2005). Expression of the receptor of advanced glycation end products in gingival tissues of type 2 diabetes patients with chronic periodontal disease: a study utilizing immunohistochemistry and RT-PCR. *Journal of Clinical Periodontology* **32**, 40–44.

[80] Khosla, S., Burr, D., Cauley, J. *et al.* (2007). Bisphosphonate-associated osteonecrosis of the jaw: report of a task force of the American Society for Bone and Mineral Research. *Journal of Bone and Mineral Research* **22**, 1479–1491.

[81] Kim, E.J. & Dimsdale, J.E. (2007). The effect of psychosocial stress on sleep: a review of polysomnographic evidence. *Behavioral Sleep Medicine* **5**, 256–278.

[82] Kim, Y., Hamada, N., Takahashi, Y. *et al.* (2009). Cervical sympathectomy causes alveolar bone loss in an experimental rat

model. *Journal of periodontal research* **44**, 695–703.

[83] Kinane, D.F. & Chestnutt, I.G. (2000). Smoking and periodontal disease. *Critical Reviews in Oral Biology and Medicine* **11**, 356–365.

[84] Koh, K.J. & Kim, K.A. (2011). Utility of the computed tomography indices on cone beam computed tomography images in the diagnosis of osteoporosis in women. *Imaging Science in Dentistry* **41**, 101–106.

[85] Krall, E.A., Dawson-Hughes, B., Garvey, A.J. & Garcia, R.I. (1997). Smoking, smoking cessation, and tooth loss. *Journal of Dental Research* **76**, 1653–1659.

[86] Kubota, M., Tanno-Nakanishi, M., Yamada, S., Okuda, K. & Ishihara, K. (2011). Effect of smoking on subgingival microflora of patients with periodontitis in Japan. *BMC Oral Health* **11**, 1.

[87] Kumar, P.S., Matthews, C.R., Joshi, V., de Jager, M. & Aspiras, M. (2011). Tobacco smoking affects bacterial acquisition and colonization in oral biofilms. *Infection and Immunity* **79**, 4730–4738.

[88] Kunzel, C., Lalla, E. & Lamster, I.B. (2006). Management of the patient who smokes and the diabetic patient in the dental office. *Journal of Periodontology* **77**, 331–340.

[89] Labriola, A., Needleman, I. & Moles, D.R. (2005a). Systematic review of the effect of smoking on nonsurgical periodontal therapy. *Periodontology 2000* **37**, 124–137.

[90] Labriola, A., Needleman, I. & Moles, D.R. (2005b). Systematic review of the effect of smoking on nonsurgical periodontal therapy. *Periodontology 2000* **37**, 124–137.

[91] Lalla, E., Lamster, I.B., Feit, M., Huang, L. & Schmidt, A.M. (1998). A murine model of accelerated periodontal disease in diabetes. *Journal of Periodontal Research* **33**, 387–399.

[92] Lalla, E., Lamster, I.B., Feit, M. *et al.* (2000). Blockade of RAGE suppresses periodontitis-associated bone loss in diabetic mice. *Journal of Clinical Investigations* **105**, 1117–1124.

[93] Lalla, E., Cheng, B., Lal, S. *et al.* (2006a). Periodontal changes in children and adolescents with diabetes: a case-control study. *Diabetes Care* **29**, 295–299.

[94] Lalla, E., Kaplan, S., Chang, S.M. *et al.* (2006b). Periodontal infection profiles in type 1 diabetes. *Journal of Clinical Periodontology* **33**, 855–862.

[95] Lalla, E., Cheng, B., Lal, S. *et al.* (2007a) Diabetes mellitus promotes periodontal destruction in children. *Journal of Clinical Periodontology* **34**, 294–298.

[96] Lalla, E., Cheng, B., Lal, S. *et al.* (2007b). Diabetes-related parameters and periodontal conditions in children. *Journal of Periodontal Research* **42**, 345–349.

[97] Lalla, E., Kunzel, C., Burkett, S., Cheng, B. & Lamster, I.B. (2011). Identification of unrecognized diabetes and pre-diabetes in a dental setting. *Journal of Dental Research* **90**, 855–860.

[98] Lalla, E., Cheng, B., Kunzel, C., Burkett, S. & Lamster, I.B. (2013). Dental findings and identification of undiagnosed hyperglycemia. *Journal of Dental Research* **92**, 888–892.

[99] Lappin, D.F., Eapen, B., Robertson, D., Young, J. & Hodge, P.J. (2009). Markers of bone destruction and formation and periodontitis in type 1 diabetes mellitus. *Journal of Clinical Periodontology* **36**, 634–641.

[100] Lebargy, F., Benhammou, K., Morin, D. *et al.* (1996). Tobacco smoking induces expression of very-high-affinity nicotine binding sites on blood polymorphonuclear cells. *American Journal of Respiratory and Critical Care Medicine* **153**, 1056–1063.

[101] Li, S., Williams, P.L. & Douglass, C.W. (2011). Development of a clinical guideline to predict undiagnosed diabetes in dental patients. *Journal of the American Dental Association* **142**, 28–37.

[102] Lie, M.A., van der Weijden, G.A., Timmerman, M.F., Loos, B.G., van Steenbergen, T.J. *et al.* (1998). Oral microbiota in smokers and non-smokers in natural and experimentally-induced gingivitis. *Journal of Clinical Periodontology* **25**, 677–686.

[103] Liu, R., Desta, T., He, H. & Graves, D.T. (2004). Diabetes alters the response to bacteria by enhancing fibroblast apoptosis.

Endocrinology **145**, 2997–3003.

[104] Liu, R., Bal, H.S., Desta, T., Behl, Y. & Graves, D.T. (2006a). Tumor necrosis factor-alpha mediates diabetes-enhanced apoptosis of matrix-producing cells and impairs diabetic healing. *American Journal of Pathology* **168**, 757–764.

[105] Liu, R., Bal, H.S., Desta, T. *et al.* (2006b). Diabetes enhances periodontal bone loss through enhanced resorption and diminished bone formation. *Journal of Dental Research* **85**, 510–514.

[106] Loos, B.G., Roos, M.T., Schellekens, P.T., van der Velden, U. & Miedema, F. (2004). Lymphocyte numbers and function in relation to periodontitis and smoking. *Journal of Periodontology* **75**, 557–564.

[107] Mahamed, D.A., Marleau, A., Alnaeeli, M. *et al.* (2005). G(-) anaerobes-reactive CD4+ T-cells trigger RANKL-mediated enhanced alveolar bone loss in diabetic NOD mice. *Diabetes* **54**, 1477–1486.

[108] Manouchehr-Pour, M., Spagnuolo, P.J., Rodman, H.M. & Bissada, N.F. (1981a). Comparison of neutrophil chemotactic response in diabetic patients with mild and severe periodontal disease. *Journal of Periodontology* **52**, 410–415.

[109] Manouchehr-Pour, M., Spagnuolo, P.J., Rodman, H.M. & Bissada, N.F. (1981b) Impaired neutrophil chemotaxis in diabetic patients with severe periodontitis. *Journal of Dental Research* **60**, 729–730.

[110] Margetic, S., Gazzola, C., Pegg, G.G. & Hill, R.A. (2002). Leptin: a review of its peripheral actions and interactions. *International Journal of Obesity and Related Metabolic Disorders* **26**, 1407–1433.

[111] Martinez-Maestre, M.A., Gonzalez-Cejudo, C., Machuca, G., Torrejon, R. & Castelo-Branco, C. (2010). Periodontitis and osteoporosis: a systematic review. *Climacteric* **13**, 523–529.

[112] Matsuzawa, Y., Funahashi, T., Kihara, S. & Shimomura, I. (2004). Adiponectin and metabolic syndrome. *Arteriosclerosis, Thrombosis, and Vascular Biology* **24**, 29–33.

[113] Matthews, J.B., Chen, F.M., Milward, M.R., Ling, M.R. & Chapple, I.L. (2012). Neutrophil superoxide production in the presence of cigarette smoke extract, nicotine and cotinine. *Journal of Clinical Periodontology* **39**, 626–634.

[114] McMullen, J.A., Van Dyke, T.E., Horoszewicz, H.U. & Genco, R.J. (1981). Neutrophil chemotaxis in individuals with advanced periodontal disease and a genetic predisposition to diabetes mellitus. *Journal of Periodontology* **52**, 167–173.

[115] Megson, E., Kapellas, K. & Bartold, P.M. (2010). Relationship between periodontal disease and osteoporosis. *International Journal of Evidence-Based Healthcare* **8**, 129–139.

[116] Mengel, R., Bacher, M. & Flores-De-Jacoby, L. (2002). Interactions between stress, interleukin-1beta, interleukin-6 and cortisol in periodontally diseased patients. *Journal of Clinical Periodontology* **29**, 1012–1022.

[117] Mimori, K., Komaki, M., Iwasaki, K. & Ishikawa, I. (2007). Extracellular signal-regulated kinase 1/2 is involved in ascorbic acid-induced osteoblastic differentiation in periodontal ligament cells. *Journal of Periodontology* **78**, 328–334.

[118] Mohammad, A.R., Brunsvold, M. & Bauer, R. (1996). The strength of association between systemic postmenopausal osteoporosis and periodontal disease. *International Journal of Prosthodontics* **9**, 479–483.

[119] Mohammad, A.R., Bauer, R.L. & Yeh, C.K. (1997). Spinal bone density and tooth loss in a cohort of postmenopausal women. *International Journal of Prosthodontics* **10**, 381–385.

[120] Moore, P.A., Orchard, T., Guggenheimer, J. & Weyant, R.J. (2000). Diabetes and oral health promotion: a survey of disease prevention behaviors [In Process Citation]. *Journal of the Amercian Dental Association* **131**, 1333–1341.

[121] Moss, M.E., Beck, J.D., Kaplan, B.H. *et al.* (1996). Exploratory case-control analysis of psychosocial factors and adult periodontitis. *Journal of Periodontology* **67**, 1060–1069.

[122] Naguib, G., Al-Mashat, H., Desta, T. & Graves, D.T. (2004). Diabetes prolongs the inflammatory response to a bacterial stimulus through cytokine dysregulation. *Journal of Investagive*

Dermatology **123**, 87–92.

[123] Nair, P., Sutherland, G., Palmer, R.M., Wilson, R.F. & Scott, D.A. (2003). Gingival bleeding on probing increases after quitting smoking. *Journal of Clinical Periodontology* **30**, 435–437.

[124] Nishida, N., Yamamoto, Y., Tanaka, M. *et al.* (2008). Association between involuntary smoking and salivary markers related to periodontitis: a 2-year longitudinal study. *Journal of Periodontology* **79**, 2233–2240.

[125] Nishihara, R., Sugano, N., Takano, M. *et al.* (2009) The effect of *Porphyromonas gingivalis* infection on cytokine levels in type 2 diabetic mice. *Journal of Periodontal Research* **44**, 305–310.

[126] Novaes, A.B., Jr., Gonzalez Gutierrez, F., Grisi, M.F. & Novaes, A.B. (1997). Periodontal disease progression in type II non-insulin-dependent diabetes mellitus patients (NIDDM). Part II--Microbiological analysis using the BANA test. *Brazilian Dental Journal* **8**, 27–33.

[127] O'Malley, D., Quigley, E.M., Dinan, T.G. & Cryan, J.F. (2011). Do interactions between stress and immune responses lead to symptom exacerbations in irritable bowel syndrome? *Brain, Behavior, and Immunity* **25**, 1333–1341.

[128] Otomo-Corgel, J. (2012). Osteoporosis and osteopenia: implications for periodontal and implant therapy. *Periodontology 2000* **59**, 111–139.

[129] Pabst, M.J., Pabst, K.M., Collier, J.A. *et al.* (1995). Inhibition of neutrophil and monocyte defensive functions by nicotine. *Journal of Periodontology* **66**, 1047–1055.

[130] Pacios, S., Kang, J., Galicia, J. *et al.* (2012). Diabetes aggravates periodontitis by limiting repair through enhanced inflammation. *FASEB Journal* **26**, 1423–1430.

[131] Palmer, R.M., Scott, D.A., Meekin, T.N. *et al.* (1999). Potential mechanisms of susceptibility to periodontitis in tobacco smokers. *Journal of Periodontal Research* **34**, 363–369.

[132] Palmer, R.M., Wilson, R.F., Hasan, A.S. & Scott, D.A. (2005). Mechanisms of action of environmental factors--tobacco smoking. *Journal of Clinical Periodontology* **32 Suppl 6**, 180–195.

[133] Patel, A.M., Blanchard, S.B., Christen, A.G., Bandy, R.W. & Romito, L.M. (2011). A survey of United States periodontists' knowledge, attitudes, and behaviors related to tobacco-cessation interventions. *Journal of Periodontology* **82**, 367–376.

[134] Patel, R.A., Wilson, R.F. & Palmer, R.M. (2012a). The effect of smoking on periodontal bone regeneration: A systematic review and meta-analysis. *Journal of Periodontology* **83**, 143–155.

[135] Patel, R.A., Wilson, R.F. & Palmer, R.M. (2012b). The effect of smoking on periodontal bone regeneration: a systematic review and meta-analysis. *Journal of Periodontology* **83**, 143–155.

[136] Persson, L., Bergstrom, J., Ito, H. & Gustafsson, A. (2001). Tobacco smoking and neutrophil activity in patients with periodontal disease. *Journal of Periodontology* **72**, 90–95.

[137] Poggi, P., Rota, M.T. & Boratto, R. (2002). The volatile fraction of cigarette smoke induces alterations in the human gingival fibroblast cytoskeleton. *Journal of Periodontal Research* **37**, 230–235.

[138] Preber, H. & Bergstrom, J. (1985). Occurrence of gingival bleeding in smoker and non-smoker patients. *Acta Odontologica Scandinavica* **43**, 315–320.

[139] Preber, H. & Bergstrom, J. (1986). Cigarette smoking in patients referred for periodontal treatment. *Scandinavian Journal of Dental Research* **94**, 102–108.

[140] Preber, H., Kant, T. & Bergstrom, J. (1980). Cigarette smoking, oral hygiene and periodontal health in Swedish army conscripts. *Journal of Clinical Periodontology* **7**, 106–113.

[141] Proietti, R., Mapelli, D., Volpe, B. *et al.* (2011). Mental stress and ischemic heart disease: evolving awareness of a complex association. *Future Cardiology* **7**, 425–437.

[142] Puder, J.J. & Munsch, S. (2010). Psychological correlates of childhood obesity. *International journal of obesity* **34 Suppl 2**, S37–43.

[143] Rai, B., Kaur, J., Anand, S.C. & Jacobs, R. (2011). Salivary stress markers, stress, and periodontitis: a pilot study. *Journal of*

Periodontology **82**, 287–292.

[144] Ramamurthy, N.S. & Golub, L.M. (1983). Diabetes increases collagenase activity in extracts of rat gingiva and skin. *Journal of Periodontal Research* **18**, 23–30.

[145] Rezavandi, K., Palmer, R.M., Odell, E.W., Scott, D.A. & Wilson, R.F. (2002). Expression of ICAM-1 and E-selectin in gingival tissues of smokers and non-smokers with periodontitis. *Journal of Oral Pathology & Medicine* **31**, 59–64.

[146] Rosa, E.F., Corraini, P., de Carvalho, V.F. *et al.* (2011). A prospective 12-month study of the effect of smoking cessation on periodontal clinical parameters. *Journal of Clinical Periodontology* **38**, 562–571.

[147] Rosenthal, T. & Alter, A. (2012). Occupational stress and hypertension. *Journal of the American Society of Hypertension* **6**, 2–22.

[148] Saito, T., Yamaguchi, N., Shimazaki, Y. *et al.* (2008). Serum levels of resistin and adiponectin in women with periodontitis: the Hisayama study. *Journal of Dental Research* **87**, 319–322.

[149] Salvi, G.E., Collins, J.G., Yalda, B. *et al.* (1997) Monocytic TNF alpha secretion patterns in IDDM patients with periodontal diseases. *Journal of Clinical Periodontology* **24**, 8–16.

[150] Salvi, G.E., Beck, J.D. & Offenbacher, S. (1998). PGE2, IL-1 beta, and TNF-alpha responses in diabetics as modifiers of periodontal disease expression. *Annals of Periodontology* **3**, 40–50.

[151] Salvi, G.E., Kandylaki, M., Troendle, A., Persson, G.R. & Lang, N.P. (2005). Experimental gingivitis in type 1 diabetics: a controlled clinical and microbiological study. *Journal of Clinical Periodontology* **32**, 310–316.

[152] Sandberg, G.E., Sundberg, H.E. & Wikblad, K.F. (2001). A controlled study of oral self-care and self-perceived oral health in type 2 diabetic patients. *Acta Odontologica Scandinavica* **59**, 28–33.

[153] Santana, R. B., Xu, L., Chase, H.B. *et al.* (2003). A role for advanced glycation end products in diminished bone healing in type 1 diabetes. *Diabetes* **52**, 1502–1510.

[154] Santos, V.R., Lima, J.A., Goncalves, T.E. *et al.* (2010). Receptor activator of nuclear factor-kappa B ligand/osteoprotegerin ratio in sites of chronic periodontitis of subjects with poorly and well-controlled type 2 diabetes. *Journal of Periodontology* **81**, 1455–1465.

[155] Sasaki, T., Ramamurthy, N.S., Yu, Z. & Golub, L.M. (1992). Tetracycline administration increases protein (presumably procollagen) synthesis and secretion in periodontal ligament fibroblasts of streptozotocin-induced diabetic rats. *Journal of Periodontal Research* **27**, 631–639.

[156] Sbordone, L., Ramaglia, L., Barone, A., Ciaglia, R.N. & Iacono, V.J. (1998). Periodontal status and subgingival microbiota of insulin-dependent juvenile diabetics: a 3-year longitudinal study. *Journal of Periodontology* **69**, 120–128.

[157] Schmidt, A.M., Weidman, E., Lalla, E. *et al.* (1996). Advanced glycation endproducts (AGEs) induce oxidant stress in the gingiva: a potential mechanism underlying accelerated periodontal disease associated with diabetes. *Journal of Periodontal Research* **31**, 508–515.

[158] Scott, D.A. & Singer, D.L. (2004). Suppression of overt gingival inflammation in tobacco smokers - clinical and mechanistic considerations. *International Journal of Dental Hygiene* **2**, 104–110.

[159] Semenoff-Segundo, A., Porto, A.N., Semenoff, T.A. *et al.* (2012). Effects of two chronic stress models on ligature-induced periodontitis in Wistar rats. *Archives of Oral Biology* **57**, 66–72.

[160] Shapira, L., Frolov, I., Halabi, A. & Ben-Nathan, D. (2000). Experimental stress suppresses recruitment of macrophages but enhanced their *P. gingivalis* LPS-stimulated secretion of nitric oxide. *Journal of Periodontology* **71**, 476–481.

[161] Shchipkova, A.Y., Nagaraja, H.N. & Kumar, P.S. (2010). Subgingival microbial profiles of smokers with periodontitis. *Journal of Dental Research* **89**, 1247–1253.

[162] Siqueira, M.F., Li, J., Chehab, L. *et al.* (2010). Impaired wound healing in mouse models of diabetes is mediated by TNF-alpha

dysregulation and associated with enhanced activation of forkhead box O1 (FOXO1). *Diabetologia* **53**, 378–388.

[163] Soder, B., Jin, L.J. & Wickholm, S. (2002). Granulocyte elastase, matrix metalloproteinase-8 and prostaglandin E2 in gingival crevicular fluid in matched clinical sites in smokers and non-smokers with persistent periodontitis. *Journal of Clinical Periodontology* **29**, 384–391.

[164] Spiegel, D. & Giese-Davis, J. (2003). Depression and cancer: mechanisms and disease progression. *Biological Psychiatry* **54**, 269–282.

[165] Stabholz, A., Soskolne, W.A. & Shapira, L. (2010). Genetic and environmental risk factors for chronic periodontitis and aggressive periodontitis. *Periodontology 2000* **53**, 138–153.

[166] Staudte, H., Sigusch, B.W. & Glockmann, E. (2005). Grapefruit consumption improves vitamin C status in periodontitis patients. *British Dental Journal* **199**, 213–217, discussion 210.

[167] Strauss, S.M., Russell, S., Wheeler, A. *et al.* (2010). The dental office visit as a potential opportunity for diabetes screening: an analysis using NHANES 2003-2004 data. *Journal of Public Health Dentistry* **70**, 156–162.

[168] Takano, M., Nishihara, R., Sugano, N. *et al.* (2010). The effect of systemic anti-tumor necrosis factor-alpha treatment on *Porphyromonas gingivalis* infection in type 2 diabetic mice. *Archives of Oral Biology* **55**, 379–384.

[169] Takeda, M., Ojima, M., Yoshioka, H. *et al.* (2006). Relationship of serum advanced glycation end products with deterioration of periodontitis in type 2 diabetes patients. *Journal of Periodontology* **77**, 15–20.

[170] Tervonen, T. & Karjalainen, K. (1997). Periodontal disease related to diabetic status. A pilot study of the response to periodontal therapy in type 1 diabetes. *Journal of Clinical Periodontology* **24**, 505–510.

[171] Tezal, M., Wactawski-Wende, J., Grossi, S.G. *et al.* (2000). The relationship between bone mineral density and periodontitis in postmenopausal women. *Journal of Periodontology* **71**, 1492–1498.

[172] Thorstensson, H., Dahlen, G. & Hugoson, A. (1995). Some suspected periodontopathogens and serum antibody response in adult long-duration insulin-dependent diabetics. *Journal of Clinical Periodontology* **22**, 449–458.

[173] Tipton, D.A. & Dabbous, M.K. (1995). Effects of nicotine on proliferation and extracellular matrix production of human gingival fibroblasts in vitro. *Journal of Periodontology* **66**, 1056–1064.

[174] Tomar, S.L. & Lester, A. (2000). Dental and other health care visits among U.S. adults with diabetes. *Diabetes Care* **23**, 1505–1510.

[175] Tsai, C., Hayes, C. & Taylor, G. W. (2002). Glycemic control of type 2 diabetes and severe periodontal disease in the US adult population. *Community Dentistry and Oral Epidemiology* **30**, 182–192.

[176] Ueta, E., Osaki, T., Yoneda, K. & Yamamoto, T. (1993). Prevalence of diabetes mellitus in odontogenic infections and oral candidiasis: an analysis of neutrophil suppression. *Journal*

of Oral Pathology & Medicine **22**, 168–174.

[177] U.S. Public Health Service. (2008). *Helping Smokers Quit: A Guide for Clinicians*. Rockville, MD: U.S. Department of Health and Human Services.

[178] Van der Velden, U., Kuzmanova, D. & Chapple, I.L. (2011). Micronutritional approaches to periodontal therapy. *Journal of Clinical Periodontology* **38 Suppl 11**, 142–158.

[179] von Wowern, N., Klausen, B. & Kollerup, G. (1994). Osteoporosis: a risk factor in periodontal disease. *Journal of Periodontology* **65**, 1134–1138.

[180] Wactawski-Wende, J. (2001). Periodontal diseases and osteoporosis: association and mechanisms. *Annals of Periodontology* **6**, 197–208.

[181] Walter, C., Kaye, E.K. & Dietrich, T. (2012). Active and passive smoking: assessment issues in periodontal research. *Periodontology 2000* **58**, 84–92.

[182] Wardle, J., Chida, Y., Gibson, E.L., Whitaker, K.L. & Steptoe, A. (2011). Stress and adiposity: a meta-analysis of longitudinal studies. *Obesity* **19**, 771–778.

[183] Westfelt, E., Rylander, H., Blohme, G., Jonasson, P. & Lindhe, J. (1996). The effect of periodontal therapy in diabetics. Results after 5 years. *Journal of Clinical Periodontology* **23**, 92–100.

[184] Yalda, B., Offenbacher, S. & Collins, J.G. (1994). Diabetes as a modifier of periodontal disease expression. *Periodontology 2000* **6**, 37–49.

[185] Yamaguchi, N., Kukita, T., Li, Y.J. *et al.* (2007). Adiponectin inhibits osteoclast formation stimulated by lipopolysaccharide from *Actinobacillus actinomycetemcomitans*. *FEMS Immunology and Medical Microbiology* **49**, 28–34.

[186] Yan, S.F., Ramasamy, R. & Schmidt, A.M. (2009). Receptor for AGE (RAGE) and its ligands-cast into leading roles in diabetes and the inflammatory response. *Journal of Molecular Medicine* **87**, 235–247.

[187] Yoshida, T., Flegler, A., Kozlov, A. & Stern, P.H. (2009), Direct inhibitory and indirect stimulatory effects of RAGE ligand S100 on sRANKL-induced osteoclastogenesis. *Journal of Cell Biochemistry* **107**, 917–925.

[188] Yu, S., Li, H., Ma, Y. & Fu, Y. (2012). Matrix metalloproteinase-1 of gingival fibroblasts influenced by advanced glycation end products (AGEs) and their association with receptor for AGEs and nuclear factor-kappaB in gingival connective tissue. *Journal of Periodontology* **83**, 119–126.

[189] Zambon, J. J., Grossi, S.G., Machtei, E.E. *et al.* (1996). Cigarette smoking increases the risk for subgingival infection with periodontal pathogens. *Journal of Periodontology* **67**, 1050–1054.

[190] Zambon, J.J., Reynolds, H., Fisher, J.G. *et al.* (1988). Microbiological and immunological studies of adult periodontitis in patients with noninsulin-dependent diabetes mellitus. *Journal of Periodontology* **59**, 23–31.

[191] Ziemssen, T. & Kern, S. (2007). Psychoneuroimmunology–cross-talk between the immune and nervous systems. *Journal of Neurology* **254 Suppl 2**, II8–11.

第15章

牙周病的遗传易感性：新视角和挑战

Genetic Susceptibility to Periodontal Disease: New Insights and Challenges

Arne S. Schäfer[1], Ubele van der Velden[2], Marja L. Laine[2], Bruno G. Loos[2]

[1] Department of Periodontology and Synoptic Dentistry, Center of Dento-Maxillo-Facial Medicine,
Charité – Universitätsmedizin, Berlin, Germany

[2] Department of Periodontology, Academic Center for Dentistry Amsterdam (ACTA),
University of Amsterdam and VU University, Amsterdam, The Netherlands

前言

　　牙周病是发生于牙齿支持组织的慢性炎性疾病。在破坏性牙周炎易感患者中，宿主免疫系统和口腔细菌之间的平衡被打破。特定的微生物病原体可在这些患者口内增殖，导致牙周组织的炎性反应，从而引起牙周组织缓慢破坏。如果不采取治疗措施，会出现牙槽骨吸收，牙齿失去牙周组织的支持，进而出现牙齿松动甚至脱落。

　　口腔是人体中最复杂的生态系统之一，含有成百上千的细菌种类。这些细菌与人体组织共同进化，并适应宿主环境。在具有生物活性的环境中，生态环境的进化受到强烈的选择压力，最大程度上对生物和环境双方都产生有利影响。正常的口腔微生物环境可以保护宿主免受外来病原菌的侵害，免疫系统则抑制细菌增殖以保持体内平衡。口腔内病原体、免疫系统、生活习惯等环境因素之间的复杂关系很大程度上由基因来调节。基因编码免疫受体和小分子，影响受体对细菌种群的特异性和敏感性。具体是通过编码和调整炎症信号通路的上下游分子，调节和控制着炎症反应的严重程度，同时让机体对内外刺激有一定程度的灵活反应。

　　微生物群、免疫系统、生活习惯（吸烟、压力、饮食等）之间的相互作用构成了宿主不断变化的生理基础，使宿主得以保持健康。细菌菌群在数量、比例上出现变化，还有特性的改变如横向基因转移或突变。使宿主免疫系统会随着时间而改变，在生活方式、其他疾病或者年龄的影响下会出现正性或者负性变化。此外，宿主的基因组成也会在生活中不断改变，如表观遗传效应或体细胞突变。因此，牙周病是一种复杂的疾病。

遗传学研究让我们不断了解介导免疫反应的因子，同时也可解释拥有相同生活环境和相似生活习惯的个体之间会出现不同的免疫反应。遗传学研究的一个重要目的是筛出疾病相关基因，并评估这些位点的潜在的危险变异可能造成的遗传学效应。遗传变异经常发生在基因调节区，引起表达上细微的变化：如转录基因产物的数量、组织特异性和发育特异性基因表达。重要的是确定这些遗传因子，并了解它们的作用方式，了解目的基因在组织中如何调控表达，包括其时间特异性表达。这些遗传学认识都是理解牙周病分子生物学不可或缺的。

遗传学研究证实了牙周病的遗传学基础，并分析了牙周病生理功能中涉及的基因变异。然而，近年来，随着遗传研究的方法日新月异，有关影响很多普遍的复杂疾病的遗传学因素的知识也在快速发展。本章中，我们将不讨论先前的研究及其具有争论的结果，而是介绍一些基本概念和牙周病遗传学基础所需的一些方法学原理。我们将评估现有研究的进展和局限，评估可以研究牙周炎中所有遗传危险因素的不同方法，以及如何将最新的知识用于提高牙周病的诊断和新兴的个性化医疗服务。我们也将阐述牙周炎中遗传学研究的现状，对已证实的牙周病危险基因进行概述。此外，我们将探讨未来几年牙周病遗传学研究的可能方向，评价现有基因检测对单基因疾病和复杂疾病的推测能力，并展望未来个人基因检测的可能性。

遗传在牙周炎中的作用证据

直到20世纪中叶，长期口腔卫生维护较差者一直被认为是罹患牙周炎的人群。这主要是因为所有类型的牙周炎都在很大程度上与特定病原菌有关，许多研究结果也证实了口腔内存在针对这些病原菌的免疫应答。此外，牙周炎患者的牙周致病菌检出率和比例高于健康对照人群（Griffen et al. 1998；Van Winkelhoff et al. 2002）。然而，

牙周病是否仅仅由一种或者数种特定的牙周致病菌引起，一直处于开放性探讨中。假如是，那牙周病就会发生于大部分感染者身上。但是健康人群中牙周致病菌的检出率与牙龈炎、轻度牙周炎患者一样高。比如，Lamell等对0~18岁的来自美国俄亥俄州的222名健康儿童的牙周致病菌进行检测，发现伴放线聚集杆菌、牙龈卟啉单胞菌的检出率分别为48%和36%，并且这两种细菌均可在婴儿，甚至出生20天的婴儿口腔中检出（Lamell et al. 2000）。对大样本的牙龈炎和轻度牙周炎患者的研究中，伴放线聚集杆菌和牙龈卟啉单胞菌的检出率同样很高，分别为38%和32%（Wolff et al. 1993）。近些年，流行性病学研究和纵向临床研究提出，致病菌的存在并不总会引起牙周附着丧失，宿主因素也是牙周病发生所必需的。因此，提出了高危人群的概念，用于牙周炎发病机制的研究，也用于探索研究牙周炎遗传背景。

1966年，Trott和Cross首先提出设想，部分人群患牙周病的风险高于其他人（Trott & Cross 1966）。他们调查了超过1800例受试者牙齿丧失的主要原因。研究发现在每个年龄段，仅很少患者发生了许多牙齿缺失。另一项针对有牙美洲人群的长达28年的纵向研究也证实了这种现象。在这一观察时期，14.4%的人牙齿全部脱落，这些脱落牙齿占总脱落牙齿数的64%。另有一部分人牙齿部分脱落，其中13.8%的人牙齿脱落数量占了本组总脱落牙齿数的60.2%（Burt et al. 1990）。Hirschfeld和McFall分别在评价牙周治疗效果的纵向研究中也观察到同样现象，两项随访时间均超过15年（Hirschfeld & Wasserman 1978；McFall 1982）。这些研究均显示20%的人群失牙数占到总失牙数的75%。

调查牙周病自然发展史的纵向研究证实了牙周病高危人群的概念。Löe等（1986）观察斯里兰卡一群缺少牙科保健和口腔卫生维护的人群，根据牙周破坏的程度将其分为3个组：无进展组（11%）、中度进展组（81%）、牙周破坏快速进展组（8%）。在一个较新的研究中，Van der

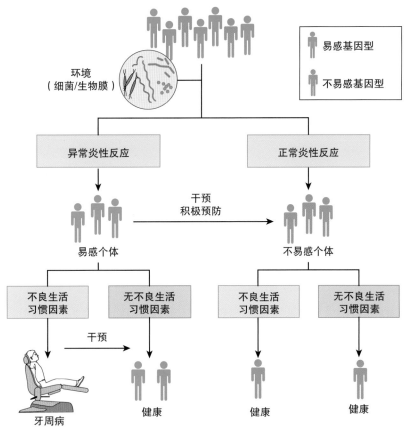

图15-1 宿主抗菌反应的差异是复杂疾病（如牙周病）发病机制的重要特征。在这个模型中，牙周病易感人群和非易感人群均暴露于口腔常见菌。非易感人群采取正常有效的抗菌措施并未出现牙周病，然而易感人群在关键环境因素存在的条件下处于牙周病高危环境中。免疫系统的改变可以让个体成为牙周病易感者，在此理念的基础上也可以设想，给予干预措施让个体对于环境刺激的敏感性下降，从而降低疾病发生率（主动预防），或减轻疾病症状、治愈疾病。这个模型也提示，了解更多能影响宿主-微生物生态平衡的因素是至关重要的（来自Foxman & Iwasaki 2011。得到Macmillan出版社的许可）。

Velden等在缺乏定期口腔护理的位于西爪哇的偏远乡村的人群中研究牙周病的发生和发展，发现20%的人出现严重牙周破坏，而剩下的人群仅出现轻到中度牙周损害，说明不同个体对牙周病的易感性不同（Van der Velden et al. 2006）。这些研究结果形成了一个假设，即宿主易感性可能还有遗传因素：宿主的抗菌反应部分由基因决定，在不同的人群中存在差异。编码宿主抗菌反应通路的基因出现变异，以及针对宿主免疫系统细菌的基因出现变异，会让免疫系统、环境、生活习惯之间的相互作用向不利方向发展。在一些病例中，甚至可以导致疾病发展。图15-1阐述了这个假设，指出持续性细菌暴露如何引发或不引发疾病症状。同时指出在出现临床表现之前，给予干预措施是行之有效的。Kinane等指出个体免疫反应决定着牙周破坏的程度，同时受到其他内外因

素如系统性疾病（如糖尿病）、吸烟、压力、年龄（Kinane et al. 2006）的影响，并由个体基因构成决定。口腔微生物、影响免疫系统的内外因素、宿主基因组成之间的相互作用形成了牙周炎的个体易感性。

遗传

遗传力指遗传变异与表型变异之间的比例。比如，一个家庭的成员间的体重会有很大的差异，可表现为体重指数不同（Body Mass Index，BMI）。这个差异是由于各家庭成员的饮食习惯不同所致（Schousboe et al. 2003；Speliotes et al. 2010）。然而Schousboe及Speliotes指出除饮食习惯，遗传因素也可以影响BMI，并共同影响相关家庭成员。遗传力指群体内个体之间由于遗传因

表15-1　多种复杂性状和疾病的遗传力估计值

性状或疾病	遗传力（%）	参考文献
眼睛颜色	>99	Zhu et al.（2004）
1型糖尿病	88	Hyttinen et al.（2003）
精神分裂	81	Sullivan et al.（2003）
阿尔茨海默病	79	Gatz et al.（2006）
身高	70~87（M），68~85（F）	Silventoinen et al.（2003）
肥胖	65~84（M），64~79（F）	Schousboe et al.（2003）
吸烟时间	59（M），46（F）	Li et al.（2003a）
类风湿关节炎	53~65	MacGregor et al.（2000）
牙周炎	50	Michalowicz et al.（2000）
前列腺癌	42	Lichtenstein et al.（2000）
偏头痛	40~50	Ligthart et al.（2006）
心脏病	38（M），57（F）	Zdravkovic et al.（2002）
抑郁	37	Sullivan et al.（2000）
2型糖尿病	26	Poulsen et al.（1999）
幸福感	22（M），41（F）	Bartels et al.（2010）

遗传力估值和频率来源于文献和Meta分析

M：男性；F：女性

引自Janssens et al.（2006），Macmillan出版社

素引起的变异在表型变异中所占的比重。遗传力在特定环境中对于特定人群经常存在特异性。比如，饮食习惯一致的家庭，其遗传力高于饮食习惯差异性较大的家庭。同样的，口腔卫生习惯一致的家庭，其遗传力高于口腔卫生习惯差异较大的家庭。表15-1为对观察到的复杂性状和疾病的遗传力估计值，范围较宽，最低为幸福感（22%），最高为眼睛颜色（>99%）。

侵袭性牙周炎（早发性牙周炎）的遗传

青少年牙周炎（juvenile periodontitis，JP）患者的兄弟姐妹也常常患有牙周炎。这个结论来源于家系研究和病例报告。在最大的对JP的家系研究中，含有227名侵袭性牙周炎先证者（Marazita et al. 1994）。在这227名先证者中，104人都至少有一名一级亲属接受过临床检查。采用分离分析方法对100个家庭进行研究，共纳入527名患者与健康者。分离分析是遗传学中鉴定表型是否遗传的正式方法。检测人类家庭中在不同代之间基因传递方式是否与预期一致的实验

方案源自孟德尔第一分离定律。当确认基因对一个表型起显性或者隐性作用时，这个方法还可以确定这个基因的遗传模式。研究者总结得出，这些被检家庭最可能的遗传方式是常染色体显性遗传（专栏15-1），致病遗传因素的外显率约为70%。

病例的家族性分离说明基因是牙周炎易感性的重要原因，但这个分离分析的实验结果需要详细阐述，因为这些人群同样受到口腔卫生习惯、饮食、吸烟等生活方式因素的影响。某些致病因子可能会在家系中聚集。此外，人类家族的分离研究受到多种方法学的限制，比如家族样本量较小、家系太小或不完整、家系之间异质性高而引起的统计学强度不足。

同卵双胞胎研究是探索基因在家系分离中作用的优先选择方案。双胞胎分为两种，两颗卵子与两个不同的精子同时受精是异卵双胞胎，相对较为常见，他们之间的基因关系类似于同胞兄弟姐妹。一颗卵子与一个精子受精后，再分为两个，则形成单卵双胞胎，相对少见，他们之间有

专栏15-1 人类基因、遗传变异、相关定义

基因在酶和信使分子的辅助下直接指导蛋白质合成。人类基因位于23对染色体中：22对常染色体和1对性染色体（XX代表女性，XY代表男性）。每一对染色体，一个来自父亲，另一个来自母亲。全套染色体称为基因组。每个染色体包含一个长的双链脱氧核糖核酸（DNA）。DNA由糖-磷酸骨架连接的核苷酸序列组成。含氮碱基组成核苷酸，进一步形成DNA。4种核苷酸分别为：腺嘌呤（adenine，A）；鸟嘌呤（guanine，G）；胞嘧啶（cytosine，C）；胸腺嘧啶（thymine，T）。

染色体中，DNA由双螺旋组成：2个多核苷酸链通过含氮碱基上的氢键连接。2个核苷酸链的碱基是互补的：G仅连接C，A仅连接T，叫作碱基对（base pair，bp）。4个核苷酸的顺序决定了DNA分子编码信息的意义，就像字母的顺序决定单词的意思一样。事实上，体内的每个细胞都含有一份完整的DNA信息，包含30亿个bp，组成基因。遗传密码以3个核苷酸一组来阅读，每3个核苷酸序列又叫密码子，编码特异氨基酸。

基因通常由不同的部分组成。启动子区是位于编码区上游的一段核苷酸序列，启动和调节编码区的转录。内含子是外显子周围的非蛋白编码核苷酸序列。外显子编码蛋白质的氨基酸序列（图15-2）。基因组中，所有已知外显子的集合叫外显子组。

基因可以另一种方式转录，人类基因组中每20000～25000个基因转录成4个蛋白质

（ENCORE-Project-Contortium 2012）。蛋白质组成人体结构如器官和组织，在细胞之间传递信号，或形成调控生化反应的酶。当细胞的DNA出现突变时，可能产生异常蛋白质或异常蛋白质数量，破坏机体正常的生理功能，引起疾病。

为了将DNA信息转化为细胞功能，DNA首先转录为相应的核糖核酸（RNA）。存在多种RNA转录方式。从外显子转录，携带信息编码氨基酸序列的蛋白质的RNA叫信使RNA（messenger RNA，mRNA）。非蛋白质编码RNA如microRNAs或者长链非编码RNAs（ncRNA），主要调节基因表达。一个细胞中的所有转录集合叫作转录组。

测序技术可以测定单链DNA的准确的核苷酸序列。国际人类基因组计划在2000年首先绘制出人类基因组序列（Baltimore 2001；Venter et al. 2001），在2003年绘制出高质量参考序列。2006年5月，人类所有染色体的高质量版本的序列已完成并发表。它显示任意两个人超过99%基因组是相同的，但是存在个人基因组之间的变异，平均每1200bp中就有一个。个体碱基的变化到目前为止是最常见的遗传变异类型，如单核苷酸多态性（single nucleotide polymorphisms，SNPs）。人类基因组中大约存在1000万个SNPs（图15-3），每一代每个人新增变异超过30个。HapMap工程将大部分已知的SNPs纳入常见的遗传变异的目录，并最早发表于2005年（The International HapMap Consortium

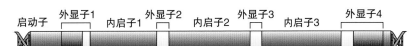

图15-2 基因结构示意图。这个基因有4个外显子（黄带），事实上基因有很多外显子。第一个外显子之前有一个非转录区，5′-UTR（左边的红带），最后的启动子后面也有一个非转录区，3′-UTR（右边的红带）。

```
CCTCGGCCTCCCAAAGTGCTGGGATTACAGGTGTGAGACACCAC    A/GCCCGGCGGATAGAGAGAATTT
TGACAGGTGAGGAGGTATTCCAATGCAAAAGAATAATAGGAGCAAAAGCACAGTGGTGAGAAATTGGA
GGGGAACTGTGAAAATTGCCACATAGATTAGAGGCAGGAAAATAAAGGAC    A/GGCT
```

图15-3 ANRIL基因转录区随机一段序列中的单核苷酸多态性（SNPs）。这段序列中两个对应的核苷酸（等位基因）标出红色。第一个等位基因在北欧人群中常见，第二个相对罕见。

专栏15-1（续）

2005；www.hapmap.org）。里面记录了变异的特性、在DNA中的位置、在人群中和人群之间的分布。

　　DNA的同源染色体相同位置上控制相对性状的一对基因叫等位基因。个体染色体上等位基因组合的总称叫基因型。一个基因座可以出现两个或两个以上等位基因，并以不同的频率出现。最小等位基因频率（minor allele frequency，MAF）是既定人群中最不常见等位基因的频率，其范围0~50%。MAF>5%的变异为常见变异。MAF为1%~5%称为罕见变异。基因变异频率<1%叫突变。

　　突变或变异可无影响，也可能产生中度至重度影响。例如，一个基因编码区的突变，可以造成氨基酸改变，从而引起蛋白质结构的变化，进而影响蛋白质功能（非同义SNP）。或者一个基因调节区（启动子或增强子）的突变，可能影响基因表达水平。因此，个体基因型的变化引起的表型变异，叫遗传变异。遗传变异对疾病易感性影响的程度叫基因型相对危险度（genotype relative risk，GRR），即携带某一基因型的个体患病风险与不携带这一基因型的个体患病风险的比值。GRR为1.1相当于增加10%的患病风险，经常以比值比（odds ratio，OR）表示。然而，携带遗传变异或突变不一定诱发疾病，只有一部分携带变异或突变者发病。这部分的比例叫作外显率。携带位点变异并发病的个体，其疾病严重程度和该疾病叫基因变异的表现度。

　　尽管存在许多遗传变异，但只有一小部分的基因型变异引起表型改变。这些致病变异在染色体中的位置和作用机制目前尚不清楚。检测一个人染色体上所有常见或罕见SNPs非常昂贵。毗邻的变异可以一起遗传，例如，染色体特定位点上A替代G，可以引起染色体区上A周围的其他SNPs产生同样的变异。不同基因座上等位基因之间的非随机关联叫作连锁不平衡（LD），同一染色体上共同遗传的多个基因座上等位基因的组合叫单倍型（www.hapmap.ncbi.nlm.nih.gov）。决定单倍型上常见SNP特性的叫标签SNP（tagSNP），tagSNP决定同一单倍型上所有相关联变异。确定染色体上单倍型过程叫基因型分型。相同疾病患者倾向于拥有同一种单倍型，引起疾病的遗传变异可能就存在于这个单倍型的周围。携带基因组大量遗传变异信息的tagSNPs的数量在300000~600000，远远少于常见SNPs的数量（约10000000），检测费用因此大幅降低。HapMap中的信息有助于探寻疾病相关变异。

着相同的基因。严重的、早发性牙周炎（如侵袭性牙周炎）被认为是基因因素决定易感性的疾病，在普通人群中的发病率相对较低，也很难纳入足够数量、满足统计学强度的同卵双胞胎牙周病患者用于研究遗传表型的一致性。尽管这样，通过对比相同的疾病表型在一对双胞胎中是否同时出现，可以得出关于遗传是否为致病因素的结论。同卵双胞胎和异卵双胞胎患病一致率的差异即可说明遗传的作用。举例说明，双胞胎共同拥有或没有一个遗传表型则为双胞胎一致性。有两种方法可计算双胞胎患病一致率。配对患病一致率是指当双胞胎中一个人患病，两人都具有该疾病表型的概率。先证者患病一致率是双胞胎中一人患病，另一人也患病的概率。遗传学家和双胞胎研究者对两种患病一致率优缺点一直存在争论。在大部分情况下，先证者患病一致率用于双胞胎基因研究的准确性更高（McGue 1992）。

　　Ciancio等（1969）试图弄清楚双胞胎牙周病患病一致率，但因实验设计原因和样本量小（7对同卵双胞胎和19对异卵双胞胎，年龄12~17岁），未能得到有关早发性牙周炎患病一致率的明确结论。

表15-2　双胞胎中早发性牙周炎的患病一致率

	n	患病一致率
同卵双胞胎	116	0.38
异卵双胞胎	233	0.16

当一对双胞胎中一人或两人提供信息并表明两人同时患病，则认为这对双胞胎具有患病一致性

资料来源于Corey et al.（1993）

表15-3　慢性牙周炎遗传力估计值

	年龄和性别矫正值	总校正值[c]
附着丧失[a]（%）	52	50
加深的探诊深度[b]（%）	50	50
牙龈指数（%）	52	0

[a]附着丧失≥3mm牙位的平均百分比
[b]探诊深度≥4mm牙位的平均百分比
[c]年龄、性别和口腔卫生的校正值
资料来源于Michalowicz et al.（2000），美国牙周病协会许可

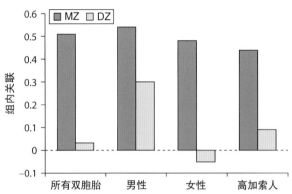

图15-4　不同性别、不同人种亚组中双胞胎平均附着丧失相关分析。各亚组中，同卵双胞胎的关联性较为稳定。然而，异卵双胞胎性别不同关联性不同。Michalowicz等指出这个不同可能是因为抽样误差引起，或者更可能是异卵双胞胎的性别特异性遗传效应。MZ（同卵双胞胎），女性82例，男性46例；DZ（异卵双胞胎），女性64例，男性42例（来源于Michalowicz et al. 2000。美国牙周病协会在Michalowicz授权后重新整理）。

Corey等（1993）采用配对患病一致率和先证者患病一致率评价同卵双胞胎和异卵双胞胎早发性牙周炎的一致性程度。共获得4908对双胞胎的牙周病资料。诊断为牙周病的患者平均年龄是31岁。一对双胞胎中至少一人存在牙周病史共349对，其中116对同卵双胞胎和233对异卵双胞胎；70对存在患病一致性。表15-2是同卵双胞胎和异卵双胞胎牙周病史的一致率。实验结果采用先证者患病一致率表示，显示基因相同的同卵双胞胎患早发性牙周炎的风险是异卵双胞胎的2倍多。文章还提出，在引发疾病发生方面，患者（后天）因素可能比遗传因素更加重要。诊断为具有相同表型的同卵双胞胎组，平均年龄差为1岁，而异卵双胞胎组平均年龄差是5.4岁（在70对存在患病一致性的双胞胎中，34对提供了年龄信息）。同卵双胞胎首次诊断时平均年龄差相对较小，也说明遗传因素对牙周病的作用。

慢性牙周炎的遗传

关于成年双胞胎牙周病状态遗传力的一些研究，均指出慢性牙周炎具有遗传因素（Corey et al. 1993；Michalowicz et al.1991；Michalowicz 1994；Michalowicz et al. 2000）。其中一个研究纳入110对成年双胞胎（平均年龄40.3岁），64对同卵双胞胎和33对异卵双胞胎共同生活，14对同卵双胞胎分开生活。检测他们的牙周探诊深度、临床附着丧失、龈炎指数、菌斑指数，这些测量结果中38%~82%的差异是由遗传因素引起的（Michalowicz et al. 1991）。另一个以人群为基础的双胞胎研究（共117对双胞胎），评估了慢性牙周炎和慢性牙龈炎患者基因变异和环境变异的遗传力（Michalowicz et al. 2000）。相比于

异卵双胞胎（53对），同卵双胞胎（64对）之间的牙周附着丧失程度、探诊深度指数更相似，说明遗传变异对同卵双胞胎牙周病的范围和严重度影响更大。排除吸烟、口腔卫生习惯、年龄、性别等协变量的影响，遗传力大约为50%（表15-3）。值得注意的是，本研究并没有证据说明牙龈炎的遗传力，因此将牙龈炎的表型主要归因于疾病相关行为如口腔卫生习惯和吸烟。本研究对性别是否会造成双胞胎患病一致率的差异进行了探讨。可以想象的是，性别不同，激素、代谢能力、免疫环境、生活方式的不同，造就了生理特点的差异，自然或多或少会影响疾病易感性和疾病进展。然而，如图15-4所示，不同性别之间的同卵双胞胎的患病一致率并没有显著差异，提示性别可能不会对牙周病的遗传力产生影响。

基因突变在人类疾病中的主要作用及其与牙周炎的关系

复杂疾病如牙周病，是遗传因素和非遗传因素综合作用的结果。相反的，单基因疾病如Huntington病和囊性纤维化是完全遗传的。在特异性单一基因上存在致病等位基因的人不可避免地会患病。掌趾角化综合征（Papillon Lefèvre syndrome，PLS）是单基因疾病中相对特别的，在重度侵袭性牙周炎中它既是重要的表型，也是主要的临床特征（Toomes et al. 1999）。乳牙列和恒牙列均可受累，最终导致青春前期牙周炎和年轻恒牙缺失。此外，掌趾角化的皮肤可从中度牛皮癣样鳞状皮肤到明显过角化，尤其在3岁前特别明显。角化部位同时累及肘和膝。大部分PLS患者同时具有牙周病和过角化，部分患者仅有一种。中度牙周炎或迟发型牙周炎在PLS患者中很少见。

PLS的致病突变位于11号染色体组织蛋白酶C（Cathepsin C，CTSC）基因上，目前识别出该基因的超过50个突变位点。这个基因编码的蛋白是组织蛋白酶C——一种溶酶体半胱氨酸蛋白酶，在活化不同丝氨酸蛋白酶的过程中起主要的协调作用。在中性多形核粒细胞、牙槽骨巨噬细胞和它们的前体细胞中呈高表达（Rao et al. 1997）。曾有人指出即使很低的组织蛋白酶C活性（0~13%），都是减轻PLS临床症状所必需的，但组织蛋白酶C参与PLS相关青春期前牙周炎的发病机制还需进一步研究（Hewitt et al. 2004）。Dalgic等（2011）推测组织蛋白酶C在激活免疫炎性细胞中的部分丝氨酸蛋白酶时是不可或缺的，这些丝氨酸蛋白酶包括组织蛋白酶G、中性粒细胞丝氨酸蛋白酶、蛋白酶3、弹性蛋白酶。中性粒细胞丝氨酸蛋白酶的非活化形式可引起宿主免疫反应的失调。中性粒细胞受损和T细胞、B细胞功能缺陷可增加宿主感染的易感性（Ryu et al. 2005）。炎性牙周组织中中性粒细胞反应受损导致侵袭性牙周炎，很大程度上是因为不正常的吞噬作用和革兰阴性牙周致病菌的分解作用。同样的，CTSC基因突变也导致中性粒细胞在厌氧环境中不能够杀灭伴放线聚集杆菌（de Haar et al. 2006）。

牙周炎遗传危险因素的确定

哪些是牙周炎的常见遗传危险因素？尽管近年来遗传学研究在这方面取得很大进展，但牙周炎致病基因的多态性和其病理生理作用仍存在较大争议。在这一部分中，我们将对近年来关于牙周炎遗传危险因素的研究的核心内容和局限性进行探讨。总结讨论牙周炎遗传学研究的现状。首先我们简要看下其他一些复杂人类疾病的研究成果。

与牙周炎相似，其他一些复杂疾病的遗传危险因素也存在争论（Morgan et al. 2007）。那些视作潜在危险因素的基因，还没有一个被证实（Casas et al. 2006；Morgan et al. 2007）。样本含量小、多亚组对比、发表偏倚等因素削弱了这些文章的有效性。显然，发表偏倚是研究结果短期内得到发展的重要分层因素。从一个简单的事实就可得到解释，即阳性结果的文章比阴性结果更容易发表。这会造成大量文章中出现假阳性结果，忽略了真实的阴性结果。不过随着时间的推移，真实的结果通常还是会得到认可。这些弊端都对筛选大部分复杂疾病中的遗传危险因素造成干扰。

在2007年，复杂疾病的基因研究出现重大转折点。在威康信托病例对照协会（WYCCC）里程碑式的出版论文的引领下，研究进入全基因关联研究（genome-wide association study，GWAS；专栏15-2）的时代。时代伊始，我们需要进行两项变革。第一，基于文献假设筛选出的候选基因并不能完全反应自然情况，而该技术发展后，可以在GWAS中同时分析基因组中500000至数百万基因多态性序列的技术，使该领域研究可以基于事实而非假说。第二，大型病例对照研究是消除人群内在异质性的不可缺少的前提条件，潜在遗

专栏15-2　遗传相关性研究

　　一些对引起疾病易感性的局部染色体区进行的研究，分析研究了人群中变异的等位基因频率。与未患病患者群（对照组）对比，检测等位基因变异与疾病共同出现的概率。这些遗传相关性研究（或关联分析）的目的是为了确定携带一个或两个高危变异是否会增加一个人的患病风险。图15-5是常见病例对照相关性研究的原理。这个研究采用一个有效的方法来检测一些疾病基因型的等位基因。牙周炎中遗传危险因素的鉴定也常用这个方法。

　　病例对照研究的一个重要前提条件是患者和对照人群的遗传背景匹配得很好，这样的话，研究中所有的遗传差异都与疾病相关，而不是抽样偏倚。因此，病例和对照需要有相似的种族血统。还有一个前提条件——病例选择原则，目的是丰富特异性疾病暴露的等位基因。还要严格规范化诊断标准，将表型异质性

最小化，同时应该注意特殊病例，比如发病年龄很早，或者病情很严重，或者二者兼而有之。

　　大部分情况下，特别是当总样本量受到经费、可操作性的限制，选择伴有最严重表型的患者时，应加强病例筛选，通过提高危险基因的频率以提高统计强度（McCarthy et al. 2008）。考虑到这些，一个真正的遗传易感因素鉴定所必需的是病例对照分析纳入的人群，足够多的人群可以为最初探索性的相关性研究和随后的重复研究提供有效的统计学强度。统计学强度随着样本量的增大而提高，并与等位基因频率和各自基因变异的作用相关（Kathiresan et al. 2004）。这就是为什么GWAS更易检测到常见变异或OR值更大的变异，而不是罕见或影响较小的变异（图15-6）。然而大部分疾病相关突变仅仅相对较小地提高遗传

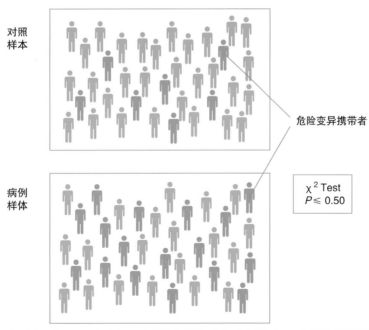

图15-5　病例对照研究对比两组确诊且无相关性群体的单核苷酸多态性（SNP）等位基因频率：对照组，已确认未患病且从人群中随机选取；病例组，已确诊患病。患者中SNP等位基因或基因型频率高于对照组，提示SNP等位基因的存在可能增加疾病风险。说明两者之间的潜在相关性仅仅是统计学上的，因此还需要独立样本的重复实验。可使用不同的统计学方法评估统计学意义，χ^2检验最常用于列联表分析，对病例组和对照组SNP等位基因频率背离进行评估（P值）。也可用相关性研究评估SNP等位基因的致病风险，由比值比（OR值）表示。OR值是病例组中等位基因携带者与非携带者人数的比值除以对照组中等位基因携带者与非携带者人数的比值表示，表明相对于非携带者，携带者的疾病风险增加了（Lewis 2002）。

专栏15-2（续）

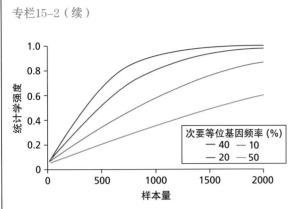

图15-6　统计学强度与样本量、等位基因频率及OR值有关。比如人群中一个遗传危险变异的次要等位基因频率为20%，为了鉴别这个变异，大约需要1000个病例和2000个对照者才能达到统计学强度0.8［采用Dupont & Plummer（1998）的方法计算统计学强度，OR值平均1.3，对照组人数为病例组人数的2倍。统计学强度0.8被视为具有统计学意义］。

易感性，为了确定一个基因效应较小的常见突变，通常需要超过1000名确诊病例和至少同样数量的对照才能达到有效统计强度。

病例对照组实验很少具有统计关联性，因为两个独立样本的等位基因频率不同；重要的是，不应将它们视为因果关系。预先设定统计学水平为0.05，20个中就有1个可能因为预先设定的$P<0.05$而遗漏。两个独立样本人群之间的等位基因频率同时也会出现随机波动（在没有选择压力的情况下，等位基因会在人群之间随机漂变）。因为这些原因，原始研究的重复实验是遗传相关研究的"金标准"。值得注意的是，重复实验需要在具有相同表型（诊断标准）、相同种群背景的独立随机、对照样本中进行。不同种群、不同诊断标准或者病例互相独立但对照相同，都不能叫作重复实验，不能合适地检测最初的结果。对于不同亚表型、不同种群的遗传相关性研究只有重复实验确认后才能证明原始实验结论的有效性。

基因通常是不同单倍型的拼接，表现为轻到中度连锁不平衡（LD）。这个基因中一个单倍型提供的关联信息较少，更不能对单倍型之间关系的研究提供帮助（Slatkin 2008）。因此关联研究需要在描述一个基因突变的阳性或者

阴性的关联结果这一明确的结论之前，先获取单倍型基因的完整信息（Slatkin 2008）。

候选基因相关性研究

直到20世纪中期，基于文献回顾和病理生理学途径的选择性候选基因的研究，是确定疾病危险基因的最重要方式。候选基因研究的一个重大缺陷就是，需要对疾病危险基因和特定基因中功能性变异的存在进行预先假设（Wilkening et al. 2009）。本质上，根据提出的问题，存在两个候选基因选择原则。当问题是调节信号通路中的特异位点是否增加牙周炎的遗传易感性，或其他疾病研究中发现某基因的功能证据，就可以根据问题选择来自信号通路中的基因或特定变异。这种方法可以确定所选择的基因中是否携带可增加疾病风险的遗传变异。

另一个关于分子遗传学经典目标的问题更难回答：哪个特定基因和通路影响疾病风险？候选基因的选择完全取决于当前对疾病分析生物学机制了解的多少。数百个能影响疾病的基因位点或基因可能不被选择，是由于它们的功能还不清楚或它们在通路中的作用还没在疾病中表现出来。由于我们对这些基因知之甚少，候选基因的选择必然是随意的。很显然，如果我们预先选择了一个正确的候选基因，就会得到一个正确的阳性结果，但是通过这种方法不可能鉴定出迄今未知的疾病相关基因。

基因组相关性研究

相反的，GWAS提供了一个无偏倚和非假设（即源于客观事实，译者注）的方法。分布于全基因组上的大量SNPs（目前从50000到>1000000标记）基于连锁不平衡代表的多种其他SNPs。然而，多态性的基因组检测还存在问题。首

专栏15-2（续）

先，如果仅靠机会，每检测的20个标记中，有1个就可能P<0.05，检测单个SNP相关性的数目越多，统计错误越多，这是1型错误（错误的阳性结果）。如果500000或更多个标记独立检测，从 χ^2 检验中得到的结果则需要多重检测校正。这个问题可以通过校正测试的数量，设定一个基因组的有统计学显著性水平值来解决（Balding 2006）。目前规定基因组中统计学显

著性水平是合并P值（包含原始结果、GWAS和重复实验）$<5 \times 10^{-8}$（Manolio 2010）。然而，非常见疾病要达到统计学显著性水平所需要的样本量是不现实的。结果缺乏统计学强度是导致1型错误和2型错误的主要原因（错误的正相关和错误的负相关），即无法检测正确的相关性。

表15-4　一些炎性疾病中已确认的危险基因数量。表中给出了目前所有探索性研究和重复实验中最大的总样本量，重复实验证明先前研究的结果并报道新的遗传易感位点

疾病	危险基因数量	样本量	参考文献
动脉粥样硬化	46	64000例患者	Deloukas et al.（2013）
		131000例对照	
2型糖尿病	66	>35000例患者	
		115000例对照	Morris et al.（2012）
类风湿关节炎	46	12000例患者	Eyre et al.（2012）
		16000例对照	
系统性红斑狼疮（SLE）	51	>8000例患者［如 Lessard et al.（2012）］	Boackle（2013）总结
		>8000例患者［如 Lessard et al.（2012）］	
克罗恩病	163	38000例患者	Jostins et al.（2012）
		38000例对照	

传危险因素需要在大型、性状明显的病例研究中得到重复验证以排除随机结果（专栏15-2）（Ioannidis et al. 2001）。只有当临床分析的统计学强度足够时，真阳性和真阴性结果才具有可靠性。在众多因素中，统计学强度很大程度上由纳入人群的样本量决定（专栏15-2）。因此，对于复杂疾病而言，需要成百上千的确诊病例和更多的对照者来检测仅能引起不明显临床改变的基因改变。最终可以通过大量的国际联盟来纳入合适的病例和对照者人数。

2007—2010年的第一轮GWAS，是人类遗传学研究中的一个黄金时代，确定了很多复杂疾病（即在纳入的研究人群中遗传变异比例≥5%的疾病）的常见的遗传危险因素。虽然这些研究成功确定了大部分常见遗传易感性的变量，但也只能解释一小部分潜在的遗传力问题（Maher 2008；Manolio et al. 2009）。事实证明，在探寻疾病相关基因变异的细微或轻度作用时，即使纳入超过1000例患者的个体研究也具有其局限性。当我们要研究这些能引起中度临床改变的基因变异，或者是研究可以引起明显临床改变的罕见基因变异，还需要更多的病例。为此，第一批GWAS研究者们综合大量结果进行Meta分析，最终获得成百上千的病例和对照。自此，牙周病的伴发疾病如2型糖尿病、冠心病、类风湿关节炎的大部分常见遗传危险因素被一一揭开。表15-4简要展示了近年研究发现的主要的复杂炎性疾病中已确定遗传危险基因位点的数量，以及纳入的

病例和对照数。尽管发现了很多这些疾病相关的遗传危险基因位点，但还有很多需要在今后的数年中不断被发现。而大部分已识别的基因之前并没有作为候选基因来筛查。这些研究结果证实了复杂疾病的多基因性状，且单核苷酸多态性（single nucleotide polymorphism，SNPs）对于单个基因的影响很小。我们推测这些研究方法同样适用于牙周炎。

大部分基因相关性研究是用来探寻牙周病遗传危险因素，这些候选基因作用于免疫系统（如白介素和Toll-样受体家族基因）、组织损害过程（如基质金属蛋白酶）或者多个代谢途径（Loos et al. 2005；Laine et al. 2010，2012，）。尽管研究者在基因相关性领域做了诸多努力，但牙周病的遗传危险因素及其病理生理作用仍然存在争议，其原因与先前提到的GWAS对复杂疾病的研究争议类似。没有基因是起决定作用的。对已公认的遗传危险因素的质疑不断出现。现有的遗传学研究把牙周病遗传危险因素基因作为核心问题，为了阐明这些基因的具体作用，一项大型验证复制的研究详细分析了23个基因（ABO、CCR5、FCGR2A、FCGR2C、

FCGR3A、FCGR2B、FCGR3B、IL-1B、IL-2、IL-6、IL-10、LTA、MMP-9、NOD2、TLR-2、TLR-4、CD14、IL-1A、IL-1RN、TNFRSF11B、L-selctin），共纳入600名德国侵袭性牙周炎患者和1440名健康对照者，平均SNP覆盖<5000碱基对（bp）（Schäfer et al. 2013）。本组侵袭性牙周炎患者中，除了IL-10，其余基因和其调节区均无明显关联。笔者指出，之前报道的这些基因与牙周炎有正相关性的阳性结果很大可能是因为1型错误。牙周病与经典的候选基因之间无明确关联，进一步强调在确定牙周病与基因之间关系时应该更加谨慎，同时也需要深入验证已报道的基因危险因素。

如果经过大型、独立、合理设计的病例对照研究重复验证后并提出有效证据，还是可以将某些基因作为牙周炎的真正遗传易感因素。

ANRIL，CAMTA1/VAMP3，GLT6D1，COX-2，NPY（专栏15-3）

ANRIL

目前为止，鉴定牙周炎基因危险因素取得最佳效果的重复验证实验是ANRIL基因［"INK4

专栏15-3　遗传危险变异在基因组中的位点

近年来，复杂疾病（包括牙周炎）的遗传学研究提出，常见遗传危险变异常常不在传统编码区，而是存在于未知基因的调节区和染色体区。图15-7显示，超过400个常见疾病和性状相关联的大多数常见基因变异，存在于基因调节活性区。牙周炎的基因变异也存在于基因调节活性区，ANRIL和GLT6D1作为牙周病致病基因，位于COX-2和NPY上下游的数个碱基位点。通常，疾病或性状相关变异集中于生理或病理遗传相关调节区。也会在一些已知的调节通路聚集，揭示功能性网络集中于特异性转录调节因子。GWAS最近的结果指出可调控的DNA的变异广泛参与常见疾病，对疾病易感性和发病机制具有转录调节作用。

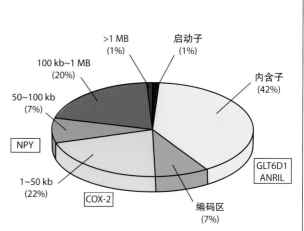

图15-7　不同复杂疾病全基因组研究（GWAS）中，疾病相关单基因多态性（SNPs）在染色体的位置。平均64%疾病相关变异位于启动子、基因上游或者下游1~50kb内。已确定的牙周炎相关变异在染色体的位置与这个研究结果一致（图中橙色部分）（原创研究资料来源于J. Stamatoyannopoulos）。

位点的反义非编码RNA"；基因库编号：DQ485453；曾用名CDKN2B-AS1（CDKN2B-反义RNA1），位于染色体9p21.3］，样本分别来自欧洲西北部的3个独立的侵袭性牙周炎人群（Schäfer et al. 2009；Ernst et al. 2010），土耳其的1个侵袭性牙周炎人群（Schäfer et al. 2013）和1个慢性牙周炎人群（Schäfer et al. 2011）。同时ANRIL基因也是心肌梗死最重要的遗传危险因素，这在许多早期GWAS的冠心病（CAD）研究中得到证实（McPherson et al. 2007；Samani et al. 2007；WTCCC 2007）。ANRIL编码反义非蛋白编码RNA分子——一个全长为126.6kb、19个不同剪接外显子的转录本，产生不同长度的RNA分子。经过多年来大量的研究，ANRIL的分子功能仍然尚未完全弄清，其致病变异也未筛选鉴定。多种疾病的易感性与基因位点关联，这种关联如何转变为特定的生理病理现象还不得而知。现已认为，ANRIL对于毗邻的细胞周期蛋白依赖激酶抑制剂基因CDKN2A、CDKN2B具有负性调节作用（Visel et al. 2010；Yap et al. 2010）。

CAMTA1/VAMP3

与观察结果一致，lncRNAs在基因表达的反式调节中起到重要作用（Pandey et al. 2008；Mercer et al. 2009）。ANRIL表达水平下降与远位基因ADIPOR1（adiponectin receptor 1，脂联素受体 1；位于1号染色体）、VAMP3（vesicle-associated membrane protein 3，囊泡相关膜蛋白3；位于1号染色体）、C11ORF10（chromosome 11 open reading frame 10，11号染色体开放阅读框10；位于11号染色体上）表达水平下降之间具有相关性（Bochenek et al. 2013）。VAMP3蛋白属于囊泡相关膜蛋白/小泡突触蛋白家族，参与吞噬作用，比如介导运输TNF-α至细胞表面（Murray et al. 2005）。超大基因CAMTA1（calmodulin-binding transcription activator 1，钙调素结合转录激活因子1）位于VAMP3上游2kb处，全长>1Mb。GWAS在牙周病原体定植的研究中发现，CAMTA1/VAMP3区的大部分区域与口

腔病原菌聚集显著关联（Divaris et al. 2012）。Bochenek等（2013）研究CAMTA1/VAMP3区的潜在的牙周炎相关变异时，发现侵袭性牙周炎与病原菌相关区域出现数个SNP显著相关。有趣的是，随后的13个GWAS关于冠心病的Meta分析纳入21033例欧洲裔冠心病患者和44065名欧洲裔对照者，发现这个区域可显著增加冠心病发病风险（Bochenek et al.2013）。CAMTA1/VAMP3区是第二个被确定为牙周病和冠心病共同的遗传危险位点。

C11ORF10和毗邻基因FADS1和FADS2（脂肪酸去饱和酶1和脂肪酸去饱和酶2）被发现与侵袭性牙周炎易感基因疑似相关。先前的研究已证明这些等位基因基因组与代谢性疾病（Zabaneh & Balding 2010）、2型糖尿病（Dupuis et al. 2010）、炎症性肠病、克罗恩病（Franke et al. 2010）有显著关联，提示说明牙周病和这些疾病在基因上有部分重叠。

GLT6D1

GLT6D1是第一个在牙周炎的GWAS确定的侵袭性牙周炎的又一个危险基因，位于9号染色体q34.3（Schäfer et al. 2010b）。编码的未知蛋白属糖基转移酶-1家族。GLT6D1主要在牙龈组织和T细胞中表达。其分子功能尚不清楚，基因序列和主要关联基因多态性的分子生物学特性提示GATA3-转录因子结合位点受损是导致患病风险增加的致病变异。

COX-2

代谢类蛋白COX-2将花生四烯酸转变为前列腺素E_2（PGE_2）前体——前列腺素H_2（PGH_2）。前列腺素家族是感染后免疫反应中重要的炎性介质。PGE_2介导了牙周组织中的促炎反应，在牙周炎中起重要作用，在牙周病理过程中对牙槽骨吸收也起着重要的作用。COX-2位于1号染色体1q24-25，由细胞因子特异性诱导表达。牙周炎患者的牙龈组织中可发现COX-2特异性表达。细胞因子特异性激活COX-2，COX-2

调节PGH₂水平。COX-2处于这个反应的中心，与这个过程相一致的是 COX-2单核苷酸多态性被视作一些复杂疾病的可能的遗传因素，同时还能增加炎性疾病的易感性。Ho和Xie分别对中国台湾地区和大陆的牙周炎患者进行病例对照分析，发现同一基因区域与重度牙周炎相关（Ho et al. 2008；Xie et al. 2009）。这种相关性随后由Schäfer对欧洲侵袭性牙周炎患者的研究所证实（Schäfer et al. 2010a）。

因此，这些研究结果提供有力的证据表明，不同的种族背景的人群中，染色体上游的COX-2可能存在一个或更多的危险突变与重度牙周炎有关。

NPY

NPY（神经肽Y）的免疫调节作用可以调节促炎的Th1细胞和抗炎的Th2细胞之间的平衡。NPY与多种免疫细胞中的Y1受体结合促进Th2细胞抗炎反应（Bedoui et al. 2003）。因此NPY在调节炎症和骨代谢中具有潜在的重要作用，炎症和骨代谢又是牙周炎发病机制中重要的环节（Lundy et al. 2009）。人牙龈组织中存在NPY Y1受体，龈沟液中存在NPY。牙周健康人群龈沟液中NPY水平显著高于牙周炎牙位。GWAS首次发现大样本的欧美人群中NPY区的下游编码区（位于7号染色体）与慢性重度牙周炎存在相关性。

第二次GWAS中，一项在德国的侵袭性牙周炎患者中开展的，针对基因-性别关系的病例对照研究发现，NPY上游区的基因变异在侵袭性牙周炎中会因性别不同具有双相关系（Freitag Wolf et al. 2014）。此前在小鼠身上已经发现NPY因性别不同而产生不同的作用。一项行为测试发现，NPY基因敲除小鼠的焦虑反应会因性别不同而产生差异，表明NPY在行为压力反应中起的作用与性别相关。同样，胃肠道炎症以性别依赖方式增加焦虑情绪。雄性和雌性NPY基因敲除合并胃肠道炎症的小鼠在压力刺激下会产生不同的行为反应（Painsipp et al. 2011）。NPY激活下丘脑-垂体-肾上腺轴（hypothalamic pituitary adrenal，HPA），并通过介导促肾上腺皮质激素释放激素（corticotrophin - releasing hormone，CRH）通路调节内脏压力反应（Dimitrov et al. 2007）。此外，NPY具有抗焦虑作用（Karl et al. 2008），通过杏仁核上的NPY Y1受体抑制CRH通路，终止行为压力和焦虑反应。

根据独立、大型、重复实验的结果，ANRIL、GLT6D1、COX-2和NPY确定是牙周炎的致病危险基因（ANRIL、COX-2、NPY针对慢性牙周炎和侵袭性牙周炎；GLT6D1仅针对侵袭性牙周炎）。很显然，这些基因不足以阐述牙周炎的遗传力，更多的基因、遗传因素和基因突变有待探索发现（专栏15-4，专栏15-5）。

专栏15-4　目前和未来用于鉴定牙周炎所有遗传变异的方法

GWAS目前已完成的部分，针对常见炎性疾病中遗传变异的筛选策略是，纳入所有常见危险变异。这些筛选出来的基因变异频率在普通人群中超过5%。检测相对不太常见的变异时，将GWAS的范围扩大至涵盖罕见变异是比较合适的。国际组织发起的"1000基因组工程"（www.1000genomes.org）的思路是，将常见变异频次的范围扩大了1%。新一轮GWAS纳入非常见变异的等位基因频次在1%~5%，以

期发现新的罕见变异。然而，要检测到等位基因频率<1%的罕见变异，就需要纳入病例的整个基因组或所有外显子组（专栏15-1）中的所有序列，包括单基因疾病、复杂疾病中的常见变异和罕见变异，这样才能提供足够的范围来阅读所有的DNA变异。最终，疾病中可遗传的变异的研究将包含纳入的所有对象的整个基因组序列。这种研究的操作方式类似GWAS，非常大的样本含量将提供足够的统计学依据，根

专栏15-4（续）

据各自关联的结果检测出基因变异（Cirulli & Goldstein 2010；Janssens & van Duijn 2010）。已有很多研究表示，全基因组检测可以检出致病变异（Choi et al. 2009；Ng et al. 2010a，b）。然而，除非全基因组序列的检测费用足够便宜到可用于大样本，否则其他的研究设计将被用于探索发现常见或罕见致病变异：

1. 选择的家庭中含有多位患者（基于家庭的基因测序），或者选择的研究对象处于性状分布的最末端（极端性状设计）。
2. 全外显子组测序或全外显子组基因型分析，全外显子基因型包含了人类外显子组中所有已知的编码变异（Cirulli & Goldstein 2010）。

表观遗传学

之前探索牙周病遗传因素的方法检测到的是DNA核苷酸序列改变。然而，要全面了解环境和生活习惯因素与基因之间的关联，则需要进行表观遗传机制的研究。Adrian Bird将表观遗传学定义为，染色体区域上的结构可通过有丝分裂或者减数分裂进行遗传，或染色体区域的可逆性适应以便起始、发起信号和保持已发生变化的基因活性状态（Bird 2007）。表观遗传指的是基因表达的改变，不涉及DNA核苷酸序列的变化，但包含一系列DNA和染色质的分子修饰（Li 2002；

Klose & Bird 2006；Talbert & Henikoff，2006）。修饰包括染色质CpG二核苷酸上胞嘧啶甲基化、染色质的变化和翻译后组蛋白修饰完成DNA包装、可控制细胞核中染色质的高级组装的机制，对基因表达产生一系列作用。在这种情况下，即使是同卵双胞胎，其疾病易感性也不是完全相同的，会随着年龄的增长出现后天差异（Wong et al. 2005）。Fraga等（2005）报道，双胞胎年轻时DNA甲基化数量相近，然而年长后表观遗传修饰的数量和形式都会出现大幅度变化。表观遗传修饰数量、形式的变化是否会引起一些同卵双胞胎出现不同的疾病倾向，这是一个值得研究的问题。然而对于双胞胎或无关联的人之间，这方

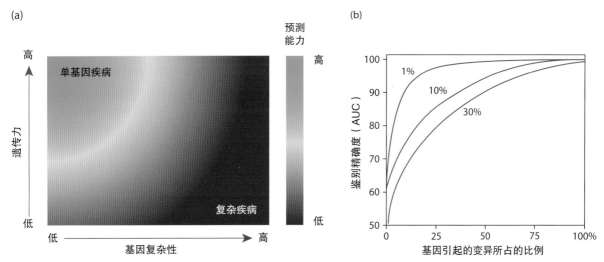

图15-8　个人基因组检测中遗传力、基因复杂性及预测能力之间的关系（a，b）。当遗传力高，基因复杂性低时，预测能力最高。操作特征曲线（AUC）下的面积为鉴别精确度，鉴别精确度是预测人群中个人可能患某种疾病（如牙周炎），或不患某种疾病的能力。AUC是基因组检测中准确将患者从一群患者和非患者中鉴别出来的概率，范围从50%（完全不能鉴别）至100%（完全鉴别）。曲线中百分数代表人群中患某种疾病的风险。潜在的前提是假设总遗传力是可以阐述清楚的，是否可信取决于遗传病因的复杂性。慢性牙周炎的鉴别精确度一直很低；然而，侵袭性牙周炎的鉴别精确度可能会更高（资料来源于：Janssens et al. 2006。Macmillan出版）。

专栏15-5　未来前景

　　最近的GWAS对复杂疾病的遗传学基础提出了有价值的见解，并筛选出许多遗传易感性基因。2014年，美国国家人类基因组研究所（National Human Genome Research Institute, NHGRI; http://www.genome.gov/gwastudies）的GWAS中包含14769个SNPs与超过600个性状关联（Welter et al. 2014）。然而这些基因变异只能解释这些性状中一小部分遗传力（Frazer et al. 2009）。部分是因为GWAS与生俱来的统计学局限性，并且只检测常见的危险变异（专栏15-2）。缺失的遗传力在哪里以及如何揭开未知遗传危险因素还在争论探讨中（Eichler et al. 2010）。几年前GWAS开始的时候，普遍认为复杂疾病是由相当数量的常见变异引起的，其中的一个变异即可解释人群中数个危险因素（叫作常见疾病-常见变异假设）（Pritchard & Cox 2002）。然而这个模型受到所谓的"遗传力缺失问题"的质疑，"遗传力缺失问题"指出GWAS检出的遗传变异位点对疾病的影响非常有限（Maher 2008）。在这种情况下，Gibson指出"横断面研究和家系研究中发现的部分中等效用和中频的变异位点各自能解释人群中部分的疾病危险因素，并不仅仅是这么回事"（Gibson 2011）。因此，遗传变异很大程度上归因于两个因果模型其中的一个。

　　1. 整个等位基因频谱上，大量效用小且常见的变异是遗传疾病易感性的原因。这个假设的前提是常见的遗传变异包含在主要的遗传变异源（专栏15-1）或主要的疾病易感性相关变异中，并且成百上千的不同变异位点对应着一个疾病。GWAS筛选的变异位点仅仅是泊松分布或相似分布得出的最大效用（Gibson 2011）。如果一个人群中，10个常见遗传变异表示10%的风险，那么其余归因于无数的遗传变异，每个变异代表不超过1%的风险及其表型相对危险度<1.1

（Gibson 2011）。疾病是遗传、环境、生活习惯因素相互作用的结果（Feldman & Lewontin 1975; Eichler et al. 2010）。相应的，这个模型叫"无穷小位点模型"（Visscher et al. 2008）。

　　2. 另一个模型是"罕见等位基因模型"。在这个模型中大部分遗传变异是由于

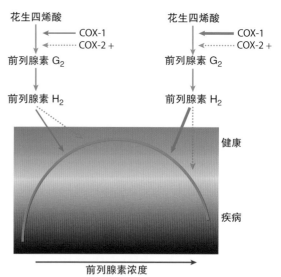

图15-9　假设：常见变异通过建立疾病易感环境来影响基因的表达和活性，并进一步影响不太常见的变异。前列腺素是花生四烯酸在环氧酶COX-1、COX-2及终末前列腺素合成酶的连续氧化作用下，经过生化级联反应的产物。在牙周炎症中，COX-1决定了前列腺素的基线水平，COX-2通过特异性刺激生成前列腺素。半圆代表一个特定人群牙周病损中前列腺素的浓度范围。个体遗传构成、个体生理和周围环境状态之间的相互作用影响前列腺素浓度。曲线末端前列腺素水平很高和很低都表明与疾病相关，中等浓度水平代表生理上健康状态或相对健康状态。在这个假设图中，前列腺素合成路径中的遗传变异可引起一些个体（左，COX-1活性正常；绿色水平箭头表示）前列腺素水平低于其他人（右，COX-1中遗传变异建立的疾病易感环境；绿色加粗箭头表示）。出现变异的个体具有环境易感性，前列腺素浓度水平还在健康范围之内。另一个遗传变异可在炎症刺激下增加COX-2合成（"+"和蓝色虚线表示），引起前列腺素水平升高（遗传学上由环境易感性决定，曲线右侧），超过牙周病前列腺素水平阈值，直至发展成为牙周炎（右边红色的危险区域），然而左侧低浓度的前列腺素水平可调节遗传变异并保持在绿色的健康区域（引自Gibson 2011。来自Macmillan出版社）。

专栏15-5（续）

等位基因频率<1%的高通透突变，这样就显著增加了遗传风险。许多不同的罕见变异会对表型变异产生很大影响（Cirulli & Goldstein 2010）。每一个罕见等位基因变异代表着一种疾病的大部分风险，但不足以解释整个人群中的表型变异。因此，标准化GWAS无法检测到。尽管疾病严重程度很大程度上由罕见易感性基因型决定，但也受到环境（引起罕见变异和常见变异基因外显率的变化）、异位显性或表观遗传的影响（Bodmer & Bonilla 2008）。然而，近期的一项大型研究显示，自身免疫疾病已知的相关基因位点上出现罕见的编码区变异，对常见自身免疫性疾病易感性的影响微乎其微（Hunt et al. 2013）。Bloom等（2013）使用酵母作为模型来研究复杂性状的遗传易感性缺失，结果显示已知的常见遗传变异之间的相互作用可以解释可遗传变异的所有附加作用。这些结果目前还不能支持罕见变异

基因组相关的假设。

多数情况下，这些遗传结构对不同疾病产生不同程度的影响。尽管许多有力的研究结果支持或反对其中一个模型（Gibson 2011），然而目前还缺乏足够的研究数据来解决这一争论。未来几年内关于遗传变异对疾病作用的讨论将集中于常见变异和罕见变异之间的相互关系（Schork et al. 2009）。常见变异通过分子途径影响基因表达和活性，这个明确的假设作为背景，然后罕见变异进一步对疾病易感性产生更大的影响（图15-9）。

图15-9显示，疾病通常是连续生理表现上叠加的阈值依赖反应。

如果只有一部分有遗传因素和/或病菌暴露个体患病，那么慢性炎性疾病（如牙周炎）个体易感性的简单基因解释将不再存在。未来研究面临的挑战是，除了尽可能寻找更多的真正的易感性因素，还需要探寻研究数据之间的相互关系，也就是说SNP-SNP相互作用模式（Renzet al. 2011）。

面可靠的、清楚的研究资料还很少（Eckhardt et al. 2006），概括和阐述其中的机制也需谨慎。模式生物的数据显示表观遗传修饰的变化能够长期甚至隔代影响基因表达（Morgan et al. 1999；Rakyan et al. 2003；Anway et al. 2005）。营养（Wolff et al. 1998；Waterland & Jirtle2003）、化学物质（Li et al. 2003b；Anway et al. 2005；Ho et al. 2006）甚至行为动作（Weaver et al. 2004）等环境和生活习惯因素对疾病表型（Jirtle & Skinner 2007）产生影响，也为表观基因组修饰的机制提供证据。

表观遗传学能充分引起人们的想象，因为大部分情况下它是稳定遗传的，但也会受到环境和生活习惯因素的影响。一个获得性特征能在一生中长期得以保存，甚至遗传至子女。这种现象

引起了广泛的关注，被认为是基因决定论的另一种表现方式（Bird 2007）。怎样将动物研究中获得的表观遗传理论引申用于探究环境因素对人类疾病易感性的影响，将是未来研究中重要的挑战（Rakyan et al. 2011）。

Barros和Offenbacher推测表观遗传修饰在牙周炎中起重要作用（Barros & Offenbacher 2009）。然而到目前为止，只有极少量关于这方面的研究。一些研究分析了候选基因表观遗传修饰在牙周病或其他疾病病理机制中的作用，并得出阳性结果。另外一些研究表明菌斑或菌斑组成是表观遗传修饰的原因。与之前牙周炎中表观遗传学研究相似，这些研究中纳入的样本量较小，且未经重复实验验证，其结果应谨慎解读。Loo和Zhang分别对COX-2基因的修饰进行研究，

两种研究均发现炎性牙龈组织中提取的COX-2 DNA的 CpG二核苷酸位点的甲基化水平高于非炎性牙龈组织，但缺乏关于观察结果的明确的功能性证据（Loo et al.2010；Zhang et al. 2010）。将来大型、系统性的牙周炎相关的表观遗传变异研究将会揭开表观遗传变异在牙周炎病理生理中的作用机制。

从基因易感性到改善口腔保健措施

尽管遗传学研究近年来在大量炎性疾病上取得很大进展，但到目前为止还未能直接提高临床治疗效果。这主要是因为之前提到的大多数遗传疾病的复杂性。大部分已筛选出的常见危险因素仅有中度致病作用，大部分情况下，在分子生物学水平上介导致病作用的基因突变和潜在机制还需进一步研究阐明。此外，目前只有相对较少数量的低风险突变位点得到确认。目前越来越多的基因健康检测用于临床，其潜在效果还有待进一步观察。随着时间的推移，从检测少量基因变异预测一个疾病，发展到检测大型基因组同时预测多个疾病（Janssens & van Duijn 2010）。基因检测的预测能力非常不准确，由于疾病基因复杂程度不同，检测准确性在单基因疾病和多基因疾病中差异很大（Hunter et al. 2008）。单基因疾病如囊性纤维化、Huntington病是完全遗传的，单个基因变异足以致病。检测单基因变异的存在与否可以准确评估未来疾病的发展。图15-8a（专栏15-5）为遗传力和基因复杂性对疾病发展的基因检测的预测能力的影响。当疾病具有高遗传

力、低基因复杂性，如单基因疾病，基因检测预测结果将非常准确。相反的，基因检测对复杂疾病的预测能力是由遗传因素、环境因素、生活习惯因素等综合因素决定的（Janssens & van Duijn 2010）。假设所有遗传变异经筛选确定后，也只有当疾病具有高度遗传力时，基因检测预测才能最大程度地准确区分各种疾病。当疾病拥有非常高的遗传力和非常低的遗传复杂性时，图15-8b为理论上基因检测的最佳预测能力（Wray et al. 2010）。这些疾病通常较为严重，在人群中发病年龄早、发病率低（<1%）。侵袭性牙周炎是牙周病中最严重的表型，并且呈早发性，因此当所有遗传易感因素确定后，基因检测可以准确地在青少年和青春期后预测侵袭性牙周炎。相反的，晚发型疾病（如慢性牙周炎）在人群中发病率高，拥有温和、可变的表型和许多潜在低风险变异，这些基因变异之间或与其他非基因危险因素通过不同方式相互影响。这种非常复杂的、多方面的相互影响引起的风险增高或下降，已经超越了我们基因检测预测模型的统计和计算范围（Janssens & van Duijn 2010）。尽管如此，我们可以预见未来在相当长时间内将患者完整的DNA序列、生化检测结果、环境和行为因素进行综合分析，并在此基础上建立计算机模型来分析患者的身体状况，在患者知情同意下协助医生制订个性化治疗方案。为了便利应用这些资料，国际试点项目已经开始评估科技、技术、财力的可行性，并构建一个体系可以整合个人分析和临床资料用于个性化患者模型。

参考文献

[1] Abecasis, G. R., Altshuler, D., Auton, A. *et al.* (2010). A map of human genome variation from population-scale sequencing. *Nature* **467**, 1061–1073.

[2] Anway, M.D., Cupp, A.S., Uzumcu, M. & Skinner, M.K. (2005). Epigenetic transgenerational actions of endocrine disruptors and male fertility. *Science* **308**, 1466–1469.

[3] Balding, D.J. (2006). A tutorial on statistical methods for population association studies. *Nature Reviews Genetics* **7**, 781–791.

[4] Baltimore, D. (2001). Our genome unveiled. *Nature* **409**, 814–816.

[5] Barros, S.P. & Offenbacher, S. (2009). Epigenetics: connecting environment and genotype to phenotype and disease. *Journal of Dental Research* **88**, 400–408.

[6] Bartels, M., Saviouk, V., de Moor, M.H. *et al.* (2010). Heritability and genome-wide linkage scan of subjective happiness. *Twin Research and Human Genetics* **13**, 135–142.

[7] Bedoui, S., Miyake, S., Lin, Y. *et al.* (2003). Neuropeptide Y (NPY) suppresses experimental autoimmune encephalomyelitis: NPY1 receptor-specific inhibition of autoreactive Th1 responses *in vivo*. *Journal of Immunology* **171**, 3451–3458.

[8] Bird, A. (2007). Perceptions of epigenetics. *Nature* **447**, 396–398.

[9] Bloom, J.S., Ehrenreich, I.M., Loo, W.T., Lite, T.L. & Kruglyak, L. (2013). Finding the sources of missing heritability in a yeast cross. *Nature* **494**, 234–237.

[10] Boackle, S.A. (2013). Advances in lupus genetics. *Current Opinion in Rheumatology* **25**, 561–568.

[11] Bochenek, G., Hasler, R., El Mokhtari, N.E. *et al.* (2013). The large non-coding RNA ANRIL, which is associated with atherosclerosis, periodontitis and several forms of cancer, regulates ADIPOR1, VAMP3 and C11ORF10. *Human Molecular Genetics* **22**, 4516–4527.

[12] Bodmer, W. & Bonilla, C. (2008). Common and rare variants in multifactorial susceptibility to common diseases. *Nature Genetics* **40**, 695–701.

[13] Burt, B.A., Ismail, A.I., Morrison, E.C. & Beltran, E.D. (1990). Risk factors for tooth loss over a 28-year period. *Journal of Dental Research* **69**, 1126–1130.

[14] Casas, J.P., Cooper, J., Miller, G.J., Hingorani, A.D. & Humphries, S.E. (2006). Investigating the genetic determinants of cardiovascular disease using candidate genes and meta-analysis of association studies. *Annals of Human Genetics* **70**, 145–169.

[15] Choi, M., Scholl, U.I., Ji, W., Liu, T., Tikhonova, I.R. *et al.* (2009). Genetic diagnosis by whole exome capture and massively parallel DNA sequencing. *Proceedings of the National Academy of Sciences of the United States of America* **106**, 19096–19101.

[16] Ciancio, S.G., Hazen, S.P. & Cunat, J.J. (1969). Periodontal observations in twins. *Journal of Periodontal Research* **4**, 42–45.

[17] Cirulli, E.T. & Goldstein, D.B. (2010). Uncovering the roles of rare variants in common disease through whole-genome sequencing. *Nature Reviews Genetics* **11**, 415–425.

[18] Corey, L.A., Nance, W.E., Hofstede, P. & Schenkein, H.A. (1993). Self-reported periodontal disease in a Virginia twin population. *Journal of Periodontology* **64**, 1205–1208.

[19] Dalgıc, B., Bukulmez, A. & Sarı S. (2011). Eponym: Papillon–Lefevre syndrome. *European Journal of Pediatrics* **170**, 689–691.

[20] de Haar, S.F., Hiemstra, P.S., van Steenbergen, M.T., Everts, V. & Beertsen, W. (2006). Role of polymorphonuclear leukocyte-derived serine proteinases in defense against *Actinobacillus actinomycetemcomitans. Infection and Immunity* **74**, 5284–5291.

[21] Deloukas, P., Kanoni, S., Willenborg, C. *et al.* (2013). Large-scale association analysis identifies new risk loci for coronary artery disease. *Nature Genetics* **45**, 25–33.

[22] Dimitrov, E.L., DeJoseph, M.R., Brownfield, M.S. & Urban, J.H. (2007). Involvement of neuropeptide Y Y1 receptors in the regulation of neuroendocrine corticotropin-releasing hormone neuronal activity. *Endocrinology* **148**, 3666–3673.

[23] Divaris, K., Monda, K.L., North, K.E. *et al.* (2012). Genome-wide association study of periodontal pathogen colonization. *Journal of Dental Research* **91**, S21–28.

[24] Divaris, K., Monda, K.L., North, K.E. *et al.* (2013). Exploring the genetic basis of chronic periodontitis: a genome-wide association study. *Human Molecular Genetics* **22**, 2312–2324.

[25] Dupont, W.D. & Plummer, W.D., Jr. (1998). Power and sample size calculations for studies involving linear regression. *Controlled Clinical Trials* **19**, 589–601.

[26] Dupuis, J., Langenberg, C., Prokopenko, I. *et al.* (2010). New genetic loci implicated in fasting glucose homeostasis and their impact on type 2 diabetes risk. *Nature Genetics* **42**, 105–116.

[27] Eckhardt, F., Lewin, J., Cortese, R. *et al.* (2006). DNA methylation profiling of human chromosomes 6, 20 and 22. *Nature Genetics* **38**, 1378–1385.

[28] Eichler, E.E., Flint, J., Gibson, G. *et al.* (2010). Missing heritability and strategies for finding the underlying causes of complex disease. *Nature Reviews Genetics* **11**, 446–450.

[29] ENCODE-Project-Consortium (2012). An integrated encyclopedia of DNA elements in the human genome. *Nature* **489**, 57–74.

[30] Ernst, F.D., Uhr, K., Teumer, A. *et al.* (2010). Replication of the association of chromosomal region 9p21.3 with generalized aggressive periodontitis (gAgP) using an independent case-control cohort. *BMC Medical Genetics* **11**, 119.

[31] Eyre, S., Bowes, J., Diogo, D. *et al.* (2012) High-density genetic mapping identifies new susceptibility loci for rheumatoid arthritis. *Nature Genetics* **44**, 1336–1340.

[32] Feldman, M.W. & Lewontin, R.C. (1975). The heritability hang-up. *Science* **190**, 1163–1168.

[33] Foxman, E.F. & Iwasaki, A. (2011). Genome-virome interactions: examining the role of common viral infections in complex disease. *Nature Reviews Microbiology* **9**, 254–64.

[34] Fraga, M.F., Ballestar, E., Paz, M.F. *et al.* (2005). Epigenetic differences arise during the lifetime of monozygotic twins. *Proceedings of the National Academy of Sciences of the United States if America* **102**, 10604–10609.

[35] Franke, A., McGovern, D.P., Barrett, J.C. *et al.* (2010). Genome-wide meta-analysis increases to 71 the number of confirmed Crohn's disease susceptibility loci. *Nature Genetics* **42**, 1118–1125.

[36] Frazer, K.A., Murray, S.S., Schork, N.J. & Topol, E.J. (2009). Human genetic variation and its contribution to complex traits. *Nature Reviews Genetics* **10**, 241–251.

[37] Freitag-Wolf, S., Dommisch, H., Graetz, C. *et al.* (2014) Genome-wide exploration identifies sex-specific genetic effects of alleles upstream *NPY* to increase the risk of severe periodontitis in men. Journal of Clinical Periodontology [Epub ahead of print].

[38] Gatz, M., Reynolds, C.A., Fratiglioni, L. *et al.* (2006). Role of genes and environments for explaining Alzheimer disease. *Archives of General Psychiatry* **63**, 168–174.

[39] Gibson, G. (2011). Rare and common variants: twenty arguments. *Nature Reviews Genetics* **13**, 135–145.

[40] Griffen, A.L., Becker, M.R., Lyons, S. R., Moeschberger, M.L. & Leys, E.J. (1998). Prevalence of *Porphyromonas gingivalis* and periodontal health status. *Journal of Clinical Microbiology* **36**, 3239–3242.

[41] Hewitt, C., McCormick, D., Linden, G. *et al.* (2004). The role of cathepsin C in Papillon-Lefevre syndrome, prepubertal periodontitis, and aggressive periodontitis. *Human Mutations* **23**, 222–228.

[42] Hirschfeld, L. & Wasserman, B. (1978). A long-term survey of tooth loss in 600 treated periodontal patients. *Journal of Periodontology* **49**, 225–237.

[43] Ho, S.M., Tang, W.Y., Belmonte de Frausto, J. & Prins, G.S. (2006). Developmental exposure to estradiol and bisphenol A increases susceptibility to prostate carcinogenesis and epigenetically regulates phosphodiesterase type 4 variant 4. *Cancer Research* **66**, 5624–5632.

[44] Ho, Y.P., Lin, Y.C., Yang, Y.H. *et al.* (2008). Cyclooxygenase-2 Gene-765 single nucleotide polymorphism as a protective factor against periodontitis in Taiwanese. *Journal of Clinical Periodontology* **35**, 1–8.

[45] Hunt, K.A., Mistry, V., Bockett, N.A. *et al.* (2013) Negligible impact of rare autoimmune-locus coding-region variants on missing heritability. *Nature* **498**, 232–235.

[46] Hunter, D.J., Khoury, M.J. & Drazen, J.M. (2008). Letting the genome out of the bottle–will we get our wish? *New England Journal of Medicine* **358**, 105–107.

[47] Hyttinen, V., Kaprio, J., Kinnunen, L., Koskenvuo, M. & Tuomilehto, J. (2003). Genetic liability of type 1 diabetes and the onset age among 22,650 young Finnish twin pairs: a nationwide follow-up study. *Diabetes* **52**, 1052–1055.

[48] Ioannidis, J.P., Ntzani, E.E., Trikalinos, T.A. & Contopoulos-Ioannidis, D.G. (2001). Replication validity of genetic association studies. *Nature Genetics* **29**, 306–309.

[49] Janssens, A.C., Aulchenko, Y.S., Elefante, S. *et al.* (2006). Predictive testing for complex diseases using multiple genes: fact or fiction? *Genetics in Medicine* **8**, 395–400.

[50] Janssens, A.C. & van Duijn, C.M. (2010). An epidemiological perspective on the future of direct-to-consumer personal genome testing. *Investigative Genetics* **1**, 10.

[51] Jirtle, R.L. & Skinner, M.K. (2007). Environmental epigenomics and disease susceptibility. *Nature Reviews. Genetics* **8**, 253–262.

[52] Jostins, L., Ripke, S., Weersma, R.K. *et al.* (2012). Host-microbe interactions have shaped the genetic architecture of inflammatory

bowel disease. *Nature* **491**, 119–124.

[53] Karl, T., Duffy, L. & Herzog, H. (2008). Behavioural profile of a new mouse model for NPY deficiency. *European Journal of Neuroscience* **28**, 173–180.

[54] Kathiresan, S., Newton-Cheh, C. & Gerszten, R.E. (2004). On the interpretation of genetic association studies. *European Heart Journal* **25**, 1378–1381.

[55] Kinane, D.F., Peterson, M. & Stathopoulou, P.G. (2006). Environmental and other modifying factors of the periodontal diseases. *Periodontology 2000* **40**, 107–119.

[56] Klose, R.J. & Bird, A.P. (2006). Genomic DNA methylation: the mark and its mediators. *Trends in Biochemical Science* **31**, 89–97.

[57] Laine, M.L., Loos, B.G. & Crielaard, W. (2010). Gene polymorphisms in chronic periodontitis. *International Journal of Dentistry* **2010**, 324719.

[58] Laine, M.L., Crielaard, W. & Loos, B.G. (2012). Genetic susceptibility to periodontitis. *Periodontology 2000* **58**, 37–68.

[59] Lamell, C.W., Griffen, A.L., McClellan, D.L. & Leys, E.J. (2000). Acquisition and colonization stability of *Actinobacillus actinomycetemcomitans* and *Porphyromonas gingivalis* in children. *Journal of Clinical Microbiology* **38**, 1196–1199.

[60] Lessard, C.J., Adrianto, I., Ice, J.A. *et al.* (2012). Identification of IRF8, TMEM39A, and IKZF3-ZPBP2 as susceptibility loci for systemic lupus erythematosus in a large-scale multiracial replication study. *American Journal of Human Genetics* **90**, 648–660.

[61] Lewis, C. M. (2002) Genetic association studies: design, analysis and interpretation. *Brief Bioinform* **3**, 146–153.

[62] Li, E. (2002). Chromatin modification and epigenetic reprogramming in mammalian development. *Nature Reviews Genetics* **3**, 662–673.

[63] Li, M.D., Cheng, R., Ma, J.Z. & Swan, G.E. (2003a). A meta-analysis of estimated genetic and environmental effects on smoking behavior in male and female adult twins. *Addiction* **98**, 23–31.

[64] Li, S., Hansman, R., Newbold, R., Davis, B. *et al.* (2003b). Neonatal diethylstilbestrol exposure induces persistent elevation of c-fos expression and hypomethylation in its exon-4 in mouse uterus. *Molecular Carcinogenesis* **38**, 78–84.

[65] Lichtenstein, P., Holm, N.V., Verkasalo, P.K. *et al.* (2000). Environmental and heritable factors in the causation of cancer--analyses of cohorts of twins from Sweden, Denmark, and Finland. *New England Journal of Medicine* **343**, 78–85.

[66] Ligthart, L., Boomsma, D.I., Martin, N.G., Stubbe, J.H. & Nyholt, D.R. (2006). Migraine with aura and migraine without aura are not distinct entities: further evidence from a large Dutch population study. *Twin Research in Human Genetics* **9**, 54–63.

[67] Löe, H., Anerud, A., Boysen, H. & Morrison, E. (1986). Natural history of periodontal disease in man. Rapid, moderate and no loss of attachment in Sri Lankan laborers 14 to 46 years of age. *Journal of Clinical Periodontology* **13**, 431–445.

[68] Loo, W.T., Jin, L., Cheung, M.N., Wang, M. & Chow, L.W. (2010). Epigenetic change in E-cadherin and COX-2 to predict chronic periodontitis. *Journal of Translational Medicine* **8**, 110.

[69] Loos, B.G., John, R.P. & Laine, M.L. (2005). Identification of genetic risk factors for periodontitis and possible mechanisms of action. *Journal of Clinical Periodontology* **32 Suppl 6**, 159–179.

[70] Lundy, F.T., El Karim, I.A. & Linden, G.J. (2009) Neuropeptide Y (NPY) and NPY Y1 receptor in periodontal health and disease. *Archives of Oral Biolgy* **54**, 258–262.

[71] MacGregor, A.J., Snieder, H., Rigby, A.S. *et al.* (2000). Characterizing the quantitative genetic contribution to rheumatoid arthritis using data from twins. *Arthritis & Rheumatology* **43**, 30–37.

[72] Maher, B. (2008). Personal genomes: The case of the missing heritability. *Nature* **456**, 18–21.

[73] Manolio, T.A. (2010). Genomewide association studies and assessment of the risk of disease. *New England Journal of Medicine* **363**, 166–176.

[74] Manolio, T. A., Collins, F. S., Cox, N. J. *et al.* (2009). Finding the missing heritability of complex diseases. *Nature* **461**, 747–753.

[75] Marazita, M.L., Burmeister, J.A., Gunsolley, J.C. *et al.*(1994). Evidence for autosomal dominant inheritance and race-specific heterogeneity in early-onset periodontitis. *Journal of Periodontology* **65**, 623–630.

[76] McCarthy, M.I., Abecasis, G.R., Cardon, L.R. *et al.* (2008). Genome-wide association studies for complex traits: consensus, uncertainty and challenges. *Nature Reviews Genetics* **9**, 356–369.

[77] McClellan, J.M., Susser, E. & King, M.C. (2007) Schizophrenia: a common disease caused by multiple rare alleles. *Br J Psychiatry* **190**, 194–199.

[78] McFall, W.T., Jr. (1982). Tooth loss in 100 treated patients with periodontal disease. A long-term study. *Journal of Periodontology* **53**, 539–549.

[79] McGue, M. (1992). When assessing twin concordance, use the probandwise not the pairwise rate. *Schizophrenia Bulletin* **18**, 171–176.

[80] McPherson, R., Pertsemlidis, A., Kavaslar, N. *et al.* (2007). A common allele on chromosome 9 associated with coronary heart disease. *Science* **316**, 1488–1491.

[81] Mercer, T.R., Dinger, M.E. & Mattick, J.S. (2009). Long non-coding RNAs: insights into functions. *Nature Reviews Genetics* **10**, 155–159.

[82] Michalowicz, B.S. (1994). Genetic and heritable risk factors in periodontal disease. *Journal of Periodontology* **65**, 479–488.

[83] Michalowicz, B.S., Aeppli, D., Virag, J.G. *et al.* (1991). Periodontal findings in adult twins. *Journal of Periodontology* **62**, 293–299.

[84] Michalowicz, B.S., Diehl, S.R., Gunsolley, J.C. *et al.* (2000). Evidence of a substantial genetic basis for risk of adult periodontitis. *Journal of Periodontology* **71**, 1699–1707.

[85] Morgan, H.D., Sutherland, H.G., Martin, D.I. & Whitelaw, E. (1999). Epigenetic inheritance at the agouti locus in the mouse. *Nature Genetics* **23**, 314–318.

[86] Morgan, T.M., Krumholz, H.M., Lifton, R.P. & Spertus, J.A. (2007). Nonvalidation of reported genetic risk factors for acute coronary syndrome in a large-scale replication study. *Journal of the American Medical Association* **297**, 1551–1561.

[87] Morris, A.P., Voight, B.F., Teslovich, T.M. *et al.* (2012). Large-scale association analysis provides insights into the genetic architecture and pathophysiology of type 2 diabetes. *Nature Genetics* **44**, 981–990.

[88] Murray, R.Z., Kay, J.G., Sangermani, D.G. & Stow, J.L. (2005). A role for the phagosome in cytokine secretion. *Science* **310**, 1492–1495.

[89] Ng, S.B., Bigham, A.W., Buckingham, K.J. *et al.* (2010a). Exome sequencing identifies MLL2 mutations as a cause of Kabuki syndrome. *Nature Genetics* **42**, 790–793.

[90] Ng, S.B., Buckingham, K.J., Lee, C. *et al.* (2010b). Exome sequencing identifies the cause of a Mendelian disorder. *Nature Genetics* **42**, 30–35.

[91] Painsipp, E., Herzog, H., Sperk, G. & Holzer, P. (2011). Sex-dependent control of murine emotional-affective behaviour in health and colitis by peptide YY and neuropeptide Y. *British Journal of Pharmacology* **163**, 1302–1314.

[92] Pandey, R.R., Mondal, T., Mohammad, F. *et al.* (2008). Kcnq1ot1 antisense noncoding RNA mediates lineage-specific transcriptional silencing through chromatin-level regulation. *Molecular Cell* **32**, 232–246.

[93] Pasmant, E., Laurendeau, I., Heron, D. *et al.* (2007). Characterization of a germ-line deletion, including the entire INK4/ARF locus, in a melanoma-neural system tumor family: identification of ANRIL, an antisense noncoding RNA whose expression coclusters with ARF. *Cancer Research* **67**, 3963–3969.

[94] Poulsen, P., Kyvik, K.O., Vaag, A. & Beck-Nielsen, H. (1999). Heritability of type II (non-insulin-dependent) diabetes mellitus and abnormal glucose tolerance--a population-based twin study. *Diabetologia* **42**, 139–145.

[95] Pritchard, J.K. & Cox, N.J. (2002). The allelic architecture of human disease genes: common disease-common variant...or not? *Human Molecular Genetics* **11**, 2417–2423.

[96] Rakyan, V.K., Chong, S., Champ, M.E. *et al.* (2003). Transgenerational inheritance of epigenetic states at the murine Axin(Fu) allele occurs after maternal and paternal transmission. *Proceedings of the National Academy of Sciences of the United States of America* **100**, 2538–2543.

[97] Rakyan, V.K., Down, T.A., Balding, D.J. & Beck, S. (2011). Epigenome-wide association studies for common human diseases. *Nature Reviews Genetics* **12**, 529–541.

[98] Rao, N.V., Rao, G.V. & Hoidal, J.R. (1997). Human dipeptidyl-peptidase I. Gene characterization, localization, and expression. *Journal of Biological Chemistry* **272**, 10260–10265.

[99] Renz, H., von Mutius, E., Brandtzaeg, P. *et al.* (2011). Gene-environment interactions in chronic inflammatory disease. *Nature Immunology* **12**, 273–277.

[100] Ryu, O.H., Choi, S.J., Firatli, E. *et al.* (2005). Proteolysis of macrophage inflammatory protein-1alpha isoforms LD78beta and LD78alpha by neutrophil-derived serine proteases. *Journal of Biological Chemistry* **280**, 17415–17421.

[101] Samani, N.J., Erdmann, J., Hall, A.S. *et al.* (2007). Genomewide association analysis of coronary artery disease. *New England Journal of Medicine* **357**, 443–453.

[102] Schäfer, A.S., Richter, G.M., Groessner-Schreiber, B. *et al.* (2009). Identification of a shared genetic susceptibility locus for coronary heart disease and periodontitis. *PLoS Genetics* **5**, e1000378.

[103] Schäfer, A.S., Richter, G.M., Nothnagel, M. *et al.* (2010a). COX-2 is associated with periodontitis in Europeans. *Journal of Dental Research* **89**, 384–388.

[104] Schäfer, A.S., Richter, G.M., Nothnagel, M. *et al.* (2010b). A genome-wide association study identifies GLT6D1 as a susceptibility locus for periodontitis. *Human Molecular Genetics* **19**, 553–562.

[105] Schäfer, A.S., Richter, G.M., Dommisch, H. *et al.* (2011). CDKN2BAS is associated with periodontitis in different European populations and is activated by bacterial infection. *Journal of Medical Genetics* **48**, 38–47.

[106] Schäfer, A.S., Bochenek, G., Manke, T. *et al.* (2013). Validation of reported genetic risk factors for periodontitis in a large-scale replication study. *Clinical Periodontology* **40**, 563–572.

[107] Schork, N.J., Murray, S.S., Frazer, K.A. & Topol, E.J. (2009). Common vs. rare allele hypotheses for complex diseases. *Current Opinion in Genetic Development* **19**, 212–219.

[108] Schousboe, K., Willemsen, G., Kyvik, K.O. *et al.* (2003). Sex differences in heritability of BMI: a comparative study of results from twin studies in eight countries. *Twin Research* **6**, 409–421.

[109] Silventoinen, K., Sammalisto, S., Perola, M. *et al.* (2003). Heritability of adult body height: a comparative study of twin cohorts in eight countries. *Twin Research* **6**, 399–408.

[110] Slatkin, M. (2008). Linkage disequilibrium--understanding the evolutionary past and mapping the medical future. *Nature Reviews Genetics* **9**, 477–485.

[111] Speliotes, E.K., Willer, C.J., Berndt, S.I. *et al.* (2010). Association analyses of 249,796 individuals reveal 18 new loci associated with body mass index. *Nature Genetics* **42**, 937–948.

[112] Stenson, P.D., Mort, M., Ball, E.V. *et al.* (2009). The Human Gene Mutation Database: 2008 update. *Genome Medicine* **1**, 13.

[113] Sullivan, P.F., Neale, M.C. & Kendler, K.S. (2000). Genetic epidemiology of major depression: review and meta-analysis. *American Journal of Psychiatry* **157**, 1552–1562.

[114] Sullivan, P.F., Kendler, K.S. & Neale, M.C. (2003). Schizophrenia as a complex trait: evidence from a meta-analysis of twin studies. *Archives of General Psychiatry* **60**, 1187–1192.

[115] Talbert, P.B. & Henikoff, S. (2006). Spreading of silent chromatin: inaction at a distance. *Nature Reviews Genetics* **7**, 793–803.

[116] The-1000-Genomes-Project-Consortium. (2010). A map of human genome variation from population-scale sequencing. *Nature* **467**, 1061–1073.

[117] The-International-HapMap-Consortium. (2005). A haplotype map of the human genome. *Nature* **437**, 1299–1320.

[118] Toomes, C., James, J., Wood, A.J. *et al.* (1999). Loss-of-function mutations in the cathepsin C gene result in periodontal disease and palmoplantar keratosis. *Nature Genetics* **23**, 421–424.

[119] Trott, J.R. & Cross, H.G. (1966). An analysis of the principle reasons for tooth extractions in 1813 patients in Manitoba. *Dental Practitioner and Dental Record* **17**, 20–27.

[120] Van der Velden, U., Abbas, F., Armand, S. *et al.* (2006). Java project on periodontal diseases. The natural development of periodontitis: risk factors, risk predictors and risk determinants. *Journal of Clinical Periodontology* **33**, 540–548.

[121] Van Winkelhoff, A.J., Loos, B.G., van der Reijden, W.A. & van der Velden, U. (2002). *Porphyromonas gingivalis*, *Bacteroides forsythus* and other putative periodontal pathogens in subjects with and without periodontal destruction. *Journal of Clinical Periodontology* **29**, 1023–1028.

[122] Venter, J.C., Adams, M.D., Myers, E.W. *et al.* (2001). The sequence of the human genome. *Science* **291**, 1304–1351.

[123] Visel, A., Zhu, Y., May, D. *et al.* (2010). Targeted deletion of the 9p21 non-coding coronary artery disease risk interval in mice. *Nature* **464**, 409-412.

[124] Visscher, P.M., Hill, W.G. & Wray, N.R. (2008). Heritability in the genomics era--concepts and misconceptions. *Nature Reviews. Genetics* **9**, 255–266.

[125] Waterland, R.A. & Jirtle, R.L. (2003). Transposable elements: targets for early nutritional effects on epigenetic gene regulation. *Molecular and Cellular Biology* **23**, 5293–5300.

[126] Weaver, I.C., Cervoni, N., Champagne, F.A. *et al.* (2004). Epigenetic programming by maternal behavior. *Nature Neuroscience* **7**, 847–854.

[127] Welter, D., MacArthur, J., Morales, J. *et al.* (2014). The NHGRI GWAS Catalog, a curated resource of SNP-trait associations. *Nucleic Acids Research* **42**, D1001–1006.

[128] Wilkening, S., Chen, B., Bermejo, J.L. & Canzian, F. (2009). Is there still a need for candidate gene approaches in the era of genome-wide association studies? *Genomics* **93**, 415–419.

[129] Wolff, L.F., Aeppli, D.M., Pihlstrom, B. *et al.* (1993). Natural distribution of 5 bacteria associated with periodontal disease. *Journal of Clinical Periodontology* **20**, 699–706.

[130] Wolff, G.L., Kodell, R.L., Moore, S.R. & Cooney, C.A. (1998). Maternal epigenetics and methyl supplements affect agouti gene expression in Avy/a mice. *FASEB Journal* **12**, 949–957.

[131] Wong, A.H., Gottesman, I.I., & Petronis, A. (2005). Phenotypic differences in genetically identical organisms: the epigenetic perspective. *Human Molecular Genetics* **14 Spec No** 1, R11–18.

[132] Wray, N.R., Yang, J., Goddard, M.E. & Visscher, P.M. (2010). The genetic interpretation of area under the ROC curve in genomic profiling. *PLoS Genetics* **6**, e1000864.

[133] WTCCC. (2007). Genome-wide association study of 14,000 cases of seven common diseases and 3,000 shared controls. *Nature* **447**, 661–678.

[134] Xie, C.J., Xiao, L.M., Fan, W.H., Xuan, D.Y. & Zhang, J.C. (2009). Common single nucleotide polymorphisms in cyclooxygenase-2 and risk of severe chronic periodontitis in a Chinese population. *Journal of Clinical Periodontology* **36**, 198–203.

[135] Yap, K.L., Li, S., Munoz -Cabello, A.M. *et al.* (2010). Molecular interplay of the noncoding RNA ANRIL and methylated histone H3 lysine 27 by polycomb CBX7 in transcriptional silencing of INK4a. *Molecular Cell* **38**, 662–674.

[136] Zabaneh, D. & Balding, D.J. (2010). A genome-wide association study of the metabolic syndrome in Indian Asian men. *PLoS One* **5**, e11961.

[137] Zdravkovic, S., Wienke, A., Pedersen, N.L. *et al.* (2002). Heritability of death from coronary heart disease: a 36-year follow-up of 20 966 Swedish twins. *Journal of Internal Medicine* **252**, 247–254.

[138] Zhang, S., Barros, S.P., Niculescu, M.D. *et al.* (2010). Alteration of PTGS2 promoter methylation in chronic periodontitis. *Journal of Dental Research* **89**, 133–137.

[139] Zhu, G., Evans, D.M., Duffy, D.L. *et al.* (2004). A genome scan for eye color in 502 twin families: most variation is due to a QTL on chromosome 15q. *Twin Research* **7**, 197–210.

第5部分：殆创伤
Trauma from Occlusion

第16章

殆创伤：牙周组织

Trauma from Occlusion: Periodontal Tissues

Jan Lindhe[1], Ingvar Ericsson[2]

[1] Department of Periodontology, Institute of Odontology, The Sahlgrenska Academy at University of Gothenburg, Gothenburg, Sweden

[2] Department of Prosthodontic Dentistry, Faculty of Odontology, Malmo University, Malmo, Sweden

定义和术语

殆创伤是用来形容牙周组织由于咀嚼肌力过大而导致的一种病理或适应性改变。它只是用于形容牙周组织改变的众多术语之一。其他常用的术语还有：创伤性殆、殆创伤、创伤来源殆、牙周创伤和过大殆力。除了牙周组织，过度的咬合力可能还会对其他组织如颞下颌关节、咀嚼肌、牙髓组织等造成创伤。本章仅阐述殆创伤对牙周组织的作用。

殆创伤被Stillman（1917）定义为：闭口运动对牙齿的支持组织造成伤害的一种状况。1978年，世界卫生组织将殆创伤定义为："当牙齿由于对颌牙的直接或间接的压力而导致的牙周组织创伤。"殆创伤是由于过大的咬合力造成的对支持组织的伤害。

在早接触中，创伤可能作用于单颗或多颗牙齿。殆创伤可能与其他疾病如咬合过紧和磨牙症同时发生，也可能与前磨牙或前牙的缺失或移动导致的上颌前牙的缓慢移动等伴随发生。

在文献中，常将与殆创伤有关的组织创伤分为原发性殆创伤和继发性殆创伤两类。原发性殆创伤是指牙周组织正常的牙齿发生的组织反应（创伤），而继发性殆创伤是指咬合力对高度下降的牙周组织造成创伤的情况。对原发性和继发性损伤——原发性和继发性殆创伤——进行分类没有特别的意义，因为殆创伤的后果，即牙周膜的改变是相似的，且与目标组织即牙周组织的高度无关。然而，殆创伤的症状只出现在以下情况：在咬合力很大时，受力牙周围的牙周组织为了承担或分散咬合力而必须改变其位置和受力牙的稳定性时，理解以上观点非常重要。这说明，在牙周组织高度严重降低时，即使相对较小的力也可能导致创伤性损伤或牙周组织的适应性改变。

殆创伤与菌斑相关性牙周病

　　自从Karolyi (1901) 提出"殆创伤"和"牙槽脓肿"之间关系的假说以来，出现了各种验证该假说正确性的观点。在20世纪30年代，Box（1935）和Stones（1938）分别在山羊和猴子身上做了动物实验，结果表明"在与一颗或多颗牙相关的垂直袋形成的牙周病中，殆创伤可能是其病理因素（Stones 1938）"。然而，Box和Stones的实验受到了质疑，因为他们缺乏合适的对照，并且他们的设计并不能得出对应的结论。

　　殆创伤与菌斑相关性疾病的关系的讨论在1955—1970年间常见于"病例报告"或"个人观点"等形式。尽管这些"轶闻"般的数据在临床牙科学中也许具有一定的价值，但显然学术研究需要更加中肯的结论。以研究为基础的结论并不总是无可争议的，它们需要读者的批评，而"轶闻"则不需要。在本章中即将讨论的数据来源于以下3类数据：（1）人类尸体解剖组织；（2）临床实验；（3）动物实验。

人类尸体解剖标本

　　对人类尸体解剖标本的数据分析有时并不容易。相关部位的组织学切片可以根据以下几点来检测：（1）牙周病损的部位；（2）微生物在邻近牙根表面的存在和根尖周的扩散。除此以外；（3）被检查牙齿的预期松动度；（4）详细检查下的"咬合情况"也会被纳入考虑。显然，在描述咬合、菌斑和牙周病损的因果关系时，从尸体上获得的样本仅能获得有限或可信度不高的价值。因此毫无疑问，从此类研究中所得到的"结论"将具有争议性。我们最好通过比较"Glickman观点"和"Waerhaug观点"来阐明殆创伤在牙周病病理过程中发挥的作用。

Glickman观点

　　Glickman（1965，1967）宣称：如果异常的力作用于感染患牙，菌斑相关性牙龈病损的蔓延

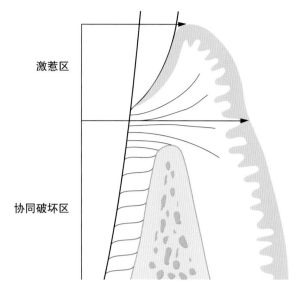

图16-1　根据Glickman观点，激惹区和协同破坏区的图示。

方式可能会改变。这意味着"创伤性的牙齿"的牙周组织进行性破坏的特点可能与"非创伤性牙齿"不同。根据Glickman的观点，与简单的菌斑相关性病损中发生的平均的牙周膜和牙槽骨破坏（骨上袋和水平型骨吸收）不同，在还要承受异常咬合力的位点发生的破坏是角形吸收和骨下袋。

　　由于Glickman关于殆创伤促进了菌斑相关性病损进展的观点经常被引用，因此，将在这里详述他的观点。牙周结构被分为两个区域（图16-1）：

　　1. 激惹区。

　　2. 协同破坏区。

　　激惹区包括边缘龈和牙间牙龈。该区域的软组织仅在一侧与硬组织（牙齿）交界，因此不受咬合力的影响。所以，该处组织的牙龈病损是由于对菌斑的反应而产生。根据Glickman的学说，在"无创伤"牙处的牙龈病损，首先通过根尖方向的牙槽骨发展，随后仅能扩散至牙周膜区域。该病损的发展导致了水平（横向）的骨吸收。

　　协同破坏区包括根面牙骨质（矿化组织）、牙周膜和牙槽骨（矿化组织）。它的冠方界限是越隔组牙龈（牙间）和牙槽胶原纤维束（图16-1）。在此区域的组织可能会成为殆创伤引起病损的部位。

在协同破坏区和激惹区交界处的纤维束被认为受到两种方向的影响：

1. 来自激惹区的炎性牙龈病损。

2. 来自协同破坏区的创伤引起的病变。

由于受到两个不同方向的影响，纤维束可能会溶解并且/或者以与根面平行的方向排列。在激惹区的牙龈病损可能会直接扩散至（暴露于创伤的）牙周膜（如不通过牙槽骨）（图16-2）。菌斑相关性炎症的"正常"传播途径导致角形骨缺损。在一篇综述中，Glickman（1967）阐明：

在一颗或多颗牙联合出现角形骨缺损和骨下袋时，殆创伤是重要的致病因子（协同破坏因子）（图16-3）。

Waerhaug观点

与Glickman相似，Waerhaug同样进行了尸体解剖（图16-4），不过他另外还检测了菌斑和相关的外围炎性细胞浸润及邻近牙槽骨表面间的距离。他的检测结果表明：角形骨吸收和骨下袋经常同时发生于未受殆创伤影响的牙齿。换而言之，他否认了殆创伤在牙龈炎症向协同破坏区扩散中的作用。

根据Waerhaug理论，结缔组织附着和牙周围骨的丧失是由于龈下菌斑和炎症共同导致的结果。Waerhaug推断，当一颗牙齿的龈下菌斑比邻牙更靠近根方并且牙根周围的牙槽骨的量更大时，将会出现角形骨吸收和骨下袋。Waerhaug的研究支持了Prichard（1965）和Manson（1976）的理论，该理论认为支持结构的丧失是牙槽骨的结构和骨量与邻近根面上菌斑的根向扩展相互作用的结果。

结论：显而易见的是，在研究关于创伤和进展性牙周炎的"因果"关系时，尸体解剖标本具有局限性。因此，这一研究领域的结论并

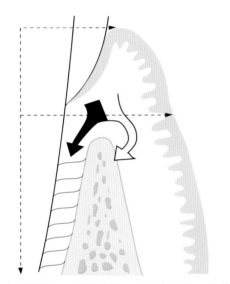

图16-2　如果牙齿没有受到创伤，在破坏区的炎性病变可能会扩展至牙槽骨（空心箭头示）；而在受到创伤的患牙，炎症会直接扩展至牙周膜（实心箭头示）。

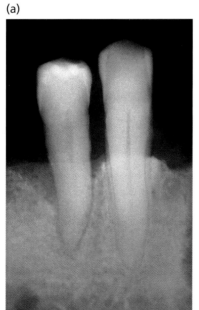 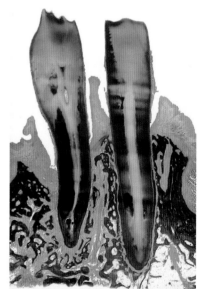

图16-3　（a）下颌前磨牙-尖牙区的影像。注意在前磨牙远中的角形骨吸收。（b）为（a）图的近远中向组织学切片。注意在前磨牙远中的骨下袋（来源：Glickman & Smulow 1965。转载自the American Academy of Periodontology）。

(a)

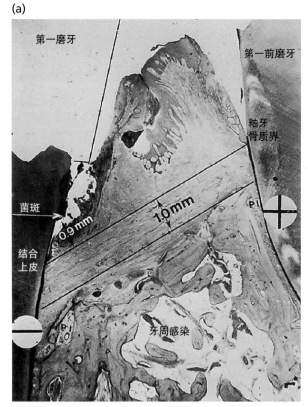

(b)

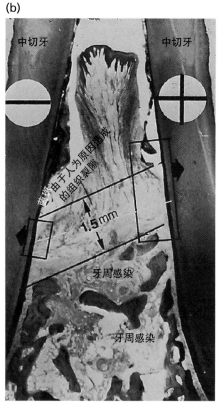

图16-4　（a，b）角形骨缺损的邻间隙部位的显微图片。"–"代表未受到创伤的牙齿，"+"代表受到殆创伤的牙齿。在"–"和"+"之间，结合上皮（junctional epithelium ,JE）根方的细胞和支持牙槽骨的距离为1～1.5 mm，而菌斑的根方区和JE的根方细胞之间的距离大约为1mm。由于JE的根方细胞和龈下菌斑位于两颗相邻牙齿的不同水平，牙槽嵴顶的边界变得倾斜。从这个部位拍出的牙片可能会显示在非创伤牙齿（"–"）上出现的角形骨吸收。

未得到广泛的认可。一些临床医生倾向于接受Glickman的结论，即殆创伤是牙周病的促进因素（如Macapanpan & Weinmann 1954; Posselt & Emslie 1959; Glickman & Smulow 1962, 1965）。而另一些临床医生更支持Waerhaug的观点，认为殆创伤与牙周组织破坏的程度没有关系（如Lovdahl et al. 1959; Belting & Gupta 1961; Baer et al. 1963; Waerhaug 1979）。

临床实验

　　除了角形骨缺损和骨下袋，牙齿动度的增加也常被认为是殆创伤的重要特征之一。关于牙齿动度的更详细介绍，可参考第52章。关于松动牙的牙周情况的数据常常说法不一。在Rosling等（1976）所做的一个临床研究中，具有多个角形骨缺损和松动牙齿的重度牙周炎患者接受了抗菌疗法（如翻瓣术后的龈下刮治）。通过探诊附着

水平和影像学检查来判断其治愈情况。学者们认为："松动患牙和不松动患牙的骨下袋愈合程度相同"。而在另一项研究中，Fleszar等（1980）报道了包括抗菌疗法和调殆的牙周治疗对牙齿动度的影响。他们的结论是"与那些具有同样严重症状的不松动的患牙相比""牙周治疗对松动患牙的牙周袋的治疗效果并不好（包括牙清创术）"。

　　Pilhstrom等（1986）通过对上颌第一磨牙进行一系列临床和影像学检查，研究了殆创伤与牙周炎的关系，研究的指标包括：探诊深度、探诊附着水平、牙齿动度、磨耗平面、菌斑和牙石、牙槽骨高度以及增宽的牙周膜间隙。研究者们从他们的实验中得出结论：动度增加和牙周膜间隙增宽的患牙比没有这些症状的牙齿具有更深的牙周袋、更多的附着丧失，以及更少的骨支持。

　　在另一临床实验研究中，Burgett等（1992）

研究了调骀在牙周炎治疗中的作用。50名牙周炎患者做了根面平整术±翻瓣手术。50名患者中的22位还接受了全面的调骀。2年后的复查显示接受了根面平整和调骀联合治疗的患者比没有接受调骀的患者平均探诊附着增加了0.5mm。

Nunn和Harrel（2001）及Harrel和Nunn（2001）在两个研究中检测了骀异常与牙周炎的关系。他们的样本包括90名接受过牙周治疗并且至少有2份包括骀分析的（分别≥1年的）完整的牙周记录。检查了这些患者的探诊深度、牙齿动度以及根分叉情况（在多根牙中）。此外还检查了骀接触关系，如：（1）正中关系和正中骀位的差异；（2）工作侧和非工作侧的下颌骨前伸运动（侧方和前方）的早接触。随后给每名患者都制订了包含牙周和咬合的治疗计划。约1/3的患者放弃治疗，约20名患者仅接受牙周非手术治疗（non-surgical approach to periodontal therapy，SRP），约50%患者接受了全面的治疗，包括手术袋消除术（牙周清创术；SRP+手术）以及调骀（如果需要的话）。SRP组的部分患牙给予调骀治疗，而另一些有骀异常的患牙不予调骀治疗。他们发现有骀异常的患牙与没有骀"创伤"的患牙相比，牙周袋更深、牙动度更大，同时接受了SRP和调骀治疗的患牙的预后较仍存在骀异常的患牙要好（牙周袋变浅）。

上述的一些研究结果一定程度上支持了骀创伤（和增加的牙动度）可能对牙周组织有害。然而，Neiderud等（1992）在一项比格犬的研究中发现，牙龈健康（组织附着高度正常）的松动牙的组织变化可能会降低牙周组织对探诊的阻力。换而言之，在记录其他方面相似的两颗患牙（一颗不松动而另一颗松动）的探诊深度时，探针尖在松动患牙中会多刺入0.5mm深。在解读上述临床数据时，必须考虑这一发现。

由于不管是尸体解剖标本还是临床实验数据都不能很好地判定骀创伤在牙周病理学中的作用，因此在这个特殊领域中很有必要考虑动物实验的作用。

动物实验

正畸类型创伤

在早期实验中，只有一种方法被用来研究牙周组织对作用力的反应。在不同的时期收集包括牙齿和牙周组织在内的尸体解剖样本，用来做组织学检查。切片分析（Häupl & Psansky 1938; Reitan 1951; Mühlemann & Herzog 1961; Ewen & Stahl 1962; Waerhaug & Hansen 1966; Karring et al. 1982）发现，当牙齿承受了超过它可以承受和分散范围的一定大小、频率及持续时间的侧方力时，一些已知的反应将在牙周膜中发展，最终导致牙周结构为了功能改变的需要而发生了适应性的改变。如果牙冠被这种水平方向的力所影响，牙齿将向力的方向发生倾斜（图16-5）。这种力将导致在牙周组织的边缘和根尖部分产生压力和张力区。在压力区的组织反应具有轻微炎症的特点（血管数目和血管通透性增加，血栓形成以及细胞和胶原纤维束的降解）。假如力的大小在一定范围内，牙周膜细胞的活力将维持，破骨细胞将很快出现在压力区的骨小窝表面。于是，直接骨吸收的过程启动了。

倾斜移动

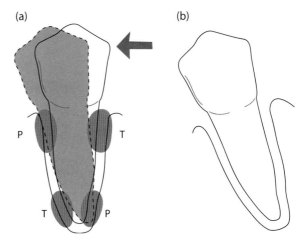

图16-5　（a）如果牙冠受到了过多的水平向力（箭头所示），压力（P）和张力（T）区会在牙周膜的边缘和根尖区域延伸。牙槽骨上结缔组织仍然不受作用力的影响。在压力和张力区，会发生组织改变，甚至牙齿将沿着力的方向倾斜。（b）当骀创伤消失，牙周组织将完全再生。龈牙上皮不会发生根向迁移。

如果是非常大的力，那么压力区的牙周组织可能会发生坏死或透明化。"直接骨吸收"将不会发生。相反，应力集中较低的时候，破骨细胞将在相邻骨组织的骨髓腔中出现，被称为"间接骨吸收"的破坏过程启动了。通过这一反应，周围的骨组织开始吸收，直到压力区中的透明组织发生了突破。这一突破导致这一区域的压力减小，邻近区域牙周组织或周围骨组织的细胞将长入压力区以取代之前的透明组织，从而完成了重建"直接骨吸收"的首要条件。不管骨吸收是直接型还是间接型，牙齿将在力的方向上移动或倾斜。

伴随着压力区的组织学改变，为维持牙周组织的正常宽度，在张力区内，骨组织发生重建。由于压力区和张力区的组织反应，牙齿松动度将增加。当牙齿移动（或倾斜）至力作用无效的区域时，牙周组织将在压力区和张力区发生愈合，而牙齿在它的新位置上稳定下来。在正畸移动（倾斜）过程中，无论是牙龈炎症还是附着丧失都不会在牙周健康的牙齿上发生。

这些组织反应与发生在正畸治疗中的牙整体移动的反应没有根本性不同（Reitan 1951）。主要的差异在于压力区和张力区，由于力方向的不同，压力区和张力区主要沿着根面在冠根方向延伸，而非点移动（图16-6）。无论是结合了倾斜移动还是牙整体移动，牙槽骨上结缔组织都不会受影响。单方向作用于牙冠的力，不会引起牙龈炎性反应或结缔组织附着的丧失。

然而也有研究表明，导致整体（或倾斜）移动的正畸力可能会造成牙龈退缩和附着丧失（Steiner et al. 1981; Wennström et al. 1987）。在有牙龈炎症的部位，牙周附着会被破坏，特别是当牙齿在通过牙槽突表面移动时。在这样的部位，如果覆盖的软组织较薄，可能会发生骨裂（在牙齿移动的方向）和牙龈退缩（附着丧失）。

一些仅有单侧创伤作用于牙的研究提出了不同的看法（Wentz et al. 1958）。与上述动物实验不同，在人体中，作用于一侧的𬌗力会更换至另

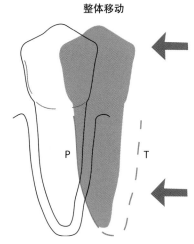

整体移动

图16-6　当牙齿受到可以造成"牙整体移动"的力时，如在正畸治疗中，根据力的方向产生的压力（pressure，P）和张力（tension，T），会扩展至整个牙体表面。牙槽骨上方结缔组织不受牙齿倾斜或牙体整体移动的影响。因此，这种力不会引起牙龈的炎症反应，而且龈牙上皮也不会发生根向迁移。

一侧。这样的力被称为摇晃力。

摇晃力创伤

具有正常高度的健康牙周组织

研究表明，无论颊/舌向还是近远中向的创伤力都是作用于牙冠的，而牙齿并不会向远离作用力的方向移动（Wentz et al. 1958; Glickman & Smulow 1968; Svanberg & Lindhe 1973; Meitner 1975; Ericsson & Lindhe 1982）。结合"摇晃类型的创伤"，压力和张力区并没有清晰的定义，而在摇晃牙齿的两侧同时存在压力和张力（图16-7）。

联合的摇晃力激起的牙周膜组织反应与正畸移动的牙齿的压力区中发生的反应极其相似，但也有一个重要的差异。摇晃牙齿的牙周膜宽度在牙齿的两侧都逐渐增加。在牙周膜的宽度逐渐增加时：（1）在牙周膜组织中发生了炎性改变；（2）发生了活动性的骨吸收；（3）牙齿表现出逐渐增加（进展性）的动度。当作用力的效果被增加的牙周膜宽度所补偿时，牙周膜并没有表现出血管增多或血管通透性增加。牙齿动度增加，但动度并没有表现出进展性的特点。应

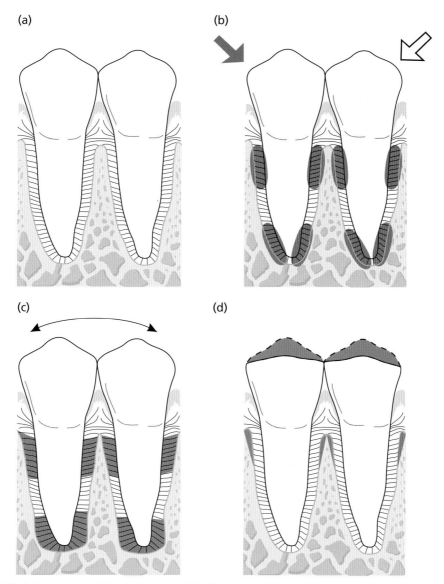

图16-7　如图中箭头所示，两颗牙周组织健康的下颌前磨牙（a）受到了摇晃力（b）。压力张力联合区（圆圈中的区域）出现了急性炎症的特点，包括胶原降解、骨吸收和牙骨质吸收。由于骨吸收的作用，牙周膜间隙在牙齿两侧和根尖区逐渐增大。（c）当牙周膜间隙宽度增加，导致作用力的效果下降时，牙周组织的炎症反应消失。骨上结缔组织不受摇晃力的影响，龈牙上皮不会发生根向迁移。（d）调殆后，牙周组织恢复正常，牙齿恢复稳定。

区分牙齿松动是单纯的牙齿松动（increased tooth mobility）还是"进行性松动"（progressive tooth mobility）。

　　在牙周健康的动物身上所做的摇晃型创伤实验中，牙槽骨上结缔组织并没有受到殆力的影响。这意味着在实验开始时健康的牙龈最后仍然是健康的。实验还观察到明显的牙龈炎症并没有被摇晃力所加重。

高度降低的健康牙周组织

　　进行性牙周病的特点是牙龈炎症和逐渐发展的附着丧失和牙槽骨吸收。牙周病的治疗，也就是菌斑和牙石的去除以及病理性深牙周袋的消除，将恢复牙周组织的健康，但无法恢复降低的高度。问题在于，高度降低的健康牙周组织是否和正常牙周组织一样对创伤性的殆力（继发性殆

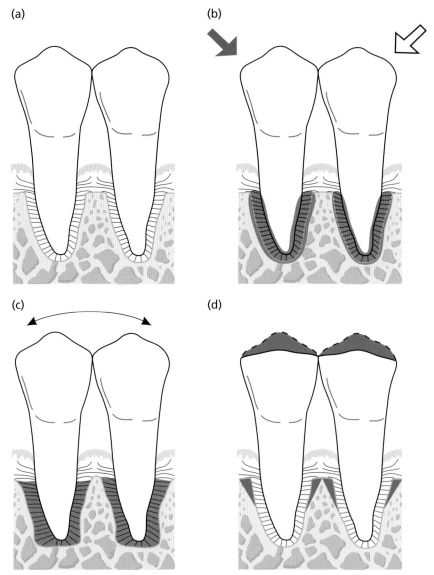

图16-8　（a）高度下降的健康牙周组织。（b）如果这样的前磨牙遭受了摇晃型的创伤力，牙周组织将发生一系列改变。（c）这种改变将导致牙周膜间隙增宽及牙动度增加，但不会导致更进一步的附着丧失。（d）在调拾之后，牙周膜间隙恢复正常，牙齿恢复稳定。

创伤）具有适应性。

　　已经在动物实验中研究了这个问题（Ericsson & Lindhe 1977）。通过使菌斑和牙石聚集，在犬的前磨牙中进行破坏性牙周炎的造模。当大约50%的牙周支持组织丧失时，对患牙实施清创术和牙周袋消除手术。治愈后，患牙具有了高度降低的健康牙周组织（图16-8a）。

　　在随后几个月的持续菌斑控制期间，其中一部分前磨牙被施加了创伤性摇晃力（图16-8b）。在压力张力联合区的牙周组织对力的反应是炎症和骨吸收。在初始期，为适应改变的功能

需要，受到创伤的牙齿表现出牙齿动度和牙周膜宽度的持续性增加。在几周的摇晃力之后，牙齿动度不再增加（图16-8c）。活动性的骨吸收终止，增宽的牙周膜组织恢复正常。此时，牙齿仍是松动的，但是，牙齿周围的牙周膜已经适应了这种功能变化。

　　在整个实验过程中，牙槽骨上方的结缔组织并未受到摇晃力的影响。附着丧失没有增加，龈牙上皮也没有向下生长。本研究的结果清楚地显示，在一定范围内，高度降低的健康牙周组织具有与正常牙周组织相似的对变化的功能性需求的

适应能力。在这种情况下去除摇晃力（"调殆"）可使牙周膜宽度恢复正常。

菌斑相关牙周病

人体和动物实验表明殆创伤在牙槽骨上的结缔组织中不引起病理改变，也就是说在正常牙龈中不会引起炎症或附着丧失。而殆力是否影响菌斑相关病变，是否加快牙周病中组织破坏速度的问题仍然存在。这个问题已有相关动物实验研究（Lindhe & Svanberg 1974; Meitner 1975; Nyman et al. 1978; Ericsson & Lindhe 1982; Polson & Zander 1983），实验在犬和猴子中首先通过集聚菌斑和牙石来造成牙周病。处于进展性牙周病过程中（患牙周病的）的一些前磨牙同时也存在殆创伤。

"创伤性"摇晃力（Lindhe & Svanberg 1974）作用于患牙周病的前磨牙，并发现在压力/张力联合区引起了一定的组织学反应。在摇晃力刚开始出现的几天内，在这些区域的牙周组织出现了炎症的特征。在邻近的骨表面，出现了大量的破骨细胞。由于正畸的牙齿无法避免摇晃力，牙齿两侧的牙周膜逐渐增宽，牙齿动度增加（进展性的牙齿动度），同时影像学检查可见角形骨缺损。随着牙周膜的不断增宽，力的效果逐渐消失。

如果作用力的大小在牙周组织可适应的范围内，那么牙齿动度的进展性增加将在几周内停止。活动性的骨吸收会停止，但角形骨吸收和增加的牙齿动度会持续存在。牙周膜会增宽，但组织结构正常。包含牙周炎患牙的解剖标本显示在这个适应过程中并未伴随更多的附着丧失（图16-9）（Meitner 1975）。这说明导致牙周组织压力/张力区发生适应性改变的殆力不会促进菌斑相关牙周病（图16-10）。

在研究中发现，如果摇晃力的大小和方向超过了压力/张力区组织的适应能力，协同破坏

(a)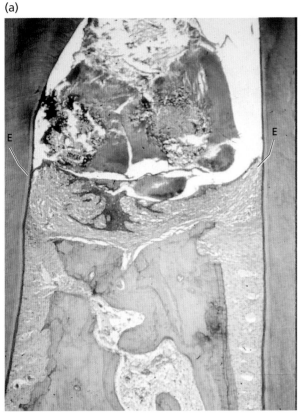
(b)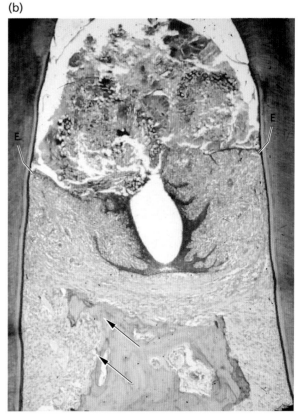

图16-9 （a）两对牙齿的牙间隙显微图片。图中牙齿患有实验性结扎引起的牙周炎，并且受到了重复性的机械创伤（b）。在图（b）中，出现了严重的牙槽骨吸收和牙周膜间隙增宽（如箭头所示）。然而，在（a）和（b）两个区域中，龈牙上皮的根方迁移是相似的。E标示的是龈牙上皮的根方边界（图片来自S.W. Meitner惠赠）。

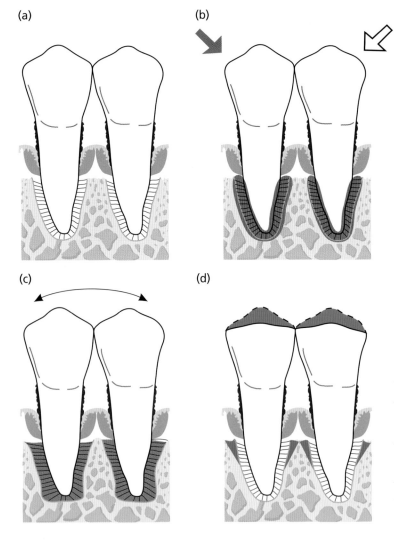

图16-10　（a）两颗存在龈上和龈下菌斑、晚期牙槽骨吸收和骨上袋的下颌前磨牙。注意结缔组织炎性浸润区（阴影区）及牙槽骨与浸润区根方之间的非炎症结缔组织。（b）如果这些牙受到了摇晃型创伤力，在牙周膜间隙内会出现病理性和适应性变化。（c）这些组织变化，包括牙槽骨吸收、牙周膜间隙增宽和牙齿动度增加，但不包括附着丧失进一步增加。（d）调𬌗后导致牙周膜间隙变窄，牙齿动度减少。

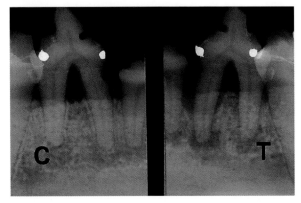

图16-11　实验组（test，T）和对照组（control，C）在实验结束时的影像学表现。实验组采用结扎法和菌斑堆积造成牙周炎，并制造摇晃型的创伤。需要注意的是在T组下颌前磨牙的牙周组织中出现了角形吸收，而C组下颌前磨牙则没有（来源：Lindhe & Svanberg 1974。经John Wiley & Sons 授权转载）。

区的损伤持续时间会更久。压力/张力区的牙周组织的炎症和破骨细胞吸收将持续几个月。这导致了牙周膜的持续增宽（图16-11）。因此，角形骨吸收和牙齿动度也会持续下去。在"激惹区"的菌斑相关病损和"协同破坏区"的炎症会融合。在这个实验犬模型的实验中，结缔组织附着丧失得更多，牙周组织破坏变得更加严重（图16-12，图16-13）（Lindhe & Svanberg，1974）。

另一方面，一些使用猴子作为动物模型的短期实验的发现（Polson & Zander 1983）并不支持Lindhe 和 Svanberg（1974）及 Ericsson和 Lindhe（1982）的研究。Polson和Zander（1983）发现当具有角形骨吸收的牙周病损又受到𬌗创伤时，将导致牙槽骨的吸收增加，但不会导致结缔组织附着丧失得更多。

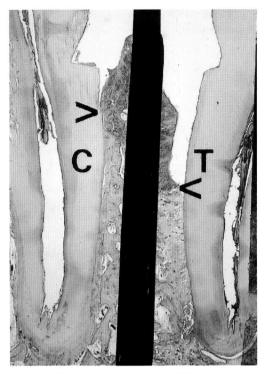

图16-12　对照组（control，C）和实验组（test，T）的显微图片。实验组经过了240天的实验性牙周组织破坏和180天的摇晃型殆创伤（T）。箭头所示为龈牙上皮的根方界线。T组的附着丧失比C组要显著（来源：Lindhe & Svanberg 1974。经John Wiley & Sons授权转载）。

结论

　　动物实验和人体实验都提供了可靠的证据，证明无论是侧向力还是摇晃力，当作用于牙周健康的牙齿时，都不会导致牙周袋形成或附着丧失。殆创伤不会导致牙周组织崩解。然而，殆创伤的确会导致牙槽骨吸收，并导致牙齿动度暂时或永久增加。这种导致牙齿动度增加的骨吸收应当被视为牙周组织和周围的牙槽骨对创伤力的适应，也就是对功能性需要的适应。

　　对具有进展性的菌斑相关牙周病的患牙，殆创伤在一些情况下，会促进疾病的进展，也就是说在这个破坏性过程中作为协同因素。在这样的情况下，我们应认识到，仅仅直接改变创伤本身也就是调殆或夹板固定，可能会降低受创伤的患牙的活动度并使骨再生，但对菌斑相关病损没有影响。

(a)　(b)

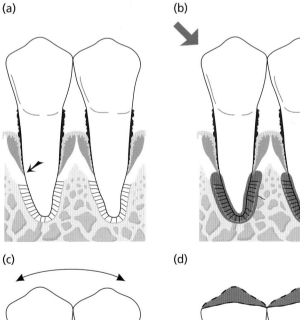

(c)　(d)

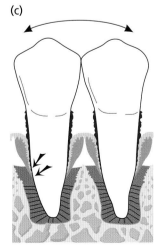
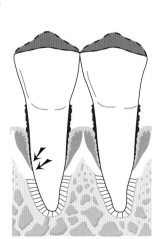

图16-13　（a）一颗存在龈下菌斑的牙齿，菌斑已导致软组织（阴影区）的炎性浸润和骨下袋的形成。（b）当摇晃型殆创伤已经影响了牙冠时（箭头），在炎性细胞浸润（阴影区）的牙周组织中发生了病理性改变。在这种情况下，增加的牙齿动度可能与结缔组织附着的进一步丧失和龈牙上皮的继续根方迁移有关。比较（c）和（d）中的箭头。调殆将导致牙周膜变窄和牙齿动度减少，但不会改善附着水平（d）（来源：Lindhe & Ericsson 1982。转载自 American Academy of Periodontology）。

参考文献

[1] Baer, P., Kakehashi, S., Littleton, N.W., White, C.L. & Lieberman, J.E. (1963). Alveolar bone loss and occlusal wear. *Periodontics* **1**, 91.

[2] Belting, C.M. & Gupta, O.P. (1961). The influence of psychiatric disturbances on the severity of periodontal disease. *Journal of Periodontology* **32**, 219–226.

[3] Box, H.K. (1935). Experimental traumatogenic occlusion in sheep. *Oral Health* **25**, 9–25.

[4] Burgett, F., Ramfjord, S., Nissle, R. *et al.* (1992). A randomized trial of occlusal adjustment in the treatment of periodontitis patients. *Journal of Clinical Periodontology* **19**, 381–387.

[5] Ericsson, I. & Lindhe, J. (1977). Lack of effect of trauma from occlusion on the recurrence of experimental periodontitis. *Journal of Clinical Periodontology* **4**, 114–127.

[6] Ericsson, I. & Lindhe, J. (1982). The effect of longstanding jiggling on experimental marginal periodontitis in the beagle dog. *Journal of Clinical Periodontology* **9**, 497–503.

[7] Ewen, S.J. & Stahl. S.S. (1962). The response of the periodontium to chronic gingival irritation and long-term tilting forces in adult dogs. *Oral Surgery, Oral Medicine, Oral Pathology* **15**, 1426–1433.

[8] Fleszar, T.J., Knowles, J.W., Morrison, E.C. *et al.* (1980). Tooth mobility and periodontal therapy. *Journal of Clinical Periodontology* **7**, 495–505.

[9] Glickman, I. (1965). Clinical significance of trauma from occlusion. *Journal of the American Dental Association* **70**, 607–618.

[10] Glickman, I. (1967). Occlusion and periodontium. *Journal of Dental Research* **46 Suppl 1**, 53.

[11] Glickman, I. & Smulow, J.B. (1962). Alterations in the pathway of gingival inflammation into the underlying tissues induced by excessive occlusal forces. *Journal of Periodontology* **33**, 7–13.

[12] Glickman, I. & Smulow, J.B. (1965). Effect of excessive occlusal forces upon the pathway of gingival inflammation in humans. *Journal of Periodontology* **36**, 141–147.

[13] Glickman, I. & Smulow, J.B. (1968). Adaptive alteration in the periodontium of the Rhesus monkey in chronic trauma from occlusion. *Journal of Periodontology* **39**, 101–105.

[14] Harrel, S. & Nunn, M. (2001). Longitudinal comparison of the periodontal status of patients with moderate to severe periodontal disease receiving no treatment, non-surgical treatment and surgical treatment utilizing individual sites for analysis. *Journal of Periodontology* **72**, 1509–1519.

[15] Häupl, K. & Psansky, R. (1938). Histologische Untersuchungen der Wirdungsweise der in der Funktions-Kiefer-Orthopedie verwendeten Apparate. *Deutsche Zahn-, Mund- und Kieferheilkunde* **5**, 214.

[16] Karolyi, M. (1901). Beobachtungen über Pyorrhea alveolaris. *Osterreichisch-Ungarische Viertel Jahresschrift für Zahnheilkunde* **17**, 279.

[17] Karring, T., Nyman, S., Thilander, B. & Magnusson, I. (1982). Bone regeneration in orthodontically produced alveolar bone dehiscences. *Journal of Periodontal Research* **17**, 309–315.

[18] Lindhe, J. & Ericsson, I. (1982). The effect of elimination of jiggling forces on periodontally exposed teeth in the dog. *Journal of Periodontology* **53**, 562–567.

[19] Lindhe, J. & Svanberg, G. (1974). Influences of trauma from occlusion on progression of experimental periodontitis in the Beagle dog. *Journal of Clinical Periodontology* **1**, 3–14.

[20] Lovdahl, A., Schei, O., Waerhaug, J. & Arno, A. (1959). Tooth mobility and alveolar bone resorption as a function of occlusal stress and oral hygiene. *Acta Odontologica Scandinavica* **17**, 61–77.

[21] Macapanpan, L.C. & Weinmann, J.P. (1954). The influence of injury to the periodontal membrane on the spread of gingival inflammation. *Journal of Dental Research* **33**, 263–272.

[22] Manson, J.D. (1976). Bone morphology and bone loss in periodontal disease. *Journal of Clinical Periodontology* **3**, 14–22.

[23] Meitner, S.W. (1975). *Co-destructive factors of marginal periodontitis and repetitive mechanical injury*. Thesis. Rochester, USA: Eastman Dental Center and The University of Rochester, USA.

[24] Mühlemann, H.R. & Herzog, H. (1961). Tooth mobility and microscopic tissue changes reproduced by experimental occlusal trauma. *Helvetica Odontologia Acta* **5**, 33–39.

[25] Neiderud, A-M., Ericsson, I. & Lindhe, J. (1992). Probing pocket depth at mobile/nonmobile teeth. *Journal of Clinical Periodontology* **19**, 754–759.

[26] Nunn, M. & Harrel, S. (2001). The effect of occlusal discrepancies on periodontitis. I. Relationship of initial occlusal discrepancies to initial clinical parameters. *Journal of Periodontology* **72**, 485–494.

[27] Nyman, S., Lindhe, J. & Ericsson, I. (1978). The effect of progressive tooth mobility on destructive periodontitis in the dog. *Journal of Clinical Periodontology* **7**, 351–360.

[28] Pihlstrom, B.L., Anderson, K.A., Aeppli, D. & Schaffer, E.M. (1986). Association between signs of trauma from occlusion and periodontitis. *Journal of Periodontology* **57**, 1–6.

[29] Polson, A. & Zander, H. (1983). Effect of periodontal trauma upon infrabony pockets. *Journal of Periodontology* **54**, 586–591.

[30] Posselt, U. & Emslie, R.D. (1959). Occlusal disharmonies and their effect on periodontal diseases. *International Dental Journal* **9**, 367–381.

[31] Prichard, J.F. (1965). *Advanced Periodontal Disease*. Philadelphia: W.B. Saunders.

[32] Reitan, K. (1951). The initial tissue reaction incident to orthodontic tooth movement as related to the influence of function. *Acta Odontologica Scandinavica* **10**, Suppl 6.

[33] Rosling, B., Nyman, S. & Lindhe, J. (1976). The effect of systematic plaque control on bone regeneration in infrabony pockets. *Journal of Clinical Periodontology* **3**, 38–53.

[34] Steiner, G.G., Pearson, J.K. & Ainamo, J. (1981). Changes of the marginal periodontium as a result of labial tooth movement in monkeys. *Journal of Periodontology* **56**, 314–320.

[35] Stillman, P.R. (1917). The management of pyorrhea. *Dental Cosmos* **59**, 405.

[36] Stones, H.H. (1938). An experimental investigation into the association of traumatic occlusion with periodontal disease. *Proceedings of the Royal Society of Medicine* **31**, 479–495.

[37] Svanberg, G. & Lindhe, J. (1973). Experimental tooth hypermobility in the dog. A methodological study. *Odontologisk Revy* **24**, 269–282.

[38] Waerhaug, J. (1979). The infrabony pocket and its relationship to trauma from occlusion and subgingival plaque. *Journal of Periodontology* **50**, 355–365.

[39] Waerhaug, J. & Hansen, E.R. (1966). Periodontal changes incident to prolonged occlusal overload in monkeys. *Acta Odontologica Scandinavica* **24**, 91–105.

[40] Wennström, J., Lindhe, J., Sinclair, F. & Thilander, B. (1987). Some periodontal tissue resections to orthodontic tooth movement in monkeys. *Journal of Clinical Periodontology* **14**, 121–129.

[41] Wentz, F.M., Jarabak, J. & Orban, B. (1958). Experimental occlusal trauma imitating cuspal interferences. *Journal of Periodontology* **29**, 117–127.

第17章

殆创伤：种植体周围组织

Trauma from Occlusion: Peri–implant Tissues

Niklaus P. Lang[1,2], Tord Berglundh[3]

[1] Department of Periodontology, School of Dental Medicine, University of Berne, Berne, Switzerland
[2] Center of Dental Medicine, University of Zurich, Zurich, Switzerland
[3] Department of Periodontology, Institute of Odontology, The Sahlgrenska Academy at University of Gothenburg, Gothenburg, Sweden

前言

当现有牙列无法提供有效支抗时，建议使用骨内骨结合的口腔种植体作为正畸支抗（见第59章）。临床（Turley et al. 1988；Ödman et al. 1988；Haanaes et al. 1991；Ödman，1994）和实验研究（Wehrbein & Diedrich 1993；Wehrbein et al. 1996）已证实在正畸治疗期间，口腔骨内种植体能够为牙齿的移动提供足够牢固的支撑，从而不必采用牛顿第三定律，即物体间的作用力可以被分解为大小相等、方向相反的作用力和反作用力去观察。

然而，在包含多种二阶段埋入型种植系统的长期临床实验中，认为种植体脱落的原因是由于额外的或过大的殆力。在无牙颌和牙列缺损患者中（Jemt et al. 1989; Quirynen et al. 1992），大多数的种植体脱落是由于过大殆力。口腔种植体的早期殆力已被证实可能会影响骨结合的成功（Sagara et al. 1993），但成功的骨结合后过多的功能性殆力的影响至今未被证实。但是在Isidor（1996，1997）的研究中发现通过使咬合过高造成的种植体负载，将导致过多的（很可能非生理

性的）侧向的直接殆力，导致了骨结合失败的高风险。不过，在4只实验动物中有1只，即使这样过多的殆力也没有改变牙槽骨与种植体表面的界面愈合。

上述研究中使用的殆力非常大，并且持续时间短。然而，它们无法被量化。在功能性负载和牙槽骨周围的组织反应中，没有研究对压力的变化和作用于口腔种植体上的应变的直接关系进行分析。在评估由于过载导致的种植体丧失的病因学和发病机制中，这种信息是非常重要的。

正畸加载与牙槽骨

为了能评估种植体周围组织对于已知的力所造成的负荷的组织反应，以及这种组织反应及作用于牙槽骨小梁表面的张力之间的关系，开展了一项应用有限元分析来研究细胞反应的动物实验（Melsen & Lang 2001）。实验中拔除了6只成年猴子的下颌第一前磨牙、第二前磨牙和第二磨牙。6个月后，2个特制的螺纹种植体被植入下颌第一前磨牙、第二前磨牙和第二磨牙区。又过了3个月后，一个有3个不同深度槽的方形杆被装入种植体上部并拧紧。这个方形杆被作为测量种植

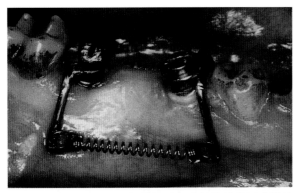

图17-1　通过阻力中心提供持续加力的镍钛线圈弹簧的临床图片。

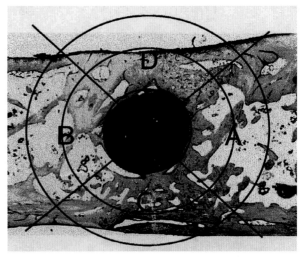

图17-2　种植体横断面，投射的栅格用于评估种植体周围不同的组织形态。分区A是压力区，分区B是张力区，分区C和D是剪切力区。

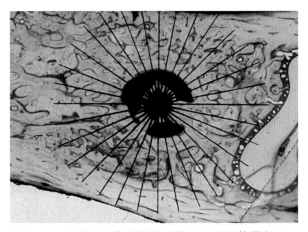

图17-3　设计了32条放射状线栅格的种植体横断面。对骨结合的评价是通过骨-种植体直接接触的百分比（×160）。

体移位的参照物。一个平圆盘被放置在种植体与杆之间。在这个平圆盘的颊舌侧各焊接了一个弯曲的弹簧，弹簧的位置尽可能地放在抗力的中心水平（图17-1）。

在颊舌侧的弹簧放置之前，种植体的咬合面安装上了方形杆扩展器。对每个构造进行取模。接着，使用以电阻为原理的测量仪器对装置进行了两种测量。为了测量装置的支抗，将固定夹板放入牙列和每个种植螺丝的前段。一种测量是在靠近种植连接体的凹槽之间获得，另一种测量是在靠近方形杆扩展器顶部的凹槽之间获得。在11周后，也就是在正畸加载期的终点，进行了重复测量。由此，我们可以测量由于负荷造成的种植体方向和大小在矢状面的改变。

在基线记录之后，从前到后的种植体上的弹簧被连接到颊舌侧的力臂上（图17-1）。在每颗种植体上应用的总矜力从100～300N之间。其中一只猴子被作为对照，这只动物不承受任何矜力。

在实验的最后，猴子被处死。接着，从种植体的冠部到根方进行了水平向切片并使用固绿进行染色。一种由3个同心圆曲线组成的栅格投射在切片上。4条从栅格中心开始的等距离放射状线分割了这些同心圆曲线，栅格中心与种植体的中轴重合。4条放射状线将圆分为8个区域：2个在作用力的方向（A：压力区）、2个在相反的方向（B：张力区）以及4个在种植体侧面（C和D：剪切力区）（图17-2）。

在放大倍数是160倍的情况下，研究者测量

了吸收孔隙的范围和骨小梁表面被骨质覆盖的范围的比例。同时利用形态测量学对每个1/4象限的骨密度进行了测量。他们还测量了骨结合的量，骨-种植体直接接触的比例通过一种包括32条在横截面上从种植体中心发出的放射状线的栅格计算得出（图17-3）。

在正畸加载的11周后，种植体的骨结合并未丧失，但负荷显著影响了邻近种植体的牙槽骨的骨转变。当计算出来的张力范围在3400～6600微应力之间时，经常发生骨沉积。另一方面，当张力大于6700微应力时，骨的改建将导致骨的广泛吸收。

这项研究与之前的理论相符，该理论认为在口腔种植体周围的骨组织改建是对一定阈值下的

机械应力的生物学反应，而少量的骨吸收可能是由于超过了该阈值的机械力的结果。因此只有大幅度超过生理范围的咬合力，才能破坏种植体的组织完整性。

其他一些研究也证实了正畸力可能会导致种植体周围的骨密度不变化或增加，而不是骨吸收（Roberts et al. 1984; Wehrbein & Diedric 1993; Asikainen et al. 1997; Akin - Nergiz et al. 1998）。

功能负荷下的骨反应

一项研究对长期功能负荷和无负荷的种植体周围骨组织的反应进行了对照研究（Berglundh et al. 2005）。在拔出所有下颌前磨牙之后，4颗AstraTech®种植体被放置在下颌骨的一侧，4颗Brånemark System®种植体被放置在另一侧。在桥体连接3个月后，金属和陶瓷制作的固定牙修复体（fixed dental prostheses, FDPs）被戴在上颌尖牙和前磨牙上（图17-4）。同样的，在双侧下颌4颗种植体上，其中3颗被安装了FDP，另外1颗

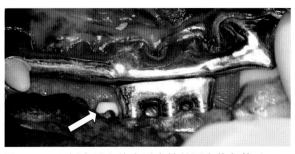

图17-4　上颌尖牙和前磨牙支持的固定修复体（fixed dental prosthesis, FDP）的临床图片。该FDP被安装在下颌种植体上方，以提供咀嚼功能。无负载对照种植体在该FDP的近中（箭头）（来源：Berglundh et al. 2005。经John Wiley & Sons.授权转载）。

作为对照，不加载任何负荷（图17-5）。对于每一个位点，在种植体植入后，基台连接后和FDP安装后，都进行影像学检查。在功能负荷10个月后，再次进行影像学检查。此时（即功能负荷10个月后），获取组织样本进行组织学分析。

影像学分析结果显示：明显的骨吸收主要发生在种植体植入后和连接基台后。该种骨吸收在Brånemark系统®中比AstraTech®中更明显。然而，由功能负荷导致的骨吸收量较小，且与无负荷对照位点没有显著差异（图17-6）。

组织学检查显示，在10个月后的功能负荷之后，骨-种植体直接接触率比无负荷的对照组更高。在两种种植体系统中都观察到了这个变化（图17-7）。

基于影像学和组织学实验结果，这项研究表明种植体的功能负荷可能不会导致少量的骨吸收，反而会增强骨结合（骨-种植体直接接触），因此，不应将任何骨吸收归因于种植体负荷。当功能性种植体周围发现少量骨吸收时，最可能的病因是细菌（见第26章）。

过大殆力对种植体的影响

一项实验性的犬的研究对有健康种植体周围黏膜组织的钛种植体放置后的过大殆力进行了评价（Heitz - Mayfield et al. 2004）。在6只拉布拉多犬中，2个等离子喷涂（titanium plasma-spayed, TPS）种植体，2个喷砂、大颗粒、酸蚀处理（sandblasted, large grit, acid- etched , SLA）种植体被分别放置在下颌骨的两侧（图17-

(a)

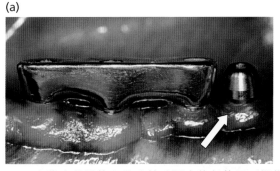

(b)

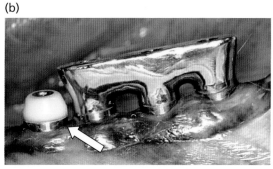

图17-5　安装在种植体上的金铸造固定修复体用于提供功能负荷。无负载种植体作为对照（箭头示）。（a）AstraTech®种植体和（b）Brånemark系统®（来源：Berglundh et al. 2005。经John Wiley & Sons授权转载）。

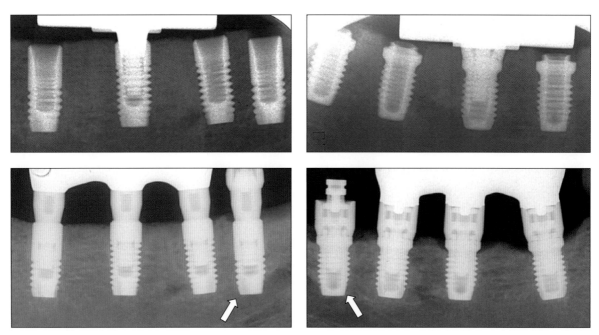

图17-6　在种植后即刻（上排）和功能负荷10个月后（下排）拍摄的AstraTech®（左侧）和Brånemark®（右侧）X线片。无负载对照种植体如箭头所示。

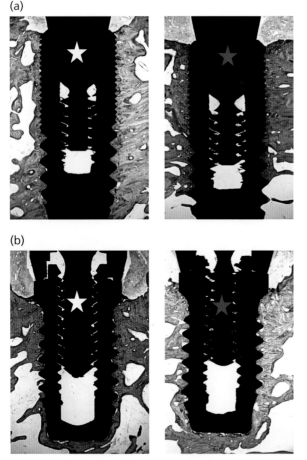

图17-7　（a）在10个月后的无负荷对照AstraTech®种植体（白色星）和功能负荷AstraTech®种植体（红色星）。（b）在10个月后的无负荷对照Brånemark®种植体（白色星）和功能负荷Brånemark®种植体（红色星）（来源：Berglundh et al. 2005。经John Wiley & Sons授权转载）。

8a）。实验中共使用了45颗种植体。在6个月的恢复期之后（图17-8b），在下颌骨实验侧的种植体上放置了金属冠。这些金属冠被制作成与对颌牙咬合过高的形态，以制造过大殆力（图17-8c）。而对照组则没有过大殆力。在整个实验全程中进行了菌斑控制。在基线及制造过大殆力后第1个月、3个月和8个月分别进行了临床检查和标准化影像学检查（图17-8d）。在第8个月，所有的种植体发生了骨结合，实验犬被处死，并进行了组织学检查。

殆力组和无殆力组的平均探诊深度分别为（2.5±0.3）mm和（2.6±0.3）mm。影像学检查结果显示，实验组从种植体肩台到边缘骨水平的平均距离为（3.7±0.2）mm，而对照组为（3.6±0.4）mm。从基线到第8个月，在殆力组种植体和无殆力组种植体中，各项指标均无显著差异。

影像学检查结果（图17-9）显示，在对照组种植体中，平均矿化的骨-种植体接触率为73%，而实验组种植体中为74%，两组无显著差异。

表17-1显示了8个月后过大殆力组和无殆力组中，与种植体总长度相关的骨结合水平。无论在实验组还是对照组，对于所有位点的种植体以

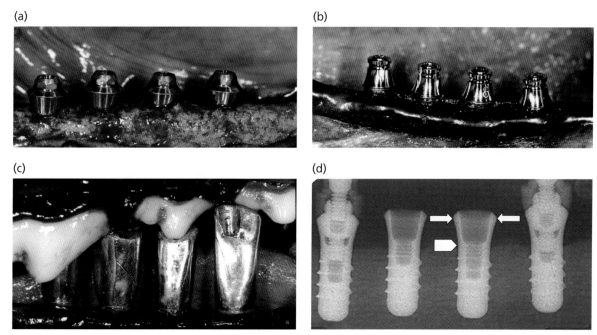

图17-8　（a）在一侧下颌骨安装4个ITI®种植体后的临床照片。（b）ITI®经过6个月的非埋入式愈合后的临床照片。（c）一只犬的实验侧下颌骨的临床照片。注意4个金单冠与对颌牙的过高咬合接触。（d）显示种植体基台水平（细箭头）及影像学可见的骨-种植体接触区边缘（粗箭头）的标准X线片。

图17-9　组织定量分析测量的组织示意图。1. 种植体长度＝从种植体底部到种植体肩台的距离；2. 从种植体底部到骨-种植体接触的最冠方的距离；3. 从种植体底部到牙槽嵴顶的距离。A，种植体表面邻近的矿化骨密度的百分比。B，距种植体表面1mm的距离。在组织学显微照片中的红色边框中与示意图中的A区域和B区域相对应。

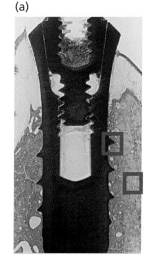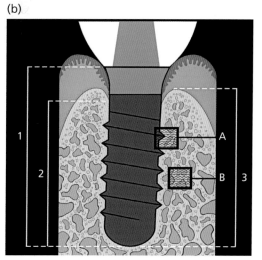

表17-1　8个月后，在颊舌两侧，两种不同表面植体［对照组为等离子喷涂表面（titanium plasma-spayed, TPS），实验组为SLA表面（sandblasted, large grit, acid- etched , SLA）］的骨结合水平（骨-种植体接触）与种植体总长度的百分比

	颊侧骨结合		舌侧骨结合	
	TPS	SLA	TPS	SLA
数量	12	11	12	11
对照组 (%)	57.9	60.4	67.5	66.7
数量	10	12	10	12
实验组 (%)	62.1	59.2	68	68

表17-2　8个月后，两种不同表面植体［对照组为TPS表面（titanium plasma-spayed, TPS），实验组为SLA表面（sandblasted, large grit, acid- etched , SLA）］的牙槽骨高度与种植体总长度的百分比

	颊侧骨结合		舌侧骨结合	
	TPS	SLA	TPS	SLA
数量	12	11	12	11
对照组 (%)	61.1	63.8	69.5	68.7
数量	10	12	10	12
实验组 (%)	64.7	60.3	71.4	70.2

(a)

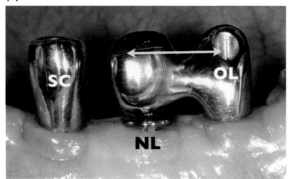

(b)

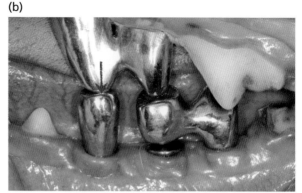

图17-10　无咬合接触的骨结合种植体（a）与有咬合接触的骨结合种植体（b）：一个具有正常的咬合接触和稳定的咬合（stable occlusion, SC）的单冠（蓝色箭头）；一个由13.5mm长的悬臂保护的无殆力的种植体（non - loaded implant, NL）（黄色箭头）；以及一个通过悬臂造成咬合接触过高的过大殆力基台（overloaded abutment, OL）（红色箭头）。

及种植体的所有表面而言，其骨结合的长度都略低于与之相对应的牙槽骨高度（牙槽骨高度的数据见表17-2）。但是，该差异介于1.1%和3.7%之间，无统计学意义。

　　同样的，在8个月后，过大殆力组和无殆力组中，无论在种植体-骨界面还是种植体表面1mm下，种植体周围骨密度都没有统计学差异。

　　由于在过大殆力组和无殆力组中，无论是临床、影像学还是组织学指标都没有统计学差异，因此，该研究表明，在8个月的观察期内，如果种植体周围黏膜健康，作用于钛种植体的过大殆力与无殆力相比，并不会导致骨结合的丧失或边缘骨的吸收。

　　近来在另一项研究中，对采用各种悬臂重建修复或过负载超过6个月的SLA和SLActive的种植体的稳定性进行了共振频率分析（res-onance frequency analysis, RFA）（Lima et al. 2010）。在5只比格犬中，拔除了双侧所有的上颌前磨牙。3个月后，当软组织愈合，6颗种植体（Straumann®，长度8mm，直径3.3mm；3颗SLA和3颗SLActive）通过左右半口随机区组设计被植入（第0天）。种植体被植入4周后，在双侧上颌按照如下方法进行修复：一个稳定殆接触（stable occlusal contacts, SC）的单冠；一个单冠和一个咬合接触过高（over occlusal contacdts, OL）的13.5mm长的悬臂；以及一个无殆力（non-loaded, NL）的悬臂种植体（图17-10）。垂直高度增加了3mm。在第0天和手术后2～10周的每一周，及

加力后第12周和第24周进行了RFA检测。多变量方差分析被用于检测3个主要因素（即种植体表面、治疗方法和预后）之间及它们与RFA之间的关系。

　　在植入后即刻，SLA种植体的平均种植体稳定系数（mean implant stability quotient, ISQ）值（用RFA法）范围是61～66，SLActive种植体的则为58～67；4周后，分别显著增加到74～77和76～78。加力后6个月，ISQ值在SLA和SLActive种植体中分别增加至77.9（SLA/OL）、76.8（SLA/NL）、77.75（SLA/SC）、76.40（SLAative/OL）、79.80（SLActive/NL）及74.30（SLActive/SC），各组间无显著差异（$P=0.30$）。

　　很明显，在临床稳定的悬臂修复的种植体上施加的早期过大殆力不会导致种植体稳定性上的显著性改变。因此，这项研究同样支持以下结论：咬合过大不会导致种植体稳定性的下降，因此，即使承受了大的殆力，种植体骨结合的完整性也不会遭到破坏。

种植体的静态负载和动态负载

　　但是，Berglundh等（2005）的研究仅仅强调了生理大小的非侧向负载对种植体周围边缘骨的影响，因为该研究中的咬合面是完全平坦的。其他学者对超生理功能条件的负载力和对植体的非轴向力进行了研究（Barbier & Schepers 1997；

Gotfredsen et al. 2001a ~ c,2002; Heitz - Mayfield et al. 2004）。

其中一项研究，采用传统的制作三单位FDPs的方法，来对比格犬下颌种植体施加轴向力，通过2颗种植体远中制作悬臂来对种植体施加非轴向力，然后比较两种不同方向的力对骨组织的影响（Barbier & Scheppers 1977）。在安装传统FDPs的种植体位点，骨改建最轻微，而悬臂FDPs引起的非轴向负载造成更强的骨反应，如在种植体周围的破骨细胞活性更高。然而，牙槽骨并未受到影响。这可以通过非轴向负载造成了种植体周围骨组织的适应性反应来解释。

在3项以犬为动物模型的实验中，对骨结合的种植体周围骨组织对静态负载的反应进行了研究（Gotfredsen et al. 2001a ~ c, 2002）。在第一个研究中（Gotfredsen et al. 2001a），采用正畸力模拟侧向压力，将力施加在8颗TPS表面的空心的螺丝固位的ITI®植体上。在24周的负载期后，每4周将螺钉逐渐由0.0mm扩展为0.2mm、0.4mm至0.6mm，组织学和组织定量学分析发现在负荷和非负荷种植体位点均未发现边缘骨吸收。在负荷种植体位点，种植体周围骨密度和矿化的骨–种植体接触都比非负荷种植体位点要高。同样的，这也可以通过种植体周围骨组织对侧向静态负载产生了适应性反应来理解。

在第二个研究中（Gotfredsen et al. 2001b），在每只犬中使用正畸扩展螺钉来对2颗TPS和2颗改良的ITI®空心螺纹种植体施加24周的负载。以每4周0.6mm的速度逐渐拧紧种植体。组织学和组织定量学分析显示在TPS种植体的边缘骨水平比改良的种植体更高。因此，可以得出结论：表面粗糙度会影响骨组织对于负荷的反应。这说明在骨–种植体界面，表面粗糙度可能是在负荷引起的重建过程中的决定性因素。

第三个研究（Gotfredsen et al. 2001c）分析了对3只比格犬的ITI®种植体中施加不同持续时间的静态负载的动力学。在24周后，在右下颌骨的静态负载被激发至最大，到处死动物时，共施加静态负载时间总计46周。在60周时，静态负载

的最大激活值在左侧上颌骨的种植体处，到处死动物时，共施加静态负载时间总计10周。

在第62、64、66和68周时，分别做了荧光标记。在第70周时处死动物。在分别施加静态侧向负载10周和46周时，骨标志物、骨密度和骨–种植体接触的分布是相似的。不过在静态负载第10周时的荧光比第46周强，说明第10周的骨改建最活跃。虽然如此，在这2个观察周期，结构的改变是相似的。

在所有这3个实验中，与无负荷组相比，施加了侧向静态负载的种植体，骨–种植体接触都更多。并且，侧向静态负载并没有引起或加重种植体周围骨吸收。因此，在种植体周围黏膜炎或种植体周围炎中，侧向静态负载可能并非决定性因素。

Hoshaw等使用犬所做的实验与以上的发现不同（1994）。在这个研究中，将额外的循环轴向力［持续5天的快速的周期（500个周期/天）轴向力（10~300N）］施加于置于10只动物胫骨上的种植体上。1年后在 Brånemark种植体的颈部发现了骨吸收。相似的结果也出现在一个以兔为模型的实验中（Duyck et al. 2001）。在该实验中，种植体上的动态负载导致了边缘的弹坑状缺损，但在种植体的其他部分并未发现骨结合的改变。

负载与骨结合丧失

曾有研究报道（Isidor 1996, 1997）过度的咬合负荷在一定的情况下可能会影响种植体的骨结合，并导致种植体松动。其中一项研究纳入了4只猴子，拔除其下颌第一磨牙（n=7）前磨牙（n=8）和切牙（n=3）后共植入了18个自攻螺钉。对于这8个种植体，在对应的上颌使用夹板造成咬合过度接触，造成主要是非轴向的额外的咬合负载。此外，为了增加菌斑滞留，在另外10个种植体周围进行了棉线结扎，导致了早期的黏膜炎和晚期的种植体周围炎（Lindhe et al. 1992; Lang et al. 1993）。在18个月过大咬合负载之

后，8颗种植体中的2颗发生了脱落。由于菌斑引起的种植体周围炎，放置了棉线的10颗种植体中的2颗发生了骨结合的部分丧失（图17-11a）。在存留的承受过大咬合负载的6颗种植体中，2颗发生了骨结合的完全丧失和种植体周围的结缔组织萎缩（图17-11b）。在影像学方面，发生了完全骨结合丧失和临床动度增加的2颗种植体在承受18个月的过大咬合负载后，种植体周围显示有

透射影像。然而，边缘骨高度未发生明显变化。

另外两颗过度负载种植体（在一只猴子中）则显示没有任何骨结合丧失。相反，这些种植体与其他种植体相比，骨密度增加，骨-种植体接触面积的比例也最大。这只猴子并没有发展为结扎导致的种植体周围炎（在3颗种植体上）。承受咬合负载的2颗种植体的骨-种植体接触减低。

因此，这个研究表明，对比结扎造成种植体周围炎的种植体中发生的边缘骨吸收，过大的咬合负载可能的确会导致骨结合的丧失，表现为种植体周围纤维结缔组织的萎缩。但是，必须注意的是，由于过大的咬合负载，种植体周围的骨小梁结构所丧失的骨结合（图17-11b）要比发生了实验性种植体周围炎的种植体（图17-11a）低很多。因此，该研究并不支持过大咬合负载会导致种植体脱落的理论。相反，它得出的结论是种植体周围骨吸收与种植体周围炎有关。

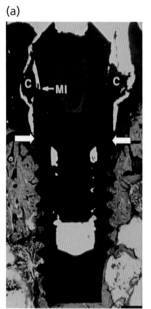
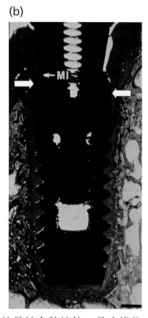

图17-11 （a）有菌斑堆积的骨结合种植体。骨边缘位于种植边缘的根方（来源：Isidor 1997。经 John Wiley & Sons授权转载）。（b）骨结合完全丧失的过度负载的种植体。骨边缘位于种植体边缘附近。在种植体与骨之间存在狭窄的纤维组织区［MI（margin of implant）：种植体边缘；C（cotton ligature）：棉线；箭头：上皮的根方界限］。

咀嚼压力对种植体的影响

一维（Lundgren et al. 1987, 1989; Falk et al. 1989, 1990）或三维（Mericske - Stern et al. 1996; Mericske-Stern 1997, 1998; Mericske - Stern et al. 2000）的电压力转换器被用于研究闭口和咬合的功能性力的分布。

8个压力传感器被安装在一个上颌全口义齿

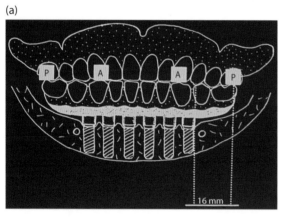
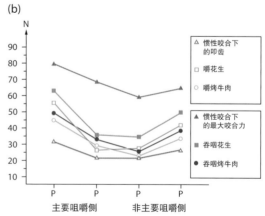

图17-12 （a）安装在一个上颌全口可摘义齿上的8个压力传感器，与悬臂长16mm的种植体支持式固定的下颌修复体进行咬合。（来源：Lundgren et al. 1989。转载自Quintessence）。（b）在主要（右）咀嚼侧的最大咬合力为80N，而非主要（左）咀嚼侧的最大咬合力为64N。当咀嚼时，悬臂上受到了比下颌FDP的种植体支持部分更大的力（数据来自Lundgren et al. 1989。由 D. Lundgren, Gothenburg友情提供）。

上，与下颌的种植体支持式固定的悬臂修复体进行咬合（图17-12a）（Lundgren et al. 1989）。该研究发现，当与全口义齿进行咬合时，闭合力和咀嚼力沿悬臂的远中侧增加。并且，无论是在主要咀嚼侧还是在非主要咀嚼侧，在悬臂部位所测得的闭合力和咀嚼力都比种植体支持区域要大（图17-12b）。同样的，在第二悬臂部位仅仅减少100μm的咬合，远中增强的力分布类型可能会转变为远中减弱型。当对颌的咀嚼装置是全口可摘义齿时，即使后牙轻微的咬合接触减少也应当慎重考虑。但是，当牙支持式FDPs用于咬合时，悬臂梁远中的最大咬合和咀嚼力会减少（图17-13）（Lundgren et al. 1987）。

从这一系列的临床实验可以得出如下结论：传感器方法很难对直接作用于种植体的力进行评

估。然而，最大闭合力总是远远大于咀嚼力。此外，在这些实验中，每个实验对象均发展出一个相对于非主要咀嚼侧来说，咀嚼力更大的主要咀嚼侧（Lundgren et al. 1987, 1989; Falk et al. 1989, 1990）。

人们通过使用下颌覆盖义齿的三维压电式传感器，研究了咬合力的分布类型。覆盖义齿被安装在尖牙区域的两个被设计为可支持球状或杆状连接的下颌全口可摘义齿的下颌种植体上。坚硬的杆为2个下颌种植体在垂直方向上提供了最好的力的分布（Mericske-Stern et al. 1996; Mericske-Stern 1998）。并且，短的远中杆扩展不会对力的类型造成负面影响（Mericske-Stern 1997）。

当球形连接支抗被用于下颌覆盖义齿时，种植体上测得的力会更小，特别是在垂直方向（Mericske-Stern 1998）。垂直力大小范围在60~140N，而水平力更小（15~60N）。

天然牙和种植体联合支持式义齿

在咀嚼功能不良的义齿修复患者中，口腔种植经常被用于增加患者的咀嚼舒适度（见第53章），并在无牙颌后牙区提供额外的咀嚼位点。有时，咀嚼侧的义齿修复可能被设计为天然牙和种植体联合支持式义齿（图17-14）。通过这种方法，可以解决如果颏神经位于计划种植的区域或缺乏足够骨量的问题。

天然牙-种植体联合支持式义齿与许多临床

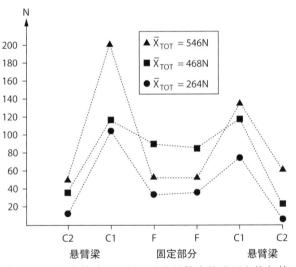

图17-13　牙支持式FDP与悬臂种植体支持式固定修复体（fixed dental prosthesis，FDP）中的咬合力类型（来源：Lundgren et al. 1987。由 Elsevier.友情提供）。

(a)

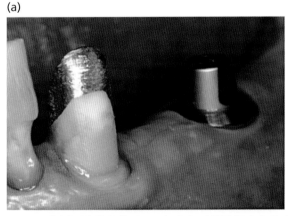

(b)

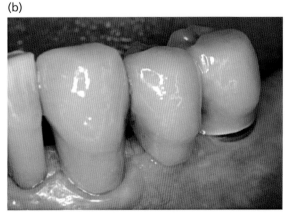

图17-14　使用固定修复体（FDP）在左下颌进行咬合重建（通过铸造桩核将基牙恢复到合适的高度）。（a）在安装三联冠之前，33基牙预备已完成（通过铸造桩核将基牙恢复到合适的高度）。（b）在戴牙10年后的牙-种植体支持式三联FDP。

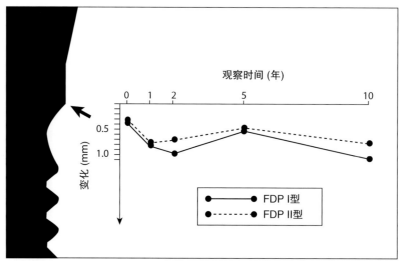

图17-15　三联FDP的10年随机对照临床实验，实验包括了种植体-种植体支持式（Ⅰ型）和牙-种植体式（Ⅱ型）两组。在功能上，1、2、5、10年后，骨嵴水平均无明显差异（来源：Lundgren et al. 1987。经Elsevier授权转载）。

问题相关，包括作为非刚性连接的潜在临床危害——牙根移动。因此，可以认为，天然牙不应当与混合修复体下方的种植体连接。

不过，实验结果清楚地证明，尽管牙周膜介导的是与种植体的刚性支抗相反的生物力学条件，但基牙的牙周组织并没有受损（Biancu et al. 1995）。

对5名患者下颌后牙区的10个三联修复体在咀嚼时的垂直力和弯曲力矩进行了体内的测量。每名患者有2个修复体，其中一个由2颗种植体支持，另一个由一颗种植体和一颗牙支持。结果表明，在不同的支持类型之间，功能负荷的大小没有明显差异。显然，牙齿和种植体之间的功能负荷是共同承担的（Gunne et al. 1997; Rangert et al. 1991, 1995）。

使用FEA的更进一步地研究显示，在种植体的颈部，应力集中的风险没有增加（Gross & Laufer 1997; Laufer & Gross 1998）。

临床研究报道，对天然牙和种植体联合支持式修复体，采用存活率进行统计分析结果并未发现将牙和种植体连接的不良反应。如果种植体与牙齿连接紧密，牙齿移动的风险不会增加（Fugazzotto et al. 1999; Lindh et al. 2001; Naert et al. 2001a, b）。

在一项总计有843名患者在私人诊所实施的研究中（Fugazzotto et al. 1999），使用了1206个天然牙-种植体支持的修复体，这些修复体中用到了3096个螺钉固定的附件。而在3~14年的使用后，仅有9个发生了倾斜问题。而所有的倾斜都与螺钉的断裂或脱落有关。

最具临床意义的也许是一项10年的随机对照前瞻性临床实验研究。研究中共纳入23名具有下颌余留前牙的患者（Gunne et al. 1999），每名患者采用自身对照，一侧的三联FDP由两颗种植体支持，另一侧则是由一颗种植体和一颗牙齿支持。两种FDP在两侧下颌的分布随机分组决定。实验研究了种植成功率、边缘骨改变和力学并发症。与种植体-种植体支持式FDPs相比，牙-种植体式连接对10年整体成功率没有任何不良影响（图17-15）。因此，牙齿和种植体共同支持式修复体可以作为下颌后牙区预后较好并可靠的一种治疗选择（Gunne et al. 1999）。

根据目前的证据可以得出，FDP中种植体和牙齿的联合支持是可接受的（Belser et al. 2004）。

在一篇系统综述中（Lang et al. 2004）提到，牙-种植体式义齿修复的5年存活率为94.1%，与种植体-种植体式义齿修复的95.0%相比结果也是很好的（Pjetursson et al. 2004）。但是，就10年存活率而言，牙齿-种植体联合支持式义齿仅为77.8%，与种植体-种植体式义齿修复的86.7%相比显著降低。不过，由于前者10年的存活率是仅仅基于60个牙种植体扶持式（I－T）FDPs，而后者仅基于219个种植体扶持式（I－I）FDPs，因此这样的10年存活率对比是有争议的。

已从生物力学角度对种植体–牙支持式FDPs进行了研究（Lundgren & Laurell 1994）。由于种植体被牢固地固定在牙槽窝内，而牙齿是由有轻微移动度的牙周组织围绕的，所以提倡刚性的FDP设计。

当安装跨度更长的FDP（如24mm长的杆或两个前磨牙或磨牙桥体）时，天然基牙的动度会影响FDP的负载承受能力。在施加咬合负载之前，FDP是作为悬臂存在的。而施加负载后，种

植体–冠装置发生了大约50μm的角度偏斜。与长跨度杆的弯曲一致，牙齿根尖也有大约50μm的偏斜，因而导致了FDP的双边（牙齿和种植体）支持。

然而，如果牙齿和种植体只支持跨度短的FDP（如12mm长的杆或一个前磨牙或磨牙桥体）时，种植体–冠装置发生的大约50μm的角度偏斜和短跨度杆的弯曲对于桥的双边支持无明显影响，因此，牙齿不会发生根向偏斜，而种植体将会承受作用于FDP的所有咬合负载。如上所述，骨结合无疑将解决这样的功能负荷。

参考文献

[1] Adell, R., Lekholm, U., Rockler, B. & Brånemark, P.I. (1981). A 15-year study of osseointegrated implants in the treatment of the edentulous jaw. *International Journal of Oral Surgery* **10**, 387–416.
[2] Akin-Nergiz, N., Nergiz, I., Schulz, A., Arpak, N. & Niedermeier, W. (1998). Reactions of peri-implant tissues to continuous loading of osseointegrated implants. *American Journal of Orthodontics and Dentofacial Orthopedics* **114**, 292–298.
[3] Asikainen, P., Klemetti, E., Vuillemin, T. *et al.* (1997). Titanium implants and lateral forces. An experimental study with sheep. *Clinical Oral Implants Research* **8**, 465–468.
[4] Barbier, L. & Scheppers, E. (1977). Adaptive bone remodelling around oral implants under axial and non-axial loading conditions in the dog mandible. *International Journal of Oral & Maxillofacial Implants* **12**, 215–223.
[5] Belser, U.C., Mericske-Stern, R., Bernard, J.P. & Taylor, T.D. (2000). Prosthetic management of the partially dentate patient with fixed implant restorations. *Clinical Oral Implants Research* **11 Suppl**, 126–145.
[6] Berglundh, T., Abrahamsson, I. & Lindhe (2005). Bone reactions to longstanding functional load at implants: an experimental study in dogs. *Journal of Clinical Periodontology* **32**, 925–932.
[7] Biancu, S., Ericsson, I. & Lindhe, J. (1995). The periodontal ligament of teeth connected to osseointegrated implants. An experimental study in the beagle dog. *Journal of Clinical Periodontology* **22**, 362–370.
[8] Duyck, J., Ronold, H.J., Van Oosterwyck, H. *et al.* (2001). The influence of static and dynamic loading on marginal bone reaction around osseointegrated implants: an animal experiment study. *Clinical Oral Implants Research* **12**, 207–218.
[9] Falk, H., Laurell, L. & Lundgren, D. (1989). Occlusal force pattern in dentitions with mandibular implant-supported fixed cantilever prostheses occluded with complete dentures. *International Journal of Oral & Maxillofacial Implants* **4**, 55–62.
[10] Falk, H., Laurell, L. & Lundgren, D. (1990). Occlusal interferences and cantilever joint stress in implant-supported prostheses occluding with complete dentures. *International Journal of Oral & Maxillofacial Implants* **5**, 70–77.
[11] Fugazzotto, P.A., Kirsch, A., Ackermann, K.L. & Neuendorff, G. (1999). Implant/tooth-connected restorations utilizing screw-fixed attachments: a survey of 3,096 sites in function for 3 to 14 years. *International Journal of Oral & Maxillofacial Implants* **14**, 819–823.
[12] Gotfredsen, K., Berglundh, T. & Lindhe, J. (2001a). Bone reactions adjacent to titanium implants subjected to static load. A study in the dog (I). *Clinical Oral Implants Research* **12**, 1–8.
[13] Gotfredsen, K., Berglundh, T. & Lindhe, J. (2001b). Bone reactions adjacent to titanium implants with different surface characteristics subjected to static load. A study in the dog (II). *Clinical Oral Implants Research* **12**, 196–201.
[14] Gotfredsen, K., Berglundh, T. & Lindhe, J. (2001c). Bone reactions adjacent to titanium implants subjected to static load of different duration. A study in the dog (III). *Clinical Oral Implants Research* **12**, 552–558.
[15] Gotfredsen, K., Berglundh, T. & Lindhe, J. (2002), Bone reactions at implants subjected to experimental peri-implantitis and static load. A study in the dog. *Journal of Clinical Periodontology* **29**, 144–151.
[16] Gross, M. & Laufer, B.Z. (1997). Splinting osseointegrated implants and natural teeth in rehabilitation of partially edentulous patients. Part I: laboratory and clinical studies. *Journal of Oral Rehabilitation* **24**, 863–870.
[17] Gunne, J., Rangert, B., Glantz, P.-O. & Svensson, A. (1997). Functional loads on freestanding and connected implants in three-unit mandibular prostheses opposing complete dentures: an *in vivo* study. *International Journal of Oral & Maxillofacial Implants* **12**, 335–341.
[18] Gunne, J., Åstrand, P., Lindh, T., Borg, K. & Olsson, M. (1999). Tooth-implant and implant supported fixed partial dentures: A 10-year report. *International Journal of Prosthodontics* **12**, 216–221.
[19] Haanaes, H.R., Stenvik, A., Beyer Olsen, E.S., Tryti, T. & Faehn, O. (1991). The efficacy of two-stage titanium implants as orthodontic anchorage in the preprosthodontic correction of third molars in adults – a report of three cases. *European Journal of Orthodontics* **13**, 287–292.
[20] Heitz-Mayfield, L.J., Schmid, B., Weigel, C. *et al.* (2004). Does excessive occlusal load affect osseointegration? An experimental study in the dog. *Clinical Oral Implants Research* **15**, 259–268.
[21] Hoshaw, S.J., Brunski, J.B. & Cochran, G.V.B. (1994). Mechanical loading of Brånemark implants affects interfacial bone modeling and remodeling. *International Journal of Oral & Maxillofacial Implants* **9**, 345–360.
[22] Isidor, F. (1996). Loss of osseointegration caused by occlusal load of oral implants. A clinical and radiographic study in monkeys. *Clinical Oral Implants Research* **7**, 143–152.
[23] Isidor, F. (1997). Clinical probing and radiographic assessment in relation to the histologic bone level at oral implants in monkeys. *Clinical Oral Implants Research* **8**, 255–264.

[24] Jemt, T., Lekholm, U. & Adell, R. (1989). Osseointegrated implants in the treatment of partially edentulous patients: a preliminary study on 876 consecutively placed fixtures. *International Journal of Oral & Maxillofacial Implants* **4**, 211–217.

[25] Lang, N.P., Brägger, U., Walther, D., Beamer, B. & Kornman, K. (1993). Ligature-induced peri-implant infection in cytomolgus monkeys. *Clinical Oral Implants Research* **4**, 2–11.

[26] Lang, N.P., Pjetursson, B.E., Tan, K. *et al.* (2004). A systematic review of the survival and complication rates of fixed partial dentures (FPDs) after an observation period of at least 5 years. II. Combined tooth-implant- supported FPDs. *Clinical Oral Implants Research* **15**, 643–653.

[27] Laufer, B.Z. & Gross, M. (1998). Splinting osseointegrated implants and natural teeth in rehabilitation of partially edentulous patients. Part II: principles and applications. *Journal of Oral Rehabilitation* **25**, 69–80.

[28] Lima, L., Chambrone, L., Araujo, M.G., Pannuti, C.M. & Lang, N.P. (2010). Early occlusal overload on SLActive implants restored with cantilever reconstructions. *Journal of Dental Research* **89**, IADR Abstract 139018.

[29] Lindh, T., Back, T., Nyström, E. & Gunne, J.(2001). Implant versus tooth-implant supported prostheses in the posterior maxilla: a 2-year report. *Clinical Oral Implants Research* **12**, 441–449.

[30] Lindhe, J., Berglundh, T., Ericsson, I., Liljienberg, B. & Marinello, C. (1992). Experimental breakdown of periimplant and periodontal tissue. *Clinical Oral Implants Research* **9**, 1–16.

[31] Lindquist, LW., Rockler, B. & Carlsson, G.E. (1988). Bone resorption around fixtures in edentulous patients treated with mandibular fixed tissue-integrated prostheses. *Journal of Prosthetic Dentistry* **59**, 59–63.

[32] Lundgren, D. & Laurell, L. (1994). Biomechanical aspects of fixed bridgework supported by natural teeth and endosseous implants. *Periodontology 2000* **4**, 23–40.

[33] Lundgren, D., Laurell, L., Falk, H. & Bergendal, T. (1987). Occlusal force pattern during mastication in dentitions with mandibular fixed partial dentures supported on osseointegrated implants. *Journal of Prosthetic Dentistry* **58**, 197– 203.

[34] Lundgren, D., Falk, H. & Laurell, L. (1989). Influence of number and distribution of occlusal cantilever contacts on closing and chewing forces in dentitions with implant-supported fixed prostheses occluding with complete dentures. *International Journal of Oral & Maxillofacial Implants* **4**, 277–283.

[35] Melsen, B. & Lang, N.P. (2001). Biological reactions of alveolar bone to orthodontic loading of oral implants. *Clinical Oral Implants Research* **12**, 144–152.

[36] Mericske-Stern, R. (1997). Force distribution on implants supporting overdentures: the effect of distal bar extensions. A 3-D *in vivo* study. *Clinical Oral Implants Research* **8**, 142–151.

[37] Mericske-Stern, R. (1998). Three-dimensional force measurements with mandibular overdentures connected to implants by ball-shaped retentive anchors. A clinical study. *International Journal of Oral & Maxillofacial Implants* **13**, 36–43.

[38] Mericske-Stern, R., Piotti, M. & Sirtes, G. (1996). 3-D *in vivo* force measurements on mandibular implants supporting overdentures. A comparative study. *Clinical Oral Implant Research* **7**, 387–396.

[39] Mericske-Stern, R., Venetz, E., Fahrländer, F. & Bürgin, W. (2000). *In vivo* force measurements on maxillary implants supporting a fixed prosthesis or an overdenture: a pilot study. *Journal of Prosthetic Dentistry* **84**, 535–547.

[40] Naert, I.E., Duyck, J.A., Hosny, M.M. & van Steenberghe, D. (2001a). Freestanding and tooth-implant connected prostheses in the treatment of partially edentulous patients. Part I: An up to 15-years clinical evaluation. *Clinical Oral Implants Research* **12**, 237–244.

[41] Naert, I.E., Duyck, J.A., Hosny, M.M., Quirynen, M. & van Steenberghe, D. (2001b). Freestanding and tooth-implant connected prostheses in the treatment of partially edentulous patients Part II: An up to 15-years radiographic evaluation. *Clinical Oral Implants Research* **12**, 245–251.

[42] Ödmann, J., Lekholm, U., Jemt, T., Brånemark, P.I. & Thilander, B. (1988). Osseointegrated titanium implants – a new approach in orthodontic treatment. *European Journal of Orthodontics* **10**, 98–105.

[43] Ödman, J., Lekholm, U., Jemt, T. & Thilander, B. (1994). Osseointergrated implants as orthodontic anchorage in the treatment of partially edentulous adult patients. *European Journal of Orthodontics* **16**, 187–201.

[44] Pjetursson, B.E., Tan, K., Lang, N.P. *et al.* (2004). A systematic review of the survival and complication rates of fixed partial dentures (FPDs) after an observation period of at least 5 years. I. Implant- supported FPDs. *Clinical Oral Implants Research* **15**, 625–642.

[45] Quirynen, M., Naert, I. & van Steenberghe, D. (1992). Fixture design and overload influence marginal bone loss and fixture success in the Brånemark system. *Clinical Oral Implants Research* **3**, 104–111.

[46] Rangert, B., Gunne, J. & Sullivan, D.Y. (1991). Mechanical aspects of a Brånemark implant connected to a natural tooth: an *in vitro* study. *International Journal of Oral & Maxillofacial Implants* **6**, 177–186.

[47] Rangert, B., Gunne, J., Glantz, P.-O. & Svensson, A. (1995). Vertical load distribution on a three-unit prosthesis supported by a natural tooth and a single Branemark implant. An *in vivo* study. *Clinical Oral Implants Research* **6**, 40–46.

[48] Roberts W.E., Smith, R.K., Zilberman, Y., Mozsary, M.D. & Smith, R.S. (1984). Osseous adaptation to continuous loading of rigid endosseous implants. *American Journal of Orthodontics* **84**, 95–111.

[49] Sagara, M., Akagawa, Y., Nikai, H. & Tsuru, H. (1993). The effects of early occlusal loading one-stage titanium alloy implants in beagle dogs: a pilot study. *Journal of Prosthetic Dentistry* **69**, 281–288.

[50] Turley, P.K., Kean, C., Schnur, J. *et al.* (1988). Orthodontic force application to titanium endosseous implants. *Angle Orthodontist* **58**, 151–162.

[51] Wehrbein, H. & Diedrich, P. (1993). Endosseous titanium implants during and after orthodontic load – an experimental study in the dog. *Clinical Oral Implants Research* **4**, 76–82.

[52] Wehrbein, H., Merz, B.R., Diedrich, P. & Glatzmaier, J (1996). The use of palatal implants for orthodontic anchorage. Design and clinical application of the Orthosystem. *Clinical Oral Implants Research* **7**, 410–416.

第6部分：牙周组织病理
Periodontal Pathology

第18章

非菌斑性牙龈病

Non–Plaque–Induced Inflammatory Gingival Lesions

Palle Holmstrup[1], Mats Jontell[2]

[1] Department of Periodontology, School of Dentistry, University of Copenhagen, Copenhagen, Denmark
[2] Oral Medicine and Pathology, Institute of Odontology, The Sahlgrenska Academy at University of Gothenburg, Gothenburg, Sweden

　　牙龈的炎症反应，临床上表现为牙龈炎，并非全是由牙齿表面的菌斑堆积造成的，非菌斑因素引起的牙龈炎症反应常常伴有特征性的临床表现（Holmstrup 1999）。牙龈炎可由多种原因引起，比如特异性细菌、病毒或真菌感染。遗传性的牙龈病损有遗传性牙龈纤维瘤病，部分皮肤黏膜病损也可表现为牙龈炎症。这类疾病的典型例子有扁平苔藓、类天疱疮、寻常型天疱疮和多形性红斑。过敏性和创伤性病损是非菌斑性龈炎症的其他表现。牙医，尤其是牙周病学的专科医生，是诊断和治疗这些病患的主要医疗保健人员。

　　本章重点关注相关性最高的非菌斑性的牙龈组织的炎症病损，因为其中有的是常见的病损，有的是认识发生在牙周组织的各种组织反应的重要例子。如果需要更多的信息，读者可参阅口腔医学教科书。菌斑相关性牙龈炎的影响因素比如吸烟、性激素和代谢异常（糖尿病）见第12章和第14章。

特殊细菌引起的牙龈病

　　感染性的龈炎和口炎可能在罕见的情况下发生，包括免疫缺陷和非免疫缺陷的患者，即宿主的先天性免疫与非菌斑相关性病原体不能维持动态平衡的时候（Rivera–Hidalgo & Stanford 1999）。这类病损可能是由于细菌导致的，且口腔病损可能是炎症的首发表现。这种病损的典型例子是淋病奈瑟菌（Scully 1995；Siegel 1996）、苍白密螺旋体（Scully 1995；Ramirez-Amador et al. 1996；Siegel 1996；Rivera–Hidalgo & Stanford 1999）、链球菌、龟分枝杆菌（Pedersen & Reibel 1989）或其他微生物感染（Blake & Trott 1959；Littner et al. 1982）。尽管梅毒和淋病的口腔表现很可能是在二期观察到，但这些疾病的所有阶段都可以出现口腔病损。其牙龈病损可表现为鲜红色水肿疼痛的溃疡，无症状性硬下疳或黏膜斑块，或者非典型非溃疡性的重度炎症的牙龈炎。活检加上微生物检查可以揭示这些病损的背景。

病毒性牙龈病

疱疹病毒感染

众所周知，许多病毒感染会引起牙龈炎（Scully et al. 1998b），其中最重要的是疱疹病毒：单纯疱疹病毒1型（HSV-1）和2型（HSV-2）以及水痘带状疱疹病毒。这些病毒通常在儿童期进入人体，经历潜伏期后，引起口腔黏膜疾病，有时还会再次激活。HSV-1通常引起口腔症状，而HSV-2主要引起肛门生殖器感染，仅偶尔发生口腔感染（Scully 1989）。

原发性疱疹性龈口炎

HSV感染是最常见的病毒感染。HSV是一种低传染性的DNA病毒，它一旦进入口腔黏膜上皮，可穿透神经末梢，并经光滑内质网逆行（200~300mm/d）游走到三叉神经节，潜伏多年。它也可以在神经以外的部位被分离出来，如牙龈（Amit et al. 1992）。有时HSV还会引起多形性红斑复发。这种病毒在其他口腔疾病中的作用目前尚不明确，但HSV已经在牙龈炎（Ehrlich et al. 1983）、急性坏死性牙龈炎（Contreras et al. 1997）和牙周炎（Parra & Slots 1996）中发现。

当一个新生儿发生疱疹病毒感染，有时是来源于父母的复发性唇疱疹，他/她常常被误诊为"长牙"。随着工业化的进展，口腔卫生水平提高，越来越多的原发性感染发病变迟，也可发生在青少年和成人。据估计，美国每年大约有50万原发性感染病例（Overall 1982）。原发性疱疹病毒感染在儿童早期也许没有临床症状，但可能会引起重度龈口炎，这种情况多发生于青少年之前（图18-1）。其临床表现包括伴有红肿疼痛的重度牙龈炎，伴有纤维素性渗出物的溃疡以及口炎伴发的水肿（图18-2，图18-3）。潜伏期为1周。一个特征性的表现是水疱形成，继而破裂、融合，留下假膜覆盖的溃疡（Scully et al. 1991;

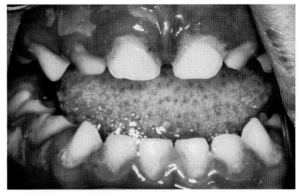

图18-1　一名3岁儿童的疱疹性龈口炎。附着龈可见红斑肿胀，伴有浆液纤维素性渗出物覆盖在龈缘。

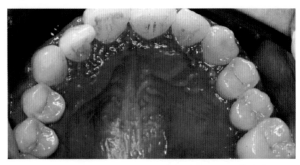

图18-2　疱疹性龈口炎累及腭侧牙龈，可见许多水疱和小溃疡。

Miller & Redding 1992）。其他的典型特征有发热和淋巴结肿大。10~14天内自愈且不留瘢痕（图18-4）。在这段时间疼痛可能会引起进食困难。

潜伏在神经节细胞的残留病毒，可能将它的DNA结合到细胞染色体DNA里（Overall 1982）。在原发性感染患者中有20%~40%会复发病毒感染（Greenberg 1996），复发通常表现为唇疱疹，但也可能再出现口腔内的病毒感染。唇疱疹一般每年至少出现一次，疱疹常常发生在唇红缘的同一部位或其周围皮肤，这些部位的神经末梢成簇分布。许多种因素会激活潜伏的病毒：创伤、紫外线暴露、发热、月经及其他（Scully et al. 1998b）。

如果复发出现在唇红缘便容易诊断，但是复发口腔内疱疹常由于被认为是阿弗他溃疡而未得到确诊（Lennette & Magoffin 1973; Sciubba 2003），没有考虑到实际上阿弗他溃疡并不侵犯角化黏膜。复发性的口腔内疱疹与原发性感染相比缺乏典型表现。一个特征性的表现是附着龈和硬腭出现成簇的伴发疼痛的小溃疡（Yura et al. 1986）（图18-5）。根据患者病史，以及从病

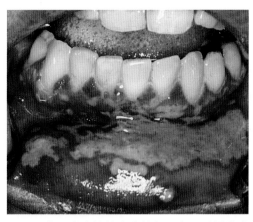

图18-3 一名38岁女性的疱疹性龈口炎。下唇黏膜和牙龈广泛性溃疡。

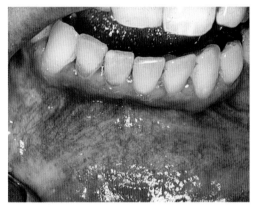

图18-4 与图18-3同一患者，4周后组织愈合，没有组织丧失或瘢痕形成。

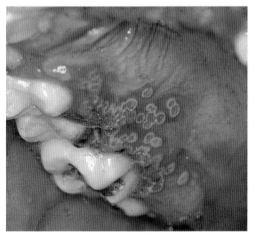

图18-5 复发口腔内疱疹感染。右上腭侧牙龈和黏膜水疱破裂。

损分离出HSV的临床证据可以做出诊断。聚合酶链反应（PCR）很大程度上可以取代其他大多数方法，是一种能诊断病毒亚型的快速而可靠的诊断工具。实验室诊断还可以通过血液样本以检测出升高的抗HSV抗体滴度。但是，这仅对原发感染的病例来说是最有意义的，因为抗体效价在患者一生中的水平都在升高。牙龈病损细胞涂片的

组织病理学表现并不特殊，但肥大细胞及核内包涵体的存在可以提示病毒的细胞内活性（Burns 1980）。

免疫缺陷患者，如人类免疫缺陷病毒（HIV）感染的患者，其获得感染的风险增加（Holmstrup & Westergaard 1998）。免疫缺陷患者如果复发疱疹感染，无论在牙龈或其他部位，病情均可能会很严重，甚至有生命危险。

疱疹性龈口炎的治疗包括仔细清除菌斑，防止溃疡表面细菌感染，因为感染会导致溃疡愈合延迟。在严重的病例中，包括免疫缺陷患者，推荐全身应用抗病毒药物如阿昔洛韦、伐昔洛韦或泛昔洛韦（O'Brien & Campoli-Richards 1989; Mindel 1991; Arduino & Porter 2006）。阿昔洛韦的耐药性，尤其是在进行长期药物治疗的免疫缺陷患者身上的耐药性，越来越引起关注（Westheim et al. 1987），这就解释了为何需要应用到其他抗病毒药物。推荐患者在接受牙科治疗前进行预防性抗病毒治疗以避免复发，同样也能最大限度减少疾病传播（Miller et al. 2004）。

带状疱疹

水痘带状疱疹病毒引起水痘（varicella，同义词chicken pox），水痘是一种原发自限性感染。它主要发生在儿童，成年后病毒复发引起带状疱疹（herpes zoster，同义词shingles）。两者都可累及牙龈（Straus et al. 1988; Scully 1995）。水痘会伴随着发热、不适和皮疹。口腔内病变表现为小溃疡，常常在舌、腭部和牙龈（Miller 1996; Scully et al. 1998b）。病毒残余潜伏在神经节背根部，在原发感染数年后可再次复发（Rentier et al. 1996）。复发后表现为带状疱疹，单侧病变沿感染的神经分布（Miller 1996）。老年或免疫缺陷患者复发一般累及胸神经节。三叉神经来源的病毒复发占报道病例的20%（Hudson & Vickers 1971）。如果三叉神经的第二或第三分支受累，口腔内病变可能会伴发皮肤病变或口腔内病变单独出现（Eisenberg 1978），比如感染累及腭侧牙龈（图18-6）。疼痛和感觉异常为初

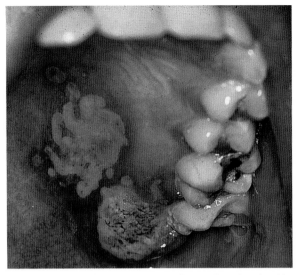

图18-6　左上腭侧牙龈和黏膜的带状疱疹。有不规则假膜覆盖的溃疡伴发剧烈疼痛。

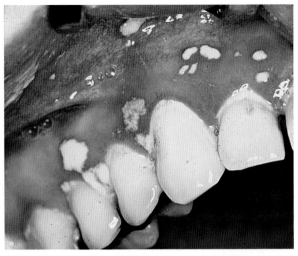

图18-7　一名HIV-血清反应阳性患者上颌牙龈和黏膜的假膜念珠菌病。假膜可被擦去，留下一个轻微出血的创面。

始症状，也可能在病变发生前出现（Greenberg 1996）。伴发的疼痛症状通常很严重。病变常累及牙龈，初期表现为水疱。水疱很快破裂，留下假膜覆盖的溃疡，溃疡常合并为不规则的形状（Millar & Traulis 1994）（图18-6）。免疫缺陷患者，包括HIV感染者，病毒感染会导致严重的组织破坏，伴随牙齿脱落和牙槽骨坏死，并且发病率很高（Melbye et al. 1987; Schwartz et al. 1989）。根据单侧分布的病变和剧烈的疼痛很容易做出诊断。病变通常在1~2周内愈合。

　　治疗还包括软食或流质饮食、休息、无创伤地去除菌斑，以及使用稀释的氯己定漱口。这些作为抗病毒药物治疗的补充。

真菌性牙龈病

　　口腔黏膜真菌感染包括一系列疾病，如曲霉菌病、酵母菌病、念珠菌病、球孢子菌病、隐球菌病、组织胞浆菌病、毛霉菌病及副球孢子菌感染（Scully et al. 1998b），但其中一些感染非常罕见，且并非所有感染都表现为牙龈炎。这个章节重点关注念珠菌病和组织胞浆菌病，两者都可能引起牙龈感染。

念珠菌病

　　从人类口腔中可以获得多种念珠菌种属，包括白色念珠菌、光滑念珠菌、克柔念珠菌、热带念珠菌、近平滑念珠菌和高里念珠菌（Cannon et al. 1995）。最常见的口腔黏膜真菌感染是主要由生物体白色念珠菌引起的念珠菌病（Scully et al. 1998b）。白色念珠菌是口腔的正常共生菌，但也是机会致病菌。白色念珠菌在健康成年人中经口传播的患病率从3%至48%不等（Scully et al. 1995），之所以有这么大的变化幅度是由于调查人口和检查手段的不同造成的。白色念珠菌在口腔全部酵母菌群中的比例可达50%~80%（Wright et al. 1985）。白色念珠菌蛋白酶-阳性菌株与疾病相关（Negi et al. 1984; Odds 1985），可侵犯角化上皮如牙龈。白色念珠菌侵入和脱皮增加是由于透明质酸酶的生成。白色念珠菌感染通常是宿主免疫低下的结果（Holmstrup & Johnson 1997），包括免疫缺陷（Holmstrup & Samaranayake 1990）（图18-7~图18-9）、唾液分泌减少、吸烟和激素治疗，但也可能是因为大量的诱发因素所导致。口腔念珠菌病的发生可作为接受抗病毒药物治疗的HIV感染患者免疫和治疗失败的指征（Miziara & Weber 2006）。口腔微生物菌群失调，比如应用广谱抗生素治疗后，也可能导致口腔念珠菌病。然而，诱发因素常常难以鉴定。根据病变部位，感染可分为局部或全身的。口腔黏膜的念珠菌感染通常是局部感染，但对于衰弱的患者来说，全身感染也并不少见。

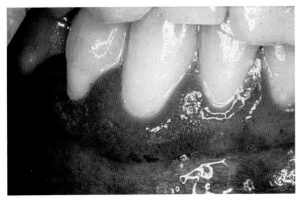

图18-8　一名HIV-血清反应阳性患者的下颌附着龈红斑型念珠菌病。膜龈联合界限不清。

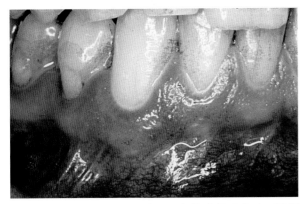

图18-9　与图18-8同一患者，局部抗真菌治疗后，膜龈联合清晰可见。

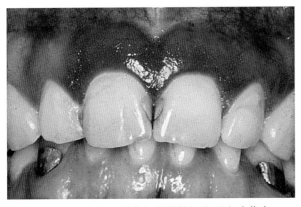

图18-10　上颌切牙区附着龈的慢性红斑型念珠菌病。

对其他健康个体，口腔念珠菌病很少发生于牙龈上。这一现象很令人惊讶，因为考虑到白色念珠菌经常是从重度牙周炎患者的龈下菌斑分离出来的（Slots et al. 1988）。牙龈念珠菌感染最常见的临床特征是附着龈发红，常伴随着颗粒状的表面（图18-10）。

口腔黏膜的多种临床表现有假膜型念珠菌病（或称鹅口疮），红斑型念珠菌病，斑块型念珠菌病和结节型念珠菌病（Holmstrup & Axéll 1990）。假膜型念珠菌病表现为白色斑块（图

18-7），可以用器械或纱布从黏膜表面擦掉，留下一个轻微出血的创面。假膜型一般没有主要的临床症状。红斑型病变可以发生在口腔黏膜的任何地方（图18-10）。明显的红色病变通常伴有疼痛，有时非常严重。斑块型口腔念珠菌病常常发生在吸烟者中，可见一个白色斑块且不能被擦去。这种病变通常没有症状，在临床上与口腔白斑不能辨别。结节型念珠菌病很少发生在牙龈。一般表现为稍微高起的白色或微红色结节（Holmstrup & Axéll 1990）。

念珠菌感染的诊断可以通过真菌培养、涂片和活检来完成。室温下用尼克森培养基做真菌培养在牙科诊所很容易实现。另外一种诊断方法是取怀疑病损处涂片做显微镜检查，不管是用相差显微镜直接检查，还是用过碘酸雪夫式染色或革兰染色涂片光镜检查。在大量脱落细胞中可见许多正在形成菌丝或假菌丝和芽生孢子的菌丝体形成细胞。由于在健康个体白色念珠菌经口传播很常见，阳性的真菌培养和涂片不一定能反映念珠菌感染（Rindum et al. 1994）。一个可靠的诊断方法需要真菌的定量分析和上述病损类型的临床表现变化，或者也可以通过病损活检辨别真菌丝或假菌丝的方法获得。

局部治疗包括抗真菌药的应用，比如制霉菌素，两性霉素B或咪康唑。制霉菌素可作为一种口腔混悬剂来使用。由于它不会再吸收，所以可用于妊娠期或哺乳期妇女。咪康唑是一种口腔用凝胶，妊娠期不能使用，它与抗凝药和苯妥英钠有交叉反应。重度或广泛性病损的治疗还需全身应用抗真菌药如氟康唑。

线形牙龈红斑

线形牙龈红斑（LGE）是免疫抑制的一个牙龈表现，以局限于游离龈的一条明显的线形红斑条带为特征（Holmstrup 1999）（图18-11）。其特点是炎症程度与菌斑数量不成比例，并且没有牙周袋或附着丧失的迹象。这种病损的另一个特点是它对加强口腔卫生或洁治的效果反应不佳（EC Clearinghouse on Oral Problems 1993），因

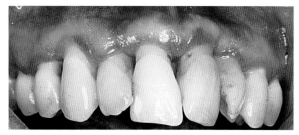

图18-11　上颌牙龈的线形牙龈红斑。牙龈线形红斑沿着龈缘分布，对常规治疗反应不佳。

此如果在初诊去除菌斑后病损仍然存在，则应考虑诊断为线形牙龈红斑（Umadevi et al. 2006）。累及的多个位点的牙龈红斑的程度与吸用烟草相关（Swango et al. 1991）。最初报道，15%的受累位点出现探诊出血，11%的位点表现为自发性出血（Winkler et al. 1988），然而目前认为LGE的主要特征是缺乏探诊出血（Robinson et al. 1994）。

　　一些研究分析了多组HIV感染患者的牙龈情况，发现带有线状条带特征的牙龈炎的患病率为0.5%～49%（Klein et al. 1991; Swango et al. 1991; Barr et al. 1992; Laskaris et al. 1992; Masouredis et al. 1992; Riley et al. 1992; Ceballos-Salobrena et al. 1996; Robinson et al. 1996）。这些患病率的数值反映了非标准化的诊断方法和研究小组的选择方面存在一些问题。一项无偏倚地纳入患者的研究发现，在HIV感染患者中，牙龈炎伴有牙龈线形红斑或点状边缘红斑可能相对稀少，它或许不会比总体人群中发病率更高（Drinkard et al. 1991; Friedman et al. 1991）。

　　在英国进行的一项研究中，在HIV相关的表征里，牙龈线形红斑并不占优势，相比非HIV感染者，HIV感染者患有弥散状和点状红斑的数量明显更多（Robinson et al. 1996）。因此，线形牙龈红斑本身并不一定与HIV感染有很强的相关性。

　　有证据表明，一些牙龈炎症的病例（包括LGE），具有念珠菌感染的临床背景（Winkler et al. 1988; Robinson et al. 1994），但研究发现，微生物菌群不仅含有白色念珠菌，还含有许多普通牙周炎可检测到的牙周致病菌，包括牙龈卟啉单胞菌、中间普氏菌、伴放线聚集杆菌、具核梭杆菌和直肠弯曲菌（Murray et al. 1988, 1989, 1991）。经过DNA探针检测，HIV血液反应阳性与阴性患者的牙龈炎部位的细菌检出的阳性率，伴放线聚集杆菌分别是23%和7%，牙龈卟啉单胞菌是52%和17%，中间普氏菌是63%和29%，直肠弯曲菌是50%和14%（Murray et al. 1988, 1989, 1991）。在HIV患者中，大约50%的牙龈炎位点检出白色念珠菌，无牙龈炎的位点这一比例是26%；而HIV血清反应阴性患者的健康位点的检出率是3%。白色念珠菌的高检出率和致病作用，可能与HIV感染患者的唾液和口腔黏膜中高水平的酵母菌有关（Tylenda et al. 1989）。

　　在一项组织病理学研究中，牙龈线形红斑活检样本中没有炎性浸润，但血管数量增多，这就解释了病损的红色来源（Glick et al. 1990）。宿主牙龈组织的炎症反应能力不足也许就是这种病损对常规治疗反应不佳的原因。

　　许多疾病有类似LGE的临床表现，同样的，经过加强口腔卫生和刮治术后仍无法解决问题。口腔扁平苔藓的附着龈常常伴有一条炎症性的牙龈线形红斑（Holmstrup et al. 1990），类天疱疮的黏膜有时也会出现（Pindborg 1992），肾功能不全相关的红斑病损有时也有这一反应，因为高水平的尿素会导致唾液中的氨分泌增加。

　　基于对照研究的治疗信息很少。3个月的常规治疗加上0.12%葡萄糖酸氯已定每天漱口两次，已证实有明显改善作用（Grassi et al. 1989）。前面提到在一些病例中，LGE可能与念珠菌有关。与此一致的是，临床发现，症状的改善通常依赖于口内念珠菌的有效根除，念珠菌的清除会引起特征性红斑消失（Winkler et al. 1988）。因此，推荐通过培养或涂片鉴定真菌感染，然后在念珠菌阳性的病例中，使用抗真菌治疗。

组织胞浆菌病

　　组织胞浆菌病是一种肉芽肿性疾病，是由一种主要存在于鸟类和猫科类动物排泄物的土

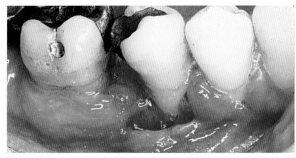

图18-12 牙龈组织胞浆菌病伴发第二前磨牙周围的牙周组织丧失。

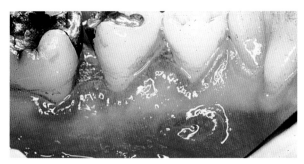

图18-13 与图18-12同一患者,舌侧弹坑状的病损深层存在溃疡。

壤腐生菌——荚膜组织胞浆菌引起的疾病。这种感染发生在美国东北部、东南部、环大西洋中部和中部各州,也可见于中南美洲、印度、东亚和澳洲。在美国,组织胞浆菌病是最常见的系统性真菌病。生物体的菌丝形成孢子经空气传播介导疾病的发生(Rajah & Essa 1993)。在正常的宿主中,感染呈现亚临床状态(Anaissie et al. 1986)。临床表现包括急性和慢性肺组织胞浆菌病,播散型主要发生于免疫缺陷患者(Cobb et al. 1989)。口腔病损可发生在30%的肺组织胞浆菌病患者和66%的播散型患者(Weed & Parkhill 1948; Loh et al. 1989)。这种口腔病损可能累及口腔黏膜的任何区域(Chinn et al. 1995),包括牙龈(牙龈是最常累及的区域之一)(Hernandez et al. 2004)。病损初始表现为结节状或乳头状,随后可能变成带有牙龈组织缺损和疼痛的溃疡(图18-12,图18-13)。有时候,病损表现为肉芽肿,其临床外观类似于恶性肿瘤(Boutros et al. 1995)。根据临床表现,组织病理学表现和/或真菌培养做出疾病诊断,治疗包括全身应用抗真菌治疗。

遗传性牙龈病损

遗传性牙龈纤维瘤病

牙龈增生[gingival hyperplasia,同义词牙龈过度生长(gingival overgrowth)、牙龈纤维瘤病(gingival fibromatosis)]可能作为一种系统药物治疗的副作用而发生,这些药物包括苯妥英钠、环孢霉素和硝苯地平(Coletta & Graner 2006)。这种病损在一定程度上依赖于牙菌斑,讨论详见第19章。牙龈增生也可能来源于遗传。部分病损被称作遗传性牙龈纤维瘤病(hereditary gingival fibromatosis,HGF),它是一种以弥漫性牙龈增生为特征的罕见疾病,有时病损会覆盖大部分或全部的牙齿表面。这种病损的发展不随有效的菌斑清除而改变。

HGF可能是一种独立的病种,或者是一种综合征的部分表现(Gorlin et al. 1990),协同其他临床症状,比如多毛症(Horning et al. 1985; Cuestas-Carneiro & Bornancini 1988)、智力障碍(Araiche & Brode 1959)、癫痫(Ramon et al. 1967)、听觉丧失(Hartsfield et al. 1985)、生长迟缓(Bhowmick et al. 2001)和四肢畸形(Nevin et al. 1971; Skrinjaric & Basic 1989)。大多数病例与常染色体显性遗传有关,但却带有常染色体隐性遗传背景(Emerson 1965; Jorgensen & Cocker 1974; Singer et al. 1993)。最常见的HGF综合征包括多毛症、癫痫和智力障碍;但是后两种特征并不出现在所有病例中(Gorlin et al. 1990)。

典型的HGF表现为大量牢固的、致密的、有弹性的、不敏感的纤维组织覆盖在牙槽嵴上,并延续到牙齿,形成广泛的假性牙周袋。其颜色可能是正常的,或者如果有炎症则为红斑状(图18-14,图18-15)。根据牙龈增生的程度,患者对功能和美观问题的主诉,牙龈增生可能导致嘴唇突出,患者可能用覆盖在牙齿上的大量增生组织进行咀嚼。HGF很少在出生时就发病,但可能出现在儿童早期。如果牙龈增生在牙齿萌出前

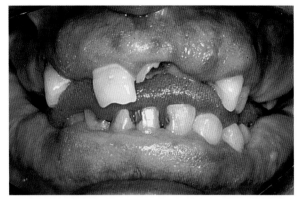

图18-14　遗传性牙龈纤维瘤病，唇侧牙龈部分覆盖牙齿。

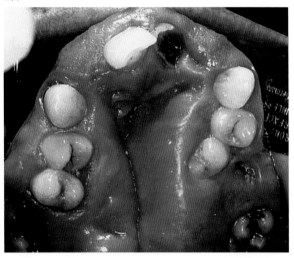

图18-15　与图18-14同一患者。上颌表现为严重的牙龈纤维瘤病，并已造成严重的牙弓畸形。

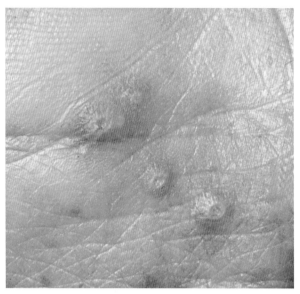

图18-16　扁平苔藓的皮肤病损。丘疹带有清晰的白色网纹。

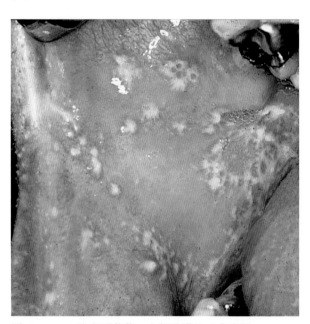

图18-17　口腔扁平苔藓。右颊黏膜的丘疹病损。

就出现，致密的纤维组织有可能干扰或阻碍萌出（Shafer et al. 1983）。

研究指出一项重要的致病机制或许是转化生长因子-β1（TGF-β1）的产生增多，因为TGF-β1能够减弱HGF成纤维细胞的蛋白水解活性，而又促进细胞外基质的累积（Coletta et al. 1999）。常染色体显性遗传HGF基因已被定位在2号染色体上（Hart et al. 1998; Xiao et al. 2000），尽管至少有两个不同的遗传位点可能造成这个类型的HGF（Hart et al. 2000），然而在一个母系遗传的人类牙龈纤维瘤病中，发现了人染色体11p15上的新位点（Zhu et al. 2006）。

HGF的组织学特点包括轻微的过角化上皮中度增生，伴有钉突伸长。上皮下方的基质几乎完全由致密的胶原纤维束和很少的成纤维细胞构成。另外，可能有局部的炎性细胞聚集（Shafer et al. 1983）。组织学检查有助于与其他遗传性牙

龈增生疾病进行鉴别诊断，如Fabry's病，一种以毛细血管扩张为特征的疾病。

HGF的治疗为手术切除，常需要一系列的牙龈切除术，罕见复发。如果增生范围广泛，复位瓣可以避免龈切除术带来的结缔组织暴露，以更好地消除假性牙周袋。

全身疾病的牙龈表现

皮肤黏膜病损

许多皮肤黏膜病损有牙龈病损的临床表现，

牙龈有时表现为剥脱状，有时表现为溃疡。在这类疾病中最重要的是扁平苔藓、类天疱疮、寻常型天疱疮、多形性红斑以及红斑狼疮。

扁平苔藓

扁平苔藓是最常见的在牙龈上出现的皮肤黏膜病损疾病。在一些患者中，疾病会累及皮肤和口腔以及其他黏膜，而其他患者仅单独表现为皮肤或口腔黏膜症状。病损仅累及口腔很常见，5%～44%的病例伴随皮肤病损（Andreasen 1968; Axéll & Rundquist 1987）。这个疾病可能伴有明显的不适，而由于它被证实具有癌前病变的可能（Holmstrup 1992），因此，对患者的诊断和治疗，以及在常规的口腔检查进行随访显得尤为重要（Holmstrup et al. 1988; Mattson et al. 2002; Mignogna et al. 2007）。

在各类人群中口腔扁平苔藓（oral lichen planus, OLP）的患病率达0.1%～4%（Scully et al. 1998a）。这个疾病可能发生在任何年龄，但它很少见于儿童（Scully et al. 1994）。

皮肤病损的特征表现为带有白色网纹的丘疹（Wickham's纹）（图18-16）。一个常见的症状是痒，最频繁发生的部位是手臂的屈侧、大腿和颈部。在绝大多数病例中，皮肤病损在数月后会自动消失，与此明显相反的是，口腔病损通常持续数年（Thorn et al. 1988）。

OLP具有许多典型的临床表现，包括：

丘疹（图18-17）。

网状（图18-18，图18-19）。

斑块状（图18-20）。

红斑（萎缩性）（图18-21～图18-25）。

溃疡（图18-22，图18-26）。

大疱（图18-27）。

同时出现一种以上的病损类型很常见（Thorn et al. 1988）。这个疾病最具有特征性的临床表现以及临床诊断的基本依据是白色丘疹（图18-17）和白色网纹（图18-18，图18-19，图18-26，图18-28），这两种病损常常形成网状结构（Thorn et al. 1988），而且通常是双侧发病

（Ingafou et al. 2006）。有时红斑和溃疡病损被称为侵蚀性的（Rees 1989）。丘疹、网状和斑块型病损一般没有明显的症状，而红斑和溃疡病损会伴有中重度的疼痛，尤其是在进行口腔卫生清洁和吃饭时。口腔黏膜的任何部位都有可能发生OLP，但病损常变换不同的临床类型，且迁延数年。病损类型改变可能提示着斑块型病损的发展进程，在临床上这个病损很难与口腔白斑区别开来。如果其他更具OLP特征的病损消失，则诊断会更加困难（Thorn et al. 1988）。

OLP的一个特征性组织学特点是上皮下淋巴细胞和巨噬细胞带状聚集，这也是Ⅳ型过敏反应的特点（Eversole et al. 1994）。上皮过度角化或不全角化，基底细胞破坏，淋巴细胞迁移至基底和旁基底细胞层（Eversole 1995）。浸润的淋巴细胞可鉴定为CD4和CD8阳性的细胞（Buechner 1984; Walsh et al. 1990; Eversole et al. 1994）。其他的特征性表现有胶样小体，这是角化不良的基底细胞。OLP病损的免疫组化常常发现基底膜区有纤维蛋白及IgM、C3、C4和C5复合物。但这些发现都不是OLP所特有的（Schiødt et al. 1981; Kilpi et al. 1988; Eversole et al. 1994）。

OLP病损的上皮下炎症反应，可能是由来自上皮和结缔组织之间的结合区的一种不明确的抗原，或者是基底上皮细胞复合物导致的（Holmstrup & Dabelsteen 1979; Walsh et al. 1990; Sugerman et al. 1994）。皮肤病损的棘细胞层有一种扁平苔藓特异性抗原（Camisa et al. 1986），但这个抗原在口腔病损中没有起到重要作用，因为它很少在口腔检测到。OLP到底是一种具有常见的临床和组织病理学特点的多病因疾病，还是一种对抗基底膜区抗原的Ⅳ型过敏反应的疾病，目前仍然悬而未决。其临床诊断可以依据丘疹或网状病损的表现。组织病理学表现为过角化、基底细胞的退行性改变，以及以淋巴细胞和巨噬细胞为主的上皮下炎症反应，也可以支持OLP的诊断（Holmstrup 1999）。

由于OLP的病因不明确，导致出现了一些呈条带状的所谓口腔苔藓样病变的病例（oral

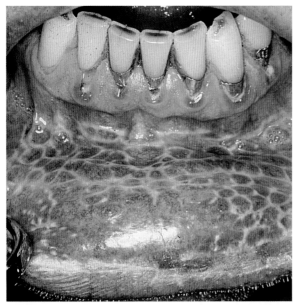

图18-18　口腔扁平苔藓。可见下唇黏膜的网状病损。白色网纹为Wickham's纹。

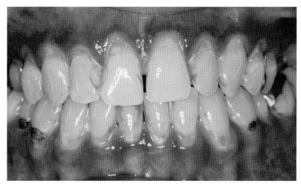

图18-21　口腔扁平苔藓。可见上下颌唇侧牙龈的红斑病损。这类病损以前被称为剥脱性龈炎。值得注意的是，上颌切牙的牙龈边缘呈现正常的颜色，以此可与菌斑性龈炎鉴别。

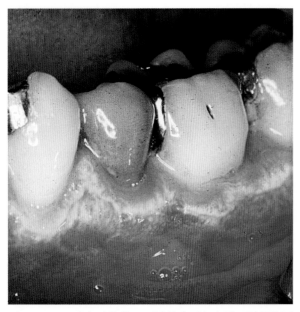

图18-19　口腔扁平苔藓。可见前磨牙和磨牙区牙龈的网状病损。

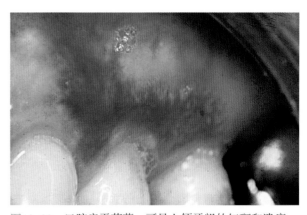

图18-22　口腔扁平苔藓。可见上颌牙龈的红斑和溃疡。

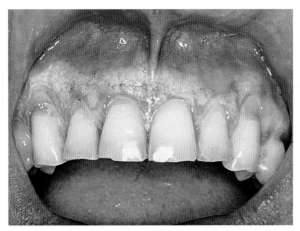

图18-20　口腔扁平苔藓。可见上颌牙龈的斑块样病损。

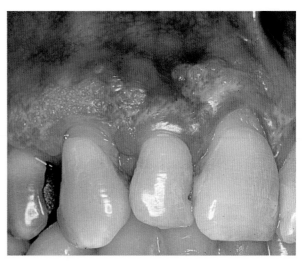

图18-23　口腔扁平苔藓。可见上颌牙龈的红斑和网状病损。几种类型的病损常同时出现。

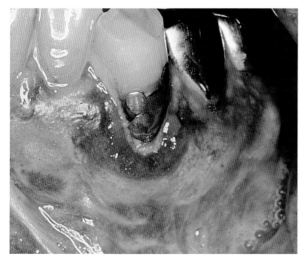

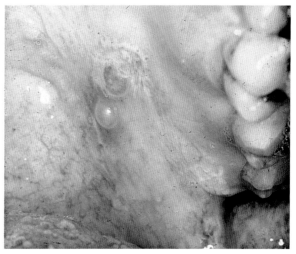

图18-24 口腔扁平苔藓。可见左下尖牙区的红斑和网状病损。菌斑聚集可导致口腔扁平苔藓恶化，反之，口腔卫生改善会减少红斑病损。这就提示牙医能够帮助终止恶性循环。

图18-27 口腔扁平苔藓。可见左腭黏膜的大疱/网状病损。

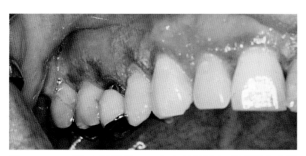

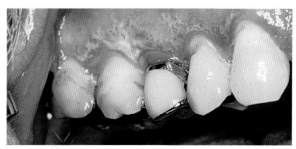

图18-25 口腔扁平苔藓。一名患者使用电动牙刷造成龈缘创伤，出现右上颌牙龈的红斑和网状病损。物理性创伤会导致病损加剧，出现特征性红斑和疼痛。

图18-28 与图18-25显示同一患者，改变刷牙方式后，对龈缘不再造成创伤，也不再产生疼痛。

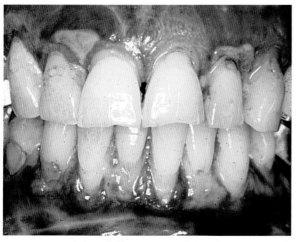

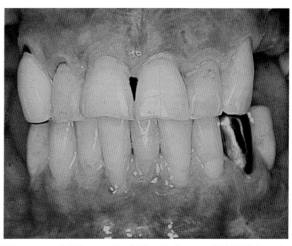

图18-26 口腔扁平苔藓。可见上下颌切牙区的红斑和溃疡/网状病损。这名48岁的女性在吃饭、喝水和刷牙时感到明显不适。

图18-29 与图18-26显示同一患者，经过牙周治疗，和拔除深牙周袋的患牙后的临床表现。在待诊的3个月内，该患者实施个性化的口腔卫生措施，保证轻柔、细致地清除菌斑。目前红斑/溃疡病损已经愈合，并且没有其他症状。

lichenoid lesions，OLLs），这些病例很难做出最终的诊断（Thornhill et al. 2006）。最常见的OLLs可能就是与牙科修复体相接触的病损（Holmstrup 1991）（详见本章后面部分）。其他类型的OLLs

与多种药物有关，包括抗疟药、奎宁、奎尼丁、非甾体抗炎药、噻嗪类药、利尿药，金盐、青霉胺以及β受体阻断剂（Scully et al. 1998a）。移植物抗宿主反应也可能以苔藓样表现为特点

（Fujii et al. 1988），一系列OLLs与系统性疾病有关，包括肝脏疾病（Fortune & Buchanan 1993; Bagan et al. 1994; Carrozzo et al. 1996）。这在欧洲南部和日本尤其得到验证，这些地区的OLLs病例中有20%~60%检出丙型肝炎（Bagan et al. 1994; Gandolfo et al. 1994; Nagao et al. 1995）。

一些随访研究表明，OLP与逐渐增加的口腔肿瘤发病有关，肿瘤的发病率达到0.5%~2%（Holmstrup1988; Mattson et al. 2002; Ingafou et al. 2006; Mignogna et al. 2007）。

如果牙龈受累及，治疗方案的重点是要无创、仔细地去除菌斑，许多患者的症状都有明显的改善（Holmstrup et al. 1990）（图18-25，图18-26，图18-28，图18-29）。对于有临床症状的所有患者，都需要进行个人口腔卫生宣教，目的是为了在不损伤牙龈组织的情况下有效清除菌斑。在有持续疼痛症状的病例中，通常是萎缩型和溃疡型病损，如果病损检出酵母菌，可能需要抗真菌治疗，在OLP病例中有37%出现这种情况（Krogh et al. 1987）。如果有些疼痛的病例对上述治疗没有反应，可以局部使用激素治疗，糊剂或软膏更好，一天3次，连续数周。然而，对于这些病例，复发非常常见，因此在相当长的一段时间内需要定期治疗。

类天疱疮

类天疱疮是一组由基底膜成分-自身抗体间的免疫反应导致的上皮与结缔组织分离的疾病。大疱性类天疱疮主要发生在皮肤，但也可能累及口腔黏膜（Brooke 1973; Hodge et al. 1981）。如果仅是黏膜受累，常用"良性黏膜类天疱疮（benign muous membrane pemphigoid，BMMP）"一词来形容。"瘢痕性类天疱疮"一词也用来描述上皮下大疱性疾病，常发生在口或眼，而不常见于其他黏膜区域。这个名称使用在口腔病损中是有疑议的，因为通常口腔病损不会产生瘢痕，瘢痕常常是和眼部病损有关（Scully et al. 1998b）。目前已证实，BMMP包含了一组以针对多种基底膜区抗原的自身抗体的免疫反应为特点的疾病（Scully & Laskaris1998）。这些抗原鉴定为半桥粒或透明板成分（Leonard et al. 1982,1984; Manton & Scully 1988; Domloge Hultsch et al. 1992, 1994），同时从口腔病损患者采集的血清可以分离出整合素α6亚基（Rashid et al. 2006）。此外，补体介导的细胞破坏过程也可能参与该病的发病机制（Eversole 1994）。然而，上述这些反应引发疾病的启动机制尚未明确。

大多数感染的患者为女性，平均年龄50岁或以上（Shklar & McCarthy 1971）。口腔是BMMP必不可少的发病部位，而且通常口腔是疾病的首发病灶（Silverman et al. 1986; Gallagher & Shklar 1987）。口腔黏膜的任何部位都有可能发生BMMP，但主要表现是剥脱性牙龈病损，表现为附着龈明显的红斑（Laskaris et al. 1982; Silverman et al. 1986; Gallagher & Shklar 1987）（图18-30）。炎症的表现如果不是由菌斑引起的，可能会蔓延所有牙龈，甚至超过膜龈联合。摩擦牙龈可能加速大疱形成（Dahl & Cook 1979）。这个表现提示尼氏征阳性，是由于上皮组织与结缔组织黏附破坏引起的。完整的大疱常常呈现清澈的淡黄色，或者是呈现血色（图18-31，图18-32）。这仍然是由于上皮与结缔组织在结合处分离，导致大疱里的血管暴露导致的。一般情况下，大疱迅速破裂，留下纤维蛋白覆盖的溃疡。有时候大疱破裂会导致松弛的上皮条带。有些患者可能会出现其他黏膜表面的病损。眼部病损尤为重要，因为瘢痕形成会引起失明（Williams et al. 1984）（图18-33）。

上皮在基底膜处从结缔组织分离出来是诊断BMMP的主要特点。第二个组织学依据是非特异性的炎症反应。此外，免疫组化检查能帮助鉴别BMMP与其他大疱类疾病，尤其是有生命威胁的天疱疮。绝大多数病例的基底膜区有C3、IgG沉积，时而有其他免疫球蛋白和纤维蛋白沉淀（Laskaris & Nicolis 1980; Daniels & Quadra White 1981; Manton & Scully 1988）。很重要的一点是，活检时要包括病灶周围组织，因为在病损

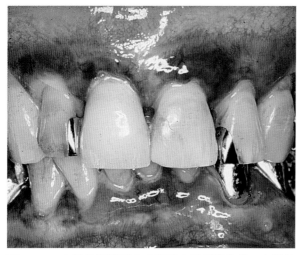

图18-30 良性黏膜类天疱疮累及上下颌附着龈。病损呈现红斑状，类似于红斑型扁平苔藓病损。该病损会导致进食和口腔卫生清洁等过程产生疼痛。

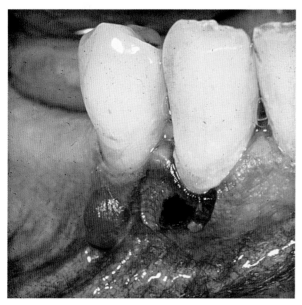

图18-31 带有完整的和破裂的牙龈大疱的良性黏膜类天疱疮。

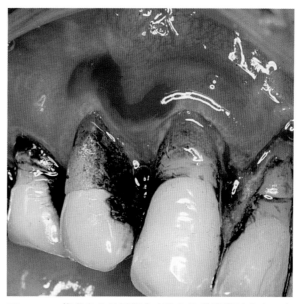

图18-32 伴有出血的牙龈大疱的良性黏膜类天疱疮。患者日常使用氯己定以减少菌斑。

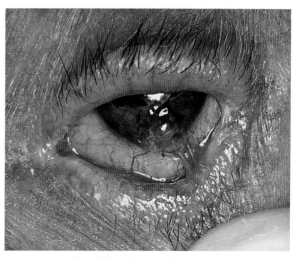

图18-33 良性黏膜类天疱疮。眼部病损瘢痕形成是由眼睑与结膜粘连引起的。

组织内可能缺乏特征性表现（Ullman 1988）。间接免疫荧光检查BMMP不常发现循环免疫球蛋白（Laskaris & Angelopoulos 1981）。但是，一项研究显示，在有口腔类天疱疮表型且不带瘢痕的20名患者中，有75%发现了抗BP180分子的循环自身免疫抗体，表明了这个蛋白在仅有口腔病损的类天疱疮中作为目标抗原起了重要作用（Calabresi et al. 2007）。

治疗包括专业的无创菌斑清除和温和的个体指导，但要注意仔细的日常菌斑控制，最后辅以每日使用氯己定，需要时增加局部激素应用。对于所有的慢性口腔黏膜炎症疾病，口腔卫生清洁程序均非常重要，控制菌斑微生物感染可以明显降低疾病的活动性和症状。对于难以维持口腔卫生的患者，防止牙周炎引起的附着丧失增加也很重要（Tricamo et al. 2006）。然而，由于疾病本质上是慢性的，大多数患者不可避免会有新的大疱形成。局部激素应用，晚上使用糊剂更好，可以减轻炎症反应。

寻常型天疱疮

天疱疮是一组以皮肤和黏膜的上皮内疱为

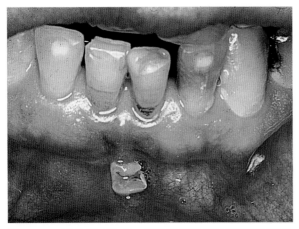

图18-34 寻常型天疱疮。原发病损类似于复发性阿弗他溃疡。

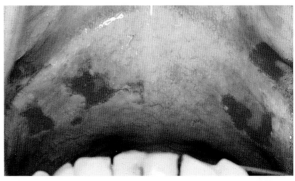

图18-35 寻常型天疱疮。可见软腭黏膜糜烂，糜烂病损是由于上皮表层的部分丧失造成的，遗留的结缔组织仅覆盖基底细胞层。

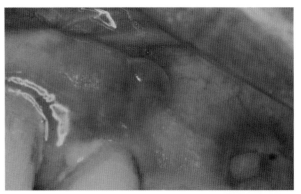

图18-36 寻常型天疱疮。可见完整的和破裂的牙龈大疱。

特征的自身免疫性疾病。这组疾病包含了许多类型，寻常型天疱疮（pemphigus vulgaris，PV）是其中最常见和最严重的类型（Barth & Venning 1987）。

犹太人或地中海地区的人比其他地方的人群更容易患上PV。这提示该病有很强的基因背景（Pisanti et al. 1974）。此病可发生于任何年龄，但通常见于中年或老年人。它表现为广泛性的大疱形成，常常涵盖皮肤的大部分区域，如果不及时治疗可致生命危险。口腔内发病形成大疱很常见，并且包括牙龈在内的口腔黏膜病损也很频发。早期病损类似于阿弗他溃疡（图18-34），但晚期常是广泛破坏（图18-35）。疾病累及牙龈表现为带有疼痛的剥脱性病损，或糜烂，或溃疡，这些是大疱破裂后的遗留表现（图18-36）。这类病损可能无法与BMMP相辨别（Zegarelli & Zegarelli 1977；Sciubba 1996）。由于形成的大疱位于棘细胞层，见到完整大疱的概率比BMMP少得多。该病波及其他黏膜组织也是常见的（Laskaris et al. 1982）。溃疡愈合缓慢，通常不会形成瘢痕，并且该病是个慢性过程，会反复形成大疱（Zegarelli & Zegarelli 1977）。

诊断PV是根据细胞桥粒破坏导致棘层松解，形成上皮内疱的组织学特征。大疱包含了非黏附的游离上皮细胞，这指的是已经丧失细胞间桥的Tzank细胞（Coscia - Porrazzi et al. 1985；Nishikawa et al. 1996）。炎症反应主要由单核细胞和中性粒细胞介导。免疫组化提示上皮层的细胞周围有IgG和C3沉积。大部分患者的血清样本可检测到抗上皮间黏附分子的自身循环抗体，但在口腔内病损的初期阶段，这个抗体可能检测不到（Melbye et al. 1987；Manton & Scully 1988；Lamey et al. 1992；Lever & Schaumburg-Lever 1997）。PV形成大疱的背景是由于抗钙黏蛋白型上皮细胞黏附分子（桥粒芯蛋白1和3）的自身抗体导致细胞间黏附破坏（Nousari & Anhalt 1995；Nishikawa et al. 1996；Lanza et al. 2006）。这些黏附分子引发自身抗体形成的机制目前尚未明确。

将PV患者及时转诊给皮肤科医生或内科专业医生非常重要，因为如果诊断不及时，PV可危及生命，尽管目前全身应用糖皮质激素能够治疗大多数病例。局部辅助治疗包括温和的菌斑控制和专业清洁，就如前面提到的慢性炎症性口腔黏膜疾病所使用的局部治疗。有时，需要额外的局部激素治疗来控制口腔内疾病的进展。

多形性红斑

多形性红斑（EM）是一种反应急剧、时而复发、累及黏膜和皮肤的囊泡性疾病。病损出现之前通常引起全身不适。这个疾病的表现轻重不一，轻则变现为自限性的、温和的皮肤出疹，并极少累及口腔，重则表现为侵袭性的、暴发性出现广泛的黏膜皮肤上皮坏死。后面这种重型的症状称为斯约综合征，呈现广泛性的黏膜病损，包括口腔、眼睛和生殖器，除此之外还有皮肤病损（Lozada-Nur et al. 1989; Assier et al. 1995; Bystryn 1996; Ayangco & Rogers 2003）。多窍性疾病需要与其他疾病如赖特尔综合征和白塞氏病区别，它们也可累及眼睛和口腔黏膜，也常波及生殖器。EM的发病机制尚不清楚，但它表现为针对角质细胞的细胞毒性免疫反应（Ayangco & Rogers 2003），可由许多因素引起，包括HSV（Lozada & Silverman 1978; Nesbit & Gobetti 1986; Ruokonen et al. 1988; Miura et al. 1992; Aurelian et al. 1998）、支原体肺炎（McKellar & Reade 1986; Stutman 1987）及多种药物（Bottiger et al. 1975; Gebel & Hornstein 1984; Kauppinen & Stubb 1984）。

EM可发生于任何年龄，但最常见于年轻人。它可发生或不发生在口腔黏膜，但口腔病损发病率占到25%～60%（Huff et al. 1983）；有时口腔是唯一的发病部位。口腔病损的特征包含唇部肿胀，唇红缘广泛硬皮形成（图18-37）。但是，基本的病损是大疱破裂，留下广泛溃疡，常常覆盖着厚重的淡黄色纤维蛋白渗出物，有时描述为假膜（图18-38，图18-39）。这类病损也可能累及颊黏膜和牙龈（Huff et al. 1983; Lozada-Nur et al. 1989; Scully et al. 1991; Barrett et al. 1993）。皮肤病损的特征表现在于虹膜状外观，并且红斑区域内有一个中心大疱，周围包绕着一圈白色光晕（图18-40）。口腔内病损也可产生类似的表现，但不常见。这个疾病通常有自限性，但常常复发。病损愈合可能需要数周（Fabbri & Panconesi 1993）。

EM的组织病理学表现为上皮组织自上皮内或上皮下与结缔组织分离，结缔组织伴有血管周围炎症（Reed 1985）。免疫组化检查结果没有特殊性，在大多数情况下，诊断依靠的是临床表现。

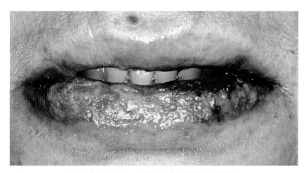
图18-37 下唇多形性红斑伴唇红缘硬皮形成。

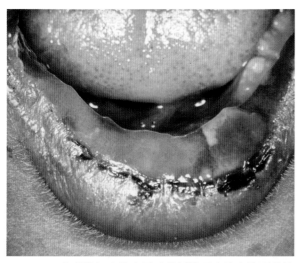
图18-38 多形性红斑伴有厚重的纤维蛋白渗出物覆盖的溃疡。

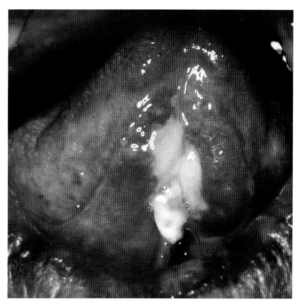
图18-39 多形性红斑。可见舌腹和下唇有纤维蛋白覆盖的溃疡。

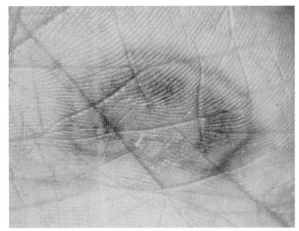

图18-40　多形性红斑。皮肤病损带有特征性的虹膜状外观。可见红斑区域内有一个中心大疱，周围包绕着一圈白色光晕。

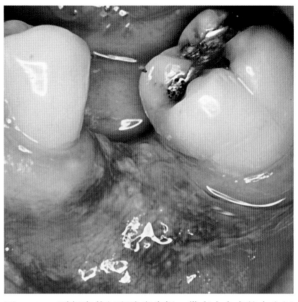

图18-41　牙龈盘状红斑狼疮病损。带有小白点的中央红斑区域周围包绕着清晰的白色条纹。

虽然牙周病损并不是最频发的口腔表现，但有时会造成鉴别诊断困难。典型的唇红缘硬皮的溃疡，及厚重的纤维蛋白渗出物覆盖着的口腔病损提示EM的发生，因此有时会诊断为多形渗出性红斑。黏膜溃疡需要数周才能愈合，且溃疡伴有疼痛（Lozada-Nur et al. 1989）。

对于任何的口腔内病损，都必须进行轻柔的菌斑控制和专业清洁。治疗通常包括全身应用糖皮质激素，但对于病损范围较小的病例，局部治疗也许就有效果。由疱疹病毒感染引起的复发性EM病例，可能需要预防性使用阿昔洛韦400mg每天2次。

红斑狼疮

红斑狼疮（lupus erythematosus, LE）是一组由于结缔组织自身免疫异常，产生抗多种细胞成分包括核酸和胞质膜的自身抗体的疾病。该病在全身各处都有可能受累，且女性比男性患病更多。LE的病因尚不明确，但这种疾病的特征似乎是抗原抗体复合物的沉积对组织损伤产生了重要作用（Schrieber & Maini 1984）。据估计LE的患病率达0.05%（Condemi 1987）。

'LE有两种主要的经典形式：盘状LE（discoid LE，DLE）和系统性LE（systemic LE，SLE），SLE可累及一系列组织系统，包括肾脏、心脏、中枢神经系统、血管系统以及骨髓。

两种新发的形式，急性和亚急性皮肤LE，最近被列入分类中，代表了疾病活动性的不同程度和SLE发展增加的风险（Wouters et al. 2004）。

DLE是一种轻度慢性形式，累及皮肤和黏膜，有时还包括牙龈以及口腔黏膜的其他部位（Schiødt 1984a, b）。经典的病损表现为中央萎缩区域带有小白点，外周围绕着放射状白色条纹伴边缘毛细血管扩张（图18-41）。病损可呈溃疡状，或在临床上与白斑或红斑型OLP难以区别（图18-42）（Schiødt 1984b）。有时患者表现为褐色的牙龈病损，是由于这些患者治疗所需的抗疟疾药物的副作用造成的（图18-43）。8%的DLE患者发展成SLE，溃疡可能是SLE的一个征兆，因为在SLE口腔病损中有25%～40%表现为溃疡（Schiødt 1984a; Pisetsky 1986; Jonsson et al. 1988）。位于鼻梁和脸颊的特征性葡萄酒色"蝴蝶"样皮肤病损为光敏的、鳞状和红斑状（Standefer & Mattox 1986）。SLE由于肾脏和血液系统并发症而具有致命性，它也在脸上呈现皮肤病损，但易于扩散到全身。

LE的诊断根据的是临床和组织病理学的检查结果。口腔LE病损的特征，是上皮过度角化，角质栓塞和上皮厚度改变，以及基底细胞液化变性，基底膜增宽。上皮下结缔组织炎症

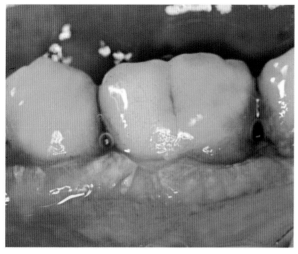

图18-42 牙龈斑块型盘状红斑狼疮病损，与摩擦性角化病和白斑类似。

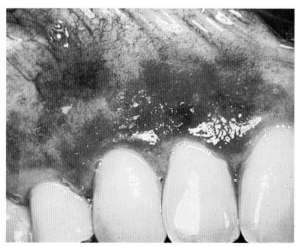

图18-43 抗疟疾药可能导致牙龈褐色改变。图中为一名患者因治疗需要服用抗疟疾药和氯喹而呈现的盘状红斑狼疮。

聚集，有时类似于OLP，但常缺少一条带状形态（Schiødt & Pindborg 1984）。免疫组化检查发现有多种免疫球蛋白、C3和纤维蛋白沉积在基底膜（Reibel & Schiødt 1986）。

SLE需要全身糖皮质激素治疗和其他抗感染治疗。对于有症状的口腔病损有时需要额外的局部治疗。

药物性皮肤黏膜病损

许多药物的副作用会表现在口腔黏膜。其中牙周领域最常见的是牙龈增生，这与苯妥英钠、环孢素和硝苯地平的摄入有关。这些病损在一定程度上是呈菌斑依赖的，详述见第19章。如前所述，其他种类的药物可能引起EM。

几种药物可能与不良反应有关，包括口腔

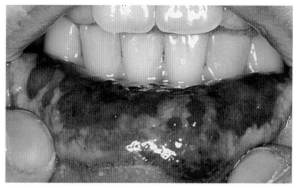

图18-44 药物性口炎有时发生于牙龈。图中为硫唑嘌呤引起的黏膜病损，其作为抗代谢药用于治疗免疫抑制。

黏膜病损。其中一个例子就是硫唑嘌呤，它是自身免疫病或其他疾病治疗中用于免疫抑制和防止移植排斥的一种抗代谢药。其作用方式是通过抑制嘌呤碱基合成，导致核酸和蛋白合成受阻，据此在不同阶段抑制了免疫反应。增殖迅速的组织如骨髓、毛囊、胃肠道和口腔黏膜可能表现出副作用，例如口腔溃疡，包括牙龈也可以发生。其他药物常引起口炎，比如用于肿瘤化疗的抗肿瘤药。甲氨蝶呤是一种细胞生长抑制剂，有时用以治疗白血病和类风湿关节炎。上皮萎缩、表皮脱落、致密红斑和溃疡，是患者接受化疗后出现口腔黏膜副作用的特征性表现（Pindborg 1992）（图18-44）。溃疡病损是微生物从口腔入侵的最常见部位，因此也常成为骨髓抑制患者和抗感染的防御系统减弱的患者产生严重系统感染的来源。对于这类患者，专业的菌斑清除、0.1%氯己定漱口和预防性使用抗生素尤为重要（Sonis 1998; Holmstrup & Glick 2002）。

变态反应

口腔黏膜的过敏反应并不常见。过敏是一种过度的免疫反应，有几种机制可能参与了该过程。口腔黏膜反应可能是Ⅰ型反应（速发型），由IgE介导，更多的时候是由T细胞介导的Ⅳ型反应（迟发型）。过敏很少在口腔发生，可能是由于口腔黏膜比皮肤或其他表面发生过敏反应需要更高浓度的过敏原（Amlot et al. 1985; Lüders 1987; Holmstrup 1999）。这部分内容包含了对牙科修复材料、牙膏、漱口水、口香糖和食物的过

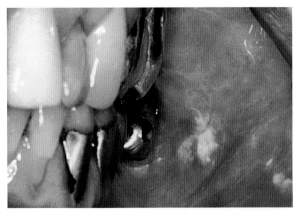

图18-45　左颊黏膜的接触性苔藓样病损是对银汞的Ⅳ型超敏反应。该病损局限于与银汞充填物接触的区域。这些病损常常在用复合材料或其他无过敏刺激性成分的材料替换含汞充填物后恢复正常。

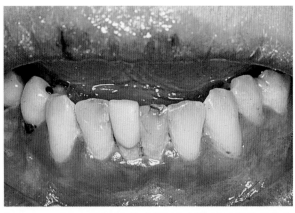

图18-46　由于对牙膏中的香料添加剂接触过敏导致的弥漫性龈炎和唇炎。

敏症。

牙科修复材料过敏反应

Ⅳ型过敏反应（接触过敏）的临床症状发生在接触过敏原之后的12～48小时。其对口腔黏膜的影响表明，接触损伤和接触过敏原之前引起的敏化作用是这些反应发生的前提（Holmstrup 1991）。引发口腔黏膜反应的修复材料包括汞、镍、金、锌、铬、钯和丙烯酸树脂（Ovrutsky & Ulyanow 1976; Zaun 1977; Bergman et al. 1980; 牙科材料委员会，器械和设备研讨会1984; Fisher 1987）。这类病损很少发生在牙龈，却与OLP在牙龈的表现相似，因此将它们称为OLLs（参见本章前述）或者口腔白斑（图18-45）。它们或泛红，或泛白，有时呈现溃疡病损，但诊断的重要依据之一是在去除病损所接触的材料之后病损可以愈合。外加过敏实验鉴定确切的过敏原可以提供辅助信息，但是对于牙科银汞合金，上皮过敏实验的结果与去除充填物后的临床表现没有显著的相关性（Skoglund 1994）。过敏反应的临床表现局限于与修复材料接触的部位，更换这种材料后黏膜病损愈合的表现可以验证这个诊断（Holmstrup 1999）。

口腔卫生产品、口香糖和食物过敏反应
牙膏、漱口水和口香糖

接触过敏极少发生在使用牙膏（Sainio &Kanerva 1995; Skaare et al. 1997）和漱口水之后（Sainio & Kanerva 1995）。可能产生过敏反应的成分或许是香料添加剂，比如香芹酮、肉桂（Drake & Maibach 1976）或防腐剂（Duffin & Cowan 1985）。这些香料添加剂也可能用在口香糖里，因此产生类似龈口炎的反应（Kerr et al. 1971）。这种过敏反应的临床表现包括弥漫的、炽烈红肿的牙龈炎，有时伴有溃疡或发白（图18-46）。唇、颊和舌黏膜可有相似的反应，也可能表现为唇炎。这些特征性的临床表现构成了诊断的依据，在停止使用含过敏原的制剂后病损愈合也能支持诊断（Holmstrup 1999）。

食物

胃肠道是机体最大的免疫器官，每天被大量的膳食蛋白不断地"轰炸"。尽管容纳如此多的蛋白质，但由于患者对这些过敏原有足够的口服耐受性而很少产生食物过敏（Chehade & Mayer 2005）。食物过敏可表现为Ⅰ型和Ⅳ型过敏反应。当摄入食物成分如花生和南瓜子之后产生的严重肿胀称为Ⅰ型过敏反应。桦树花粉过敏与几种口腔黏膜过敏有关，口腔过敏的患者中超过20%可能对猕猴桃、桃子、苹果、栗子和意大利香肠有高敏感性（Yamamoto et al. 1995; Antico 1996; Asero et al. 1996; Liccardi et al. 1996; Rossi et al. 1996; Helbling1997; Wutrich 1997）。另外一种可致龈炎和龈口炎的食物过敏原是红辣椒（Serio

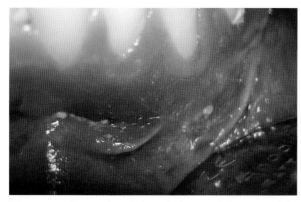

图18-47 克罗恩病患者的一个常见口腔表现是黏膜折叠，通常位于颊侧或唇侧前庭沟。这些病损有时是诊断克罗恩病的首发临床证据。这些折叠病损活检的病理检查显示类上皮细胞肉芽肿。它们也是其他类型颌口面部肉芽肿的特征性表现。

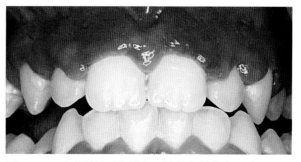

图18-48 肉芽肿性牙龈增生可能是由结节病导致的，它是颌口面部肉芽肿病之一，其他还包括克罗恩病和梅罗综合征。

et al. 1991; Hedin et al. 1994）。除非可以证实在去除过敏原后病损能够消失，否则很难做出食物过敏的诊断。

全身疾病引起的其他牙龈表现

消化道疾病：克罗恩病

克罗恩病是以最后一段回肠壁慢性肉芽肿浸润为特征的疾病，但消化道的任一部位都有可能累及。由于口腔是消化道的一部分，因此自直肠到唇部的任何部位发生克罗恩病也就不足为奇。

报道累及牙周组织的病损的文献数量相对有限（van Steenberghe et al. 1976），这可能是由于传统上许多临床医生把口腔黏膜的任何溃疡性疾病都以"口疮"一词称之。这些口腔病损，即不规则的迁延不愈的溃疡，边缘隆起，呈鹅卵石样，它们与直肠镜下检查到的肠道病损有惊人的相似性。通常情况下，牙周病损出现在已根据肠道病损做出疾病诊断之后，但有时口腔病损是最先发现的症状从而得到诊断。克罗恩病特征性的临床表现是颊侧或唇侧前庭沟的黏膜折叠（图18-47）。口腔病损与肠道病损同时出现会加重症状。报道指出，牙周破坏的风险增加与中性粒细胞功能缺陷相关（Lamster et al. 1982）。

口面部肉芽肿病是克罗恩病、梅罗综合征和结节病的共同诊断，因为这些疾病表现出同样的组织病理学特征：受累组织呈非干酪样坏死、类上皮细胞肉芽肿。这3个疾病很少同时出现牙龈

病损，表现为以肿胀（Pindborg 1992; Mignogna et al. 2001）和结节为特征，有时呈现鲜红颗粒状的牙龈增生（图18-48）。45例结节病中，13%出现牙龈病损（Blinder et al. 1997）。一项针对35名口面部肉芽肿病患者的研究表明，回肠和结肠畸形占54%，64%的患者肠道活检检出肉芽肿。如果发病年龄<30岁，则出现肠道畸形的可能性明显增加（Sanderson et al. 2005）。

局部治疗包括病灶内类固醇注射（Mignogna et al. 2004; El-Hakim & Chauvin 2004）或在疼痛发作期使用糊剂，每日1次或2次，以及进行细致的口腔卫生清洁以减少额外的口腔炎症。口腔内的任何炎症，包括牙周炎、根尖周炎，甚至对牙科修复材料过敏的黏膜病损的治疗，对于有些病例的治愈也是很重要的（Guttman-Yassky et al. 2003）。一个重要的鉴别诊断是可能与口呼吸有关的牙龈病损。这类病损，外观与口面部肉芽肿类似，仅限于上颌尖牙间的区域。其红斑表面干燥而有光泽，病损主要见于唇闭合不全的患者。前牙颊面的细菌沉积和口呼吸诱导的牙龈增生，对这类牙龈病损的发展起重要作用，它们也可见于上唇黏膜侧发生苔藓样病损时（Bäckman & Jontell 2007）。

血液系统紊乱病：白血病

白血病是一种恶性的血液系统紊乱病，表现为血液和骨髓中的白细胞及其前体细胞异常增殖与发展。该病可影响白细胞、多形核细胞、淋巴细胞或单核细胞的任何亚族。大多数白血病病例，其造血功能受到抑制，循环血液里出现幼稚

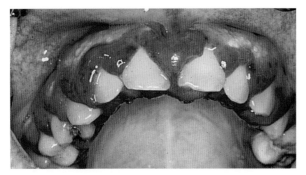

图18-49 急性粒细胞性白血病的牙龈广泛性肿大。

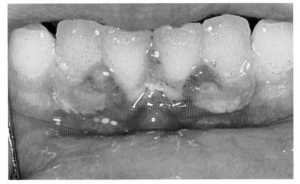

图18-50 儿童急性粒细胞性白血病伴发牙龈溃疡。

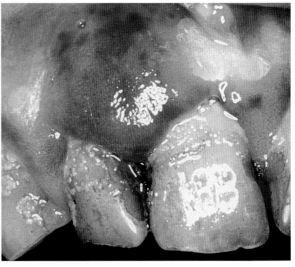

图18-51 急性粒细胞性白血病的牙龈呈现瘀斑和肿大。这名患者出现数次牙龈自发性出血，因为牙龈肿大妨碍了口腔卫生清洁的实施。

白细胞。白血病细胞的增殖是以牺牲正常造血细胞系为代价，导致骨髓造血异常，血细胞减少。由于无法产生足够的功能性白细胞和血小板，因此分别由中性粒细胞减少症和血小板减少症引起的感染或出血可致死亡。

白血病根据类型、急性或慢性以及细胞来源进行分类。其基本形式为：急性淋巴细胞白血病（ALL），急性粒细胞白血病（AML），慢性淋巴细胞白血病（CLL）和慢性粒细胞白血病（CML）。急性白血病有一种进展型，如果没有在6个月内予以治疗可致死亡。这个类型非常罕见，且患者常常要么小于20岁要么超过60岁。在慢性白血病中，淋巴细胞白血病是最常见的，它对骨髓造血功能影响较小，而且是相对惰性，通常能生存好几年。它们发生于成年期，一般在40岁之后。然而，慢性白血病的外周粒细胞数量会显著增加，急性白血病的外周粒细胞数量则可能增加、减少或者正常（McKenna 2000）。

白血病的牙龈表现，包括广泛性肿大（图18-49）、溃疡（图18-50）、瘀斑（图18-51）和红斑，急性型比慢性型的牙龈症状更常见。有时，牙龈表现能推断出白血病的诊断；69%的

急性白血病患者检出有白血病的口腔征兆，33%的患者出现牙龈肿大（Pindborg 1992）。在另外一项研究中，21%的AML患者观察到牙龈肿大，ALL患者却无此表现（Meyer et al. 2000）。而ALL患者中有36%同时出现了牙龈红斑和溃疡。在白血病儿童患者中，仅10%～17%出现牙龈肿大（Curtis 1971; Michaud et al. 1977）。白血病患者呈现明显的牙龈肿大主要是由于菌斑引起的炎症所致，因为严格的菌斑控制能够缓解牙龈肿大（Barrett 1984）；另外也可能是由于白细胞浸润导致，尽管报道表示这不是白血病患者的常见特征（Barrett 1984）。由继发性血小板减少症引起的牙龈出血是白血病患者的一种常见症状。据报道，急性白血病患者中有17.7%以牙龈出血为首发症状，慢性白血病患者中这一比例为4.4%（Lynch & Ship 1967）。

总之，对白血病患者进行牙周治疗是很重要的，其目的在于减少引发菌血症的菌斑和减轻牙周组织破坏，在整个病程和化疗期间都要遵循。因为在这段时间内，菌斑中可能会出现致病菌，同时也发生粒细胞减少症（Peterson et al. 1990）。牙周组织炎症的减轻还能防止牙龈出血。同许多其他患者一样，化学性菌斑控制联合机械刮治是最有效的，对于白血病患者这是牙周治疗的首选方法（Holmstrup & Glick 2002）。

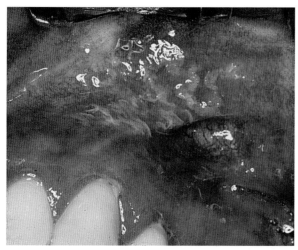

图18-52 氯己定引起的黏膜剥脱。这是一种可逆的病损，停止使用氯己定后黏膜即可恢复正常。

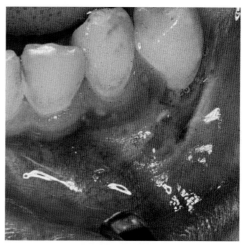

图18-54 刷牙不当导致的牙龈损伤。可见病损呈特征性的水平向扩展。累及牙弓最突出的部位。

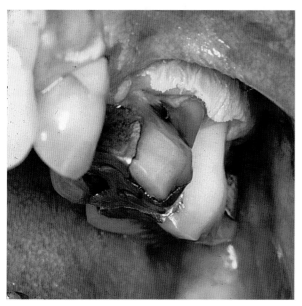

图18-53 暴力的刷牙方式导致的摩擦性角化病。其附近可见牙齿的颈部磨损。

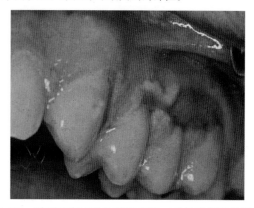

图18-55 刷牙不当导致的牙龈损伤。可见病损呈特征性的水平向扩展，牙间乳头没有炎症，不受影响。

但是，许多易出血的白血病患者可能还需要改变刷牙方法。一项对AML患者在进行专业的菌斑清除之前使用0.1%氯己定漱口的研究表明，这种额外的初期清除菌斑和牙石对于减轻牙龈炎症的作用比单纯使用氯己定漱口更有效（Bergman et al. 1992）。建议在机械刮治前1天及刮治后联合应用哌拉西林和奈替米星进行抗菌治疗。牙周治疗通常需要内科或专科医生的密切合作，共同为患者的治疗负责。

创伤性牙龈病

口腔组织的创伤性病损可能的原因有自伤

性、医源性和外伤性。另外，化学性、物理性或热损伤也可能波及牙周组织（Armitage 1999）。

化学性损伤

多种带有毒性的化学产品造成的表面腐蚀可能会导致包括牙龈在内的黏膜反应。氯己定引起的黏膜剥脱（Fløtra et al. 1971; Almquist & Luthman 1988）（图18-52）、乙酰水杨酸导致的烧伤（Najjar 1977）、可卡因引起的灼伤（Dello Russo & Temple 1982）以及牙膏清洁剂导致的脱皮是这类黏膜反应的例子（Muhler 1970）。这些病损是可逆的，停止毒性刺激可使病损恢复。牙龈组织的化学性损伤也可能是由于牙科医生不当使用腐蚀剂导致的。如果根管封闭不严密，用于干髓术的多聚甲醛可引起炎症和坏死（Di Felice & Lombardi 1998）。一般情况下，根据临床检查和既往史很容易做出诊断。

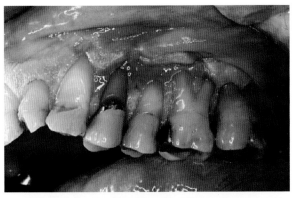

图18-56　刷牙不当引起重度牙龈退缩和损伤。可见牙间乳头不受累及。

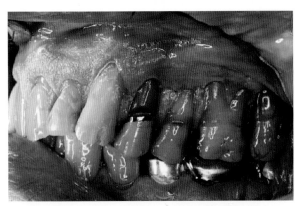

图18-57　图18-56病损愈合后。这种损伤对牙周组织的影响非常严重，留下广泛的牙龈退缩。

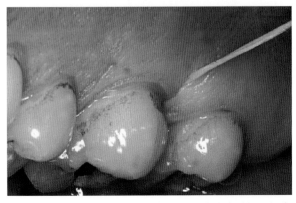

图18-58　牙线引起的病损很常见，有时导致牙龈组织永久开裂。

物理性损伤

　　口腔卫生产品和不当的使用方法可能会损伤牙龈组织。如果物理性创伤是局限的，可使牙龈过度角化，导致白斑样病损、摩擦性角化病（图18-53）。如果是比较暴力的创伤，损伤程度可从浅表的牙龈撕裂到大量的组织丧失导致的牙龈退缩（Axéll & Koch 1982; Smukler & Landsberg 1984）。牙膏的磨损、猛烈刷牙和牙刷的水平向

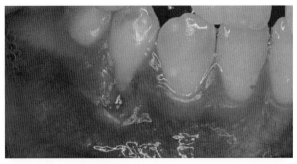

图18-59　一名7岁男孩用他的指甲划伤牙龈导致的自伤性牙龈退缩伴龈缘溃疡。

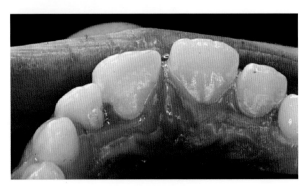

图18-60　与图18-59同一名男孩的右上切牙腭侧牙龈的自伤性溃疡。这个病损同样是由指甲划伤所致。

移动可引起牙龈损伤，甚至是年轻患者也会出现。这些患者的特点是损伤位点有很好的口腔卫生，牙齿颈部磨损和牙间乳头顶端正常（图18-54～图18-57）。这些称为创伤性溃疡性牙龈病损（Axéll & Koch 1982）。牙线也可引起牙龈溃疡和炎症，主要影响的是牙间乳头的顶端（图18-58）。这类病损的患病率目前未知（Gillette & Van House 1980）。诊断物理性损伤依据的是临床检查。一个重要的鉴别诊断是坏死性牙龈炎（Blasberg et al. 1981）（见第22章）。后者一般表现为龈缘和牙间乳头坏死，而刷牙创伤引起的只是龈缘几毫米的溃疡。

　　自伤性物理性损伤可发生于牙龈组织；有时这些病损称为人工龈炎。病损常表现为龈缘溃疡，牙龈退缩常与此相关。这类病损最常见于儿童和青年，其中2/3发生于女性患者。病损可致出血，通常是由于用手指或指甲抠或划伤引起的（图18-59，图18-60）。有时是被器械损伤所致（Pattison 1983）。凭借临床检查很难得出正确的诊断，并且可能很难鉴定病因。

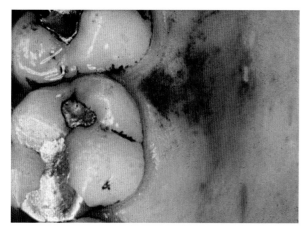

图18-61　饮用热咖啡导致腭侧牙龈热灼伤伴轻微糜烂和瘀斑。

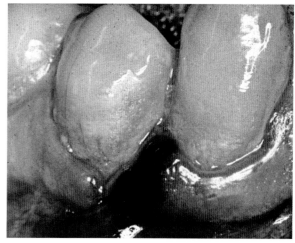

图18-62　附着龈的汞线。

高热性损伤

口腔黏膜广泛性的热灼伤非常罕见，但是小范围的灼伤，尤其是由热饮引起的灼伤，倒是偶尔发生。热灼伤的好发部位是腭侧和唇侧黏膜，然而，口腔黏膜的任何部位都有可能被累及，当然也包括牙龈（Colby et al. 1961）。病损部位产生疼痛和红斑，且可能脱皮导致伤口凝固。病损也可能形成水疱（Laskaris 1994），有时还可表现为溃疡、瘀斑或糜烂（图18-61）。显然，病史采集对于获得正确的诊断很重要。常见的病因有热咖啡、披萨和融化的奶酪，而牙科治疗包括热的水胶体印模材料、烫化的蜡或烧灼器械的不当处理也会导致热损伤（Colby et al. 1961）。

异物反应

另外一种类型的组织反应是由于上皮溃疡后异物进入牙龈结缔组织导致的。它们可因磨损或切割而发生（Gordon & Daley 1997b），这种组织损伤方式的最好例证是汞线（Buchner & Hansen 1980）（图18-62）。与异物有关的牙龈炎症称为异物性牙龈炎。一项临床研究指出，这类反应常常表现为红色或红白相间的疼痛的慢性病损，常被误诊为扁平苔藓（Gordon & Daley 1997a）。一项异物性牙龈炎的X线显微分析表明，大多数鉴定出来的异物是牙科材料，通常是研磨剂（Gordon & Daley 1997b）。另外一种外来杂质进入组织的途径是自伤性损伤，比如咀嚼树枝或文身（Gazi 1986）。目前尚不清楚这些病例的炎症反应是毒性反应还是过敏反应。

参考文献

[1] Almquist, H. & Luthman, J. (1988). Gingival and mucosal reactions after intensive chlorhexidine gel treatment with or without oral hygiene measures. *Scandinavian Journal of Dental Research* **96**, 557–560.

[2] Amit, R., Morag, A., Ravid, Z. *et al.* (1992). Detection of herpes simplex virus in gingival tissue. *Journal of Periodontology* **63**, 502–506.

[3] Amlot, P.L., Urbanek, R., Youlten, L.J., Kemeny, M. & Lessof, M.H. (1985). Type I allergy to egg and milk proteins: comparison of skin prick tests with nasal, buccal and gastric provocation tests. *International Archives of Allergy and Applied Immunology* **77**, 171–173.

[4] Anaissie, E., Kantarjian, H., Jones, P. *et al.* (1986). *Fusarium*: a newly recognized fungal pathogen in immunosuppressed patients. *Cancer* **57**, 2141–2145.

[5] Andreasen, J.O. (1968). Oral lichen planus. 1. A clinical evaluation of 115 cases. *Oral Surgery, Oral Medicine. Oral Pathology* **25**, 31–42.

[6] Antico, A. (1996). Oral allergy syndrome induced by chestnut (*Castanea sativa*). *Annals of Allergy, Asthma and Immunology* **76**, 37–40.

[7] Araiche, M. & Brode, H. (1959). A case of fibromatosis gingivae. *Oral Surgery* **12**, 1307–1310.

[8] Arduino, P.G. & Porter, S.R. (2006). Oral and perioral herpes simplex virus type 1 (HSV-1) infection: review of its management. *Oral Diseases* **12**, 254–270.

[9] Armitage, G.C. (1999). Development of a classification system for periodontal diseases and conditions. *Annals of Periodontology* **4**, 1–6.

[10] Asero, R., Massironi, F & Velati, C. (1996). Detection of prognostic factors for oral allergy syndrome in patients with birch pollen hypersensitivity. *Journal of Allergy and Clinical Immunology* **97**, 611–616.

[11] Assier, H., Bastuj-Garin, S., Revuz, J. & Roujeau, J-C. (1995). Erythema multiforme with mucous membrane involvement and Stevens-Johnson syndrome are clinically different disorders with distinct causes. *Archives of Dermatology* **131**, 539–543.

[12] Aurelian, L., Kokuba, H. & Burnett, J.W. (1998). Understanding the pathogenesis of HSV-associated erythema multiforme. *Dermatology* **197**, 219–222.

[13] Axéll, T. & Koch, G. (1982). Traumatic ulcerative gingival lesion. *Journal of Clinical Periodontology* **9**, 178–183.

[14] Axéll, T. & Rundquist, L. (1987). Oral lichen planus – a demographic study. *Community Oral Dentistry and Oral Epidemiology* **15**, 52–56.

[15] Ayangco, L. & Rogers, R.S. 3rd (2003). Oral manifestations of erythema multiforme. *Dermatologic Clinics* **21**. 195–205.

[16] Bäckman, K. & Jontell, M. (2007). Microbial-associated oral lichenoid reactions. *Oral Diseases* **13**, 402–406.

[17] Bagan, J.V., Aguirre, J.M., del Olmo, J.A. *et al.* (1994). Oral lichen planus and chronic liver disease: a clinical and morphometric study of the oral lesions in relation to transaminase elevation. *Oral Surgery, Oral Medicine, Oral Pathology* **78**, 337–342.

[18] Barr, C., Lopez, M.R. & Rua-Dobles, A. (1992). Periodontal changes by HIV serostatus in a cohort of homosexual and bisexual men. *Journal of Clinical Periodontology* **19**, 794–801.

[19] Barrett, P.A. (1984). Gingival lesions in leukemia: A classification. *Journal of Periodontology* **55**, 585–588.

[20] Barrett, A.W., Scully, C. & Eveson, J.W. (1993). Erythema multiforme involving gingiva. *Journal of Periodontology* **64**, 910–913.

[21] Barth, J.H. & Venning, V.A. (1987). Pemphigus. *British Journal of Hospital Medicine* **37**, 326, 330–331.

[22] Bergman, M., Bergman, B. & Söremark, R. (1980). Tissue accumulation of nickel released due to electrochemical corrosion of non-previous dental casting alloys. *Journal of Oral Rehabilitation* **7**, 325–330.

[23] Bergman, O.J., Ellegaard, B., Dahl, M. & Ellegaard, J. (1992). Gingival status during chemical plaque control with or without prior mechanical plaque removal in patients with acute myeloid leukemia. *Journal of Clinical Periodontology* **19**, 169–173.

[24] Bhowmick, S.K., Gidvani, V.K. & Rettig, K.R. (2001). Hereditary gingival fibromatosis and growth retardation. *Endocrine Practice* **7**, 383–387.

[25] Blake, G.C. & Trott, J.R. (1959). Acute streptococcal gingivitis. *Dental Practitioner and Dental Record* **10**, 43–45.

[26] Blasberg, B., Jordan-Knox, A. & Conklin, R.J. (1981). Gingival ulceration due to improper toothbrushing. *Journal of the Canadian Dental Association* **47**, 462–464.

[27] Blinder, D., Yahatom, R. & Taicher, S. (1997). Oral manifestations of sarcoidosis. *Oral Surgery, Oral Medicine, Oral Pathology, Oral Radiology and Endodontics* **83**, 458–461.

[28] Bottiger, L.E., Strandberg, I. & Westerholm, B. (1975). Drug induced febrile mucocutaneaous syndrome. *Acta Medica Scandinavica* **198**, 229–233.

[29] Boutros, H.H., Van Winckle, R.B., Evans, G.A. & Wasan, S.M. (1995). Oral histoplasmosis masquerading as an invasive carcinoma. *Journal of Oral Maxillofacial Surgery* **53**, 1110–1114.

[30] Brooke, R.I. (1973). The oral lesions of bullous pemphigoid. *Journal of Oral Medicine* **28**, 36–40.

[31] Buchner, A. & Hansen, L.S. (1980). Amalgam pigmentation (amalgam tattoo) of the oral mucosa. *Oral Surgery, Oral Medicine, Oral Pathology* **49**, 139–142.

[32] Buechner, S.A. (1984). T cell subsets and macrophages in lichen planus. In situ identification using monoclonal antibodies and histochemical techniques. *Dermatologica* **169**, 325–329.

[33] Burns, J.C. (1980). Diagnostic methods for herpes simplex infection: a review. *Oral Surgery* **50**, 346–349.

[34] Bystryn, J.-C. (1996). Erythema multiforme with mucous membrane involvement and Stevens-Johnson syndrome are clinically different disorders. Comment. *Archives of Dermatology* **132**, 711–712.

[35] Calabresi, V., Carrozzo, M., Cozzani, E. *et al.* (2007). Oral pemphigoid autoantibodies preferentially target BP180 ectodomain. *Clinical Immunology* **122**, 207–213.

[36] Camisa, C., Allen, C.M., Bowen, B. & Olsen, R.G. (1986). Indirect immunofluorescence of oral lichen planus. *Journal of Oral Pathology* **15**, 218–220.

[37] Cannon, R.D., Holmes, A.R, Mason, A.B. & Monk, B.C. (1995). Oral candida: Clearance, colonization, or candidiasis? *Journal of Dental Research* **74**, 1152–1161.

[38] Carrozzo, M., Gandolfo, S., Carbone, M. *et al.* (1996). Hepatitis C virus infection in Italian patients with oral lichen planus: a prospective case control study. *Journal of Oral Pathology and Medicine* **25**, 527–533.

[39] Ceballos-Salobrena, A., Aguirre-Urizar, J.M. & Bagan-Sebastian, J.V. (1996). Oral manifestations associated with human immunodeficiency virus infection in a Spanish population. *Journal of Oral Pathology and Medicine* **25**, 523–526.

[40] Chehade, M. & Mayer, L. (2005). Oral tolerance and its relation to food hypersensitivities. *Journal of Allergy and Clinical Immunology* **115**, 3–12.

[41] Chinn, H., Chernoff, D.N., Migliorati, C.A., Silverman, S. & Green, T.L. (1995). Oral histoplasmosis in HIV-infected patients. *Oral Surgery, Oral Medicine, Oral Pathology* **79**, 710–714.

[42] Cobb, C.M., Shultz, R.E., Brewer, J.H. & Dunlap, C.L. (1989). Chronic pulmonary histoplasmosis with an oral lesion. *Oral Surgery, Oral Medicine, Oral Pathology* **67**, 73–76.

[43] Colby, R.A., Kerr, D.A. & Robinson, H.B.G. (1961). *Color Atlas of Oral Pathology*. Philadelphia: JB Lippincott Company, p. 96.

[44] Coletta, R.D. & Graner, E. (2006). Hereditary gingival fibromatosis: a systematic review. *Journal of Periodontology* **77**, 753–764.

[45] Coletta, R.D., Almeida, O.P., Reynolds, M.A. & Sauk, J.J. (1999). Alteration in expression of MMP-1 and MMP-2 but not TIMP-1 and TIMP-2 in hereditary gingival fibromatosis is mediated by TGF-beta 1 autocrine stimulation. *Journal of Periodontal Research* **34**, 457–463.

[46] Condemi, J.J. (1987). The autoimmune diseases. *Journal of the American Medical Association* **258**, 2920–2929.

[47] Contreras, A., Falkler, W.A., Enwonwu, C.O. *et al.* (1997). Human *Herpesviridae* in acute necrotizing ulcerative gingivitis in children in Nigeria. *Oral Microbiology and Immunology* **12**, 259–265.

[48] Coscia-Porrazzi, L., Maiello, F.M., Ruocco, V. & Pisani, M. (1985). Cytodiagnosis of oral pemphigus vulgaris. *Journal of Acta Cytologica* **29**, 746–749.

[49] Council on Dental Materials, Instruments and Equipment Workshop (1984). Biocompatibility of metals in dentistry – recommendations for clinical implementation. *Journal of the American Dental Association* **109**, 469–471.

[50] Cuestas-Carneiro, R. & Bornancini, C.A. (1988). Hereditary generalized gingival fibromatosis associated with hypertrichosis: report of five cases in one family. *Journal of Oral Maxillofacial Surgery* **46**, 415–420.

[51] Curtis, A.B. (1971). Childhood leukemias: initial oral manifestations. *Journal of the American Dental Association* **83**, 159–164.

[52] Dahl, M.G. & Cook, L.J. (1979). Lesions induced by trauma in pemphigoid. *British Journal of Dermatology* **101**, 469–473.

[53] Daniels, T.E. & Quadra-White, C. (1981). Direct immunofluorescence in oral mucosal disease: a diagnostic analysis of 130 cases. *Oral Surgery, Oral Medicine, Oral Pathology* **51**, 38–54.

[54] Dello Russo, N.M. & Temple, H.V. (1982). Cocaine effects on gingiva. *Journal of the American Dental Association* **104**, 13.

[55] Di Felice, R. & Lombardi, T. (1998). Gingival and mandibular bone necrosis caused by a paraformaldehyde-containing paste. *Endodontics & Dental Traumatology* **14**, 196–198.

[56] Domloge-Hultsch, N., Gammon, W.R., Briggaman, R.A. *et al.* (1992). Epiligrin, the major human keratinocyte integrin ligand,

is a target in both an acquired autoimmune and an inherited subepidermal blistering skin disease. *Journal of Clinical Investigations* **90**, 1628–1633.

[57] Domloge-Hultsch, N., Anhalt, G.J., Gammon, W.R. *et al.* (1994). Antiepiligrin cicatricial pemphigoid. A subepithelial bullous disorder. *Archives of Dermatology* **130**, 1521–1529.

[58] Drake, T.E. & Maibach, H.I. (1976). Allergic contact dermatitis and stomatitis caused by cinnamic aldehyde-flavoured toothpaste. *Archives of Dermatology* **112**, 202–203.

[59] Drinkard, C.R., Decker, L., Little, J.W. *et al.* (1991). Periodontal status of individuals in early stages of human immunodeficiency virus infection. *Community Dentistry and Oral Epidemiology* **19**, 281–285.

[60] Duffin, P. & Cowan, G.C. (1985). An allergic reaction to toothpaste. *Journal of the Irish Dental Association* **32**, 11–12.

[61] EC Clearinghouse on Oral Problems Related to HIV Infection and WHO Collaborating Centre on Oral Manifestations of the Immunodeficiency Virus. (1993). Classification and diagnostic criteria for oral lesions in HIV infection. *Journal of Oral Pathology and Medicine* **22**, 289–291.

[62] Ehrlich, J., Cohen, G.H. & Hochman, N. (1983). Specific herpes simplex virus antigen in human gingiva. *Journal of Periodontology* **54**, 357–360.

[63] Eisenberg, E. (1978). Intraoral isolated herpes zoster. *Oral Surgery, Oral Medicine, Oral Pathology* **45**. 214–219.

[64] El-Hakim, M. & Chauvin, P. (2004). Orofacial granulomatosis presenting as persistent lip swelling: review of 6 new cases. *Journal of Oral and Maxillofacial Surgery* **62**, 1114–1117.

[65] Emerson, T.G. (1965). Hereditary gingival fibromatosis: a family pedigree of four generations. *Oral Surgery, Oral Medicine, Oral Pathology* **19**, 1–9.

[66] Eversole, L.R. (1994). Immunopathology of oral mucosal ulcerative, desquamative and bullous diseases. *Oral Surgery, Oral Medicine, Oral Pathology* **77**, 555–571.

[67] Eversole, L.R. (1995). Oral mucosal diseases. Review of the literature. In: Millard, H.D. & Mason, D.K., eds. *Perspectives on 1993 Second World Workshop on Oral Medicine*. Ann Arbor: University of Michigan, pp. 105–162.

[68] Eversole, L.R., Dam, J., Ficarra, G. & Hwang, C.-Y. (1994). Leukocyte adhesion molecules in oral lichen planus: a T cell mediated immunopathologic process. *Oral Microbiology and Immunology* **9**, 376–383.

[69] Fabbri, P. & Panconesi, E. (1993). Erythema multiforme "minus and maius" and drug intake. *Clinics in Dermatology* **11**, 479–489.

[70] Fisher, A.A. (1987). Contact stomatitis. *Clinics in Dermatology* **5**, 709–717.

[71] Fløtra, L., Gjermo, P., Rølla, G. & Wærhaug, J. (1971). Side effects of chlorhexidine mouth washes. *Scandinavian Journal of Dental Research* **79**, 119–125.

[72] Fortune, F. & Buchanan, J.A.G. (1993). Oral lichen planus and coeliac disease. *Lancet* **341**, 1154–1155.

[73] Friedman, R.B., Gunsolley, J., Gentry, A. *et al.* (1991). Periodontal status of HIV-seropositive and AIDS patients. *Journal of Periodontology* **62**, 623–627.

[74] Fujii, H., Ohashi, M. & Nagura, H. (1988). Immunohistochemical analysis of oral lichen-planus-like eruption in graft-versus-host disease after allogeneic bone marrow transplantation. *American Journal of Clinical Pathology* **89**, 177–186.

[75] Gallagher, G. & Shklar, G. (1987). Oral involvement in mucous membrane pemphigoid. *Clinics in Dermatology* **5**, 18–27.

[76] Gandolfo, S., Carbone, M., Carozzo, M. & Gallo, V. (1994). Oral lichen planus and hepatitis C virus (HCV) infection: is there a relationship? A report of 10 cases. *Journal of Oral Pathology and Medicine* **23**, 119–122.

[77] Gazi, M.I. (1986). Unusual pigmentation of the gingiva. *Oral Surgery, Oral Medicine, Oral Pathology* **62**, 646–649.

[78] Gebel, K. & Hornstein, O.P. (1984). Drug-induced oral erythema multiforme. Results of a long-term retrospective study. *Dermatologica* **168**, 35–40.

[79] Gillette, W.B. & Van House, R.L. (1980). Ill effects of improper oral hygiene procedure. *Journal of the American Dental Association* **101**, 476–480.

[80] Glick M., Pliskin, M.E., & Weiss, R.C. (1990). The clinical and histologic appearance of HIV-associated gingivitis. *Oral Surgery, Oral Medicine, Oral Pathology* **69**, 395–398.

[81] Gordon, S.C. & Daley, T.D. (1997a). Foreign body gingivitis: clinical and microscopic features of 61 cases. *Oral Surgery, Oral Medicine, Oral Pathology* **83**, 562–570.

[82] Gordon, S.C. & Daley, T.D. (1997b). Foreign body gingivitis: identification of the foreign material by energy-dispersive X-ray microanalysis. *Oral Surgery, Oral Medicine, Oral Pathology* **83**, 571–576.

[83] Gorlin, R.J., Cohen, M.M., & Levis, L.S. (1990). *Syndromes of the Head and Neck*, 3rd edn. New York: Oxford University Press, pp. 847–855.

[84] Grassi, M., Williams, C.A., Winkler, J.R. & Murray, P.A. (1989). Management of HIV-associated periodontal diseases. In: Robertson, P.B. & Greenspan, J.S., eds. *Perspectives on Oral Manifestations of AIDS. Proceedings of First International Symposium on Oral Manifestations of AIDS*. Littleton: PSG Publishing Company, pp. 119–130.

[85] Greenberg, M.S. (1996). Herpes virus infections. *Dental Clinics of North America* **40**, 359–368.

[86] Guttman-Yassky, E., Weltfriend, S. & Bergman, R. (2003). Resolution of orofacial granulomatosis with amalgam removal. *Journal of the European Academy of Dermatology and Venereology* **17**, 344–347.

[87] Hart, T.C., Pallos, D., Bowden, D.W. *et al.* (1998). Genetic linkage of hereditary gingival fibromatosis to chromosome 2p21. *American Journal of Human Genetics* **62**, 876–883.

[88] Hart, T.C., Pallos, D., Bozzo, L. *et al.* (2000). Evidence of genetic heterogeneity for hereditary gingival fibromatosis. *Journal of Dental Research* **79**, 1758–1764.

[89] Hartsfield, J.K., Bixler, D. & Hazen, R.H. (1985). Gingival fibromatosis with sensoneural hearing loss: an autosomal dominant trait. *American Journal of Medical Genetics* **22**, 623–627.

[90] Hedin, C.A., Karpe, B. & Larsson, Å. (1994). Plasma-cell gingivitis in children and adults. A clinical and histological description. *Swedish Dental Journal* **18**, 117–124.

[91] Helbling, A. (1997). Important cross-reactive allergens. *Schweizerische Medizinische Wochenschrift* **127**, 382–389.

[92] Hernandez, S.L., Lopez, S.A. de Blanc, Sambuelli, R.H. *et al.* (2004). Oral histoplasmosis associated with HIV infection: a comparative study. *Journal of Oral Pathology and Medicine* **33**, 445–450.

[93] Hodge, L., Marsden, R.A., Black, M.M., Bhogal, B. & Corbett, M.F. (1981). Bullous pemphigoid: The frequency of mucosal involvement and concurrent malignancy related to indirect immunofluorescence findings. *British Journal of Dermatology* **105**, 65–69.

[94] Holmstrup, P. (1991). Reactions of the oral mucosa related to silver amalgam. *Journal of Oral Pathology and Medicine* **20**, 1–7.

[95] Holmstrup, P. (1992). The controversy of a premalignant potential of oral lichen planus is over. *Oral Surgery, Oral Medicine, Oral Pathology* **73**, 704–706.

[96] Holmstrup, P. (1999). Non-plaque induced gingival lesions. *Annals of Periodontology* **4**, 20–31.

[97] Holmstrup, P. & Axéll, T. (1990). Classification and clinical manifestations of oral yeast infection. *Acta Odontologica Scandinavica* **48**, 57–59.

[98] Holmstrup, P. & Dabelsteen, E. (1979). Changes in carbohydrate expression of lichen planus affected oral epithelial cell membranes. *Journal of Investigative Dermatology* **73**, 364–367.

[99] Holmstrup, P. & Glick, M. (2002). Treatment of periodontal disease in the immunodeficient patient. *Periodontology 2000* **28**, 190–205.

[100] Holmstrup, P. & Johnson, N.W. (1997). Chemicals in diagnosis and management of selected mucosal disorders affecting the gingiva. In: Lang, N.P., Karring, T. & Lindhe, J., eds. *Proceedings of the 2nd European Workshop*. Berlin: Quintessence, pp. 366–379.

[101] Holmstrup, P. & Samaranayake, L.P. (1990). Acute and AIDS-related oral candidoses. In: Samaranayake, L.P. & MacFarlane, T.W., eds. *Oral Candidosis*. London: Wright, Butterworth & Co. Ltd, pp. 133–155.

[102] Holmstrup, P. & Westergaard, J. (1998). HIV infection and periodontal diseases. *Periodontology 2000* **18**, 37–46.

[103] Holmstrup, P., Thorn, J.J., Rindum, J. & Pindborg, J.J. (1988). Malignant development of lichen-planus-affected oral mucosa. *Journal of Oral Pathology* **17**, 219–225.

[104] Holmstrup, P., Schiøtz, A.W. & Westergaard, J. (1990). Effect of dental plaque control on gingival lichen planus. *Oral Surgery, Oral Medicine, Oral Pathology* **69**, 585–590.

[105] Horning, G.M., Fisher, J.G., Barker, F., Killoy, W.J. & Lowe, J.W. (1985). Gingival fibromatosis with hypertrichosis. *Journal of Periodontology* **56**, 344–347.

[106] Hudson, C.D. & Vickers, R.A. (1971). Clinicopathologic observations in prodromal herpes zoster of the fifth cranial nerve. *Oral Surgery, Oral Medicine, Oral Pathology* **31**, 494–501.

[107] Huff, J.C., Weston, W.L. & Tonnesen, M.G. (1983). Erythema multiforme: a critical review of characteristics, diagnostic criteria and causes. *Journal of the American Academy of Dermatology* **8**, 763–775.

[108] Ingafou, M., Leao, J.C., Porter, S.R. & Scully, C. (2006). Oral lichen planus: a retrospective study of 690 British patients. *Oral Diseases* **12**, 463–468.

[109] Jonsson, H., Nived, O. & Sturfelt, G. (1988). The effect of age on clinical and serological manifestations in unselected patients with systemic lupus erythematosus. *Journal of Rheumatology* **15**, 505–509.

[110] Jorgensen, R.J. & Cocker, M.E. (1974). Variation in the inheritance and expression of gingival fibromatosis. *Journal of Periodontology* **45**, 472–477.

[111] Kauppinen, K. & Stubb, S. (1984). Drug eruptions: causative agents and clinical types. A series of in-patients during a 10-year period. *Acta Dermatolicica et Venereologica* **64**, 320–324.

[112] Kerr, D.A., McClatchey, K.D. & Regezi, J.A. (1971). Allergic gingivostomatitis (due to gum chewing). *Journal of Periodontology* **42**, 709–712.

[113] Kilpi, A.M., Rich, A.M., Radden, B.G. & Reade, P.C. (1988). Direct immunofluorescence in the diagnosis of oral mucosal disease. *International Journal of Oral Maxillofacial Surgery* **17**, 6–10.

[114] Klein, R.S., Quart, A.M. & Small, C.B. (1991). Periodontal disease in heterosexuals with acquired immuno-deficiency syndrome. *Journal of Periodontology* **62**, 535–540.

[115] Krogh, P., Holmstrup, P., Thorn, J.J., Vedtofte, P. & Pindborg, J.J. (1987). Yeast species and biotypes associated with oral leukoplakia and lichen planus. *Oral Surgery, Oral Medicine, Oral Pathology* **63**, 48–54.

[116] Lamey P.J., Rees, T.D., Binnie, W.H. *et al.* (1992). Oral presentation of pemphigus vulgaris and its response to systemic steroid therapy. *Oral Surgery, Oral Medicine, Oral Pathology* **74**, 54–57.

[117] Lamster, I.B., Rodrick, M.L., Sonis, S.T. & Falchuk, Z.M. (1982). An analysis of peripheral blood and salivary polymorphonuclear leukocyte function, circulating immune complex levels and oral status in patients with inflammatory bowel disease. *Journal of Periodontology* **53**, 231–238.

[118] Lanza, A., Femiano, F., De Rosa, A. *et al.* (2006). The N-terminal fraction of desmoglein 3 encompassing its immunodominant domain is present in human serum: implications for pemphigus vulgaris autoimmunity. *International Journal of Immunopathology and Pharmacology* **19**, 399–407.

[119] Laskaris, G. (1994). *Color Atlas of Oral Diseases*. Stuttgart: Georg Thieme Verlag, p. 66.

[120] Laskaris, G. & Angelopoulos, A. (1981). Cicatricial pemphigoid: direct and indirect immunofluorescent studies. *Oral Surgery, Oral Medicine, Oral Pathology* **51**, 48–54.

[121] Laskaris, G. & Nicolis, G. (1980). Immunopathology of oral mucosa in bullous pemphigoid. *Oral Surgery, Oral Medicine,*

[122] Laskaris, G., Sklavounou, A. & Stratigos, J. (1982). Bullous pemphigoid, cicatricial pemphigoid and pemphigus vulgaris: a comparative clinical survey of 278 cases. *Oral Surgery, Oral Medicine, Oral Pathology* **54**, 656–662.

[123] Laskaris, G., Hadjivassiliou, M. & Stratigos, J. (1992). Oral signs and symptoms in 160 Greek HIV-infected patients. *Journal of Oral Pathology and Medicine* **21**, 120–123.

[124] Lennette, E.H. & Magoffin, R.L. (1973). Virologic and immunologic aspects of major oral ulcerations. *Journal of the American Dental Association* **87**, 1055–1073.

[125] Leonard, J.N., Haffenden, G.P., Ring, N.P. *et al.* (1982). Linear IgA disease in adults. *British Journal of Dermatology* **107**, 301–316.

[126] Leonard, J.N., Wright, P., Williams, D.M. *et al.* (1984). The relationship between linear IgA disease and benign mucous membrane pemphigoid. *British Journal of Dermatology* **110**, 307–314.

[127] Lever, W.F. & Schaumburg-Lever, G. (1997). Immunosuppressants and prednisone in pemphigus vulgaris. Therapeutic results obtained in 63 patients between 1961–1978. *Archives of Dermatology* **113**, 1236–1241.

[128] Liccardi, G., D'Amato, M. & D'Amato, G. (1996). Oral allergy syndrome after ingestion of salami in a subject with monosensitization to mite allergens. *Journal of Allergy and Clinical Immunology* **98**, 850–852.

[129] Littner, M.M., Dayan, D., Kaffe, I. *et al.* (1982). Acute streptococcal gingivostomatitis. Report of five cases and review of the literature. *Oral Surgery, Oral Medicine, Oral Pathology* **53**, 144–147.

[130] Loh, F., Yeo, J., Tan, W. & Kumarasinghe, G. (1989). Histoplasmosis presenting as hyperplastic gingival lesion. *Journal of Oral Pathology and Medicine* **18**, 533–536.

[131] Lozada, F. & Silverman, S. Jr. (1978). Erythema multiforme. Clinical characteristics and natural history in fifty patients. *Oral Surgery, Oral Medicine, Oral Pathology* **46**, 628–636.

[132] Lozada-Nur, F., Gorsky, M. & Silverman, S. Jr. (1989). Oral erythema multiforme: clinical observations and treatment of 95 patients. *Oral Surgery, Oral Medicine, Oral Pathology* **67**, 36–40.

[133] Lüders, G. (1987). Exogenously induced diseases of the oral mucosa. *Zeitschrift für Hautkrankheiten* **62**, 603–606, 611–612.

[134] Lynch, M.A. & Ship, I.I. (1967). Initial oral manifestations of leukemia. *Journal of the American Dental Association* **75**, 932–940.

[135] Manton, S.M. & Scully, C. (1988). Mucous membrane pemphigoid – an elusive diagnosis. *Oral Surgery, Oral Medicine, Oral Pathology* **66**, 37–40.

[136] Masouredis, C.M., Katz, M.H., Greenspan, D. *et al.* (1992). Prevalence of HIV-associated periodontitis and gingivitis in HIV-infected patients attending an AIDS clinic. *Journal of Acquired Immune Deficiency Syndrome* **5**, 479–483.

[137] Mattson, U., Jontell, M. & Holmstrup, P. (2002) Oral lichen planus and malignant transformation: is a recall of patients justified? *Critical Reviews of Oral Biology and Medicine* **13**, 390–396.

[138] McKellar, G.M. & Reade, P.C. (1986). Erythema multiforme and *Mycoplasma pneumoniae* infection. Report and discussion of a case presenting with stomatitis. *International Journal of Oral Maxillofacial Surgery* **15**, 342–348.

[139] McKenna, S.J. (2000). Leukemia. *Oral Surgery, Oral Medicine, Oral Pathology, Oral Radiology and Endodontics* **89**, 137–139.

[140] Melbye, M., Grossman, R.J., Goedert, J.J., Eyster, M.E. & Biggar, R.J. (1987). Risk of AIDS after herpes zoster. *Lancet* **28**, 728–731.

[141] Meyer, U., Kleinheinz, J., Handschel, J., Kruse-Losler, B., Weingart, D. & Joos, U. (2000). Oral findings in three different groups of immunocompromised patients. *Journal of Oral Pathology and Medicine* **29**, 153–158.

[142] Michaud, M., Baehner, R.L., Bixler, D. & Kafrawy, A.H. (1977). Oral manifestations of acute leukemia in children.

Journal of the American Dental Association **95**, 1145–1150.

[143] Mignogna, M.D., Fedele, S., Lo Russo, L. & Lo Muzio, L. (2001). Orofacial granulomatosis with gingival onset. *Journal of Clinical Periodontology* **28**, 692–696.

[144] Mignogna, M.D., Fedele, S., Lo Russo, L., Adamo, D. & Satriano, R.A. (2004). Effectiveness of small-volume, intralesional, delayed-release triamcinolone injections in orofacial granulomatosis: a pilot study. *Journal of the American Academy of Dermatology* **51**, 265–268.

[145] Mignogna, M.D., Fedele, S., Lo Russo, L. *et al.* (2007). Field cancerization in oral lichen planus. *European Journal of Surgical Oncology* **33**, 383–389.

[146] Millar, E.P. & Traulis, M.J. (1994). Herpes zoster of the trigeminal nerve: the dentist's role in diagnosis and management. *Journal of the Canadian Dental Association* **60**, 450–453.

[147] Miller, C.S. (1996). Viral infections in the immunocompetent patient. *Clinics in Dermatology* **14**, 225–241.

[148] Miller, C.S. & Redding, S.W. (1992). Diagnosis and management of orofacial herpes simplex virus infections. *Dental Clinics of North America* **36**, 879–895.

[149] Miller, C.S., Cunningham, L.L., Lindroth, J.E. & Avdiushko, S.A. (2004). The efficacy of valacyclovir in preventing recurrent herpes simplex virus infections associated with dental procedures. *Journal of the American Dental Association* **135**, 1311–1318.

[150] Mindel, A. (1991). Is it meaningful to treat patients with recurrent herpetic infections? *Scandinavian Journal of Infections* **78**, 27–32.

[151] Miura, S., Smith, C.C., Burnett, J.W. & Aurelian, L. (1992). Detection of viral DNA within skin of healed recurrent herpes simplex infection and erythema multiforme lesions. *Journal of Investigative Dermatology* **98**, 68–72.

[152] Miziara, I.D. & Weber, R. (2006). Oral candidosis and oral hairy leukoplakia as predictors of HAART failure in Brazilian HIV-infected patients. *Oral Diseases* **12**, 402–407.

[153] Muhler, J.C. (1970). Dentifrices and oral hygiene. In: Bernier, J.L. & Muhler, J.C., eds. *Improving Dental Practice Through Preventive Measures*. St. Louis: C.V. Mosby Co, pp. 133–157.

[154] Murray, P.A., Grassi, M. & Winkler, J.R. (1989). The microbiology of HIV-associated periodontal lesions. *Journal of Clinical Periodontology* **16**, 636–642.

[155] Murray, P.A., Winkler, J.R., Peros, W.J., French, C.K. & Lippke, J.A. (1991). DNA probe detection of periodontal pathogens in HIV-associated periodontal lesions. *Oral Microbiology and Immunology* **6**, 34–40.

[156] Murray, P.A., Winkler, J.R., Sadkowski, L. *et al.* (1988). The microbiology of HIV-associated gingivitis and periodontitis. In: Robertson, P.B. & Greenspan, J.S., eds. Oral manifestations of AIDS. *Proceedings of First International Symposium on Oral Manifestations of AIDS*. Littleton: PSG Publishing Company, pp. 105–118.

[157] Nagao, Y., Sata, M., Tanikawa, K., Itoh, K. & Kameyama, T. (1995). Lichen planus and hepatitis C virus in the northern Kyushu region of Japan. *European Journal of Clinical Investigation* **25**, 910–914.

[158] Najjar, T.A. (1977). Harmful effects of "aspirin compounds". *Oral Surgery, Oral Medicine, Oral Pathology* **44**, 64–70.

[159] Negi, M., Tsuboi, R., Matsui, T. & Ogawa, H. (1984). Isolation and characterization of proteinase from *Candida albicans*: substrate specificity. *Journal of Investigative Dermatology* **83**, 32–36.

[160] Nesbit, S.P. & Gobetti, J.P. (1986). Multiple recurrence of oral erythema multiforme after secondary herpes simplex: Report of case and review of literature. *Journal of the American Dental Association* **112**, 348–352.

[161] Nevin, N.C., Scally, B.G., Kernohan, D.C. & Dodge, J.A. (1971). Hereditary gingival fibromatosis. *Journal of Mental Deficiency Research* **15**, 130–135.

[162] Nishikawa, T., Hashimoto, T., Shimizu, H., Ebihara, T. & Amagai, M. (1996). Pemphigus from immunofluorescence to molecular biology. *Journal of Dermatological Science* **12**, 1–9.

[163] Nousari, H.C. & Anhalt, G.J. (1995). Bullous skin diseases. *Current Opinion on Immunology* **7**, 844–852.

[164] O'Brien, J.J. & Campoli-Richards, D.M. (1989). Acyclovir. An update of its role in antiviral therapy. *Current Therapeutics* **30**, 81–93.

[165] Odds, F.C. (1985). *Candida albicans* proteinase as a virulence factor in the pathogenesis of Candida infections. *Zentralblatt für Bakteriologie und Hygiene, I. Abt. Orig. A* **260**, 539–542.

[166] Overall, J.C. Jr. (1982). Oral herpes simplex: pathogenesis. Clinical and virologic course, approach to treatment. In: Hooks, J.J. & Jordan, G.W., eds. *Viral Infections in Oral Medicine*. New York: Elsevier/North Holland, pp. 53–78.

[167] Ovrutsky, G.D. & Ulyanow, A.D. (1976). Allergy to chromium using steel dental prosthesis. *Stomatologia (Moscow)* **55**, 60–61.

[168] Parra, B. & Slots, J. (1996). Detection of human viruses in periodontal pockets using polymerase chain reaction. *Oral Microbiology and Immunology* **5**, 289–293.

[169] Pattison, G.L. (1983). Self-inflicted gingival injuries: literature review and case report. *Journal of Periodontology* **54**, 299–304.

[170] Pedersen, A. & Reibel, J. (1989). Intraoral infection with *Mycobacterium chelonae*. *Oral Surgery, Oral Medicine, Oral Pathology* **67**, 262–265.

[171] Peterson, D.E., Minh, G.E., Reynolds, M.A. *et al.* (1990). Effect of granulocytopenia on oral microbial relationships in patients with acute leukemia. *Oral Surgery, Oral Medicine, Oral Pathology, Oral Radiology and Endodontics* **70**, 720–723.

[172] Pindborg, J.J. (1992). *Atlas of Diseases of the Oral Mucosa*, 5th edn. Copenhagen: Munksgaard, p. 246.

[173] Pisanti, S., Sharav, Y., Kaufman, E. & Posner, L.N. (1974). Pemphigus vulgaris: incidence in Jews of different ethnic groups, according to age, sex and initial lesion. *Oral Surgery, Oral Medicine, Oral Pathology* **38**, 382–387.

[174] Pisetsky, D.S. (1986). Systemic lupus erythematosus. *Medical Clinics of North America* **70**, 337–353.

[175] Rajah, V. & Essa, A. (1993). Histoplasmosis of the oral cavity, oropharynx and larynx. *Journal of Laryngology and Otology* **107**, 58–61.

[176] Ramirez-Amador, V., Madero, J.G., Pedraza, L.E. *et al.* (1996). Oral secondary syphilis in a patient with human immunodeficiency virus infection. *Oral Surgery, Oral Medicine, Oral Pathology, Oral Radiology & Endodontics* **81**, 652–654.

[177] Ramon, Y., Berman W. & Bubis, J.S. (1967). Gingival fibromatosis combined with cherubism. *Oral Surgery* **24**, 435–448.

[178] Rashid, K.A., Gürcan, H.M. & Ahmed, A.R. (2006). Antigen specificity in subsets of mucous membrane pemphigoid. *Journal of Investigative Dermatology* **126**, 2631–2636.

[179] Reed, R.J. (1985). Erythema multiforme. A clinical syndrome and a histologic complex. *American Journal of Dermatopathology* **7**, 143–152.

[180] Rees, T.D. (1989). Adjunctive therapy. *Proceedings of the World Workshop in Clinical Periodontics*. Chicago: The American Academy of Periodontology, X-1/X-39.

[181] Reibel, J. & Schiødt, M. (1986). Immunohistochemical studies on colloid bodies (Civatte bodies) in oral lesions of discoid lupus erythematosus. *Scandinavian Journal of Dental Research* **94**, 536–544.

[182] Rentier, B., Piette, J., Baudoux, L. *et al.* (1996). Lessons to be learned from varicella-zoster virus. *Veterinary Microbiology* **53**, 55–66.

[183] Riley, C., London, J.P. & Burmeister, J.A. (1992). Periodontal health in 200 HIV-positive patients. *Journal of Oral Pathology and Medicine* **21**, 124–127.

[184] Rindum, J.L., Stenderup, A. & Holmstrup, P. (1994). Identification of *Candida albicans* types related to healthy and pathological oral mucosa. *Journal of Oral Pathology and Medicine* **23**, 406–412.

[185] Rivera-Hidalgo, F. & Stanford, T.W. (1999). Oral mucosal

lesions caused by infective microorganisms. I. Viruses and bacteria. *Periodontology 2000* **21**,106–124.

[186] Robinson, P.G., Sheiham, A., Challacombe, S.J. & Zakrzewska, J.M. (1996). The periodontal health of homosexual men with HIV infection: a controlled study. *Oral Diseases* **2**, 45–52.

[187] Robinson, P.G., Winkler, J.R., Palmer, G., Westenhouse, J., Hilton, J.F. *et al.* (1994). The diagnosis of periodontal conditions associated with HIV infection. *Journal of Periodontology* **65**, 236–243.

[188] Rossi, R.E., Monasterolo, G., Operti, D. & Corsi, M. (1996). Evaluation of recombinant allergens Bet v 1 and Bet v 2 (profilin) by Pharmacia CAP system in patients with pollen-related allergy to birch and apple. *Allergy* **51**, 940–945.

[189] Ruokonen, H., Malmstrom, M. & Stubb, S. (1988). Factors influencing the recurrence of erythema multiforme. *Proceedings of the Finnish Dental Society* **84**, 167–174.

[190] Sainio, E.L. & Kanerva, L. (1995). Contact allergens in toothpastes and a review of their hypersensitivity. *Contact Dermatitis* **33**, 100–105.

[191] Sanderson, J., Nunes, C., Escudier, M. *et al.* (2005). Oro-facial granulomatosis: Crohn's disease or a new inflammatory bowel disease? *Inflammatory Bowel Disease* **11**, 840–846.

[192] Schiødt, M. (1984a). Oral discoid lupus erythematosus. II. Skin lesions and systemic lupus erythematosus in sixty-six patients with 6-year follow-up. *Oral Surgery, Oral Medicine. Oral Pathology* **57**, 177–180.

[193] Schiødt, M. (1984b). Oral manifestations of lupus erythematosus. *International Journal of Oral Surgery* **13**, 101–147.

[194] Schiødt, M. & Pindborg, J.J. (1984). Oral discoid lupus erythematosus. I. The validity of previous histopathologic diagnostic criteria. *Oral Surgery, Oral Medicine, Oral Pathology* **57**. 46–51.

[195] Schiødt, M., Holmstrup, P., Dabelsteen, E. & Ullman, S. (1981). Deposits in immunoglobulins, complement, and fibrinogen in oral lupus erythematosus, lichen planus, and leukoplakia. *Oral Surgery, Oral Medicine, Oral Pathology* **51**. 603–608.

[196] Schrieber, L. & Maini, R.N. (1984). Circulating immune complexes (CIC) in connective tissue diseases (CTD). *Netherland Journal of Medicine* **27**, 327–339.

[197] Schwartz, O., Pindborg, J.J. & Svenningsen, A. (1989). Tooth exfoliation and necrosis of the alveolar bone following trigeminal herpes zoster in HIV-infected patient. *Danish Dental Journal* **93**, 623–627.

[198] Sciubba, J.J. (1996). Autoimmune aspects of pemphigus vulgaris and mucosal pemphigoid. *Advances in Dental Research* **10**, 52–56.

[199] Sciubba, J.J. (2003). Herpes simplex and aphthous ulcerations: presentation, diagnosis and management – an update. *General Dentistry* **51**, 510–516.

[200] Scully, C. (1989). Orofacial herpes simplex virus infections: current concepts in the epidemiology, pathogenesis, and treatment, and disorders in which the virus may be implicated. *Oral Surgery, Oral Medicine, Oral Pathology* **68**, 701–710.

[201] Scully, C. (1995). Infectious diseases: review of the literature. In: Millard, H.D. & Mason, D.R., eds. *Second World Workshop on Oral Medicine*. Ann Arbor: University of Michigan, pp. 7–16.

[202] Scully, C. & Laskaris, G. (1998). Mucocutaneous disorders. *Periodontology 2000* **18**, 81–94.

[203] Scully, C., Epstein, J.B., Porter, S.R. & Cox, M.F. (1991). Viruses and chronic diseases of the oral mucosa. *Oral Surgery Oral Medicine Oral Pathology* **72**, 537–544.

[204] Scully, C., Almeida, O.P.D. & Welbury, R. (1994). Oral lichen planus in childhood. *British Journal of Dermatology* **130**, 131–133.

[205] Scully, C., El-Kabir, M. & Samaranayake, L. (1995). Candidosis. In: Millard, H.D. & Mason, E.K., eds. *Perspectives on 1993 Second World Workshop on Oral Medicine*. Ann Arbor: University of Michigan, pp. 27–50.

[206] Scully, C., Beyli, M., Ferreiro, M.C. *et al.* (1998a). Update on oral lichen planus: etiopathogenesis and management. *Critical Reviews on Oral Biology and Medicine* **9**, 86–122.

[207] Scully, C., Monteil, R. & Sposto, M.R. (1998b). Infectious and tropical diseases affecting the human mouth. *Periodontology 2000* **18**, 47–70.

[208] Serio, F.G., Siegel, M.A. & Slade, B.E. (1991). Plasma cell gingivitis of unusual origin. A case report. *Journal of Periodontolology* **62**, 390–393.

[209] Shafer, W.G., Hine, M.K. & Levy, B.M. (1983). *A Textbook of Oral Pathology*, 4th edn. Philadelphia: W.B. Saunders, pp. 785–786.

[210] Shklar, G. & McCarthy, P.L. (1971). Oral lesions of mucous membrane pemphigoid. A study of 85 cases. *Archives of Otolaryngology* **93**, 354–364.

[211] Siegel, M.A. (1996). Syphilis and gonorrhea. *Dental Clinics of North America* **40**, 369–383.

[212] Silverman, S. Jr, Gorsky, M., Lozada-Nur, F. & Liu, A. (1986). Oral mucous membrane pemphigoid. A study of sixty-five patients. *Oral Surgery, Oral Medicine, Oral Pathology* **61**, 233–237.

[213] Singer, S.L., Goldblatt, J., Hallam, L.A. & Winters, J.C. (1993). Hereditary gingival fibromatosis with a recessive mode of inheritance. Case reports. *Austrian Dental Journal* **38**, 427–432.

[214] Skaare, A., Kjaerheim, V., Barkvoll, P. & Rolla, G. (1997). Skin reactions and irritation potential of four commercial toothpastes. *Acta Odontologica Scandinavica* **55**, 133–136.

[215] Skoglund, A. (1994). Value of epicutaneous patch testing in patients with oral mucosal lesions of lichenoid character. *Scandinavian Journal of Dental Research* **102**, 216–222.

[216] Skrinjaric, I. & Basic, M. (1989). Hereditary gingival fibromatosis: report on three families and dermatoglyphic analysis. *Journal of Periodontal Research* **24**, 303–309.

[217] Slots, J., Rams, T.E. & Listgarten, M.A. (1988). Yeasts, enteric rods and pseudomonas in the subgingival flora of severe adult periodontitis. *Oral Microbiology and Immunology* **3**, 47–52.

[218] Smukler, H. & Landsberg, J. (1984). The toothbrush and gingival traumatic injury. *Journal of Periodontology* **55**, 713–719.

[219] Sonis, S.T. (1998). Mucositis as a biological process: a new hypothesis for the development of chemotherapy-induced stomatotoxicity. *Oral Oncology* **34**, 39–43.

[220] Standefer, J.A. Jr & Mattox, D.E. (1986). Head and neck manifestations of collagen vascular diseases. *Otolaryngologic Clinics of North America* **19**, 181–210.

[221] Straus, S.E., Ostrove, J.M., Inchauspe, G. *et al.* (1988). NIH Conference. Varicella-zoster virus infections. Biology, natural history, treatment and prevention. *Annals of Internal Medicine* **108**, 221–237.

[222] Stutman, H.R. (1987). Stevens-Johnson syndrome and *Mycoplasma pneumoniae*: Evidence for cutaneous infection. *Journal of Pediatrics* **111**, 845–847.

[223] Sugerman, P.B., Savage, N.W. & Seymour, G.J. (1994). Phenotype and suppressor activity of T-lymphocyte clones extracted from lesions of oral lichen planus. *British Journal of Dermatology* **131**, 319–324.

[224] Swango, P.A., Kleinman, D.V. & Konzelman, J.L. (1991). HIV and periodontal health. A study of military personnel with HIV. *Journal of the American Dental Association* **122**, 49–54.

[225] Thorn, J.J., Holmstrup, P., Rindum, J. & Pindborg, J.J. (1988). Course of various clinical forms of oral lichen planus. A prospective follow-up study of 611 patients. *Journal of Oral Pathology* **17**, 213–218.

[226] Thornhill, M.H., Sankar, V., Xu, X.J. *et al.* (2006). The role of histopathological characteristics in distinguishing amalgam-associated oral lichenoid reactions and oral lichen planus. *Journal of Oral Pathology & Medicine* **35**, 233–240.

[227] Tricamo, M.B., Rees, T.D., Hallmon, W.W. *et al.* (2006) Periodontal status in patients with gingival mucous membrane pemphigoid. *Journal of Periodontology* **77**, 398–405.

[228] Tylenda, C.A., Larsen, J., Yeh, C-K., Lane, H.E. & Fox, P.C. (1989). High levels of oral yeasts in early HIV-infection. *Journal of Oral Pathology and Medicine* **18**, 520–524.

[229] Ullman, S. (1988). Immunofluorescence and diseases of the skin. *Acta Dermatologica et Venereologica* **140** Suppl, 1–31.

[230] Umadevi, M., Adeyemi, O., Patel, M., Reichart, P.A. & Robinson, P.G. (2006). Periodontal diseases and other bacterial infections. *Advances in Dental Research* **1**, 139–145.

[231] van Steenberghe, D., Vanherle, G.V., Fossion, E. & Roelens, J. (1976). Crohn's disease of the mouth: report of a case. *Journal of Oral Surgery* **34**, 635–638.

[232] Walsh, L.J., Savage, N.W., Ishii, T. & Seymour, G.J. (1990). Immunopathogenesis of oral lichen planus. *Journal of Oral Pathology and Medicine* **19**, 389–396.

[233] Weed, L.A. & Parkhill, E.M. (1948). The diagnosis of histoplasmosis in ulcerative disease of the mouth and pharynx. *American Journal of Clinical Pathology* **18**, 130–140.

[234] Westheim, A.I., Tenser, R.B. & Marks, J.G. (1987). Acyclovir resistance in a patient with chronic mucocutaneous herpes simplex infections. *Journal of the American Academy of Dermatology* **17**, 875–880.

[235] Williams, D.M., Leonard, J.N., Wright, P. *et al.* (1984). Benign mucous membrane (cicatricial) pemphigoid revisited: a clinical and immunological reappraisal. *British Dental Journal* **157**, 313–316.

[236] Winkler, J.R., Grassi, M. & Murray, P.A. (1988). Clinical description and etiology of HIV-associated periodontal disease. In: Robertson, P.B. & Greenspan, J.S., eds. Oral Manifestations of AIDS. *Proceedings of First International Symposium on Oral Manifestations of AIDS*. Littleton: PSG Publishing Company, pp. 49–70.

[237] Wouters, C.H.P., Diegenant, C, Ceuppens, J.L., Degreef, H. & Stevens, E.A.M. (2004). The circulating lymphocyte profiles in patients with discoid lupus erythematosus and systemic lupus erythematosus suggest a pathogenetic relationship. *British Journal of Dermatology* **150**, 693–700.

[238] Wright, P.S., Clark, P. & Hardie, J.M. (1985). The prevalence and significance of yeasts in persons wearing complete dentures with soft-lining materials. *Journal of Dental Research* **64**, 122–125.

[239] Wutrich, B. (1997). Oral allergy syndrome to apple after a lover's kiss. *Allergy* **52**, 253–256.

[240] Xiao, S., Wang, X., Qu, B. *et al.* (2000). Refinement of the locus for autosomal dominant hereditary gingival fibromatosis (GINGF) to a 3.8-cM region on 2p21. *Genomics* **68**, 247–252.

[241] Yamamoto, T., Kukuminato, Y., Nui, I. *et al.* (1995). Relationship between birch pollen allergy and oral and pharyngeal hypersensitivity to fruit. *Journal of Otology Rhinology and Laryngology of the Society of Japan* **98**, 1086–1091.

[242] Yura, Y., Iga, H., Terashima, K. *et al.* (1986). Recurrent intraoral herpes simplex virus infection. *International Journal of Oral Maxillofacial Surgery* **15**, 457–463.

[243] Zaun, H. (1977). Contact allergies related to dental restorative materials and dentures. *Aktuel Dermatol* **3**, 89–93.

[244] Zegarelli, D. & Zegarelli, E. (1977). Intraoral pemphigus vulgaris. *Oral Surgery, Oral Medicine, Oral Pathology* **44**, 384–393.

[245] Zhu, Y., Zhang, W., Huo, Z. *et al.* (2006). A novel locus for maternally inherited human gingival fibromatosis at chromosome 11p15. *Human Genetics* **121**, 113–123.

第19章

菌斑性牙龈病

Plaque-Induced Gingival Diseases

Angelo Mariotti

Division of Periodontology, Ohio State University, College of Dentistry, Columbus, OH, USA

近4000年前，人类就对牙龈病的临床表现有了一定的认识。但几个世纪以来，牙龈病的病因、影响和治疗方法鲜有进展，导致一系列可疑的治疗方法大肆泛滥，充斥了迷信观念，经常主观臆断，往往姑息被动，有时痛苦，但很少成功。直到20世纪上半叶，一系列关键性的人体实验揭示了牙菌斑生物膜在牙龈炎发生和发展中的明确作用，在此基础上，人类开始形成对牙龈病本质的正确认识（Löe et al. 1965）。21世纪是一个文化和科学快速变化的时代，循证牙科学使人类对牙龈病的认识更加广泛和深入。

随着临床证据的逐渐涌现，人们逐渐认识到牙龈炎包含了一大类的疾病，其本质也变得更清晰。更确切地说，已经有越来越多的人接受如下观点，即牙龈炎并不是一种单一的疾病，而是病程各不相同，但是具有共同转归的一系列疾病的总称。众所周知，由细菌引起的牙龈炎症是牙龈炎中最常见的形式；然而，这又导致了另外一个错误的倾向：将所有影响牙龈组织的临床表现（如萎缩性、脱屑性、肿瘤性病变等）命名为牙龈炎。虽然多种方式可以诱导牙龈组织的炎症（如创伤、化学试剂、极端的温度、电离辐射、病毒、真菌、免疫缺陷等），但现如今认为，牙龈病始发于牙菌斑，且局限于牙龈组织。本章将重点介绍由菌斑引起的常见牙龈病，它们表现各异，病理表现复杂，各具特点，并且受内分泌、遗传因素、药物和营养不良的影响。

牙龈病的分类标准

牙龈病的分类过程中，需要评估患者的体征和症状，了解患者的系统病史和牙科病史，还需要对患者进行临床检查，检查牙龈病变的范围、分布、持续时间、生理表现、临床或相对的附着水平和X线片。牙龈病的共同特征包括炎症的临床表现、牙龈局部的症状和体征、去除病因后疾病的可逆性、存在诱发和/或加重病变的含有大量致病菌的菌斑，以及可能是牙周附着丧失的一

表19-1 牙龈病的普遍特征

- 局限于牙龈的体征和症状
- 存在诱发和/或加重病变的牙菌斑
- 炎症的临床表现（因水肿或纤维化导致的牙龈外形肿大，颜色变为鲜红或者暗红，龈沟温度升高，刺激出血，龈沟液渗出增多）
- 伴稳定附着水平、无附着丧失的牙周组织或伴稳定附着水平但牙周组织减少的临床体征和症状（图19-8）
- 去除病因后疾病的可逆性
- 可能为牙周附着丧失的一个前驱症状

来源：Mariotti（1999）.转载自美国牙周病学会

表19-2 健康牙龈到牙龈炎的常见临床改变

参数	正常牙龈	牙龈炎
颜色	珊瑚粉色（与皮肤黏膜色素沉着有关）	鲜红或暗红
形态	扇贝状包绕牙齿，龈乳头充满牙间隙，龈缘如刀刃样菲薄，紧贴牙面	组织水肿，龈缘变钝，刀刃样外观消失；球状龈乳头组织，扇贝状外观逐渐缺如
质地	坚韧、有弹性	组织松软，出现凹陷性水肿
探诊出血	无	有
龈沟液	少量	显著增加
龈沟温度	34℃	轻度升高

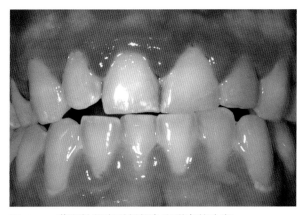

图19-1 菌斑性龈炎牙龈颜色和形态的改变。

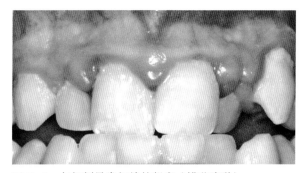

图19-2 与解剖异常相关的龈炎（错𬌗畸形）。

个前驱症状（表19-1）。

牙龈炎的临床表现包括：因水肿或纤维化导致的牙龈肥大（Muhlemann & Son 1971; Polson & Goodson 1985）、牙龈颜色转变为鲜红或者暗红色（Muhlemann & Son 1971; Polson & Goodson 1985）、龈沟温度升高（Haffajee et al. 1992; Wolff et al. 1997）、探诊出血（Löe et al. 1965; Muhlemann & Son, 1971; Greenstein et al. 1981; Engelberger et al. 1983; Page & Eke, 2007），和龈沟液增多（Löe & Holm‐Pedersen 1965; Engelberg 1966; Oliver et al. 1969; Rudin et al. 1970; Goodson, 2003）（表19-2,图19-1）。另外，炎症必须局

限于牙龈，附着水平必须稳定（即不变），牙周组织没有附着和牙槽骨的丧失，或牙周组织虽减少但具有稳定的附着水平。

牙龈病的分类依赖于牙菌斑的存在和影响牙龈炎症状态的因素。局部或全身性因素都可以影响菌斑性龈炎。局部因素包括牙齿的解剖因素（图19-2）、口腔修复体（图19-3）、矫治器（图19-4）、根折（图19-5），颈部根吸收（图19-6）（Blieden 1999），而全身因素包括内分泌系统和血液系统疾病、药物或营养不良（Mariotti 1999）。表19-3呈现的是菌斑性牙龈病的分类（Mariotti 1999）。

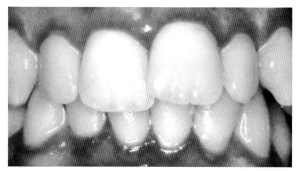

图19-3　与侵犯生物学宽度和导致菌斑滞留的修复体悬突相关的龈炎。

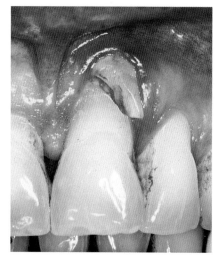

图19-5　根折，导致牙周破坏和牙龈炎症。

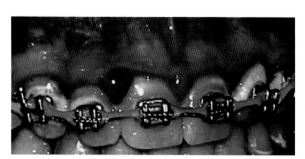

图19-4　固定矫治器促进菌斑堆积，引起牙龈炎。

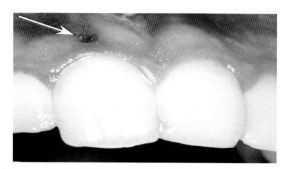

图19-6　早期颈部吸收，导致牙龈炎症。箭头所指为颈部根吸收导致的牙龈炎症。

表19-3　菌斑性牙龈病

仅与牙菌斑有关	无附着丧失的牙周组织	菌斑性龈炎
	曾有附着丧失但目前已稳定的牙周组织	
菌斑相关并受全身因素影响	与内源性性激素相关	青春期龈炎
		月经周期性龈炎
		妊娠性龈炎
		妊娠相关性化脓性肉芽肿
	药物相关性	药物性牙龈肥大
		口服避孕药相关性牙龈炎
	系统性疾病相关性	糖尿病相关性牙龈炎
		白血病相关性牙龈炎
	营养不良相关性	维生素C缺乏性牙龈炎

来源：Mariotti (1999). 转载自美国牙周病学会

菌斑性龈炎

菌斑性龈炎是指由于龈缘沉积的菌斑所引起的牙龈炎症。以往，人们推测牙菌斑是牙龈炎的病因，随后，设计良好的人实验性龈炎实验证实了这一假说（Löe et al. 1965）。流行病学资料显示菌斑性龈炎在各年龄段的人群中普遍存在（US Public Health Service 1965, 1972, 1987; Stamm 1986; Bhat 1991; Albandar 2002; Gjermo et al. 2002; Baelum & Schutz 2002; Corbet et al. 2002; Sheiham & Netuveli 2002; Hugoson & Norderyd, 2008），

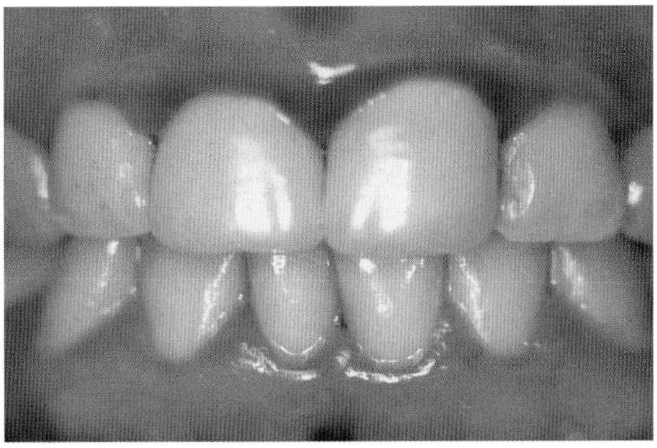

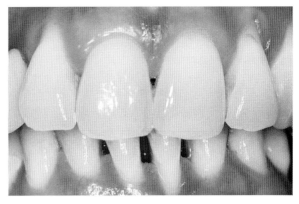

图19-7　典型的广泛累及龈缘和龈乳头的牙龈炎。

图19-8　牙周炎治疗后表现为健康牙龈伴牙周组织减少。如果类似这种情况发生龈炎，且证实没有进一步的附着丧失，则可以诊断为菌斑性龈炎。

也是牙周病中最常见的类型（Page 1985；AAP 2000）。

　　儿童时期，菌斑性龈炎的患病率会持续增长，青春期达到顶峰（Parfitt 1957；Hugoson et al. 1981；Stamm 1986；Mombelli et al. 1989）。菌斑性龈炎早期可能没有明显的临床表现（Page & Schroeder 1976），但是，如果菌斑性龈炎继续进展成重度炎症，临床表现和症状就会更明显。

　　菌斑性龈炎始发于龈缘，可以蔓延到整个牙龈。牙龈炎的临床表现有：牙龈外观、颜色、质地的变化（Muhlemann & Son 1971；Polson & Goodson 1985），这与此类疾病具有相对稳定的牙周组织，没有牙周附着或者牙槽骨的丧失有关（图19-7）。儿童性龈炎菌斑的量与青少年相似，但炎症没有青少年严重（Matsson 1978；Matsson & Goldberg 1985）。牙龈炎的发展和严重程度在年龄上表现出的差异可能与牙菌斑的数量和/或质量、免疫系统的反应和/或儿童和成人之间牙周组织的形态差异有关（Bimstein & Matsson 1999）。更具体地说，儿童牙菌斑通常包含较低浓度的牙周可疑致病菌，结合上皮更厚，牙龈结缔组织中的血管更多，而且免疫系统处于发育中（Bimstein & Matsson 1999）。与孩子和年轻人相反，即使存在相似的牙菌斑，中年人的牙龈炎症也表现更明显（Fransson et al.1996）。这种差异可能是细胞对菌斑的炎症反应具有年龄差异的结果（Fransson et al. 1996，1999）。

牙龈炎临床症状和体征的轻重因人而异（Tatakis & Trombelli 2004；Trombelli et al. 2004），同一牙列不同位置之间也不一致。菌斑性龈炎常见的临床表现有深红、水肿、出血、触痛和肿大（Löe et al. 1965；Suzuki 1988）。患有菌斑性龈炎的患者，通过影像学检查和/或附着水平探查，没有发现牙周支持结构的丧失。组织病理学变化包括：基底结合上皮增殖并根向和侧方迁移；结合上皮附近的血管出现炎症；胶原纤维网不断破坏且伴随胶原类型的改变、固有成纤维细胞的细胞病理学改变；以及进行性炎症/免疫细胞浸润（Page & Schroede 1976）。虽然菌斑性龈炎的菌群组成与健康牙龈的菌群组成不同（Teles et al. 2007；Hojo et al. 2009），但菌斑性龈炎没有特异性的菌群（Ranney 1993；Socransky & Haffajee, 2005）。与在菌斑性龈炎中所观察到的菌群改变类似，牙龈内基因转录组（即所有RNA分子的集合）急剧变化，伴白细胞迁移、细胞黏附，抗原处理/呈递等炎症过程中明显的通路变化（Jönsson et al. 2011）。

伴牙周组织减少的菌斑性龈炎

　　牙周破坏性疾病会引起附着丧失及牙槽骨高度和体积的减少，从而导致整个牙周组织的减少。应该注意的是，不是所有伴有附着丧失、牙槽骨吸收的牙周炎症反应都是牙周炎。如果牙周治疗后炎症得到控制，牙周组织恢复健康（但仍伴随附着丧失和牙槽骨吸收），复发的炎症一定考虑是菌斑性龈炎，而不是牙周炎（Mariotti 1999）。因此，伴牙周组织减少的菌斑性龈炎的特点是龈缘细菌性炎症复发，牙周支持组织减少但没有进展性附着丧失（即没有活动性疾病）（图19-8）。伴牙周组织减少的菌斑性龈炎临床表现类似于单纯菌斑性龈炎，但存在既往的附着丧失和牙槽骨吸收。

内分泌相关性牙龈病

19世纪以来，逐渐发现牙周支持组织受雄激素、雌激素和孕激素的调节。大多数的信息来源于性别不同，牙龈组织的反应不同。同样，大多数的证据也来源于在激素急剧变化时期（即青少年、妊娠等），牙龈组织的状态随之变化。可是，虽然大量的数据已表明牙龈是性激素的靶组织，但激素能引起牙龈变化的机制尚未完全阐明（Mariotti 1994；Mariotti & Mawhinney 2013），激素相关性牙龈组织变化的主要解释是菌斑微生物群、免疫功能、血管特性以及细胞功能发生了改变（Mariotti 1994，2005；Kumar 2013；Mariotti & Mawhinney，2013）。性激素在牙周组织中的作用是多方面的（Mariotti 1994；Mariotti & Mawhinney 2013）。从理论上讲，性激素是通过调节细胞（如血管、上皮和结缔组织内）和免疫功能，以及受激素影响的龈沟内的菌群，从而在牙龈中产生特异性的、临床可见的改变（Mariotti 1994；Mariotti & Mawhinney 2013）。

青春期龈炎

青春期不是一个单独孤立的事件，而是伴有复杂的内分泌活动，导致青少年外貌和行为的变化。青春期龈炎的发病率和严重程度受多种因素影响，包括菌斑水平、龋齿、张口呼吸、牙列拥挤和牙齿的萌出（Stamm 1986）。然而，男女青春期性激素水平的急剧上升，对牙龈的炎症状态有一个短暂的影响（Mariotti 1994；Mariotti & Mawhinney 2013）。有几项研究显示青春发育期无论男孩还是女孩，菌斑量没有增加，但牙龈

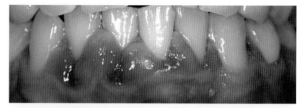

图19-9　青春期性激素分泌的增加会引起牙龈炎症。

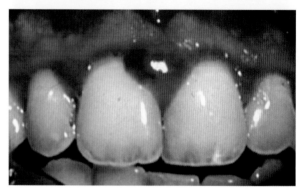

图19-10　妊娠期，牙龈组织对菌斑等局部刺激的反应性增强，产生妊娠期龈炎。

炎症加重（Parfitt 1957；Sutcliffe 1972；Hefti et al. 1981；Mombelli et al. 1989）（图19-9）。虽然青春期龈炎有很多临床表现与菌斑性龈炎一样，但青少年发育时期，即使口腔卫生良好，只有极少量菌斑滞留，牙龈也会出现明显的炎症。

月经周期性龈炎

月经初潮后，有25～30天的性激素分泌周期，即月经周期。一篇文献报道了月经周期内牙龈出现显著而明显的炎症变化的临床病例（Muhlemann 1948），然而，女性很少随月经周期的波动而表现出明显的牙龈改变（Mariotti 1994；Mariotti & Mawhinney 2013）。更为常见的牙龈炎症变化是排卵期不大明显的牙龈炎症（Machtei et al. 2004）。更确切地说，在接受测试的排卵期女性中，大约有3/4的女性龈沟液增加了约20%（Hugoson 1971），而临床可见的牙龈炎症表现却并不明显（Machtei et al. 2004）。总之，由于月经周期内，龈沟液和牙龈颜色的改变不是很容易被发现，所以大部分年轻女性虽然有月经周期性龈炎，但仍表现得很轻微，没有明显的临床表现。

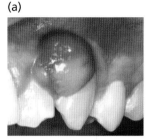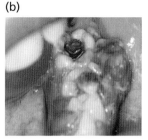

图19-11　（a）妊娠期化脓性肉芽肿。（b）影响咬合功能的大面积妊娠期化脓性肉芽肿。

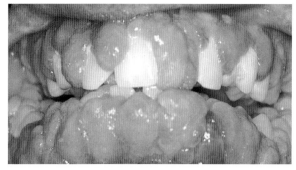

图19-12　肾移植患者服用环孢素后所引起的严重的药物性牙龈肥大。

妊娠期牙龈病

怀孕期间，在短短数月之内血浆激素水平显著提高，随之口腔出现相应改变。妊娠期间，妊娠相关牙龈炎的特点是其患病率和严重程度的增加主要发生在怀孕的第2和第3阶段（Löe & Silness 1963; Löe 1965; Hugoson 1971; Arafat 1974b; Gürsoy et al. 2008）（图19-10）。纵向和横断面研究都发现，即使菌斑评分一样，怀孕期间牙龈炎的患病率和严重程度都要明显高于产后（Löe & Silness 1963; Hugoson 1971; Moss et al. 2005; Gürsoy et al. 2008）。除此之外，妊娠期女性牙龈的探诊深度更深（Löe & Silness 1963; Hugoson 1971; Miyazaki et al. 1991），探诊出血或刷牙出血现象加重（Arafat 1974b; Miyazaki et al. 1991），龈沟液增多（Hugoson 1971）。妊娠期龈炎的特点与菌斑性龈炎相似，除了妊娠期会在菌斑相对比较少的情况下出现明显的牙龈炎症的临床症状。

一个多世纪前就已经描述过"妊娠相关性化脓性肉芽肿"或"妊娠瘤"（Coles 1874），其实它不是一个肿瘤，而是怀孕期间对刺激的一种放大的炎症反应，牙龈出现毛细血管瘤样的肉芽性病变，在轻微刺激下就能出血（Sills et al. 1996）（图19-11）。妊娠相关化脓性肉芽肿的临床表现为无痛性、突起、蘑菇样、外生性肿块、无蒂或有蒂，可发于龈缘，更多发于邻面间隙的龈乳头（Sills et al. 1996）。据报道，妊娠相关化脓性肉芽肿在妊娠妇女中发病率为0.5% ~ 5%（Ziskin & Nesse 1946; Maier & Orban 1949; Arafat 1974a; Kristen 1976）。较常见于上颌

骨（Sills et al. 1996），可能在怀孕的前3个月迅速增大（Sills et al. 1996），分娩后逐渐退化或完全消失（Ziskin & Nesse 1946）。

药物性牙龈病

在过去的1个世纪里，令人惊讶的是，大量减轻人类疾病的药物会在口腔产生新的副作用。这些药物特异性的影响牙龈组织，会加重牙龈炎症或者导致牙龈肥大。

药物性牙龈肥大

下列药物可能对牙龈产生明显的副作用，导致牙龈肥大、肿胀，影响美观（Hassell & Hefti 1991; Seymour et al. 1996; Seymour 2006）：

- 抗惊厥药物（如苯妥英钠、丙戊酸钠等）。
- 免疫抑制剂（如环孢菌素A）（图19-12）。
- 钙通道阻滞剂（如硝苯地平、维拉帕米等）。

药物性牙龈肥大的常见临床特征（表19-4）包括牙龈肥大类型的变异（即患者的遗传易感性）（Hassell & Hefti 1991; Seymour et al. 1996），好发于前牙区牙龈（Hassell & Hefti 1991; Seymour et al. 1996），年轻人中发病率更高（Esterberg & White 1945; Rateitschak - Pluss et al. 1983; Hefti et al. 1994），一般开始于服药后3个月内（Hassell 1981; Hassell & Hefti 1991; Seymour 1991; Seymour & Jacobs 1992），通常始发于龈乳头处（Hassell & Hefti 1991），虽然牙龈肿大可伴有或不伴有牙槽骨的吸收，但这与附着丧失或者牙齿的丧失都没有关系（Hassell & Hefti 1991;

Seymour et al.1996）。此外，所有这些药物产生的临床病变和组织学特征，彼此之间无法区别（Hassell & Hefti 1991; Seymour et al. 1996）。

菌斑对药物性牙龈肥大的影响还尚未完全阐明（Hassell & Hefti 1991），然而，病损的严重程度确实与患者的口腔卫生相关（Steinberg & Steinberg 1982; Addy et al. 1983; Hassell et al. 1984; Tyldesley & Rotter 1984; Daley et al. 1986; McGaw et al. 1987; Modeer & Dahllof 1987; Yahia et al. 1988; Barclay et al. 1992）。

在1939年第一次报道药物引起牙龈肥大，这种药物是苯妥英钠（Kimball 1939）。长期服用苯妥英钠，是用于控制癫痫发作，服药者中大约50%发生牙龈肥大（Angelopoulous & Goaz 1972）。一个著名的苯妥英钠引起牙龈肥大的理论认为：成纤维细胞的生物学活动、结缔组织代谢、炎症、生长因子和细胞因子等多个因素在牙龈微环境中相互作用，该作用发生在基因和组织水平，最终导致结缔组织的增生肥大（Hassell & Hefti, 1991; Gulati 2012）。

钙通道阻滞剂也是影响牙龈肥大的药物之一。钙通道阻滞剂是一种主要通过电压门控位于质膜上的Ca^{2+}通道来发挥作用的药物，常用的有降压、抗心绞痛和抗心律失常药剂。1984年，人类第一次把钙通道阻滞剂和牙龈肥大联系在一起（Ramon et al. 1984），服用此类药物后出现牙龈病损的发病率估计是20%（Barclay et al. 1992），硝苯地平是最先被发现的引起牙龈肥大的钙通道阻滞剂类药物（Ellis et al. 1999）。目前，钙通道阻滞剂引起牙龈肥大的机制仍在研究中，但这类药物很可能刺激牙龈成纤维细胞的增殖，促进结缔组织基质生成（Fu et al. 1998）。

最后一类与牙龈肥大相关的药物是环孢素A（CsA），它是一种强大的免疫调节药物，主要用于抑制器官移植后的排斥反应（Seymour & Jacobs 1992）。环孢素A引起牙龈肥大的临床表现在1983年被首次报道（Rateitschak - Pluss et al. 1983），服用环孢素A后牙龈并发症的产生率为25%~30%（Hassell & Hefti 1991; Seymour et al. 1987）。解释CsA为什么影响牙龈的假设很多，但首选理论认为，它的主要代谢产物，羟基环孢素（M-17），与环孢素一起，刺激成纤维细胞增殖（Mariotti et al.1998）。细胞数量的增加和牙龈结缔组织的分解减少（Hassell & Hefti 1991）被推测是CsA相关性牙龈肥大的细胞外基质过度累积的原因（Seymour 2006）。

口服避孕药相关性龈炎

口服避孕药是世界上使用最广泛的药物之一。如今，由于月经初潮早发，社会习俗变化，而且重视计划生育，使得口服避孕药在青少年和年轻人中的使用率逐渐增加，以减少非意愿的怀孕。临床病例报告也已报道了健康的无牙龈增生病史的女性使用口服避孕药后所引起的牙龈肿大（Lynn 1967; Kaufman 1969; Sperber 1969）。但是，所有病例，如果停止服用或减量使用口服避孕药，肿大的牙龈就会恢复原样。早期的临床研究表明，使用激素类避孕药物的女性与没有使用过这些药物的女性相比，牙龈炎的发病率更高（Lindhe & Bjorn 1967; El - Ashiry et al. 1970; Pankhurst et al. 1981），另外长期使用口服避孕药可能会影响牙周的附着水平（Knight & Wade 1974）。在1980年之前的关于口服避孕药的研究中，避孕药物的浓度比目前要高得多。在一个最近的临床研究中，评估了年轻女性在

表19-4　药物性牙龈肥大的特点

- 不同个体或同一个体疾病类型的变异
- 好发于前牙牙龈
- 儿童中发病率高
- 开始于服药后3个月内
- 牙龈外观的变化，伴随牙龈肿大
- 肿大始发于龈乳头
- 牙龈颜色的改变
- 龈沟液的增加
- 牙龈刺激出血
- 牙龈可伴或不伴牙槽骨吸收，但和附着丧失无关
- 菌斑存在时出现明显的牙龈炎症
- 减少牙菌斑可以减轻病损的严重程度
- 一定服用了苯妥英钠、环孢素A或者某种钙通道阻滞剂；人群中药物诱导病变的血浆浓度还没有明确定义

来源：Mariotti（1999）. 转载自美国牙周病学会

服用低剂量口服避孕药后牙龈炎症的变化，最终发现这些低剂量激素药物对牙龈组织没有影响（Preshaw et al. 2001）。此外，美国健康和营养状况调查Ⅲ（NHANES）的横断面研究数据显示，使用低剂量口服避孕药和牙龈炎症增加没有关系（Taichman & Eklund 2005）。从这些数据看来，目前低剂量口服避孕药的使用对牙周没有损害（Preshaw 2013）。

受全身因素影响的牙龈病

糖尿病相关性龈炎

糖尿病是一种慢性全身性疾病，主要表现为：胰岛素的产生功能受损，糖类、脂肪和蛋白质的代谢功能紊乱，以及血管结构和功能的紊乱。临床最常见的两种糖尿病（DM）类型是：1型糖尿病（胰岛素依赖型糖尿病或幼年发病）和2型糖尿病（非胰岛素依赖型糖尿病或成人发病）。1型糖尿病的患儿如血糖控制不佳，牙龈都会表现为糖尿病相关性龈炎（Cianciola et al. 1982; Gusberti et al. 1983; Ervasti et al. 1985）。糖尿病相关性龈炎的临床表现与菌斑性龈炎相似，但与菌斑性龈炎相比，糖尿病性龈炎的严重程度更主要受血糖控制水平的影响，而不是菌斑因素（Cianciola et al. 1982; Gusberti et al. 1983; Ervasti et al. 1985）。成人糖尿病，是很难观测到这种内分泌疾病单纯对牙龈炎症的影响，因为大多数研究评估的是牙龈炎症伴随附着丧失的情况（AAP 1999）；然而，与非糖尿病对照组的实验性龈炎相比，患1型糖尿病年轻人的牙龈炎症发展得更早、更明显（Salvi et al. 2005）。这些数据表明，糖尿病患者牙龈炎症是对口腔生物膜的一个过度反应。除了糖尿病对牙龈的影响，文献中还报道，糖尿病患者牙龈炎症的好转也会减少控制血糖水平所需的胰岛素用量（Mealey & Oates 2006）。鉴于众多研究结果的不一致性，这个理论尚有争议。此外，尽管几项Meta分析研究了牙周干预对血糖水平的影响，但牙龈炎症的控制能否大幅度影响糖尿病患者的血糖控制尚没有达成一致意见（Janket et al. 2005; Jones et al. 2007; Sgolastra et al. 2012）。

白血病相关性龈炎

白血病是一种进行性、恶性血液系统疾病，以血液和骨髓中白细胞和前体白细胞的异常增殖为特点。白血病根据病程（急、慢性）、细胞类型（髓系或淋巴）、血液中的细胞数（增多性、减少性）来分类。白血病与年龄有明显的相关性。例如，急性淋巴细胞白血病占儿童白血病的80%，而通常急性髓细胞性白血病好发于成人。口腔病损主要出现在急性白血病，包括颈部淋巴结肿大、瘀斑、黏膜溃疡，以及牙龈炎症和肿大（图19-13）（Lynch & Ship 1967; Javed et al. 2012）。牙龈炎症的症状包括肿胀、松软、表面发亮、颜色暗红发绀（Dreizen et al. 1984）。牙龈出血是白血病患者的常见症状，有17.7%的急性白血病患者和4.4%的慢性白血病患者最初的口腔症状或/和体征是牙龈出血（Lynch & Ship 1967）。牙龈肿大也有报道，开始于龈乳头，继而波及龈缘和附着龈（Dreizen et al. 1984）。虽然局部的刺激可诱发和加剧白血病患者的牙龈反应，但它们不是病变在口腔中形成的先决条件（Dreizen et al. 1984）。

线形牙龈红斑

感染人类免疫缺陷病毒（HIV病毒）的患者将产生一个不可逆的、渐进的免疫抑制，使其更易感染各种口腔疾病。在人群中，HIV可使CD4+T淋巴细胞耗竭（T细胞），从而导致各种真菌、病毒和细菌的口腔感染（Connor & Ho 1992; Mataftsi et al. 2011）。

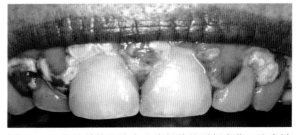

图19-13　急性单核细胞白血病相关的牙龈变化。注意被炎性细胞浸润的牙龈表面出现了急性念珠菌感染。

艾滋病病毒感染的口腔表现可以用于艾滋病病毒感染的分期（Justice et al. 1989; Royce et al. 1991; Prevention, 1992），可以明确其他严重感染的预防性治疗（Force USPHST Force, 1993），并且可以提示疾病的预后（Dodd et al. 1991; Katz et al. 1992）。艾滋病病毒感染在牙龈中的表现过去称为HIV相关牙龈炎，目前被命名为线形牙龈红斑（LGE）。线形牙龈红斑在游离龈处有明显的鲜红的宽2~3mm的红边（Winkler et al. 1988）。这个牙龈红斑带可能表现为局灶性或弥漫性红斑和/或越过膜龈联合侵入牙槽骨黏膜，延伸到附着龈（Winkler et al. 1988）。线形牙龈红斑可能局限于一或两颗牙齿，但是更多表现为广泛型牙龈受损。

随着艾滋病病毒阳性患者的抗逆转录病毒治疗的出现，艾滋病病毒特异性病变的发病率显著降低（Mataftsi et al. 2011）；即便如此，在不采用抗逆转录病毒治疗的情况下，随着CD4+T细胞计数的降低，菌斑增多将仍然导致显著的牙龈炎症反应（Kroidl et al. 2005）。

受营养不良影响的牙龈病

虽然营养不良可以显著加重牙龈对菌斑生物膜的反应，但是营养因素在牙周病的起始和发展中的确切作用还需要进一步研究。有人通过对发达国家和发展中国家患者的牙周情况进行检查，试图探究牙周病与营养的关系，但未能发现二者之间的相关性（Russell 1962; Waerhaug 1967; Wertheimer et al. 1967）。虽然某种单一的营养不良对于人类牙周组织影响的信息很少，但在口腔中最早检查到的营养不良却是严重的抗坏血酸（维生素C）缺乏症或坏血病（Lind 1953）。尽管坏血病罕见于食物充足的地区，然而某些饮食受限制的人群（例如来自社会经济不发达家庭的婴儿）就有发病的风险（Oeffinger 1993）。坏血病的典型临床表现是牙龈光亮、肿、溃烂并易出血（van Steenberghe 1997）。虽然膳食维生素C对于牙周健康的必要性无可争议，但在没有明显

坏血病的情况下，临床上很难检测出单纯维生素C水平下降对牙龈的影响（Woolfe et al. 1980），即使可以被检测，通常表现出来的特点也类似菌斑引起的牙龈炎（图19-14）。

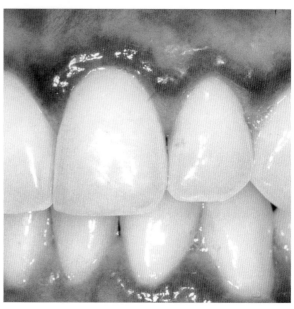

图19-14 与维生素C缺乏症相关的牙龈变化。注意患者牙菌斑控制良好和从龈缘开始的颜色变化的范围。

遗传性牙龈病损

具有家族聚集性的、发生在上颌和/或下颌牙龈的良性非炎性纤维化扩大的病变被称为象皮肿性牙龈形成（gingivomatosis elphantiasis），家族性象皮肿（familial elphantiasis），青少年透明纤维瘤病，家族性先天性纤维瘤病，特发性纤维瘤病，特发性牙龈纤维瘤病，遗传性牙龈增生和遗传性牙龈纤维瘤病。尽管在20世纪文献报告中已经记载超过100例与遗传有关的牙龈肿大，但关于这个疾病的自然史仍极为有限，而且这个罕见疾病的病因尚不明确。

遗传性牙龈纤维瘤病常发生于恒牙萌出后，是一个缓慢渐进的牙龈肿大过程；然而，牙龈肿大也可以发生在乳牙列（Emerson 1965; Jorgenson & Cocker 1974; Lai et al. 1995; Miyake et al. 1995）。这种疾病可以是局限性的或者广泛性的，并可能最终覆盖牙齿的咬合面。肿大的牙龈质地坚韧不易出血，但牙龈炎症可以加重

肿大（图19-15）。遗传性牙龈纤维瘤病的组织学特征包括致密纤维结缔组织和上皮增生，伴随上皮钉突伸长增生（Johnson et al. 1986; Clark 1987）。

遗传性牙龈纤维瘤病可以作为某些染色体异常中单纯的孟德尔性状进行遗传，也可以作为畸形综合征进行遗传（Witkop 1971; Jones et al. 1977; Skrinjaric & Bacic 1989; Takagi et al. 1991; Goldblatt & Singer 1992; Hallet et al. 1995）。已经发现Sos（son of sevenless）-1这一基因的突变是形成遗传性牙龈纤维瘤病的遗传因素（Hart et al. 2002）。关于这个疾病的细胞反应的研究表明：某些人群中牙龈成纤维细胞的聚集将导致结缔组织的异常增生（Huang et al. 1997; Tipton et al. 1997; Lee et al. 2006）。

坏死性溃疡性牙龈病

坏死性溃疡性龈炎（necrotizing ulcerative gingivitis, NUG）已经发现了数百年，有许多学名，包括战壕口炎和文森特感染。急性坏死性溃疡性龈炎可以用来描述疾病的临床发作，但是不应该作为疾病的诊断分类，这是因为坏死性溃疡性龈炎有时是复发性或者是慢性的。

坏死性溃疡性龈炎因其突然发作的特点易与其他疾病区分。坏死性溃疡性龈炎的临床体征包括剧烈的牙龈疼痛，以至于患者主动寻求专业治疗；龈乳头坏死，表现为"弹坑状"的龈乳头外观；牙龈在无刺激或少量刺激下极易出血（图19-16）（Grupe & Wilder 1956; Goldhaber & Giddon 1964; Johnson & Engel 1986）。尽管上述3个标志可以确诊坏死性溃疡性龈炎，但是，该此疾病也可以出现其他临床症状和体征，但不同患者可能表现不一。这些症状和体征包括：发热、全身不适、淋巴结肿大、口内有金属味以及口臭（Schluger 1943; Wilson 1952; Murayama et al. 1994）。急性坏死性溃疡性龈炎的全身反应通常在儿童身上表现得更为严重。坏死性溃疡性龈炎可能伴随显著的牙龈结缔组织破坏，一旦出现附着丧失，应当考虑诊断为坏死性溃疡性牙周炎（necrotizing ulcerative periodontitis, NUP）。

坏死性溃疡性龈炎的病因与细菌感染有关。坏死性溃疡性龈炎的牙龈损伤分为4个区，包括细菌区（表层包含多种细菌和一些螺旋体）、中性粒细胞丰富区（位于细菌区下方，包含白

(a)
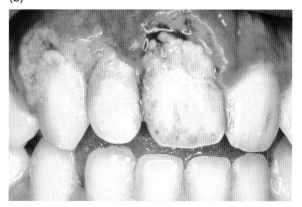
(b)

图19-16 坏死性溃疡性龈炎。（a）牙间乳头破坏，假膜形成，自发性出血。（b）病变通常局限于龈乳头，但有时波及边缘龈组织。

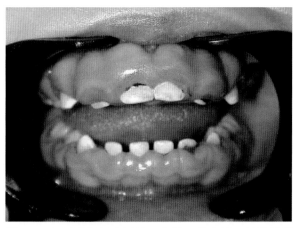

图19-15 牙龈组织广泛性、良性、非炎性、纤维性增生。

细胞、细菌和螺旋体）、坏死区（包含坏死崩解的细胞，并且中型和大型螺旋体浸入结缔组织）和螺旋体浸润区（位于最深层，此区只有中型 & 大型螺旋体浸入）（Listgarten 1965）。坏死性溃疡性龈炎的优势菌群包括中间普氏菌和梭形杆菌，然而在显微镜下也可以观察到梅毒螺旋体和月形单胞菌（Loesche et al. 1982; Rowland et al. 1993b）。其他因素例如吸烟（AAP 1996）、心理压力（Moulton et al. 1952; Cohen-Cole et al. 1983）、营养不良（Grupe & Wilder 1956; Goldhaber & Giddon 1964; Johnson & Engel 1986）以及免疫抑制（Moulton et al. 1952; Rowland et al. 1993a）也可以诱发坏死性溃疡性龈炎。

坏死性溃疡性龈炎可以发生于任何年龄组。在发达国家，好发于年轻人（Melnick et al. 1988）；在发展中国家，坏死性溃疡性龈炎常发生于社会经济条件差的家庭中的儿童（Melnick et al. 1988）。坏死性溃疡性龈炎在儿童中的发病与营养不良有关，尤其是蛋白质摄入不足（Sheiham 1966; Taiwo 1995）。此外，营养不良儿童在病毒感染（如麻疹）时可发生坏死性溃疡性龈炎（Enwonwu 1972; Osuji 1990）。尽管坏死性溃疡性龈炎的发生有一定的流行性，但这种疾病不具有传染性（Rosebury 1942）。

菌斑性牙龈病的治疗

个人和专业的机械的口腔卫生措施是治疗菌斑性牙龈病的关键。良好的口腔卫生可以有效减少牙齿表面牙菌斑的聚集，并且减少各种牙龈病的发生（Garmyn et al. 1998）。为了获得有效的自我菌斑控制，应合理使用手动（Jepsen 1998）或电动（van der Weijden et al. 1998）牙刷并且配合牙间清洁工具（Kinane 1998）。牙膏对于减少牙菌斑也有重要作用：（1）通过提高刷牙的清洁力和机械摩擦效率，帮助清除牙菌斑（Mariotti 2014）；（2）作为药物传递系统；牙膏中的成分（例如三氯生或者二氯苯氧氯酚）减少口腔生物膜中的细菌，和/或减少牙龈组织炎

症，发挥药理作用（DeVizio & Davies 2004）。另外，对于受到身体或医疗限制，无法进行充分的口腔家庭护理的个人来说，局部辅助性应用抗生素（例如氯己定）也是控制菌斑的有效方法。

当菌斑滞留因素，如牙石、不良修复体和解剖因素，妨碍患者自我菌斑控制时，需要采用专业的干预治疗，以帮助患者进行自我菌斑控制。当存在影响牙龈炎症的全身因素时，联合适当的专业的全身治疗，可以有效控制牙龈炎症。

牙龈炎的危害

由于牙龈炎症在儿童和成人中普遍存在，有人认为这种情况只是牙龈对损伤的正常反应，而不是一种疾病。同样，纸划伤手指会引起炎症反应，但并不被认为这是"手指炎"（即疾病）。但是，从另一方面来讲，充满细菌的生物膜作用于牙龈，引起牙龈炎症，进而改变组织的形态和功能，使牙龈处在病态中，因而这种状态被认为是一种疾病。

牙龈炎症的存在一度被认为是健康的正常变异，但是，在20世纪中期，该观念发生了巨大改变，人们推测未经治疗的牙龈炎注定要进展成为具有破坏性的牙周炎。尽管一些临床研究表明牙龈炎和牙槽骨丧失存在一定相关性（Marshall-Day et al. 1955），但纵向研究显示：慢性牙龈炎并不全都会转化为牙周炎（Löe et al. 1986）。但是，被炎症牙龈组织包围时，牙齿脱落的风险显著增加（Schätzle et al. 2003, 2004; Lang et al. 2009），因此牙龈炎症可能是牙周炎的必要前提（Löe & Morrison 1986; Page & Kornman 1997; Schätzle et al. 2003, 2004; Lang et al. 2009）。尽管牙龈炎症部位的失牙风险增加，但不是所有牙龈炎都会进展为牙周炎（Schätzle et al. 2003, 2004）。

如果大多数成人都患有某种类型的菌斑性龈炎，那么如何确定某个个体中哪些发炎部位容易转化为具有破坏性的牙周病？牙菌斑的炎症反

应的个体差异不能完全由菌斑的数量和性质决定（Tatakis & Trombelli 2004）。更具体地说，一些牙龈炎症与牙菌斑堆积的速度和数量并不相关（Trombelli et al. 2004）。因此，发炎的牙龈部位是否容易转变为破坏性牙周病，可能依赖于个体对牙龈炎的易感性和反应性（van der Velden et al. 1985a, b; Abbas et al. 1986; Winkel et al. 1987; Dietrich et al. 2006）。换句话说，这些数据表明：某些类型的牙龈炎症反应是出现结缔组织附着丧失的前提。随着我们对于牙龈炎症表现的了解更加深入，我们对破坏性牙周疾病是如何开始的这一问题就会有更多的想法。

牙龈炎症反应加重也会在类固醇性激素分泌的波动期出现。尽管牙周组织不是卵巢或睾丸激素的传统靶组织，但在青春期或怀孕期，急性牙龈炎症是对类固醇性激素的保护性反应（Mariotti & Mawhinney 2013）。更具体地说，在个体免疫易感期时（例如怀孕期），牙周组织的炎症反应加重是必要的，通过破坏、稀释或隔离入侵微生物的途径从而保护局部（即牙周附着）和全身环境（即毒性败血症）（Mariotti & Mawhinney 2013）。

随着对牙龈病了解的增加，牙龈病对牙周组织的影响将变得更加明晰。尽管如此，临床牙龈组织炎症的检测和诊断，仍然是牙周治疗的重要基石。

致谢

笔者感谢Noel Claffey教授为本章节提供的部分照片。

参考文献

[1] AAP (1996). Tobacco use and the periodontal patient. *Journal of Periodontology* **67**, 51–56.

[2] AAP (1999). Diabetes and periodontal diseases. *Journal of Periodontology* **70**, 935–949.

[3] AAP (2000) Parameter on plaque-induced gingivitis. *Journal of Periodontology*, **71** 5 Suppl, 851–852.

[4] Abbas, F., van der Velden, U., Moorer, W.R. *et al.* (1986). Experimental gingivitis in relation to susceptibility to periodontal disease. II. Phase-contrast microbiological features and some host-response observations. *Journal of Clinical Periodontology* **13**, 551–557.

[5] Addy, V., McElnay, J.C., Eyre, D.G., Campbell, N. & D'Arcy, P.F. (1983). Risk factors in phenytoin-induced gingival hyperplasia. *Journal of Periodontology* **54**, 373–377.

[6] Albandar, J.M. (2002). Periodontal diseases in North America. *Periodontology 2002* **29**, 31–69.

[7] Angelopoulous, A.P. & Goaz, P.W. (1972). Incidence of di-phenylhydantoin gingival hyperplasia. *Oral Surgery, Oral Medicine, Oral Pathology* **34**, 898–906.

[8] Arafat, A. (1974a). The prevalence of pyogenic granuloma in pregnant women. *Journal of the Baltimore College of Dental Surgery* **29**, 64–70.

[9] Arafat, A.H. (1974b). Periodontal status during pregnancy. *Journal of Periodontology* **45**, 641–643.

[10] Baelum, V. & Schutz, F. (2002). Periodontal disease in Africa. *Periodontology 2000* **29**, 79–103.

[11] Barclay, S., Thomason, J.M., Idle, J.R. & Seymour R.A. (1992). The incidence and severity of nifedipine-induced gingival overgrowth. *Journal of Clinical Periodontology* **19**, 311–314.

[12] Bhat, M. (1991). Periodontal health of 14–17-year-old US schoolchildren. *Journal of Public Health Dentistry* **51**, 5–11.

[13] Bimstein, E. & Matsson, L. (1999). Growth and development considerations in the diagnosis of gingivitis and periodontitis in children. *Pediatric Dentistry* **21**, 186–191.

[14] Blieden, T.M. (1999). Tooth-related issues. *Annals of Periodontology* **4**, 91–97.

[15] Cianciola, L.J., Park, B.H., Bruck, E., Mosovich, L. & Genco, R.J. (1982). Prevalence of periodontal disease in insulin-dependent diabetes mellitus (juvenile diabetes). *Journal of the American Dental Association* **104**, 653–660.

[16] Clark, D. (1987). Gingival fibromatosis and its related syndromes. A review. *Journal of the Canadian Dental Association* **2**, 137–140.

[17] Cohen-Cole, S., Cogen, R.B., Stevens, A.W. *et al.* (1983). Psychiatric, psychosocial, and endocrine correlates of acute and necrotizing ulcerative gingivitis (trench mouth): a preliminary report. *Psychiatric Medicine* **1**, 215–225.

[18] Coles, O. (1874). On the condition of the mouth and teeth during pregnancy. *American Journal of Dental Science* **8**, 361–369.

[19] Connor, R.J. & Ho, D.D. (1992). Etiology of AIDS: biology of human retroviruses. In: DeVita, T., Hellman, S., Rosenberg, S.A., eds. *AIDS: Etiology, Diagnosis, Treatment and Prevention.* Philadelphia: J.B. Lippincott, pp. 13–38.

[20] Corbet, E.F., Zee, K.Y. & Lo, E.C.M. (2002). Periodontal disease in Asia and Oceania. *Periodontology 2000* **29**, 122–152.

[21] Daley, T.D., Wysocki, G.P. & Day, C. (1986). Clinical and pharmacologic correlations in cyclosporine-induced gingival hyperplasia. *Oral Surgery, Oral Medicine, Oral Pathology* **62**, 417–421.

[22] DeVizio, W. & Davies, R. (2004). Rationale for the daily use of a dentifrice containing triclosan in the maintenance of oral health. *Compendium of Continuing Education in Dentistry* **25 Suppl** 7, 54–57.

[23] Dietrich, T., Krall Kaye, E., Nunn, M.E., van Dyke, T. & Garcia, R.I. (2006). Gingivitis susceptibility and its relation to periodontitis in men. *Journal of Dental Research* **85**, 1134–1137.

[24] Dodd, C.L., Greenspan, D., Katz, M.H. *et al.* (1991). Oral candidiasis in HIV infection: pesudomembranous and erthymatous candidiasis show similar rates of progression to AIDS. *AIDS* **5**, 1339–1343.

[25] Dreizen, S., McCredie, K.B. & Keating, M.J. (1984).

Chemotherapy-associated oral hemorrhages in adults with acute leukemia. *Oral Surgery, Oral Medicine, Oral Pathology* **57**, 494–498.

[26] El-Ashiry, G.M., El-Kafrawy, A.H., Nasr, M.F. & Younis, N. (1970). Comparative study of the influence of pregnancy and oral contraceptives on the gingivae. *Oral Surgery, Oral Medicine, Oral Pathology* **30**, 472–475.

[27] Ellis, J.S., Seymour, R.A., Steele, J.G. *et al.* (1999). Prevalence of gingival overgrowth induced by calcium channel blockers: a community-based study. *Journal of Periodontology* **70**, 63–67.

[28] Emerson, T. (1965). Hereditary gingival hyperplasia. A family pedigree of four generations. *Oral Surgery, Oral Medicine, Oral Pathology* **19**, 1–9.

[29] Engelberg, J. (1966). Permeability of the dento-gingival blood vessels. I. Application of the vascular labelling method and gingival fluid measurements. *Periodontal Research* **1**, 180–191.

[30] Engelberger, T., Hefti, A., Kallenberger, A. & Rateitschak, K.H. (1983). Correlations among papilla bleeding index, other clinical indices and histologically determined inflammation of gingival papilla. *Journal of Clinical Periodontology* **10**, 579–589.

[31] Enwonwu, C.O. (1972). Epidemiological and biochemical studies of necrotizing ulcerative gingivitis and noma (cancrum oris) in Nigerian children. *Archives of Oral Biology* **17**, 1357–1371.

[32] Ervasti, T., Knuutila, M., Pohjamo, L. & Haukipuro, K. (1985). Relation between control of diabetes and gingival bleeding. *Journal of Periodontology* **56**, 154–157.

[33] Esterberg, H.L. & White, P.H. (1945). Sodium dilantin gingival hyperplasia. *Journal of the American Dental Association* **32**, 16–24.

[34] Force USPHST (1993) Recommendations for prophylaxis against *Pneumocystis carinii* pneumonia for persons infected with human immunodeficiency virus. U.S. Public Health Service Task Force on Antipneumocystis Prophylaxis in Patients with Human Immunodeficiency Virus Infection. *Journal of Acquired Immune Deficiency Syndromes* **6**, 46–55.

[35] Fransson, C., Berglundh, T. & Lindhe, J. (1996). The effect of age on the development of gingivitis. Clinical, microbiological and histologic findings. *Journal of Clinical Periodontology* **23**, 379–385.

[36] Fransson, C., Mooney, J., Kinane, D.F. & Berglundh, T. (1999) Differences in the inflammatory response in young and old human subjects during the course of experimental gingivitis. *Journal of Clinical Periodontology* **26**, 453–460.

[37] Fu, E., Nieh, S., Hsiao, C.T. *et al.* (1998). Nifedipine-induced gingival overgrowth in rats: brief review and experimental study. *Journal of Periodontology* **69**, 765–771.

[38] Garmyn, P., van Steenberghe, D. & Quirynen, M. (1998). Efficacy of plaque control in the maintenance of gingival health: plaque control in primary and secondary prevention. In: Lang, N.P., Attström, R. & Löe, H., eds. *Proceedings of the European Workshop on Mechanical Plaque Control.* Chicago: Quintessence Publishing Co., Inc., pp. 107–120.

[39] Gjermo, P., Rösing, C.K., Susin, C. & Oppermann, R. (2002). Periodontal disease in Central and South America. *Periodontology 2000* **29**, 70–78.

[40] Goldblatt, J. & Singer, S.L. (1992). Autosomal recessive gingival fibromatosis with distinct facies. *Clinical Genetics* **42**, 306–308.

[41] Goldhaber, P. & Giddon, D.B. (1964). Present concepts concerning etiology and treatment of acute necrotizing ulcerative gingivitis. *International Dental Journal* **14**, 468–496.

[42] Goodson, J.M. (2003). Gingival crevicular fluid flow. *Periodontology 2000* **31**, 43–54.

[43] Greenstein, G., Caton, J. & Polson, A.M. (1981). Histologic characteristics associated with bleeding after probing and visual signs of inflammation. *Journal of Periodontology* **52**, 420–425.

[44] Grupe, H.E. & Wilder, L.S. (1956). Observations of necrotizing gingivitis in 870 military trainees. *Journal of Periodontology* **27**, 255–261.

[45] Gulati, A.R. (2012). Phenytoin-induced gingival overgrowth. *Acta Neurologica Scandinavia*, **125**, 149–155.

[46] Gürsoy, M., Pajukanta, R., Sorsa, T. & Könönen, E. (2008). Clinical changes in periodontium during pregnancy and post-partum. *Journal of Clinical Periodontology* **35**: 576–583.

[47] Gusberti, F.A., Syed, S.A., Bacon, G., Grossman, N. & Loesche, W.J. (1983). Puberty gingivitis in insulin-dependent diabetic children. I. Cross-sectional observations. *Journal of Periodontology* **54**, 714–720.

[48] Haffajee, A.D., Socransky, S.S. & Goodson, J.M. (1992). Subgingival temperature (I) Relation to baseline clinical parameters. *Journal of Clinical Periodontology* **19**, 401–408.

[49] Hallet, K.B., Bankier, A., Chow, C.W., Bateman, J. & Hall, R.K. (1995). Gingival fibromatosis and Klippel-Trenaunay-Weber syndrome. Case report. *Oral Surgery, Oral Medicine, Oral Pathology* **79**, 678–682.

[50] Hart, T.C., Zhang, Y., Gorry, M.C. *et al.* (2002). A mutation in the SOS 1 gene causes hereditary gingival fibromatosis type 1. *American Journal of Human Genetics* **70**, 943–954.

[51] Hassell, T.M. (1981). Phenytoin: gingival overgrowth. In: Myers, H.M., ed. *Epilepsy and the Oral Manifestations of Phenytoin Therapy.* Basel: S. Karger AG, pp. 116–202.

[52] Hassell, T.M. & Hefti, A.F. (1991). Drug-induced gingival overgrowth: old problem, new problem. *Critical Reviews in Oral Biology and Medicine* **2**, 103–137.

[53] Hassell, T., O'Donnell, J., Pearlman, J. *et al.* (1984). Phenytoin induced gingival overgrowth in institutionalized epileptics. *Journal of Clinical Periodontology* **11**, 242–253.

[54] Hefti, A., Engelberger, T. & Buttner, M. (1981). Gingivitis in Basel schoolchildren. *Helvetica Odontologica Acta* **25**, 25–42.

[55] Hefti, A., Eshenaur, A.E., Hassell, T.M. & Stone, C. (1994). Gingival overgrowth in cyclosporine A treated multiple sclerosis patients. *Journal of Periodontology* **65**, 744–749.

[56] Hojo, K., Nagaoka, S., Ohshima, T., & Maeda, N. (2009). Bacterial interactions in dental biofilm development. *Journal of Dental Research* **88**, 982–990.

[57] Huang, J.S., Ho, K.Y., Chen, C.C., Wu, Y.M. & Wang, C.C. (1997). Collagen synthesis in idiopathic and dilatin-induced gingival fibromatosis. *Kao Hsiung I Hsueh Tsa Chih* **13**, 141–148.

[58] Hugoson, A. (1971). Gingivitis in pregnant women. A longitudinal clinical study. *Odontologisk Revy* **22**, 65–84.

[59] Hugoson, A, & Norderyd O. (2008). Has the prevalence of periodontitis changed during the last 30 years? *Journal of Clinical Periodontology* **35** 8 **Suppl**, 338–345.

[59] Hugoson, A., Koch, G. & Rylander, H. (1981). Prevalence and distribution of gingivitis-periodontitis in children and adolescents. Epidemiological data as a base for risk group selection. *Swedish Dental Journal* **5**, 91–103.

[60] Janket, S.J., Wightman, A., Baird, A.E., van Dyke, T.E. & Jones, J.A. (2005). Does periodontal treatment improve glycemic control in diabetic patients? A meta-analysis of intervention studies. *Journal of Dental Research* **84**, 1154–1159.

[61] Javed, F., Utreja, A., Bello Correa, F.O. *et al.* (2012). Oral health status in children with acute lymphoblastic leukemia. *Critical Reviews in Oncologic Hematology* **83**, 303–309.

[62] Jepsen, S. (1998). The role of manual toothbrushes in effective plaque control: advantages and limitations. In: Lang, N.P., Attström, R. & Löe, H., eds. *Proceedings of the European Workshop on Mechanical Plaque Control.* Quintessence Publishing Co., Inc. Chicago, pp. 121–137.

[63] Johnson, B.D. & Engel, D. (1986). Acute necrotizing ulcerative gingivitis. A review of diagnosis, etiology and treatment. *Journal of Periodontology* **57**, 141–150.

[64] Johnson, B., el-Guindy, M., Ammons, W., Narayanan, A. & Page, R. (1986). A defect in fibroblasts from an unidentified syndrome with gingival hyperplasia as the predominant feature. *Journal of Periodontal Research* **21**, 403–413.

[65] Jones, G., Wilroy Jr., R.S. & McHaney, V. (1977). Familial gingival fibromatosis associated with progressive deafness in five generations of a family. *Birth Defects Original Article Series* **13**, 195–201.

[66] Jones, J.A., Miller, D.R., Wehler, C.J. *et al.* (2007). Does

periodontal care improve glycemic control? The Department of Veterans Affairs Dental Diabetes Study. *Journal of Clinical Periodontology* **34**, 46–52.

[67] Jönsson, D., Ramberg, P., Demmer, R.T. *et al.* (2011). Gingival tissue transcriptomes in experimental gingivitis. *Journal of Clinical Periodontology* **38**, 599–611.

[68] Jorgenson, R.J. & Cocker, M.E. (1974). Variation in the inheritance and expression of gingival fibromatosis. *Journal of Periodontology* **45**, 472–477.

[69] Justice, A.C., Feinstein, A.R. & Wells, C.K. (1989). A new prognostic staging system for the acquired immunodeficiency syndrome. *New England Journal of Medicine* **320**, 1388–1393.

[70] Katz, M.H., Greenspan, D., Westenhouse, J. *et al.* (1992). Progression to AIDS in HIV-infected homosexual and bisexual men with hairy leukoplakia and oral candidiasis. *AIDS* **6**, 95–100.

[71] Kaufman, A.Y. (1969). An oral contraceptive as an etiologic factor in producing hyperplastic gingivitis and a neoplasm of the pregnancy tumor type. *Oral Surgery, Oral Medicine, Oral Pathology* **28**, 666–670.

[72] Kimball, O. (1939). The treatment of epilepsy with sodium diphenyl-hydantoinate. *Journal of the American Medical Association* **112**, 1244–1245.

[73] Kinane, D.F. (1998). The role of interdental cleaning in effective plaque control: need for interdental cleaning in primary and secondary prevention. In: Lang, N.P., Attström, R. & Löe, H., eds. *Proceedings of the European Workshop on Mechanical Plaque Control*. Chicago: Quintessence Publishing Co., Inc., pp. 156–168.

[74] Knight, G.M. & Wade, A.B. (1974). The effects of hormonal contraceptives on the human periodontium. *Journal of Periodontal Research* **9**, 18–22.

[75] Kristen, V.K. (1976). Veranderungen der Mundschleimhaut wahrend Schwangerschaft und kontrazeptiver Hormonbehandlung. *Fortschritte der Medizin* **94**, 52–54.

[76] Kroidl, A., Schaeben, A., Oette, M. *et al.* (2005). Prevalence of oral lesions and periodontal diseases in HIV-infected patients on antiretroviral therapy. *European Journal of Medical Research* **18**, 448–453.

[77] Kumar, P.S. (2013). Sex and the subgingival microbiome: Do female sex steroids affect periodontal bacteria? *Periodontology 2000* **61**, 103–124.

[78] Lai, L.L., Wang, F.L. & Chan, C.P. (1995). Hereditary gingival fibromatosis: a case report. *Chang Gung Medical Journal/Chang Gung Memorial Hospital* **18**, 403–408.

[79] Lang N.P., Schätzle M.A. & Löe H. (2009). Gingivitis as a risk factor in periodontal disease. *Journal of Clinical Periodontology* **36 Suppl** 10, 3–8.

[80] Lee, E.J., Jang, S.I., Pallos, D., Kather, J. & Hart T.C. (2006). Characterization of fibroblasts with son of sevenless-1 mutation. *Journal of Dental Research* **85**, 1050–1055.

[81] Lind, J. (1953). The diagnostics, or signs. In: Stewart, C.P., Guthrie, D., eds. *Lind's Treatise on Scurvy*. Edinburgh: Edinburgh University Press, pp. 113–128.

[82] Lindhe, J. & Bjorn, A-L. (1967). Influence of hormonal contraceptives on the gingiva of women. *Journal of Periodontal Research* **2**, 1–6.

[83] Listgarten, M.A. (1965). Electron microscopic observations on the bacterial flora of acute necrotizing ulcerative gingivitis. *Journal of Periodontology* **36**, 328–339.

[84] Löe, H. (1965). Periodontal changes in pregnancy. *Journal of Periodontology* **36**, 209–216.

[85] Löe, H. & Holm-Pedersen, P. (1965). Absence and presence of fluid from normal and inflamed gingiva. *Periodontics* **3**, 171–177.

[86] Löe, H. & Morrison, E. (1986). Periodontal health and disease in young people: screening for priority care. *International Dental Journal* **36**, 162–167.

[87] Löe, H. & Silness, J. (1963). Periodontal disease in pregnancy. I. Prevalence and severity. *Acta Odontologica Scandinavica* **21**, 533–551.

[88] Löe, H., Theilade, E. & Jensen, S.B. (1965). Experimental gingivitis in man. *Journal of Periodontology* **36**, 177–187.

[89] Löe, H., Ånerud, Å., Boysen, H. & Morrison E. (1986). Natural history of periodontal disease in man. Rapid, moderate and no loss of attachment in Sri Lankan laborers 14 to 46 years of age. *Journal of Clinical Periodontology* **13**, 431–440.

[90] Loesche, W.J., Syed, S.A., Laughon, B.E. & Stall, J. (1982). The bacteriology of acute necrotizing ulcerative gingivitis. *Journal of Periodontology* **53**, 223–230.

[91] Lynch, M.A. & Ship, I.I. (1967). Initial oral manifestations of leukemia. *Journal of the American Dental Association* **75**, 932–940.

[92] Lynn, B.D. (1967). "The pill" as an etiologic agent in hypertrophic gingivitis. *Oral Surgery, Oral Medicine, Oral Pathology* **24**, 333–334.

[93] Machtei, E.E., Mahler, D., Sanduri, H. & Peled, M. (2004). The effect of menstrual cycle on periodontal health. *Journal of Periodontology* **75**, 408–412.

[94] Maier, A.W. & Orban, B. (1949). Gingivitis in pregnancy. *Oral Surgery, Oral Medicine, Oral Pathology* **2**, 334–373.

[95] Mariotti, A. (1994). Sex steroid hormones and cell dynamics in the periodontium. *Critical Reviews in Oral Biology and Medicine* **5**, 27–53.

[96] Mariotti, A. (1999). Dental plaque-induced gingival diseases. *Annals of Periodontology* **4**, 7–19.

[97] Mariotti, A. (2005). Estrogen and extracellular matrix influences human gingival fibroblast proliferation and protein production. *Journal of Periodontology* **76**, 1391–1397.

[98] Mariotti, A. (2014) Mouthrinses and dentifrices. In: Ciancio, S.G., ed. *ADA/PDR Guide to Dental Therapeutics*, 6th edn. Chicago: ADA Publishing Division.

[99] Mariotti, A. & Mawhinney, M. (2013). Endocrinology of sex steroid hormones and cell dynamics in the periodontium. *Periodontology 2000* **61**, 69–102.

[100] Mariotti, A., Hassell, T., Jacobs, D., Manning, C.J. & Hefti, A.F. (1998). Cyclosporin A and hydroxycyclosporine (M-17) affect the secretory phenotype of human gingival fibroblasts. *Journal of Oral Pathology and Medicine* **27**, 260–261.

[101] Marshall-Day, C.D., Stephen, R.G. & Quigley, L.F., Jr. (1955). Periodontal disease: prevalence and incidence. *Journal of Periodontology* **18**, 291–299.

[102] Mataftsi, M. Skoura, L. & Sakellari, D. (2011). HIV infection and periodontal diseases: an overview of the post-HAART era. *Oral Diseases* **17**, 13–25.

[103] Matsson, L. (1978). Development of gingivitis in pre-school children and young adults. A comparative experimental study. *Journal of Clinical Periodontology* **5**, 24–34.

[104] Matsson, L. & Goldberg, P. (1985). Gingival inflammatory reaction in children at different ages. *Journal of Clinical Periodontology* **12**, 98–103.

[105] McGaw, T., Lam, S. & Coates, J. (1987). Cyclosporin-induced gingival overgrowth: correlation with dental plaque scores, gingivitis scores, and cyclosporine levels in serum and saliva. *Oral Surgery, Oral Medicine, Oral Pathology* **64**, 293–297.

[106] Mealey, B.L. & Oates, T.W. (2006). Diabetes mellitus and periodontal diseases. *Journal of Periodontology* **77**, 1289–1303.

[107] Melnick, S.L., Roseman, J.M., Engel, D. & Cogen, R.B. (1988). Epidemiology of acute necrotizing ulcerative gingivitis. *Epidemiologic Reviews* **10**, 191–211.

[108] Miyake, I., Tokumaru, H., Sugino, H., Tanno, M. & Yamamoto, T. (1995). Juvenile hyaline fibromatosis. Case report with five years' follow up. *American Journal of Dermatopathology* **17**, 584–590.

[109] Miyazaki, H., Yamashita, Y., Shirahama, R. *et al.* (1991). Periodontal condition of pregnant women assessed by CPITN. *Journal of Clinical Periodontology* **18**, 751–754.

[110] Modeer, T. & Dahllof, G. (1987). Development of phenytoin-induced gingival overgrowth in non-institutionalized epileptic children subjected to different plaque control programs. *Acta Odontologica Scandinavica* **45**, 81–85.

[111] Mombelli, A., Gusberti, F.A., van Oosten, M.A. & Lang, N.P.

(1989). Changes in subgingival microbiota during puberty. A 4-year longitudinal study. *Journal of Clinical Periodontology* **16**, 451–456.

[112] Moss, K.L., Beck, J.D. & Offenbacher, S. (2005). Clinical risk factors associated with incidence and progression of periodontal conditions in pregnant women. *Journal of Clinical Periodontology* **32**, 492–498.

[113] Moulton, R., Ewen, S. & Thieman, W. (1952). Emotional factors in periodontal disease. *Oral Surgery, Oral Medicine, Oral Pathology* **5**, 833–860.

[114] Muhlemann, H.R. (1948). Eine Gingivitis intermenstrualis. *Schweizerische Monatsschrift für Zahnheilkunde* **58**, 865–885.

[115] Muhlemann, H.R. & Son, S. (1971). Gingival sulcus bleeding – a leading symptom in initial gingivitis. *Helvetica Odontologica Acta* **15**, 107–113.

[116] Murayama, Y., Kurihara, H., Nagai, A., Dompkowski, D. & Van Dyke, T.E. (1994). Acute necrotizing ulcerative gingivitis: risk factors involving host defense mechanisms. *Periodontology 2000* **6** , 116–124.

[117] Oeffinger, K.C. (1993). Scurvy: more than historical relevance. *American Family Physician* **48**, 609–613.

[118] Oliver, R.C., Holm-Pedersen, P. & Löe, H. (1969). The correlation between clinical scoring, exudate measurements and microscopic evaluation of inflammation in the gingiva. *Journal of Periodontology* **40**, 201–209.

[119] Osuji, O.O. (1990). Necrotizing ulcerative gingivitis and cancrum oris (noma) in Ibadan, Nigeria. *Journal of Periodontology* **61**, 769–772.

[120] Page, R.C. (1985). Oral health status in the United States: Prevalence of inflammatory periodontal diseases. *Journal of Dental Education* **49**, 354–364.

[121] Page, R.C. & Eke P.I. (2007). Case definitions for use in population-based surveillance of periodontitis. *Journal of Periodontology* **78** 7 **Suppl**, 1387–1399.

[122] Page, R.C. & Kornman, K.S. (1997). The pathogenesis of human periodontitis: an introduction. *Periodontology 2000* **14**, 9–11.

[123] Page, R.C. & Schroeder, H.E. (1976). Pathogenesis of inflammatory periodontal disease. *Laboratory Investigation* **33**, 235–249.

[124] Pankhurst, C.L., Waite, I.M., Hicks, K.A., Allen, Y. & Harkness, R.D. (1981). The influence of oral contraceptive therapy on the periodontium – duration of drug therapy. *Journal of Periodontology* **52**, 617–620.

[125] Parfitt, G.J. (1957). A five year longitudinal study of the gingival condition of a group of children in England. *Journal of Periodontology* **28**, 26–32.

[126] Polson, A.M. & Goodson, J.M. (1985). Periodontal diagnosis. Current status and future needs. *Journal of Periodontology* **56**, 25–34.

[127] Preshaw, P.M. (2013). Oral contraceptives and the periodontium. *Periodontology 2000* **61**, 125–159.

[128] Preshaw, P.M., Knutson, M.A. & Mariotti, A. (2001). Experimental gingivitis in women using oral contraceptives. *Journal of Dental Research* **80**, 2011–2015.

[129] Prevention CDC (1992). 1993 revised classification system for HIV infection and expanded surveillance case definition for AIDS among adolescents and adults. *Morbidity and Mortality Weekly Report. Recommendations and Reports.* **41**, 1–19.

[130] Ramon, Y., Behar, S., Kishon, Y. & Engelberg, I.S. (1984). Gingival hyperplasia caused by nifedipine – a preliminary report. *International Journal of Cardiology* **5**, 195–204.

[131] Ranney, R.R. (1993). Classification of periodontal diseases. *Periodontology 2000* **2** , 13–25.

[132] Rateitschak-Pluss, E.M., Hefti, A., Lortscher, R. & Thiel, G. (1983). Initial observation that cyclosporin-A induces gingival enlargement in man. *Journal of Clinical Periodontology* **10**, 237–246.

[133] Rosebury, T. (1942). Is Vincent's infection a communicable disease? *Journal of the American Dental Association* **29**, 823–834.

[134] Rowland, R.W., Escobar, M.R., Friedman, R.B. & Kaplowitz, L.G. (1993a). Painful gingivitis may be an early sign of infection with the human immunodeficiency virus. *Clinical Infectious Diseases* **16**, 233–236.

[135] Rowland, R.W., Mestecky, J., Gunsolley, J.C. & Cogen, R.B. (1993b). Serum IgG and IgM levels to bacterial antigens in necrotizing ulcerative gingivitis. *Journal of Periodontology* **64**, 195–201.

[136] Royce, R.A., Luckman, R.S., Fusaro, R.E. & Winkelstein Jr., W. (1991). The natural history of HIV-1 infection: staging classification of disease. *AIDS* **5**, 355–364.

[137] Rudin, H.J., Overdiek, H.F. & Rateitschak, K.H. (1970). Correlation between sulcus fluid rate and clinical and histological inflammation of the marginal gingiva. *Helvetica Odontologica Acta* **14**, 21–26.

[138] Russell, A.L. (1962). Periodontal disease in well- and malnourished populations. A preliminary report. *Archives of Environmental Health* **5**, 153–157.

[139] Salvi, G.E., Kandylaki, M., Troendle, A., Persson, G.R. & Lang, N.P. (2005). Experimental gingivitis in type I diabetics: a controlled clinical and microbiological study. *Journal of Clinical Periodontology* **32**, 310–316.

[140] Schätzle, M., Löe, H., Bürgin, W. *et al.* (2003). Clinical course of chronic periodontitis. I. Role of gingivitis. *Journal of Clinical Periodontology* **30**, 887–901.

[141] Schätzle M., Löe H., Lang N.P. *et al.* (2004) The clinical course of chronic periodontitis. *Journal of Clinical Periodontology* **31**, 1122–1127.

[142] Schluger, S. (1943). The etiology and treatment of Vincent's infection. *Journal of the American Dental Association* **39**, 524–532.

[143] Seymour, R.A. (1991). Calcium channel blockers and gingival overgrowth. *British Dental Journal* **170**, 376–379.

[144] Seymour, R.A. (2006). Effects of medications on the periodontal tissues in health and disease. *Periodontology 2000* **40**, 120–129.

[145] Seymour, R.A. & Jacobs, D.J. (1992). Cyclosporin and the gingival tissues. *Journal of Clinical Periodontology* **19**, 1–11.

[146] Seymour, R.A., Smith, D.G. & Rogers, S.R. (1987). The comparative effects of azathioprine and cyclosporin on some gingival health parameters of renal transplant patients. A longitudinal study. *Journal of Clinical Periodontology* **14**, 610–613.

[147] Seymour, R.A., Thomason, J.M. & Ellis, J.S. (1996). The pathogenesis of drug-induced gingival overgrowth. *Journal of Clinical Periodontology* **23**, 165–175.

[148] Sgolastra, F., Severino, M., Pietropaoli, D., Gatto, R. & Monaco, A. (2012). Effectiveness of periodontal treatment to improve metabolic control in patients with chronic periodontitis and Type 2 Diabetes: a meta-analysis of randomized clinical trials. *Journal of Periodontology* **84**, 958–972.

[149] Sheiham, A. (1966). An epidemiological survey of acute ulcerative gingivitis in Nigerians. *Archives of Oral Biology* **11**, 937–942.

[150] Sheiham, A. & Netuveli, G.S. (2002). Periodontal diseases in Europe. *Periodontology 2000* **29**, 104–121.

[151] Sills, E.S., Zegarelli, D.J., Hoschander, M.M. & Strider, W.E. (1996). Clinical diagnosis and management of hormonally responsive oral pregnancy tumor (pyogenic granuloma). *Journal of Reproductive Medicine* **41**, 467–470.

[152] Skrinjaric, I. & Bacic, M. (1989). Hereditary gingival fibromatosis: report on three families and dermatoglyphic analysis. *Journal of Periodontology* **24**, 303–309.

[153] Socransky S.S. & Haffajee A.D. (2005). Periodontal microbial ecology. *Periodontology 2000* **38**, 135–187.

[154] Sperber, G.H. (1969). Oral contraceptive hypertrophic gingivitis. *Journal of the Dental Association of South Africa* **24**, 37–40.

[155] Stamm, J.W. (1986). Epidemiology of gingivitis. *Journal of Clinical Periodontology* **13**, 360–366.

[156] Steinberg, S.C. & Steinberg, A.D. (1982). Phenytoin-induced gingival overgrowth control in severely retarded children. *Journal of Periodontology* **53**, 429–433.

[157] Sutcliffe, P. (1972). A longitudinal study of gingivitis and puberty. *Journal of Periodontal Research* **7**, 52–58.

[158] Suzuki, J.B. (1988). Diagnosis and classification of the periodontal diseases. *Dental Clinics of North America* **32**, 195–216.

[159] Taichman, S.L. & Eklund, S.A. (2005). Oral contraceptives and periodontal disease: rethinking the association based upon analysis of National Health and Nutrition Examination Survey data. *Journal of Periodontology* **76**, 1374–1385.

[160] Taiwo, J.O. (1995). Severity of necrotizing ulcerative gingivitis in Nigerian children. *Periodontal Clinical Investigations* **17**, 24–27.

[161] Takagi, M., Yamamoto, H., Mega, H. *et al.* (1991). Heterogeneity in the gingival fibromatoses. *Cancer* **68**, 2202–2212.

[162] Tatakis, D.N, & Trombelli, L. (2004). Modulation of clinical expression of plaque-induced gingivitis. I. Background review and rationale. *Journal of Clinical Periodontology* **31**, 229–238.

[163] Teles, R.P., Bogren, A., Patel, M. *et al.* (2007). A three-year prospective study of adult subjects with gingivitis II: microbiological parameters. *Journal of Clinical Periodontology* **34**, 7–17.

[164] Tipton, D.A., Howell, K.J. & Dabbous, M.K. (1997). Increased proliferation, collagen, and fibronectin production by hereditary gingival fibromatosis fibroblasts. *Journal of Periodontology* **68**, 524–530.

[165] Trombelli, L., Tatakis, D.N., Scapoli, C. *et al.* (2004). Modulation of clinical expression of plaque-induced gingivitis. II. Identification of "high responder" and "low responder" subjects. *Journal of Clinical Periodontology* **31**, 239–252.

[166] Tyldesley, W.R. & Rotter, E. (1984). Gingival hyperplasia induced by cyclosporin-A. *British Dental Journal* **157**, 305–309.

[167] US Public Health Service NCfHS (1965). *Periodontal Disease in Adults, United States 1960–1962.* Washington, DC: Government Printing Office.

[168] US Public Health Service NCfHS (1972). *Periodontal Diseases and Oral Hygiene among Children, United States.* Washington, DC: Government Printing Office.

[169] US Public Health Service NIoDR (1987). *Oral Health of United States Adults; National Findings.* Bethseda, MD: NIDR.

[170] van der Velden, U., Abbas, F. & Hart, A.A. (1985a). Experimental gingivitis in relation to susceptibility to periodontal disease. I. Clinical observations. *Journal of Clinical Periodontology* **12**, 61–68.

[171] van der Velden, U., Winkel, E.G. & Abbas, F. (1985b). Bleeding/plaque ratio. A possible prognostic indicator for periodontal breakdown. *Journal of Clinical Periodontology* **12**, 861–866.

[172] van der Weijden, G.A., Timmerman, M.F., Danser, M.M. & van der Velden, U. (1998). The role of electric toothbrushes: advantages and limitations. In: Lang, N.P., Attström, R. & Löe, H. eds. *Proceedings of the European Workshop on Mechanical Plaque Control.* Chicago: Quintessence Publishing Co., Inc., pp. 138–155.

[173] van Steenberghe, D. (1997). Systemic disorders and the periodontium. In: Lindhe, J., Karring, T. & Lang, N.P. eds. *Clinical Periodontology and Implant Dentistry*, 3rd edn. Copenhagen: Munksgaard, pp. 332–355.

[174] Waerhaug, J. (1967). Prevalence of periodontal disease in Ceylon. Association with age, sex, oral hygiene, socio-economic factors, vitamin deficiencies, malnutrition, betel and tobacco consumption and ethnic group. Final report. *Acta Odontologica Scandinavica* **25**, 205–231.

[175] Wertheimer, F.W., Brewster, R.H. & White, C.L. (1967). Periodontal disease and nutrition in Thailand. *Journal of Periodontology* **38**, 100–104.

[176] Wilson, J.R. (1952). Etiology and diagnosis of bacterial gingivitis including Vincent's disease. *Journal of the American Dental Association* **44**, 671–679.

[177] Winkel, E.G., Abbas, F., van der Velden, U. *et al.* (1987). Experimental gingivitis in relation to age in individuals not susceptible to periodontal destruction. *Journal of Clinical Periodontology* **14**, 499–507.

[178] Winkler, J.R., Grassi, M. & Murray, P.A. (1988). Clinical description and etiology of HIV-associated periodontal diseases. In: Robertson, P.B. & Greenspan, J.S., eds. *Perspectives of Oral Manifestations of AIDS. Proceedings of First International Symposium on Oral Manifestations of AIDS.* Littleton, MA: PSG Publishing, pp. 49–70.

[179] Witkop, C.J., Jr. (1971). Heterogeneity in gingival fibromatosis. *Birth Defects Original Article Series* **7**, 210–221.

[180] Wolff, L.F., Koller, N.J., Smith, Q.T., Mathur, A. & Aeppli, D. (1997). Subgingival temperature: relation to gingival crevicular fluid enzymes, cytokines, and subgingival plaque micro-organisms. *Journal of Clinical Periodontology* **24**, 900–906.

[181] Woolfe, S.N., Hume, W.R. & Kenney, E.B. (1980). Ascorbic acid and periodontal disease: a review of the literature. *Journal of the Western Society of Periodontology/Periodontal Abstracts* **28**, 44–56.

[182] Yahia, N., Seibel, W., McCleary, L., Lesko, L. & Hassell, T. (1988). Effect of toothbrushing on cyclosporine-induced gingival overgrowth in beagles. *Journal of Dental Research* **67**, 332.

[183] Ziskin, D.E. & Nesse, G.J. (1946). Pregnancy gingivitis: history, classification, etiology. *American Journal of Orthodontics and Oral Surgery* **32**, 390–432.

第20章

慢性牙周炎

Chronic Periodontitis

Denis Kinane[1], Jan Lindhe[2], Leonardo Trombelli[3]

[1] Departments of Pathology and Periodontology, School of Dental Medicine,
University of Pennsylvania, Philadelphia, PA, USA
[2] Department of Periodontology, Institute of Odontology, The Sahlgrenska Academy
at University of Gothenburg, Gothenburg, Sweden
[3] Research Centre for the Study of Periodontal and Peri-implant Diseases, University Hospital,
University of Ferrara, Ferrara, Italy

慢性牙周炎被认为是由菌斑性龈炎（见第19章）发展而来的。龈炎是一种可逆的病变，如果未经治疗，将发展为慢性牙周炎。慢性牙周炎的特征是附着丧失和牙槽骨吸收，并且被认为是不可逆的。本章将介绍慢性牙周炎的各个方面，包括慢性牙周炎与菌斑性龈炎之间的联系。

慢性牙周炎的临床特征

慢性牙周炎的临床特征包括如下体征和症状：（1）边缘龈的颜色、质地和体积改变；（2）龈袋内探诊出血（BoP）；（3）边缘软组织对探诊阻力减小（出现牙周袋或牙周袋形成）；（4）探诊发现附着丧失；（5）龈缘退缩；（6）牙槽骨吸收（甚至角形吸收）；（7）根分叉暴露；（8）牙齿动度增加；（9）牙齿移位，最终脱落。

图20-1显示了一位30岁男性的重度慢性牙周炎。临床检查发现：（1）多个部位，尤其是前磨牙的腭侧区域出现探诊出血；（2）许多牙位动度增加；（3）在大多数牙齿的颊侧、舌侧和邻间区域出现牙龈退缩。此外，尽管患者似乎充分清洁了牙齿表面，但与患者的牙周和牙龈状态并不一致，在日常口腔护理中仍然会忽略一些部位，导致菌斑和牙石的沉积。

图20-2为同一患者的影像学表现。通过X线片我们可以看到许多牙齿已经出现大量骨丧失。下颌第一磨牙根分叉区域出现了明显的骨丧失，并出现"贯通性"病变，探针可以水平探入分叉内。特别在下前牙区存在明显的龈上和龈下牙石，这与临床表现一致。磨牙区尤其是上后牙区出现明显的牙周膜间隙增宽，这表明功能运动中产生的力量可能会造成牙周附着丧失，最终使磨牙松动。大量的证据表明下前牙区明显的附着丧失会影响牙齿的松动度，因而采用牙周夹板来分担咬合力从而稳固牙齿。在临床上可以看到，对于口腔卫生条件差的患者，使用牙周夹板反而会使牙龈发炎，从而对支持骨在数量和质量上都产生不利影响。

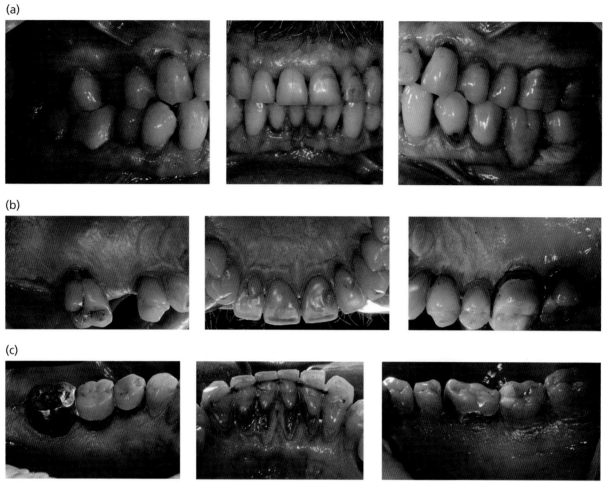

(a)

(b)

(c)

图20-1　（a~c）一位30岁男性的重度慢性牙周炎。治疗前口内观。

牙龈炎是慢性牙周炎的危险因素

流行病学研究（横向或纵向）表明：牙龈炎症总是慢性牙周炎临床表现的一部分，并且牙龈炎总是先于牙周炎产生（见第7章）。早期横断面研究的结果显示，未经治疗的牙龈炎通常可以进展成为慢性牙周炎。然而，更多最新的研究表明事实并非如此。牙龈炎可能处于静止期多年，可能不会进展为以附着丧失和骨吸收为特征的牙周炎。由于菌斑刺激将会引发明显的牙龈炎，然而易感宿主对菌斑反应的程度将决定牙龈炎是否会发展为慢性牙周炎，因此，牙龈炎和牙周炎被认为是独立的疾病状态。

在综述里，Kinane 和 Attström（2005）评估了关于牙龈炎和慢性牙周炎的流行病学调查与实验数据后，质疑二者是独立疾病的看法。他们提

出牙龈炎和牙周炎最有可能代表了慢性牙周病的不同阶段。

菌斑沉积数日或数周后就可以引发明显的牙龈炎（Löe et al. 1965），然而在多数情况下，需要更长时间（数年或几十年）的菌斑和牙石刺激才能引起具有破坏性的慢性牙周炎（Lindhe et al. 1975; Löe et al. 1978）。在某些特定人群中，未经治疗的牙龈病变转化为具有破坏性的牙周病变的比例目前仍未知。此外，导致转变的因素尚不太清楚（Schätzle et al. 2003）。

流行病学的研究和前瞻性临床实验表明：牙龈炎的存在可能被视为慢性牙周炎的一个危险因素。在对来自中国农村地区15~24岁青少年进行的一个长达2年的纵向研究中观察到：2年后总的附着丧失与2年前基线时检查出的探诊出血百分比相关（Suda et al. 2000）。结果表明在这个队列中，牙龈炎症是导致附着丧失的一个额外的风

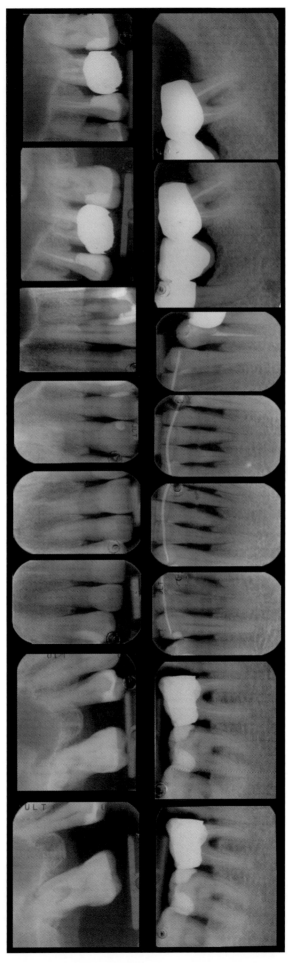

图20-2　图20-1患者初诊X线片。

险指标。Schätzle等（2004）通过对挪威人群中牙周病的发生和发展的纵向研究来进一步解释牙龈炎在慢性牙周炎中的发病机制。结果表明，20年期间从未表现出炎症迹象的牙龈部位发生了轻度的附着丧失（1.86mm）。检查中出现轻度炎症的部位相对应发生2.25mm的附着丧失，然而对于出现严重牙龈炎症的部位平均发生3.23mm的附着丧失。此外，拥有健康牙龈组织的牙齿在实验期间保持稳固，处在牙龈炎症病变中的牙齿脱落的概率比正常牙齿高出46倍。

以上数据表明，牙龈炎症可能是引起破坏性慢性牙周炎和牙齿脱落的相关危险因素。牙龈没有炎症是牙周组织维持长期健康（宿主稳定性）的标志（Joss et al. 1994），也是口腔局部健康的标志（Lang et al. 1990）。这个结果与上述结论一致。

慢性牙周炎的易感性

如上所述，菌斑引起的牙龈炎和慢性牙周炎代表了同一疾病的不同阶段（Kinane & Attström 2005）。问题是是否牙龈炎和慢性牙周炎都受个体（宿主）对菌斑反应的影响？如果是这样的话，有理由表明宿主对牙龈炎的易感性事实上也能反映宿主对慢性牙周炎的易感性。

甚至在最早的名为"人实验性龈炎"（Löe et al. 1965; Theilade et al. 1966）（见第13章）的研究报告中提出证据表明：在参与者中，在菌斑沉积物刺激下，不同个体炎症反应的发生和严重程度都有着明显差异。然而，这些差异是由于实验时菌斑沉积的速度不同（菌斑数量上的差别），还是菌斑内包含的细菌种类不同（菌斑组成上的差别）。最近采用"人实验性龈炎"模型的研究结果显示，即使患者口腔中菌斑沉积的数量和性质相似，不同的个体仍然会产生明显不同的炎症反应（Trombelli et al. 2004, 2005）。菌斑刺激产生的炎症反应的强度反映了个体差异（Tatakis & Trombelli 2004）。因此，个体对牙龈炎的易感性可能依赖宿主因素，很可能与患者的遗传背景有关（Shapira et al. 2005; Scapoli et al. 2005, 2007; Trombelli et al. 2008, 2010）。

随着"人实验性龈炎"模型的使用，发现两组患者对牙龈炎易感性不同的同时，对牙周炎的易感性也截然不同（Abbas et al. 1986; Winkel et al. 1987），对牙周炎易感性更强的患者对牙龈炎的易感性也更强。此外，最近研究指出，与牙周健康的个体相比，在龈上菌斑沉积的范围和沉积速度相同时，具有侵袭性牙周炎病史的个体在面对菌斑再沉积时更容易产生牙龈炎（Trombelli et al. 2006）。因此，原先存在的牙龈炎确实是慢性牙周炎的危险指标。读者可以参考第12章关于牙龈炎危险因素的综合讨论。

慢性牙周炎的流行情况

流行病学研究（见第7章）结果显示，最常见的牙周病是慢性牙周炎。大多数50岁以上的患者都存在中等程度的牙周组织破坏，仅在一小部分人群（低于10%）中出现重度的慢性牙周炎破坏。慢性牙周炎的发病年龄和随后的疾病进展速度在个体之间差异明显，并且很可能受到遗传（见第15章）和环境危险因素（见第7章和12章）的共同影响。对同卵和异卵双胞胎的检查发现：（1）38%［基于探诊附着丧失（PAL）指数］~82%（基于牙龈炎）之间的个体差异可以归因于遗传因素（Michalowicz et al. 1991）；（2）慢性牙周炎有大约50%可以由遗传因素来解释（Michalowicz et al. 2000）。最近，出现了更多的研究评估了遗传特征，特别是某些基因的多态性是否促进了牙龈的炎症反应。在牙龈炎发生和消退过程中，宿主防御反应表现为一些通路出现显著的基因表达变化，一些基因表达显著上调或下调（Offenbacher et al. 2009），所以研究重点应放在细胞因子基因多态性和牙龈炎之间的潜在联系上。在这样的背景下，来自观察研究和队列研究的数据表明，白细胞介素1（IL-1）、白细胞介素-10（IL-10）以及基质金属蛋白酶（MMP）-9的基因多态性可能影响牙龈对菌斑生物膜的炎症反应，这些基因的多态性同样影响对牙周炎的易感性（Dashash et al. 2005; Scapoli et al. 2005; Dashash et al. 2007; Müller & Barrieshi - Nusair 2007; Vokurka et al. 2009; Müller & Barieshi - Nusair 2010）。

在人群中，慢性牙周炎通常根据发病部位（范围）的数量（发病率）和各个部位组织破坏的严重程度（探诊附着丧失）来进行分类：轻度：1~10个病变位点（存在牙龈炎和探诊附着丧失）；中度：11~20个病变位点；重度：大于20个病变位点。可以用指定位点的探诊附着丧失的数量来描述慢性牙周炎的严重程度：轻度：1~2mm；中度：3~4mm；重度：大于等于5mm。研究证实，慢性牙周炎的范围和严重性可以用来有效预测疾病未来的进展。

几乎在所有的成人之中都可以发现某个或几个位点出现1~2mm的临床（探诊）附着丧失。一个或多个位点的探诊附着丧失≥3mm的发病率随着年龄增加（表20-1）。此外，任何一个人口腔中患病部位的数量都随着年龄增加。同时，人群中慢性牙周炎的发病率（范围和严重性）也随着年龄而增加。

慢性牙周炎的进程

慢性牙周炎通常是一种进展缓慢的牙周病，在任何阶段都有可能加速破坏，从而导致进一步

表20-1　慢性牙周炎的总体特征

- 成年人中好发，也可能在儿童中发生
- 患者的牙周组织破坏的量与口腔卫生情况、菌斑水平、局部促进因素、吸烟、精神压力和全身危险因素一致
- 龈下菌斑生物膜包含了多种细菌物种；宿主和部位不同，生物膜的组成也不同
- 患病部位总是有牙石
- 小于30%位点受影响时，慢性牙周炎被归类为局限型；超过30%时，被归类为广泛型
- 根据病变位点附着丧失的严重程度来对慢性牙周炎进行分类：轻度=1~2mm，中度=3~4mm，重度≥5mm
- 尽管菌斑微生物是慢性牙周炎的始动因素和持续致病因素，但宿主因素决定了疾病的发病和进展（速度）
- 大多数患者的慢性牙周炎进展速度相对缓慢；然而，也有可能发生快速破坏
- 未经治疗的病变位点可能发生进一步的牙周组织破坏

的附着丧失和骨吸收。

慢性牙周炎造成的组织破坏不会平均地影响到所有牙齿，而是有部位易感性。换句话说，在同一牙列中，牙周组织破坏可能严重波及某些牙齿，然而其他牙齿几乎没有附着丧失和骨吸收。附着水平会随着时间变化，然而奇怪的是：在一段时间内，只有相对较少的发病部位发生明显的、持续的组织破坏。基于一系列的纵向研究数据，Socransky等（1984）提出：慢性牙周炎呈急性发作期和静止期交替出现，他们称之为疾病进展的"暴发假说"。然而，其他类似的研究指出，慢性牙周炎的进展可能是一种持续的、缓慢的破坏过程，而不是表现出一种"暴发"模式。目前的共识是，在大多数个体和发病部位中，慢性牙周炎的进展是一个持续的过程，但有时会出现急性发作期。临床上，疾病的渐进性只能随着时间推移通过反复的检查来证实，但可以得出这样一个可靠的假设：未经治疗的慢性牙周炎病变将会进展并导致持续的附着丧失和骨吸收。在未经治疗的人群中，1年期间内发生额外平均附着丧失≥3mm的受试者多达27%（Flemmig 1999）。从病损进展的层面进行研究得出，总的年发病率为0.3%~4.2%（Flemmig 1999）。这表明，在一定的时间内，受试者之间疾病实际进展的位点数量差别很大。

重要的是，要认识到与慢性牙周炎发病相关的因素也可能影响到疾病进程。此外，用附着丧失以及骨丧失部位的数量，和/或深牙周袋的数目来衡量个体疾病发展的范围和严重性，这也可以很好地预测未来疾病的发展。事实上，最好的预测疾病进展的方法是参考以往的疾病进程。

慢性牙周炎的危险因素

"危险因素"一词指的是生活方式、环境暴露或先天性或遗传性的特征，这是在流行病学证据的基础上已知的与疾病相关的因素。危险因素可能是疾病病因的一部分，并且/或者预示宿主发生疾病的风险增加。具有一个或更多危险因素

的个体更有可能感染疾病或使病情加重。

细菌因素

这些因素在第8章和第10章已经介绍过，从这些内容中读者可以确定：特定菌群的累积风险是可以估计的。然而，目前尚不清楚，这些菌群是否是引起疾病的主要因素，以及是否反映了疾病的进展。这些微生物被认为是潜在牙周致病菌，但很显然虽然致病菌是必要的，但它们的独立存在可能不足以引起疾病的发生。菌斑微生物（生物膜）是导致牙周组织炎症反应的一个重要因素，但是牙龈炎发展到牙周炎很大程度上受宿主自身危险因素影响（Michalowicz 1994; Shapira et al. 2005）。某些人的宿主反应和累积的危险因素使他们更易发生牙周破坏而不是患牙龈炎，这时特定组成的微生物膜将会引发慢性牙周炎（Marsh 2005）。有关生物膜在疾病发生和发展过程中作用的更深层讨论，读者可以参考第8章。

年龄

虽然牙周病的患病率随着年龄增长，但这并不意味着年龄越大，个体对牙周病的易感性越强。更合理的解释是：随着时间的推移，菌斑牙石不断积聚，形成越来越多的病变部位，同时发生附着丧失和骨吸收，这一系列的疾病累积效应造成了老年人群中牙周病患病率增高的现象。

吸烟

牙周病与吸烟的联系在第12章已做了详细介绍。因此在这里只做一个简单的论述：吸烟是慢性牙周炎的一个危险因素。通过多年的横截面和纵向研究，文献中一致认为吸烟和慢性牙周炎存在正相关关系（Kinane & Chestnutt 2000）：烟草对于慢性牙周炎的危险系数在2.5到7.0之间。吸烟不仅提高了疾病发展的风险，同时也会导致牙周治疗效果的减弱。与非吸烟者相比，吸烟患者的牙龈炎和慢性牙周炎的牙龈红肿及探诊出血

等症状与体征，由于炎症受到抑制，有时会被掩盖。

系统性疾病

在慢性牙周炎的发病过程中，很难确定某一种全身疾病的确切作用。具体原因如下：首先，在流行病学研究中，要想评估全身疾病的作用，对照组应当仔细匹配患者年龄、性别、口腔卫生和社会经济地位，而在人们认识到牙菌斑在病因学中的重要性之前，许多研究未能严格匹配上述控制条件；其次，由于牙周病慢性发展的特点，最好采用纵向研究，需要持续数年，同时纳入有和没有全身疾病的个体。然而，大多数现有的数据都来自横断面研究（Kinane 1999）。

多形核白细胞（PMNs）功能减弱或数量减少时通常会加重牙周组织破坏的速度和严重程度（Wilton et al. 1988）。许多药物，如苯妥英钠、硝苯地平和环孢素都可能在菌斑刺激下诱发牙龈增生，从而改变已存在的慢性牙周炎（Ellis et al. 1999）。循环系统中的激素水平可能增加菌斑性龈炎的严重程度，但通常不会导致对牙周炎易感性的增加。更年期后的激素变化与骨质疏松症是有联系的，但研究无法将此疾病或这种缺乏雌激素的状态与对牙周病的高度易感性联系起来。免疫抑制药物治疗以及任何疾病导致的炎症抑制和免疫过程（例如人类免疫缺陷病毒，即HIV感染）都可能使个体发生更严重的牙周组织破坏（Barr et al. 1992）。

动物实验表明营养不良会影响牙周组织，但是流行病学数据并不认为营养不良在慢性牙周病中起重要作用，然而现在正在积极地研究营养问题对炎症的影响，并且开始认可这个观点（Ritchie & Kinane 2005）。维生素C缺乏和坏血病患者口腔特征中都有牙龈出血，但也有一些证据表明，维生素C缺乏症可能会加重已有的慢性牙周炎。

组织细胞增多症和其他罕见的组织细胞增多症疾病群的牙周特征都可能表现为坏死性溃疡性牙周炎（Kinane 1999）。因为与牙周炎息息

相关，糖尿病似乎是最引人关注的全身疾病。相对于那些没有糖尿病的患者，有长期糖尿病病史，尤其未经治疗控制的患者，牙周炎患病率以及严重程度都会增加。另一方面，可能牙周炎影响血糖控制，从而加重糖尿病（Thorstensson 1995）。

尽管缺乏对全身疾病患者的高质量的数据，我们仍可以得出以下一般性结论（Kinane 1999）：

1. 血细胞在供氧以及对牙周组织的止血和保护方面起着至关重要的作用，对维持牙周组织完整性十分必要，全身血液系统性疾病通过干扰上述这些功能，从而对牙周组织产生严重影响。

2. 中性粒细胞在牙周组织的防御方面无疑是至关重要的。中性粒细胞通过对许多活动的整合，即趋化、吞噬并杀死或中和摄入的微生物或物质，来发挥这种保护作用。无论是中性粒细胞数量上出现问题（中性粒细胞减少症）还是性质上（趋化或吞噬过程）出现障碍，多形核白细胞缺陷都会导致严重的牙周组织破坏，这也有力地证明了多形核白细胞是宿主对龈下菌斑生物膜的保护性反应中一个重要的组成部分。多形核白细胞数量上的缺陷通常伴随着全口牙齿的牙周组织破坏，然而其功能的缺陷通常只影响某些牙齿的牙周组织，发生局限性破坏（即慢性牙周炎受其他因素影响）。

3. 白血病可以引起血液和组织中出现过多的白细胞，从而大幅降低骨髓功能，使机体出现贫血、血小板减少症、中性粒细胞减少症等，并降低特异性免疫细胞的作用范围，导致一系列特征性的牙周病变：牙龈苍白贫血，牙龈出血和牙龈溃烂。增殖的白细胞可能浸润牙龈，从而导致牙龈增生，使得白血病的临床特征进一步复杂化。

4. 广义上说，白血病将导致牙龈出现病理改变，然而牙周支持骨的吸收是由于中性粒

细胞数量减少或者功能缺陷，以及如白细胞黏附受体缺乏等原因。

5. 为了确定牙周炎和糖尿病之间真正的关系，必须考虑到众多的混杂因素。目前的共识是：糖尿病患者患牙周病的风险增加，而牙周炎是可以成功治疗的，疾病的易感性和治疗效果都会受代谢控制的影响。因此，控制糖尿病患者的血糖对于牙周治疗有积极意义，如代谢性疾病的长期良好控制可以改善牙周治疗的疗效。另外，牙周治疗可以改善糖尿病患者的代谢控制，这个观点如今被认可，也就意味着牙周炎和糖尿病的关系是双向的，而且牙周治疗对于两种疾病的控制都有利。

6. 药物如苯妥英钠、环孢素、硝苯地平等可能诱发牙龈炎患者出现牙龈增生。

7. 遗传因素可以改变牙周的组织结构或改变免疫、炎症反应，可以在易感人群中造成严重的牙周破坏。尽管这些破坏看起来很像牙周炎，然而这并不是病理学上的慢性牙周炎。

精神压力

已经证实生活中的压力事件通过调节包括内分泌和免疫系统在内的多种生理系统，从而导致健康变化（Kiecolt-Glaser et al. 2002, LeResche & Dworkin 2002）。在感染性疾病、炎症状态和伤口愈合方面，压力和疾病具有很强的联系。某些牙周状况已经与社会心理变量相关联，包括了慢性牙周炎（Green et al. 1986; Linden et al. 1996; Genco et al. 1999; Wimmer et al. 2002; Pistorius et al. 2002）、坏死性溃疡性龈炎（Shields 1977; Cohen-Cole et al. 1983; Horning & Cohen 1995）、慢性实验性龈炎（Minneman et al. 1995; Deinzer et al. 1998; Waschul et al. 2003）。报道社会心理因素的文献中指出：成人中，由于压力导致菌斑积聚的增加（Deinzer et al. 2001）可能会引起牙龈炎的加重（Deinzer et al. 1998）。然而，牙周状况与其他社会心理变量的关联仍然不确定，例如

个性特征，与压力易感性或抗压力性以及牙龈对菌斑累积的炎症反应相关的应对行为（Trombelli et al. 2005）。

大多数关于精神压力和牙周状况的文献都很陈旧，在第一次世界大战期间报道了前线士兵患有急性坏死性溃疡性龈炎（或"战壕口"）的情况。当然，压力可能具有免疫抑制性，急性坏死性溃疡性龈炎也可能在免疫抑制患者（也可以在艾滋病患者）身上发生，但是还没有足够的证据去证实这样的假设，即社会心理因素的确是慢性牙周炎的重要病因。

遗传因素

孪生子研究是证实牙周病遗传易感性的有力证据，其结果表明，慢性牙周炎具有很高的遗传风险（见第15章）。正在进行的大量研究试图确定基因多态性与各种类型牙周炎的关联。很有可能慢性牙周炎涉及许多基因，其组成可能会因人而异。研究大多数都集中在与细胞因子相关的基因多态性上（Shapira et al. 2005），认为基因多态性与慢性牙周炎的患病风险增加有关，但是研究结果还没有得到证实（Kinane & Hart 2003; Kinane et al. 2005）（见第15章）。

慢性牙周炎治疗的科学依据

慢性牙周炎的发生和发展是由生物膜中的微生物引起的。这些微生物以未钙化和钙化的（牙石）生物膜形式存在，分为龈上和龈下菌斑。牙周炎的早期预防和一级预防显然是为了防止形成菌斑生物膜，和/或消除菌斑生物膜，由此可见预防牙龈炎是预防慢性牙周炎的主要措施。牙周炎的初始治疗或基础治疗包括了去除龈上和龈下菌斑。临床结果很大程度上取决于术者去除龈下菌斑的操作技能，患者是否愿意实施充分的家庭口腔护理，以及操作是否得当。患者个体易感性的差异也会导致临床结果不同，这与他/她的先天性炎症和免疫系统对微生物刺激的应答方式有关。此外，局部和全身的危险因素可以影响微生物的数量、质量以及宿主对这些病原体的应答。这些危险因素引起的相关结果尚未完全确定，但如果可以远离菌斑微生物的刺激，这些危险因素对牙周炎的影响将受到限制。因此，龈上洁治、龈下刮治术和患者家庭护理的质量对于预防牙龈炎与牙周炎至关重要。

参考文献

[1] Abbas, F., van der Velden, U., Hart, A.A. *et al.* (1986). Bleeding/plaque ratio and the development of gingival inflammation. *Journal of Clinical Periodontology* **13**, 774–782.

[2] Broadbent, E., Petrie, K.J., Alley, P.G. & Booth, R.J. (2003). Psychological stress impairs early wound repair following surgery. *Psychosomatic Medicine* **65**, 865–869.

[3] Barr, C., Lopez, M.R. & Rua-Dobbs, A. (1992). Periodontal changes by HIV serostatus in a cohort of homosexual and bisexual men. *Journal of Clinical Periodontology* **19**, 794–801.

[4] Cohen-Cole, S.A., Cogen, R.B., Stevens, A.W., Jr. *et al.* (1983). Psychiatric, psychosocial, and endocrine correlates of acute necrotizing ulcerative gingivitis (trench mouth): a preliminary report. *Psychiatric Medicine* **1**, 215–225.

[5] Dashash, M., Blinkhorn, A.S., Hutchinson, I.V., Pravica, V. & Drucker, D.B. (2005). The relationship between interleukin-10 gene polymorphism at position -1082 and susceptibility to gingivitis in children. *Journal of Periodontology* **79**, 1455–1462.

[6] Dashash, M., Drucker, D.B., Hutchinson, I.V., Bazrafshani, M.R. & Blinkhorn, A.S. (2007). Interleukin-1 receptor antagonist gene polymorphism and gingivitis in children. *Oral Diseases* **13**, 308–313.

[7] Deinzer, R., Ruttermann, S., Mobes, O. & Herforth, A. (1998). Increase in gingival inflammation under academic stress. *Journal of Clinical Periodontology* **25**, 431–433.

[8] Deinzer, R., Hilpert, D., Bach, K., Schawacht, M. & Herforth, A. (2001). Effects of academic stress on oral hygiene--a potential link between stress and plaque-associated disease? *Journal of Clinical Periodontology* **28**, 459–464.

[9] Ellis, J.S., Seymour, R.A., Steele, J.G. *et al.* (1999). Prevalence of gingival overgrowth induced by calcium channel blockers: a community-based study. *Journal of Periodontology* **70**, 63–67.

[10] Flemmig, T.F. (1999). Periodontitis. *Annals of Periodontology* **4**, 32–38.

[11] Genco, R.J., Ho, A.W., Grossi, S.G., Dunford, R.G. & Tedesco, L.A. (1999). Relationship of stress, distress and inadequate coping behaviors to periodontal disease. *Journal of Periodontology* **70**, 711–723.

[12] Green, L.W., Tryon, W.W., Marks, B. & Huryn, J. (1986). Periodontal disease as a function of life events stress. *Journal of Human Stress* **12**, 32–36.

[13] Horning, G.M. & Cohen, M.E. (1995). Necrotizing ulcerative gingivitis, periodontitis, and stomatitis: clinical staging and predisposing factors. *Journal of Periodontology* **66**, 990–998.

[14] Joss, A., Adler, R. & Lang, N.P. (1994). Bleeding on probing. A parameter for monitoring periodontal conditions in clinical practice. *Journal of Clinical Periodontology* **21**, 402–8.

[15] Kiecolt-Glaser, J.K., McGuire, L., Robles, T.F. & Glaser, R. (2002). Psychoneuroimmunology and psychosomatic medicine: back to the future. *Psychosomatic Medicine* **64**, 15–28.

[16] Kinane, D.F. (1999). Periodontitis modified by systemic factors. *Annals of Periodontology* **4**, 54–64.

[17] Kinane, D.F. & Attstrom, R. (2005). Advances in the pathogenesis of periodontitis. Group B consensus report of the fifth European Workshop in Periodontology. *Journal of Clinical Periodontology* **32 Suppl** 6, 130–131.

[18] Kinane, D.F. & Chestnutt, I. (2000). Smoking and periodontal disease. *Critical Reviews in Oral and Biological Medicine* **11**, 356–365.

[19] Kinane, D.F. & Hart, T.C. (2003). Genes and gene polymorphisms associated with periodontal disease. *Critical Reviews in Oral Biology and Medicine* **14**,430–449.

[20] Kinane, D.F., Shiba, H. & Hart, T.C. (2005). The genetic basis of periodontitis. *Periodontology 2000* **39**, 91–117.

[21] LeResche, L. & Dworkin, S.F. (2002) The role of stress in inflammatory disease, including periodontal disease: review of concepts and current findings. *Periodontology 2000* **30**, 91–103.

[22] Lang, N.P., Adler, R., Joss, A. & Nyman, S. (1990). Absence of bleeding on probing. An indicator of periodontal stability. *Journal of Clinical Periodontology* **17**, 714–721.

[23] Linden, G.J., Mullally, B.H. & Freeman, R. (1996). Stress and the progression of periodontal disease. *Journal of Clinical Periodontology* **23**, 675–680.

[24] Lindhe, J., Hamp, S. & Loe, H. (1975). Plaque induced periodontal disease in beagle dogs. A 4-year clinical, roentgenographical and histometrical study. *Journal of Periodontology Research* **8**, 1–10.

[25] Löe, H., Theilade, E. & Jensen, S.B. (1965). Experimental gingivitis in man. *Journal of Periodontology* **36**, 177–187.

[26] Löe, H., Anerud, A., Boysen, H. & Smith, M. (1978) The natural history of periodontal disease in man. The rate of periodontal destruction before 40 years of age. *Journal of Periodontology* **49**, 607–620.

[27] Marsh, P.D. (2005). Dental plaque: biological significance of a biofilm and community life-style. *Journal of Clinical Periodontology* **32**, 7–15.

[28] Michalowicz, B.S. (1994). Genetic and heritable risk factors in periodontal disease. *Journal of Periodontology* **65**, 479–88.

[29] Michalowicz, B.S., Aeppli, D., Virag, J.G. *et al.* (1991). Periodontal findings in adult twins. *Journal of Periodontology* **62**, 292–299.

[30] Michalowicz, B.S., Diehl, S.R., Gunsalley, J.C. *et al.* (2000). Evidence of a substantial genetic basis for risk of adult periodontitis. *Journal of Periodontology* **71**, 1699–1707.

[31] Minneman, M.A., Cobb, C., Soriano, F., Burns, S. & Schuchman, L. (1995). Relationships of personality traits and stress to gingival status or soft-tissue oral pathology: an exploratory study. *Journal of Public Health Dentistry* **55**, 22–27.

[32] Müller, H.P. & Barrieshi-Nusair, K.M. (2007). A combination of alleles 2 of interleukin (IL)-1A(-889) and IL-1B(+3954) is associated with lower gingival bleeding tendency in plaque-induced gingivitis in young adults of Arabic heritage. *Clinical Oral Investigations* **11**, 297–302.

[33] Müller, H.P. & Barrieshi-Nusair, K.M. (2010). Site-specific gingival bleeding on probing in a steady-state plaque environment: influence of polymorphisms in the interleukin-1 gene cluster. *Journal of Periodontology* **81**, 52–61.

[34] Offenbacher, S. Barros, S.P., Paquette, D.W. *et al.* Gingival transcriptome patterns during induction and resolution of experimental gingivitis in humans. *Journal of Periodontology* **80**, 1963–1982.

[35] Pistorius, A., Krahwinkel, T., Willershausen, B. & Boekstegen, C. (2002). Relationship between stress factors and periodontal disease. *European Journal of Medical Research* **7**, 393–398.

[36] Ritchie, C. & Kinane, D.F. (2005). Nutrition, inflammation, and periodontal disease. *Nutrition* **19**, 475–476.

[37] Scapoli, C., Tatakis, D.N., Mamolini, E. & Trombelli, L. (2005). Modulation of clinical expression of plaque-induced gingivitis: interleukin-1 gene cluster polymorphisms. *Journal of Periodontology* **76**, 49–56.

[38] Scapoli, C., Mamolini, E. & Trombelli, L. (2007). Role of IL-6, TNF-A and LT-A variants in the modulation of the clinical expression of plaque-induced gingivitis. *Journal of Clinical Periodontology* **34**, 1031–1038.

[39] Schätzle, M., Löe, H., Burgin, W. *et al.* (2003). Clinical course of chronic periodontitis. I. Role of gingivitis. *Journal of Clinical Periodontology* **30**, 887–901.

[40] Schätzle, M., Löe, H., Lang, N.P. *et al.* (2004). The clinical course of chronic periodontitis. *Journal of Clinical Periodontology* **31**, 1122–1127.

[41] Shapira, L., Wilensky, A. & Kinane, D.F. (2005). Effect of genetic variability on the inflammatory response to periodontal infection. *Journal of Clinical Periodontology* **32 Suppl** 6, 72–86.

[42] Shields, W.D. (1977). Acute necrotizing ulcerative gingivitis. A study of some of the contributing factors and their validity in an Army population. *Journal of Periodontology* **48**, 346–349.

[43] Socransky, S.S., Haffajee, A.D., Goodson, J.M. & Lindhe, J. (1984). New concepts of destructive periodontal disease. *Journal of Clinical Periodontology* **11**, 21–32.

[44] Suda, R., Cao, C., Hasegawa, K. *et al.* (2000). 2-year observation of attachment loss in a rural Chinese population. *Journal of Periodontology* **71**, 1067–1072.

[45] Tatakis, D.N. & Trombelli, L. (2004). modulation of clinical expression of plaque-induced gingivitis. I. background review and rationale. *Journal of Clinical Periodontology* **31**, 229–238.

[46] Thorstensson, H. (1995). Periodontal disease in adult insulin-dependent diabetics. *Swedish Dental Journal* **107**, 1–68.

[47] Trombelli, L., Tatakis, D.N., Scapoli, C. *et al.* (2004). Modulation of clinical expression of plaque-induced gingivitis. ii. identification of "high responder" and "low responder" subjects. *Journal of Clinical Periodontology* **31**, 239–252.

[48] Trombelli, L., Scapoli, C., Tatakis, D.N. & Grassi, L. (2005). Modulation of clinical expression of plaque-induced gingivitis: effects of personality traits, social support and stress. *Journal of Clinical Periodontology* **32**, 1143–1150.

[49] Trombelli, L., Scapoli, C., Tatakis, D.N. & Minenna, L. (2006). Modulation of clinical expression of plaque-induced gingivitis: response in aggressive periodontitis subjects. *Journal of Clinical Periodontology* **33**, 79–85.

[50] Trombelli, L., Farina, R., Minenna, L. *et al.* (2008). Experimental gingivitis: reproducibility of plaque accumulation and gingival inflammation parameters in selected populations during a repeat trial. *Journal of Clinical Periodontology* **35**, 955–960.

[51] Trombelli, L., Scapoli, C., Carrieri, A. *et al.* (2010). Interleukin-1 beta levels in gingival crevicular fluid and serum under naturally occurring and experimentally induced gingivitis. *Journal of Clinical Periodontology* **37**, 697–704.

[52] Vokurka, J., Klapusová, L., Pantuckova, P. *et al.* (2009). The association of MMP-9 and IL-18 gene promoter polymorphisms with gingivitis in adolescents. *Archives of Oral Biology* **54**, 172–178.

[53] Waschul, B., Herforth, A., Stiller-Winkler, R. *et al.* (2003). Effects of plaque, psychological stress and gender on crevicular Il-1beta and Il-1ra secretion. *Journal of Clinical Periodontology* **30**, 238–248.

[54] Wilton, J.M.A., Griffiths, G.S. & Curtis, M.A. (1988). Detection of high-risk groups and individuals for periodontal diseases. *Journal of Clinical Periodontology* **15**, 339–346.

[55] Wimmer, G., Janda, M., Wieselmann-Penkner, K. *et al.* (2002). Coping with stress: its influence on periodontal disease. *Journal of Periodontology* **73**, 1343–1351.

[56] Winkel, E.G., Abbas, F., van der Velden, U. *et al.* Experimental gingivitis in relation to age in individuals not susceptible to periodontal destruction. Journal of Clinical Periodontology **14**, 499–507.

第21章

侵袭性牙周炎
Aggressive Periodontitis

Maurizio S. Tonetti[1], Andrea Mombelli[2]

[1] European Research Group on Periodontology (ERGOPerio), Genoa, Italy
[2] Department of Periodontology, School of Dental Medicine, University of Geneva, Geneva, Switzerland

牙周炎是一种有许多不同临床表现的感染。这就意味着牙周炎存在多种临床症状。这些不同的临床表现是否代表疾病的不同形式，该问题已经公开讨论。目前，多种证据表明牙周炎确实存在不同的形式。这些证据包括：

1. 越来越多的证据和临床共识已经表明：不同的临床综合征具有不同的预后，需要差异性的治疗。

2. 不同的病因可能需要不同的治疗。

3. 遗传和环境易感性可能具有异质性。

在1999年的国际分类中（Lang et al. 1999），不同形式的牙周炎被重新分类为3个主要形式（慢性牙周炎、侵袭性牙周炎和坏死性牙周炎）和反映全身疾病的牙周炎。本章涉及侵袭性牙周炎。近来，主要由于患者发病/诊断的年龄较早，因此又被命名为早发性牙周炎（early-onset periodontitis，EOP）。然而，该疾病的特征表现可以出现在任何年龄，并且这种形式的牙周炎不一定局限于35岁以下的个体。

侵袭性牙周炎（AgP）包含了一组罕见的，往往是严重的，并且进展迅速的牙周炎，常常具有家族聚集性且早期会出现临床表现。在上述研讨分类中，侵袭性牙周炎具有以下主要共同特征（Lang et al. 1999）：

• 没有影响牙周病的全身病史。

• 快速附着丧失和骨破坏。

• 具有家族聚集性。

通常，侵袭性牙周炎好发于年轻人，这意味着在相对短的时间里病原体就能够引起临床上可检测到的疾病症状。这是目前对这类疾病理解的核心事实，因为它意味着存在一种高毒性微生物膜和/或个体对牙周病有高度易感性。然而侵袭性牙周炎可以发生在任何年龄。侵袭性牙周炎的诊断需要排除严重损伤宿主防御机制以及导致过早失牙的全身疾病（反映全身疾病的牙周炎）。

根据临床和实验室特征，可将侵袭性牙周炎分成以下2类：局限型侵袭性牙周炎［LAP，旧称为局限型青少年牙周炎（localized juvenile periodontitis，LJP）］和广泛型侵袭性牙周炎［GAP，旧称为广泛型青少年牙周炎（GJP），广泛型早发性牙周炎（G-EOP），快速进展性牙周炎（rapidly progressive periodontitis, RPP）]（Tonetti & Mombelli 1999）。

尽管侵袭性牙周炎发病率很低，但是，大量的学术研究仍将它列为焦点，是为了了解其病因及发病机制。然而，难以在足够多的人群中获得充分的研究数据，因此鲜有临床研究能够给出侵袭性牙周炎的诊断和治疗程序。结合临床和先进的诊断方法，并且联合应用各种治疗方法仍然少见报道；大多数基于临床医生的个人经验而不是有研究基础的科学证据。

分类和临床症状

由于缺乏病因学上的分类，侵袭性牙周病根据以下主要特征进行定义（Lang et al. 1999）：

- 没有促进牙周病的全身病史。
- 快速附着丧失和骨破坏。
- 具有家族聚集性。

一般情况下存在，但不是所有人都出现的次要特征有：

- 菌斑量与牙周组织破坏程度不一致。
- 伴放线聚集杆菌（旧称为伴放线放线杆菌）比例升高，在一些远东地区，牙龈卟啉单胞菌比例也升高。
- 吞噬细胞异常。
- 在细菌内毒素影响下表现出超敏巨噬细胞表型，包括前列腺素E_2（PGE_2）和白细胞介素-1β（IL-1β）分泌增多。
- 附着丧失和骨吸收的进展可能自行停止。

国际分类研讨会通过特殊的临床和实验室特征，将侵袭性牙周炎分为局限型和广泛型（Lang et al. 1999; Tonetti & Mombelli 1999）。具体特征如下：

- 局限型侵袭性牙周炎（LAP）（图21-1）：
  ○ 好发于青春期。
  ○ 局限于切牙/第一磨牙，至少2颗恒牙有邻面附着丧失，其中1颗为第一磨牙，

非第一磨牙和切牙不超过2颗。
  ○ 致病菌抗体水平显著上升。
- 广泛型侵袭性牙周炎（GAP）（图21-2）：
  ○ 通常发生于30岁以下者，但也可见于年龄更大者。
  ○ 广泛的邻面附着丧失，累及除第一磨牙和切牙以外的恒牙至少3颗。
  ○ 附着丧失和牙槽骨破坏呈明显的周期性。
  ○ 血清中致病菌抗体不足。

任意一型侵袭性牙周炎的诊断都需要排除可能存在的严重损害宿主防御系统并且导致牙齿早失的全身疾病。对于这种情况，我们应当诊断为反映全身疾病的牙周炎。

广泛型侵袭性牙周炎类型复杂，包括了几种最严重的牙周炎，即广泛型青少年牙周炎（强调与局限型侵袭性牙周炎的可能联系）、重度牙周炎（强调与患者年龄相关的严重破坏）或快速进展性牙周炎（强调病变的进展速度之快）。然而每一种广泛型侵袭性牙周炎在临床表现和对治疗的反应方面都存在高度异质性。欧洲牙周病研讨会因此建议：尽管缺少更好的病因分类，但是，我们可以根据临床、微生物学和免疫学指标，对疾病进行描述，从而对这组疾病的具体种类进行进一步的细分（Attström & Van der Velden 1993）。由于疾病的严重性以及临床表现的异质性，这种少见的临床病例都需要个性化治疗，这也是GAP分类模糊的一个现实依据。

有时，患者出现附着丧失，但是不符合侵袭性牙周炎或慢性牙周炎的具体诊断标准，我们称之为偶发性附着丧失。它包括：与创伤或牙齿位置相关的退缩；与阻生第三磨牙相关的附着丧失；与拔除阻生第三磨牙相关的附着丧失等。它可能包括牙周炎早期临床表现。具有这样临床指征的患者应被认为是侵袭性牙周炎或慢性牙周炎的高风险个体。

除了临床表现以外，目前我们还用各种影像学、微生物学和免疫学指标以及对吸烟等环境因素进行评估，来进一步描述侵袭性牙周炎。这些描述对于选择治疗方法以及判断长期预后至关重

(a) (b)

(c)

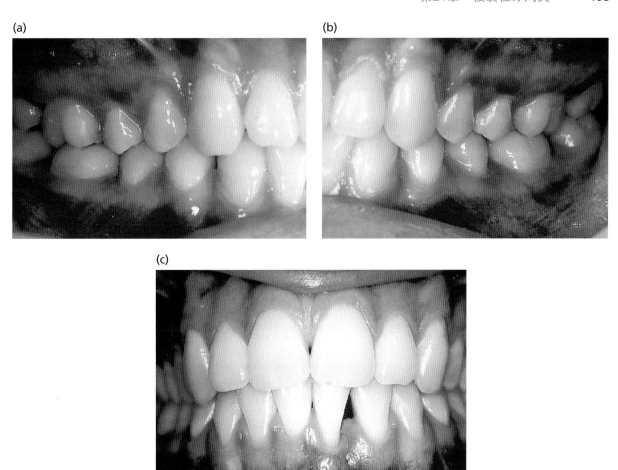

(d)

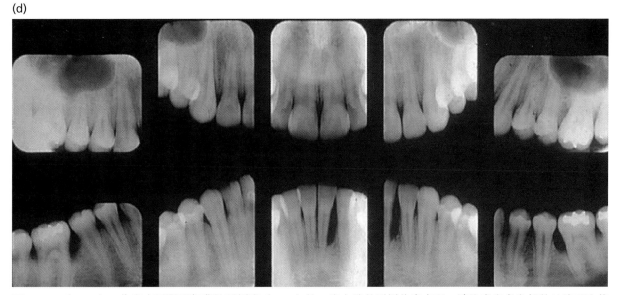

图21-1 （a～c）一位患有局限型侵袭性牙周炎（AgP）的15岁女孩的牙周临床表现。请注意患者良好的口腔卫生状况和牙龈边缘的扇形轮廓。在下前牙区，31和32之间的牙间乳头已经消失。（d）口内X线片显示在46和36的近中以及31的远中出现局部弧形吸收，伴随临床附着丧失。牙列其他部位没有检测到显著的骨吸收和/或附着丧失。诊断为：局限型侵袭性牙周炎（LAP）。（e～g）为图（a～d）所述患者14岁妹妹的临床表现。值得注意的是，尽管口腔卫生状况很好，磨牙的近中仍出现深牙周袋并且出现探诊出血。（h）16、26、46出现典型的弧形吸收。

要。在本章稍后将对诊断进行进一步讨论。

同样重要的是需要强调：尽管提出了上述证据，但是，由于目前对病原体、遗传易感性和环

境因素的所知仍甚为不足，并不能排除局限型侵袭性牙周炎和广泛型侵袭性牙周炎很有可能只是同一疾病的不同表现形式，反之，不同形式的侵

(e)

(f)

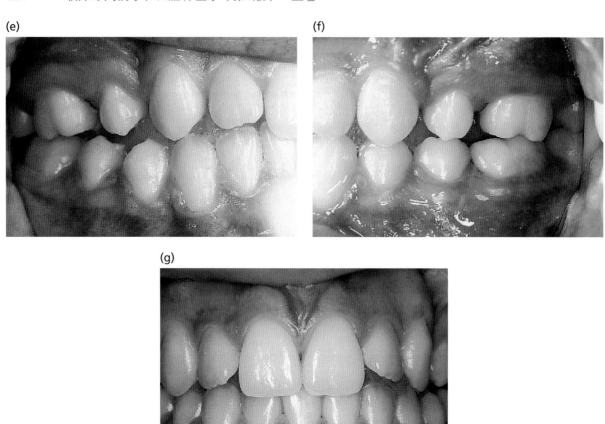

(g)

(h)

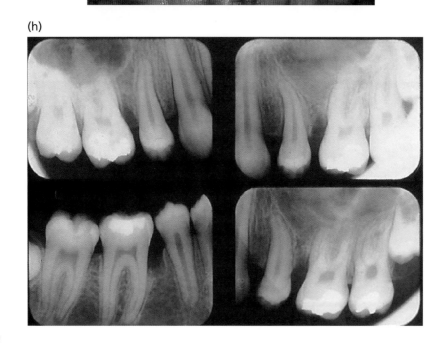

图21-1（续）

袭性牙周炎也很有可能具有相同的临床表现。这方面对诊断和治疗都很重要。

　　一些病例报告表明，在一些患者中，在乳牙列即出现牙周炎，接着发生LAP和GAP。一项调查表明，20%~52%的局限型侵袭性牙周炎患者的乳磨牙出现骨吸收，这意味着至少在某些病

例中局限型侵袭性牙周炎最先开始影响乳牙列（Sjødin et al. 1989, 1993）。此外，已经介绍了局限型侵袭性牙周炎患者年龄与患牙数量之间的联系，显示随着年龄增长，侵袭性牙周炎可能会从局限型转变为广泛型（Hormand & Frandsen 1979; Burmeister et al. 1984）。

(a)
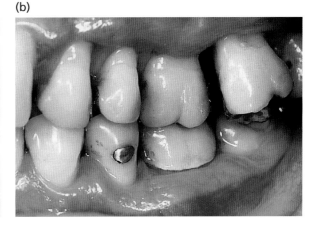

(b)

(c)
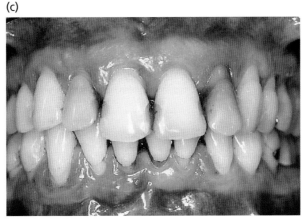

图21-2　（a～c）1990年的临床病例展示。32岁女性，伴严重的广泛骨吸收及附着丧失、牙龈退缩和深牙周袋形成。可见局部刺激因素，明显的炎症以及牙龈缘红肿。

流行病学

从AgP的定义的变化历史来看，它不仅是代表先前的EOP的一个新名词，而且现有的流行病学研究认为其主要与EOP相关。可以使用多种方式进行流行病学研究，但对儿童和年轻成人的乳牙列和恒牙列期的EOP的发病率及其进展的研究较少。然而，所有的现有学术研究表明，早发性的（侵袭性的）牙周病在所有年龄和种族中均能发现（Papapanou 1996）。然而，这些研究报道的患病率差异较大，一些研究报道其发病率高达51.5%。这种差异很有可能是由于流行病学的方法及所使用的EOP定义之间的差异造成的。

乳牙列

AgP在乳牙列的发病报道较少。在一些工业化国家的研究中发现，边缘牙槽骨吸收对5～11岁的乳牙列有影响，发病率为0.9%～4.5%

（Sweeney et al.1987; Bimstein et al. 1994; Sjφdin & Mattson 1994）。应强调的是，影响乳牙列的牙周炎并不意味着就是侵袭性牙周炎，也有可能意味着这是一种伴大量局部因素（菌斑和牙石）的慢性牙周炎。图21-3中报道了一例乳牙列的局限型牙周炎的临床病例。通常认为，影响乳牙列以及导致早期牙脱落的严重病例是系统性疾病（血液病）的牙周表现，如白细胞黏附缺陷（图21-4）（见第7章）。

恒牙列

大多数研究显示，在13～20岁的恒牙列中，牙周炎的患病率<1%（在高加索人群中通常为0.1%～0.2%）。然而，在如此年轻的年龄出现牙周炎，在人群中的分布并不相同：在美国学校的5～17岁的儿童中，高加索人种受试者中牙周炎的患病率约占0.2%，在黑人受试者中约占2.6%（Löe & Brown 1991）。此外，一些研究表明，发展中国家的年轻人组的牙周炎患病率更高（见

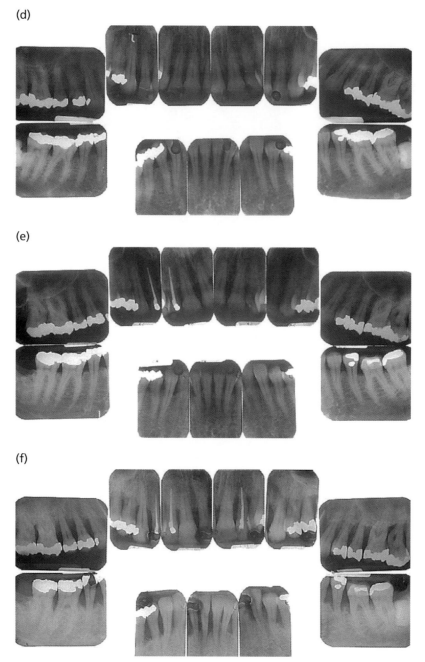

图21-2（续） （d~f）以往的X线片（1984年、1987年）与现在（1990年）的X线片的对比。观察1984年至1990年这6年间的X线片，可见牙周破坏大多数出现在后3年（即1987年到1990年）。患者有超过10年、每日20支的吸烟史。诊断：伴吸烟史的广泛型侵袭性牙周炎（GAP）。

第7章）。

对于青少年牙周炎疾病进展的纵向研究表明，有破坏性牙周炎的早期症状的年轻受试者，其病情更容易进一步恶化。而这种恶化似乎在最开始受影响的部位，诊断为LAP的患者以及社会经济基础低的群体中发生更为明显。牙周情况的恶化包括病变范围（受损牙颗数）和病变严重程度（原发部位的进一步的牙槽骨缺失）（图21-5）（Clerehugh et al. 1990; Lissau et al. 1990;

Albandar et al. 1991a, b; Albandar 1993; Aass et al. 1994）。

一些流行病学调查显示，在不符合牙周炎临床指征的青少年及年轻成人中，仍有较高的附着丧失发生率，这些附着丧失被称为偶发性附着丧失，在受试者中出现的概率为1.6%~26%，包括原发性牙周炎（包含AgP）和各种刺激因素，如刷牙方式不当引起的牙龈退缩、拔除阻生的第三磨牙后导致的附着丧失和邻面龋/邻面修复

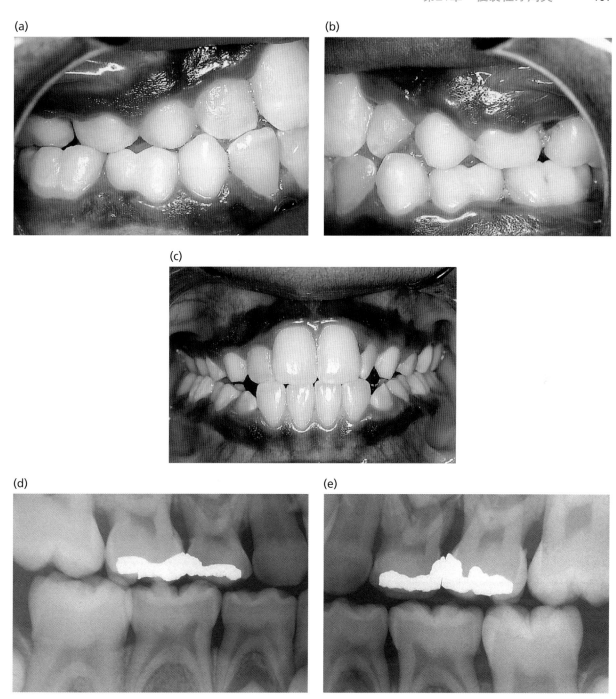

图21-3　7岁的非裔美国女孩，X线显示，其乳磨牙、第一恒磨牙和切牙出现牙槽骨吸收与探诊附着丧失。（a~c）临床图片，颊面观。（d，e）𬌗翼片。临床表现为中度菌斑聚集，局部牙龈炎症，以及65的边缘龈溃疡和近中牙间乳头丧失。在乳磨牙区存在4~6mm的牙周袋，伴探诊出血。骨吸收和附着丧失局限于磨牙区。第一恒磨牙的近中面也受到早期侵犯。X线中可见龈下牙石明显。值得注意的是，左上后牙区似乎比其他后牙区受到的影响更为严重。诊断：局限型侵袭性（Ⅰ型）牙周炎。

体等。

　　结论：一小部分儿童及青年人明显受到某种类型的牙周炎影响。这类受试者中的很大一部分被认为受AgP影响。鉴于这些类型的牙周病的严重程度及其进展趋势，不管对医生还是公共卫生政府官员，牙周炎的早期发现（特别是AgP）都应作为首要考虑因素。在所有人群中，包括儿童及青年人，都应该接受牙周筛查，并将其作为常规牙科检查的一部分。

筛查

　　鉴于人群中AgP的患病率较低，为了节约成本，要求使用灵敏的筛查方法。也就是说，应用的诊断方法需要能正确地识别出大多数病例。筛

(a)

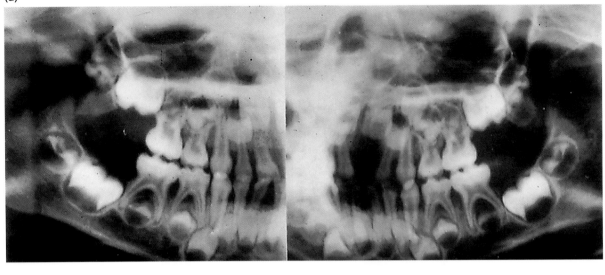

(b)

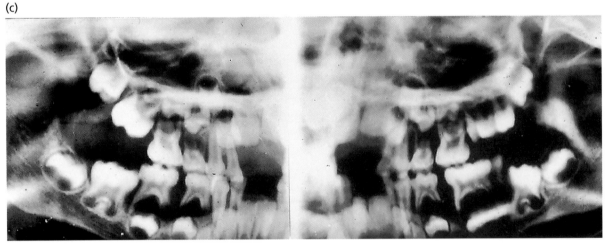

(c)

图21-4　患有广泛型青春前期牙周炎的高加索女孩的X线片。（a）1978年4月，患者4～5岁时的X线片情况。（b）1978年12月。（c）1979年8月。X线片显示，患者在15个月的周期中出现广泛型牙槽骨吸收。在幼年时期，此患者患有严重的由金黄色葡萄球菌和铜绿假单胞菌等引起的复发性皮肤及耳部感染。患者轻微伤时即出现伤口延期愈合。白细胞计数显示持续性白细胞增多，伴随中性粒细胞绝对数>8000/mm³。牙龈活组织检查显示炎性浸润几乎全部为浆细胞和淋巴细胞。尽管在循环中有丰富的浆细胞和淋巴细胞，但不含中性粒细胞。其病史和临床表现看上去与全身性疾病中白细胞黏附缺陷（LAD）患者的牙周病表现一致（来源：Page et al. 1983。美国牙周病学会授权转载）。

(a)

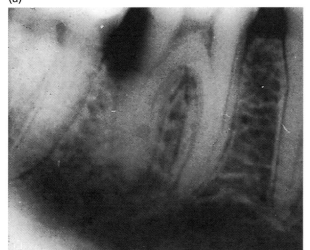

(b)

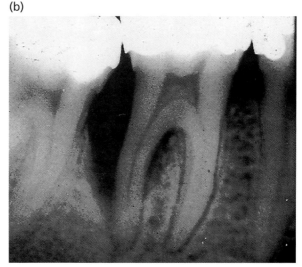

图21-5　（a）15岁女孩。X线显示下颌第一磨牙远中骨吸收。（b）1年后疾病进展情况。

查的目标是发现人群中有患病可能的个体，他们需要更多全面的检查。在牙周病学中，对于牙周炎的检测，最敏感的诊断方法为探诊测量附着丧失。然而，这种诊断程序在混合牙列和尚未完全萌出的牙齿中的应用也许有些困难。

因此，在更为年轻的受试者中，目前使用的筛查方法为在咬合翼片中测量牙槽嵴顶至釉牙骨质界的距离。这种方法的一大优点在于，在大多数工业化国家，儿童和青少年的混合牙列的𬌗翼片在龋病预防时是常规拍摄的；因此，这些X线检查不仅仅可以检查是否有龋损，也可以检查边缘牙槽骨是否吸收。

早前有研究拟确定7～9岁儿童乳牙和恒牙的釉牙骨质界至牙槽嵴顶之间的"正常"距离（Sjödin & Mattson 1992; Needleman et al. 1997）。在乳磨牙中的中位数为0.8～1.4mm。这个数值与之前报道过的，在3～11岁儿童中的结果一致（Bimstein & Soskolne 1988）。7～9岁儿童恒牙的釉牙骨质界在牙槽嵴顶的根方0～0.5mm。这个数值根据年龄的不同有所差异，并且与牙齿的萌出状态有关。然而值得注意的是，与成人2～3mm的正常距离不同的是，通常情况下对于大多数儿童釉牙骨质界至牙槽嵴顶的距离远远小于2～3mm。在儿童中，较大的数值通常出现在龋坏、充填物或邻接触不良等部位，这就意味着，这些因素也许对成年患者的骨吸收

有着同样的影响。进一步来说，这些因素的存在提示骨吸收是局部病因引起，而不是牙周炎。因此，在没有上述局部因素时，当釉牙骨质界至牙槽嵴顶之间的距离为2mm时，应诊断为可疑牙周炎（图21-6，图21-7）（Sjödin & Mattson 1992）。这个初步诊断需要经过完整的牙周检查以确诊。利用这名检查患者的𬌗翼片，临床医生应该意识到，X线片中显示边缘骨吸收（存在探诊附着丧失）是一个牙周炎的特异性诊断指征。然而，其敏感度低于牙周探诊，这是由于完整的皮质板的遮挡效应，早期的骨内病变不会在X线片显示出来（Suomi et al. 1968; Lang & Hill 1977）。一些牙周炎早期病例也因此未能被诊断出。

在年龄较大的青少年及成年人中，牙周探诊是一项比X线片更合适的筛查方法。区分系统牙周检查和筛查过程中牙周探诊的不同是十分重要的。筛查过程中要求探诊牙位一周，探查所有位点的附着丧失；在筛查中，通常不记录所有位点的附着丧失数值；而一旦出现附着丧失的位点，筛查即可停止。此时需要进行全面牙周检查。美国牙周病学会目前已批准这样一项简化的筛查。这项检查是在社区牙周指数（CPITN）的基础上修改而成（Ainamo et al. 1982; 美国牙周病学会&美国牙科协会1992）。

目前没有证据显示全景片或锥形束CT（CBCT）对筛查过程有帮助。

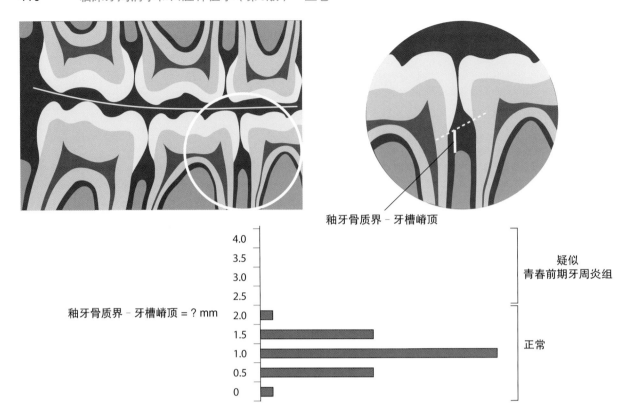

釉牙骨质界－牙槽嵴顶

疑似
青春前期牙周炎组

釉牙骨质界－牙槽嵴顶 = ? mm

正常

图21-6 殆翼片在检查混合牙列的青春前期牙周炎的应用图示。通过测量从牙槽嵴顶到两邻牙釉牙骨质界（CEJ）连线之间的距离，确定至釉牙骨质界到牙槽嵴顶（ABC）的距离。测量近中和远中面2个位置。7～9岁儿童的正常的釉牙骨质界至牙槽嵴顶的距离＜2.0mm。如果测量值超出此数值，应怀疑青春前期牙周炎（PPP），并应做全面的牙周检查。

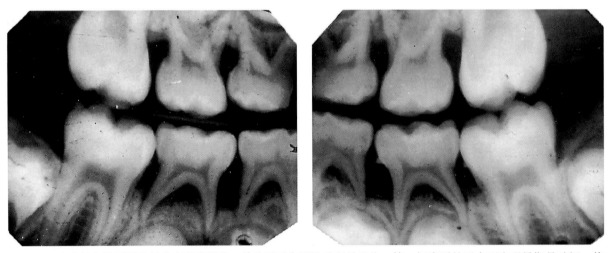

图21-7 患有早发性牙周炎的儿童的殆翼片，其乳牙列先天性重度骨吸收，第一恒磨牙的近中面出现早期骨破坏。值得注意的是，骨吸收边缘的形式与正常的乳牙脱落有显著的不同，并且可见龈下牙石。

一旦筛查出某个病例有牙周病倾向，那么需要进行全面的牙周检查以做出合适的诊断。此时，一旦确诊为牙周炎，需要按照上述标准对患者是侵袭性牙周炎（Ⅰ型）还是慢性牙周炎（Ⅱ型）做出鉴别诊断。并且牢记不符合侵袭性牙周炎（AgP）诊断标准的患者，应诊断为慢性牙周炎。

结论：牙周筛查应作为日常口腔检查的一部分。尽管X线中显示出的边缘骨破坏比牙周探诊的敏感度低，但是也可用作乳牙列和混合牙列的筛查工具。由牙周探诊检查出的附着丧失是目前筛查方法中最为准确的一种，其可在年龄较大的青少年及成年人中使用。侵袭性牙周炎与慢性牙周炎之间的鉴别诊断，是以排除AgP为标准。

病因和发病机制

侵袭性牙周炎是一类发病较早的，以牙周支持组织严重破坏为特征的一类疾病。这种早期出现的临床可探查到的病变是高毒力致病因子和/或高度易感个体作用的结果。

细菌因素

在第10章中讲述了细菌在牙周炎病因学中的证据。AgP病因学的细菌因素的大量证据来自对LAP的研究。只有在其不同于LAP时，其他类型的AgP（GAP）的证据才做单独讨论。

对于接受侵袭性牙周炎的细菌病因学理论是十分困难的，因为与年龄、性别和种族匹配的对照中，LAP患者的临床症状常很少出现明显的菌斑堆积和邻面龋（另一种影响青少年的口腔疾病）（Fine et al. 1984; Sioson et al. 2000）。显微镜检查显示重度侵袭性牙周炎病变的根面存在一层细菌沉积物，这对确定细菌作为致病因素显得尤为重要（Listgarten 1976; Westergaard et al. 1978）。早期的一些研究尝试使用培养法证明细菌参与侵袭性牙周炎（Newman et al. 1976;

Slots 1976; Newman & Socransky 1977）。在这些研究中，革兰阴性菌大约构成了深牙周袋中分离菌种的2/3。相反，革兰阴性菌在正常牙龈的分离菌种中仅占1/3。由于方法学限制以及分类方案模糊，很大一部分的分离菌种在那个时代并未得到确认。LAP的优势微生物，包括伴放线聚集杆菌（A. actionomycetemcomitans）、二氧化碳噬纤维菌属（Capnocytophaga）、啮蚀艾肯氏菌（Eikenella corrodens），可分解糖的类杆菌微生物现在被划分为普氏菌属（Prevotella），厌养能动杆菌现在被列为直肠弯曲菌（Campylobacter rectus）。革兰阳性菌分离菌株包括链球菌、放线菌、消化链球菌属。伴放线聚集杆菌、二氧化碳噬纤维菌属和普氏菌属也是乳牙列牙周炎病损的龈下微生物中含量最多的。然而，乳牙列的牙周病损中所观察到的微生物种类，比在LAP患者中观察到的更为复杂。

在这些菌群中，伴放线聚集杆菌近年来受到广泛关注。它是一种革兰阴性短杆菌，为无动力的兼性厌氧菌，被认为是LAP的关键致病菌。这种观点基于4条证据（Socransky & Haffajee 1992）：

1. 微生物与牙周病相关：>90%的LAP患

表21-1　关于伴放线聚集杆菌在局限型侵袭性牙周炎（localized acute periodontitis，LAP）、牙龈炎、成人牙周炎以及正常人群中的分布情况的研究

研究	诊断	样本数（位点数）	阳性受试者（%）	阴性受试者（%）
Slots 等（1980）	LAP	10（34）	90	79
	成年人牙周炎	12（49）	50	35
	健康青少年	10（60）	20	3
	健康成年人	11（66）	36	17
Mandell & Socransky (1981)	LAP	6（18）	100	79
	成年人牙周炎	25（50）	0	—
	牙龈炎	23（46）	0	—
Zambon 等（1983c）	LAP	29	97	—
	成年人牙周炎	134	21	—
	健康青少年 / 成年人	142	17	—
Eisenmann 等（1983）	LAP	12（12）	100	100
	健康成年人	10（10）	60	60
Moore 等（1985）	LAP	14（31）	36	5
Asikainen（1986）	LAP	19（38）	89	68

注：文中有更多相关的新近研究

者的牙周病变中可分离出伴放线聚集杆菌，而在牙周健康者中较少见（见表21-1）（也可见Ashley et al. 1988; Van der Velden et al. 1989; Albandar et al. 1990; Gunsolley et al. 1990; Slots et al. 1990; Asikainen et al. 1991; Aass et al. 1992; Ebersole et al. 1994; Listgarten et al. 1995）。一些研究显示，牙周组织最近或正在受到破坏的位点伴放线聚集杆菌的水平升高（Haffajee et al. 1984; Mandell 1984; Mandell et al. 1987）。

2. 微生物毒力因子：伴放线聚集杆菌可产生一些致病物质，包括白细胞毒素。白细胞毒素能够穿透上皮屏障，并能在实验动物和口腔以外区域中引发疾病（回顾可见Zambon et al. 1988; Slots & Schonfeld 1991）。

3. 针对细菌的免疫反应：大量研究显示，LAP患者的伴放线聚集杆菌的血清抗体水平显著升高（Listgarten et al. 1981; Tsai et al. 1981; Altman et al. 1982; Ebersole et al. 1982, 1983; Genco et al. 1985; Vincent et al. 1985; Mandell et al. 1987; Sandholm et al. 1987）。而且，这类患者的病变部位能产生抗体应答细菌刺激（Schonfeld & Kagan 1982; Ebersole et al. 1985b; Tew et al. 1985）。

4. 临床研究表明，治疗结果与伴放线聚集杆菌的数量相关：不理想的治疗结果与未能成功减少龈下伴放线聚集杆菌数量相关（Slots & Rosling 1983; Haffajee et al. 1984; Christersson et al. 1985; Kornman & Robertson 1985; Mandell et al. 1986, 1987; Preus 1988）。

根据这些研究结果，伴放线聚集杆菌是少数几种能真正引起牙周炎的口腔微生物之一，LAP作为一种感染性疾病，其本质是由伴放线聚集杆菌引起的。接受这样的概念对于预防和治疗的措施都有着深远的影响。比如，如果伴放线聚集杆

菌是LAP（或通常称为AgP）的外源性病原体，那么避免组织暴露也就成为预防的关键（伴放线聚集杆菌的少量存在即成为干预指征），而清除伴放线聚集杆菌也许是一项有效的治疗目标。因此，用高灵敏度的方法检测细菌将会是一项有用的诊断工具。事实上，已经有一些研究提供了伴放线聚集杆菌在人类中传播的证据，如父母与子女之间，或配偶之间（DiRienzo et al. 1990; Preus et al. 1992; Petit et al. 1993a, b; DiRienzo et al. 1994b; Poulsen et al. 1994; Von Troil - Lindén et al. 1995）。其他一些研究表明，适当的机械治疗及辅助抗生素治疗可消除伴放线聚集杆菌（Rams et al. 1992; Pavicic et al. 1994）。

然而，LAP是由伴放线聚集杆菌感染的观点并非毋庸置疑。横断面研究显示伴放线聚集杆菌在某些人群中检出率高，特别在发展中国家（Eisenmann et al. 1983; Dahlén et al. 1989; McNabb et al. 1992; Al - Yahfoufi et al. 1994; Gmür & Guggenheim 1994）。值得注意的是，在患病或未患病位置的龈下菌斑中，伴放线聚集杆菌均可以检测出来；相反，对于某些LAP患者，既没有在其口腔菌丛里发现伴放线聚集杆菌，细菌的抗体滴度也未见升高（Loesche et al. 1985; Moore 1987）。在一项旨在确定辅助微生物检测能够在何种程度上区分慢性牙周炎和侵袭性牙周炎的系统性回顾中，学者们发现伴放线聚集杆菌的存无（和其他4种可疑牙周致病菌）不能鉴别患者为慢性牙周炎还是AgP（Mombelli et al. 2002）。虽然与伴放线聚集杆菌阴性患者相比，伴放线聚集杆菌阳性患者更可能诊断为AgP，但伴放线聚集杆菌阳性的牙周炎患者患慢性牙周炎的概率比患AgP的概率高3倍。

如果常常在没有给出临床诊断的受试者中发现可疑致病微生物，这就意味着，不是所有人群都易感，或者说细菌在毒力和致病力上有差异。近年来，一些强有力的证据显示，伴放线聚集杆菌的毒力确实有差异，并且证明至少有一种伴放线聚集杆菌毒力亚群的存在。

使用单克隆抗体技术，可将伴放线聚集杆

菌分为5种血清型（a、b、c、d、e）。每种血清型都代表了一个独立进化谱系。在美国发现了血清型依赖的LAP患病模式，与其他受试者相比，在LJP患者中更易分离出血清型b菌株（Zambon et al. 1983b, 1996）。在芬兰牙周病受试者中，血清型b菌株也有较高的发现率（Asikainen et al. 1991, 1995）。然而，其他国家报道了不同的结果，这就意味着在不同种族的人群中有着特殊的分布模式（Chung et al. 1989; Gmür & Baehni 1997; Hölttä et al. 1994）。使用限制片段长度多态（RFLP）分析，DiRienzo等（1994a, b）能辨别出12种伴放线聚集杆菌的基因型。其中之一（RFLP type II）是唯一与牙周病有关联的。其他类型与健康牙周有着密切联系。

一些伴放线聚集杆菌的特性被认为是毒力和致病力的重要决定因素（表21-2）。所有的革兰阴性菌都是由2层膜包裹，其外层富含内毒素。革兰阴性菌的识别标志（内毒素）包括脂质和多糖部分，因此常被称为脂多糖（LPS）。当细菌细胞凋亡或繁殖时，LPS随即被释放出来。伴放线聚集杆菌也能分泌膜囊泡（membrane vesicles），作为传递内毒素和细菌产生的其他致病物质的运输工具。伴放线聚集杆菌的LPS能够激活宿主细胞，特别是巨噬细胞，分泌炎性介质如前列腺素、IL-1β、肿瘤坏死因子（TNF-α）。LPS也具有高免疫原性，因为在感染的患者中，常发现高滴度的识别其抗原决定簇的抗体。在某些伴放线聚集杆菌中也发现了干扰纤维细胞增殖的毒力因子。伴放线聚集杆菌的

表21-2 伴放线聚集杆菌的毒力和致病性

因子	重要性
白细胞毒素	破坏人多形核白细胞和巨噬细胞
内毒素	激活宿主细胞分泌炎性介质（前列腺素，白细胞介素-1β，肿瘤坏死因子-α）
细菌素	可抑制有益菌的生长
免疫抑制因素	可抑制IgG和IgM产生
胶原酶	降解胶原
趋化抑制因素	抑制中性粒细胞趋化性

免疫抑制特性，和溶胶原活性以及中性粒细胞趋化抑制特性一样，已被证实（回顾可见Fives-Taylor et al. 1996）。但是，白细胞毒素被认为是伴放线聚集杆菌毒力和致病力的核心要素，在逃避局部宿主防御中起到重要作用。伴放线聚集杆菌产生的白细胞毒素，具有细胞毒性，并能破坏人类多形核白细胞（PMNs）和巨噬细胞，但不侵犯上皮、内皮细胞和成纤维细胞。它属于RTX（Repeats in ToXin）家族毒素，是一种成孔细胞溶解毒素（Lally et al. 1996）。

不同的伴放线聚集杆菌菌株有着不同的白细胞毒素产物（Zambon et al. 1983a; Kolodrubetz et al. 1989; Spitznagel et al. 1991; Brogan et al. 1994）。菌株特异的白细胞毒素的产生在转录水平受到调控（Spitznagel et al. 1991）。Brogan等（1994）发现，白细胞毒素操纵子的启动区域有530bp基因缺失，因此带有此特征的菌株产生了10～20倍的白细胞毒素。后来的实验显示，这样的高毒力菌株，恰好在b血清型的LJP患者中频繁出现，而这些菌株实际上是b血清型中的特殊克隆，现在被称为JP2克隆（本克隆的首次细菌分离是JP2菌株，是在一个患有青春前期牙周炎的非裔美国儿童中获得的）（Tsai et al. 1984）。进一步的研究（Poulsen et al. 1994; Haubek et al. 1995, 1996, 1997; Tinoco et al. 1997; Bueno et al. 1998; He et al. 1999; Macheleidt et al. 1999; Mombelli et al. 1999; Contreras et al. 2000; Haraszthy et al. 2000; Haubek et al. 2001; Tan et al. 2001; Cortelli et al. 2005）确认，JP2克隆是北西非洲后裔的AgP患者的常见克隆，即使他们生活在另一个地理区域（如北美和南美或是欧洲）。与RFLP II类相关的疾病反映出一个现象，那就是JP2克隆代表着显示RFLP II类模式的菌株亚群。

就我们目前对伴放线聚集杆菌的基因和表型多样性的认识以及在不同人群和同类型人群中的分布、有或没有LAP临床诊断的患者来看，我们认为伴放线聚集杆菌可以被看作是机会致病菌，甚至从总体来看，是共生菌种。然而，至少有一

种不同的亚群——JP2克隆，在北西非洲后裔中显示了一种真性病原体的特性（Kilian et al. 2006; Haubek et al. 2008）。对这种毒力克隆的垂直传播进行阻断，也许是预防AgP的一种可行措施（Van Winkelhoff & Boutaga 2005）。

广泛型侵袭性牙周炎（GAP），之前被命名为广泛型早发性牙周炎（G-EOP）和快速进展性牙周炎（RPP），都与牙龈卟啉单胞菌、福赛坦氏菌以及伴放线聚集杆菌有关。与伴放线聚集杆菌为兼性厌氧菌相反，牙龈卟啉单胞菌和福赛坦氏菌为专性厌氧菌。

牙龈卟啉单胞菌产生一些有效酶，特别是胶原酶和蛋白酶、内毒素、脂肪酸和一些其他有毒物质（Shah 1993）。治疗的临床疗效和牙龈卟啉单胞菌的细菌数量相关，在治疗反应不佳的病变部位中，此致病菌比例升高。在GAP患者中可见局部和系统应答中此细菌的高免疫反应（Tolo & Schenck 1985; Vincent et al. 1985; Ebersole et al. 1986; Murray et al. 1989）。

细菌对牙周组织的破坏

我们认为，与疾病相关的细菌通过以下两种相关机制，导致牙周组织边缘破坏：（1）微生物或其产物对宿主组织的直接作用；（2）诱发破坏组织的炎症反应（详见第13章）（Tonetti 1993）。对于AgP的这两种机制的相对重要性仍然处于猜测状态。对人类的调查显示，伴放线聚集杆菌能够穿透结合上皮，并入侵表层下结缔组织（Saglie et al. 1988）。这些资料支持了细菌直接入侵可能是组织破坏的部分原因的假设。但是，对慢性牙周炎的研究数据则显示，2/3的附着丧失和牙槽骨吸收可以通过非甾体抗炎药物预防，因此，组织破坏受炎症过程的调控（Williams et al. 1985, 1989）。细菌疏松附着在坚硬、非脱落牙表面，它的根尖扩散由第一道防线限制，如结合上皮角质形成细胞的高更替率、龈沟液外流以及中性粒细胞通过结合上皮的定向游走；由于龈沟液中含有的特异性抗体和补体片段，这些先天性防御机制的效率得到了大幅的提

高（表21-3）（见第13章）。

致病菌的宿主反应

本节就AgP相关微生物群的局部和全身宿主反应分别进行了论述。局部炎症反应表现为，组织中的和进入牙周袋的中性粒细胞的强烈的募集反应。中性粒细胞数量上的优势，突显出这些细胞在局部防御中对抗细菌侵袭的重要性，以及它们在宿主介导的组织破坏中的潜在作用。B细胞和产生抗体的浆细胞是单核细胞介导的结缔组织病变的重要组成部分（Liljenberg & Lindhe 1980）。浆细胞主要产生IgG，一小部分产生IgA（Mackler et al. 1977, 1978; Waldrop et al. 1981; Ogawa et al. 1989）。特别是局部产生IgG_4的浆细胞数量增加。另一重要的局部炎性浸润物为T淋巴细胞。对局部T淋巴细胞的亚群分析表明，与健康牙龈和外周血液相比较而言，辅助性T淋巴细胞与抑制性T淋巴细胞的比率下降。这些现象可以解释为局部免疫调节发生改变（Taubman et al. 1988, 1991）。AgP患者的外周血单核细胞的混合淋巴细胞反应降低，同时应答B细胞有丝分裂原的免疫反应增加（综述详见Engel 1996）。局部炎症反应的特征是龈沟液和组织中的PGE_2、$IL-1\alpha$和$IL-1\beta$水平升高（Masada et al. 1990; Offenbacher et al. 1993）。特别值得注意的是，当与牙周健康人群和慢性牙周炎患者相比，AgP受试者PGE_2的量明显升高。

在AgP病损的龈沟液中，也检测出了应答AgP相关微生物的特异性抗体（Lally et al. 1980; Steubing et al. 1982; Ebersole et al. 1984, 1985a, b）

表21-3　龈沟的宿主防御机制

- 完整的上皮屏障和上皮附着
- 唾液冲洗、凝集素、抗体
- 龈沟液冲洗作用、调理素、抗体、补体和其他血浆成分
- 局部产生抗体
- 活跃的组织更替
- 含有正常菌种或有益菌种
- PMNs和其他白细胞迁移

改编自Page（1990），北加利福尼亚大学牙科学校

和裂解补体片段（Schenkein & Genco 1977; Patters et al. 1989）。有证据显示，AgP相关微生物的抗体在龈沟液中的滴度常常比在相同患者的血清中高（Ebersole et al. 1984, 1985a, b）。联合其他体内和体外数据，这些证据强有力地提示大部分的抗体是在炎性浸润物中形成的（Steubing et al. 1982; Hall et al. 1990, 1991, 1994）。也可在AgP患者的血清中检测到高滴度的伴放线聚集杆菌和牙龈卟啉单胞菌抗体。此外，一些患者伴放线聚集杆菌抗体的滴度和三期梅毒患者中的梅毒密螺旋体的滴度一样高（0.1~1g/mL），这清晰地显示出应答牙周病原菌的宿主反应的程度（综述详见Ebersole 1990, 1996）。

研究已证实，伴放线聚集杆菌的主要抗原是一种血清特异型碳水化合物；此外，在AgP患者中的大部分应答此碳水化合物的抗体都含有IgG_2（Califano et al. 1992）。已证实LAP患者具有高滴度和高亲和力的伴放线聚集杆菌特异型IgG_2，

其高抗体滴度，被认为与宿主将附着丧失局限在少数牙齿的能力有关；相反，GAP患者常常表现为伴放线聚集杆菌血清反应阴性，或是表现为低抗体滴度和低亲和性。因此，抗伴放线聚集杆菌血清型多糖的IgG_2被认为有利于防止AgP（Tew et al. 1996）。

更为重要的是GAP患者对于牙龈卟啉单胞菌的抗体反应。患有这些疾病的患者常表现出血清中低水平的牙龈卟啉单胞菌抗体和低抗体亲和性，提示一些GAP患者不能有效应答细菌刺激。然而，重要的是，牙龈卟啉单胞菌的抗体滴度和亲和性在治疗后都能提高。

AgP微生物宿主反应的另一个重要方面是，一些LAP和GAP患者的多形核中性粒细胞迁移和抗菌功能下降（Genco et al. 1980, 1986; Van Dyke et al. 1982, 1986, 1988）。这些异常在某种意义上较小，通常不会与牙周炎之外的感染联系在一起。一个关键的报道提出，与AgP极为相似，

(a)

22个家庭中的兄弟姐妹的局限型侵袭性牙周炎

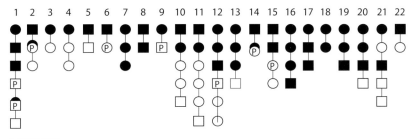

LAP患病率
兄弟姐妹中有67%（>12岁），未校正偏差
兄弟姐妹中有34%（>12岁），先证者校正偏差

图示：
○ 女性，健康　　Ⓟ 青春期前女性
□ 男性，健康　　🄿 青春期前男性
● 女性，LAP　　🌓 青春期前女性，研究期间发展为LAP
■ 男性，LAP　　🄿 青春期前男性，研究期间发展为LAP

(b)

LAP家系中的中性粒细胞趋化性

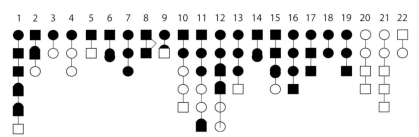

图21-8　（a）22个家庭中患有局限型侵袭性牙周炎（LAP）的患者以黑色实心图形表示。每个家庭的先证者位于左边。（b）研究组的亲缘关系示意图。数字与图（a）中一致。黑色实心图形代表患者的中性粒细胞趋化情况。在这个组中，经过抽样偏差校正，40%受试者出现异常趋化。亲缘关系8中的受试者为单卵性双胎（资料来源：Van Dyke et al. 1985。经John Wiley & Sons授权转载）。

LAP患者的中性粒细胞异常似乎具有家族聚集性（图21-8）（Van Dyke et al. 1985）。这项证据可以解释为LAP相关性PMN缺陷可能有遗传性。其他报道提出，LAP患者的PMN异常，至少有一部分原因是在某些AgP患者的血清中，高炎性状态导致促炎细胞因子的产生（Shapira et al. 1994b; Agarwal et al. 1996）。

宿主易感性的遗传因素

一些家族研究显示在某些家庭中AgP的流行程度异常升高，受影响的兄弟姐妹比例高达40%~50%（Saxen & Nevanlinna 1984; Beaty et al. 1987; Long et al. 1987; Boughman et al. 1992; Marazita et al. 1994; Llorente & Griffiths 2006）。如此显著的家族聚集特征提示遗传或许是AgP易感性的一个重要因素。对这些家庭遗传的研究表明，疾病传播模式与主效基因的孟德尔遗传一致（Saxen & Nevanlinna 1984; Beaty et al. 1987; Boughman et al. 1992; Hart et al. 1992; Marazita et al. 1994）。这就意味着，发现的家庭模式与一个或更多易感基因相关。

分离分析表明，遗传模式有可能为常染色体显性遗传（图21-9a）（Saxen & Nevanlinna 1984; Beaty et al. 1987; Hart et al. 1992; Marazita et al. 1994）。大多数研究都在非裔美国人中进行，因此在其他的人群中可能存在其他遗传模式。分离分析能够提供有关遗传特性的遗传模式信息，但不能提供某个具体基因的信息。影响如AgP易感性等疾病特征的主效基因的染色质定位，可以由连锁分析得到结论。利用这个方法的研究表明，LAP与维生素D结合位点相关，该位点在布兰迪人群大家族的4号染色体q区（Boughman et al. 1986）。但是，此项结果未能在另外的人群中得到证实（Hart et al. 1993）。有研究报道，AgP与1号染色体q25区的环氧合酶2（COX-2）基因相关（Li et al. 2004），此外，研究显示AgP与2号染色体 q13-14区的IL-1基因复合体相关（Scapoli et al. 2005）。这些数据支持LAP和不同AgP患者基因异质性的存在。因此，目前的观点是，即使

AgP的正式遗传研究支持主效基因的存在，但不可能所有类别的AgP都是同一个基因的变异引起的（Hart 1996; Loos et al. 2005）。这个观点也与具有相同临床表现的许多其他种类的疾病或综合征与不同基因的基因多态性相关的观点一致。

进一步的研究证据显示，AgP患者的遗传强度水平与牙周病严重程度相关（Diehl et al. 2005）。

现有的理论表明，AgP受试者普遍存在PMN功能缺陷，对LPS刺激产生高水平炎性介质，并且结缔组织稳态与牙周炎有关，一些基因位点能提高AgP易感性。Hart（1996）收集了一系列与AgP易感性增加相关的候选基因（表21-4）。

一系列研究试图评估这些候选基因的多态性是否与AgP有关（见综述Shapira et al. 2005 & Loos et al. 2005）。证据显示候选基因编码的蛋白与中性粒细胞功能相关（Fu et al. 2002; Loos et al. 2003; Kaneko et al. 2004; Jordan et al. 2005; Nibali et al. 2006; de Souza & Colombo 2006），与炎症以及宿主有效应答细菌成分（如内毒素）的刺激有关（Suzuki et al. 2004; Scapoli et al. 2005; Brett et al. 2005; Noack et al. 2006），还和结缔组织稳态有关（Suzuki et al. 2004; Park et al. 2006; Soedarsono et al. 2006）。但需要强调的是，由于这些研究样本量小，仅研究单个或少数基因的多态性，并且未考虑种族差异或是校正环境因素（如吸烟），因此，使大多数结论的正确性受到影响（Tonetti & Claffey 2005）。这3个因素也许会导致假阳性，因此需要更大样本的研究以确认它们之间的相关性在人群中稳定存在。

除了决定AgP的易感性的主要效应基因之外，其他的基因也可作为修饰基因，并影响疾病的临床表现。在这方面，研究者们特别关注的是，基因控制下机体对AgP相关细菌，特别是伴放线聚集杆菌的抗体反应的影响。这些研究表明，增加特异性抗体高滴度的能力具有种族依赖性，可能还具有保护性（Gunsolley et al. 1987, 1988）。而这显示了在基因控制下表现出的共显性性状，不受AgP风险的约束。因此，在AgP敏

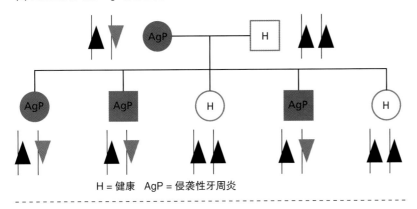

(a) 主效基因位点：AgP易感基因

H = 健康　AgP = 侵袭性牙周炎

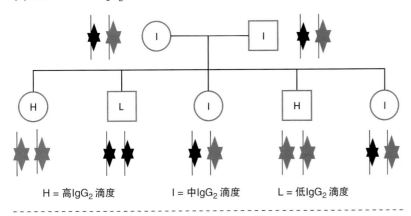

(b) 修饰基因位点：IgG$_2$反应

H = 高IgG$_2$滴度　　I = 中IgG$_2$滴度　　L = 低IgG$_2$滴度

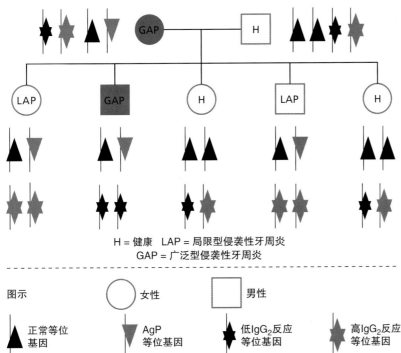

(c) 疾病临床表现

H = 健康　LAP = 局限型侵袭性牙周炎
GAP = 广泛型侵袭性牙周炎

图示　　　◯ 女性　　　□ 男性

▲ 正常等位基因　　▽ AgP等位基因　　✦ 低IgG$_2$反应等位基因　　✧ 高IgG$_2$反应等位基因

图21-9 （a）侵袭性牙周炎（AgP）的遗传倾向性由主效基因单独决定，作为常染色体显性特征遗传。（b）修饰基因控制了AgP患者的免疫反应，而这种免疫反应则决定了AgP患者牙周炎的范围和严重程度。这里的等位基因控制IgG$_2$水平，作为共显性特征遗传。（c）主要位点和修饰位点的独立遗传揭示了局限型侵袭性牙周炎（LAP）和广泛型侵袭性牙周炎（GAP）是如何在同一个家庭中被分开的。发展成AgP的倾向是依赖于主要易感基因的遗传。临床表型是依赖于宿主应答牙周细菌的IgG$_2$的产生能力。高滴度IgG$_2$能够限制疾病的进程。在限制中间疾病进展方面，中和低IgG$_2$滴度作用较小（由Hart 1996，美国牙周病学会授权转载。由Schenkein & Van Dyke，来自1994。John Wiley & Sons 授权转载）。

感的人群中，增加特异性抗体高滴度的能力（特别是IgG$_2$）能够保护并阻止病变发展为广泛型侵袭性牙周炎（Schenkein 1994; Diehl et al. 2003）

（图21-9b, c）。IgG$_2$Fc受体的等位基因变异，也被认为在伴放线聚集杆菌感染的最理想处理中起着一定的作用。表达的Fcγ R II a的同种异型抗

表21-4　已知对人类多形核白细胞（PMNs）功能或宿主对脂多糖（LPS）的反应量有影响的基因，和／或被认为是对早发性牙周炎（EOP）易感性起主要影响的候选基因

条件	OMIM[a]	遗传方式	染色体位点	注释
杀菌性通透性增加蛋白（BPIP）	109195	AD	20q11-12	BPIP与PMNs颗粒有关，可杀灭革兰细菌，与LPS结合有高亲和力。BPIP和LPS结合蛋白有45%相同之处
LPS结合蛋白（LBP）	151990	AD	20q11-12	在感染急性期生成：与LPS结合，作为LPS的载体。在单核细胞中发挥功能
单核细胞分化抗原（CD14）	158126	AD	5q31	LBP-LPS复合体的受体
前列腺素合成酶2（PTGS2）	600262	AR	1q25.2-3	1q25.2-3主要起调控前列腺素综合体作用。在正常外周血白细胞中，LPS刺激后PTGS2 mRNA大量转录
PMN肌动蛋白功能障碍（NAD）	257150	AR	?	携带者（杂合子）的肌动蛋白装配下降50%；受影响人群（纯合子）发生复发性细菌感染。PMNs在迁移和颗粒摄入过程中有严重缺陷；缺陷的产生由于PMNs不能合成肌动蛋白
髓过氧化物酶缺陷（MPO）	254600	AR	17q12-21	缺少MPO。MPO是一种二聚体蛋白，能够催化氧化物的产生，作用于许多种细菌。已经发现了多种变异型
伴PMN趋化缺陷的IgE升高	147060	AD	?	淋巴细胞应答念珠菌的反应受损；复发性细菌感染
Fc受体γⅡA基因多态性（FCGR2A）	146790	AD	1q21-q23	Fc受体γⅡA的等位基因变异导致细胞吞噬能力不同，是感染的易感性遗传的可能机制。H131等位基因是能有效识别IgG_2的唯一的FCGRⅡA。只有在H131纯合子状态下，产生最理想的IgG_2效能。等位基因R131变异体与IgG_2的结合力低
免疫球蛋白G2m异型抗免疫球蛋白	不适用	?	不适用（N/A）	在缺少某些与应答一些细菌抗原的IgG_2相关的同种异型的个体中，可能无法特异性地对某些抗原做出充分应答

[a]孟德尔遗传（OMIM），由Hart（1996），美国牙周病学会授权转载。AD：常染色体显性遗传病；AR：常染色体隐性遗传病

免疫球蛋白R131的多形核中性粒细胞（PMNs）（即131氨基酸里包含精氨酸，而不是组氨酸的Fc受体）表现出对伴放线聚集杆菌的吞噬作用下降（Wilson & Kalmar 1996）。

宿主易感性的环境因素

最近的一些证据表明，除基因影响外，环境因素对AgP的临床表现也有影响。在一项大规模的研究中显示，吸烟已成为AgP患者的危险因素（Schenkein et al. 1995）。吸烟的GAP患者与不吸烟的GAP患者相比，受影响的牙齿更多，附着丧失水平更严重（表21-5）。因此，吸烟环

境似乎增加了高易感性受试者组的疾病严重性和范围。这个现象的机制目前尚未完全研究清楚，但在相同组中的发现表明，在吸烟的GAP受试者中，IgG_2血清水平和伴放线聚集杆菌抗体水平显著降低。由于这些抗体代表对伴放线聚集杆菌的防御反应，因此在吸烟者中IgG_2的降低可能与这些受试者疾病的严重性增加有关。

当前观念

侵袭性牙周炎目前被认为是由某些宿主基因和环境的复杂作用导致的多因素疾病。AgP的遗传易感性不足以导致疾病的发展：接触产生特异

表21-5　吸烟对广泛型侵袭性牙周炎的范围和严重程度的影响

吸烟状态	PAL>5 mm位点的百分数[a]	平均PAL（mm）[a]
吸烟者	49.0 ± 3.9	2.78 ± 0.2
非吸烟者	36.8 ± 3.8	2.14 ± 0.2

[a]数值根据年龄和平均菌斑指数做了相应的调整，以受试者作为分析单位。经过年龄和口腔卫生水平校正后，与不吸烟者相比，吸烟者的牙周炎累及范围更大，且更严重

PAL：牙周附着丧失。

改编自Schenkein et al.（1995），美国牙科协会

性毒力因子的潜在病原体也是必不可少的一步。宿主无法有效地应对细菌侵袭和避免炎性组织损伤，从而导致疾病开始进展。环境因素（比如吸烟）以及遗传控制的影响因子（如对伴放线聚集杆菌反应的IgG_2）影响发病过程，导致患者出现不同的临床表现（图21-9a~c，图21-10）。

诊断

临床诊断

通过患者的全身和口腔病史，以及牙周临床检查做出临床诊断。但是，这种方法具有局限之处，本章节将会予以讨论。常常要求采用更为先进的其他方法，补充临床和病史资料，从而做出正确的诊断，制订治疗计划，以及密切观察牙周病。临床诊断的目的在于发现患有AgP的患者，以及影响疾病治疗和监测的因素。

在AgP的诊断中，临床医生应该问的最首要的问题是：

* 是否患有牙周炎？

听起来是个无关紧要的问题，但实际上，许多AgP患者由于没有牙周炎的症状，从而就诊时尚未确诊。相反，一些临床医生将疾病归于其他不相关，有时甚至是自限性病程的牙周炎病理改变。要想正确回答这个问题，需要对临床信息进行系统的收集，包括以下4条：

* 牙周支持组织是否丧失？（临床附着丧失和牙槽骨吸收）
* 附着丧失是否伴有牙周袋形成，或是绝大多数由牙龈退缩导致？
* 是否有其他可能的原因导致附着丧失，而不是牙周炎？
* 是否存在另一个与牙周病相似的形成假性牙周袋的疾病？

从临床的角度看，需要强调，临床检测到的附着丧失还有可能是其他病理变化，而不是牙周病造成的。比如外伤、拔除或存在阻生牙（Kugelberg 1992）、牙错位、正畸牙齿移动、严重龋损、修复体龈下边缘等。这就意味着，临床医生必须认识到造成附着丧失的原因有多种，并且必须通过将详细的临床检查和牙科病史的评估相结合，排除造成附着丧失的其他原因。评估没有牙周袋形成的附着丧失（牙龈退缩）对考虑正畸治疗是很有必要的。在这些情况下，合适的临床诊断应为偶发性附着丧失。

确认患牙周病后，临床医生应决定哪一种临床诊断是描述该患者疾病的最好方式：慢性、侵

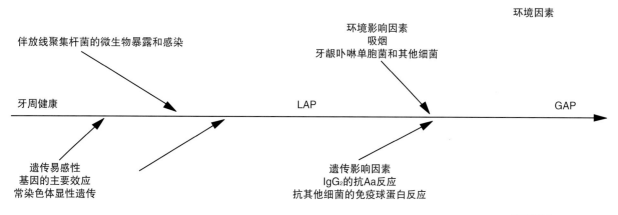

图21-10　非裔美国人群中，目前对生物遗传学相互作用导致的局限型侵袭性牙周炎（LAP）和广泛型侵袭性牙周炎（GAP）的认识的示意图（详细解释见正文）。

袭性或者是坏死性牙周炎。目前牙周病的分类是在没有系统病因的情况下，以临床表现、疾病进展和家族聚集的类型相结合为基础做出的，因此下一项应该回答这个问题：

• 患者是否具有伴随牙周病的全身系统疾病？

如前文所述，慢性牙周炎、侵袭性牙周炎或坏死性牙周炎的诊断意味着牙周破坏是在没有系统性疾病的严重损害宿主防御的情况下发生的。好的病史采集和设计是辨别伴随全身疾病牙周炎的基础（见第7章）。详细的询问复发性感染、家族史、是否患有严重疾病或其症状和体征，这些都应成为评估所有牙周患者的一部分。上级医生会诊和实验室检测常常也是必不可少的。对可能与牙周炎相关的身体状况的了解是不可或缺的。一部分是相对高发的疾病比如控制不佳的糖尿病；其他的是一些罕见的遗传病，如掌跖角化病（Papillon‐Lefèvre 和Heim‐Munk综合征）或低磷酸酯酶症。一些是先天缺陷病如白细胞黏附缺陷病（LADs）；药物接触诱发的获得性疾病，比如药源性粒细胞减少症。如患者存在一些已知的、由显著身体状况阳性病史而引起的疾病，应诊断为全身性疾病的牙周表现。

在这些情况中，牙周炎可能是全身性疾病的口腔表现。明显与牙周相关的疾病包括获得性免疫缺陷综合征（AIDS）、白血病、嗜中性白细胞减少症、糖尿病或罕见遗传病，比如组织细胞增多症X、Papillon-Lefèvre综合征或Chediak‐Steinbrinck‐Higashi综合征（图21-4）。

患者没有全身因素时，下一个问题与排除罕见的，但能清楚诊断的坏死型／溃疡型牙周炎有关：

• 患者是否有坏死型牙周炎的症状或体征？

如果对于之前的两个问题的回答都是否定的，那么必须对慢性牙周炎或侵袭性牙周炎进行鉴别诊断。就这方面而言，特别重要的是，慢性牙周炎是牙周炎的常见类型，做出这一诊断时，需要排除AgP（Armitage 1999）。AgP的诊断是根据国际分类研讨会中所描述的主要和次要特征

（详见先前的讨论）。

就此而言，这些特征包括临床和实验室两方面。在一个病例的诊断过程中，临床和病史资料用于提出是否患有AgP，而实验室检查常常用来确认诊断。因此，我们必须意识到，仅仅只靠牙周探诊和牙科X线片进行牙周诊断并不能明确病因，只能描述牙周破坏的类型。

AgP的初步临床诊断必须满足以下条件：

• 没有显著的全身性疾病。
• 快速附着丧失和骨破坏。
• 牙周炎家族史。
• 菌斑堆积与牙周破坏程度不一致。

牙周组织的快速破坏是AgP诊断的一项主要指标。其目的在于发现有高致病力的微生物和／或高宿主易感性的病例。尽管这项指标的正确应用需要来自至少两个时间点的临床或X线资料，但是出现与受试者年龄不相符的严重的牙周组织破坏时，常常认为有充分的理由推断疾病进展迅速。

结合患者的家庭成员的病史和临床检查可以做出家族聚集性的诊断。此阶段，没有足够的证据支持某种方法是确定家族聚集性的最佳方式。一项研究质疑了将家族史作为确定家族聚集性的方法的可信度（Llorente & Griffiths 2006）。

大部分的AgP病例中的牙周破坏程度，似乎比仅仅由局部因素引起的破坏程度高。但是，这一现象也许不是在所有病例中都成立的。通常来说，局部因素和牙周组织破坏量的不一致，即意味着不是有特异性致病微生物感染，就是宿主的高易感性。这可能会间接地影响手术目标的确定、抗生素的效果以及不佳的口腔卫生可能导致的影响，成为疾病复发的相关危险因素。

国际分类研讨会一致认为，在AgP的诊断过程中，并不是所有列出的主要和次要特征都必须存在，诊断可以单以临床、X线片和病史资料为基础。且同时指出，尽管实验室数据有一定的帮助，但是对AgP的诊断并不是必需的。

一旦以上述标准为基础做出AgP的诊断，那么就有必要将LAP和GAP进行鉴别诊断。关于这

方面，两者具有特定的临床特点。LAP的诊断是以在青春期发病，牙周病变局限于第一恒磨牙和切牙，至少两颗恒牙有邻面附着丧失，其中一颗是第一磨牙，非第一磨牙和切牙不超过2颗。GAP的诊断标准为，主要见于30岁以下的年轻人（也可见于30岁以上者），广泛的邻面附着丧失，侵犯第一磨牙和切牙以外的牙数在3颗以上。除此之外，其病理特征表现出显著的附着丧失和周期性牙槽骨破坏。宿主对受感染组织的反应的实验室检查对两者的鉴别诊断也有一定的帮助。

为了更好地描述特异性AgP病例，需要对加重因素做出分析，明确是否存在加重或促进因素，如吸烟或药物滥用。这些因素其实都是有关联的，因为它们能在程度和严重性方面解释疾病的某些表现。此外，和遗传因素不同的是，这些因素在适当干预后会得到改善。因此，治疗中应包括控制这些因素的治疗方案。

尽管AgP和慢性牙周炎、LAP和GAP之间的鉴别诊断，大多数是以病史和临床表现为基础，但必须强调的是，临床指标本身不能进一步辨别有相同临床表现的疾病形式。在这种情况下，我们做出特定的病原学推论是推测性的，需要进一步的实验室检查确定。

在之前的分类系统中，发病年龄或确诊时的年龄被认为对进一步描述特异性临床症状是有帮助的。特别是LAP的发病年龄通常在13～25岁之间，但GAP患者通常为青少年或30～35岁以下的成年人。但我们必须意识到的是：（1）一些病例初发LAP的年龄可能更早；（2）LAP可能在青春期之前发生，并影响乳牙列；（3）与LAP一致的牙周破坏形式可能在25岁后才被发现；（4）在这些组中，部分年龄较大的AgP受试者可能有从局限型变成广泛型的趋势。

另一个困难是，当附着丧失已比较严重时，才诊断出牙周破坏。通常来说，牙周组织的形态学的显著变化和大量的组织损伤是做出明确诊断的基础。疾病的轻微时期或初期阶段，或将来有可能发生牙周破坏危险的位置，临床检查均难以发现。这使得阻断和治疗早期AgP有一定的难

度。此外，这个困难使得检查患者的其他家族成员也变得至关重要：尽管存在可疑致病菌，其兄弟姐妹的疾病可能还处在临床不能检出的程度。克服临床指标无法检测到早期疾病的常用方法是严密监测高危患者，如患者的兄弟姐妹。要着重强调的是，"偶发性附着丧失"在某些病例中可能是AgP的初始表现。在这种病例中，伴有牙周袋和附着丧失的孤立牙周病变，是AgP病损的唯一临床证据。因此，这类受试者应作为AgP的高危人群，需要密切观察，如果可能的话，应做进一步的微生物学诊断。

微生物学诊断

存在特异性微生物被认为是AgP的次要特征之一。为了使牙周治疗更完善，对使用微生物实验去发现这些微生物的争论一直没有间断过。一篇系统综述显示，在种属水平有无牙周可疑致病菌，如伴放线聚集杆菌，不能完全区分出AgP患者和慢性牙周炎患者。虽然伴放线聚集杆菌阴性的患者中，慢性牙周炎患者可能是侵袭性牙周炎患者的10倍，但是伴放线聚集杆菌阳性的牙周炎患者中，慢性牙周炎患者是侵袭性牙周炎患者的3倍（Mombelli et al. 2002）。AgP和慢性牙周炎之间的鉴别力的局限性，并不意味着微生物的检测在任何临床情况下都是完全无意义的。研究表明，常规机械治疗难以抑制伴放线聚集杆菌（Mombelli et al. 1994a, 2000），纵向和回顾性研究表明了在阳性位点，牙周破坏的风险增加（Fine 1984; Slots et al. 1986; Bragd et al. 1987; Slots & Listgarten 1988; Rams et al. 1996），如果在随访中不再能检测到伴放线聚集杆菌，那么治疗效果会更好一些（Bragd et al. 1987; Carlos et al. 1988; Haffajee et al. 1991; Grossi et al. 1994; Haffajee & Socransky 1994）。因此，即使微生物实验本身不能鉴别慢性牙周炎和侵袭性牙周炎，获取微生物数据也许能够改善牙周治疗的预后。对于伴放线聚集杆菌分泌的白细胞毒素应特别予以重视，总的来说，其所分泌的白细胞毒素与AgP的联系，比伴放线聚集杆菌与AgP的联系更

加紧密。在讨论某项检测的诊断能力时，应该考虑到：各临床组之间的差异可能并不在于可疑致病菌是否存在，而是致病菌在样本中的数量（Gunsolley et al. 1990）。

理论上，微生物数据对于明确临床上AgP确诊患者的鉴别诊断是有意义的，并且对使用抗生素的辅助机械治疗，以及对这些药物的选择都有一定的影响。但是，正如在43章中详细概括的，严格以随机临床实验获得的证据为基础，排除已知临床禁忌证的患者（如已确诊的过敏反应），很难制定AgP患者进行全身性抗生素治疗的明确的排除标准。事实上，经过对某些患者使用微生物技术检测，所有研究都显示：使用抗生素治疗的患者有更好的预后。最近，一组有说服力的数据显示，机械治疗联合全身应用阿莫西林和甲硝唑药物能够改善AgP患者的治疗效果（Guerrero et al. 2005; Xajigeorgiou et al. 2006; Kaner et al. 2007; Akincibay et al. 2008; Johnson et al. 2008; Machtei & Younis 2008; Mestnik et al. 2010; Yek et al. 2010; Baltacioglu et al. 2011; Heller et al. 2011; Varela et al. 2011）。一些研究比较了目前使用的不同的抗菌方案（Akincibay et al. 2008; Machtei & Younis 2008; Baltacioglu et al. 2011）。没有研究显示在治疗任何临床或微生物诊断的AgP时，有比阿莫西林联合甲硝唑更好的治疗方案。

宿主防御评估

一些类型的AgP与宿主防御障碍有关。经典的研究显示，在某些人群中，LAP和GAP患者都存在吞噬细胞功能障碍，比如中性粒细胞趋化和其他吞噬细胞抗菌功能障碍。在这类患者中，AgP是唯一与吞噬细胞功能降低有关的感染性疾病。这一发现的重要性表现在两方面：一方面，除了牙周炎之外，AgP相关的吞噬细胞缺陷常常在增加感染的易感性方面没有意义。此外，"轻度的"白细胞缺陷，在实验室实验与牙周诊断相结合之前，可能被忽略。这种吞噬细胞缺陷的报道大多与非裔美国人有关；对PMN和单核细胞

功能的系统检查结果显示，欧洲高加索人种AgP没有发现这种异常情况的高患病率（Kinane et al. 1989a, b）。因此，限定特定人群的宿主防御参数是有可能的。另一方面，到目前为止，没有研究尝试将治疗反应或疾病复发率与上述提到的异常情况联系起来。

近来越来越多研究表明，对致病菌的特异性宿主反应与AgP的不同类型有关；这一早期证据对研发评估AgP发病风险的有临床用途的实验是十分有帮助的。在这方面，有两项结果值得指出：

1. AgP患者的龈沟液PGE_2水平显著高于慢性牙周炎患者或健康人。这一发现表明，在细菌和炎症刺激后，这些患者的单核细胞局部释放非常高的炎性介质。这可能会引起与组织降解基质金属蛋白酶（MMPs）的大量激活相关的剧烈的炎症反应。

2. GAP患者产生伴放线聚集杆菌的特异性IgG_2抗体的能力降低。这些受试者在相对较短的时间里就表现出牙周进行性的破坏甚至导致牙齿丧失的趋势。另一方面，有着较好预后的LAP患者，并不会表现出此特征。由于一些LAP患者可能发展成广泛型，因此对伴放线聚集杆菌感染，但产生低水平的特异性抗体的患者应进行早期检查，这有助于早期发现有可能发展成GAP的高危病例。血清抗体滴度（特别是IgG_2），和/或对伴放线聚集杆菌的亲和力，也许对GAP和LAP的鉴别诊断和早期检测到容易快速进展到广泛型的高危LAP患者特别有帮助。

遗传学诊断

根据AgP在患者的家庭成员中的不成比例的高发病率，对患病者的兄弟姐妹及其他家庭成员的评估是必需的。家庭中的不同疾病类型的临床决策必须根据AgP特征的家谱的结构来决定。这种诊断可能会得出家族内都有感染这种疾病的风险的信息。此外，对于监测临床未感染人群也是

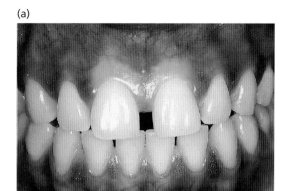

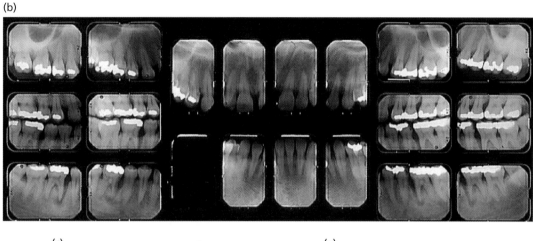

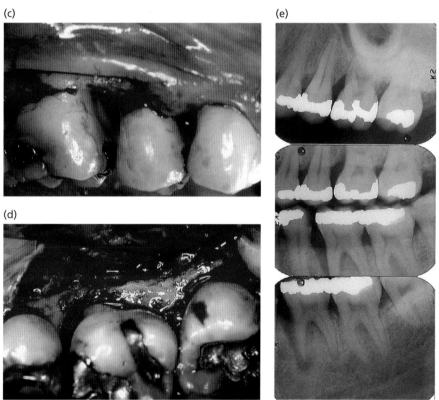

图21-11 （a，b）1例22岁非裔美国女性的临床和X线表现。临床附着丧失和牙槽骨吸收局限在第一恒磨牙近中面，可见明显的深的垂直吸收。（c～e）26牙位近中面吸收的细节图片。其他牙齿未受影响。微生物（伴放线聚集杆菌，牙龈卟啉单胞菌和中间普氏菌的DNA探查分析）证实，在4个深的病损中存在高水平的伴放线聚集杆菌（>10⁴细菌/样本）。中间普氏菌在4个位置中的3个中也被检测到，但未检测到牙龈卟啉单胞菌。患者并未表现出异常白细胞功能；此外，患者无牙周炎家族史，不吸烟。她有一个弟弟（15岁）和一个姐姐（27岁）；在临床检查中，其弟弟和姐姐的牙周组织均在正常范围内。随后将其诊断为："一个22岁全身健康的非裔美国女性的局限型侵袭性牙周炎；与伴放线聚集杆菌感染有关，未检测出牙龈卟啉单胞菌，未见明显白细胞缺陷；未见已知促进因素；无吸烟史；无兄弟姐妹患临床可检查出的侵袭性牙周炎。"

有帮助的。

　　所有在诊断过程中的证据都应该有助于明确诊断。下面以图21-11为例，显示诊断过程：一位22岁全身健康的非裔美国女性LAP患者，伴放线聚集杆菌感染，并未检测到牙龈卟啉单胞菌，局部因素和牙周组织临床破坏程度不一致，未见明显白细胞缺陷，无已知的促进因素，兄弟姐妹没有表现出临床可检查出的牙周炎。

治疗原则

　　只有在经过严格训练的牙周科医生的详细检查完成后，才能开始治疗AgP。一些严重的AgP类型则需要牙周专家，可能的话与高水平的中心合作，才能更好地诊断和治疗这些少见的牙周炎类型。而全科医生，儿童牙医或正畸医生对于发现需要转诊并进一步评估和治疗的病例至关重要。

　　AgP的成功治疗依赖于早期诊断，消除或抑制感染微生物的方案，和提供一个有利于长期维持的环境。然而，不同的AgP治疗不仅影响龈下微生物的量，也影响其构成。

消除或抑制病原菌群

　　消除伴放线聚集杆菌与成功的治疗有关；相反，复发病损中仍有细菌生存。一些研究报道，青少年牙周炎病损的龈下洁刮治和根面平整后，仍能检测出伴放线聚集杆菌（Slots & Rosling 1983; Christersson et al. 1985; Kornman & Robertson 1985）。软组织清创和翻瓣术消除伴放线聚集杆菌的效果也有限（Christersson et al. 1985）。

　　成年牙周患者中，使用常规机械治疗也很难消除伴放线聚集杆菌，因此，在许多对治疗反应不佳的牙周炎患者的龈下微生物菌群中发现存在伴放线聚集杆菌，并不奇怪（Bragd et al. 1985; van Winkelhoff et al. 1989; Renvert et al. 1990a, b; Rodenburg et al. 1990; Mombelli et al. 1994a）。一些相似的但不太系统的研究报道了常规治疗的抑菌能力：一些类型的GAP中，治疗后常常能检测到牙龈卟啉单胞菌、福赛坦氏菌、伴放线聚集杆

菌和其他流行程度高的细菌。

　　抗生素的使用已成为这些病例机械清创术的一种合理的辅助治疗方法。为患者制订的治疗计划，包括四环素或甲硝唑的辅助药物治疗，已在LAP和其他AgP类型的治疗中实验过（见第43章）。

　　抗生素可以根据经验（以已公布的在类似人群中的疗效信息为基础），也可以根据相关病原微生物和/或其抗生素易感性特征选择。两种方法都只是假设，但目前还没有证据显示直接的微生物诊断和抗生素方案靶向选择比经验更加有益处。

　　根据经验使用抗生素的有效性是基于抗生素和安慰剂对比的一系列的临床实验的结果。10年前的Meta分析（Haffajee et al. 2003）以及自那时开始的大量临床实验（Guerrero et al. 2005; Xajigeorgiou et al. 2006; Kaner et al. 2007; Akincibay et al. 2008; Johnson et al. 2008; Machtei & Younis 2008; Mestnik et al. 2010; Yek et al. 2010; Baltacioglu et al. 2011; Heller et al. 2011; Varela et al. 2011）证明，如果经过彻底的非手术牙周治疗（也就是龈下刮治和根面平整术），配合全身抗生素治疗，特别是阿莫西林和甲硝唑，那么将会有显著的临床效果。机械清创术，以及全身阿莫西林和甲硝唑辅助治疗能长时间地消除或抑制龈下伴放线聚集杆菌。全身抗生素治疗只能作为机械清创术的辅助治疗，因为在未受干扰的龈下菌斑中，生物膜能保护细菌免于抗生素的作用（见第43章）。

　　抗生素在AgP的治疗中有两种基本方式：（1）在牙周基础治疗阶段，实现菌斑充分控制后，短时间内使用抗生素；（2）初步治疗完成后，作为牙周病分阶段治疗的一部分。

　　临床随机对照实验证实了以下治疗方法的效果（Guerrero et al. 2005; Mestnik et al. 2010; Aimetti et al. 2012; Mestnik et al. 2012）：（1）充分的龈上菌斑控制（<25%牙齿位点检出菌斑）；（2）在2天内完成严密的龈下手用和超声器械治疗；（3）辅助性全身性抗生素治疗，包

括甲硝唑（500mg，3次/天，持续7天）、阿莫西林（500mg，3次/天，持续7天）。安慰剂组的临床指标显著改善，包括所有牙齿探诊深度减少和临床附着水平改善。抗生素治疗对较深的牙周袋有明显的疗效。早期研究显示，没有按照医嘱坚持服用抗生素会导致临床疗效不理想（Guerrero et al. 2007）。Guerrero 等比较了机械治疗辅助安慰剂治疗后再使用抗生素治疗，与机械治疗过程中同期辅助抗生素治疗的随访效果，结果显示早期使用抗生素者效果较好（Griffiths et al. 2005, 2011）。最近，一项回顾性研究证实了这个结果（Beliveau et al. 2013）。

第二种用药方案是，在初始阶段器械治疗，仅行彻底的龈下刮治以及根面平整和详细的口腔卫生宣教。3~6个月后对病例重新进行临床评估。如果牙周感染持续，则开始第2阶段的治疗。这一阶段将决定如何选择合适的手术消除牙周深袋，并考虑辅助使用抗生素。每一象限中最

深的牙周袋内的微生物样本可以提供一些残留可疑致病菌的信息。如果外科手术治疗完成后认为有需要，或在再次机械治疗保证龈下菌斑位点已经尽可能减少，并破坏龈下生物膜时，应该辅助全身抗生素治疗。部分医生更倾向采用该项方案，以尽量减少抗生素应用。但目前需要指出的是：对于该种方案的证据支持并不像第一种方案那样充分。

如果采用微生物检查，需要在全部治疗结束后1~3个月进行再次检查，以证实是否消除或显著抑制了可疑致病菌。牙周感染消退后，应该为患者制订个性化的维护计划，包括持续评估疾病复发和进展的风险。理想的菌斑控制对于良好的临床和微生物结果都是至关重要的。疾病的复发是再次检测微生物、评估宿主免疫反应、评价局部和全身影响因素的指征。进一步的治疗必须消除牙周可疑致病菌，并考虑患者的全身免疫反应。

参考文献

[1] Aass, A., Preus, H. & Gjermo, P. (1992). Association between detection of oral *Actinobacillus actinomycetemcomitans* and radiographic bone loss in teenagers. *Journal of Periodontology* **63**, 682–685.

[2] Aass, A., Tollefsen, T. & Gjermo, P. (1994). A cohort study of radiographic alveolar bone loss during adolescence. *Journal of Clinical Periodontology* **21**, 133–138.

[3] Agarwal, S., Huang, J.P., Piesco, N. *et al.* (1996). Altered neutrophil function in localized juvenile periodontitis: intrinsic or induced? *Journal of Periodontology* **67**, 337–344.

[4] Aimetti, M., Romano, F., Guzzi, N. & Carnevale, G. (2012). Full-mouth disinfection and systemic antimicrobial therapy in generalized aggressive periodontitis: a randomized, placebo-controlled trial. *Journal of Clinical Periodontology* **39**, 284–294.

[5] Ainamo, J., Barmes, D., Beagrie, B. *et al.* (1982). Development of the World Health Organization (WHO) Community Periodontal Index of Treatment Needs (CPITN). *International Dental Journal* **32**, 281–291.

[6] Akincibay, H., Orsal, S.O., Sengun, D. & Tozum, T.F. (2008). Systemic administration of doxycycline versus metronidazole plus amoxicillin in the treatment of localized aggressive periodontitis: a clinical and microbiologic study. *Quintessence International* **39**, e33–39.

[7] Al-Yahfoufi, Z., Mombelli, A., Wicki, A. & Lang, N.P. (1994). The occurrence of *Actinobacillus actinomycetemcomitans*, *Porphyromonas gingivalis* and *Prevotella intermedia* in an Arabic population with minimal periodontal disease. *Microbial Ecology in Health and Disease* **7**, 217–224.

[8] Albandar, J.M. (1993). Juvenile periodontitis – pattern of progression and relationship to clinical periodontal parameters. *Journal of Clinical Periodontology* **21**, 185–189.

[9] Albandar, J.M., Olsen, I. & Gjermo, P. (1990). Associations between six DNA probe-detected periodontal bacteria and alveolar bone loss and other clinical signs of periodontitis. *Acta Odontologica Scandinavica* **48**, 415–423.

[10] Albandar, J., Baghdady, V. & Ghose, L. (1991a). Periodontal disease progression in teenagers with no preventive dental care provisions. *Journal of Clinical Periodontology* **18**, 300–304.

[11] Albandar, J.M., Buischi, Y.A. & Barbosa, M.F. (1991b). Destructive forms of periodontal disease in adolescents. A 3-year longitudinal study. *Journal of Periodontology* **62**, 370–376.

[12] Altman, L.C., Page, R.C. & Ebersole, J.L. (1982). Assessment of host defenses and serum antibodies to suspected periodontal pathogens in patients with various types of periodontitis. *Journal of Periodontal Research* **17**, 495–497.

[13] American Academy of Periodontology (1996). Position Paper: Periodontal disease in children and adolescents. *Journal of Periodontology* **67**, 57–62.

[14] American Academy of Periodontology & American Dental Association (1992). *Periodontal Screening and Recording: An Early Detection System*. AAP/ADA.

[15] Armitage, G. (1999). Development of a classification system for periodontal diseases and conditions. *Annals of Periodontology* **4**, 1–6.

[16] Ashley, F.P., Gallagher, J. & Wilson, R.F. (1988). The occurrence of *Actinobacillus actinomycetemcomitans*, *Bacteroides gingivalis*, *Bacteroides intermedius* and spirochaetes in the subgingival microflora of adolescents and their relationship with the amount of supragingival plaque and gingivitis. *Oral Microbiology and Immunology* **3**, 77–82.

[17] Asikainen, S., Lai, C.-H., Alaluusua, S. & Slots, J. (1991). Distribution of *Actinobacillus actinomycetemcomitans* serotypes in periodontal health and disease. *Oral Microbiology and Immunology* **6**, 115–118.

[18] Asikainen, S., Chen, C. & Slots, J. (1995). *Actinobacillus actinomycetemcomitans* genotypes in relation to serotypes and

periodontal status. *Oral Microbiology and Immunology* **10**, 65–68.

[19] Attström, R. & Van der Velden, U. (1993). Summary of session 1. In: Lang, N. & Karring, T., eds. *Proceedings of the 1st European Workshop in Periodontology*. Berlin: Quintessence, pp. 120–126.

[20] Baltacioglu, E., Aslan, M., Sarac, O., Saybak, A. & Yuva, P. (2011). Analysis of clinical results of systemic antimicrobials combined with nonsurgical periodontal treatment for generalized aggressive periodontitis: a pilot study. *Journal of the Canadian Dental Association* **77**, b97.

[21] Beaty, T.H., Boughman, J.A., Yang, P., Astemborski, J.A. & Suzuki, J.B. (1987). Genetic analysis of juvenile periodontitis in families ascertained through an affected proband. *American Journal of Human Genetics* **40**, 443–452.

[22] Beliveau, D., Magnusson, I., Bidwell, J.A. *et al.* (2013). Benefits of early systemic antibiotics in localized aggressive periodontitis. a retrospective study. *Journal of Clinical Periodontology* **39**, 1075–1081.

[23] Bimstein, E. & Soskolne, A. (1988). A radiographic study of interproximal alveolar bone crest between the primary molars in children. *ASDC Journal of Dentistry for Children* **55**, 348–350.

[24] Bimstein, E., Treasure, E., Williams, S. & Dever, J. (1994). Alveolar bone loss in 5-year old New Zealand children: its prevalence and relationship to caries prevalence, socio-economic status and ethnic origin. *Journal of Clinical Periodontology* **21**, 447–450.

[25] Boughman, J.A., Halloran, S.L., Roulston, D. *et al.* (1986). An autosomal-dominant form of juvenile periodontitis: its localization to chromosome 4 and linkage to dentinogenesis imperfecta and Gc. *Journal of Craniofacial Genetics and Developmental Biology* **6**, 341–350.

[26] Boughman, J.A., Astemborski, J.A. & Suzuki, J.B. (1992). Phenotypic assessment of early onset periodontitis in sibships. *Journal of Clinical Periodontology* **19**, 233–239.

[27] Bragd, L., Wikström, M. & Slots, J. (1985). Clinical and microbiological study of "refractory" adult periodontitis. *Journal of Dental Research* **64**, 234.

[28] Bragd, L., Dahlén, G., Wikström, M. & Slots, J. (1987). The capability of *Actinobacillus actinomycetemcomitans*, *Bacteroides gingivalis* and *Bacteroides intermedius* to indicate progressive periodontitis; a retrospective study. *Journal of Clinical Periodontology* **14**, 95–99.

[29] Brett, P.M., Zygogianni, P., Griffiths, G.S. *et al.* (2005). Functional gene polymorphisms in aggressive and chronic periodontitis. *Journal of Dental Research* **84**, 1149–1153.

[30] Brogan, J.M., Lally, E.T., Poulsen, K., Kilian, M. & Demuth, D.R. (1994). Regulation of *Actinobacillus actinomycetemcomitans* leukotoxin expression: analysis of the promoter regions of leukotoxic and minimally leukotoxic strains. *Infection and Immunity* **62**, 501–508.

[31] Bueno, L.C., Mayer, M.P. & DiRienzo, J.M. (1998). Relationship between conversion of localized juvenile periodontitis-susceptible children from health to disease and *Actinobacillus actinomycetemcomitans* leukotoxin promoter structure. *Journal of Periodontology* **69**, 998–1007.

[32] Burmeister, J.A., Best, A.M., Palcanis, K.G., Caine, F.A. & Ranney, R.R. (1984). Localized juvenile periodontitis and generalized severe periodontitis: clinical findings. *Journal of Clinical Periodontology* **11**, 181–192.

[33] Califano, J.V., Schenkein, H.A. & Tew, J.G. (1992). Immunodominant antigens of *Actinobacillus actinomycetemcomitans* serotype b in early onset periodontitis patients. *Oral Microbiology and Immunology* **7**, 65–70.

[34] Carlos, J.P., Wolfe, M.D., Zambon, J.J. & Kingman, A. (1988). Periodontal disease in adolescents: some clinical and microbiologic correlates of attachment loss. *Journal of Dental Research* **67**, 1510–1514.

[35] Christersson, L.A., Slots, J., Rosling, B.G. *et al.* (1985). Microbiological and clinical effects of surgical treatment of localized juvenile periodontitis. *Journal of Clinical Periodontology* **12**, 465–476.

[36] Chung, H., Chung, C., Son, S. & Nisengard, R.J. (1989). *Actinobacillus actinomycetemcomitans* serotypes and leukotoxicity in Korean localized juvenile periodontitis. *Journal of Periodontology* **60**, 506–511.

[37] Clerehugh, V., Lennon, M. & Worthington, H. (1990). 5 year results of a longitudinal study of early onset periodontitis in 14 to 19-year old adolescents. *Journal of Clinical Periodontology* **17**, 702–708.

[38] Contreras, A., Rusitanonta, T., Chen, C. *et al.* (2000). Frequency of 530-bp deletion in *Actinobacillus actinomycetemcomitans* leukotoxin promoter region. *Oral Microbiology and Immunology* **15**, 338–340.

[39] Cortelli, J.R., Cortelli, S.C., Jordan, S., Haraszthy, V.I. & Zambon, J.J. (2005). Prevalence of periodontal pathogens in Brazilians with aggressive or chronic periodontitis. *Journal of Clinical Periodontology* **32**, 860–866.

[40] Dahlén, G., Firoze, M., Baelum, V. & Fejerskov, O. (1989). Black-pigmented *Bacteroides* species and *Actinobacillus actinomycetemcomitans* in subgingival plaque of adult Kenyans. *Journal of Clinical Periodontology* **16**, 305–310.

[41] de Souza, R.C. & Colombo, A.P. (2006). Distribution of FcgammaRIIa and FcgammaRIIIb genotypes in patients with generalized aggressive periodontitis. *Journal of Periodontology* **77**, 1120–1128.

[42] Diehl, S.R., Wu, T., Burmeister, J.A. *et al.* (2003). Evidence of a substantial genetic basis for IgG2 levels in families with aggressive periodontitis. *Journal of Dental Research* **82**, 708–712.

[43] Diehl, S.R., Wu, T., Michalowicz, B.S. *et al.* (2005). Quantitative measures of aggressive periodontitis show substantial heritability and consistency with traditional diagnoses. *Journal of Periodontology* **76**, 279–288.

[44] DiRienzo, J.M., Cornell, S., Kazoroski, L. & Slots, J. (1990). Probe-specific DNA fingerprinting applied to the epidemiology of localized juvenile periodontitis. *Oral Microbiology and Immunology* **5**, 49–56.

[45] DiRienzo, J.M. & McKay, T.L. (1994a). Identification and characterization of genetic cluster groups of *Actinobacillus actinomycetemcomitans* isolated from the human oral cavity. *Journal of Clinical Microbiology* **32**, 75–81.

[46] DiRienzo, J.M., Slots, J., Sixou, M. *et al.* (1994b). Specific genetic variants of *Actinobacillus actinomycetemcomitans* correlate with disease and health in a regional population of families with localized juvenile periodontitis. *Infection and Immunity* **62**, 3058–3065.

[47] Ebersole, J.L. (1990). Systemic humoral immune response in periodontal disease. *Critical Reviews in Oral Biology and Medicine* **1**, 283–331.

[48] Ebersole, J. (1996). Immune responses in periodontal diseases. In: Wilson, T. & Kornman, K., eds. *Fundamentals of Periodontics*. Chicago: Quintessence Publishing Co, pp. 109–158.

[49] Ebersole, J.L., Taubman, M.A., Smith, D.J., Genco, R.J. & Frey, D.E. (1982). Human immune responses to oral microorganisms. I. Association of localized juvenile periodontitis (LJP) with serum antibody responses to *Actinobacillus actinomycetemcomitans*. *Clinical Experimental Immunology* **47**, 43–52.

[50] Ebersole, J.L., Taubman, M.A., Smith, D.A. *et al.* (1983). Human immune response to oral microorganisms. II. Serum antibody responses to antigens from *Actinobacillus actinomycetemcomitans*. *Journal of Clinical Immunology* **3**, 321–331.

[51] Ebersole, J.L., Taubman, M.A., Smith, D.J. & Goodson, J.M. (1984). Gingival crevicular fluid antibody to oral microorganisms. I. Method of collection and analysis of antibody. *Journal of Periodontal Research* **19**, 124–132.

[52] Ebersole, J., Taubman, M. & Smith, D. (1985a). Local antibody responses in periodontal diseases. *Journal of Periodontology* **56**, 51–56.

[53] Ebersole, J.L., Taubman, M.A. & Smith, D.J. (1985b). Gingival crevicular fluid antibody to oral microorganisms. II. Distribution and specificity of local antibody responses. *Journal of*

Periodontal Research **20**, 349–356.

[54] Ebersole, J.L., Taubman, M.A., Smith, D.J. & Frey, D.E. (1986). Human immune response to oral microorganisms: patterns of antibody levels to *Bacteroides* species. *Infection and Immunity* **51**, 507–513.

[55] Ebersole, J., Cappelli, D. & Sandoval, M. (1994). Subgingival distribution of *A. actinomycetemcomitans* in periodontitis. *Journal of Clinical Periodontology* **21**, 65–75.

[56] Eisenmann, A.C., Eisenmann, R., Sousa, O. & Slots, J. (1983). Microbiological study of localized juvenile periodontitis in Panama. *Journal of Periodontology* **54**, 712–713.

[57] Engel, D. (1996). Lymphocyte function in early-onset periodontitis. *Journal of Periodontology* **67**, 332–336.

[58] Fine, D.H. (1994). Microbial identification and antibiotic sensitivity testing, an aid for patients refractory to periodontal therapy. *Journal of Clinical Periodontology* **21**, 98–106.

[59] Fine, D.H., Goldberg, D. & Karol, R. (1984). Caries levels in patients with juvenile periodontitis. *Journal of Periodontology* **55**, 242–246.

[60] Fives-Taylor, P., Meyer, D. & Mintz, K. (1996). Virulence factors of the periodontopathogen *Actinobacillus actinomycetemcomitans*. *Journal of Periodontology* **67**, 291–297.

[61] Fu, Y., Korostoff, J.M., Fine, D.H. & Wilson, M.E. (2002). Fc gamma receptor genes as risk markers for localized aggressive periodontitis in African-Americans. *Journal of Periodontology* **73**, 517–523.

[62] Genco, R.J., Van, D.T.E., Park, B., Ciminelli, M. & Horoszewicz, H. (1980). Neutrophil chemotaxis impairment in juvenile periodontitis: evaluation of specificity, adherence, deformability, and serum factors. *Journal of the Reticuloendothelial Society* **28**, 81s–91s.

[63] Genco, R.J., Zambon, J.J. & Murray, P.A. (1985). Serum and gingival fluid antibodies as adjuncts in the diagnosis of *Actinobacillus actinomycetemcomitans*-associated periodontal disease. *Journal of Periodontology* **56**, 41–50.

[64] Genco, R.J., Van Dyke, T.E., Levine, M.J., Nelson, R.D. & Wilson, M.E. (1986). Molecular factors influencing neutrophil defects in periodontal disease (1985 Kreshover lecture). *Journal of Dental Research* **65**, 1379–1391.

[65] Gmür, R. & Baehni, P.C. (1997). Serum immunoglobulin G responses to various *Actinobacillus actinomycetemcomitans* serotypes in a young ethnographically heterogenous periodontitis patient group. *Oral Microbiology and Immunology* **12**, 1–10.

[66] Gmür, R. & Guggenheim, B. (1994). Interdental supragingival plaque – A natural habitat of *Actinobacillus actinomycetemcomitans*, *Bacteroides forsythus*, *Campylobacter rectus* and *Prevotella nigrescens*. *Journal of Dental Research* **73**, 1421–1428.

[67] Grossi, S.G., Zambon, J.J., Ho, A.W. *et al.* (1994). Assessment of risk for periodontal disease. I. Risk indicators for attachment loss. *Journal of Periodontology* **65**, 260–267.

[68] Griffiths, G.S., Ayob, R., Guerrero, A. *et al.* (2011). Amoxicillin and metronidazole as an adjunctive treatment in generalized aggressive periodontitis at initial therapy or re-treatment: a randomized controlled clinical trial. *Journal of Clinical Periodontology* **38**, 43–49.

[69] Guerrero, A., Griffiths, G.S., Nibali, L. *et al.* (2005). Adjunctive benefits of systemic amoxicillin and metronidazole in non-surgical treatment of generalized aggressive periodontitis: a randomized placebo-controlled clinical trial. *Journal of Clinical Periodontology* **32**, 1096–1107.

[70] Guerrero, A., Echeverría, J.J. & Tonetti, M.S. (2007). Incomplete adherence to an adjunctive systemic antibiotic regimen decreases clinical outcomes in generalized aggressive periodontitis patients: a pilot retrospective study. *Journal of Clinical Periodontology* **34**, 897–902.

[71] Gunsolley, J.C., Burmeister, J.A., Tew, J.G., Best, A.M. & Ranney, R.R. (1987). Relationship of serum antibody to attachment level patterns in young adults with juvenile periodontitis or generalized severe periodontitis. *Journal of*

Periodontology **58**, 314–320.

[72] Gunsolley, J.C., Tew, J.G., Gooss, C.M., Burmeister, J.A. & Schenkein, H.A. (1988). Effects of race and periodontal status on antibody reactive with *Actinobacillus actinomycetemcomitans* strain. *Journal of Periodontal Research* **23**, 303–307.

[73] Gunsolley, J.C., Ranney, R.R., Zambon, J.J., Burmeister, J.A. & Schenkein, H.A. (1990). *Actinobacillus actinomycetemcomitans* in families afflicted with periodontitis. *Journal of Periodontology* **61**, 643–648.

[74] Haffajee, A.D. & Socransky, S.S. (1994). Microbial etiological agents of destructive periodontal diseases. *Periodontology 2000* **5**, 78–111.

[75] Haffajee, A.D., Socransky, S.S. & Ebersole, J.L. (1984). Clinical, microbiological and immunological features associated with the treatment of active periodontosis lesions. *Journal of Clinical Periodontology* **11**, 600–618.

[76] Haffajee, A.D., Socransky, S.S., Smith, C. & Dibart, S. (1991). Relation of baseline microbial parameters to future periodontal attachment loss. *Journal of Clinical Periodontology* **18**, 744–750.

[77] Haffajee, A.D., Socransky, S.S. & Gunsolley, J.C. (2003). Systemic anti-infective periodontal therapy. A systematic review. *Annals of Periodontology* **8**, 115–181.

[78] Hall, E.R., Falkler, W.A. Jr. & Suzuki, J.B. (1990). Production of immunoglobulins in gingival tissue explant cultures from juvenile periodontitis patients. *Journal of Periodontology* **61**, 603–608.

[79] Hall, E.R., Falkler, W.A. Jr., Martin, S.A. & Suzuki, J.B. (1991). The gingival immune response to *Actinobacillus actinomycetemcomitans* in juvenile periodontitis. *Journal of Periodontology* **62**, 792–798.

[80] Hall, E.R., Martin, S.A., Suzuki, J.B. & Falkler, W.A. Jr. (1994). The gingival immune response to periodontal pathogens in juvenile periodontitis. *Oral Microbiology and Immunology* **9**, 327–334.

[81] Haraszthy, V.I., Hariharan, G., Tinoco, E.M. *et al.* (2000). Evidence for the role of highly leukotoxic *Actinobacillus actinomycetemcomitans* in the pathogenesis of localized juvenile and other forms of early-onset periodontitis. *Journal of Periodontology* **71**, 912–922.

[82] Hart, T. (1996). Genetic risk factors for early onset periodontitis. *Journal of Periodontology* **67**, 355–366.

[83] Hart, T.C., Marazita, M.L., Schenkein, H.A. & Diehl, S.R. (1992). Re-interpretation of the evidence for X-linked dominant inheritance of juvenile periodontitis. *Journal of Periodontology* **63**, 169–173.

[84] Hart, T., Marazita, M., McCanna, K., Schenkein, H. & Diehl, S. (1993). Re-evaluation of the chromosome 4q candidate region for early onset periodontitis. *Human Genetics* **91**, 416–422.

[85] Haubek, D., Poulsen, K., Asikainen, S. & Kilian, M. (1995). Evidence for absence in northern Europe of especially virulent clonal types of *Actinobacillus actinomycetemcomitans*. *Journal of Clinical Microbiology* **33**, 395–401.

[86] Haubek, D., Poulsen, K., Westergaard, J., Dahlen, G. & Kilian, M. (1996). Highly toxic clone of *Actinobacillus actinomycetemcomitans* in geographically widespread cases of juvenile periodontitis in adolescents of African origin. *Journal of Clinical Microbiology* **34**, 1576–1578.

[87] Haubek, D., Dirienzo, J.M., Tinoco, E.M. *et al.* (1997). Racial tropism of a highly toxic clone of *Actinobacillus actinomycetemcomitans* associated with juvenile periodontitis. *Journal of Clinical Microbiology* **35**, 3037–3042.

[88] Haubek, D., Ennibi, O.K., Poulsen, K. *et al.* (2001). Early-onset periodontitis in Morocco is associated with the highly leukotoxic clone of *Actinobacillus actinomycetemcomitans*. *Journal of Dental Research* **80**, 1580–1583.

[89] Haubek, D., Ennibi, O.K., Poulsen, K. *et al.* (2008). Risk of aggressive periodontitis in adolescent carriers of the JP2 clone of *Aggregatibacter* (*Actinobacillus*) *actinomycetemcomitans* in Morocco: a prospective longitudinal cohort study. *Lancet* **371**, 237–242.

[90] He, T., Nishihara, T., Demuth, D.R. & Ishikawa, I. (1999). A novel insertion sequence increases the expression of leukotoxicity in *Actinobacillus actinomycetemcomitans* clinical isolates. *Journal of Periodontology* **70**, 1261–1268.

[91] Heller, D., Varela, V.M., Silva-Senem, M.X. *et al.* (2011). Impact of systemic antimicrobials combined with anti-infective mechanical debridement on the microbiota of generalized aggressive periodontitis: a 6-month RCT. *Journal of Clinical Periodontology* **38**, 355–364.

[92] Höltta, P., Alaluusua, S., Saarela, M. & Asikainen, S. (1994). Isolation frequency and serotype distribution of mutans streptococci and *Actinobacillus actinomycetemcomitans*, and clinical periodontal status in Finnish and Vietnamese children. *Scandinavian Journal of Dental Research* **102**, 113–119.

[93] Hormand, J. & Frandsen, A. (1979). Juvenile periodontitis. Localization of bone loss in relation to age, sex, and teeth. *Journal of Clinical Periodontology* **6**, 407–416.

[94] Johnson, J.D., Chen, R., Lenton, P.A. *et al.* (2008). Persistence of extracrevicular bacterial reservoirs after treatment of aggressive periodontitis. *Journal of Periodontology* **79**, 2305–2312.

[95] Jordan, W.J., Eskdale, J., Lennon, G.P. *et al.* (2005). A non-conservative, coding single-nucleotide polymorphism in the N-terminal region of lactoferrin is associated with aggressive periodontitis in an African-American, but not a Caucasian population. *Genes and Immunity* **6**, 632–635.

[96] Kaneko, S., Kobayashi, T., Yamamoto, K. *et al.* (2004). A novel polymorphism of FcalphaRI (CD89) associated with aggressive periodontitis. *Tissue Antigens* **63**, 572–577.

[97] Kaner, D., Christan, C., Dietrich, T. *et al.* (2007). Timing affects the clinical outcome of adjunctive systemic antibiotic therapy for generalized aggressive periodontitis. *Journal of Periodontology* **78**, 1201–1208.

[98] Kilian, M., Frandsen, E.V., Haubek, D. & Poulsen, K. (2006). The etiology of periodontal disease revisited by population genetic analysis. *Periodontology 2000* **42**, 158–179.

[99] Kinane, D.F., Cullen, C.F., Johnston, F.A. & Evans, C.W. (1989a). Neutrophil chemotactic behaviour in patients with early onset forms of periodontitis. I. Leading front analysis in Boyden chambers. *Journal of Clinical Periodontology* **16**, 242–246.

[100] Kinane, D.F., Cullen, C.F., Johnston, F.A. & Evans, C.W. (1989b). Neutrophil chemotactic behaviour in patients with early onset forms of periodontitis. II. Assessment using the under agarose technique. *Journal of Clinical Periodontology* **16**, 247–251.

[101] Kilian, M., Frandsen, E.V., Haubek, D. & Poulsen, K. (2006). The etiology of periodontal disease revisited by population genetic analysis. *Periodontology 2000* **42**, 158–179.

[102] Kolodrubetz, D., Dailey, T., Ebersole, J. & Kraig, E. (1989). Cloning and expression of the leukotoxin gene from *Actinobacillus actinomycetemcomitans*. *Infection and Immunity* **57**, 1465–1469.

[103] Kornman, K.S. & Robertson, P.B. (1985). Clinical and microbiological evaluation of therapy for juvenile periodontitis. *Journal of Periodontology* **56**, 443–446.

[104] Kugelberg, C.F. (1992). Third molar surgery. *Current Opinions in Oral and Maxillofacial Surgery and Infections* **2**, III, 9–16.

[105] Lally, E., Baehni, P. & McArthur, W. (1980). Local immunoglobulin synthesis in periodontal disease. *Journal of Periodontal Research* **15**, 159–164.

[106] Lally, E.T., Kieba, I.R., Golub, E.E., Lear, J.D. & Tanaka, J.C. (1996). Structure/function aspects of *Actinobacillus actinomycetemcomitans* leukotoxin. *Journal of Periodontology* **67**, 298–308.

[107] Lang, N. & Hill, R. (1977). Radiographs in periodontics. *Journal of Clinical Periodontology* **4**, 16–28.

[108] Lang, N.P., Bartold, P.M., Cullinam, M. *et al.* (1999). International Classification Workshop. Consensus report: Aggressive periodontitis. *Annals of Periodontology* **4**, 53.

[109] Li, Y., Xu, L., Hasturk, H. *et al.* (2004). Localized aggressive periodontitis is linked to human chromosome 1q25. *Human Genetics* **114**, 291–297.

[110] Liljenberg, B. & Lindhe, J. (1980). Juvenile periodontitis: some microbiological, histopathologic and clinical characteristics. *Journal of Clinical Periodontology* **7**, 748–761.

[111] Lissau, I., Holst, D. & Friis-Hasché, E. (1990). Dental health behaviors and periodontal disease indicators in Danish youths. *Journal of Clinical Periodontology* **17**, 42–47.

[112] Listgarten, M.A. (1976). Structure of the microbial flora associated with periodontal health and disease in man. *Journal of Periodontology* **47**, 1–18.

[113] Listgarten, M.A., Lai, C.H. & Evian, C.I. (1981). Comparative antibody titers to *Actinobacillus actinomycetemcomitans* in juvenile periodontitis, chronic periodontitis, and periodontally healthy subjects. *Journal of Clinical Periodontology* **8**, 155–164.

[114] Listgarten, M.A., Wong, M.Y. & Lai, C.H. (1995). Detection of *Actinobacillus actinomycetemcomitans*, *Porphyromonas gingivalis*, and *Bacteroides forsythus* in an *A. actinomycetemcomitans*-positive patient population. *Journal of Periodontology* **66**, 158–164.

[115] Llorente, M.A. & Griffiths, G.S. (2006). Periodontal status among relatives of aggressive periodontitis patients and reliability of family history report. *Journal of Clinical Periodontology* **33**, 121–125.

[116] Löe, H. & Brown, L.J. (1991). Early onset periodontitis in the United States of America. *Journal of Periodontology* **62**, 608–616.

[117] Loesche, W.J., Syed, S.A., Schmidt, E. & Morrison, E.C. (1985). Bacterial profiles of subgingival plaques in periodontitis. *Journal of Clinical Periodontology* **56**, 447–456.

[118] Long, J., Nance, W., Waring, P., Burmeister, J. & Ranney, R. (1987). Early onset periodontitis: a comparison and evaluation of two modes of inheritance. *Genetic Epidemiology* **4**, 13–24.

[119] Loos, B.G., Leppers-Van de Straat, F.G., Van de Winkel, J.G. & Van der Velden, U. (2003). Fcgamma receptor polymorphisms in relation to periodontitis. *Journal of Clinical Periodontology* **30**, 595–602.

[120] Loos, B.G., John, R.P. & Laine, M.L. (2005). Identification of genetic risk factors for periodontitis and possible mechanisms of action. *Journal of Clinical Periodontology* **32** (Suppl 6), 154–174.

[121] Macheleidt, A., Muller, H.P., Eger, T., Putzker, M., Fuhrmann, A. *et al.* (1999). Absence of an especially toxic clone among isolates of *Actinobacillus actinomycetemcomitans* recovered from army recruits. *Clinical Oral Investigations* **3**, 161–167.

[122] Machtei, E.E. & Younis, M.N. (2008). The use of 2 antibiotic regimens in aggressive periodontitis: comparison of changes in clinical parameters and gingival crevicular fluid biomarkers. *Quintessence International* **39**, 811–819.

[123] Mackler, B.F., Frostad, K.B., Robertson, R.B. & Levy, B.M. (1977). Immunoglobulin bearing lymphocytes and plasma cells in human periodontal disease. *Journal of Periodontal Research* **12**, 37–45.

[124] Mackler, B.F., Waldrop, T.C., Schur, P., Robertson, P.B. & Levy, B.M. (1978). IgG subclasses in human periodontal disease. I. Distribution and incidence of IgG subclasses bearing lymphocytes and plasma cells. *Journal of Periodontal Research* **13**, 109–119.

[125] Mandell, R.L. (1984). A longitudinal microbiological investigation of *Actinobacillus actinomycetemcomitans* and *Eikenella corrodens* in juvenile periodontitis. *Infection and Immunity* **45**, 778–780.

[126] Mandell, R.L. & Socransky, S.S. (1981). A selective medium for *Actinobacillus actinomycetemcomitans* and the incidence of the organism in juvenile periodontitis. *Journal of Periodontology* **52**, 593–598.

[127] Mandell, R.L., Ebersole, L.J. & Socransky, S.S. (1987). Clinical immunologic and microbiologic features of active disease sites in juvenile periodontitis. *Journal of Clinical Periodontology* **14**, 534–540.

[128] Mandell, R.L., Tripodi, L.S., Savitt, E., Goodson, J.M. &

Socransky, S.S. (1986). The effect of treatment on *Actinobacillus actinomycetemcomitans* in localized juvenile periodontitis. *Journal of Periodontology* **57**, 94–99.

[129] Marazita, M., Burmeister, J. & Gunsolley, J. (1994). Evidence for autosomal dominant inheritance and race-specific heterogeneity in early-onset periodontitis. *Journal of Periodontology* **65**, 623–630.

[130] Masada, M.P., Persson, R., Kenney, J.S. *et al.* (1990). Measurement of interleukin-1 alpha and beta in gingival crevicular fluid: implications for pathogenesis of periodontal disease. *Journal of Periodontal Research* **25**, 156–163.

[131] McNabb, H., Mombelli, A., Gmür, R., Mathey-Dinç, S. & Lang, N.P. (1992). Periodontal pathogens in shallow pockets in immigrants from developing countries. *Oral Microbiology and Immunology* **7**, 267–272.

[132] Mestnik, M.J., Feres, M., Figueiredo, L.C. *et al.* (2010). Short-term benefits of the adjunctive use of metronidazole plus amoxicillin in the microbial profile and in the clinical parameters of subjects with generalized aggressive periodontitis. *Journal of Clinical Periodontology* **37**, 353–365.

[133] Mestnik, M.J., Feres, M., Figueiredo, L.C. *et al.* (2012). The effects of adjunctive metronidazole plus amoxicillin in the treatment of generalized aggressive periodontitis: a 1-year double-blinded, placebo-controlled, randomized clinical trial. *Journal of Clinical Periodontology* **39**, 955–961.

[134] Mombelli, A., Gmür, R., Gobbi, C. & Lang, N.P. (1994a). Actinobacillus actinomycetemcomitans in adult periodontitis. II. Characterization of isolated strains and effect of mechanical periodontal treatment. *Journal of Periodontology* **65**, 827–834.

[135] Mombelli, A., Wicki, A. & Lang, N.P. (1994b). The occurrence of *Actinobacillus actinomycetemcomitans*, *Porphyromonas gingivalis* and *Prevotella intermedia* in an Arabic population with minimal periodontal disease. *Microbial Ecology in Health and Disease* **7**, 217–224.

[136] Mombelli, A., Gmür, R., Lang, N.P., Corbet, E.F. & Frey, J. (1999). *A. actinomycetemcomitans* in Chinese adults. Serotype distribution and analysis of the leukotoxin gene promoter locus. *Journal of Clinical Periodontology* **26**, 505–510.

[137] Mombelli, A., Schmid, B., Rutar, A. & Lang, N.P. (2000). Persistence patterns of *Porphyromonas gingivalis*, *Prevotella intermedia/nigrescens*, and *Actinobacillus actinomycetemcomitans* after mechanical therapy of periodontal disease. *Journal of Periodontology* **71**, 14–21.

[138] Mombelli, A., Casagni, F. & Madianos, P.N. (2002). Can presence or absence of periodontal pathogens distinguish between subjects with chronic and aggressive periodontitis? A systematic review. *Journal of Clinical Periodontology* **29 Suppl 3**, 10–21.

[139] Moore, W.E.C. (1987). Microbiology of periodontal disease. *Journal of Periodontal Research* **22**, 335–341.

[140] Moore, W.E.C., Holdeman, L.V., Cato, E.P. *et al.* (1985). Comparative bacteriology of juvenile periodontitis. *Infection and Immunity* **48**, 507–519.

[141] Murray, P.A., Burstein, D.A. & Winkler, J.R. (1989). Antibodies to *Bacteroides gingivalis* in patients with treated and untreated periodontal disease. *Journal of Periodontology* **60**, 96–103.

[142] Needleman, H., Nelson, L., Allred, E. & Seow, K. (1997). Alveolar bone height of primary and first permanent molars in healthy 7 to 9-year-old children. *ASDC Journal of Dentistry for Children* **64**, 188–196.

[143] Newman, M.G. & Socransky, S.S. (1977). Predominant cultivable microbiota in periodontosis. *Journal of Periodontal Research* **12**, 120.

[144] Newman, M.G., Socransky, S.S., Savitt, E.D., Propas, D.A. & Crawford, A. (1976). Studies of the microbiology of periodontosis. *Journal of Periodontology* **47**, 373–379.

[145] Nibali, L., Parkar, M., Brett, P. *et al.* (2006). NADPH oxidase (CYBA) and FcgammaR polymorphisms as risk factors for aggressive periodontitis: a case-control association study. *Journal of Clinical Periodontology* **33**, 529–539.

[146] Noack, B., Gorgens, H., Hoffmann, T. & Schackert, H.K. (2006). CARD15 gene variants in aggressive periodontitis. *Journal of Clinical Periodontology* **33**, 779–783.

[147] Offenbacher, S., Heasman, P. & Collins, J. (1993). Modulation of host PGE2 secretion as a determinant of periodontal disease. *Journal of Periodontology* **64**, 432–444.

[148] Ogawa, T., Tarkowski, A., McGhee, M.L. *et al.* (1989). Analysis of human IgG and IgA antibody secreting cells from localized chronic inflammatory tissue. *Journal of Immunology* **142**, 1140–1158.

[149] Online Mendelian Inheritance in Man (OMIM). (1996). Center for Medical Genetics, Johns Hopkins University (Baltimore, MD) and National Center for Biotechnology Information, National Library of Medicine (Bethesda, MD). Available at: http://www3.ncbi.nlm.nih.gov/omim/

[150] Page, R.C. (1990). Risk factors involving host defense mechanisms. In: Bader, J.D., ed. *Risk Assessment in Dentistry.* Chapel Hill: University of North Carolina Dental Ecology, pp. 94–104.

[151] Page, R.C., Bowen, T., Altman, L. *et al.* (1983). Prepubertal periodontitis. I. Definition of a clinical disease entity. *Journal of Periodontology* **54**, 257–271.

[152] Papapanou, P. (1996). Periodontal diseases: epidemiology. *Annals of Periodontology* **1**, 1–36.

[153] Park, K.S., Nam, J.H. & Choi, J. (2006). The short vitamin D receptor is associated with increased risk for generalized aggressive periodontitis. *Journal of Clinical Periodontology* **33**, 524–528.

[154] Patters, M., Niekrash, C. & Lang, N. (1989). Assessment of complement cleavage during experimental gingivitis in man. *Journal of Clinical Periodontology* **16**, 33–37.

[155] Pavicic, M.J.A.M.P., van Winkelhoff, A.J., Douqué, N.H., Steures, R.W.R. & de Graaff, J. (1994). Microbiological and clinical effects of metronidazole and amoxicillin in *Actinobacillus actinomycetemcomitans*-associated periodontitis. *Journal of Clinical Periodontology* **21**, 107–112.

[156] Petit, M.D.A., van Steenbergen, T.J.M., de Graaff, J. & van der Velden, U. (1993a). Transmission of *Actinobacillus actinomycetemcomitans* in families of adult periodontitis patients. *Journal of Periodontal Research* **28**, 335–345.

[157] Petit, M.D.A., van Steenbergen, T.J.M., Scholte, L.H.M., van der Velden, U. & de Graaff, J. (1993b). Epidemiology and transmission of *Porphyromonas gingivalis* and *Actinobacillus actinomycetemcomitans* among children and their family members – a report of four surveys. *Journal of Clinical Periodontology* **20**, 641–650.

[158] Poulsen, K., Theilade, E., Lally, E.T., Demuth, D.R. & Kilian, M. (1994). Population structure of *Actinobacillus actinomycetemcomitans*: A framework for studies of disease-associated properties. *Microbiology* **140**, 2049–2060.

[159] Preus, H.R. (1988). Treatment of rapidly destructive periodontitis in Papillon-Lefèvre syndrome. Laboratory and clinical observations. *Journal of Clinical Periodontology* **15**, 639–643.

[160] Preus, H.R., Russell, D.T. & Zambon, J.J. (1992). Transmission of *Actinobacillus actinomycetemcomitans* in families of adult periodontitis patients. *Journal of Dental Research* **71**, 606.

[161] Rams, T.E., Feik, D. & Slots, J. (1992). Ciprofloxacin/metronidazole treatment of recurrent adult periodontitis. *Journal of Dental Research* **71**, 319.

[162] Rams, T.E., Listgarten, M.A. & Slots, J. (1996). The utility of 5 major putative periodontal pathogens and selected clinical parameters to predict periodontal breakdown in adults on maintenance care. *Journal of Clinical Periodontology* **23**, 346–354.

[163] Renvert, S., Wikström, M., Dahlén, G., Slots, J. & Egelberg, J. (1990a). Effect of root debridement on the elimination of *Actinobacillus actinomycetemcomitans* and *Bacteroides gingivalis* from periodontal pockets. *Journal of Clinical Periodontology* **17**, 345–350.

[164] Renvert, S., Wikström, M., Dahlén, G., Slots, J. & Egelberg, J. (1990b). On the inability of root debridement and periodontal surgery to eliminate *Actinobacillus actinomycetemcomitans*

430　临床牙周病学和口腔种植学（第6版）·上卷

from periodontal pockets. *Journal of Clinical Periodontology* **17**, 351–355.

[165] Rodenburg, J.P., van Winkelhoff, A.J., Winkel, E.G. *et al.* (1990). Occurrence of *Bacteroides gingivalis, Bacteroides intermedius* and *Actinobacillus actinomycetemcomitans* in severe periodontitis in relation to age and treatment history. *Journal of Clinical Periodontology* **17**, 392–399.

[166] Saglie, F.R., Marfany, A. & Camargo, P. (1988). Intragingival occurrence of *Actinobacillus actinomycetemcomitans* and *Bacteroides gingivalis* in active destructive periodontal lesions. *Journal of Periodontology* **59**, 259–265.

[167] Sandholm, L., Tolo, K. & Olsen, I. (1987). Salivary IgG, a parameter of periodontal disease activity? High responders to Actinobacillus actinomycetemcomitans Y4 in juvenile and adult periodontitis. *Journal of Clinical Periodontology* **14**, 289–294.

[168] Saxen, L. & Nevanlinna, H.R. (1984). Autosomal recessive inheritance of juvenile periodontitis: test of a hypothesis. *Clinical Genetics* **25**, 332–335.

[169] Scapoli, C., Trombelli, L., Mamolini, E. & Collins, A. (2005). Linkage disequilibrium analysis of case-control data: an application to generalized aggressive periodontitis. *Genes and Immunity* **6**, 44–52.

[170] Schenkein, H. (1994). Genetics of early onset periodontal disease. In: Genco, R., Hamada, S., Lehner, T, McGhee, J. & Mergenhagen, S., eds. *Molecular Pathogenesis of Periodontal Disease*. Washington, DC: American Society for Microbiology, pp. 373–383.

[171] Schenkein, H.A. & Genco, R.J. (1977). Gingival fluid and serum in periodontal diseases. II. Evidence for cleavage of complement component C3, C3 proactivator (factor B) and C4 in gingival fluid. *Journal of Periodontology* **48**, 778–784.

[172] Schenkein, H. & Van Dyke, T. (1994). Early onset periodontitis. Systemic aspects of etiology and pathogenesis. *Periodontology 2000* **6**, 7–25.

[173] Schenkein, H.A., Gunsolley, J.C., Koertge, T.E., Schenkein, J.G. & Tew, J.G. (1995). Smoking and its effects on early-onset periodontitis. *Journal of the American Dental Association* **126**, 1107–1113.

[174] Schonfeld, S.E. & Kagan, J.M. (1982). Specificity of gingival plasma cells for bacterial somatic antigens. *Journal of Periodontal Research* **17**, 60–69.

[175] Shah, H.N. (1993). *Biology of the Species Porphyromonas gingivalis*. Boca Raton: CRC Press.

[176] Shapira, L., Smidt, A., Van, D.T.E. *et al.* (1994a). Sequential manifestation of different forms of early-onset periodontitis. A case report. *Journal of Periodontology* **65**, 631–635.

[177] Shapira, L., Warbington, M. & Van Dyke, T.E. (1994b). TNF-alpha and IL-1 beta in serum of LJP patients with normal and defective neutrophil chemotaxis. *Journal of Periodontal Research* **29**, 371–373.

[178] Shapira, L., Wilensky, A. & Kinane, D.F. (2005). Effect of genetic variability on the inflammatory response to periodontal infection. *Journal of Clinical Periodontology* **32 Suppl 6**, 67–81.

[179] Sioson, P.B., Furgang, D., Steinberg, L.M. & Fine, D.H. (2000). Proximal caries in juvenile periodontitis patients. *Journal of Periodontology* **71**, 710–716.

[180] Sjödin, B. & Mattson, L. (1992). Marginal bone level in the normal primary dentition. *Journal of Clinical Periodontology* **19**, 672–678.

[181] Sjödin, B. & Mattson, L. (1994). Marginal bone loss in the primary dentition. A survey of 7 to 9 year olds in Sweden. *Journal of Clinical Periodontology* **21**, 313–319.

[182] Sjödin, B., Crossner, C.G., Unell, L. & Ostlund, P. (1989). A retrospective radiographic study of alveolar bone loss in the primary dentition in patients with localized juvenile periodontitis. *Journal of Clinical Periodontology* **16**, 124–127.

[183] Sjödin, B., Matsson, L., Unell, L. & Egelberg, J. (1993). Marginal bone loss in the primary dentition of patients with

juvenile periodontitis. *Journal of Clinical Periodontology* **20**, 32–36.

[184] Slots, J. (1976). The predominant cultivable organisms in juvenile periodontitis. *Scandinavian Journal of Dental Research* **84**, 1.

[185] Slots, J. & Listgarten, M.A. (1988). *Bacteroides gingivalis, Bacteroides intermedius* and *Actinobacillus actinomycetemcomitans* in human periodontal diseases. *Journal of Clinical Periodontology* **15**, 85–93.

[186] Slots, J. & Rosling, B.G. (1983). Suppression of the periodontopathic microflora in localized juvenile periodontitis by systemic tetracycline. *Journal of Clinical Periodontology* **10**, 465–486.

[187] Slots, J. & Schonfeld, S.E. (1991). *Actinobacillus actinomycetemcomitans* in localized juvenile periodontitis. In: Hamada, S., Holt, S.C. & McGhee, J.R., eds. *Periodontal Disease. Pathogens and Host Immune Responses*. Tokyo: Quintessence, pp. 53–64.

[188] Slots, J., Reynolds, H.S. & Genco, R.J. (1980). *Actinobacillus actinomycetemcomitans* in human periodontal disease: a cross-sectional microbiological investigation. *Infection and Immunity* **29**, 1013–1020.

[189] Slots, J., Bragd, L., Wikström, M. & Dahlén, G. (1986). The occurrence of *Actinobacillus actinomycetemcomitans, Bacteroides gingivalis* and *Bacteroides intermedius* in destructive periodontal disease in adults. *Journal of Clinical Periodontology* **13**, 570–577.

[190] Slots, J., Feik, D. & Rams, T.E. (1990). *Actinobacillus actinomycetemcomitans* and *Bacteroides intermedius* in human periodontitis: age relationship and mutual association. *Journal of Clinical Periodontology* **17**, 659–662.

[191] Socransky, S.S. & Haffajee, A.D. (1992). The bacterial etiology of destructive periodontal disease: current concepts. *Journal of Periodontology* **63**, 322–331.

[192] Soedarsono, N., Rabello, D., Kamei, H. *et al.* (2006). Evaluation of *RANK/RANKL/OPG* gene polymorphisms in aggressive periodontitis. *Journal of Periodontal Research* **41**, 397–404.

[193] Spitznagel, J., Kraig, E. & Kolodrubetz, D. (1991). Regulation of leukotoxin in leukotoxic and nonleukotoxic strains of *Actinobacillus actinomycetemcomitans*. *Infection and Immunity* **59**, 1394–1401.

[194] Steubing, P., Mackler, B., Schur, P. & Levy, B. (1982). Humoral studies of periodontal disease. I. Characterisation of immunoglobulins quantitated from cultures of gingival tissue. *Clinical Immunology and Immunopathology* **22**, 32–43.

[195] Suomi, J., Plumbo, J. & Barbano, J. (1968). A comparative study of radiographs and pocket measurements in periodontal disease evaluation. *Journal of Periodontology* **39**, 311–315.

[196] Suzuki, A., Ji, G., Numabe, Y. *et al.* (2004). Single nucleotide polymorphisms associated with aggressive periodontitis and severe chronic periodontitis in Japanese. *Biochemical and Biophysical Research Communications* **317**, 887–892.

[197] Sweeney, E.A., Alcoforado, G.A.P., Nyman, S. & Slots, J. (1987). Prevalence and microbiology of localized prepubertal periodontitis. *Oral Microbiology and Immunology* **2**, 65–70.

[198] Tan, K.S., Woo, C.H., Ong, G. & Song, K.P. (2001). Prevalence of *Actinobacillus actinomycetemcomitans* in an ethnic adult Chinese population. *Journal of Clinical Periodontology* **28**, 886–890.

[199] Taubman, M.A., Stoufi, E.D., Seymour, G.J., Smith, D.J. & Ebersole, J.L. (1988). Immunoregulatory aspects of periodontal diseases. *Advances in Dental Research* **2**, 328–333.

[200] Taubman, M.A., Wang, H-Y., Lundqvist, C.A. *et al.* (1991). The cellular basis of host responses in periodontal diseases. In: Hamada, S., Holt, S.C. & McGhee, J.R., eds. *Periodontal Disease: Pathogens and Host Immune Responses*. Tokyo: Quintessence Publishing Co, pp. 199–208.

[201] Tew, J.G., Marshall, D.R. & Burmeister, J.A. (1985). Relationship between gingival crevicular fluid and serum antibody titers in young adults with generalized and localized periodontitis. *Infection and Immunity* **49**, 487–493.

[202] Tew, J.G., Zhang, J.B., Quinn, S. *et al.* (1996). Antibody of the

IgG2 subclass, *Actinobacillus actinomycetemcomitans*, and early onset periodontitis. *Journal of Periodontology* **67**, 317–322.

[203] Tinoco, E.M.B., Stevens, R., Haubek, D. *et al.* (1997). Relationship of serotype, leukotoxin gene type and lysogeny in *Actinobacillus actinomycetemcomitans* to periodontal disease status. *European Journal of Oral Sciences* **105**, 310–317.

[204] Tolo, K. & Schenck, K. (1985). Activity of serum immunoglobulins G, A, and M to six anaerobic, oral bacteria in diagnosis of periodontitis. *Journal of Periodontal Research* **20**, 113–121.

[205] Tonetti, M. (1993). Etiology and pathogenesis. In: Lang, N.P. & Karring, T., eds. *Proceedings of the 1st European Workshop on Periodontology*, Berlin: Quintessenz Verlags-GmbH, pp. 54–89.

[206] Tonetti, M.S. & Claffey, N., on behalf of the European Workshop in Periodontology Group C. (2005). Advances in the progression of periodontitis and proposal of definitions of a periodontitis case and disease progression for use in risk factor research. *Journal of Clinical Periodontology* **32** (Suppl 6), 205–208.

[207] Tonetti, M. & Mombelli, A. (1999). Early onset periodontitis. *Annals of Periodontology* **4**, 39–53.

[208] Tsai, C.C., McArthur, W.P., Baehni, P.C. *et al.* (1981). Serum neutralizing activity against *Actinobacillus actinomycetemcomitans* leukotoxin in juvenile periodontitis. *Journal of Clinical Periodontology* **8**, 338–348.

[209] Tsai, C.C., Shenker, B.J., DiRienzo, J.M., Malmud, D. & Taichman, N.S. (1984). Extraction and isolation of a leukotoxin from *Actinobacillus actinomycetemcomitan*s with polymyxin B. *Infection and Immunity* **43**, 700–705.

[210] van der Velden, U., Abbas, F., Van Steenbergen, T.J.M. *et al.* (1989). Prevalence of periodontal breakdown in adolescents and presence of *Actinobacillus actinomycetemcomitans* in subjects with attachment loss. *Journal of Periodontology* **60**, 604–610.

[211] Van Dyke, T.E., Horoszewicz, H.U. & Genco, R.J. (1982). The polymorphonuclear leukocyte (PMNL) locomotor defect in juvenile periodontitis. *Journal of Periodontology* **53**, 682–687.

[212] Van Dyke, T.E., Schweinebraten, M., Cianciola, L.J., Offenbacher, S. & Genco, R.J. (1985). Neutrophil chemotaxis in families with localized juvenile periodontitis. *Journal of Periodontal Research* **20**, 503–514.

[213] Van Dyke, T.E., Zinney, W., Winkel, K. *et al.* (1986). Neutrophil function in localized juvenile periodontitis. Phagocytosis, superoxide production and specific granule release. *Journal of Periodontology* **57**, 703–708.

[214] Van Dyke, T.E., Offenbacher, S., Kalmar, J. & Arnold, R.R. (1988). Neutrophil defects and host-parasite interactions in the pathogenesis of localized juvenile periodontitis. *Advances in Dental Research* **2**, 354–358.

[215] van Winkelhoff, A.J. & Boutaga, K. (2005). Transmission of periodontal bacteria and models of infection. *Journal of Clinical Periodontology* **32** (Suppl 6), 16–27.

[216] van Winkelhoff, A.J., Rodenburg, J.P., Goene, R.J. *et al.* (1989). Metronidazole plus amoxicillin in the treatment of *Actinobacillus actinomycetemcomitans* associated periodontitis. *Journal of Clinical Periodontology* **16**, 128–131.

[217] Varela, V.M., Heller, D., Silva-Senem, M.X. *et al.* (2011). Systemic antimicrobials adjunctive to a repeated mechanical and antiseptic therapy for aggressive periodontitis: a 6-month randomized controlled trial. *Journal of Periodontology* **82**, 1121–1130.

[218] Vincent, J.W., Suzuki, J.B., Falkler, W.A. & Cornett, W.C. (1985). Reaction of human sera from juvenile periodontitis, rapidly progressive periodontitis, and adult periodontitis patients with selected periodontopathogens. *Journal of Periodontology* **56**, 464–469.

[219] Von Troil-Lindén, B., Torkko, H., Alaluusua, S. *et al.* (1995). Periodontal findings in spouses: A clinical, radiographic and microbiological study. *Journal of Clinical Periodontology* **22**, 93–99.

[220] Waldrop, T.C., Mackler, B.F. & Schur, P. (1981). IgG and IgG subclasses in human periodontosis (juvenile periodontitis). Serum concentrations. *Journal of Periodontology* **52**, 96–98.

[221] Westergaard, J., Frandsen, A. & Slots, J. (1978). Ultrastructure of the subgingival microflora in juvenile periodontitis. *Scandinavian Journal of Dental Research* **86**, 421–429.

[222] Williams, R.C., Jeffcoat, M.K., Kaplan, M.L. *et al.* (1985). Fluorbiprofen: a potent inhibitor of alveolar bone resorption in beagles. *Science* **227**, 640–642.

[223] Williams, R.C., Jeffcoat, M.K., Howell, T.H. *et al.* (1989). Altering the course of human alveolar bone loss with the non-steroidal anti-inflammatory drug fluorbiprofen. *Journal of Periodontology* **60**, 485–490.

[224] Wilson, M.E. & Kalmar, J.R. (1996). FcRIIa (CD32): a potential marker defining susceptibility to localized juvenile periodontitis. *Journal of Periodontology* **67**, 323–331.

[225] Xajigeorgiou, C., Sakellari, D., Slini, T., Baka, A. & Konstantinidis, A. (2006). Clinical and microbiological effects of different antimicrobials on generalized aggressive periodontitis. *Journal of Clinical Periodontology* **33**, 254–264.

[226] Yek, E.C., Cintan, S., Topcuoglu, N. *et al.* (2010). Efficacy of amoxicillin and metronidazole combination for the management of generalized aggressive periodontitis. *Journal of Periodontology* **81**, 964–974.

[227] Zambon, J.J., DeLuca, C., Slots, J. & Genco, R.J. (1983a). Studies of leukotoxin from *Actinobacillus actinomycetemcomitans* using the promyelocytic HL-60 cell line. *Infection and Immunity* **40**, 205–212.

[228] Zambon, J.J., Slots, J. & Genco, R.J. (1983b). Serology of oral *Actinobacillus actinomycetemcomitans* and serotype distribution in human periodontal disease. *Infection and Immunity* **41**, 19–27.

[229] Zambon, J.J., Christersson, L.A. & Slots, J. (1983c). *Actinobacillus actinomycetemcomitans* in human periodontal disease. Prevalence in patient groups and distribution of biotypes and serotypes within families. *Journal of Periodontology* **54**, 707–711.

[230] Zambon, J.J., Umemoto, T., De Nardin, E. *et al.* (1988). *Actinobacillus actinomycetemcomitans* in the pathogenesis of human periodontal disease. *Advances in Dental Research* **2**, 269–274.

[231] Zambon, J.J., Haraszthy, V.I., Hariharan, G., Lally, E.T. & Demuth, D.R. (1996). The microbiology of early-onset periodontitis: association of highly toxic *Actinobacillus actinomycetemcomitans* strains with localized juvenile periodontitis. *Journal of Periodontology* **67**, 282–290.

第22章

坏死性牙周病

Necrotizing Periodontal Disease

Palle Holmstrup

Department of Periodontology, School of Dentistry, University of Copenhagen, Copenhagen, Denmark

命名法

　　坏死性龈炎（necrotizing gingivitis, NG），坏死性牙周炎（necrotizing periodontitis, NP）以及坏死性口炎（necrotizing stomatitis, NS）是由菌斑引起的最严重的牙周炎性病损。坏死性疾病起病急、病程短，因此"急性"常作为诊断的一部分。此病破坏速度快，使患者身体虚弱，并且可表现在同一疾病的不同阶段（Horning & Cohen 1995）。坏死性龈炎（NG）和坏死性牙周炎（NP）的区别目前尚无明确结论，但与牙龈炎这个词的使用一样，坏死性龈炎（NG）其病损局仅限于牙龈组织，而无牙周附着丧失（Riley et al. 1992）。然而大多数时候，该类病损会导致附着丧失（MacCarthy & Claffey 1991），因此，对于有附着丧失的情况，更为正确的术语是坏死性牙周炎（NP），其病损局限于牙周组织，包括牙龈、牙周膜和牙槽骨。如果病损进一步发展，越过膜龈联合，则需要被诊断为"坏死性口炎"，这需要与坏死性龈炎相鉴别（Williams et al. 1990）。

　　坏死性牙周病已有很多命名，包括："溃疡假膜性龈炎""急性坏死性溃疡性龈炎"（acute necrotizing ulcerative gingivitis, ANUG）"文森氏龈炎或文森氏龈口炎""坏死性龈口炎"以及"战壕口"（Pickard 1973; Johnson & Engel 1986; Horning & Cohen 1995）。Vincent首次报道在扁桃体坏死区中发现由梭形杆菌和螺旋体引起的混合感染，因此命名为"文森氏咽峡炎"（Vincent 1898）。在NG病损中也分离出类似的混合微生物，但Vincent咽峡炎和NG常独立发生，故应认为它们是独立的疾病类型。

　　NS与更为严重的坏疽性口炎（又称走马疳）有共同特征。这是一种破坏性、坏死性、致命性疾病，主要检出菌也是混合性的梭螺菌丛。

此病常在某些发展中国家发生，好发于伴全身性疾病的患儿，包括营养不良者（Enwonwu 1972, 1985）。有学者指出坏疽性口炎常由NG发展而来（Emslie 1963），NG与坏疽性龈口炎微生物菌群之间的相似性证实了此说法（Bolivar et al. 2012）。

在文献中，鲜有对NG、NP、NS区别的报道，但读者应意识到几种疾病区别的重要性。在本章中将使用坏死性牙周病（NPD）作为NG、NP和NS的统称，也反映了这种鉴别诊断的不确定性。

流行病学

第二次世界大战期间，多达14%的丹麦军人患坏死性牙周病（NPD）（Pindborg 1951a）。大量平民也患上这种病（King 1943; Stammers 1944）。第二次世界大战后，NPD的患病率大幅下降，现在在工业化国家，NPD已经很罕见。本病常在年轻人中流行。在20世纪60年代，在326名美国一年级大学生中的发病率为2.5%，第二年中更多的学生发病，发病率达到6.7%（Giddon et al. 1964）。在9203名智利学生中，6.7%的人存在至少一个位点的龈乳头坏死溃疡（Lopez et al. 2002），坏死性病损的存在与临床附着丧失有关（Lopez & Bælum 2004）。工业化国家的其他研究显示本病的患病率≤0.5%（Barnes et al. 1973; Horning et al. 1990）。在斯堪的纳维亚，本病在健康人中已经非常罕见，在年轻丹麦军队受检者中患病率为0.001%（Finn Prætorius，个人信息）。NPD可以发生于任意年龄阶段的人群，但其年龄分布存在地域差异。在人类免疫缺陷病毒（HIV）感染的患者中，本病的患病率更高。有关HIV感染人群的研究显示，NPD的患病率在0～27.7%之间（Holmstrup & Westergaard 1994; Reichart et al. 2003）。然而，大多数研究纳入的是与医院或牙科诊所保持联系的一群人。在这些人群外的研究则显示相对低的患病率。在200名华盛顿HIV感染者中，NP患病率为1%（Riley et al. 1992），与普通人群中的患病率

无明显差异（Drinkard et al. 1991; Friedman et al. 1991; Barr et al. 1992）。高活性抗逆转录病毒疗法（HAART）引入后，HIV感染者口腔疾病的发病率与患病率降低，与普通人群相似（Tappuni & Flemming 2001; Ryder et al. 2012）。艾滋病传播途径可能对HIV感染者中的NPD发病有一定的影响。因此，NPD患病率在静脉注射药物HIV感染者中比非静脉注射者高。并且前者平均探诊深度和临床附着丧失也显著增高（Ranganathan et al. 2012）。

在发展中国家，NPD的患病率比工业化国家中高，并且常发生于儿童中。实际上，NPD从未在西方国家中出现。在尼日利亚村庄中，2～6岁孩子的NPD患病率为1.7%～26.9%（Sheiham 1966），在印度，10岁以下的孩子NPD患病率为54%～68%（Migliani & Sharma 1965; Pindborg et al. 1966）。

临床特征

病损发展

NG是一种以龈乳头和龈缘溃疡、坏死为特征的炎症性和破坏性牙龈病，呈现弹坑状外观。溃疡表面覆盖有黄白或灰色坏死物，称为"假膜"。但是，坏死物质缺乏一致性，且与膜没有相似性。它主要包括纤维蛋白和由白细胞、红细胞以及大量细菌构成的坏死组织。因此，这一术语带有误导性，不应使用。

坏死病损发展快速且伴随疼痛，但在初始阶

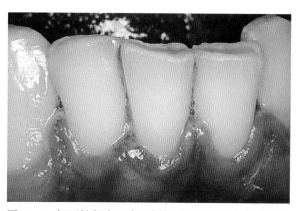

图22-1　坏死性龈炎，在下颌切牙区牙龈乳头的顶端出现弹坑状缺损（由F. Prætorius友情提供）。

段，当坏死区较局限时，疼痛通常不明显。剧烈疼痛通常是患者就诊的主要原因。去除坏死组织后，下方结缔组织暴露，容易导致出血。另外，这种疾病既会出现自发性出血，也会在轻柔触碰后出血。病变的早期阶段，病损典型地局限于个别牙龈乳头的顶端（图22-1）。病损最初常见于下前牙邻间龈乳头，但也有可能出现在其他部位的龈乳头。最先出现病损的区域通常有慢性牙周炎病史，但在这个阶段，龈乳头不一定会出现水肿，牙龈点彩可能依然存在。但是，通常龈乳头快速肿胀，形状变圆钝，这种情况在颊侧尤其明显。龈缘的坏死组织和相对未受影响的牙龈之间的区域通常形成一边界清晰的窄的红斑区域，有时称之为线性红斑。这是坏死病损边缘的牙龈结缔组织血管扩张充血的结果（图22-17a）。

NPD的另外一个临床症状是典型的和显著的口臭，但其程度在患者中差别较大，某些病例中口臭并不明显。严重的口臭并不是NPD的特征性表现，因为在其他口腔病理状态下，如慢性破坏性牙周组织疾病中，也可有此表现。

龈乳头中央呈弹坑状缺损

NPD很少出现牙周深袋，这是因为广泛的牙龈坏死常常与牙槽骨吸收同时发生。牙龈坏死发展很快，在数天中，受累的龈乳头被坏死的牙龈凹陷分成颊侧和舌侧乳头。而中央的坏死产生相当大的组织破坏，并形成一个规则的弹坑状缺损。疾病的这个阶段通常累及牙周膜和牙槽骨，并出现附着丧失。因此，这个阶段的诊断应为NP。随着龈乳头的破坏，坏死组织常沿口腔和/或牙齿表面的牙龈缘横向扩展。相邻的邻间坏死组织常常融合形成连贯的坏死区域（图22-2，图22-3）。浅表的坏死病损仅能覆盖大部分附着龈，随着疾病进展，附着龈的宽度减少。腭侧和舌侧龈缘比相对应的颊侧区域发病少。通常，部分阻生牙的牙龈和上后牙区牙龈常受累及（图22-4，图22-5）。邻面破坏的进展通常导致大部分邻面牙槽骨破坏（图22-6）。在晚期病例中，疼痛相当明显，并有可能与唾液流速的显著增加有关。由于疼痛，患者进食困难，对HIV感染患者来说，减少食物摄入量可能导致严重后果，因为他们由于HIV感染已经导致了体重下降。

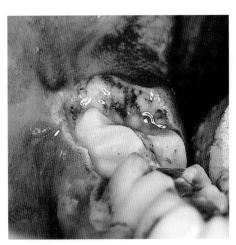

图22-4　坏死性龈炎，影响右下颌部分阻生第三磨牙牙龈的坏死性龈炎（由F. Prætorius友情提供）。

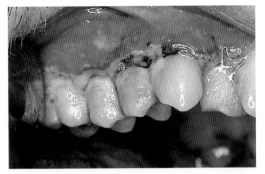

图22-2　坏死性龈炎，沿右上颌龈缘进展。邻面坏死性病变发生融合。

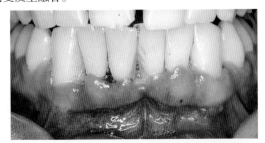

图22-3　坏死性龈炎的龈乳头和龈缘的晚期病损。请注意龈缘的不规则形态，其是由龈乳头进行性缺失导致。

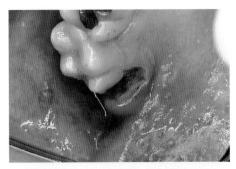

图22-5　坏死性牙周炎，影响右下颌第二磨牙。注意广泛的弹坑状缺损。

死骨形成

有时，疾病进展较快，会导致小块或大块牙槽骨坏死。这种病变在严重免疫缺陷患者（例如HIV血清反应阳性患者）中常见。坏死的骨组织，又称为死骨，最初是不能移动的，但经过一段时间后变得松动，随后手术钳能将其去除。去除死骨也许不需要镇痛。死骨片不仅仅来自邻间骨，还来自相邻的颊侧和舌侧的皮质骨（图22-7）。

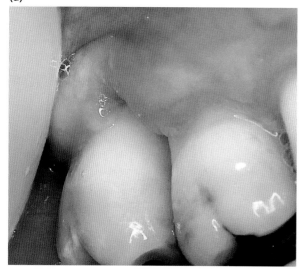

(a)

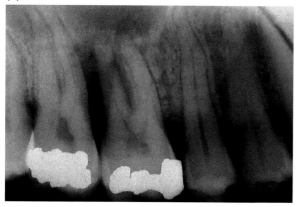

(b)

图22-6 （a）坏死性牙周炎常导致大量的牙邻间组织丧失，包括磨牙区牙槽骨，如X线片显示（b）。

牙槽黏膜病损

当坏死组织超越膜龈联合时，这种情况称为NS（Williams et al. 1990）（图22-8，图22-9）。本病严重的组织破坏特征与HIV感染或营养不良相关的免疫功能缺陷有关（图22-10）。更重要的是，本病可能会导致生命危险。NS可能导致广泛的骨面暴露，造成上颌窦瘘炎和骨炎（SanGiacomo et al. 1990; Felix et al. 1991）。

淋巴结肿大

局部淋巴结肿大可在NPD中出现，但通常见于晚期病例。淋巴结肿大通常局限于下颌下淋巴结，但也可出现在颈部淋巴结中。在儿童NPD患者中，淋巴结肿大和出血倾向增加常常是最明显的临床表现（Jiménez & Baer 1975）。

发热及不适

发热与不适不是NPD的典型特征。一些研究表明，NG患者体温度升高不常见，并且即使出现体温升高，通常也较轻微（Grupe & Wilder 1956; Goldhaber & Giddon 1964; Shields 1977; Stevens et al. 1984）。也有少量报道指出NG患者体温下降。事实上，这个观点的分歧，可能归因

(a)

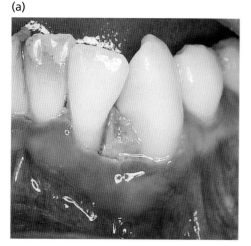

(b)

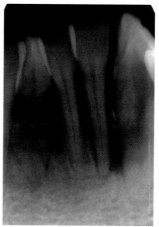

图22-7 （a）坏死性牙周炎，伴随左下颌侧切牙和尖牙的牙槽骨死骨形成。（b）X线片显示，死骨几乎扩展至牙根。

(a)

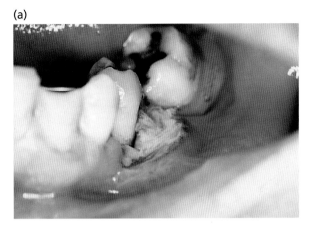

(b)

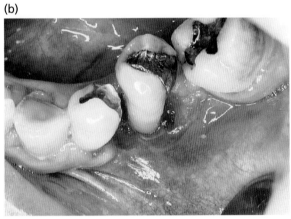

图22-8 （a）累及左下颌区域及相邻牙槽黏膜的坏死性口炎。（b）经过治疗，愈合后附着龈缺失。

(a)

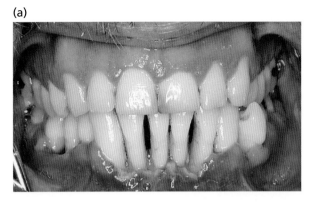

(b)

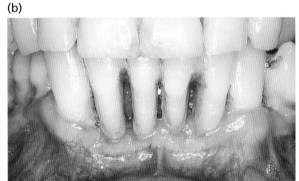

图22-10 （a）一个HIV血清反应阳性患者的坏死性口炎，患者下颌骨受累。（b）经过2年的治疗后，疗效比较满意，并且没有复发。

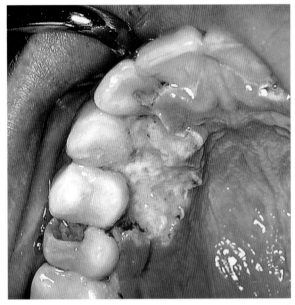

图22-9 右上颌坏死性口炎，伴腭黏膜的大面积坏死溃疡。

于对原发性疱疹性龈口炎的误诊（详见下文）。

口腔卫生

NPD患者的口腔卫生通常非常糟糕。刷牙和碰触这些处于急性炎症期的牙龈会产生剧烈疼痛。因此，牙面可常见大量菌斑，特别是牙龈缘周围，可见白色薄膜覆盖在部分附着龈表面（图22-11）。这种假膜是数日既不进食也不进行口腔卫生清洁的患者出现的特征性表现，由脱落上皮细胞和网状唾液蛋白中的细菌组成，易被拭去。

通常来说，HIV血清反应阳性患者的NPD临床特征表现与阴性患者相比没有本质区别。然而，HIV血清反应阳性患者的病损不一定与大量菌斑和牙石相关，也不一定与致病菌数量有关（Holmstrup & Westergaard 1994）。而且，对于HIV血清阳性患者而言，卡波西肉瘤的牙龈组织中有时也会出现NPD病损（图22-12）。

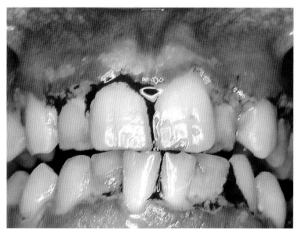

图22-11　如图所示，在坏死性牙周病患者的上颌牙龈区，可见一白色假膜覆盖部分附着龈。此膜是由脱落的上皮细胞累积而成，因为患者有数日未进食或未进行口腔卫生清洁。

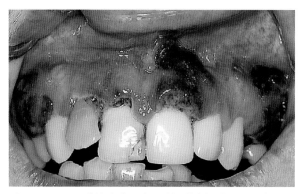

图22-12　HIV感染患者，坏死性牙周炎累及左上中切牙区牙龈的卡波西肉瘤。9个月后，卡波西肉瘤几乎影响了整个上颌骨。

急性和复发性／慢性坏死性龈炎和牙周炎

大多数病例的病程是急性的，以出现牙周组织的快速破坏为特征。但是，如果处理不当或未经治疗，急性期会逐渐消退。随后患者的症状减轻，但牙周组织破坏仍在继续，进展虽然缓慢，坏死组织不会痊愈。这种情况下，将其称为慢性坏死性龈炎，有附着丧失时，称为慢性坏死性牙周炎（图22-13）。坏死病损呈开放的凹坑状，常存在龈下牙石和菌斑。急性期的特征性的溃疡和坏死区域常常消失，但是在静止期间，急剧恶化也会发生。在急性复发阶段，主观症状明显，坏死溃疡再次出现。在对这些病变分类时，一些学者更偏向于称为复发，而不是慢性（Johnson & Engel 1986）。此阶段的菌斑和坏死组织碎屑

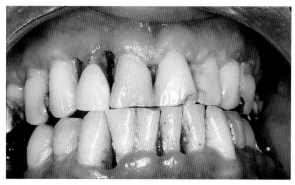

图22-13　慢性坏死性牙周炎伴随牙龈水肿，尤其是下颌。未患病龈乳头基底部缓慢进行的坏死不易被发现。

局限于先前存在的牙间凹坑中，因此没有急性期显著。一些相邻的牙间凹坑可能融合，将颊侧和舌侧牙龈完全分离，形成两个独立的龈瓣。复发型的NG和NP可能导致支持组织的大量破坏。最明显的组织缺损常发生在龈乳头中央的凹坑状缺损。

诊断

根据以上临床表现可以对NG、NP和NS进行诊断。患者常有疼痛和牙龈出血，特别是触碰之后出血。坏死性疾病的组织病理学不能确诊NG，严重感染区域明显没有组织活检的指征。

鉴别诊断

NPD可能与口腔黏膜其他疾病混淆。原发性单纯疱疹性龈口炎（primary herpetic gingivostomatitis，PHG）常与NPD混淆（Klotz 1973）。这两种疾病的鉴别诊断要点见表22-1。需要强调的是，在美国和北欧，NPD在儿童中十分罕见，但PHG十分常见。如果体温显著升高（≥38℃），应怀疑PHG。NG和NP的显著好发部位是邻间龈乳头，但PHG没有局限性，可在游离龈或附着龈的任何位置发生，或在牙槽黏膜（图22-14）。在PHG中，红斑更为弥散，可能覆盖整个牙龈和部分牙槽黏膜。PHG的水疱性病损可在唇和舌头以及颊黏膜上见到，破裂后形成小溃疡，周围包绕弥散的红斑。PHG和NPD可能

表22-1　坏死性牙周病（NPD）和原发性单纯疱疹性龈口炎（PHG）鉴别诊断的重要特征

	NPD	PHG
病因	细菌	单纯疱疹病毒
年龄	15～30岁	儿童多见
发病部位	牙间乳头 很少发生在牙龈以外部位	牙龈和整个口腔黏膜
症状	溃疡，坏死组织 以及黄白色斑块 口臭 可能中度发热	多个成簇小疱，破裂 后形成一小的圆形的 纤维蛋白覆盖的溃疡 创面 口臭 发热
病程	如及时治疗，1～2天	1～2周
传染性	无	有
免疫力	—	部分
预后	已有牙周组织破坏无法 恢复	一过性损害

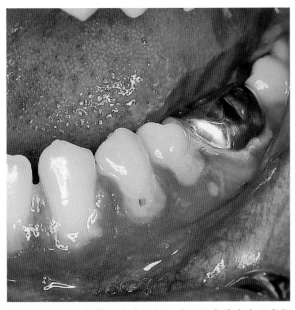

图22-14　原发性单纯疱疹性龈口炎。注意溃疡出现在龈缘，而不是邻间龈乳头。第二前磨牙牙龈的圆形溃疡高度提示本诊断。

同时出现在同一患者中，这种患者通常有牙龈外的黏膜损害，同时患有两种疾病的患者出现发热和全身不适的可能性比只患NPD更大。

易与NPD混淆的口腔黏膜疾病还包括剥脱性龈炎、良性黏膜类天疱疮、多形渗出性红斑、链球菌性龈炎和淋球菌龈炎。这些疾病所有的临床症状都与NPD有显著不同。

对于某些类型的白血病，特别是急性期白血病，坏死性溃疡可能出现在口腔黏膜上，在牙龈缘周围也不常见，显然是之前慢性炎症的急性加重。临床表现与NPD病损相似，所产生的症状可能是患者就医的原因。在急性白血病中，牙龈常表现为红中透蓝、水肿，并伴有不同程度的溃疡和坏死。通常来说，患者的全身症状比普通NPD患者更为严重，但也可能某段时间相对健康。牙医看到口腔表现后，须意识到白血病的可能性，这需要患者进行体格检查；通常不建议采用活检。

组织病理

在组织病理学中，NG病损以上皮层及浅表结缔组织的坏死性溃疡为特征，伴有急性和非特异性的免疫反应（图22-15）。病损中的微生物起着重要作用，因为它们不仅存在于坏死组织成分中，还存在于活的上皮和结缔组织中。

有时组织病理显示出一定的分层特征（Listgarten 1965），但也存在较多变异。临床上观察到的，黄白色或灰白色假膜表层，在光学显微镜下显示为网状纤维蛋白，其中包含脱落上皮细胞、白细胞、红细胞、细菌以及细胞碎屑。在超微结构水平，细菌大小形态呈多样性，包括小的、中等尺寸和巨大螺旋体，存在于炎性细胞之间（其中最多的是中性粒细胞）。而且，在表面上皮的活细胞间，可发现大量螺旋体和梭形短杆菌。

病损底部活性的致密结缔组织表面覆盖有坏死组织，坏死组织中含有崩解细胞，许多大尺寸和中等尺寸的螺旋体和其他细菌（根据尺寸和形状判断可能是梭杆菌）。在结缔组织的上部为完整的组织成分，组织中可见大尺寸和中等尺寸的螺旋体浸润，但并未见其他微生物。活的结缔组织中，血管是扩张的。同时，血管也会增生形成肉芽组织，其中有大量白细胞浸润。由于常处于急性状态，参与炎性浸润的细胞主要为中性粒细胞（图22-15b，图22-16）。在深部组织中，也出现大量单核细胞和浆细胞参与炎症过程（Listgarten 1965; Heylings 1967）。

(a) 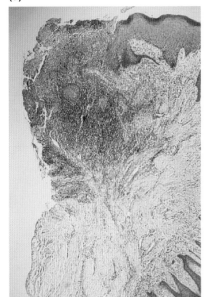　(b)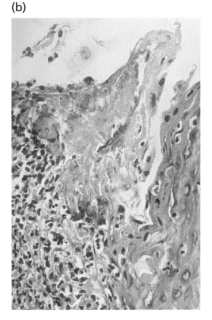

图22-15　坏死性龈炎的牙龈组织的显微镜下图像。（a）牙龈活组织检查显示，右上部分为口腔牙龈上皮，左上部分是溃疡表面。溃疡下方的结缔组织被炎性细胞大量浸润。（b）溃疡边缘的高倍镜下图像显示，坏死组织被中性粒细胞浸润。右缘被上皮覆盖（由F. Prætorius友情提供）。

微生物学

从坏死组织中分离出的微生物

取自坏死性牙周病（necrotizing periodontal disease, NPD）坏死组织的微生物样本显示：菌群包含一个稳定部分和一个可变部分。"稳定部分"主要含有密螺旋体属、月形单胞菌属、梭杆菌属和产黑素拟杆菌中间型亚种（中间普雷沃菌），"可变部分"由一系列各种各样类型的细菌组成（Loesche et al. 1982; Ramos et al. 2012）。尽管有研究已经从坏死组织中分离出了大量特异性菌群螺旋体和梭杆菌，但是，它们的存在并不能证明它们就是首要的病原因子。此外，与坏死性龈炎（Necrotizing gingivitis, NG）相关的微生物也可定植于健康者口腔和牙龈炎或牙周炎患者口腔（Johnson & Engel 1986）。在一项年龄和性别相匹配的对照研究中，以牙龈健康或仅患有龈炎的人群作为对照，在患有坏死性牙周病的患者身上应用针对密螺旋体和中间普雷沃菌的抗生素，结果证实了这两种细菌的重要作用（Chung et al. 1983）。近期的一项研究证明，B型互养菌产酸杆菌（Synergistetes cluster B bacteria）与坏死性龈炎的相关性相比其与普通龈炎的相关性更强（Baumgartner et al. 2012），但是这个发现的显著性还不明确。

目前几乎还没有关于HIV相关性坏死性牙周病的微生物学的信息。在损伤处已经分离出疏螺旋体、革兰阳性球菌、B型溶血性链球菌和白色念珠菌（Reichart & Schiødt 1989）。有人提出人巨细胞病毒（human cytomegalovirus, HCMV）也参与了坏死性牙周病的病理过程（Sabiston 1986）。在HIV患者的消化道中已经发现了这种病毒（Kanas et al. 1987; Langford et al. 1990），有人报道了一例类似坏死性牙周炎（Necrotizing periodontitis, NP）的口腔感染HCMV的病例（Dodd et al. 1993）。在尼日利亚儿童坏死性组中越来越多地发现巨细胞病毒及疱疹病毒，这虽然提示这些病毒的重要性，但巨细胞病毒是否是致病因素还需要进一步的研究证明。

微生物的致病潜能

关于细菌产物如何改变坏死性牙周病组织特征的病理机制，目前尚不清楚。一个原因是建立合适的动物模型存在困难。另一个原因则是，一些与慢性龈炎和慢性牙周炎相关的病理机制也可能在坏死形成中有病原学作用。

牙周炎致病机制中的一个重要方面是微生物侵入宿主组织的能力。在从坏死组织中分离出的细菌中，螺旋体和梭形杆菌可以侵入上皮

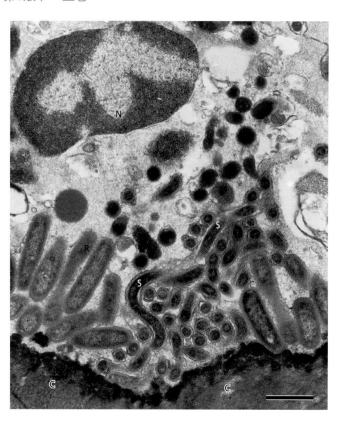

图22-16　电镜照片显示死骨（C）被大量微生物覆盖，包括螺旋体（S）和杆状菌（R），死骨表面附近可见吞噬性中性粒细胞（N）。标尺=1μm。

（Heylings 1967）。螺旋体也可以侵入结缔组织（Listagrten 1965）。梭形杆菌和螺旋体都可以释放内毒素的事实，进一步证实其致病潜能（Mergenhagen et al. 1961；Kristoffersen & Hofstad 1970）。

许多研究指出，内毒素的作用在坏死性牙周病中的作用比其在慢性龈炎和牙周炎中的作用更显著。大量的革兰阴性菌与结缔组织紧密接触，并释放内毒素。内毒素可能通过直接毒素作用或间接地激活和改变宿主组织反应来破坏组织（Wilton & Lehner 1980）。通过直接毒素作用，内毒素可能导致细胞和血管的损伤。坏死是内毒素导致的所谓"Shwartzman反应"的突出特征。内毒素可以间接地从以下几个方面导致组织破坏：作为抗原作用并引发免疫反应；通过旁路途径直接激活补体从而释放趋化因子；激活巨噬细胞、B细胞和T细胞，并通过干扰这些细胞分泌的细胞因子影响宿主免疫反应。研究显示内毒素可通过释放细胞因子，诱导结缔组织和骨组织降解。这种反应导致宿主抵抗或组织破坏的程度目前还不清楚。

另外，人们还非常担心疾病的传染性，特别是在战争年代。涉及该方面的相关研究指出坏死性疾病不会通过日常接触传播（Johnson & Engel 1986）。拟在动物间传播这种疾病，或在实验动物上造成坏死病变的实验没有得到结论性的结果（MacDonald et al. 1963）。一些可疑的微生物和一些微生物的联合可以在实验动物上造成类似的病损。不包括螺旋体和梭形杆菌的4种不同细菌的联合可以导致这样的结果，并且有结果表明在这4种细菌中，B型产黑色素杆菌是真正的病原菌（MacDonald et al. 1956，1963）。B型产黑色素杆菌可能在特定情况下产生降解胶原蛋白的酶（Gibbons & MacDonald 1961）。然而，这种微生物是否在坏死性牙周病的致病机制中起特殊作用目前尚不清楚。从患有类似人坏死性龈炎病损的犬身上分离培养梭形螺旋体，并将其接种在类固醇预处理的犬身上可诱导出坏死性龈炎病损（Mikx & van Campen 1982）。然而，在实验动物上造成的损伤可能与发生在人类身上的病损并不完全相同。同样也要注意，尽管坏死性损伤可以通过感染的物品或者细菌传入，但这并不表示这种疾病真的具有传染性。

基于以上观察和假设，显然还需要解答一个根本问题，到此可以认为，NPDs属于Pasteur在"有些细菌导致疾病，但是也有些疾病提供了细菌生长的理想条件"这一观点中所提及的疾病（Wilson 1952）。如果之前提到的微生物在坏死性牙周病的病因中起作用，那么，该疾病可能是由机会感染所导致的。所以，通常宿主防御机制可以战胜微生物的致病性，而当宿主防御机制受损时，疾病就发生了。分离出的微生物确实会引起病理变化，但是各种微生物的确切作用还不明确（Johnson & Engel 1986）。

宿主反应和易感因素

显然，HIV患者的牙周病发生与宿主抵抗力下降相关，相对于其他易感因素，基本的机制也包括宿主免疫力的改变。尽管关于生物学病因的研究结果并不明确，但这些研究发现了淋巴细胞功能和免疫系统的改变（Johnson & Engel 1986）。

在一项年龄和性别相匹配的对比研究中，将牙龈健康与患有龈炎的人群作为对照，坏死性龈炎患者的中间型螺旋体抗体IgG和IgM，以及中间型产黑色素杆菌抗体IgG滴度显著增大（Chung et al. 1983）。然而，也有其他研究显示血清抗体水平并无差异，与Chung等的结果不一致（Wilton et al. 1971）。

坏死性龈炎患者的淋巴细胞总数和对照组相似。但是，和对照组相比，坏死性龈炎患者的多形核白细胞淋巴细胞趋化功能和吞噬作用被显著地抑制。在坏死性龈炎患者中，有丝分裂原诱导的外周血淋巴细胞增殖减少，提示血液中类固醇升高可能是细胞趋化和吞噬功能下降的原因（Cogen et al. 1983）。

许多年前，我们就认识到许多易感因素可能与宿主防御系统相互作用，使患者对坏死性牙周病易感。通常，这些因素中的单个因素并不足以导致疾病。研究主要关注的因素包括系统性疾病（包括HIV感染和营养不良）、口腔卫生不良、先前存在的龈炎和NPD病史、精神压力和睡眠不足、吸烟和饮酒，高加索人种，以及年轻。

一项关于美国患者的坏死性牙周病的可疑易感因素的研究表明，血清HIV阳性相对于其他因素更为重要（Horning & Cohen 1995）。在血清HIV阳性患者中，易感因素的重要性排序如下：坏死性牙周病病史、口腔卫生不良、睡眠不足、严重精神压力、营养不良、近期病史、社交饮酒或酗酒、吸烟、高加索人种以及年龄＜21岁。以下各种易感因素在工业化和发达国家中的重要性显然并不完全相同，但是许多因素都与免疫系统受损有关。

系统性疾病

系统性疾病使免疫系统受损，从而使机体对坏死性牙周病易感。这就是为什么坏死性牙周病在感染HIV的患者和患有其他淋巴细胞疾病（包括白血病）的患者中更常发生（Melnick et al. 1988）。其他易感疾病包括麻疹、水痘、结核、疱疹性龈口炎以及疟疾，营养不良也很重要。然而这些易感因素在西方患者中少见，却在发展中国家很明显，人们常易感坏死性牙周病，儿童常易感坏疽性口炎（Emslie 1963；Pindborg et al. 1966；Sheiham 1966；Pindborg et al. 1967；Enwonwu 1972，1985）。值得注意的是，坏死性牙周病有时是即将发生严重疾病的早期信号（Enwonwu 1972），这些疾病包括粒细胞缺乏病（Tewari et al. 2009）。急性白血病患者接受化疗也可导致坏死性牙周病（Santos et al. 2009）。

HIV感染

在非洲，普通人群中血清HIV阳性患病率很高，在一些人群中高达33%。在欧洲，在大不列颠地区的患病率已经确定。1994年，伦敦医院的患者患病率低于0.7%（无关联匿名HIV调查小组1996）。在南非，感染HIV而其他系统健康的人群中，坏死性牙周病患病率为69.6%（Shangase et al. 2004）。在工业化国家，坏死性牙周病患者中有很大一部分是HIV感染者，目前还没有发现区分血清HIV阳性患者坏死性牙周病和血清HIV阴性患者坏死性牙周病的有效特征。反复复发和对传统治疗或药物治疗效果差可能具有提示作用（Greenspan et al. 1986；Horning & Cohen 1995）。同时患有口腔念珠菌病、"毛状白斑"或者卡波西肉瘤也支持疑似HIV感染，但是这些病损并不总是存在于HIV感染者中。

HIV感染攻击Th细胞，导致Th（CD4阳性）/Ts细胞（CD8阳性）比例的急剧改变，使宿主对感染的抵抗力严重受损。一项包括390名血清HIV阳性的美国士兵的研究表明，外周血辅助型T淋巴细胞数量的衰竭和坏死性龈炎的发生密切相关（Thompson et al. 1992），近期发现在没有采用高活性抗逆转录病毒疗法（high activity antiretroviral therapy，HAART）的患者中，坏死性牙周病和CD4阳性T细胞数量之间呈负相关（Ranganathan et al. 2012）。另一方面，关于南非患者的研究表明，CD4阳性T细胞数量或中性粒细胞数量与坏死性牙周病的程度和严重性无关（Phiri et al. 2010；Wood et al. 2011）。此外，有人报道患有牙周炎的HIV感染者牙龈组织中T细胞完全缺失（Steidley et al. 1992）。血清HIV阳性患者局部免疫效应细胞和调控细胞的缺失实际上解释了该型患者牙周炎的特征和快速进展的性质。另外，HIV感染者行HAART可以引起对抗坏死性牙周病的保护性反应（Tappuni et al. 2001），同样引起对抗HIV相关性龈炎和牙周炎的保护性反应（Masouredis et al. 1992）。坏死性牙周炎也被发现是免疫力衰退的标志，在95%可信区间内CD4阳性细胞数量<200个/mm^3，并且，如果不治疗，致死的累积概率在24个月内（Glick et al. 1994）。就此结论来说，如果可能，可以向所有坏死性牙周病患者推荐HIV感染测试。

营养不良

在发展中国家，营养不良常被认为是坏死性牙周病的易感因素（Enwonwu 1972；Osuji 1990）。营养不良导致对感染的抵抗力下降，并且蛋白质营养不良是影响尼日利亚儿童发生坏死性牙周病的最常见的公共健康问题（Enwonwu 1985，1994）。细菌刺激后，吞噬细胞合成破坏性的氧化剂、蛋白酶和其他因子。这些因子、抗氧化剂和宿主衍生的抗蛋白酶的相互作用可能导致牙周损伤。营养不良的一个特征是组织中关键的抗氧化成分的显著耗尽和急性炎症蛋白反应的受损。这是由细胞因子的产生及其细胞活性改变导致的。营养不良的其他特征包括Th/Ts细胞比例的倒置、组胺血症，血液和唾液中游离皮质醇增多以及黏膜完整性破坏。营养不良常常伴随宏量或微量营养素的缺乏，从而对牙周感染的预后造成不良影响。

口腔卫生差，存在牙龈炎和坏死性牙周病病史

许多早期的有关坏死性牙周病的研究显示，口腔卫生不良导致疾病的形成（Johnson & Engel 1986）。随后的美国和尼日利亚的相关研究也支持这个结论（Taiwo 1993；Horning & Cohen 1995）。因此，坏死性牙周病常常在已存在的慢性龈炎基础上形成（Pindborg 1951b）。然而，需要强调的是，由于口腔卫生维护时引起的不舒适可能进一步加重了坏死性牙周病患者菌斑的堆积。

基于调查问卷和个别采访，28%的坏死性牙周病患者曾有伴疼痛的牙龈感染，21%的患者有提示曾患坏死性牙周病病史的牙龈瘢痕（Horning & Cohen 1995）。

精神压力和睡眠不足

正如精神原因造成的肠胃溃疡一样，精神压力一直被认为是坏死性牙周病的易感因素（Johnson & Engel 1986）。流行病学调查显示当个体遭受精神压力时更易发生坏死性疾病（Pindborg 1951a，b；Giddon et al.1963；Goldhaber & Giddon 1964）。新参军和参加任务的军人、考试阶段的大学生、患有抑郁症或其他

情绪障碍的患者以及感觉不能应付生活中各种情况的患者都更容易患坏死性牙周病（Pindborg 1951a，b；Moulton et al. 1952；Giddon et al. 1963；Cohen-Cole et al. 1983）。

尿液类固醇水平可用以评估衡量精神压力，我们发现与对照组相比，坏死性牙周病患者尿液中的游离类固醇增多（Cohen-Cole et al. 1983）。与对照组相比，坏死性牙周病患者焦虑、忧郁和情绪紊乱等特征明显升高（Moulton et al. 1952；Shannon et al. 1969；Maupin & Bell 1975）。精神压力因素通过几条途径影响宿主易感性。宿主组织抵抗力的改变可能通过影响自主神经系统和内分泌腺体，导致类固醇和儿茶酚胺水平升高。这可导致牙龈微循环和唾液流量的减少，增加中间普氏菌的营养供给，也降低中性粒细胞和淋巴细胞功能，促进细菌定植和组织破坏（Johnson & Engel 1986；Horning & Cohen 1995）。

睡眠缺乏常常是生活习惯或职业造成的，在许多坏死性牙周病患者中都存在（Horning & Cohen 1995）。

吸烟和饮酒

许多年前，吸烟就被列为坏死性牙周病的易感因素，推测也是其他类型牙周炎的易感因素（美国牙周病学会 1996）。

20世纪50年代的两项研究发现98%的坏死性牙周病患者都是吸烟者（Pindborg 1951a；Goldhaber 1957）。后续的研究证实了这项发现，在坏死性牙周病患者中仅有6%是非吸烟者，而对照组是63%（Stevens et al. 1984）。吸烟量也很重要，41%的坏死性龈炎患者每天吸烟量＞20支，而对照组中仅有5%的人吸烟量达到那么多（Goldhaber & Giddon 1964）。

吸食烟草和坏死性牙周病的直接关系看起来复杂。人们通常认为吸烟者口腔卫生比非吸烟者差，但是研究表明与非吸烟者相比，吸烟者的菌斑水平几乎没有不同。同样，也没有结论性的研究显示吸烟通过改变微生物的组分对牙周组织产生不利影响（美国牙周病学会 1996）。吸烟可以通过影响宿主反应和组织反应，造成疾病活性增加。例如，吸烟者Th细胞数量下降，吸烟也能改变口腔和外周血吞噬细胞的趋化和吞噬功能（Eichel & Shahrik 1969；Kenney et al. 1997；Ginns et al. 1982；Costabel et al. 1986；Lannan et al. 1992；Selby et al.1992）。烟草的其他影响包括尼古丁诱导肾上腺素分泌，导致牙龈血管收缩，也可能是吸烟影响组织易感性的可能机制（Schwartz & Baumhammers 1972；Kardachi & Clarke 1974；Bergström & Preber 1986）。然而，吸烟导致对坏死性牙周病易感的确切机制依然有待研究。

坏死性牙周病患者承认有社交饮酒或酗酒，导致大量的生理改变，增加了其他因子造成NP的易感性（Horning & Cohen 1995）。

高加索人种

大量的美国研究表明，高加索人种在患有坏死性牙周病的患者中占95%的绝对优势数量，其中包括一项涉及总人数中41%是非裔美国人的研究（Barnes et al. 1973；Stevens et al. 1984；Horning & Cohen 1995），但是另一项总人数中49%是非裔美国人的研究，对种族作为一个独立的易感因素产生质疑，而且这个因素机制不明。

年轻人

在工业化国家，年轻成人似乎是坏死性牙周炎的最易感人群。虽然这种疾病可以发生在任何年龄段，但是有关坏死性牙周病的研究报道的平均年龄是22～24岁。这可能与一系列因素有关，例如军人的年龄和战争压力，而且很可能与如吸烟等其他因素有关（Horning & Cohen 1995）。

治疗

坏死性牙周病的治疗分为两个阶段：急性期治疗和维护期治疗。

急性期治疗

急性期治疗的目的是消除疾病活动性，即终止持续的侧方的和根向的组织坏死。进一步的目的是避免会严重影响进食的疼痛和不适。在患有系统性疾病体重减轻的患者，进食减少会造成进一步的体重减轻，应该进行有利健康的快速干预。

初诊时，如果条件允许，应该进行彻底的刮治。较手用器械应优先选择超声洁治。超声清除软垢和牙石对软组织压力小。持续的水流喷射结合充分抽吸，常能提供良好的视野。初诊时完成清理的时间常常依赖于患者在刮治中对于疼痛的耐受力。在开放损伤处刷牙显然不会促进伤口愈合。因此，应该指导患者在这些区域使用化学菌斑控制法以替代刷牙，直到完全愈合。

使用过氧化氢和其他释氧剂也是传统的坏死性牙周病的初期治疗方法。过氧化氢（3%）依然用于清理坏死区域和作为漱口剂（3%H_2O_2和热水等体积混合）。过氧化氢通过机械清理和释放的氧作用于厌氧菌（Wennstrom & Lindhe 1979；MacPhee & Cowley 1981）。与未使用氧气疗法的对照组相比，进一步的辅助局部氧气疗法获得了更快的临床愈合和更少的牙周破坏。

每日2次以0.2%氯己定含漱是减少菌斑形成的有效辅助措施，特别是不能刷牙时。也有利于治疗第一周时的自我口腔卫生维护。它的作用在第37章讨论。为了发挥这种药物的最佳作用，该药作为系统刮治和根面平整的辅助或补充。氯己定溶液无法渗透到龈下，并容易被分泌物、坏死组织和细菌团块灭活（Gjermo 1974）。因此氯己定漱口液的作用依赖于彻底的同期机械刮治。

在一些坏死性牙周病病例中，刮治的疗效极小，或者患者的全身健康受严重影响，此时有指征全身使用抗生素或采用化学疗法。同样也适用于有不适、发热和疲劳的患者。药物的选择旨在直接作用于导致坏死性牙周病炎症反应的微生物。

一天3次补充使用250mg甲硝唑对于螺旋体有效，并且是坏死性牙周病治疗的首选（Proctor & Baker 1971；Shinn 1976；Loesche et al. 1982）。据报道，在HIV相关性NPD中，甲硝唑能有效缓解急性疼痛，并促进愈合（Scully et al. 1991）。急性疼痛常常在几个小时后消失（图22-17）。

抗生素，例如青霉素和四环素，也有效果。就像甲硝唑，1mIU青霉素（3次/天）应该作为刮治的辅助治疗直到溃疡愈合。NPD患者不建议局部使用抗生素，因为病损内含有大量细菌，抗生素的局部使用并不会在病灶内达到有效浓度。

需要强调的是，许多HIV血清阳性伴有坏死性牙周病的患者，他们在初诊时并不清楚自己的病情。如果HIV感染是一个可疑的诱因，可以建议患者找他/她的医生做进一步检查。有些患者可能喜欢推荐的医院。HIV患者血清的信息常常在初诊治疗时无法获悉，但是信息不全不会对治疗的选择或者处理患者产生重大影响。总体上，对于缺乏HIV情况信息的寻求口腔治疗的患者，所有口腔诊室的治疗程序必须采取保护措施防止病毒传染给牙医、牙科助手和其他患者。

如果牙医询问患者有关他/她接触HIV感染的可能性，应该在给予极大关怀的情况下实施，因为HIV感染会对患者造成严重影响。因此，成功的结果依赖于医生和患者之间的信任关系。如果是新患者，这种关系建立在至少几次临床诊治后。

通常，HIV感染患者没必要预防性使用抗生素作为刮治的辅助用药。刮治后15分钟静脉采血查到的细菌在30分钟后就不再能被检出（Lucartoto et al. 1992）。去除死骨片也不总是需要使用抗生素（Robinson 1991）。HIV感染患者对念珠菌感染易感（Holmstrup & Samaranayake 1990），如果在抗生素使用期间口腔念珠菌感染存在或发生，可能需要使用合适的抗真菌药物治疗，如咪康唑。

坏死性牙周病患者如果有持续的急性症状，应该几乎每日复诊（直到急性症状消失，译者注）。合适的治疗可在几天内缓解症状。之后患

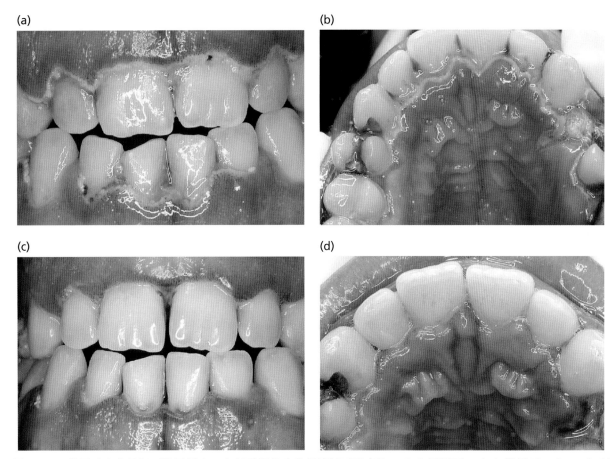

图22-17　伴严重疼痛的坏死性牙周炎。全部牙龈的边缘都呈坏死溃疡状。（a）唇侧面。（b）腭侧面。（c，d）刮治，并辅助使用甲硝唑后第2天，患者症状消失，临床表现显著好转。

者可以在大约5天后复诊。随着症状消退，应该开始进行系统龈下刮治。修整修复体边缘和抛光修复体及根面的操作应该在溃疡愈合后进行。一旦溃疡愈合，需进行局部治疗，并进行口腔卫生指导和提高患者（自我菌斑控制的）积极性。全面有效地刷牙和邻面清洁方法的指导是必需的。在许多病例中，广泛的组织破坏导致剩余软组织的缺损，不利于患者清洁。这些区域的口腔卫生常常需要间隙刷和软毛小头牙刷。有时HIV感染者愈合延迟，则需要延长专业指导时间。

让坏死性牙周病患者实施有效的口腔卫生维护并不容易。他们常常有不良的口腔卫生习惯，也可能对口腔治疗持消极的态度。因此，一旦疼痛或者其他急性症状缓解，一些患者就不继续治疗了。因此应进行激励和指导以防止这些情况发生，并在后续的复诊中加强。免疫功能严重受损的患者，例如HIV感染，在治疗期间还可能有其他感染或疾病。这些患者可能需要住院，使治疗变得更加复杂。

维护期治疗

在完成急性期治疗后，坏死性牙周病的坏死和急性症状消失。之前坏死的区域愈合，牙龈弹坑状病损减小，但是有一些病损仍然存在。在这些区域，菌斑堆积，因此坏死性牙周病易在龈缘复发，另外，已存在的慢性炎症造成的进一步破坏也容易在龈缘处复发，或者两者都有可能发生。因此，这些位点需要手术治疗。浅的龈缘缺损可以用简单的牙龈切除术去除，深的缺损可能需要翻瓣术。直到所有牙龈缺损消除，并实现理想的菌斑控制，坏死性牙周病的治疗才算完成。如果可能，要消除易感因素，这对于防止疾病复发也很重要。因为HIV感染者愈合延迟，因此不推荐对此类患者实施牙周手术，而推荐加强邻面清洁以防止疾病复发。

参考文献

[1] American Academy of Periodontology. (1996). Tobacco use and the periodontal patient. *Journal of Periodontology* **67**, 51–56.

[2] Barnes, G.P., Bowles, W.F. & Carter, H.G. (1973). Acute necrotizing ulcerative gingivitis: a survey of 218 cases. *Journal of Periodontology* **44**, 35–42.

[3] Barr, C., Lopez, M.R. & Rua-Dobles, A. (1992). Periodontal changes by HIV serostatus in a cohort of homosexual and bisexual men. *Journal of Clinical Periodontology* **19**, 794–801.

[4] Baumgartner, A., Thurnheer, T., Lüthi-Schaller, H., Gmür, R.& Belibasakis, G.N. (2012). The phylum Synergistetes in gingivitis and necrotizing ulcerative gingivitis. *Journal of Medical Microbiology* **61**, 1600–1609.

[5] Bergström, J. & Preber, H. (1986). The influence of cigarette smoking on the development of experimental gingivitis. *Journal of Periodontal Research* **21**, 668–676.

[6] Bolivar, I., Whiteson, K., Stadelmann, B. *et al.*; Geneva Study Group on Noma (GESNOVA). Bacterial diversity in oral samples of children in Niger with acute noma, acute necrotizing gingivitis, and healthy controls. *PLoS Neglected Tropical Diseases* **6**, e1556.

[7] Chung, C.P., Nisengard, R.J., Slots, J. & Genco, R.J. (1983). Bacterial IgG and IgM antibody titers in acute necrotizing ulcerative gingivitis. *Journal of Periodontology* **54**, 557–562.

[8] Cogen, R.B., Stevens, A.W. Jr., Cohen-Cole, S., Kirk, K. & Freeman, A. (1983). Leukocyte function in the etiology of acute necrotizing gingivitis. *Journal of Periodontology* **54**, 402–407.

[9] Cohen-Cole, S.A., Cogen, R.B., Stevens, A.W. Jr. *et al.* (1983). Psychiatric, psychosocial and endocrine correlates of acute necrotizing ulcerative gingivitis (trench mouth): A preliminary report. *Psychiatric Medicine* **1**, 215–225.

[10] Contreras, A., Falkler, W.A. Jr, Enwonwu, C.O. *et al.* (1997). Human Herpesviridae in acute necrotizing ulcerative gingivitis in children in Nigeria. *Oral Microbiology and Immunology* **12**, 259–265.

[11] Costabel, U., Bross, K.J., Reuter, C., Rühle, K.H. & Matthys, H. (1986). Alterations in immunoregulatory T-cell subsets in cigarette smokers. A phenotypic analysis of bronchoalveolar and blood lymphocytes. *Chest* **90**, 39–44.

[12] Dodd, C.L., Winkler, J.R., Heinic, G.S. *et al.* (1993). Cytomegalovirus infection presenting as acute periodontal infection in a patient infected with the human immunodeficiency virus. *Journal of Clinical Periodontology* **20**, 282–285.

[13] Drinkard, C.R., Decher, L., Little, J.W. *et al.* (1991). Periodontal status of individuals in early stages of human immunodeficiency virus infection. *Community Dentistry and Oral Epidemiology* **19**, 281–285.

[14] Eichel, B. & Shahrik, H.A. (1969). Tobacco smoke toxicity: Loss of human oral leukocyte function and fluid cell metabolism. *Science* **166**, 1424–1428.

[15] Emslie, R.D. (1963). Cancrum oris. *Dental Practitioner* **13**, 481–495.

[16] Enwonwu, C.O. (1972). Epidemiological and biochemical studies of necrotizing ulcerative gingivitis and noma (cancrum oris) in Nigerian children. *Archives of Oral Biology* **17**, 1357–1371.

[17] Enwonwu, C.O. (1985). Infectious oral necrosis (cancrum oris) in Nigerian children: a review. *Community Dentistry and Oral Epidemiology* **13**, 190–194.

[18] Enwonwu, C.O. (1994). Cellular and molecular effects of malnutrition and their relevance to periodontal diseases. *Journal of Clinical Periodontology* **21**, 643–657.

[19] Felix, D.H., Wray, D., Smith, G.L. & Jones, G.A. (1991). Oroantral fistula: an unusual complication of HIV-associated periodontal disease. *British Dental Journal* **171**, 61–62.

[20] Friedman, R.B., Gunsolley, J., Gentry, A. *et al.* (1991). Periodontal status of HIV-seropositive and AIDS patients. *Journal of Periodontology* **62**, 623–627.

[21] Gaggl, A.J., Rainer, H., Grund, E. & Chiari, F.M. (2006). Local

[22] Gibbons, R.J. & MacDonald, J.B. (1961). Degradation of collagenous substrates by Bacteroides melaninogenicus. *Journal of Bacteriology* **81**, 614–621.

[23] Giddon, D.B., Goldhaber, P. & Dunning, J.M. (1963). Prevalence of reported cases of acute necrotizing ulcerative gingivitis in a university population. *Journal of Periodontology* **34**, 366–371.

[24] Giddon, D.B., Zackin, S.J. & Goldhaber, P. (1964). Acute necrotizing ulcerative gingivitis in college students. *Journal of the American Dental Association* **68**, 381–386.

[25] Ginns, L.C., Goldenheim, P.D., Miller, L.G. *et al.* (1982). T-lymphocyte subsets in smoking and lung cancer. Analyses of monoclonal antibodies and flow cytometry. *American Review of Respiratory Diseases* **126**, 265–269.

[26] Gjermo, P. (1974). Chlorhexidine in dental practice. *Journal of Clinical Periodontology* **1**, 143–152.

[27] Glick, M., Muzyka, B.C., Salkin, L.M. & Lurie, D. (1994). Necrotizing ulcerative periodontitis: a marker for immune deterioration and a predictor for the diagnosis of AIDS. *Journal of Periodontology* **65**, 393–397.

[28] Goldhaber, P. (1957). A study of acute necrotizing ulcerative gingivitis. *Journal of Dental Research* **35**, 18.

[29] Goldhaber, P. & Giddon, D.B. (1964). Present concepts concerning the etiology and treatment of acute necrotizing ulcerative gingivitis. *International Dental Journal* **14**, 468–496.

[30] Greenspan, D., Greenspan, J.S., Pindborg, J.J. & Schiödt, M. (1986). *AIDS and the Dental Team.* Copenhagen: Munksgaard.

[31] Grupe, H.E. & Wilder, L.S. (1956). Observations of necrotizing gingivitis in 870 military trainees. *Journal of Periodontology* **27**, 255–261.

[32] Heylings, R.T. (1967). Electron microscopy of acute ulcerative gingivitis (Vincent's type). Demonstration of the fusospirochaetal complex of bacteria within prenecrotic gingival epithelium. *British Dental Journal* **122**, 51–56.

[33] Holmstrup, P. & Samaranayake, L.P. (1990). Acute and AIDS-related oral candidoses. In: Samaranayake, L.P. & MacFarlane, T.W., eds. *Oral Candidosis.* London: Wright, pp. 133–156.

[34] Holmstrup, P. & Westergaard, J. (1994). Periodontal diseases in HIV-infected patients. *Journal of Clinical Periodontology* **21**, 270–280.

[35] Horning, G.M. & Cohen, M.E. (1995). Necrotizing ulcerative gingivitis, periodontitis, and stomatitis: Clinical staging and predisposing factors. *Journal of Periodontology* **66**, 990–998.

[36] Horning, G.M., Hatch, C.L. & Lutskus, J. (1990). The prevalence of periodontitis in a military treatment population. *Journal of the American Dental Association* **121**, 616–622.

[37] Jiménez, M.L. & Baer, P.N. (1975). Necrotizing ulcerative gingivitis in children: a 9-year clinical study. *Journal of Periodontology* **46**, 715–720.

[38] Johnson, B.D. & Engel, D. (1986). Acute necrotizing ulcerative gingivitis. A review of diagnosis, etiology and treatment. *Journal of Periodontology* **57**, 141–150.

[39] Kanas, R.J., Jensen, J.L., Abrams, A.M. & Wuerker, R.B. (1987). Oral mucosal cytomegalovirus as a manifestation of the acquired immune deficiency syndrome. *Oral Surgery, Oral Medicine, Oral Pathology* **64**, 183–189.

[40] Kardachi, B.J. & Clarke, N.G. (1974). Aetiology of acute necrotizing ulcerative gingivitis: A hypothetical explanation. *Journal of Periodontology* **45**, 830–832.

[41] Kenney, E.B., Kraal, J.H., Saxe, S.R. & Jones, J. (1977). The effect of cigarette smoke on human oral polymorphonuclear leukocytes. *Journal of Periodontal Research* **12**, 227–234.

[42] King, J.D. (1943). Nutritional and other factors in "trench mouth" with special reference to the nicotinic acid component of the vitamin B2 complex. *British Dental Journal* **74**, 113–122.

[43] Klotz, H. (1973). Differentiation between necrotic ulcerative gingivitis and primary herpetic gingivostomatitis. *New York State Dental Journal* **39**, 283–294.

[44] Kristoffersen, T. & Hofstad, T. (1970). Chemical composition of lipopolysaccharide endotoxins from oral fusobacteria. *Archives of*

oxygen therapy for treating acute necrotizing periodontal disease in smokers. *Journal of Periodontology* **77**, 31–38.

Oral Biology **15**, 909–916.

[45] Langford, A., Kunze, R., Timm, H., Ruf, B. & Reichart, P. (1990). Cytomegalovirus associated oral ulcerations in HIV-infected patients. *Journal of Oral Pathology & Medicine* **19**, 71–76.

[46] Lannan, S., McLean, A., Drost, E. *et al.* (1992). Changes in neutrophil morphology and morphometry following exposure to cigarette smoke. *International Journal of Experimental Pathology* **73**, 183–191.

[47] Listgarten, M.A. (1965). Electron microscopic observations on the bacterial flora of acute necrotizing ulcerative gingivitis. *Journal of Periodontology* **36**, 328–339.

[48] Loesche, W.J., Syed, S.A., Laughon, B.E. & Stoll, J. (1982). The bacteriology of acute necrotizing ulcerative gingivitis. *Journal of Periodontology* **53**, 223–230.

[49] Lopez, R. & Bælum, V. (2004). Necrotizing ulcerative gingival lesions and clinical attachment loss. *European Journal of Oral Sciences*, **112**, 105–107.

[50] Lopez, R, Fernandez, O., Jara, G. & Bælum, V. (2002). Epidemiology of necrotizing ulcerative gingival lesions in adolescents. *Journal of Periodontal Research* **37**, 439–444.

[51] Lucartoto, F.M., Franker, C.K. & Maza, J. (1992). Postscaling bacteremia in HIV-associated gingivitis and periodontitis. *Oral Surgery, Oral Medicine, Oral Pathology* **73**, 550–554.

[52] MacCarthy, D. & Claffey, N. (1991). Acute necrotizing ulcerative gingivitis is associated with attachment loss. *Journal of Clinical Periodontology* **18**, 776–779.

[53] MacDonald, J.B., Sutton, R.M., Knoll, M.L., Medlener, E.M. & Grainger, R.M. (1956). The pathogenic components of an experimental fusospirochaetal infection. *Journal of Infectious Diseases* **98**, 15–20.

[54] MacDonald, J.B., Socransky, S.S. & Gibbons, R.J. (1963). Aspects of the pathogenesis of mixed anaerobic infections of mucous membranes. *Journal of Dental Research* **42**, 529–544.

[55] MacPhee, T. & Cowley, G. (1981). *Essentials of Periodontology*, 3rd edn. Oxford: Blackwell Science, pp. 157–177.

[56] Masouredis, C.M., Katz, M.H., Greenspan, D. *et al.* (1992). Prevalence of HIV-associated periodontitis and gingivitis and gingivitis in HIV-infected patients attending an AIDS clinic. *Journal of Acquired Immune Deficiency Syndromes* **5**, 479–483.

[57] Maupin, C.C. & Bell, W.B. (1975). The relationship of 17-hydro xycorticosteroid to acute necrotizing ulcerative gingivitis. *Journal of Periodontology* **46**, 721–722.

[58] Melnick, S.L., Roseman, J.M., Engel, D. & Cogen, R.B. (1988). Epidemiology of acute necrotizing ulcerative gingivitis. *Epidemiologic Reviews* **10**, 191–211.

[59] Mergenhagen, S.E., Hampp, E.G. & Scherp, H.W. (1961). Preparation and biological activities of endotoxin from oral bacteria. *Journal of Infectious Diseases* **108**, 304–310.

[60] Migliani, D.C. & Sharma, O.P. (1965). Incidence of acute necrotizing gingivitis and periodontosis among cases seen at the Government Hospital, Madras. *Journal of All India Dental Association* **37**, 183.

[61] Mikx, F.H. & van Campen, G.J. (1982). Microscopical evaluation of the microflora in relation to necrotizing ulcerative gingivitis in the beagle dog. *Journal of Periodontal Research* **17**, 576–584.

[62] Moulton, R., Ewen, S. & Thieman, W. (1952). Emotional factors in periodontal disease. *Oral Surgery, Oral Medicine, Oral Pathology* **5**, 833–860.

[63] Osuji, O.O. (1990). Necrotizing ulcerative gingivitis and cancrum oris (noma) in Ibadan, Nigeria. *Journal of Periodontology* **61**, 769–772.

[64] Phiri, R., Feller, L. & Blignaut, E. (2010). The severity, extent and recurrence of necrotizing periodontal disease in relation to HIV status and CD4+ T cell count. *Journal of International Academy of Periodontology* **12**, 98–103.

[65] Pickard, H.M. (1973). Historical aspects of Vincent's disease. *Proceedings of the Royal Society of Medicine* **66**, 695–698.

[66] Pindborg, J.J. (1951a). Gingivitis in military personnel with special reference to ulceromembranous gingivitis. *Odontologisk Revy* **59**, 407–499.

[67] Pindborg, J.J. (1951b). Influence of service in armed forces on incidence of gingivitis. *Journal of the American Dental Association* **42**, 517–522.

[68] Pindborg, J.J., Bhat, M., Devanath, K.R., Narayana, H.R. & Ramachandra, S. (1966). Occurrence of acute necrotizing gingivitis in South Indian children. *Journal of Periodontology* **37**, 14–19.

[69] Pindborg, J.J., Bhat, M. & Roed-Petersen, B. (1967). Oral changes in South Indian children with severe protein deficiency. *Journal of Periodontology* **38**, 218–221.

[70] Proctor, D.B. & Baker, C.G. (1971). Treatment of acute necrotizing ulcerative gingivitis with metronidazole. *Journal of the Canadian Dental Association* **37**, 376–380.

[71] Ramos, M.P., Ferreira, S.M., Silva-Bogassian, C.M. *et al.* (2012). Necrotizing periodontal diseases in HIV-infected Brazilian patients: a clinical and microbiologic descriptive study. *Quintessence International* **43**, 71–82.

[72] Ranganathan, A.T., Saraswathi, P.K., Albert, V., Baba, M.G. &, Panishankar, K.H. (2012). Route of transmission might influence the clinical expression of periodontal lesions in "human immunodeficiency virus" positive patients. *Nigerian Journal of Clinical Practice* **15**, 349–353.

[73] Reichart, P.A. & Schiødt, M. (1989). Non-pigmented oral Kaposi's sarcoma (AIDS): report of two cases. *International Journal of Oral & Maxillofacial Surgery* **18**, 197–199.

[74] Reichart, P.A., Khongkhunthian, P. & Bendick C. (2003). Oral manifestations in HIV-infected individuals from Thailand and Cambodia. *Medical Microbiology and Immunology* **92**, 157–160.

[75] Riley, C., London, J.P. & Burmeister, J.A. (1992). Periodontal health in 200 HIV-positive patients. *Journal of Oral Pathology & Medicine* **21**, 124–127.

[76] Robinson, P. (1991). The management of HIV. *British Dental Journal* **170**, 287.

[77] Ryder, M.I., Nittayananta, W. Coogan, M., Greenspan, D. & Greenspan, J.S. (2012). Periodontal disease in HIV/AIDS. *Periodontology 2000* **60**, 78–97.

[78] Sabiston, C.B. Jr. (1986). A review and proposal for the etiology of acute necrotizing gingivitis. *Journal of Clinical Periodontology* **13**, 727–734.

[79] SanGiacomo, T.R., Tan, P.M., Loggi, D.G. & Itkin, A.B. (1990). Progressive osseous destruction as a complication to HIV-periodontitis. *Oral Surgery, Oral Medicine, Oral Pathology* **70**, 476–479.

[80] Santos, F.A., Pochapski, M.T., Pilatti, G.L. *et al.* (2009). Severe necrotizing stomatitis and osteomyelitis after chemotherapy for acute leukaemia. *Australian Dental Journal* **54**, 262–265.

[81] Schwartz, D.M. & Baumhammers, A. (1972). Smoking and periodontal disease. *Periodontal Abstracts* **20**, 103–106.

[82] Scully, C., Laskaris, G., Pindborg, J.J., Porter, S.R. & Reichardt, P. (1991). Oral manifestations of HIV infection and their management. I. More common lesions. *Oral Surgery, Oral Medicine, Oral Pathology* **71**, 158–166.

[83] Selby, C., Drost, E., Brown, D., Howie, S & MacNee, W. (1992). Inhibition of neutrophil adherence and movement by acute cigarette smoke exposure. *Experimental Lung Research* **18**, 813–827.

[84] Shangase, L., Feller, L. & Blignaut, E. (2004). Necrotizing ulcerative gingivitis/periodontitis as indicators of HIV-infection. *South African Dental Journal* **9**, 105–108.

[85] Shannon, I.L., Kilgore, W.G. & O'Leary, T.J. (1969). Stress as a predisposing factor in necrotizing ulcerative gingivitis. *Journal of Periodontology* **40**, 240–242.

[86] Sheiham, A. (1966). An epidemiological survey of acute ulcerative gingivitis in Nigerians. *Archives of Oral Biology* **11**, 937–942.

[87] Shields, W.D. (1977). Acute necrotizing ulcerative gingivitis. A study of some of the contributing factors and their validity in an army population. *Journal of Periodontology* **48**, 346–349.

[88] Shinn, D.L. (1976). Vincent's disease and its treatment. In: *Metronidazole. Proceedings of the International Metronidazole Conference*, Montreal, Quebec, Canada, May26–28, pp. 334–340.

[89] Stammers, A. (1944). Vincent's infection observations and

conclusions regarding the etiology and treatment of 1017 civilian cases. *British Dental Journal* **76**, 147–209.

[90] Steidley, K.E., Thompson, S.H., McQuade, M.J. *et al.* (1992). A comparison of T4:T8 lymphocyte ratio in the periodontal lesion of healthy and HIV-positive patients. *Journal of Periodontology* **63**, 753–756.

[91] Stevens, A. Jr., Cogen, R.B., Cohen-Cole, S. & Freeman, A. (1984). Demographic and clinical data associated with acute necrotizing ulcerative gingivitis in a dental school population (ANUG-demographic and clinical data). *Journal of Clinical Periodontology* **11**, 487–493.

[92] Taiwo, J.O. (1993). Oral hygiene status and necrotizing ulcerative gingivitis in Nigerian children. *Journal of Periodontology* **64**, 1071–1074.

[93] Tappuni, A.R. & Flemming, G.J.P. (2001). The effect of antiretroviral therapy on the prevalence of oral manifestations in HIV-infected patients; A UK study. *Oral Surgery, Oral Medicine, Oral Pathology, Oral Radiology and Endodontics* **92**, 623–628.

[94] Tewari, S., Tewari, S., Sharma, R.K., Abrol, P. & Sen, R. (2009). Necrotizing stomatitis: a possible periodontal manifestation of deferiprone-induced agranulocytosis. *Oral Surgery, Oral Medicine, Oral Pathology, Oral Radiology and Endodontics* **108**, 13–19.

[95] Thompson, S.H., Charles, G.A. & Craig, D.B. (1992). Correlation of oral disease with the Walter Reed staging scheme for HIV-1-seropositive patients. *Oral Surgery, Oral Medicine, Oral Pathology* **73**, 289–292.

[96] Unlinked Anonymous HIV Surveys Steering Group. (1995). *Unlinked Anonymous HIV Prevalence Monitoring Programme: England and Wales: Data to the End of 1995:* Report from the Unlinked Anonymous HIV Surveys Steering Group. London: Department of Health, Public Health Laboratory Service, British Postgraduate Medical Federation, Institute of Child Health.

[97] Vincent, H. (1898). Sur une forme particulière d'engine différoide (engine à bacilles fusiformes). *Archives Internationales de Laryngologie* **11**, 44–48.

[98] Wennström, J. & Lindhe, J. (1979). Effect of hydrogen peroxide on developing plaque and gingivitis in man. *Journal of Clinical Periodontology* **6**, 115–130.

[99] Williams, C.A., Winkler, J.R., Grassi, M. & Murray, P.A. (1990). HIV-associated periodontitis complicated by necrotizing stomatitis. *Oral Surgery, Oral Medicine, Oral Pathology* **69**, 351–355.

[100] Wilson, J.R. (1952). Etiology and diagnosis of bacterial gingivitis including Vincent's disease. *Journal of the American Dental Association* **44**, 19–52.

[101] Wilton, J.M.A., Ivanyi, L. & Lehner, T. (1971). Cell-mediated immunity and humoral antibodies in acute ulcerative gingivitis. *Journal of Periodontal Research* **6**, 9–16.

[102] Wilton, J.M.A. & Lehner, T. (1980). Immunological and microbial aspects of periodontal disease. In: Thompson, R.A., ed. *Recent Advances in Clinical Immunology,* No. 2. Edinburgh: Churchill Livingstone, pp. 145–181.

[103] Wood, N.H., Blignaut, E., Lemmer, J., Meyerov, R. & Feller, L. (2011). Necrotizing periodontal dieseases in a semirural district of South Africa. *AIDS Research and Treatment* **2011**, 638584.

第23章

牙周病对全身健康的影响

Effect of Periodontal Diseases on General Health

Panos N. Papapanou, Evanthia Lalla

Division of Periodontics, Section of Oral and Diagnostic Sciences,
Columbia University College of Dental Medicine, New York, NY, USA

前言

自古以来，人们就认为口腔健康和全身健康相关。包括亚述人、希伯来人、希腊人和罗马人在内的古代人的著作，证实了"强壮的牙齿"反映健康体魄的这一观念，同时多种全身疾病也可能源于口腔健康欠佳（O'Reilly & Claffey 2000）。在近代，由美国牙医W.D. Miller于1891年发表的名为"人类口腔–感染的中心"一文，以及随后在20世纪由伦敦外科医生William Hunter（1900，1910）发表于《英国医学杂志》和《柳叶刀》的具有影响力的论文中，提出"口腔脓毒症"（描述口腔感染的术语）在多种病理过程中扮演病因学角色，包括"慢性消化不良、肠紊乱、健康不佳、贫血和神经症状"。致病微生物导致的局部组织感染，可以经血行播散导致毗邻或者远隔器官的感染，根据这个观点，"口腔脓毒症"的概念进化为"感染病灶"（Billings 1912）。这个观念（即"感染病灶学说"）导致了极端的治疗决策，大量的患者被拔光牙齿以治疗（甚至预防）多种疾病。此后，临床经验逐渐证明这些激进的治疗措施并没有根据（Cecil & Angevine 1938），这种假设的相关性逐渐被驳倒，更保守的口腔疾病治疗方法最终获胜。

有趣的是，在过去20年，人们开始认识到，传统观念中的非炎症性疾病在本质上也是炎症，口腔感染/炎症对全身健康的潜在作用开始重新获得关注，并且成为研究的焦点。牙周研究的新领域浮现出来，通常被称为"牙周医学"，旨在寻找这种相关性的流行病学证据及潜在的病理学机制。本章主要回顾牙周病与动脉粥样硬化性血管疾病、不良妊娠结果、糖尿病之间相关的生物学合理性和流行病学证据，牙周炎与这3种疾病的相关性是目前研究最多的。同时也会简要讨论牙周炎与慢性肾病和肺部感染相关性的新兴研究。

动脉粥样硬化性血管疾病

可能的生物学依据

不同研究领域的大量数据揭示慢性低水平炎症是动脉粥样硬化性血管疾病（atherosclerotic vascular disease，AVD）的重要因素（Ross

1999）。细胞生物学、流行病学、临床实验和实验动物研究等多学科的研究一致显示动脉粥样硬化病损中包含炎症成分。动脉粥样硬化细胞间的相互作用本质上与慢性炎性纤维性增生病中的相似，并且动脉粥样硬化病损表现出一系列高度特异性的细胞和分子反应，可以总结性描述为炎性疾病（Ross 1993，1999）。

正如本书其他章节所述，牙周病表现为牙周组织的混合感染，许多革兰阴性专性厌氧菌在其中起重要作用（Haffajee & Socransky 1994）。同样的，正如第7章所述，大多数人群发生的牙周感染多是轻度或者中度感染。这些感染进程中，牙周袋的加深与细菌显著增殖一致，单个牙周袋内细菌可以增殖到$10^9 \sim 10^{10}$个。在广泛型牙周炎患者中，牙周袋内壁溃疡的上皮面积可能特别大（Hujoel et al. 2001），并且糜烂的上皮面和龈下菌斑生物膜直接接触。因此，溃疡的袋内上皮为内毒素（lipopolysaccharide，LPS）、细菌膜囊泡、菌毛和其他细菌自身的抗原结构提供了入口，这些致病因素刺激免疫系统，引起宿主局部和全身免疫反应（Ebersole & Taubman 1994）。重要的是，牙周感染相关的大量病原体有侵入组织的能力（Meyer et al. 1991；Sandros et al. 1994；Lamont et al. 1995）。此外，刷牙或咀嚼等日常活动会导致频繁的菌血症（Silver et al. 1977；Kinane et al. 2005；Forner et al. 2006；Crasta et al. 2009），侵入性的牙周治疗过程中（Heimdahl et al. 1990；Lockhart et al. 2008）也可能导致显著的全身细菌散播。同样，在炎症的牙龈组织局部会产生包括白介素在内的大量促炎因子（Salvi et al. 1998），并通过血液循环播散。有学者发现，在几种非口腔感染疾病中，血液循环中这些细胞因子的水平也升高了（Otto et al. 1999；Humar et al. 1999；Endo et al. 1992），这些细胞因子被确定为心血管疾病（cardiovascular disease，CVD）的重要生物学指标（Hackam & Anand 2003；Hansson 2005）。

牙周感染/炎症之所以成为动脉粥样硬化的危险因素，主要是由于其导致的血管内皮反应。

大量的牙周致病菌或者牙周炎相关炎性因子可能引发和维持已有的不同阶段的动脉粥样硬化，在图23-1~图23-3中总结了可能的生物学机制。首先，如图23-1所示，循环中的细菌产物，诸如LPS、细胞膜囊泡和菌毛或者炎性因子和趋化因子导致细胞表面受体上调，血管内皮表达黏附分子；接着，招募的外周血巨噬细胞黏附在激活的内皮上；另外，在被称为"分子模拟"的过程中，细菌特异性蛋白（如进化上保守并对宿主蛋白有高度同源性的所谓的"热休克"蛋白）的抗体可能作用于自身抗原，诱导血管内皮凋亡。此后，巨噬细胞侵入内皮下空间，转化为组织巨噬细胞，摄入氧化低密度脂蛋白（low density lipoprotein，LDL），称为泡沫细胞；载有LDL的巨噬细胞凋亡导致内皮下脂质堆积，粥样斑块形成；接着，侵入的牙周病菌诱导内膜平滑肌细胞增殖，内膜增生；细胞外基质堆积和T细胞聚集，导致粥样斑块的纤维帽形成（图23-2）。最后，粥样斑块成熟，以致最终可能破裂；内皮细胞凋亡后，纤维帽和里面的促凝成分暴露；细胞外基质被酶降解导致斑块破裂，斑块促凝成分暴露，随后血栓形成，导致血管闭塞（图23-3）。这就会引发临床事件，如冠状动脉闭塞后的心肌梗死（myocardial infarction，MI）或者脑血管栓塞后的卒中。

已经有大量研究在动脉粥样硬化斑块中检测到口腔细菌。Chiu（1999）收集了人颈动脉内膜切除术中切除下来的动脉内膜，研究了其中出现的多种感染因子和相应颈动脉斑块的病理解剖学特征之间的关系，发现部分颈动脉斑块样本中牙龈卟啉单胞菌和血链球菌染色阳性。细菌定位于斑块肩领，以及淋巴细胞浸润物（与溃疡和栓塞形成相关）之间，毗邻于强阳性标记的凋亡体区域。在另外一个相似的研究中，研究人员利用聚合酶链式反应（polymerase chain reaction，PCR）检测颈动脉内膜切除术中切除的动脉内膜中是否有细菌DNA存在（Harasthy et al. 2000），结果显示，螺旋体染色阳性的样本占总样本的30%，牙龈卟啉单胞菌阳性检出率为26%，伴放线聚集

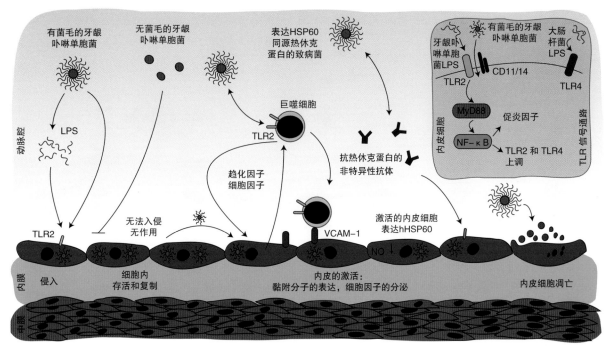

图23-1 牙周感染和内皮细胞功能紊乱/初期动脉粥样硬化潜在机制的示意图。牙龈卟啉单胞菌等有菌毛的病原菌侵入血管内皮细胞，这些病原菌在细胞内存活并增殖。带菌毛的细菌或内毒素（lipopolysaccharide，LPS）激活Toll样受体2（Toll-like receptor 2，TLR2），导致促炎细胞因子释放，细胞黏附分子上调。单核细胞趋化因子1（monocyte chemoattractant protein 1，MCP1）等梯度性的趋化因子招募单核细胞。宿主产生HSP60相关的GroEL等细菌热休克蛋白的抗体，激活的内皮表达人HSP60（hHSP60），二者产生抗原-抗体反应，导致细胞紊乱。牙龈卟啉单胞菌进一步诱导内皮细胞凋亡。（NO：一氧化氮；NF-κB：核因子κB；VCAM-1：血管细胞间黏附分子1；MyD88：髓样分化因子88；TLR4：Toll样受体4）（来源：Kebschull et al. 2010。由Sage.出版社授权转载）。

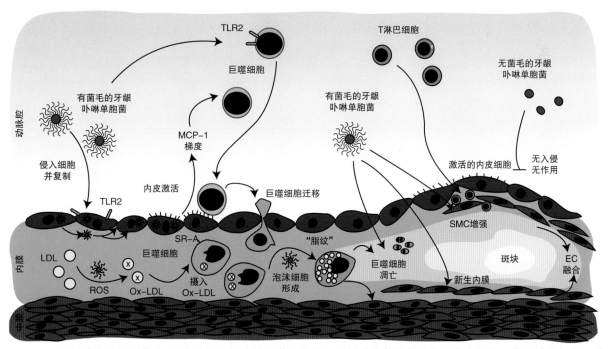

图23-2 牙周感染和脂质条纹/斑块成熟的相关性的潜在机制。牙周致病菌趋化迁移到内皮下方，激活单核细胞；单核细胞转变为巨噬细胞，随后摄入氧化低密度脂蛋白（oxidized low density lipoprotein，ox-LDL）转变为泡沫细胞；载有LDL的巨噬细胞凋亡，导致脂质在内皮下堆积；牙周致病菌进一步诱导平滑肌细胞在内膜中增殖，新生内膜形成。细胞外基质（extracellular matrix，ECM）增加和T细胞外渗，形成覆盖斑块的纤维帽（MCP-1：单核细胞趋化因子1；TLR2：Toll样受体2；SR-A：巨噬细胞清道夫受体；ROS：活性氧族；SMC：平滑肌细胞；EC：内皮细胞）（参考：Kebschull et al. 2010。由Sage.出版社授权转载）。

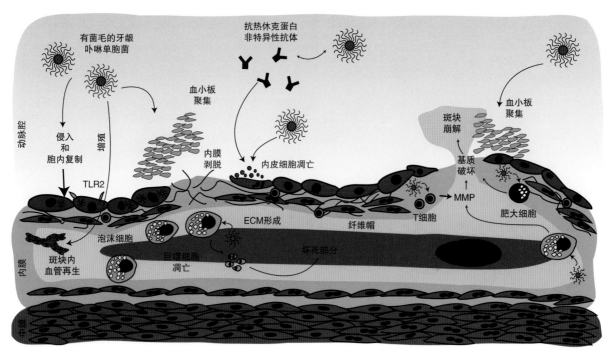

图23-3　牙周感染和动脉粥样斑块成熟以及斑块破裂相联系的潜在机制。微生物介导的斑块内血管形成是斑块结构的标志。牙周致病菌体或抗内皮的自身抗体介导内皮细胞（endothelial cell，EC）凋亡，随后纤维帽剥脱和血栓形成。病原体诱导斑块破裂，EC、斑块巨噬细胞、T细胞和浆细胞等参与降解细胞外基质（extracellular matrix，ECM），血栓斑块抗原暴露，随后血管阻塞（MMP：基质金属蛋白酶；TLR2：Toll样受体2）（来源：Kebschull et al. 2010。由Sage. 出版社授权转载）。

杆菌阳性检出率为18%，中间普氏菌阳性检出率为14%。随后的研究进一步证实了以上研究结果（Stelzel et al. 2002；Fiehn et al. 2005），Kozarov等（2005）研究发现人动脉粥样硬化斑块中可以提取出活的且有侵袭性的伴放线聚集杆菌和牙龈卟啉单胞菌。进一步的动物实验证实，牙龈卟啉单胞菌经口腔途径感染后，动脉粥样硬化易感（载脂蛋白E基因敲除）的小鼠动脉粥样硬化加速形成，同时在主动脉组织中检测出牙龈卟啉单胞菌DNA（Lalla et al. 2003）。要全面了解牙周炎诱导动脉粥样硬化的可能生物学机制，可进一步阅读Kebschull等的综述（2010）。

流行病学证据

3种不同类型的研究提供了牙周炎和AVD之间相关性的流行病学证据：（1）专注于AVD代表性标志物的相关性研究（横断面研究、病例对照研究或者纵向队列研究）；（2）专注于AVD临床相关事件的研究［例如冠心病（CHD），心肌梗死（MI），脑血管疾病，外周动脉疾病］；（3）干预研究，检验牙周治疗对于AVD相关结果的影响（标志物或者事件）。在后文中，我们会对各项研究进行总结。我们想让读者注意到两个基本问题，这两个问题对于正确解释研究非常重要：首先，必须意识到这些研究已经使用多种反映牙周状况不良的方法，定义了牙周炎作为AVD潜在危险因素的情况中的暴露变量。因此，许多研究使用了传统的临床或影像学指标，例如牙周袋探诊深度、附着水平以及牙龈炎症，也包括诸如牙丧失或无牙症等口腔卫生不良的替代标志物。后两者尽管与牙周状况不良相关，但显然与牙周炎不等同。此外，正如在第7章详细讨论过的，根据临床或影像学指标对于牙槽骨吸收的评价，由此定义的"牙周炎"依赖取决于其范围和严重度的阈值，不同研究中这些指标各不相同。更复杂的是，大量流行病学研究根据牙周病是感染性疾病的本质，采用龈下微生物情况或血清中抗牙周致病菌的抗体水平，以反映牙周炎感染情况，而不是采用临床表型。正如在第7章所讨论的，没有普遍接受的关于牙周炎的合理定义，并且需要更多的方法以确定最佳的指示暴露水平的变量，并用于研究牙周炎和诸如AVD等全身疾病的相关性。最后需要强调的一点，评判流行病学研究质量的关键是，暴露因素（牙周炎等）和疾病（AVD等）的相关性是否校正了已知的会影响AVD的其他因素（高血脂、高血压或体育活动），以及潜在的混杂因素，换句话说，就是与牙周炎和AVD都有关系的因素。因此，必须意识到，研究中关于暴露的多种多样的定义方式和对危险因素的校正程度不同可能是文献出现分歧的原因。

与AVD代表性标志物的关系

与牙周健康对照相比，牙周炎患者的白细胞计数（Kweider et al. 1993；Loos et al. 2000）和C反应蛋白（C-reactive protein，CRP）水平（Ebersole et al. 1997；Slade et al. 2000；Loos et al. 2000）更高。Wu等（2000b）在第三次美国健康和营养状况调查（3rdNational Health and Nutrition Examination Survey，NHANES Ⅲ）中，研究了牙周健康情况和血清总胆固醇、高密度胆固醇（high density lipoprotein，HDL）、CRP以及血浆纤维蛋白原的关系。研究包括10146例胆固醇和CRP水平可知的样本和4461例纤维蛋白原水平可知的样本，牙周情况不良与CRP和纤维蛋白原水平升高显著相关。Slade等（2000）研究了同一组数据，发现与牙周健康人群相比，广泛型牙周炎患者平均CRP水平大约上升1/3，CRP上升的患者的出现率升高1倍。相似的，无牙患者CRP水平也上升。基于从NHANES Ⅲ第二区的2973名年龄≥40岁的参与者获取的数据，Dye等（2005）发现血清抗牙龈卟啉单胞菌的IgG抗体高表达与血清升高的CRP显著相关。在一项包含5552名年龄在52~75岁的受试者的社区动脉粥样硬化风险（atherosclerosis risk in communities，ARIC）的研究中（Slade et al. 2003），广泛性牙周炎的受试者（≥30%的牙周袋深度≥4mm）的CRP水平比牙周病范围在0~30%之间的受试者高30%。在一项体重指数（body mass index，BMI）的多因素分层研究中，经过年龄、性别、糖尿病、吸烟情况和非甾体类抗炎药物的校正后，广泛性

牙周袋的存在与CRP水平相关。在一项研究超敏CRP（high sensitivity CRP，hsCRP）的Meta分析中，Paraskevas等（2008）纳入了10项横断面研究，发现牙周病患者和牙周健康对照者的hsCRP有显著的统计学差异，加权为1.56mg/L。鉴于目前hsCRP水平在1~2mg/L之间时与CVD中等风险有关，超过3mg/L为高风险（Ridker 2003），以上的差异从临床角度看非常有意义。最后，Schwahn等（2004）报道了参与波美拉尼亚健康研究（Study of Health in Pomerania，SHIP）的年龄在20~59岁之间的2783名受试者中，牙周炎、无牙症和血浆纤维蛋白原水平高（>3.25g/L）有相关性。多联因素（年龄、性别、BMI、教育程度、饮酒、阿司匹林和其他药物、LDL水平、吸烟和其他病理情况，包括胃炎、支气管炎和糖尿病）校正后，≥15个牙周袋探诊深度≥4mm与血浆纤维蛋白原水平高显著相关，OR值为1.9（95%可信区间1.2~2.8）。牙周袋较少或无牙症与血浆纤维蛋白原水平高无相关性。

另外一组研究探索了牙周炎和临床动脉粥样硬化之间的相关性，一般通过评估分析颈动脉内膜-中膜厚度（intima-media thickness，IMT）来进行。已证明增大的IMT与MI和卒中风险增高直接相关（O'Leary et al. 1999）。Beck等（2001）首先提供了牙周炎可能与亚临床动脉粥样硬化相关的证据。这些学者研究了ARIC研究中6017名受试者的横断面数据，证明重度牙周炎增加了颈动脉内膜-中膜增厚的概率（OR 2.09；95%置信区间 IMT≥1mm的区间为1.73~2.53）。几年后，口腔感染和血管病流行病学研究（INVEST），一个前瞻性的人口队列研究，随机选取了一群由1056名年龄≥55岁的受试者组成的样本，受试者无吸烟史、MI史或慢性炎症，研究了有牙丧失和牙周炎情况下颈动脉斑块和IMT的关系。在包含771个样本数据的第一篇报道（Desvarieux et al. 2003）中，丧失10~19颗牙齿与动脉粥样硬化斑块增多有关，该模型经过年龄、性别、吸烟、糖尿病、收缩压、LDL、HDL、无牙症、教育、刷牙、社会隔绝、

体育活动，以及定居美国的时间等的校正（OR 1.9；可信区间 1.2～3.0）。因为在这项队列研究中，牙丧失数量增加和剩余牙的牙周病严重程度平行，所以假定牙丧失部分反映当前和累积的牙周病情况。在随后的研究中，Engebretson等（2005）报道了从有全景片的INVEST队列中二次抽样所得的203个样本。在逻辑回归模型中，严重骨吸收与颈动脉粥样硬化斑块相关，严重骨吸收的定义是全口平均骨吸收≥50%根长，经过年龄、性别、高血压、心血管疾病（CAD）、糖尿病、吸烟、HDL和LDL校正。另外，对数转换的平均颈动脉斑块厚度随着牙槽骨吸收的三分位数增加而增厚，提示二者之间的剂量依赖性。第3个INVEST报道（Desvarieux et al. 2005）包含了657名齿科和医疗信息的患者，研究中分析了8个龈下菌斑中10种细菌的检出率和水平，细菌检测方法是DNA-DNA阵列杂交（Socransky et al. 1994）。这项研究中，"病原菌负荷"定义为由伴放线聚集杆菌、牙龈卟啉单胞菌、福赛坦氏菌和齿垢密螺旋体聚集而成的菌群。数据显示IMT和白细胞数随牙周"病原"菌负荷增加而增大，该模型充分校正了年龄、BMI、性别、种族、吸烟情况、收缩压、教育、糖尿病、HDL和LDL等因素。重要的是这种相关性仅和"病原菌"有关，假想病原体"橙色复合体"和一系列健康相关的细菌的增加和IMT的增厚无关。"病原"菌负荷和舒张/收缩压以及前者与高血压之间也发现有相关性（Desvarieux et al.2010）。

一项基于ARIC的包含4585名受试者的研究表明，血清中某些致病菌的IgG抗体水平与≥1mm的IMT之间也有相关性（Beck et al. 2005b）。直肠弯曲菌（Campylobacter rectus）和微小微单胞菌（Micromonas micros）的集合滴度与IMT相关性最明显。同样，一组芬兰研究者报道了血浆牙周致病菌滴度和IMT之间的相关性，该项研究的样本是Kuopio缺血性心脏病的危险因素研究的子样本，样本纳入1023名男性，年龄在46～64岁之间（Pussinen et al. 2005）。要求参与者基线时间之前的10年内都没有CHD病史，IMT

增厚随伴放线聚集杆菌和牙龈卟啉单胞菌的IgA水平的升高显著增加。最后，一篇包含430名参与者，追踪时间中位数超过3年的INVEST研究证明，颈动脉IMT与临床和牙周微生物状态的纵向改善呈相反关系（Desvaieux et al. 2013）。

与临床不良事件的相关性

表23-1～表23-3总结了样本数不低于1000的流行病学研究的数据，这些研究把牙周状况作为暴露因素，并报道了临床AVD结果的OR、风险比（hazard ratios, HR）或相对危险度（relative risk, RR）。表23-1总结了CHD、CAD或CVD的研究，表23-2总结了有关MI或者急性冠状动脉综合征（acute coronary syndrome，ACS）的研究，表23-3总结了有关卒中的研究。在这些研究中，采用了多种方法定义牙周病，包括失牙或牙周情况的自我评估、牙龈炎症的临床以及/或者影像学评估、病理性牙周袋或者临床附着丧失的范围和严重程度、特定牙周细菌聚集以及血清抗牙周致病菌或特定病原菌的IgG和IgA。表格很大程度地反映了结果的变异性，许多——但显然不是全部——已发表的论文报道了经过协变量和潜在混淆因素调整后统计学上的显著的相关性。至少已经发表了3篇总结了牙周病和临床心血管结果之间相关性的Meta分析（Janket et al. 2003；Mustapha et al. 2007；Humphrey et al. 2008），连续地总结了牙周病和AVD之间有轻度的正相关性。这个结论得到两篇近期的描述性综述的进一步证实（Kebschull et al. 2010；Lockhart et al. 2012）。而牙周炎对于AVD事件的影响根据年龄不同而不同。正如两篇标准增龄研究（Normative Aging Study，NAS）已发表的队列研究所示，与年龄较长的患者相比（＞60岁），年轻患者牙周炎与伴随的CHD（Dietrich et al. 2008）和卒中（Jimenez et al. 2009）的相关性更强。另一个在文章中激烈讨论的问题是牙周炎和AVD之间的相关性是否与吸烟的混杂因素有关（Hujoel et al. 2003, 2006）。然而，近期的研究持续地报道了非吸烟者中牙周感染和AVD之间的正相关

表23-1 所选的样本量＞1000、与冠心病（coronary heart disease，CHD）、冠状动脉病（coronary artery disease，CAD）或者心血管疾病（cardiovascular disease，CVD）相关的牙周状态流行病学研究

研究	n	国家	设计	年龄范围（年）[a]	暴露因素[b]	结果	校正[c]	相关性评估
Beck 等 (2005a)	5002	美国（ARIC研究的子集）	横断面研究	45~64	牙周炎（临床）血清抗17种牙周菌种IgG	CHD	1~9	与临床牙周情况无相关性 曾吸烟者高IgG水平和低IgG水平相比的OR Td 1.7（1.2~2.3） Pi 1.5（1.1~2.0） Co 1.5（1.1~2.1） Vp 1.7（1.2~2.3） 非吸烟者高IgG水平和低IgG水平相比的OR Pn 1.7（1.1~2.6） Aa 1.7（1.2~2.7） Co 2.0（1.3~3.0）
Elter 等 (2004)	8363	美国(ARIC)	横断面研究	52~75	牙周炎（临床）牙丧失	CHD	5~9，12	严重的附着丧失和牙丧失联合的OR：1.5（1.1~2.0）； 无牙症的OR：1.8（1.4~2.4）
Holmlund 等 (2010)	7674	瑞士	队列研究	20~89	牙丧失 牙周炎（临床）	CHD和CVD 病死率	1，3，5	CVD的病死率 ＜10的牙齿数目和＞25的牙齿数目相比的HR：4.41（2.47~7.85） 重度牙周病和健康的相比的HR：1.62（0.59~4.46） CHD的病死率 ＜10的牙齿数目和＞25的牙齿数目相比的HR：7.33（4.11~13.07） 重度牙周病和健康的相比的HR：0.78（0.27~2.21）
Dietrich 等 (2008)	1203	美国（规范年龄研究）	队列研究	21~84	牙周炎（临床/影像学）	CHD	1~10	年龄＜60岁的HR 临床：1.94（1.23~3.05） 影像学：2.12（1.26~3.60） 年龄≥60岁的HR 临床：0.73（0.45~1.19） 影像学：1.81（NR）
Heitmann 和 Gamborg (2008)	2932	丹麦(MONICA)	队列研究	30~60	牙丧失	致死性/非致死性CVD、CHD	1，2，4，5，6，8~10	CVD的HR（第5个五分相和第1个五分相比）：1.50（1.02~2.19） CHD的HR：1.31（0.74~2.31）

续表

研究	n	国家	年龄范围（年）[a]	设计	暴露因素[b]	结果	校正[c]	相关性评估
Tu 等（2007）	12 223	苏格兰	≤39	队列研究	牙丧失	CVD病死率	1, 3~5, 8, 9	失牙数>9的HR: 1.35（1.03~1.77）
Pussinen 等（2005）	1023位男性（库里皮奥缺血性心脏病研究）	芬兰	46~64	队列研究	血清抗伴放线聚集杆菌和牙龈卟啉单胞菌的高A	CHD	1, 4~8, 13	抗伴放线聚集杆菌IgA高水平的RR: 2.0（1.2~3.3） 抗牙龈卟啉单胞菌IgA高水平的RR: 2.1（1.3~3.4）
Tuominen 等（2003）	6527	芬兰	30~69	队列研究	牙周炎（临床） 牙丧失	CVD病死率	1, 4~8	牙丧失的RR 男性: 0.9（0.5~1.6） 女性: 0.3（0.1~1.0） 牙周炎的RR 男性: 1.0（0.6~1.6） 女性: 1.5（0.6~3.8）
Abnet 等（2001）	29 584	中国	40~69	队列研究	牙丧失	CVD病死率	1, 3, 5	RR: 1.28（1.17~1.40）
Howell 等（2001）	22 071	美国（内科健康调查）	40~84	队列研究	自我报告的牙周炎	CVD病死率	1, 5, 6, 8, 9, 10, 11, 14	RR: 1.00（0.79~1.26）
Hujoel 等（2000）	8032	美国（NHANES I 后续研究）	25~74	队列研究	牙周炎（临床）	CHD事件（病死率、住院治疗、血管再生过程）	1~12	牙龈炎的HR: 1.05（0.88~1.26） 牙周炎的HR: 1.14（0.96~1.36）
Morrison 等（1999）	10 368	加拿大	35~84	队列研究	牙周炎（临床）	CHD病死率	1, 3, 5~8	重度牙龈炎的RR: 2.15（1.25~3.2） 牙周炎的RR: 1.37（0.80~2.35） 无牙症的RR: 1.90（1.17~3.10）
Beck 等（1996）	1147名男性	美国	21~80	队列研究	牙周炎（临床、影像学）	偶发CH	1, 7~9	"重度"骨吸收的伴随OR: 1.5（1.04~2.14） 所有牙周袋>3mm的伴随OR: 3.1（1.30~7.30）
DeStefano 等（1993）	9760	美国（NHANES I 后续研究）	25~74	队列研究	牙周炎（临床）	偶发致死性和非致死性CHD	1~11	牙龈炎的RR: 1.05（0.88~1.26） 牙周炎的RR: 1.25（1.06~1.48） 无牙症的RR: 1.23（1.05~1.44）

[a]队列研究，报道的年龄范围是基线检查时的

[b]描述如何评估牙周炎/牙龈炎/口腔健康状况（临床、影像学、自供信息、特定牙周细菌浓度的血清学鉴定，或者口腔微生物群的鉴定）

[c]校正：用数字描述以下变量：1.年龄；2.种族；3.性别；4.社会情况（收入和/或教育）；5.吸烟习惯；6.糖尿病（存在或持续时间/HbA1c）；7.高血压；8.高血脂（或LDL和/或HDL和/或甘油三酯）；8.血压（或收缩压和/或舒张压）；9.体重指数或腰臀比或肥胖群；10.饮酒；11.体育活动；12.目前看牙医的途径；13.纤维蛋白原；14.CVD病史；15.C反应蛋白；16.VE摄入量

OR: 比值比；RR: 相对危险度；HR: 风险比；ARIC: 群体动脉粥样硬化风险；MONICA: 心血管疾病趋势检测和决策；NHANES I: 美国健康和营养状况调查；Td: 齿垢密螺旋体；Pi: 中间普氏菌；Co: 黄褐二氧化碳纤维菌；Vp: 细小韦荣球菌；Pn: 黑色普氏菌；Aa: 伴放线聚集杆菌

根据Lockhart et al.（2012）改编，LWW出版

表23-2 所选的样本量>1000的流行病学研究，与心肌梗死（myocardial infarction，MI）或急性冠状动脉综合征（acute coronary syndrome，ACS）相关的牙周状态

研究	n	国家	年龄范围（年）	设计	暴露因素	结果	校正[a]	相关性评估
Holmlund 等（2006）	4254	瑞士	20~70	横断面研究	牙周炎（临床/影像学）	自述医院治疗过MI	1, 3, 5	年龄在40~60岁之间骨吸收的OR: 2.69 (1.12~6.46)
Buhlin 等（2002）	1577	瑞士	41~84	横断面研究	自述口腔状况	自述有MI	未校正	牙龈出血的OR: 0.55 (0.22~1.36) 牙丧失的OR: 0.98 (0.32~3.04) 深牙周袋的OR: 1.32 (0.51~3.38) 假牙的OR: 1.04 (0.47~2.30)
Arbes 等（1999）	5564（NHANES Ⅲ）	美国	40~90	横断面研究	牙周炎（临床）	自述遭遇过心脏病发作	1~9	附着丧失的最大程度的OR: 3.77 (1.46~9.74)
Andriankaja 等（2011）	1060	美国	35~69	病例对照研究	6种牙周致病菌存在（Pg, Tf, Pi, Cr, Fn, Es）	MI	1, 3~8	Tf的OR: 1.62 (1.18~1.22) Pi的OR: 1.4 (1.02~1.92)
Lund Haheim 等（2008）	1173位男性	挪威	48~77	病例对照研究	血清抗Pg, Aa, Td和Tf的IgG	自述MI病史	5~9, 15	4种细菌滴度中任一个血清阳性: 1.30 (1.01~1.68)
Andriankaja 等（2007）	1461	美国	35~69	病例对照研究	牙周炎（临床）	非致命性MI	1, 3, 5~8	平均附着丧失的OR: 1.46 (1.26~1.69)
Howell 等（2001）	22071（内科健康研究）	美国	40~84	队列研究	自述牙周病史	非致命性MI	1, 5, 6, 8, 9, 10, 11, 14	RR: 1.01 (0.82~1.24)

[a]参照表23-1用数字描述变量

OR: 比值比; RR: 相对危险度; NHANES Ⅲ: 美国健康和营养状况调查Ⅲ; Pg: 牙龈卟啉单胞菌; Tf: 福赛坦氏菌; Pi: 中间普氏菌; Cr: 直肠弯曲菌; Fn: 具核梭杆菌; Aa: 伴放线聚集杆菌; Es: 纱优杆菌; Td: 齿垢密螺旋体

根据Lockhart等（2012）改编，LWW出版

表23-3 所选的样本量 >1000的流行病学研究，与卒中相关的牙周状态

研究	n	国家	设计	暴露因素	结果	校正[a]	相关性评估
Lee 等 (2006a)	5123	美国	横断面研究	牙周健康状况（PHS：牙周炎和牙丧失的复合指数）	自述卒中史	1, 5, 6, 8, 10, 15	PHS 5级和1级比较的OR：1.56 (0.95~2.57)
Elter 等 (2003)	10906	美国	横断面研究	牙周炎（临床）无牙症	缺血性卒中或短暂性缺血发作	1~9, 12	附着丧失最高四分位的OR：1.3 (1.02~1.7) 无牙症的OR：1.4 (1.5~2.0)
Buhin 等 (2002)	1577	瑞士	横断面研究	自述口腔状况	缺血性和出血性卒中	未校正	牙龈出血的OR：1.83 (0.78~4.31) 牙丧失的OR：1.83 (0.66~5.12) 深牙周袋的OR：0.68 (0.22~2.05) 假牙的OR：1.81 (0.74~4.42)
Holmlund 等 (2010)	7674	瑞士	队列研究	牙丧失 牙周炎（临床）	卒中病死率	1, 3, 5	牙齿数目 <10与>25相比的HR：0.91 (0.24~3.49) 重度牙周病和健康相比的HR：1.39 (0.18~10.45)
Choe 等 (2009)	867256	韩国	队列研究	牙丧失	缺血性或出血性卒中	1, 5~11	失牙数≥7的男性的HR：1.3 (1.2, 1.4) 失牙数≥7的女性的HR：1.2 (1.0, 1.3)
You 等 (2009)	2862	美国	队列研究	自述牙丧失史	自述卒中史	1~8, 14~15	失牙数≥17的参与者的OR：1.27 (1.09, 1.49)
Tu 等 (2007)	12223	苏格兰	队列研究	牙丧失	缺血性和出血性卒中	1, 3~5, 8, 9	失牙数 >9的参与者的HR：1.64 (0.96~2.80)
Abnet 等 (2005)	29584	中国	队列研究	牙丧失	致死性卒中	1, 3, 5, 8, 9	牙齿数目少于年龄特定数量的参与者的RR：1.11 (1.01~1.23)
Joshipura 等 (2003)	4380位男性	美国	队列研究	自述牙周炎/牙丧失史	缺血性卒中	1, 4~11, 16	牙齿数目≤24的男性的HR：1.57 (1.24~1.98) 患有牙周炎的男性的HR：1.33 (1.03~1.70)
Wu 等 (2000a)	9962	美国（NHANES I后续研究）	队列研究	牙龈炎牙周炎（临床）无牙症	缺血性卒中	1~10	牙龈炎的RR：1.24 (0.74~2.08) 牙周炎的RR：2.11 (1.30~3.42) 无牙症的RR：1.41 (0.96~2.06)
Howell 等 (2001)	22071	美国（内科健康研究）	队列研究	自述牙周炎史	非致死性卒中	1, 5, 6, 8~11, 14	RR：1.10 (0.88~1.37)
Morrison 等 (1999)	10368	加拿大	队列研究	牙龈炎 牙周炎（临床）	卒中病死率	1, 3, 5~8	重度牙龈炎的RR：1.81 (0.77~4.25) 牙周炎的RR：1.63 (0.72~3.67) 无牙症的RR：1.63 (0.77~3.42)

[a]参照表23-1用数字描述变量

OR：比值比；RR：相对危险度；HR：风险比；NHANES I：美国健康和营养状况调查I

根据Lockhart et al. (2012) 改编，LWW出版

性。例如，一项韩国的病例对照研究报道了非吸烟者卒中非致命性中的OR为3.3（95%可信区间1.7~6.7）（Sim et al. 2008）。芬兰的一项巢式病例对照研究发现非吸烟男性中偶发的卒中的OR值是3.31（95%可信区间1.31~8.40），而非吸烟女性为2.36（95%可信区间1.44~3.88）（Pussinen et al. 2007）。美国的一项行为危险因素监督研究中，包含来自22个州的41891名参与者，研究表明非吸烟者中缺失牙数目在1~5或者6~31的患者CHD的OR值分别是1.39（95%可信区间1.05~1.85）和1.76（95%可信区间1.26~2.45）（Okoro et al. 2005）。因此，尽管在研究牙周炎对AVD的影响时，校正吸烟十分重要，但现有的证据表明仅单独用吸烟，特别是由于吸烟或环境性烟雾造成的残留混杂，并不能完全解释流行病学的结果。

干预研究

干预研究，换句话说就是调查牙周治疗对于AVD相关疾病的作用的研究，可以提供有关牙周感染/炎症作为AVD危险因素和其后遗症的关键信息。从公共健康角度而言，干预研究的数据有特别的重要意义，因为这些研究可以揭示，预防或者治疗某种疾病能否减少上述相关疾病的发病率。从理想上来说，应该用随机和安慰剂对照的研究，以提供最高的可信度和最小的偏差，从而评估该干预的意义。然而，就牙周炎-AVD相关性的研究来说，研究的设计和实施特别具有挑战性，主要是因为AVD病程长，AVD相关临床事件的发病率相对较低，意味着必须使用大样本以获得足够的可信度，同时要考虑与未经治疗的牙周病的长时间随访相关的伦理问题。因此，迄今为止，干预研究在很大程度上受限于牙周治疗对AVD风险的替代指标或病理学机制方面。例如，D'Aiuto等（2004b）报道了94名患有重度牙周炎但系统健康的患者，接受非手术治疗和拔牙术，牙周治疗后6个月的CRP水平下降与拔牙数目（OR 1.4；可信区间1.1~1.8）和≥5mm的牙周袋的探诊深度中位数

的减小（OR 4.7；可信区间 1.4~15.8）显著相关。在随后发表的论文（D'Aiuto et al. 2005；D'Aiuto & Tonetti 2005）中，联合或不联合局部抗生素辅助用药的非手术治疗导致2个月时CRP水平中位数下降，且非吸烟的患者比吸烟者下降得多。只有局部抗生素辅助用药组（加强治疗）的血液中白介素6（interleukin-6，IL-6）水平显著下降，但是LDL、HDL和甘油三酯水平无明显变化。这个研究小组（D'Aiuto et al. 2006）报道了标准治疗和加强治疗相比较的6个月的数据。与基线水平相比，加强治疗组白细胞数、CRP水平、IL-6水平、总胆固醇、LDL和收缩压显著下降，标准治疗组HDL水平升高。相似的，Taylor等（2006）报道了口内至少有两颗牙探诊深度≥6mm、有附着丧失且探诊出血的患者，接受全口拔牙后CRP水平从2.5mg/L显著下降至1.8mg/L，且对非吸烟者中的影响更明显。最近的一项关于检验牙周治疗对于hsCRP水平的影响的干预研究的Meta分析（Paraskevas et al. 2008），结论指出，中度证据显示，牙周治疗导致有统计学意义的hsCRP水平0.50 mg/L的加权后减少（95%可信区间0.08~0.93；P=0.02）。为了深入探索治疗后短期内的血清学炎症指标的明显异质性，Behle等（2009）使用复合评分（"炎症评分总和"）来代表19种独立生物指标的整体的术后反应。研究者发现，分别大约1/3和1/4的患者术后出现系统性炎症反应的显著降低或增强，而其余的似乎没有改变。牙周治疗后，外周血单核细胞中多种基因差异表达，特别是与AS病理过程中先天免疫、细胞凋亡和细胞信号转导有关的基因（Papapanou et al. 2007）。因此，尽管上述研究似乎揭示了牙周治疗抑制系统炎症的趋势，但是特定标志物的变化在这些研究中并不一致，而且这些作用能否经得住时间的检验还不清楚。

另一组研究致力于牙周治疗对内皮细胞功能紊乱的作用，内皮细胞功能紊乱是脉管疾病的标志（Verma et al. 2003）。内皮细胞功能紊乱的定义是随着外周血管舒张期容量的减小，可以根据测量血流阻塞引发的反应性充血前后的外周动

脉直径来评估（Celermajer et al. 1992）。两项较早的研究证明，相对于牙周健康的对照组，牙周炎患者的内皮细胞功能紊乱发生率高（Amar et al. 2003；Mercanoglu et al. 2004）。3个小样本单组干预研究（对同一对象牙周治疗前后做评估的研究）报道了牙周治疗对于内皮细胞功能紊乱的积极作用：第一项研究为牙周非手术治疗（Mercanoglu et al. 2004），第二项采用了全身抗生素辅助治疗（Seinost et al. 2005），第三项（Elter et al. 2006）采用了根据"全口消毒"原则的牙周治疗（24小时内进行两次全口龈下刮治和根面平整，联合抗生素溶液口腔冲洗/袋内冲洗的治疗）。同样的，一项在35名患有轻度到中度牙周炎的患者身上实施的单组研究表明，牙周非手术治疗导致了治疗完成后6～12个月IMT厚度减少（Piconi et al. 2009）。在另一项更大的随机对照研究中，纳入了120名重度牙周炎患者，其中61名接受了一次性全口龈下刮治联合所有深牙周袋内局部抗生素辅助用药（Tonetti et al. 2007），6个月随访检查时，治疗组内皮依赖性舒张功能（endothelium-dependent dilatation，EDD）显著改善。引人注意的是，这种加强的干预导致了干预后即刻的EDD短暂恶化和血浆多种炎性因子的显著升高。

迄今为止，只有一个多中心的研究初步检测了牙周治疗在心脏病事件的影响。牙周炎和血管事件研究（the Periodontitis and Vascular Events，PAVE）（Beck et al. 2008；Offenbacher et al. 2009b）将患有牙周炎和重度CVD的患者随机分为社区治疗，以及采用口腔卫生指导和牙周机械治疗两组。随访25个月后，心血管不良事件的发生率在两组中相似。干预后6个月，牙周状况改善有限，而且这些临床改善不能持续到1年随访时间。随机分为社区治疗的患者也接受了研究以外的某些形式的预防或牙周治疗，使得对这项研究的结果的解释变得更复杂了。最后，肥胖似乎抵消了牙周治疗减少CRP水平的能力。因此从这项前期研究中可以知道，在未来的随机对照研究中需要注意：（1）牙周治疗的强度，以获得有

临床和生物学意义的明显的牙周组织状况改善为准；（2）共存的危险因素，它可能抵消治疗的阳性作用；（3）研究设计的总体可行性。

不良妊娠结果

定义和可能的生物学依据

妊娠不足37周生产的婴儿叫早产儿。尽管一些发达国家有先进的产科医学和产前护理，仍有11%～12.5%的妊娠出现早产（preterm birth，PTB），这个比例似乎正在上升（Goldenberg & Rouse 1998；Shapiro-Mendoza & Lackritz 2012）。妊娠不足32周的极早产儿，由于肺发育和功能受损，导致围产期死亡率增加，他们大多数需要新生期的加强护理。PTB对婴儿死亡率和发病率造成的影响非常大，并涉及多种急性和慢性紊乱，包括呼吸窘迫综合征、脑瘫、病理性心脏状况、癫痫、失明和重度学习障碍（McCormick 1985；Veen et al. 1991）。

早产儿出生时体重较轻，低出生体重（low birth weight，LBW）（<2500g）在孕周无法测量时作为代替指标。出生体重进一步分为极低（<1500g）和中低（1500～2500g）。另一种说法是"小于胎龄（small for gestational age）"，定义为在某妊娠年龄时，出生体重在正常体重的10%以内，并可能因为子宫内发育迟缓影响足月婴儿。

现在已确定，多种危险因素影响PTB（Goldenberg et al. 2000）。这些因素包括母亲年龄小（Wessel et al. 1996；Lao & Ho 1997；Scholl et al. 1988）、多胎妊娠（Lee et al. 2006b）、孕期体重增加少（Honest et al. 2005）、颈动脉功能不全（Althuisius & Dekker 2005）、吸烟、酗酒和滥用药物（Myles et al. 1998）、黑色人种（Kleinman & Kessel 1987；David & Collins 1997），以及多种母体感染（泌尿系统感染、细菌性阴道病、绒毛膜羊膜炎）（Romero et al. 2001）。PTB的产科病史是预测PTB的有力指标（Mutale et al. 1991）。重要的是，PTB中大约

50%的变量无法解释（Holbrook et al. 1989）。

尽管已经确定了泌尿生殖系统感染在PTB病理过程中的作用，但早产妇女羊水培养并不一定是阳性（Romero et al. 1988），提示远处感染导致的细菌、细菌囊泡或LPS在系统循环中的传播，可以间接介导PTB。20世纪80年代后期，第一次提出牙周感染可以对妊娠过程造成不利影响（McGregor et al. 1988）。牙龈炎症的患者常常出现一过性菌血症（Ness & Perkins 1980；Kinane et al. 2005；Forner et al. 2006），有可能到达胎盘组织，提供诱发生产的炎症动力（Offenbacher et al.1998）。Hill发表的一篇报道表明，患有阴道炎的妇女羊水培养后，很少包含阴道中的常见菌，但是常常包含口腔来源的牙周致病菌——福赛坦氏菌。因此，这些作者提出口腔细菌可能到达羊水，并通过血源传播影响母体胎盘组织，导致绒毛膜羊膜问题。这些研究之后，Collins等（1994a，b）首次研究了牙周感染对妊娠实验的影响。他们发现，向怀孕仓鼠体内注射牙龈卟啉单胞菌后，胎儿子宫内发育迟缓、胎儿偏小以及羊水中IL-1β和前列腺素E_2（PGE_2）等促炎介质增多。随后的有关怀孕小鼠和兔子的研究（Boggess et al. 2005）证实了这个结果，并发现直肠弯曲菌感染也有同样作用。

流行病学证据

相关性研究

发现不良妊娠结果和不良牙周状况之间相关性的第一项研究是包含124名母亲的病例对照研究（Offenbacher et al. 1996），其中93人（"病例"）的胎儿出生体重 < 2500g或孕周 < 37周，而46位出生体重正常的胎儿的母亲作为对照。实验中评估了大量已知的产科危险因素，例如吸烟、用药、饮酒、孕期护理水平、产次、泌尿生殖系统感染和营养状况。研究显示，观察组和对照组之间，附着丧失水平确有统计学差异，但是绝对差值很小（3.1mm和2.8mm）。控制其他危险因素和协同变量，多因素逻辑回归模型证明，患牙周炎并诞下早产LWB婴儿的OR是7.9，此项

研究中将≥60%的位点附着丧失≥3mm定义为牙周炎。此后，大多数病例对照研究报道：牙周炎和不良妊娠结果之间有相关性（Offenbacher et al. 1996；Dasanayake et al. 2001；Canak et al. 2004；Goepfert et al. 2004；Mokeem et al. 2004；Radnai et al. 2004；Jarjoura et al.2005），尽管也有大量研究表明没有相关性（Davenport et al.2002；Buduneli et al. 2005；Moore et al.2005）。包含17项共包括10148名女性的病例对照研究的一篇系统综述和Meta分析（Corbella et al. 2012）报道，牙周炎和PTB（OR 1.78；95%可信区间1.58 ~ 2.01）以及LBW（OR 1.82；95%可信区间1.51 ~ 2.20）之间OR有统计学意义，当然，作者也做出提醒：无对照的研究或报道偏倚等混淆因素可能会影响这种相关性。

在一些前瞻性队列研究中，检查评估孕中期之前的孕妇牙周状况，比较患或不患有牙周炎的妇女不良妊娠结果的发生率，其研究结果也不一致。在第一项支持牙周炎和早产之间有相关性的前瞻性队列研究中，Jeffcoat等（2001）评估了1313名孕期为21 ~ 24周的美籍非裔孕妇，结果显示，患有广泛型牙周炎（90%位点AL≥3mm）的妇女于孕期第37周、35周和32周之前生产的校正OR是4.45、5.28和7.07。美国（Offenbacher et al. 2001）、智利（Lopez et al.2002a）和瑞士（Dortbudak et al. 2005）等的队列研究（也得到了类似结果），确证了以上数据。与极早产（Offenbacher et al. 2006）、小于孕期年龄的婴儿（Boggess et al. 2006a）、先兆子痫（Boggess et al. 2003；Contreras et al. 2006；Herrera et al. 2007；Nabet et al. 2010）、产前阴道出血和早于35周的早产（Boggess et al. 2006b）之间相似的相关性也得到了报道。相反，4项队列研究（Romero et al. 2002；Holbrook et al. 2004；Moore et al. 2004；Rajapakse et al. 2005）未发现此相关性。Moore等（2004）的研究，他们调查了3738名在孕期第12周接受超声检查的女性。尽管牙周健康不良和晚期流产之间有联系，但是回归研究证明重度牙周炎与PTB或LBW之间没有显著的相

表23-4 孕期牙周治疗对不良妊娠结果的影响的样本量>200的干预研究

研究	n	国家	样本特征	牙周病的定义	干预措施	结果
Lopez 等 (2002b)	Tx组: 200 Ctr组: 200	智利	低SES	≥4颗牙PD≥4mm且CAL≥3mm	Tx组: 孕期SRP Ctr组: 产后SRP	PLBW的RR: 0.18 (0.05~0.6) PTB的RR: 0.19 (0.04~0.85) LBW的RR: 0.16 (0.02~1.33)
Jeffcoat 等 (2003)	Tx组1: 123 Tx组2: 120 Ctr组: 123	美国	85%为美籍非裔	>3个位点CAL≥3mm	Tx组1: SRP+安慰剂胶囊 Tx组2: SRP+250mg甲硝唑1周 Ctr组: 龈上洁治+安慰剂胶囊	PTB<37周的RR: 0.5 (0.2~1.3) PTB<37周的RR: 0.2 (0.02~1.4) 甲硝唑辅助用药对结果无改善
Michalowicz 等 (2006)	Tx组: 413 Ctr组: 410	美国	白人: 28.6% 黑人: 45.2% 西班牙人: 42.5%	BoP≥35%, 且4颗牙PD≥4mm且CAL≥2mm	Tx组: 孕期SRP Ctr组产后SRP	PTB的RR: 0.93 (0.63~1.37) LBW的RR: 0.92 (0.61~1.39) SGA的RR: 1.04 (0.68~1.58)
Gazolla 等 (2007)	Tx组: 266 Ctr组: 62	巴西	白人: 48.4% 黑人: 34.9%	根据PD/CAL分为3级: 1. ≥4颗牙PD4~5mm且CAL 3~5mm 2. ≥4颗牙同一位点PD和CAL 5~7mm 3. ≥4颗牙同一位点PD和CAL≥7mm	Tx组: 孕期SRP+每日2次0.12%氯已定 Ctr组: "退出"	PTB/LBW的发生率: Tx组为7.5% Ctr组为79.0% PTB/LBW的RR: 0.10 (0.06~0.15)
Offenbacher 等 (2009a)	Tx组: 903 Ctr组: 903	美国	白人: 61.0% 黑人: 37.6%	≥3个位点CAL≥3mm	Tx组: 孕期SRP Ctr组: 产后SRP	PTB的发生率: Tx组13.1% Ctr组11.5% PTB的RR: 1.2 (0.09~1.66) IUGR的RR: 0.80 (0.60~1.06) LBW的RR: 1.01 (0.72~1.42)
Newnham 等 (2009)	Tx组: 538 Ctr组: 540	澳大利亚	白人: 73.6% 亚裔: 16.2% 原住民: 4.2% 非裔: 3.7% 西班牙人: 1.1%	≥12个位点PD≥4mm	Tx组: 孕期SRP Ctr组: 产后SRP	PTB的发生率: Tx组为9.7% Ctr组为9.3% PTB的RR: 1.02 (0.91~1.15)
Macones 等 (2010)	Tx组: 376 Ctr组: 380	美国	黑人: 87.3% 西班牙牙人: 8.7% 白人: 2.5%	≥3颗牙CAL≥3mm	Tx组: 孕期SRP Ctr组: 龈上洁治	PTB的发生率: Tx组为16.2% Ctr组为13.0% PTB<37周的RR: 1.24 (0.87~1.77) PTB<35周的RR: 1.56 (0.91~2.68) LBW<2500g的RR: 1.38 (0.92~2.08)

PD: 探诊深度; CAL: 临床附着丧失; BoP: 探诊出血; PTB: 早产; LBW: 低出生体重; Tx: 治疗组; Ctr: 对照组; SRP: 龈下刮治和根面平整; SES: 经济状况
改编自Xiong 等 (2011) 发表于Elsevier 的论文

关性。

　　尽管如此，最近，Ide和Papapanou（2013）对现有的所有相关研究（横断面研究、病例对照研究和前瞻性队列研究）进行了系统综述，结果认为母体牙周炎与PTB、LBW和先兆子痫相关度较低，但具有统计学差异。

干预研究

　　与上述牙周干预治疗和动脉粥样硬化相关事件的推理困难不同，检验孕期治疗妇女牙周病是否会减少不良妊娠结果是可行的。第一项发表的干预研究（Mitchell-Lewis et al. 2001）检验了213名早产的年轻美籍非洲女性，并研究了可获得的生产结果的164名女性的数据，她们中74名孕期接受了口腔预防治疗，90名未曾接受产前牙周治疗。这群人PTB/LBW发生率极高，为16.5%，正常生产和生产结果不良（"病例组"）的女性临床牙周状况没有差别。然而，病例组龈下菌斑中福赛坦氏菌和大肠弯曲杆菌的水平显著上升，并且多种菌种的数量持续升高。18.9%未曾接受牙周干预措施的妇女和13.5%接受了这类治疗的妇女发生了PTB/LBW，尽管没有统计学意义，但发生率几乎减少了30%。这项研究设计的重大缺陷是样本量小且未随机分组。

　　随后，发表了另外几项干预研究，样本量＞200名女性的研究的主要特点和主要发现总结于表23-4。这7项研究中的6项将参与的患有牙周炎的妇女随机分为治疗组和对照组，而Gazolla等（2007）的研究中对照组包含"退出"治疗的女性。值得注意的是，Jeffcoat等（2003）的研究包含两个"积极"治疗组，一组接受了龈下刮治和根面平整加安慰剂，另一组辅助全身应用甲硝唑。这7项研究中的5项，也就是方法上质量较高的那些研究（Jeffcoat et al. 2003；Michalowicz et al. 2006；Offenbacher et al. 2009a；Newnham et al. 2009；Macones et al. 2010）未能检测到牙周炎对于妊娠结果有任何积极作用，这些妊娠结果包括＜37孕周或＜35孕周的PTB，或者LBW＜2500g或＜1500g。全身辅助应用甲硝唑并没有加强牙

周治疗对于妊娠结果的作用，这个发现与较早前的一项多中心追踪研究（Carey et al. 2000）的结果一致，这项研究认为，针对无症状的阴道细菌感染，全身使用甲硝唑并不会减少PTB的发生。

　　因此，尽管有关母亲牙周感染和不良妊娠结果之间联系的生物学合理性，以及早期相关性研究有价值的数据，但表23-4总结这些结果和近期的一篇系统综述（Polyzos et al. 2010；Baccaglini 2011；Chambrone et al. 2011；Michalowicz et al. 2013）所展示的Meta分析提示，孕期牙周治疗并不会改善妊娠结果。然而，需要强调的是，这些研究虽然没能证明治疗对于PTB或LBW的影响，但这并不能理解为牙周感染/炎症与不良妊娠结果无关。这些特定的干预手段失败的原因可能有多个：干预的时机不合适，干预措施未充分减少暴露程度，以及危险因素已造成不可逆的改变，干预措施无法改变。在治疗孕期母亲的牙周炎过程中，我们必须注意到：大多数研究中，在治疗后，孕妇牙周状况并没有大幅度改善。另外，治疗过程中一过性菌血症可能抵消治疗的潜在有利影响。因此，尽管看起来孕期牙周炎的治疗对于母亲和胎儿很安全（Michalowicz et al. 2008），但孕中期可能并不是实施牙周治疗的最佳时间。受孕前进行治疗对于生产结果的潜在影响还未知，有可能完全不同（Xiong et al. 2011）。同样的，对于有很高早产风险的亚群实施牙周治疗的潜在有利影响还没有得到评估，还需要在以后的研究中进一步验证（Kim et al. 2012）。

糖尿病

可能的生物学依据

　　糖尿病作为牙周炎的一个危险因素，在第7章和第14章中进行了详细回顾。然而，不断增多的证据也显示两者存在负相关，也就是说，牙周炎可能影响糖尿病状态。如上所述，牙周感染导致血清促炎因子和促血栓介质上升（Loos 2005；Kebschull et al. 2010），这反过来可能导致胰岛素抵抗，对代谢产生不利影响，长期作用可能

导致或促进糖尿病并发症的进展。在一项动物实验中，结扎诱导的Zucker肥胖大鼠牙周炎与糖代谢衰退有关（Pontes Andersen et al. 2007）。一项关于患有2型糖尿病的成年人的研究证明：牙周炎的严重程度和血浆肿瘤坏死因子α（tumor necrosis factor-alpha，TNF-α）水平之间有浓度依赖关系（Engebretson et al. 2007），而TNF-α是促进胰岛素抵抗的因子（Hotamisligil et al. 1993；Gupta et al. 2005；Shoelson et al. 2006）。进一步支持牙周炎对于糖尿病状态有潜在影响的证据是非糖尿病者牙周治疗后全身炎症减轻了（D'Aiuto et al. 2004a；2006；Paraskevas et al. 2008）。对患有2型糖尿病的患者实施牙周治疗，可降低血清TNF-α的水平（Iwamoto et al. 2001）；而对患有1型糖尿病的患者实施牙周治疗后，外周血巨噬细胞分泌TNF-α下降，同时，血清CRP、E选择素（E-selectin）水平降低（Lalla et al. 2007）。大量研究进一步证明：牙周治疗可以减少循环中CRP、TNF-α、IL-6和纤维蛋白原等炎性介质，使糖尿病患者脂联素水平升高（O'Connell et al. 2008；Katagiri et al.2009；Matsumoto et al. 2009；Correa et al. 2010；Sun et al. 2010）。这些作用可能导致胰岛素敏感性增强，并最终改善血糖控制和糖尿病的总体预后。

流行病学证据

相关性研究

表23-5总结了基础牙周状态和糖尿病并发症或糖尿病事件的发展之间相关性的纵向研究。在牙周炎增高糖尿病并发症的风险的早期研究中，Thorstensson等（1996）以年龄、性别和糖尿病持续时间配对，追踪了39对患有1型糖尿病的患者，他们每一对中都有一人患有重度牙周炎，另一个牙周健康或仅患有轻度牙周病。追踪随访时间中位数6年之后，患有重度牙周炎的患者蛋白尿和心血管并发症，包括心绞痛、间歇性跛行、一过性局部缺血发作、心肌梗死和卒中的发生率显著增高。在亚利桑那州的Gila River社区的皮玛族印第安人中进行的3项前瞻性研究

的结果进一步证实了这些发现，该人群中2型糖尿病有较高的发病率。Taylor等（1996）第一个证实，基线期的重度牙周炎增加了血糖控制不良的风险［糖化血红蛋白A1c（glycated hemoglobin A1c，HbA1c）>9%］。Saremi等（2005）证明，与牙周健康、轻度或者中度牙周炎的糖尿病患者相比，伴重度牙周炎的糖尿病患者心肾死亡率的风险显著增加（3.2；95%可信区间1.1～9.3），这项研究的随访中位数时间为11年。最后，牙周炎和无牙症可以预测2型糖尿病患者发生微量蛋白尿和末期肾病的可能（Shultis et al. 2007）。

最近，两项队列研究探讨了不伴糖尿病的牙周炎和2型糖尿病发病之间的相关性。第一项研究中（Demmer et al. 2008），使用了NHANES Ⅰ及其流行病学跟踪研究，数据来自9296名未患糖尿病的参与者，基线时采用现在不再使用的临床指数系统（牙周指数），或牙丧失数作为代替来记录牙周病。在校正研究中，与牙周病最轻的参与者相比，基线时患有严重牙丧失的参与者发生糖尿病的OR是1.7（$P<0.05$）；而其中3/5牙周病更严重者，其OR范围则为1.50～2.08，虽然这些相关关系并不是严格的正相关关系，也就是说，并不呈现剂量依赖效应。这项研究的局限包括：牙周炎的判定标准很不清楚，缺少实验室数据排除基线时未诊断的糖尿病。相反的，一项日本的纳入5848名非糖尿病患者的7年的前瞻性研究（Ide et al. 2011）中，校正后，基线时的牙周炎和糖尿病的发生没有联系；而未校正时，二者具有显著的相关性。值得注意的是，这项研究中对于牙周情况的评估也不够精确。

干预研究

前文已述，系统炎症促进胰岛素抵抗和血糖失调（Hu et al. 1990；Pradhan et al. 2001；Shoelson et al. 2006）。牙周炎促进了系统炎症（Kebschull et al. 2010），因此可以推测治疗牙周感染可能导致血糖控制的改善。表23-6总结了一些近期的干预研究的设计和结果，这些研究观

表23-5 研究牙周状态和糖尿病并发症或糖尿病发生之间相关性的纵向研究

研究	n	国家	糖尿病类型	随访时间	发现
Thorstensson 等（1006）	39对年龄、性别和糖尿病时期相期匹配的病例-一对照配对	瑞典	1	中位数为6年	与对照组相比，病例组蛋白尿（$P<0.05$）、卒中（$P<0.01$）、TIA（$P<0.05$）、心绞痛（$P<0.001$）、MI（$P<0.01$）和心脏病（$P<0.01$）和间歇性跛行发生率显著增高
Taylor 等（1996）	88名影像学评估有牙槽骨吸收的患者	美国	2	中位数为2年	经过年龄、基线期血糖控制和并发症水平、糖尿病时间以及吸烟校正后，基线重度牙周炎与随访期HbA1c风险增加≥9%显著相关
Saremi 等（2005）	628名患者	美国	2	中位数为11年	基线期重度牙周炎对于心肾疾病造成的死亡有显著的影响：经过年龄、性别和糖尿病时间校正后的死亡比值比为4.5（95% CI 2.0~10.2）；年龄、性别和BMI校正后的死亡比值比是3.5（95% CI 1.2~10.0）
Shultis 等（2007）	529名基线期无MAU且GFR≥60mL/min/1.73m²的患者	美国	2	MAU中位数为9.4年，ESRD为14.9年	与无/轻度牙周炎相比，经过年龄、性别、糖尿病时间、BMI和吸烟校正后，基线期重度牙周炎与MAU发生率增长2.1倍（$P=0.01$）和ESRD发生率增加3.5倍（$P=0.02$）有关
Demmer 等（2008）	9269名可获得基线期牙周情况数据的患者	美国（NHANES I及追踪调查）	无糖尿病	平均17年	与未患牙周炎的患者相比，在基线牙周炎严重程度的最高的3个等级中，糖尿病发生率校正后的OR是2.08（95% CI 1.51~2.87），1.71（1.19~2.45）和1.50（0.99~2.27）
Ide 等（2011）	5848名可获得基线期牙周数据的公务员	日本	无糖尿病	平均7.5年	经过年龄和性别校正后，糖尿病的发生与重度牙周炎显著相关1.49；95% CI 1.03~2.14），但是校正因素不包括吸烟、BMI、高血压和甘油三酯水平（风险比为1.28，95% CI 0.89~1.86）

BMI：体重指数；HbA1c：血红蛋白A1c；MAU：微量白蛋白尿；ESRD：肾病终末期；GFR：肾小球滤过率；TIA：短暂性脑缺血；NHANES I：美国健康和营养普查状况调查；MI：心肌梗死；OR：比值比

改编自Lalla 和 Papapanou（2011）发表于Macmillan的论文

表23-6　检验牙周治疗对于糖尿病血糖控制的影响的干预研究

研究	n	国家	研究类型/糖尿病类型	干预措施	结果
Stewart 等（2001）	每组36名患者（干预组和对照组）	美国	对照临床研究 2型糖尿病	干预组：每当需要时SRP+拔牙 对照组：无治疗	18个月时HbA1c： 干预组：-1.9% 对照组：-0.8 组间显著差异（P=0.02）
Promsudthi 等（2005）	干预组27名患者；对照组25名患者	泰国	对照临床研究 2型糖尿病	干预组：SRP+全身多西霉素 对照组：无治疗	3个月时HbA1c： 干预组：-0.19% 对照组：+0.12% 组间无显著差异（P>0.05）
Kiran 等（2005）	每组22名患者（干预组和对照组）	土耳其	随机对照研究 2型糖尿病	干预组：SRP 对照组：无治疗	3个月时HbA1c： 干预组：-0.86% 对照组：-+0.31% 组间显著差异（P=0.033）
Yun 等（2007）	每组23名患者（干预组和对照组）	中国	随机对照研究 2型糖尿病	干预组：SRP+全身多西霉素 对照组：全身多西霉素	16周时HbA1c： 干预组：-1.9% 对照组：-0.8 组间无显著差异（P>0.05）
Jones 等（2007）	干预组82名患者；对照组83名患者	美国	随机对照研究 2型糖尿病	干预组：SRP+全身多西霉素 对照组："常规照料"	4个月时校正HbA1c： 干预组：-0.65% 对照组：-0.51% 组间无显著差异（P>0.05）
Katagiri 等（2009）	干预组32名患者；对照组17名患者	日本	随机对照研究 2型糖尿病	干预组：SRP+所有牙周袋内局部米诺环素软膏 对照组：口腔卫生指导	6个月时HbA1c： 干预组：-0.14% 对照组：-0.09% 组间无显著差异（P>0.05）
Koromantzos 等（2011）	每组30名患者（干预组和对照组）	希腊	随机对照研究 2型糖尿病	干预组：SRP 对照组：龈上洁治	6个月时HbA1c： 干预组：-0.72% 对照组：-0.13% 组间显著差异（P<0.01）
Engebretson 等（2013）	每组257名患者（干预组和对照组）	美国	随机对照研究 2型糖尿病	干预组：SRP+氯己定漱口2周；3月和6个月时牙周支持治疗 对照组：基线期、3个月和6个月时口腔卫生指导	6个月时HbA1c： 干预组：+0.17% 对照组：+0.11% 组间无显著差异（P=0.55）

SRP：龈下刮治和根面平整；HbA1c：血红蛋白A1c
改编自Lalla 和 Papapanou发表于Macmillan的论文

察了牙周治疗对于HbA1c水平的影响（HbA1c是糖尿病中代谢控制的重要指标）。在表23-6中的研究中，大多数样本量不大，不包括1型糖尿病患者，随访时间为3~18个月。3项研究（Stewart et al. 2001；Kiran et al. 2005；Koromantzos et al. 2011）使用了仅器械而非手术牙周治疗的治疗手段，3项研究（Promsudthi et al. 2005；Yun et al. 2007；Jones et al. 2007）使用了全身抗生素辅助治疗，而最后一项研究（Katagiri et al. 2009）在所有深牙周袋辅助使用局部抗生素软膏。另一方面，近期的一项为期6个月的多中心随机对照研究中，研究对象为514名患有2型糖尿病和牙周炎的患者（Engebertson et al. 2013），研究显示龈下刮治和根面平整对于HbA1c水平没有影响。以上研究的局限性是对于牙周炎症的控制未达到最佳，患者样本肥胖程度高可能抵消牙周治疗的系统抗炎作用，以及干预开始前平均HbA1c基线水平为7.8%，糖尿病代谢控制相对良好。

显然，所列的关于牙周治疗显著改善糖尿病代谢控制的研究没有得到一致的结论。然而，两篇结合了干预研究的系统综述（Simpson et al. 2010；Teeuw et al. 2010）得出结论，牙周治疗对HBA1c水平的影响有统计学意义，可以减小0.40%（$P=0.03$和$P=0.04$）。这和一篇早期的Meta分析（Darre et al. 2008）得出的结论（0.46%）很相似。重要的是，作用的强度似乎从临床角度而言很有意义：英国前瞻性糖尿病研究（Stratton et al. 2000）显示HbA1c每减少1%，微血管并发症风险减少35%。另外，HbA1c平均减少0.20%和人群病死率减少10%相关（Khaw et al. 2001）。显然需要更大规模的临床研究来证明这些结果，同时需要解释一些问题，例如：（1）牙周治疗对于1型糖尿病患者代谢控制的影响；（2）这种影响是否会因为治疗前代谢控制水平和/或治疗前牙周炎和其他共存疾病的严重程度而有差异；（3）抗生素辅助用药在改善血糖控制中占多大的作用。

其他相关疾病

慢性肾病

通常用肾小球滤过率（glomerular filtration rate, GFR）来评价肾脏功能。可以通过患者血清肌苷酸浓度、年龄、性别和种族为基础的方程式估算肾小球滤过率（Levey et al. 2006）。健康成年人的GFR范围在100~120mL/min/1.73m^{2}体表面积。肾脏间质性疾病导致的肾小球功能丧失会造成：由肾脏排出的毒素的潴留、血液电解质和酸碱平衡紊乱、贫血、继发于低钙血症的肾性骨营养不良、高磷血症和甲状腺功能亢进、高血压以及年轻患者生长迟缓。慢性肾病（chronic kidney disease，CKD）根据GFR分为5个阶段，从表示初级的1级到代表终末期（end-stage renal disease，ESRD）的5级；如果不做肾脏替代治疗（肾透析、腹膜透析或肾脏移植），5级将会致命。

造成CKD的常见原因包括糖尿病、肾小球肾炎和慢性高血压。如前所述，患有重度牙周病的患者糖尿病并发症发生率增加（Thorstensson et al. 1996；Saremi et al. 2005），牙周炎对于内皮功能的不良作用的证据（Amar et al. 2003；Tonetti et al. 2007），以及近期报道的牙周炎对于高血压有促进作用（Desvarieux et al. 2010），这些都支持牙周炎和CKD之间相关性的生物学合理性，这个相关性可以通过牙周炎诱导的系统炎症来介导。

牙周炎与CKD之间相关性的首篇报道是一项包含5537名参与ARIC研究的患者数据的横断面研究，研究显示，与未患牙周病或仅患有龈炎的患者相比，患有中度或重度牙周病的患者GFR < 60mL/min/1.73m^{2}的OR有统计学意义（Kshirsagar et al. 2005）。在更新的一项包含6199名参与2001—2004年NHANES研究的患者的横断面研究中，Grubbs等（2011）定义CKD为GFR < 60mL/min/1.73m^{2}或尿白蛋白-肌苷酸比值≥30mg/g，并发现牙周炎患者CKD风险增加2倍以上。这种相关性只有在经过年龄、性别、

种族、吸烟、高血压、糖尿病、教育程度、贫困指数和口腔护理校正后稍稍减弱。在患有2型糖尿病的患者中，牙周炎严重程度、偶发大量蛋白尿和ESRD之间存在剂量相关性（Shultis et al. 2007）。还有论文报道ARIC（Kshirsagar et al. 2007b）和NHANES Ⅲ数据库（Fisher et al. 2008）中血清抗特定牙周致病菌的IgG抗体水平和肾功能受损之间有相关性。尽管如此，一些报道没有发现牙周炎和CKD之间的相关性，数据来源于专门研究透析患者的小规模研究（Gavalda et al. 1999；Castillo et al. 2007；Garcez et al. 2009；Vesterinen et al. 2011）。而且，研究血液透析的ESRD患者的研究证明牙周炎与低白蛋白血症相关（Kshirsagar et al. 2007a），低白蛋白血症和心血管疾病患病率的增加是导致患者死亡的危险因素（Lowrie & Lew 1990）。最后，一项小型的探索性单一队列研究发现对于患有广泛性慢性牙周炎的患者进行牙周非手术治疗可能有利于提高通过测量GFR来评估的肾脏功能（Graziani et al. 2010）。

肺部感染

已有的证据表明，口腔状况不良可能影响肺功能，促进细菌性肺部感染（肺炎）的发生。口腔源性细菌引发的肺炎高风险人群是养老院的居民、住院患者，以及肺衰竭需要机械通气的患者。Raghavendran等（2007）撰写了一篇关于这些人群中牙周感染在肺炎中的作用的综述。

总体来说，肺炎的病理机制与吸入口咽来源的含菌分泌物和宿主防御机制不足以清除细菌有关。虚弱人群，老年人或免疫力受损的患者特别易感，气管内插管的患者也是如此，气管内插管可能促进口咽微生物进入呼吸道下段。考虑到牙周炎相关微生物的复杂性（Paster et al. 2006），以及与实验性肺炎模型的单一感染相比，多种微生物复合感染致病能力增加（Kimizuka et al. 2003；Okuda et al. 2005），牙周炎和肺部感染之间似乎有相关性。在一项关于697名80岁的日本人的前瞻性研究（Awano et al. 2008）中，≥10颗牙探诊深度>4mm的患者校正的5年内肺炎病死率大约比牙齿更少和牙周袋更浅的患者高4倍。

最后，大量研究检验了口服抗生素干预是否能减少肺部感染的发生率。其中包括研究呼吸机相关性肺炎（Pugin et al. 1991；Bergmans et al. 2001）、医源性肺炎（DeRiso et al. 1996；Fourrier et al. 2000；Houston et al. 2002；Fourrier et al. 2005），或疗养院老年居民肺炎（Yoneyama et al. 1996，2002）的研究。尽管这些研究并没有都减少预期（不良）结果的发生率，但是，大部分数据都支持这一观点：针对口腔疾病的抗感染治疗措施对控制肺部感染有一定的作用。

结束语

现代科学有重复早前的原创发现的趋势。这个概念当然一定程度适用于牙周炎和系统疾病之间的相关性。我们的观点已经比"病灶感染"流行的时代进步，我们对于牙周感染可能是影响全身健康的潜在威胁这一观点的反应更加慎重，并倾向于预防和抗感染/抗炎治疗，而不是盲目拔牙。正如本章所述，提出的相关性有生物学合理性，而且牙周病对于全身健康的生物学作用的大小逐渐被确定。另外，牙周治疗降低系统炎症水平的证据越来越多。尽管如此，我们还不能得出任何关于牙周病是否构成上述疾病的致病因素的结论，也没有充足的数据证明牙周炎的治疗可以抑制特定临床不良事件的发生。在不远的将来，随着研究的深入，有希望澄清这些问题。重要的是，本文研究强调口腔是人体的必要组成部分，"健康"也必须包括口腔和牙周健康。最后，这些研究拓展了口腔健康研究者的研究范围，是与医疗界同事有效互动，以及获得更多知识的一个极佳的机会。撇开这些研究的决定性结论，它们中的一些意想不到的结果可能和这些研究工作所做的阐释本身一样重要。

参考文献

[1] Abnet, C.C., Qiao, Y.L., Mark, S.D. *et al.* (2001). Prospective study of tooth loss and incident esophageal and gastric cancers in China. *Cancer Causes and Control* **12**, 847–854.

[2] Abnet, C.C., Qiao, Y.L., Dawsey, S.M. *et al.* (2005). Tooth loss is associated with increased risk of total death and death from upper gastrointestinal cancer, heart disease, and stroke in a Chinese population-based cohort. *International Journal of Epidemiology* **34**, 467–474.

[3] Althuisius, S.M. & Dekker, G.A. (2005). A five century evolution of cervical incompetence as a clinical entity. *Current Pharmaceutical Design* **11**, 687–697.

[4] Amar, S., Gokce, N., Morgan, S. *et al.* (2003). Periodontal disease is associated with brachial artery endothelial dysfunction and systemic inflammation. *Arteriosclerosis, Thrombosis and Vascular Biology* **23**, 1245–1249.

[5] Andriankaja, O.M., Genco, R.J., Dorn, J. *et al.* (2007). Periodontal disease and risk of myocardial infarction: the role of gender and smoking. *European Journal of Epidemiology* **22**, 699–705.

[6] Andriankaja, O., Trevisan, M., Falkner, K. *et al.* (2011). Association between periodontal pathogens and risk of nonfatal myocardial infarction. *Community Dental and Oral Epidemiology* **39**, 177–185.

[7] Arbes, S.J., Jr., Slade, G.D. & Beck, J.D. (1999). Association between extent of periodontal attachment loss and self-reported history of heart attack: an analysis of NHANES III data. *Journal of Dental Research* **78**, 1777–1782.

[8] Ashworth, A. (1998). Effects of intrauterine growth retardation on mortality and morbidity in infants and young children. *European Journal of Clinical Nutrition* **52 Suppl** 1, S34–41; discussion S41–32.

[9] Awano, S., Ansai, T., Takata, Y. *et al.* (2008). Oral health and mortality risk from pneumonia in the elderly. *Journal of Dental Research* **87**, 334–339.

[10] Baccaglini, L. (2011). A meta-analysis of randomized controlled trials shows no evidence that periodontal treatment during pregnancy prevents adverse pregnancy outcomes. *Journal of the American Dental Association* **142**, 1192–1193.

[11] Beck, J., Garcia, R., Heiss, G., Vokonas, P.S. & Offenbacher, S. (1996). Periodontal disease and cardiovascular disease. *Journal of Periodontology* **67**, 1123–1137.

[12] Beck, J.D., Elter, J. R., Heiss, G. *et al.* (2001). Relationship of Periodontal Disease to Carotid Artery Intima-Media Wall Thickness: The Atherosclerosis Risk in Communities (ARIC) Study. *Arteriosclerosis, Thrombosis and Vascular Biology* **21**, 1816–1822.

[13] Beck, J.D., Eke, P., Heiss, G. *et al.* (2005a). Periodontal disease and coronary heart disease: a reappraisal of the exposure. *Circulation* **112**, 19–24.

[14] Beck, J.D., Eke, P., Lin, D. *et al.* (2005b). Associations between IgG antibody to oral organisms and carotid intima-medial thickness in community-dwelling adults. *Atherosclerosis* **183**, 342–348.

[15] Beck, J.D., Couper, D.J., Falkner, K.L. *et al.* (2008). The Periodontitis and Vascular Events (PAVE) pilot study: adverse events. *Journal of Periodontology* **79**, 90–96.

[16] Behle, J.H., Sedaghatfar, M.H., Demmer, R.T. *et al.* (2009). Heterogeneity of systemic inflammatory responses to periodontal therapy. *Journal of Clinical Periodontology* **36**, 287–294.

[17] Bergmans, D.C., Bonten, M.J., Gaillard, C.A. *et al.* (2001). Prevention of ventilator-associated pneumonia by oral decontamination: a prospective, randomized, double-blind, placebo-controlled study. *American Journal of Respiratory and Critical Care Medicine* **164**, 382–388.

[18] Billings, F. (1912). Chronic focal infections and their etiologic relations to arthritis and nephritis. *Archives of Internal Medicine* **9**, 484–498.

[19] Boggess, K.A., Lieff, S., Murtha, A.P. *et al.* (2003) Maternal periodontal disease is associated with an increased risk for preeclampsia. *Obstetrics & Gynecology* **101**, 227–231.

[20] Boggess, K.A., Madianos, P.N., Preisser, J.S., Moise, K.J., Jr. & Offenbacher, S. (2005). Chronic maternal and fetal Porphyromonas gingivalis exposure during pregnancy in rabbits. *American Journal of Obstetrics & Gynecology* **192**, 554–557.

[21] Boggess, K.A., Beck, J.D., Murtha, A.P., Moss, K. & Offenbacher, S. (2006a). Maternal periodontal disease in early pregnancy and risk for a small-for-gestational-age infant. *American Journal of Obstetrics & Gynecology* **194**, 1316–1322.

[22] Boggess, K.A., Moss, K., Murtha, A., Offenbacher, S. & Beck, J.D. (2006b). Antepartum vaginal bleeding, fetal exposure to oral pathogens, and risk for preterm birth at <35 weeks of gestation. *American Journal of Obstetrics & Gynecology* **194**, 954–960.

[23] Buduneli, N., Baylas, H., Buduneli, E. *et al.* (2005). Periodontal infections and pre-term low birth weight: a case-control study. *Journal of Clinical Periodontology* **32**, 174–181.

[24] Buhlin, K., Gustafsson, A., Hakansson, J. & Klinge, B. (2002). Oral health and cardiovascular disease in Sweden. *Journal of Clinical Periodontology* **29**, 254–259.

[25] Canakci, V., Canakci, C.F., Canakci, H. *et al.* (2004). Periodontal disease as a risk factor for pre-eclampsia: a case control study. *Australian and New Zealand Journal of Obstetrics and Gynaecology* **44**, 568–573.

[26] Carey, J.C., Klebanoff, M.A., Hauth, J.C. *et al.* (2000). Metronidazole to prevent preterm delivery in pregnant women with asymptomatic bacterial vaginosis. National Institute of Child Health and Human Development Network of Maternal-Fetal Medicine Units [see comments]. *New England Journal of Medicine* **342**, 534–540.

[27] Castillo, A., Mesa, F., Liebana, J. *et al.* (2007). Periodontal and oral microbiological status of an adult population undergoing haemodialysis: a cross-sectional study. *Oral Diseases* **13**, 198–205.

[28] Cecil, R.L. & Angevine, D.M. (1938). Clinical and experimental observations on focal infection with an analysis of 200 cases of rheumatoid arthritis. *Annals of Internal Medicine* 577–584.

[29] Celermajer, D.S., Sorensen, K.E., Gooch, V.M. *et al.* (1992). Non-invasive detection of endothelial dysfunction in children and adults at risk of atherosclerosis. *Lancet* **340**, 1111–1115.

[30] Chambrone, L., Pannuti, C.M., Guglielmetti, M.R. & Chambrone, L.A. (2011). Evidence grade associating periodontitis with preterm birth and/or low birth weight: II: a systematic review of randomized trials evaluating the effects of periodontal treatment. *Journal of Clinical Periodontology* **38**, 902–914.

[31] Chen, L.P., Chiang, C.K., Peng, Y.S. *et al.* (2011). Relationship between periodontal disease and mortality in patients treated with maintenance hemodialysis. *American Journal of Kidney Diseases* **57**, 276–282.

[32] Chiu, B. (1999). Multiple infections in carotid atherosclerotic plaques. *American Heart Journal* **138**, S534–536.

[33] Choe, H., Kim, Y.H., Park, J.W. *et al.* (2009). Tooth loss, hypertension and risk for stroke in a Korean population. *Atherosclerosis* **203**, 550–556.

[34] Collins, J.G., Smith, M.A., Arnold, R.R. & Offenbacher, S. (1994a). Effects of *Escherichia coli* and *Porphyromonas gingivalis* lipopolysaccharide on pregnancy outcome in the golden hamster. *Infection and Immunity* **62**, 4652–4655.

[35] Collins, J.G., Windley, H.W., 3rd, Arnold, R.R. & Offenbacher, S. (1994b). Effects of a Porphyromonas gingivalis infection on inflammatory mediator response and pregnancy outcome in hamsters. *Infection and Immunity* **62**, 4356–4361.

[36] Contreras, A., Herrera, J.A., Soto, J.E. *et al.* (2006). Periodontitis is associated with preeclampsia in pregnant women. *Journal of Periodontology* **77**, 182–188.

[37] Corbella, S., Taschieri, S., Francetti, L., De Siena, F. & Del Fabbro, M. (2012). Periodontal disease as a risk factor for adverse pregnancy outcomes: a systematic review and meta-analysis of case-control studies. *Odontology* **100**, 232–240.

[38] Correa, F.O., Goncalves, D., Figueredo, C.M. *et al.* (2010). Effect

of periodontal treatment on metabolic control, systemic inflammation and cytokines in patients with type 2 diabetes. *Journal of Clinical Periodontology* **37**, 53–58.

[39] Crasta, K., Daly, C.G., Mitchell, D. *et al.* (2009). Bacteraemia due to dental flossing. *Journal of Clinical Periodontology* **36**,

[40] D'Aiuto, F. & Tonetti, M.S. (2005). Contribution of periodontal therapy on individual cardiovascular risk assessment. *Archives of Internal Medicine* **165**, 1920–1921.

[41] D'Aiuto, F., Parkar, M., Andreou, G. *et al.* (2004a). Periodontitis and systemic inflammation: control of the local infection is associated with a reduction in serum inflammatory markers. *Journal of Dental Research* **83**, 156–160.

[42] D'Aiuto, F., Ready, D. & Tonetti, M.S. (2004b). Periodontal disease and C-reactive protein-associated cardiovascular risk. *Journal of Periodontal Research* **39**, 236–241.

[43] D'Aiuto, F., Nibali, L., Parkar, M., Suvan, J. & Tonetti, M.S. (2005). Short-term effects of intensive periodontal therapy on serum inflammatory markers and cholesterol. *Journal of Dental Research* **84**, 269–273.

[44] D'Aiuto, F., Parkar, M., Nibali, L. *et al.* (2006). Periodontal infections cause changes in traditional and novel cardiovascular risk factors: results from a randomized controlled clinical trial. *American Heart Journal* **151**, 977–984.

[45] Darré, L., Vergnes, J.N., Gourdy, P. & Sixou, M. (2008). Efficacy of periodontal treatment on glycaemic control in diabetic patients: A meta-analysis of interventional studies. *Diabetes & Metabolism* **34**, 497–506. .

[46] Dasanayake, A.P., Boyd, D., Madianos, P.N., Offenbacher, S. & Hills, E. (2001). The association between Porphyromonas gingivalis-specific maternal serum IgG and low birth weight. *Journal of Periodontology* **72**, 1491–1497.

[47] Davenport, E.S., Williams, C.E., Sterne, J.A. *et al.* (2002). Maternal periodontal disease and preterm low birthweight: case-control study. *Journal of Dental Research* **81**, 313–318.

[48] David, R.J. & Collins, J.W., Jr. (1997). Differing birth weight among infants of U.S.-born blacks, African-born blacks, and U.S.-born whites [see comments]. *New England Journal of Medicine* **337**, 1209–1214.

[49] Demmer, R.T., Jacobs, D.R., Jr. & Desvarieux, M. (2008). Periodontal disease and incident type 2 diabetes: results from the First National Health and Nutrition Examination Survey and its epidemiologic follow-up study. *Diabetes Care* **31**, 1373–1379.

[50] DeRiso, A.J., 2nd, Ladowski, J.S., Dillon, T.A., Justice, J.W. & Peterson, A.C. (1996). Chlorhexidine gluconate 0.12% oral rinse reduces the incidence of total nosocomial respiratory infection and nonprophylactic systemic antibiotic use in patients undergoing heart surgery. *Chest* **109**, 1556–1561.

[51] DeStefano, F., Anda, R.F., Kahn, H.S., Williamson, D.F. & Russell, C.M. (1993). Dental disease and risk of coronary heart disease and mortality. *British Medical Journal* **306**, 688–691.

[52] Desvarieux, M., Demmer, R.T., Rundek, T. *et al.* (2003). Relationship between periodontal disease, tooth loss, and carotid artery plaque: the Oral Infections and Vascular Disease Epidemiology Study (INVEST). *Stroke* **34**, 2120–2125.

[53] Desvarieux, M., Demmer, R.T., Rundek, T. *et al.* (2005). Periodontal microbiota and carotid intima-media thickness: the Oral Infections and Vascular Disease Epidemiology Study (INVEST). *Circulation* **111**, 576–582.

[54] Desvarieux, M., Demmer, R.T., Jacobs, D.R. *et al.* (2010). Periodontal bacteria and hypertension: the oral infections and vascular disease epidemiology study (INVEST). *Journal of Hypertension* **28**, 1413–1421.

[55] Desvarieux, M., Demmer, R.T., Rundek, T. *et al.* (2013). Changes in clinical and microbiological periodontal profiles relate to progression of carotid intima-media thickness: The Oral Infections and Vascular Disease Epidemiology Study (INVEST). *Journal of the American Medical Association* **2**, 0000254.

[56] Dietrich, T., Jimenez, M., Krall Kaye, E.A., Vokonas, P.S. & Garcia, R.I. (2008). Age-dependent associations between chronic periodontitis/edentulism and risk of coronary heart disease. *Circulation* **117**, 1668–1674.

[57] Dortbudak, O., Eberhardt, R., Ulm, M. & Persson, G.R. (2005). Periodontitis, a marker of risk in pregnancy for preterm birth. *Journal of Clinical Periodontology* **32**, 45–52.

[58] Dye, B.A., Choudhary, K., Shea, S. & Papapanou, P.N. (2005). Serum antibodies to periodontal pathogens and markers of systemic inflammation. *Journal of Clinical Periodontology* **32**, 1189–1199.

[59] Ebersole, J.L. & Taubman, M.A. (1994). The protective nature of host responses in periodontal diseases. *Periodontology 2000* **5**, 112–141.

[60] Ebersole, J.L., Machen, R.L., Steffen, M.J. & Willmann, D.E. (1997). Systemic acute-phase reactants, C-reactive protein and haptoglobin, in adult periodontitis. *Clinical and Experimental Immunology* **107**, 347–352.

[61] Elter, J.R., Offenbacher, S., Toole, J.F. & Beck, J.D. (2003). Relationship of periodontal disease and edentulism to stroke/TIA. *Journal of Dental Research* **82**, 998–1001.

[62] Elter, J.R., Champagne, C.M., Offenbacher, S. & Beck, J.D. (2004). Relationship of periodontal disease and tooth loss to prevalence of coronary heart disease. *Journal of Periodontology* **75**, 782–790.

[63] Elter, J.R., Hinderliter, A.L., Offenbacher, S. *et al.* (2006). The effects of periodontal therapy on vascular endothelial function: a pilot trial. *American Heart Jouranl* **151**, 47.

[64] Endo, S., Inada, K., Inoue, Y. *et al.* (1992). Two types of septic shock classified by the plasma levels of cytokines and endotoxin. *Circulatory Shock* **38**, 264–274.

[65] Engebretson, S.P., Lamster, I.B., Elkind, M.S. *et al.* (2005). Radiographic measures of chronic periodontitis and carotid artery plaque. *Stroke* **36**, 561–566.

[66] Engebretson, S., Chertog, R., Nichols, A. *et al.* (2007). Plasma levels of tumour necrosis factor-alpha in patients with chronic periodontitis and type 2 diabetes. *Journal of Clinical Periodontology* **34**, 18–24.

[67] Engebretson, S.P., Hyman, L.G., Michalowicz, B.S. *et al.* (2013). The effect of nonsurgical periodontal therapy on hemoglobin A1c levels in persons with type 2 diabetes and chronic periodontitis: a randomized clinical trial. *Journal of the American Medical Association* **310**, 2523–2532.

[68] Fiehn, N.E., Larsen, T., Christiansen, N., Holmstrup, P. & Schroeder, T.V. (2005). Identification of periodontal pathogens in atherosclerotic vessels. *Journal of Periodontology* **76**, 731–736.

[69] Fisher, M.A., Taylor, G.W., Papapanou, P.N., Rahman, M. & Debanne, S.M. (2008). Clinical and serologic markers of periodontal infection and chronic kidney disease. *Journal of Periodontology* **79**, 1670–1678.

[70] Forner, L., Larsen, T., Kilian, M. & Holmstrup, P. (2006). Incidence of bacteremia after chewing, tooth brushing and scaling in individuals with periodontal inflammation. *Journal of Clinical Periodontology* **33**, 401–407.

[71] Fourrier, F., Cau-Pottier, E., Boutigny, H. *et al.* (2000). Effects of dental plaque antiseptic decontamination on bacterial colonization and nosocomial infections in critically ill patients. *Intensive Care Medicine* **26**, 1239–1247.

[72] Fourrier, F., Dubois, D., Pronnier, P. *et al.* (2005). Effect of gingival and dental plaque antiseptic decontamination on nosocomial infections acquired in the intensive care unit: a double-blind placebo-controlled multicenter study. *Critical Care Medicine* **33**, 1728–1735.

[73] Garcez, J., Limeres Posse, J., Carmona, I.T., Feijoo, J.F. & Diz Dios, P. (2009). Oral health status of patients with a mild decrease in glomerular filtration rate. *Oral surgery, Oral Medicine, Oral Pathology, Oral Radiology, and Endodontics* **107**, 224–228.

[74] Gavalda, C., Bagan, J., Scully, C. *et al.* (1999). Renal hemodialysis patients: oral, salivary, dental and periodontal findings in 105 adult cases. *Oral Diseases* **5**, 299–302.

[75] Gazolla, C.M., Ribeiro, A., Moyses, M.R. *et al.* (2007). Evaluation of the incidence of preterm low birth weight in patients undergoing periodontal therapy. *Journal of Periodontology* **78**, 842–848.

[76] Goepfert, A.R., Jeffcoat, M.K., Andrews, W.W. *et al.* (2004).

Periodontal disease and upper genital tract inflammation in early spontaneous preterm birth. *Obstetrics & Gynecology* **104**, 777–783.

[77] Goldenberg, R.L. & Rouse, D.J. (1998). Prevention of premature birth [see comments]. *New England Journal of Medicine* **339**, 313–320.

[78] Goldenberg, R.L., Hauth, J.C. & Andrews, W.W. (2000). Intrauterine infection and preterm delivery. *New England Journal of Medicine* **342**, 1500–1507.

[79] Graziani, F., Cei, S., La Ferla, F. *et al.* (2010). Effects of non-surgical periodontal therapy on the glomerular filtration rate of the kidney: an exploratory trial. *Journal of Clinical Periodontology* **37**, 638–643.

[80] Grubbs, V., Plantinga, L.C., Crews, D.C. *et al.* (2011). Vulnerable populations and the association between periodontal and chronic kidney disease. *Clinical Journal of the American Society of Nephrology* **6**, 711–717.

[81] Gupta, A., Ten, S. & Anhalt, H. (2005). Serum levels of soluble tumor necrosis factor-alpha receptor 2 are linked to insulin resistance and glucose intolerance in children. *Journal of Pediatric Endocrinology & Metabolism Journal of Pediatric Endocrinology and Metabolism* **18**, 75–82.

[82] Hackam, D.G. & Anand, S.S. (2003). Emerging risk factors for atherosclerotic vascular disease: a critical review of the evidence. *Journal of the American Medical Association* **290**, 932–940.

[83] Haffajee, A.D. & Socransky, S.S. (1994). Microbial etiological agents of destructive periodontal diseases. *Periodontology 2000* **5**, 78–111.

[84] Hansson, G.K. (2005). Inflammation, atherosclerosis, and coronary artery disease. *New England Journal of Medicine* **352**, 1685–1695.

[85] Haraszthy, V.I., Zambon, J.J., Trevisan, M., Zeid, M. & Genco, R.J. (2000). Identification of periodontal pathogens in atheromatous plaques. *Journal of Periodontology* **71**, 1554–1560.

[86] Heimdahl, A., Hall, G., Hedberg, M. *et al.* (1990). Detection and quantitation by lysis-filtration of bacteremia after different oral surgical procedures. *Journal of Clinical Microbiology* **28**, 2205–2202209.

[87] Heitmann, B.L. & Gamborg, M. (2008). Remaining teeth, cardiovascular morbidity and death among adult Danes. *Preventive Medicine* **47**, 156–160.

[88] Herrera, J.A., Parra, B., Herrera, E. *et al.* (2007). Periodontal disease severity is related to high levels of C-reactive protein in pre-eclampsia. *Journal of Hypertension* **25**, 1459–1464.

[89] Hill, G.B. (1998). Preterm birth: associations with genital and possibly oral microflora. *Annals of Periodontology* **3**, 222–232.

[90] Holbrook, R.H., Jr., Laros, R.K., Jr. & Creasy, R.K. (1989). Evaluation of a risk-scoring system for prediction of preterm labor. *American Journal of Perinatology* **6**, 62–68.

[91] Holbrook, W.P., Oskarsdottir, A., Fridjonsson, T. *et al.* (2004). No link between low-grade periodontal disease and preterm birth: a pilot study in a healthy Caucasian population. *Acta Odontologica Scandinavica* **62**, 177–179.

[92] Holmlund, A., Holm, G. & Lind, L. (2006). Severity of periodontal disease and number of remaining teeth are related to the prevalence of myocardial infarction and hypertension in a study based on 4,254 subjects. *Journal of Periodontology* **77**, 1173–1178.

[93] Holmlund, A., Holm, G. & Lind, L. (2010). Number of teeth as a predictor of cardiovascular mortality in a cohort of 7,674 subjects followed for 12 years. *Journal of Periodontology* **81**, 870–876.

[94] Honest, H., Bachmann, L.M., Ngai, C. *et al.* (2005). The accuracy of maternal anthropometry measurements as predictor for spontaneous preterm birth--a systematic review. *European Journal of Obstetrics, Gynecology & Reproductive Biology* **119**, 11–20.

[95] Hotamisligil, G.S., Shargill, N.S. & Spiegelman, B.M. (1993). Adipose expression of tumor necrosis factor-alpha: direct role in obesity-linked insulin resistance. *Science* **259**, 87–91.

[96] Houston, S., Hougland, P., Anderson, J.J. *et al.* (2002). Effectiveness of 0.12% chlorhexidine gluconate oral rinse in reducing prevalence of nosocomial pneumonia in patients undergoing heart surgery. *American Journal of Critical Care* **11**, 567–570.

[97] Howell, T.H., Ridker, P.M., Ajani, U.A., Hennekens, C.H. & Christen, W.G. (2001). Periodontal disease and risk of subsequent cardiovascular disease in U.S. male physicians. *Journal of the American College of Cardiology* **37**, 445–450.

[98] Hu, C.Z., Huang, C.R., Rong, S. *et al.* (1990). Periodontal conditions in elderly people of Shanghai, People's Republic of China, in 1986. *Community Dental Health* **7**, 69–71.

[99] Hujoel, P.P., Drangsholt, M., Spiekerman, C. & DeRouen, T.A. (2000). Periodontal disease and coronary heart disease risk. *Journal of the American Medical Association* **284**, 1406–1410.

[100] Hujoel, P.P., White, B.A., Garcia, R.I. & Listgarten, M.A. (2001). The dentogingival epithelial surface area revisited. *Journal of Periodontal Research* **36**, 48–55.

[101] Hujoel, P.P., Drangsholt, M., Spiekerman, C. & DeRouen, T.A. (2002). Periodontitis-systemic disease associations in the presence of smoking--causal or coincidental? *Periodontology 2000* **30**, 51–60.

[102] Hujoel, P.P., Drangsholt, M., Spiekerman, C. & Weiss, N.S. (2003). An exploration of the periodontitis-cancer association. *Annals of Epidemiology* **13**, 312–316.

[103] Hujoel, P.P., Cunha-Cruz, J. & Kressin, N.R. (2006). Spurious associations in oral epidemiological research: the case of dental flossing and obesity. *Journal of Clinical Periodontology* **33**, 520–523.

[104] Humar, A., St Louis, P., Mazzulli, T. *et al.* (1999). Elevated serum cytokines are associated with cytomegalovirus infection and disease in bone marrow transplant recipients. *Journal of Infectious Diseases* **179**, 484–488.

[105] Humphrey, L.L., Fu, R., Buckley, D.I., Freeman, M. & Helfand, M. (2008). Periodontal disease and coronary heart disease incidence: a systematic review and meta-analysis. *Journal of General Internal Medicine* **23**, 2079–2086.

[106] Hunter, W. (1900). Oral sepsis as a cause for disease. *British Medical Journal* **1**, 215–216.

[107] Hunter, W. (1910). The role of sepsis and antisepsis in medicine. *Lancet* **1**, 79–86.

[108] Ide, M. & Papapanou, P.N. (2013). Epidemiology of association between maternal periodontal disease and adverse pregancy outcomes – systematic review. *Journal of Clinical Periodontology* **40 Suppl** 14, S181–S194.

[109] Ide, R., Hoshuyama, T., Wilson, D., Takahashi, K. & Higashi, T. (2011). Periodontal Disease and Incident Diabetes: a Seven-year Study. *Journal of Dental Research* **90**, 41–46.

[110] Iwamoto, Y., Nishimura, F., Nakagawa, M. *et al.* (2001). The effect of antimicrobial periodontal treatment on circulating tumor necrosis factor-alpha and glycated hemoglobin level in patients with type 2 diabetes. *Journal of Periodontology* **72**, 774–778.

[111] Janket, S.J., Baird, A.E., Chuang, S.K. & Jones, J.A. (2003). Meta-analysis of periodontal disease and risk of coronary heart disease and stroke. *Oral Surgery, Oral Medicine, Oral Pathology, Oral Radiology and Endodontics* **95**, 559–569.

[112] Jarjoura, K., Devine, P.C., Perez-Delboy, A. *et al.* (2005). Markers of periodontal infection and preterm birth. *American Journal of Obstetrics & Gynecology* **192**, 513–519.

[113] Jeffcoat, M.K., Geurs, N.C., Reddy, M.S. *et al.* (2001). Periodontal infection and preterm birth: results of a prospective study. *Journal of the American Dental Association* **132**, 875–880.

[114] Jeffcoat, M.K., Hauth, J.C., Geurs, N.C. *et al.* (2003). Periodontal disease and preterm birth: results of a pilot intervention study. *Journal of Periodontology* **74**, 1214–1218.

[115] Jimenez, M., Krall, E.A., Garcia, R.I., Vokonas, P.S. & Dietrich, T. (2009). Periodontitis and incidence of cerebrovascular disease in men. *Annals of Neurology* **66**, 505–512.

[116] Jones, J.A., Miller, D.R., Wehler, C.J. et al. (2007). Does periodontal care improve glycemic control? The Department of Veterans Affairs Dental Diabetes Study. *Journal of Clinical Periodontology* **34**, 46–52.

[117] Joshipura, K.J., Hung, H.-C., Rimm, E.B., Willett, W.C. & Ascherio, A. (2003). Periodontal disease, tooth loss, and incidence of ischemic stroke. *Stroke* **34**, 47–52.

[118] Katagiri, S., Nitta, H., Nagasawa, T. et al. (2009). Multi-center intervention study on glycohemoglobin (HbA1c) and serum, high-sensitivity CRP (hs-CRP) after local anti-infectious periodontal treatment in type 2 diabetic patients with periodontal disease. *Diabetes Ressearch and Clinical Practice* **83**, 308–315.

[119] Kebschull, M., Demmer, R.T. & Papapanou, P.N. (2010) "Gum bug, leave my heart alone!"--epidemiologic and mechanistic evidence linking periodontal infections and atherosclerosis. *Journal of Dental Research* **89**, 879–902.

[120] Khaw, K.T., Wareham, N., Luben, R. et al. (2001). Glycated haemoglobin, diabetes, and mortality in men in Norfolk cohort of European Prospective Investigation of Cancer and Nutrition (EPIC-Norfolk). *British Medical Journal* **322**, 15–18.

[121] Kim, A.J., Lo, A.J., Pullin, D.A., Thornton-Johnson, D.S. & Karimbux, N.Y. (2012). Scaling and root planing treatment for periodontitis to reduce preterm birth and low birth weight: A systematic review and meta-analysis of randomized controlled trials. *Journal of Periodontology* **83**, 1508– 1519.

[122] Kimizuka, R., Kato, T., Ishihara, K. & Okuda, K. (2003). Mixed infections with *Porphyromonas gingivalis* and *Treponema denticola* cause excessive inflammatory responses in a mouse pneumonia model compared with monoinfections. *Microbes and Infection* **5**, 1357–1362.

[123] Kinane, D.F., Riggio, M.P., Walker, K.F., MacKenzie, D. & Shearer, B. (2005). Bacteraemia following periodontal procedures. *Journal of Clinical Periodontology* **32**, 708–713.

[124] Kiran, M., Arpak, N., Unsal, E. & Erdogan, M.F. (2005). The effect of improved periodontal health on metabolic control in type 2 diabetes mellitus. *Journal of Clinical Periodontology* **32**, 266–272.

[125] Kleinman, J.C. & Kessel, S.S. (1987). Racial differences in low birth weight. Trends and risk factors. *New England Journal of Medicine* **317**, 749–753.

[126] Koromantzos, P.A., Makrilakis, K., Dereka, X. et al.(2011). A randomized, controlled trial on the effect of non-surgical periodontal therapy in patients with type 2 diabetes. Part I: effect on periodontal status and glycaemic control. *Journal of Clinical Periodontology* **38**, 142–147.

[127] Kozarov, E.V., Dorn, B.R., Shelburne, C.E., Dunn, W.A., Jr. & Progulske-Fox, A. (2005). Human atherosclerotic plaque contains viable invasive *Actinobacillus actinomycetemcomitans* and *Porphyromonas gingivalis*. *Arteriosclerosis, Thrombosis and Vascular Biology* **25**, e17–18.

[128] Kshirsagar, A.V., Moss, K.L., Elter, J.R. et al. (2005). Periodontal disease is associated with renal insufficiency in the Atherosclerosis Risk In Communities (ARIC) study. *American Journal of Kidney Diseases* **45**, 650–657.

[129] Kshirsagar, A.V., Craig, R.G., Beck, J.D. et al. (2007a). Severe periodontitis is associated with low serum albumin among patients on maintenance hemodialysis therapy. *Clinical Journal of the American Society of Nephrology* **2**, 239–244.

[130] Kshirsagar, A.V., Offenbacher, S., Moss, K.L., Barros, S.P. & Beck, J.D. (2007b). Antibodies to periodontal organisms are associated with decreased kidney function. The Dental Atherosclerosis Risk In Communities study. *Blood Purification* **25**, 125–132.

[131] Kshirsagar, A.V., Craig, R.G., Moss, K.L. et al. (2009). Periodontal disease adversely affects the survival of patients with end-stage renal disease. *Kidney International* **75**, 746–751.

[132] Kweider, M., Lowe, G.D., Murray, G.D., Kinane, D.F. & McGowan, D.A. (1993). Dental disease, fibrinogen and white cell count; links with myocardial infarction? *Scottish Medical Journal* **38**, 73–74.

[133] Lalla, E. & Papapanou, P.N. (2011). Diabetes mellitus and periodontitis: a tale of two common interrelated diseases. *Nature Reviews. Endocrinology* **12**, 738–748.

[134] Lalla, E., Lamster, I.B., Hofmann, M.A. et al. (2003). Oral infection with a periodontal pathogen accelerates early atherosclerosis in apolipoprotein E-null mice. *Arteriosclerosis, Thrombosis and Vascular Biology* **23**, 1405–1411.

[135] Lalla, E., Kaplan, S., Yang, J. et al. (2007). Effects of periodontal therapy on serum C-reactive protein, sE-selectin, and tumor necrosis factor-alpha secretion by peripheral blood-derived macrophages in diabetes. A pilot study. *Journal of Periodontal Research* **42**, 274–282.

[136] Lamont, R.J., Chan, A., Belton, C.M. et al. (1995). Porphyromonas gingivalis invasion of gingival epithelial cells. *Infection and Immunity* **63**, 3878–3885.

[137] Lao, T.T. & Ho, L.F. (1997). The obstetric implications of teenage pregnancy. *Human Reproduction* **12**, 2303–2305.

[138] Lee, H.J., Garcia, R.I., Janket, S.J. et al. (2006a). The association between cumulative periodontal disease and stroke history in older adults. *Journal of Periodontology* **77**, 1744–1754.

[139] Lee, Y.M., Cleary-Goldman, J. & D'Alton, M.E. (2006b). Multiple gestations and late preterm (near-term) deliveries. *Seminars in Perinatology* **30**, 103–112.

[140] Levey, A.S., Coresh, J., Greene, T. et al. (2006). Using standardized serum creatinine values in the modification of diet in renal disease study equation for estimating glomerular filtration rate. *Annals of Internal Medicine* **145**, 247–254.

[141] Lockhart, P.B., Brennan, M.T., Sasser, H.C. et al. (2008). Bacteremia associated with toothbrushing and dental extraction. *Circulation* **117**, 3118–3125.

[142] Lockhart, P.B., Bolger, A.F., Papapanou, P.N. et al. (2012). Periodontal disease and atherosclerotic vascular disease: Does the evidence support an independent association? *Circulation* **125**, 2520–2544.

[143] Loos, B.G. (2005). Systemic markers of inflammation in periodontitis. *Journal of Periodontology* **76**, 2106–2115.

[144] Loos, B.G., Craandijk, J., Hoek, F.J., Wertheim-van Dillen, P.M. & van der Velden, U. (2000). Elevation of systemic markers related to cardiovascular diseases in the peripheral blood of periodontitis patients. *Journal of Periodontology* **71**, 1528– 1534.

[145] Lopez, N.J., Smith, P.C. & Gutierrez, J. (2002a). Higher risk of preterm birth and low birth weight in women with periodontal disease. *Journal of Dental Research* **81**, 58–63.

[146] Lopez, N.J., Smith, P.C. & Gutierrez, J. (2002b). Periodontal therapy may reduce the risk of preterm low birth weight in women with periodontal disease: a randomized controlled trial. *Journal of Periodontology* **73**, 911–924.

[147] Lowrie, E.G. & Lew, N.L. (1990). Death risk in hemodialysis patients: the predictive value of commonly measured variables and an evaluation of death rate differences between facilities. *American Journal of Kidney Diseases* **15**, 458–482.

[148] Lund Håheim, L., Olsen, I., Nafstad, P., Schwarze, P. & Ronningen, K.S. (2008). Antibody levels to single bacteria or in combination evaluated against myocardial infarction. *Journal of Clinical Periodontology* **35**, 473–478.

[149] Macones, G.A., Parry, S., Nelson, D.B. et al. (2010). Treatment of localized periodontal disease in pregnancy does not reduce the occurrence of preterm birth: results from the Periodontal Infections and Prematurity Study (PIPS). *American Journal of Obstetrics and Gynecology* **202**, 147 e141–148.

[150] Matsumoto, S., Ogawa, H., Soda, S. et al. (2009). Effect of antimicrobial periodontal treatment and maintenance on serum adiponectin in type 2 diabetes mellitus. *Journal of Clinical Periodontology* **36**, 142–148.

[151] McCormick, M.C. (1985). The contribution of low birth weight to infant mortality and childhood morbidity. *New England Journal of Medicine* **312**, 82–90.

[152] McGregor, J.A., French, J.I., Lawellin, D. & Todd, J.K. (1988). Preterm birth and infection: pathogenic possibilities. *American Journal of Reproductive Immunology and Microbiology* **16**, 123–132.

[153] Mercanoglu, F., Oflaz, H., Oz, O. *et al.* (2004). Endothelial dysfunction in patients with chronic periodontitis and its improvement after initial periodontal therapy. *Journal of Periodontology* **75**, 1694–1700.

[154] Meyer, D.H., Sreenivasan, P.K. & Fives-Taylor, P.M. (1991). Evidence for invasion of a human oral cell line by *Actinobacillus actinomycetemcomitans. Infections and Immunity* **59**, 2719–2726.

[155] Michalowicz, B.S., Hodges, J.S., DiAngelis, A.J. *et al.* (2006). Treatment of periodontal disease and the risk of preterm birth. *New England Journal of Medicine* **355**, 1885–1894.

[156] Michalowicz, B.S., DiAngelis, A.J., Novak, M.J. *et al.* (2008). Examining the safety of dental treatment in pregnant women. *Journal of the American Dental Association* **139**, 685–695.

[157] Michalowicz, B.S., Gustafsson, A., Thumbigere-Math, V. & Buhlin, K. (2013). The effects of periodontal treatment on pregnancy outcomes. *Journal of Clinical Periodontology* **40 Suppl** 14, S195–S208. Miller, W.D. (1891). The human mouth as a focus of infection. *Dental Cosmos* **33**, 689–709.

[158] Mitchell-Lewis, D., Engebretson, S.P., Chen, J., Lamster, I.B. & Papapanou, P.N. (2001) Periodontal infections and pre-term birth: Early findings from a cohort of young minority women in New York. *European Journal of Oral Sciences* **109**, 34–39.

[159] Mokeem, S.A., Molla, G.N. & Al-Jewair, T.S. (2004). The prevalence and relationship between periodontal disease and pre-term low birth weight infants at King Khalid University Hospital in Riyadh, Saudi Arabia. *Journal of Contemporary Dental Practice* **5**, 40–56.

[160] Moore, S., Ide, M., Coward, P.Y. *et al.* (2004). A prospective study to investigate the relationship between periodontal disease and adverse pregnancy outcome. *British Dental Journal* **197**, 251–258; discussion 247.

[161] Moore, S., Randhawa, M. & Ide, M. (2005). A case-control study to investigate an association between adverse pregnancy outcome and periodontal disease. *Journal of Clinical Periodontology* **32**, 1–5.

[162] Morrison, H.I., Ellison, L.F. & Taylor, G.W. (1999). Periodontal disease and risk of fatal coronary heart and cerebrovascular diseases. *Journal of Cardiovascular Risk* **6**, 7–11.

[163] Mustapha, I.Z., Debrey, S., Oladubu, M. & Ugarte, R. (2007). Markers of systemic bacterial exposure in periodontal disease and cardiovascular disease risk: a systematic review and meta-analysis. *Journal of Periodontology* **78**, 2289–2302.

[164] Mutale, T., Creed, F., Maresh, M. & Hunt, L. (1991). Life events and low birthweight--analysis by infants preterm and small for gestational age. *British Journal of Obstetrics and Gynaecology* **98**, 166–172.

[165] Myles, T.D., Espinoza, R., Meyer, W., Bieniarz, A. & Nguyen, T. (1998). Effects of smoking, alcohol, and drugs of abuse on the outcome of "expectantly" managed cases of preterm premature rupture of membranes. *Journal of Maternal and Fetal Medicine* **7**, 157–161.

[166] Nabet, C., Lelong, N., Colombier, M.L. *et al.* (2010). Maternal periodontitis and the causes of preterm birth: the case-control Epipap study. *Journal of Clinical Periodontology* **37**, 37–45.

[167] Ness, P.M. & Perkins, H.A. (1980). Transient bacteremia after dental procedures and other minor manipulations. *Transfusion* **20**, 82–85.

[168] Newnham, J.P., Newnham, I.A., Ball, C.M. *et al.* (2009). Treatment of periodontal disease during pregnancy: a randomized controlled trial. *Obstetrics & Gynecology* **114**, 1239–1248.

[169] O'Connell, P.A., Taba, M., Nomizo, A. *et al.* (2008). Effects of periodontal therapy on glycemic control and inflammatory markers. *Journal of Periodontology* **79**, 774–783.

[170] Offenbacher, S., Katz, V., Fertik, G. *et al.* (1996). Periodontal infection as a possible risk factor for preterm low birth weight. *Journal of Periodontology* **67**, 1103–1113.

[171] Offenbacher, S., Jared, H.L., O'Reilly, P.G. *et al.* (1998). Potential pathogenic mechanisms of periodontitis associated pregnancy complications. *Annals of Periodontology* **3**, 233–250.

[172] Offenbacher, S., Lieff, S., Boggess, K.A. *et al.* (2001) Maternal periodontitis and prematurity. Part I: Obstetric outcome of prematurity and growth restriction. *Annals of Periodontology* **6**, 164–174.

[173] Offenbacher, S., Boggess, K.A., Murtha, A.P. *et al.* (2006). Progressive periodontal disease and risk of very preterm delivery. *Obstetrics & Gynecology* **107**, 29–36.

[174] Offenbacher, S., Beck, J.D., Jared, H.L. *et al.* (2009a). Effects of periodontal therapy on rate of preterm delivery: a randomized controlled trial. *Obstetrics & Gynecology* **114**, 551–559.

[175] Offenbacher, S., Beck, J.D., Moss, K. *et al.* (2009b). Results from the Periodontitis and Vascular Events (PAVE) Study: a pilot multicentered, randomized, controlled trial to study effects of periodontal therapy in a secondary prevention model of cardiovascular disease. *Journal of Periodontology* **80**, 190–201.

[176] Okoro, C.A., Balluz, L.S., Eke, P.I. *et al.* (2005). Tooth loss and heart disease: findings from the Behavioral Risk Factor Surveillance System. *American Journal of Preventive Medicine* **29**, 50–56.

[177] Okuda, K., Kimizuka, R., Abe, S., Kato, T. & Ishihara, K. (2005). Involvement of periodontopathic anaerobes in aspiration pneumonia. *Journal of Periodontology* **76**, 2154–2160.

[178] O'Leary, D.H., Polak, J.F., Kronmal, R.A. *et al.* (1999). Carotid-artery intima and media thickness as a risk factor for myocardial infarction and stroke in older adults. Cardiovascular Health Study Collaborative Research Group. *New England Journal of Medicine* **340**, 14–22.

[179] O'Reilly, P.G. & Claffey, N.M. (2000). A history of oral sepsis as a cause of disease. *Periodontology 2000* **23**, 13–18.

[180] Otto, G., Braconier, J., Andreasson, A. & Svanborg, C. (1999). Interleukin-6 and disease severity in patients with bacteremic and nonbacteremic febrile urinary tract infection. *Journal of Infectious Diseases* **179**, 172–179.

[181] Papapanou, P.N., Sedaghatfar, M.H., Demmer, R.T. *et al.* (2007). Periodontal therapy alters gene expression of peripheral blood monocytes. *Journal of Clinical Periodontology* **34**, 736–747.

[182] Paraskevas, S., Huizinga, J.D. & Loos, B.G. (2008). A systematic review and meta-analyses on C-reactive protein in relation to periodontitis. *Journal of Clinical Periodontology* **35**, 277–290.

[183] Paster, B.J., Olsen, I., Aas, J.A. & Dewhirst, F.E. (2006). The breadth of bacterial diversity in the human periodontal pocket and other oral sites. *Periodontology 2000* **42**, 80–87.

[184] Piconi, S., Trabattoni, D., Luraghi, C. *et al.* (2009). Treatment of periodontal disease results in improvements in endothelial dysfunction and reduction of the carotid intima-media thickness. *FASEB Journal* **23**, 1196–1204

[185] Polyzos, N.P., Polyzos, I.P., Zavos, A. *et al.* (2010). Obstetric outcomes after treatment of periodontal disease during pregnancy: systematic review and meta-analysis. *British Medical Journal* **341**, c7017.

[186] Pontes Andersen, C.C., Flyvbjerg, A., Buschard, K. & Holmstrup, P. (2007). Periodontitis is associated with aggravation of prediabetes in Zucker fatty rats. *Journal of Periodontology* **78**, 559–565.

[187] Pradhan, A.D., Manson, J.E., Rifai, N., Buring, J.E. & Ridker, P.M. (2001). C-reactive protein, interleukin 6, and risk of developing type 2 diabetes mellitus. *Journal of the American Medical Association* **286**, 327–334.

[188] Promsudthi, A., Pimpansri, S., Deerochanawong, C. & Kanchanavasita, W. (2005). The effect of periodontal therapy on uncontrolled type 2 diabetes mellitus in older subjects. *Oral Diseases* **11**, 293–298.

[189] Pugin, J., Auckenthaler, R., Lew, D.P. & Suter, P.M. (1991). Oropharyngeal decontamination decreases incidence of ventilator-associated pneumonia. A randomized, placebo-controlled, double-blind clinical trial. *Journal of the American Medical Association* **265**, 2704–2710.

[190] Pussinen, P.J., Nyyssonen, K., Alfthan, G. *et al.* (2005). Serum

antibody levels to Actinobacillus actinomycetemcomitans predict the risk for coronary heart disease. *Arteriosclerosis, Thrombosis and Vascular Biology* **25**, 833–838.

[191] Pussinen, P.J., Alfthan, G., Jousilahti, P., Paju, S. & Tuomilehto, J. (2007). Systemic exposure to Porphyromonas gingivalis predicts incident stroke. *Atherosclerosis* **193**, 222–228.

[192] Radnai, M., Gorzo, I., Nagy, E. *et al.* (2004). A possible association between preterm birth and early periodontitis. *A pilot study. Journal of Clinical Periodontology* **31**, 736–741.

[193] Raghavendran, K., Mylotte, J.M. & Scannapieco, F.A. (2007). Nursing home-associated pneumonia, hospital-acquired pneumonia and ventilator-associated pneumonia: the contribution of dental biofilms and periodontal inflammation. *Periodontology 2000* **44**, 164–177.

[194] Rajapakse, P.S., Nagarathne, M., Chandrasekra, K.B. & Dasanayake, A.P. (2005). Periodontal disease and prematurity among non-smoking Sri Lankan women. *Journal of Dental Research* **84**, 274–277.

[195] Ridker, P.M. (2003). Clinical application of C-reactive protein for cardiovascular disease detection and prevention. *Circulation* **107**, 363–369.

[196] Romero, R., Quintero, R., Oyarzun, E. *et al.* (1988). Intraamniotic infection and the onset of labor in preterm premature rupture of the membranes. *American Journal of Obstetrics & Gynecology* **159**, 661–666.

[197] Romero, R., Gomez, R., Chaiworapongsa, T. *et al.* (2001). The role of infection in preterm labour and delivery. *Paediatric and Perinatal Epidemiology* **15 Suppl** 2, 41–56.

[198] Romero, B.C., Chiquito, C.S., Elejalde, L.E. & Bernardoni, C.B. (2002). Relationship between periodontal disease in pregnant women and the nutritional condition of their newborns. *Journal of Periodontology* **73**, 1177–1183.

[199] Ross, R. (1993). The pathogenesis of atherosclerosis: a perspective for the 1990s. *Nature* **362**, 801–809.

[200] Ross, R. (1999). Atherosclerosis--an inflammatory disease. *New England Journal of Medicine* **340**, 115–126.

[201] Salvi, G.E., Brown, C.E., Fujihashi, K. *et al.* (1998). Inflammatory mediators of the terminal dentition in adult and early onset periodontitis. *Journal of Periodontal Research* **33**, 212–225.

[202] Sandros, J., Papapanou, P.N., Nannmark, U. & Dahlén, G. (1994). Porphyromonas gingivalis invades human pocket epithelium *in vitro. Journal of Periodontal Research* **29**, 62–69.

[203] Saremi, A., Nelson, R.G., Tulloch-Reid, M. *et al.* (2005). Periodontal disease and mortality in type 2 diabetes. *Diabetes Care* **28**, 27–32.

[204] Scholl, T.O., Miller, L.K., Shearer, J. *et al.* (1988). Influence of young maternal age and parity on term and preterm low birthweight. *American Journal of Perinatology* **5**, 101–104.

[205] Schwahn, C., Volzke, H., Robinson, D.M. *et al.* (2004). Periodontal disease, but not edentulism, is independently associated with increased plasma fibrinogen levels. Results from a population-based study. *Thrombosis and Haemostasis* **92**, 244–252.

[206] Seinost, G., Wimmer, G., Skerget, M. *et al.* (2005). Periodontal treatment improves endothelial dysfunction in patients with severe periodontitis. *American Heart Journal* **149**, 1050–1054.

[207] Shapiro-Mendoza, C.K. & Lackritz, E.M. (2012). Epidemiology of late and moderate preterm birth. *Seminars in Fetal & Neonatal Medicine* **70**, 120–125.

[208] Shoelson, S.E., Lee, J. & Goldfine, A.B. (2006). Inflammation and insulin resistance. *The Journal of Clinical Investigation* **116**, 1793–1801.

[209] Shultis, W.A., Weil, E.J., Looker, H.C. *et al.* (2007). Effect of periodontitis on overt nephropathy and end-stage renal disease in type 2 diabetes. *Diabetes Care* **30**, e139.

[210] Silver, J.G., Martin, A.W. & McBride, B.C. (1977). Experimental transient bacteraemias in human subjects with varying degrees of plaque accumulation and gingival inflammation. *Journal of Clinical Periodontology* **4**, 92–99.

[211] Sim, S.J., Kim, H.D., Moon, J.Y. *et al.* (2008). Periodontitis and

the risk for non-fatal stroke in Korean adults. *Journal of Periodontology* **79**, 1652–1658.

[212] Simpson, T.C., Needleman, I., Wild, S.H., Moles, D.R. & Mills, E.J. (2010). Treatment of periodontal disease for glycaemic control in people with diabetes. *Cochrane Database of Systematic Reviews* CD004714.

[213] Slade, G.D., Ghezzi, E.M., Heiss, G. *et al.* (2003). Relationship between periodontal disease and C-reactive protein among adults in the Atherosclerosis Risk in Communities study. *Archives of Internal Medicine* **163**, 1172–1179.

[214] Slade, G.D., Offenbacher, S., Beck, J.D., Heiss, G. & Pankow, J.S. (2000). Acute-phase inflammatory response to periodontal disease in the US population. *Journal of Dental Research* **79**, 49–57.

[215] Socransky, S.S., Smith, C., Martin, L. *et al.* (1994). "Checkerboard" DNA-DNA hybridization. *Biotechniques* **17**, 788–792.

[216] Spiekerman, C.F., Hujoel, P.P. & DeRouen, T.A. (2003). Bias induced by self-reported smoking on periodontitis-systemic disease associations. *Journal of Dental Research* **82**, 345–349.

[217] Stelzel, M., Conrads, G., Pankuweit, S. *et al.* (2002). Detection of *Porphyromonas gingivalis* DNA in aortic tissue by PCR. *Journal of Periodontology* **73**, 868–870.

[218] Stewart, J.E., Wager, K.A., Friedlander, A.H. & Zadeh, H.H. (2001). The effect of periodontal treatment on glycemic control in patients with type 2 diabetes mellitus. *Journal of Clinical Periodontology* **28**, 306–310.

[219] Stratton, I.M., Adler, A.I., Neil, H.A. *et al.* (2000). Association of glycaemia with macrovascular and microvascular complications of type 2 diabetes (UKPDS 35): prospective observational study. *British Medical Journal* **321**, 405–412.

[220] Sun, W.L., Chen, L.L., Zhang, S.Z., Ren, Y.Z. & Qin, G.M. (2010). Changes of adiponectin and inflammatory cytokines after periodontal intervention in type 2 diabetes patients with periodontitis. *Archives of Oral Biology* **55**, 970–974.

[221] Taylor, G.W., Burt, B.A., Becker, M.P. *et al.* (1996). Severe periodontitis and risk for poor glycemic control in patients with non-insulin-dependent diabetes mellitus. *Journal of Periodontology* **67**, 1085–1093.

[222] Taylor, B.A., Tofler, G.H., Carey, H.M. *et al.* (2006). Full-mouth tooth extraction lowers systemic inflammatory and thrombotic markers of cardiovascular risk. *Journal of Dental Research* **85**, 74–78.

[223] Teeuw, W.J., Gerdes, V.E. & Loos, B.G. (2010). Effect of periodontal treatment on glycemic control of diabetic patients: a systematic review and meta-analysis. *Diabetes Care* **33**, 421–427.

[224] Thorstensson, H., Kuylenstierna, J. & Hugoson, A. (1996). Medical status and complications in relation to periodontal disease experience in insulin-dependent diabetics. *Journal of Clinical Periodontology* **23**, 194–202.

[225] Tonetti, M.S., D'Aiuto, F., Nibali, L. *et al.* (2007). Treatment of periodontitis and endothelial function. *New England Journal of Medicine* **356**, 911–920.

[226] Tu, Y.K., Galobardes, B., Smith, G.D. *et al.* (2007). Associations between tooth loss and mortality patterns in the Glasgow Alumni Cohort. *Heart* **93**, 1098–1103.

[227] Tuominen, R., Reunanen, A., Paunio, M., Paunio, I. & Aromaa, A. (2003). Oral health indicators poorly predict coronary heart disease deaths. *Journal of Dental Research* **82**, 713–718.

[228] Veen, S., Ens-Dokkum, M.H., Schreuder, A.M. *et al.* (1991). Impairments, disabilities, and handicaps of very preterm and very-low- birthweight infants at five years of age. The Collaborative Project on Preterm and Small for Gestational Age Infants (POPS) in The Netherlands [see comments]. *Lancet* **338**, 33–36.

[229] Verma, S., Buchanan, M.R. & Anderson, T.J. (2003). Endothelial function testing as a biomarker of vascular disease. *Circulation* **108**, 2054–2059.

[230] Vesterinen, M., Ruokonen, H., Furuholm, J., Honkanen, E. & Meurman, J.H. (2011). Oral health in predialysis patients with

emphasis on diabetic nephropathy. *Clinical Oral Investigations* **15**, 99–104.

[231] Wessel, H., Cnattingius, S., Bergstrom, S., Dupret, A. & Reitmaier, P. (1996). Maternal risk factors for preterm birth and low birthweight in Cape Verde. *Acta Obstetrica et Gynecologica Scandinavica* **75**, 360–366.

[232] Wu, T., Trevisan, M., Genco, R.J. *et al.* (2000a). Periodontal disease and risk of cerebrovascular disease: the first national health and nutrition examination survey and its follow-up study. *Archives of Internal Medicine* **160**, 2749–2755.

[233] Wu, T., Trevisan, M., Genco, R.J. *et al.* (2000b). Examination of the relation between periodontal health status and cardiovascular risk factors: serum total and high density lipoprotein cholesterol, C-reactive protein, and plasma fibrinogen. *American Journal of Epidemiology* **151**, 273–282.

[234] Xiong, X., Buekens, P., Goldenberg, R.L., Offenbacher, S. & Qian, X. (2011). Optimal timing of periodontal disease treatment for prevention of adverse pregnancy outcomes: before or during pregnancy? *American Journal of Obstetrics and Gynecology* **205**, e111–116.

[235] Yoneyama, T., Hashimoto, K., Fukuda, H. *et al.* (1996). Oral hygiene reduces respiratory infections in elderly bed-bound nursing home patients. *Archives of Gerontology and Geriatrics* **22**, 11–19.

[236] Yoneyama, T., Yoshida, M., Ohrui, T. *et al.* (2002). Oral care reduces pneumonia in older patients in nursing homes. *Journal of the American Geriatric Society* **50**, 430–433.

[237] You, Z., Cushman, M., Jenny, N.S. & Howard, G. (2009). Tooth loss, systemic inflammation, and prevalent stroke among participants in the reasons for geographic and racial difference in stroke (REGARDS) study. *Atherosclerosis* **203**, 615–619.

[238] Yun, F., Firkova, E.I., Jun-Qi, L. & Xun, H. (2007). Effect of non-surgical periodontal therapy on patients with type 2 diabetes mellitus. *Folia Medicine (Plovdiv)* **49**, 32–36.

第24章

牙周脓肿

Abscesses in the Periodontium

David Herrera[1], Arie J. van Winkelhoff[2], Mariano Sanz[1]

[1] ETEP (Etiology and Therapy of Periodontal Diseases) Research Group, Faculty of Odontology,
University Complutense, Madrid, Spain

[2] Faculty of Medical Sciences, Center for Dentistry and Oral Hygiene, University of Groningen, Groningen, The Netherlands

前言

牙周脓肿是口腔临床上患者来诊的主要原因之一，表现为特征性的牙周组织内局部化脓性炎症，可引起疼痛和肿胀，并且，根据感染的来源，可表现为不同的症状。这些脓肿是由起始于牙齿和/或牙周组织的一系列急性感染所引起的。

分类和病因学

通常意义上的牙周脓肿已被明确定义，但是，根据疾病演变，脓肿可以分为急性脓肿和慢性脓肿，同时，也可以根据发病位置是单颗还是多颗、是位于牙龈还是牙周组织来进行分类。由孟焕新在1999年提出的一种分类方法包括：牙龈脓肿（在之前的健康位点发生，由异物嵌塞引起），牙周脓肿（不管急性还是慢性，都与牙周袋相关），以及冠周脓肿（与局部阻生牙相关）。在1999年由美国牙周病学会举办的关于牙周病分类的国际研讨会上，这个分类被修改后列入牙周病分类系统，这也是牙周病分类第一次把牙周脓肿作为一个独立的体系。

然而牙周脓肿最恰当的分类，是建立在病因学基础上的分类。取决于原发急性感染的进程，可能会发生以下两种类型的脓肿：

1. 牙周炎相关脓肿：急性感染来源于加深的牙周袋内存在的龈下菌斑生物膜。

2. 非牙周炎相关脓肿：急性感染由其他位置来源的细菌，例如异物嵌塞，或者来源于牙根外形的完整性改变导致的细菌定植。

对于牙周炎患者，牙周脓肿代表了活动性组织破坏阶段，这是牙周组织慢性炎症急性加重的结果。脓肿的形成通常归咎于闭合性的深牙周袋所导致的引流不畅。深的、弯曲的牙周袋以及凹陷性骨吸收伴随根分叉病损，这些条件有利于急性症状的发展。这个急性炎症进程的特征包括局部中性粒细胞的聚积、被破坏组织的残留以及脓液形成。如果脓液没有从牙周袋内排出，破坏性进程可能会迅速进展。

牙周脓肿形成的机制：

• 慢性病损的加重。这些脓肿可能在没有任何显著外部影响的加深的牙周袋内发展，并且可能发生在：（1）未治疗的牙周炎患者；（2）牙周支持治疗期间的复发性感染（Silva et al. 2008）。

- 治疗后的牙周脓肿。在积极牙周治疗期间可能有多种原因引起脓肿形成：
  ○ 洁治后牙周脓肿（Dello Russo 1985）。在洁治或常规专业预防治疗之后这些症状立刻发生，通常与牙龈炎症减退后，残留的牙石碎片阻塞了牙周袋入口有关（Dello Russo 1985; Carranza 1990）。这种类型的脓肿也可能是小的牙石碎片在外力作用下进入之前未发生炎症的深部牙周组织所引起的（Dello Russo 1985）。
  ○ 手术后牙周脓肿。当牙周手术之后立刻发生脓肿，通常是由于龈下牙石未完全清除，或者是牙周组织内存在异物，例如缝合线、再生性材料或者是牙周治疗包的残片（Garrett et al. 1997）。
  ○ 使用抗生素后牙周脓肿。对于没有完成恰当的龈下刮治而使用抗生素进行系统治疗的重度牙周炎患者，也可能引起脓肿的形成（Helovuo & Paunio 1989; Topoll et al. 1990; Helovuo et al. 1993）。在这些情况下，龈下菌斑生物膜可能逃避了抗生素的杀菌作用，导致急性感染后的炎症和组织破坏。Helovuo 等（1993）随访了未经治疗的牙周炎患者，他们由于口腔以外疾病被给予广谱抗生素（青霉素、红霉素），其中42%的患者在抗生素治疗的4周内发生了边缘性脓肿。

非牙周炎相关脓肿的形成可能与牙周袋相关，但是在这些情况下，通常存在额外的局部因素来解释急性炎症发生的原因。它们包括：

- 异物嵌塞在龈沟或者牙周袋内（Gillette & Van House 1980; Abrams & Kopczyk 1983），例如口腔清洁工具（牙刷、牙签等）（Gillette & Van House 1980; Abrams &

Kopczyk 1983）、正畸治疗器具、食物残渣，甚至在有咬指甲习惯的时候会出现指甲碎片（Sousa et al.2010）。
- 解剖学因素影响了牙根的形态，例如牙根内陷（Chen et al.1990）、根裂的存在（Goose 1981）、牙根外吸收、牙根撕裂（Haney et al. 1992; Ishikawa et al. 1996）或者医源性牙髓穿孔（Abrams et al. 1992）。

流行病学

牙周脓肿的患病率是在口腔急诊（Ahl et al. 1986; Galego-Feal et al. 1996）、一般口腔门诊（Lewis et al. 1990）、治疗前的牙周炎患者（Gray et al. 1994）以及处于牙周支持治疗（SPT）期间的牙周炎患者（Kaldahl et al. 1996; McLeod et al. 1997）中进行调查研究得到的。

在所有需要紧急治疗的口腔病例中，牙周脓肿占比在8%和14%之间（Ahl et al. 1986; Galego-Feal et al. 1996）。Gray等（1994）监测了军队中的牙周病患者，结果发现牙周脓肿有高达27.5%的患病率。在这个人群中，接受过积极牙周治疗的13.5%患者曾经历过脓肿形成，然而在未经治疗的患者中，这一比率高达59.7%。McLeod等（1997）随访了114名接受牙周支持治疗（SPT）的患者，发现其中42名患者（27.5%）曾经患过急性牙周脓肿。

Kaldahl等（1996）对一些接受了7年以上牙周维护治疗的患者发生牙周脓肿的情况进行了长期的前瞻性研究。在所有的51名患者中，发现了27例牙周脓肿，23例发生在只进行了冠周洁治的患牙上，只有3例发生在接受了根面平整治疗的患牙上，并且只有1例发生在接受了手术治疗之后。在这27例脓肿病例中，有16例在初诊时可探到>6mm深度的牙周袋，然而在8个位点探诊深度为5~6mm。

牙周脓肿更常发生在磨牙位点，其中有>50%的磨牙位点会被脓肿形成所累及（Smith & Davies

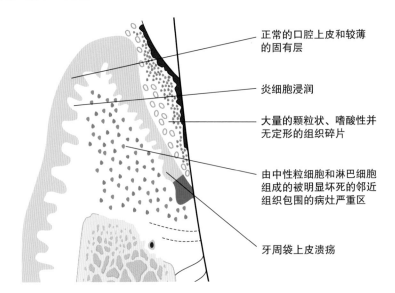

正常的口腔上皮和较薄的固有层

炎细胞浸润

大量的颗粒状、嗜酸性并无定形的组织碎片

由中性粒细胞和淋巴细胞组成的被明显坏死的邻近组织包围的病灶严重区

牙周袋上皮溃疡

图24-1　示意图展示了牙周脓肿的病理特征。

1986; McLeod et al. 1997; Herrera et al. 2000a）。这可能是归咎于根分叉周围牙周袋的存在以及多根牙复杂的解剖学和牙根形态。然而一个哥伦比亚患者的临床病例报告表示下颌切牙是最容易受脓肿累及的牙齿（Jaramillo et al. 2005）。

　　牙周脓肿发生的重要意义不仅仅在于它会引起患者的急性炎症症状，更重要的是，这些急性感染可能会影响患牙的预后。如果伴有残余深牙周袋且牙周支持组织减少的患牙在牙周支持治疗（SPT）期间发生牙周脓肿，这种额外造成的牙周破坏通常是患牙拔除的最主要指征（Chace & Low 1993; McLeod et al. 1997）。

发病机制和组织病理学

　　牙周脓肿病损中包括细菌、细菌性产物、炎性细胞、组织破坏产物以及血清。牙周脓肿准确的发病机制目前尚不清楚。有假说认为创伤和组织收缩导致了牙周袋袋口的闭合，进而妨碍适当的引流，导致牙周袋内感染蔓延至牙周袋壁软组织，并形成脓肿。细菌侵入软组织袋壁是脓肿形成的初始阶段，然而粒细胞在局部的聚集和急性炎症的浸润才是引起结缔组织破坏、细菌被吞噬并最终导致脓肿形成的原因。炎性细胞的累计以及由此导致的细胞外酶和炎性介质的分泌，例如代谢相关细胞因子，是引起结缔组织破坏的最主要原因。细菌的数量和毒力与机体的抵抗力，共同决定了急性炎症的进程。

　　脓肿的组织病理学检查显示，其中央含有一个充满中性粒细胞、细菌以及软组织破坏后的组织碎片的区域。随后，由巨噬细胞和中性粒细胞组成的化脓性膜将这个核心区域包围机化。组织破坏及损伤的程度取决于病灶中心细菌的生长情况以及它们的毒性，同时也取决于局部位置的pH。酸性环境有利于粒细胞释放溶酶体酶并促进组织破坏（DeWitt et al. 1985）。

　　De Witt等（1985）从12例脓肿中获得了组织样本。这些样本范围包括了脓肿中心及其向根方延展的组织。结果显示：除了正常的口腔上皮和固有层，同时还存在炎性细胞从侧面向牙周袋内上皮浸润。在炎性浸润区域，有中性粒细胞和淋巴细胞聚积，同时伴有组织破坏和大量的颗粒状、酸性坏死组织碎片（图24-1）。在电子显微镜下观察样本发现革兰阴性菌侵入牙周袋上皮并进入结缔组织内。

微生物学

　　在综述和教材中，通常引用这样一个观点：化脓性口腔感染通常是多种微生物引起的，其主要病因是内源性细菌感染（Tabaqhali 1988）。尽管这方面的研究非常少，然而还是揭示了引起牙周脓肿的特异性微生物群的存在。Newman和Sims（1979）研究了9例牙周脓肿，发现

63.1%的微生物是由专性厌氧菌构成的。Topoll等（1990）分析了在研究前已使用抗生素的10名患者所发生的20例牙周脓肿，结果显示引起感染的微生物群59.5%是专性厌氧菌。Herrera等（2000a）的研究结果显示脓肿内厌氧菌比例为45.1%。

以上研究显示引起牙周脓肿的微生物群与引起慢性牙周炎损伤的微生物群并没有什么不同。这个微生物群是多种微生物来源的，并且非运动性、革兰阴性、杆菌属专性厌氧菌占主要地位。在这些细菌中，牙龈卟啉单胞菌很可能是毒性最强的并与脓肿有关的微生物。细菌培养研究中发现牙龈卟啉单胞菌在牙周脓肿中存在的比例可从50%达到100%（Newman & Sims 1979; van Winkelhoff et al. 1985; Topoll et al. 1990; Hafström et al. 1994; Herrera et al. 2000a; Jaramillo et al. 2005）。通过使用分子技术，例如聚合酶链反应（PCR），Ashimoto等（1998）在他们研究的所有7例牙周脓肿中发现了牙龈卟啉单胞菌。Eguchi等（2008）使用了一种商品化的分子学检测方法（IAI - PadoTest 4.5; IAI Inc., IAI Institute, Zuchwil, Switzerland），也报道了牙龈卟啉单胞菌、福赛坦氏菌和齿垢密螺旋体的高表达，以及伴放线聚集杆菌的低表达。其他通常可以被发现的厌氧菌种属还包括中间普氏菌、产黑普氏菌和核梭杆菌。在大多数病例中都可以被发现螺旋菌（密螺旋体属）（Ashimoto et al. 1998）。大多数的革兰阴性菌是非发酵性的，并且表现为中到

强的蛋白水解活性。专性厌氧、革兰阳性菌属经常出现在牙周脓肿中，包括微小微单胞菌、放线菌属和双歧杆菌属。可以从牙周脓肿中分离出来的兼性厌氧、革兰阴性菌属，包括弯曲菌属、噬二氧化碳菌属和伴放线聚集杆菌（Hafström et al. 1994）。革兰阴性肠道杆菌的存在也曾被报道过（Jaramillo et al. 2005）。

诊断

牙周脓肿的诊断应该基于口腔检查时对疾病症状、体征及影像学检查的全面评估和判定（Corbet 2004）。

牙周脓肿最常出现的指征是根侧牙周组织的卵圆形膨隆（图24-2）。位于牙周组织深部的脓肿可能更难被诊断，因为它们可能表现为弥漫性的肿胀或者仅仅是一片区域发红（图24-3），而不是明显的组织肿胀。另一个常见的特征是通过瘘管或者是通过开放的牙周袋来排脓（图24-

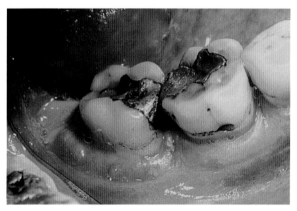

图24-3　累及下颌第二磨牙的牙周脓肿。注意弥漫性肿胀累及磨牙的整个颊面。

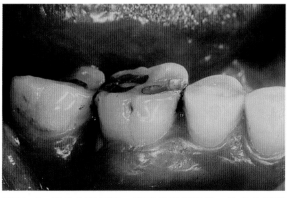

图24-4　累及右下颌第一磨牙的牙周脓肿。注意在龈缘处有自发性溢脓。

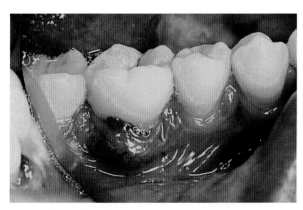

图24-2　累及右下颌第一磨牙的牙周脓肿。注意此磨牙脓肿形成和根分叉病变之间的关联。箭头指示脓肿的根方终止位置。

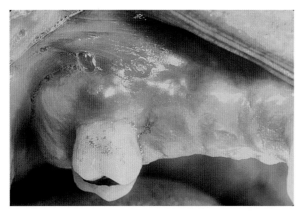

图24-5　累及右上颌第三磨牙的牙周脓肿。注意病损是怎样影响了牙齿浮出程度和松动度。

4），后者更常见。这种排脓可能是自发性的，或者在对脓肿表面施加压力时发生。

牙周脓肿的临床症状通常包括：疼痛（从轻微不适到严重疼痛）、牙龈松软、肿胀以及牙齿叩诊不适。其他相关症状还包括患牙浮出感以及牙齿松动度增加（图24-5）。

在进行牙周检查时，脓肿通常是在深牙周袋所在位点发现的。与牙周炎相关的体征，例如探诊出血、化脓以及有时牙齿松动度增加也经常出现（Smith & Davies 1986; Hafström et al. 1994; Herrera et al. 2000a）。影像学检查可能显示牙间骨正常，也可显示显著的牙槽骨吸收，骨吸收可表现为从牙周膜间隙增宽到显著的累及大部分牙根的骨吸收的影像学表现（图24-6）。

在一些患者身上，牙周脓肿的发生可能伴随着显著的体温升高、全身乏力以及局部淋巴结肿大（Smith & Davies 1986; Carranza 1990; Ibbott et al. 1993; Herrera et al. 2000a）。Herrera等（2000a）对那些诊断为牙周脓肿的患者的血液和尿液样本进行了即刻研究，实验室数据发现有30%的患者血液中粒细胞数目明显升高，患者的血液里中性粒细胞和淋巴细胞的绝对数量也升高了20%~40%。

鉴别诊断

牙周脓肿的鉴别诊断应该考虑其他可能发生在口腔内的脓肿。急性感染，例如根尖周脓肿、根侧囊肿、牙根纵折及牙周-牙髓联合病变等，可能有类似的表现和症状，尽管它们的病因学并不相同，因此它们的治疗方法取决于准确的鉴别诊断。牙周来源脓肿的临床指征和症状包括：有牙周病病史或曾经接受过牙周治疗，存在深牙周袋并伴有探诊溢脓，以及正常的牙齿活力。影像学检查显示，这些牙齿周围有明显的骨吸收，经常出现角形吸收及根分叉病损。根尖周来源（根管内）的脓肿包括以下临床指征和症状：龋病病史或存在进展性龋病病损，接受过修复或根管治疗，对牙髓活力测试反应可疑或不敏感，以及存在引流窦道。影像学检查通常显示，龋坏、修复过或者

(a)

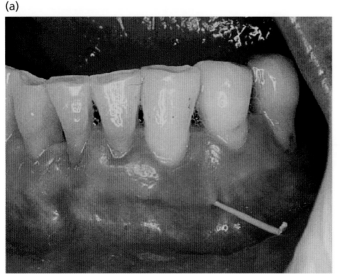

(b)

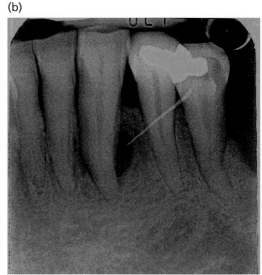

图24-6　（a）累及左下颌尖牙的牙周脓肿。注意牙胶尖证明了开放性的瘘管的存在。（b）为图（a）中下颌尖牙的影像学图像。牙周脓肿的诊断依据是牙齿活力正常、尖牙无龋坏并且未经过修复治疗，以及牙齿舌侧深牙周袋的存在。

(a)

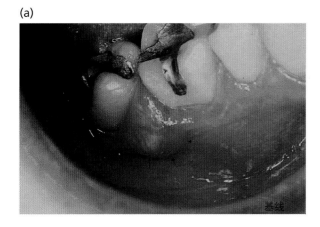

(b)

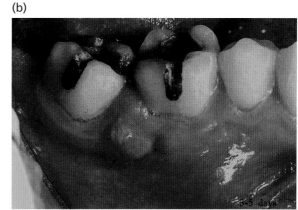

(c)

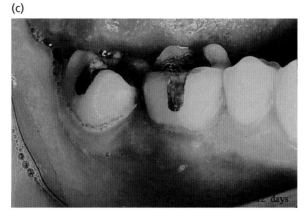

图24-7 1例系统性使用抗生素治疗的牙周脓肿病例（阿奇霉素，500mg，用药3天），未进行任何器械治疗。（a）基线情况（箭头所指为脓肿根方止点）。（b）使用抗生素治疗5天后（箭头所指为脓肿根方止点）。（c）使用抗生素治疗12天后，恰好在进行牙周机械治疗之前。

经过根管治疗的牙齿在根尖周通常出现X线低密度透射区。根管治疗的效果以及根管内遗留根管锉或侧穿都可以通过影像学检查来进行评估。

口腔内还有与牙周脓肿表现相似的其他病损，尽管这些病损非常罕见，但我们也必须考虑。Parrish等（1989）描述了3例患有颌骨骨髓炎的牙周炎患者，在最初都被诊断为牙周脓肿。肿瘤的第一个指征可能是出现在牙龈上的牙周脓肿，例如鳞状细胞癌（Torabinejad & Rick 1980; Kirkham et al. 1985; Kim et al. 2012），胰腺来源癌症的转移（Selden et al. 1998），头颈部癌症的转移（Elkhoury et al. 2004），由牙周治疗后发生快速性骨破坏而被诊断的嗜酸性肉芽肿（Girdler 1991），或者是化脓性肉芽肿（Panseriya & Hungund 2011）。某些病例中，对脓肿的常规治疗效果不佳，此时需要进行组织活检和组织病理学诊断（在第18章也可见相关内容）。

治疗

牙周脓肿的治疗通常包括两个阶段：（1）急性症状的处理；（2）一旦急性症状被控制之后，对原发性和/或遗留性疾病的适当治疗。

对于急性症状的治疗，已经提出了不同的可选治疗方法：切开引流，洁治和根面平整术，牙周手术治疗以及局部或系统性使用不同种类抗生素。

有些学者推荐进行单纯的机械治疗，包括手术中牙周袋内引流，或者在对牙根表面进行刮治、平整的同时，对袋壁软组织进行清创或者切除（Ahl et al. 1986; Ammons 1996）。然而，这种机械治疗可能会对邻近病损组织的健康牙周组织造成不可逆的损伤，特别是在肿胀弥漫或者与组织张力有关的情况下。为了避免对健康牙周组织造成损伤，其他学者建议在治疗初期对于伴有显著的弥漫性、有张力的、疼痛明显的脓肿使用抗生素进行治疗。这些情况下，一旦急性症状获得减轻，应该进行包括根面平整在内的机械清创治疗。

这些治疗牙周脓肿的不同方法，其临床疗效的相关证据还是缺乏的，因为只有一部分前瞻性临床研究是有价值的。Smith和Davies（1986）研究了55名患者的62例脓肿，他们提出的治疗方法

表24-1　在牙周脓肿治疗中可能使用到的抗生素

抗生素	抗菌谱	特性
青霉素V	链球菌，一些专性厌氧菌	难吸收，效果易被β-内酰胺酶影响，杀菌作用
阿莫西林	大多数革兰阳性口腔菌属，较多革兰阴性菌属	易吸收，效果易被β-内酰胺酶影响，但可以由克拉维酸起到保护作用，杀菌作用
头孢氨苄	厌氧菌，链球菌，专性厌氧菌，兼性厌氧菌	易吸收，效果易被β-内酰胺酶影响，对于有甲氧苯青霉素抗药性的葡萄球菌无效，杀菌作用
头孢丁烯	革兰阴性杆菌，广谱对抗革兰阴性、阳性菌属	对大多数β-内酰胺酶类有对抗作用、杀菌作用，对于葡萄球菌、铜绿假单胞菌无效
克林霉素	革兰阳性球菌包括葡萄球菌	抑菌性和杀菌作用取决于局部浓度与致病菌易感性，迅速的局部感染扩散发生时的可选药物
甲硝唑	革兰阳性和阴性厌氧菌	易吸收，对于兼性厌氧菌属无效，杀菌作用
阿奇霉素	大多数厌氧菌，革兰阳性和阴性菌属，较多的专性厌氧菌	较好的组织内药物浓度，对于大多数致病菌有抑菌作用

包括切开、引流和系统性使用甲硝唑（200 mg/次，每天3次，用药5天），并在急性症状阶段过去后，进行常规牙周治疗。Hafström等（1994）推荐进行龈上洁治，同时系统性使用四环素类药物2周，当治疗方案中加入了引流和冲洗时，据报道可以取得良好的临床疗效。在一项平行对照研究中，在发病初期，单独系统性使用抗生素（阿莫西林/克拉维酸钾，500 + 125mg /次，每天3次，用药8天；或者阿奇霉素，500mg/次，每天1次，用药3天），也取得了相似的理想疗效。一旦急性症状得到缓解，就开始进行常规牙周治疗（Herrera et al. 2000b）。研究显示所有的抗生素疗法在短期内都是成功的，在不联合或者不预先进行器械清创的前提下，感染的进程和脓肿的症状都可以得到控制（图24-7）。此疗法可以快速减轻疼痛及组织红肿，并且使化脓症状几乎完全消失。针对牙周状况的检查，如出血和牙周探诊深度，也显著减少。短期内的微生物检测显示脓肿内微生物数量减少，同时某些牙周致病菌的数目也明显下降（Herrera et al. 2000b）。然而，这些抗生素疗法中没有一个能够完全消除感染，这意味着机械清创，有时候包括手术翻瓣清创，对于脓肿的完全彻底治疗是至关重要的。此外，有两项不同的研究已经提供了从牙周脓肿分离出的牙周致病菌的抗生素敏感性的相关信息，并且报道了耐药性的存在（Herrera et al. 2000b; Jaramillo et al. 2005）。在一项包含91名患者的研究中，研究者局部应用了抗生素（Eguchi et al. 2008），将使用灭菌生理盐水和2%米诺环素氢氯化物进行局部灌洗（Periocline; Sunstar Inc., Osaka, Japan），以及只使用灭菌生理盐水不使用抗生素进行局部灌洗这两种方法进行了比较。在7天内，使用抗生素实验组的微生物检测结果（检测频率）更加理想，同时牙周袋深度也减少更多（0.56mm 相对于 0.18mm）。

表24-1列出了可以用于治疗牙周脓肿的不同种类抗生素。推荐剂量和用法在不同国家之间可能存在差异。原则上，短期内高剂量应用抗生素是可行的。如果患者恢复良好，抗生素疗法的使用最长不能超过5天。然而，切开排脓和清创术应该考虑作为首要治疗措施。

并发症

牙丧失

牙周脓肿被认为是牙周支持治疗期间导致拔牙的最主要原因（Chace & Low 1993）。有脓肿反复发作病史的患牙，其预后通常被认为是不确定的（Becker et al. 1984）。在一项回顾性研究中，45%患有牙周脓肿的患牙在牙周支持治疗期间被拔除（McLeod et al. 1997）。另一项回顾性研究的结果显示，455颗预后不确定的患牙中有55颗患牙（12%）在若干年后丧失，并且导致牙齿拔除的主要原因是牙周脓肿的形成（Chace &

Low 1993）。Smith 和 Davies （1986）评估了62
例牙周脓肿的患牙，14（22.6%）例患牙在治疗
初期被拔除，9（14.5%）例患牙在急性期后被拔
除。在22例经过治疗和定期检查的患牙中，有14
例在随后的3年内不得不拔除。近期的文献综述
表明：对维护期患者而言，对牙周脓肿的早期诊
断和充分治疗可能非常重要。因为只有这样（早
诊断、早治疗），患牙才有可能避免反复脓肿，
从而获得较好预后（Silva et al. 2008）。

感染扩散

部分出版物，主要是病例报告，描述了感
染可由牙周脓肿向全身循环系统扩散，并能到达
身体不同部位。其中描述了两种可能的细菌扩散
源：

- 在治疗期间进入组织内：一个肺部放线菌
  病的病例，与其一个月前牙周脓肿的患
  牙接受了超声刮治有关（Suzuki & Delisle
  1984）。一个脑部脓肿的病例，发生在一

名两周前接受了牙周脓肿引流和刮治术但
没有系统性使用抗生素的健康患者身上。
在对脑部损伤的微生物学研究中证实了致
病菌中产黑普氏菌和多形性杆菌属的存在
（Gallaguer et al. 1981）。在一项对全膝关
节成形术感染病例（Waldman et al. 1997）
的研究中，发现了74例感染病例曾接受过
口腔感染的治疗，包括牙周脓肿的引流治
疗。

- 源于未经治疗脓肿的菌血症：已经有乳腺
  癌患者被报道在牙龈炎和牙周脓肿形成之
  后发生了蜂窝织炎（Manian 1997），这
  是暂时性的菌血症和宿主抵抗力下降所导
  致的（放射治疗和腋窝淋巴结清扫术）。
  牙周脓肿也与颈部坏死性筋膜炎（Chan &
  McGurk 1997）相关。另有文献报道了1例
  与严重牙周感染（包含了3个牙周脓肿）
  相关的坏死性海绵体炎（Pearle & Wendel
  1993）。

参考文献

[1] Abrams, H. & Kopczyk, R.A. (1983). Gingival sequela from a retained piece of dental floss. *Journal of the American Dental Association* **106**, 57–58.
[2] Abrams, H., Cunningham C. & Lee S. (1992). Periodontal changes following coronal/root perforation and formocresol pulpotomy. *Journal of Endodontics* **18**, 399–402.
[3] Ahl, D.R., Hilgeman, J.L. & Snyder, J.D. (1986). Periodontal emergencies. *Dental Clinics of North America* **30**, 459–472.
[4] Ammons, W.F.J. (1996). Lesions in the oral mucous membranes. Acute lesions of the periodontium. In: Wilson, T.G. & Korman, K.S., eds. *Fundamentals of Periodontics*, 67th edn. Singapore: Quintessence, pp. 435–440.
[5] Ashimoto, A., Tanaka, T., Ryoke, K. & Chen, C. (1998). PCR detection of periodontal/endodontic pathogens associated with abscess formation. *Journal of Dental Research* **77**, 854.
[6] Becker, W., Berg L. & Becker, B.E. (1984). The long term evaluation of periodontal treatment and maintenance in 95 patients. *International Journal of Periodontics and Restorative Dentistry* **2**, 55–70.
[7] Carranza, F.J. (1990). *Glickman`s Clinical Periodontology*. 7th edn. Philadelphia: WB Saunders Co.
[8] Chace, R.J. & Low, S.B. (1993). Survival characteristics of periodontally-involved teeth: a 40-year study. *Journal of Periodontology* **64**, 701–705.
[9] Chan, C.H. & McGurk, M. (1997). Cervical necrotising fasciitis – a rare complication of periodontal disease. *British Dental Journal* **183**, 293–296.
[10] Chen R.-J., Yang J.-F., & Chao T.-C. (1990). Invaginated tooth associated with periodontal abscess. *Oral Surgery, Oral Medicine, Oral Pathology* **69**, 659.
[11] Corbet, E.F. (2004). Diagnosis of acute periodontal lesions. *Periodontology 2000* **34**, 204–216.
[12] Dello Russo, M.M. (1985). The post-prophylaxis periodontal abscess: etiology and treatment. *International Journal of Periodontics and Restorative Dentistry* **1**, 29–37.
[13] DeWitt, G.V., Cobb, C.M. & Killoy, W.J. (1985). The acute periodontal abscess: microbial penetration of the tissue wall. *International Journal of Periodontics and Restorative Dentistry* **1**, 39–51.
[14] Eguchi, T., Koshy, G., Umeda, M. *et al.* (2008). Microbial changes in patients with acute periodontal abscess after treatment detected by PadoTest. *Oral Diseases* **14**, 180–184.
[15] Elkhoury, J., Cacchillo, D.A., Tatakis, D.N. *et al.* (2004). Undifferentiated malignant neoplasm involving the interdental gingiva: a case report. *Journal of Periodontology* **75**, 1295–1299.
[16] Galego-Feal, P., García-Quintans, A., Gude-Sampedro, F. & García-García, A. (1996). Tramadol en el tratamiento del dolor de origen dentario en un servicio de urgencias hospitalario. *Emergencias* **8**, 480–484.
[17] Gallaguer, D.M., Erickson, K. & Hollin, S.A. (1981). Fatal brain abscess following periodontal therapy: a case report. *Mount Sinai Journal of Medicine* **48**, 158–160.
[18] Garrett, S., Polson, A.M., Stoller, N.H. *et al.* (1997). Comparison of a bioabsorbable GTR barrier to a non-absorbable barrier in treating human class II furcation defects. A multi-center parallel design randomized single-blind study. *Journal of Periodontology* **68**, 667–675.
[19] Gillette, W.B. & Van House, R.L. (1980). Ill effects of improper oral hygiene procedures. *Journal of the American Dental Association* **101**, 476–481.
[20] Girdler, N.M. (1991). Eosinophilic granuloma presenting as a

chronic lateral periodontal abscess: a lesson in diagnosis? *British Dental Journal* **170**, 250.

[21] Goose, D.H. (1981). Cracked tooth syndrome. *British Dental Journal* **150**, 224–225.

[22] Gray, J.L., Flanary, D.B. & Newell, D.H. (1994). The prevalence of periodontal abscess. *Journal of the Indiana Dental Association* **73**, 18–23.

[23] Hafström, C.A., Wikström, M.B., Renvert, S.N. & Dahlén, G.G. (1994). Effect of treatment on some periodontopathogens and their antibody levels in periodontal abscesses. *Journal of Periodontology* **65**, 1022–1028.

[24] Haney, J.M., Leknes, K.N., Lie, T., Selvig, K.A. & Wikesjö, U. (1992). Cemental tear related to rapid periodontal breakdown: a case report. *Journal of Periodontology* **63**, 220–224.

[25] Helovuo, H. & Paunio, K. (1989). Effects of penicillin and erythromycin on the clinical parameters of the periodontium. *Journal of Periodontology* **60**, 467–472.

[26] Helovuo, H., Hakkarainen, K. & Paunio K. (1993). Changes in the prevalence of subgingival enteric rods, staphylococci and yeasts after treatment with penicillin and erythromycin. *Oral Microbiology and Immunology* **8**, 75–79.

[27] Herrera, D., Roldán, S., González I. & Sanz M. (2000a). The periodontal abscess. I. Clinical and microbiological findings. *Journal of Clinical Periodontology* **27**, 387–394.

[28] Herrera, D., Roldán, S., O′Connor, A. & Sanz, M. (2000b). The periodontal abscess: II. Short-term clinical and microbiological efficacy of two systemic antibiotics regimes. *Journal of Clinical Periodontology* **27**, 395–404.

[29] Ibbott, C.G., Kovach, R.J. & Carlson-Mann, L.D. (1993). Acute periodontal abscess associated with an immediate implant site in the maintenance phase: a case report. *International Journal of Oral & Maxillofacial Implants* **8**, 699–702.

[30] Ishikawa, I., Oda, S., Hayashi, J. & Arakawa, S. (1996). Cervical cemental tears in older patients with adult periodontitis. Case reports. *Journal of Periodontology* **67**, 15–20.

[31] Jaramillo, A., Arce, R.M., Herrera, D. *et al.* (2005). Clinical and microbiological characterization of periodontal abscesses. *Journal of Clinical Periodontology* **32**, 1213–1218.

[32] Kaldahl, W.B., Kalwarf, K.L., Patil, K.D., Molvar, M.P. & Dyer, J.K. (1996). Long-term evaluation of periodontal therapy: I. Response to 4 therapeutic modalities. *Journal of Periodontology* **67**, 93–102.

[33] Kim, O.S., Uhm, S.W., Kim, S.C. *et al.* (2012). A case of squamous cell carcinoma presenting as localized severe periodontitis in the upper gingiva. *Journal of Periodontology* **83**, 753–756.

[34] Kirkham, D.B., Hoge, H.W. & Sadegui, E.M. (1985). Gingival squamous cell carcinoma appearing as a benign lesion: report of a case. *Journal of the American Dental Association* **111**, 767–768.

[35] Lewis, M., Meechan, C., MacFarlane, T.W., Lamey, P.-J. & Kay E. (1990). Presentation and antimicrobial treatment of acute orofacial infections in general dental practice. *British Journal of Oral and Maxillofacial Surgery* **28**, 359–366.

[36] Manian, F.A. (1997). Cellulitis associated with an oral source of infection in breast cancer patients: report of two cases. *Scandinavian Journal of Infectious Diseases* **29**, 421–422.

[37] McLeod, D.E., Lainson, P.A., & Spivey, J.D. (1997). Tooth loss due to periodontal abscess: a retrospective study. *Journal of Periodontology* **68**, 963–966.

[38] Meng H.X. (1999). Periodontal abscess. *Annals of Periodontology* **4**, 79–83.

[39] Newman, M.G. & Sims, T.N. (1979). The predominant cultivable microbiota of the periodontal abscess. *Journal of Periodontology* **50**, 350–354.

[40] Panseriya, B.J. & Hungund, S. (2011). Pyogenic granuloma associated with periodontal abscess and bone loss – A rare case report. *Contemporary Clinical Dentistry* **2**, 240–244.

[41] Parrish, L.C., Kretzschmar, D.P. & Swan, R.H. (1989). Osteomyelitis associated with chronic periodontitis: a report of three cases. *Journal of Periodontology* **60**, 716–722.

[42] Pearle, M.S. & Wendel, E.F. (1993). Necrotizing cavernositis secondary to periodontal abscess. *Journal of Urology* **149**, 1137–1138.

[43] Selden, H.S., Manhoff, D.T., Hatges, N.A., & Michel, R.C. (1998). Metastatic carcinoma to the mandible that mimicked pulpal/periodontal disease. *Journal of Endodontics* **24**, 267–270.

[44] Silva, G.L., Soares, R.V. & Zenóbio, E.G. (2008). Periodontal abscess during supportive periodontal therapy: a review of the literature. *Journal of Contemporary Dental Practice* **9**, 82–91.

[45] Smith, R.G. & Davies, R.M. (1986). Acute lateral periodontal abscesses. *British Dental Journal* **161**, 176–178.

[46] Sousa, D., Pinto, D., Araujo, R., Rego, R.O. & Moreira-Neto, J. (2010). Gingival abscess due to an unusual nail-biting habit: a case report. *Journal of Contemporary Dental Practice* **11**, 85–91.

[47] Suzuki, J.B. & Delisle, A.L. (1984). Pulmonary actinomycosis of periodontal origin. *Journal of Periodontology* **55**, 581–584.

[48] Tabaqhali, S. (1988). Anaerobic infections in the head and neck region. *Scandinavian Journal of Infectious Diseases* **57**, 24–34.

[49] Topoll, H.H., Lange, D.E., & Müller, R.F. (1990). Multiple periodontal abscesses after systemic antibiotic therapy. *Journal of Clinical Periodontology* **17**, 268–272.

[50] Torabinejad, M. & Rick, GM. (1980). Squamous cell carcinoma of the gingiva. *Journal of the American Dental Association* **100**, 870–872.

[51] van Winkelhoff, A.J., Carlee, A. & de Graaff, J. (1985). *Bacteroides endodontalis* and other black-pigmented *Bacteroides* species in odontogenic abscesses. *Infection and Immunity* **49**, 494–497.

[52] Waldman, B.J., Mont, M.A. & Hungerford, D.S. (1997). Total knee arthroplasty infections associated with dental procedures. *Clinical Orthopaedics and Related Research* **343**, 164–172.

第25章

牙髓来源的（牙周）病变

Lesions of Endodontic Origin

Gunnar Bergenholtz[1], Domenico Ricucci[2], José F.Siqueira, Jr[3]

[1] Department of Endodontology, Institute of Odontology,
The Sahlgrenska Academy at University of Gothenburg, Gothenburg, Sweden
[2] Private Practice, Cetraro, CS, Italy
[3] Department of Endodontics, Faculty of Dentistry, Estácio de Sá University, Rio de Janeiro, Brazil

前言

牙髓来源的病变常常能够波及牙周组织，因而也是牙周病发病机制以及病因学研究中的重要部分。这些牙髓来源的病变可能发展为根尖周组织的炎症，并进一步沿根面扩展，从而导致牙根周围及双根牙和多根牙根分叉区组织的破坏。无论是哪种情况，持续从牙髓腔内经根尖孔释放出的毒素都会导致牙周病变迁延不愈。病变在牙周和牙髓组织之间的交通途径包括根尖孔及侧副根管。

无论牙髓组织破坏多少，定植其中的微生物都会导致牙髓病损长期存在。即使进行了根管治疗，也可能无法彻底消除感染灶，病变也许会再次出现（即术后牙髓感染）。在这种情况下，根管治疗不能达到预防感染扩散或者根治病灶的目的。正是由于根管感染会加重牙周病的进展并影响牙周治疗的效果，因此本章的第一部分就其具体特征、与牙髓病变有关的活动性因素及其促牙周病机制进行详细讲解。

由于牙周组织和牙髓组织在解剖学上是相通的，这就意味着毒性物质可能逆行性地从外部环境进入髓腔。当牙周组织被破坏后，牙根表面原来由健康牙周组织占据的通道就会直接暴露，这是毒性物质从外部环境进入髓腔的前提。这些逆行性的牙髓病变会引起疼痛和组织破坏。进行牙周治疗也可能会加重上述症状，因为治疗中牙骨质丧失会导致牙本质小管的暴露，从而增加了感染逆行的通路。事实上，牙周炎和牙周治疗最常见的并发症是牙根面敏感，这与牙本质直接暴露于口腔环境相关（Holland et al. 1997; 综述见于 Gillam & Orchardson 2006）。

这一章节的第二部分，主要关注牙周病或牙周治疗伴随的根面暴露对牙髓状态的影响，以及牙根面敏感的发生机制和相应的治疗措施。

牙髓病进程

病因

通常牙髓是由完整的硬组织和健康的牙周组

织所包围，使其免于受到创伤。然而，临床状况中牙髓健康常常受到影响。尽管有些不利影响并不明显，仅引起患者极小的组织损伤和极低程度的不适，但另外一些会影响牙髓的活性，并可能导致感染性并发症，带来局部和系统性的影响。牙髓病变可以由感染直接引起，也可能由非感染性创伤引发。这两种病因都会在本部分进行详细描述。

非感染性损害（例如外伤），引起的根尖神经血供中断以及严重的内出血是对牙髓活性最显著的威胁。因此，牙震荡、半脱位以及不同类型的牙齿移位可能引起广泛的缺血，从而导致完全性组织坏死。由于完全发育成熟的牙齿组织再生的潜能非常小（Kristerson & Andreasen 1984），这些牙髓组织，尽管不是原发感染部位，同样也是微生物感染的主要目标。这些感染性的微生物通常源自口腔。随着这些微生物侵入进釉质裂缝和牙本质小管（Love 1996），坏死牙髓组织成倍增加，导致了牙周组织炎症性病变的发展（Bergenholtz 1974; Sundqvist 1976）。

多数牙髓病变是由硬组织破坏后感染性因素侵入所导致的。龋病造成的牙体破坏是目前最常见的细菌感染来源，特别是当病变已经到达了邻近牙髓组织区域时，这一致病因素更具威胁性（见下文）。同时，牙折和牙体修复材料不能完全封闭牙体缺损，将导致有害细菌的侵入（Bergenholtz 2000）。多数危险因素是由大面积修复，如全冠所引起的，因为其常需要磨除大量健康的牙体组织。特别是在短期内，在永久性修复粘接完成之前，致病性细菌沿着暂时性修复体边缘侵入牙体暴露组织，尤其是在暂时性修复体边缘与剩余牙体组织密合性较差的情况下。尽管牙髓也许能在初期的创伤性外力作用和细菌侵入条件下保存活力，但是创伤通常会导致相当大的组织修复现象（瘢痕）。这些组织变化包括了硬组织沉积和软组织纤维化，常发生在组织缺乏血管神经支持的情况下（Bender & Seltzer 1972）。这种自然的变化过程导致了牙髓的免疫防御功能受损，并由此降低了牙髓抵抗未来细菌入侵的潜能。

对单冠修复的患牙或固定桥修复的基牙的临床随访已经证明，牙髓坏死并不是罕见的并发症，可能会在治疗后10～15年时间内影响10%～20%的患牙（Bergenholtz & Nyman 1984; Karlsson 1986; Saunders & Saunders 1998; Cheung et al. 2005）。事实上，已有报道说明感染牙髓坏死的发生率会随着时间的推进而增加（Bergenholtz & Nyman 1984; Cheung et al. 2005）。对于遭受了创伤导致缺血性病变的年轻恒牙，牙髓已经部分或者全部被修复性硬组织所替代，其牙髓感染的概率也有类似的上升趋势（Jacobsen & Kerekes 1977; Robertson et al. 1998）。

结论：影响牙髓正常生理功能的危险因素包括深龋、外源性创伤和口腔修复治疗。单纯性的损伤，例如外伤，可能导致牙髓组织的神经血供不足从而引起组织即刻破坏。在其他情况下，组织破坏发生于牙髓组织暴露于细菌之后，或者伴随着非感染性或感染性损伤造成的组织修复而发生。

疾病进展和动态因素

尽管任何损伤都可能对牙髓活力产生严重影响，但是，在牙本质层存在的情况下，牙髓组织抵御外界损伤的能力，特别是抵御微生物的能力，要比牙髓组织直接由于硬组织屏障破坏而暴露时更强。对于前者，即使是较薄且具有渗透性的牙本质壁，通常也能使牙髓组织对于邻近的细菌侵害做出正常的免疫应答反应。当龋坏仅局限于牙本质内时，通常可见下方的牙髓组织很少发生破坏，这有力地证明了牙髓的防御潜能（Reeves & Stanley 1966; Massler 1967; Kamal et al. 1997; 也可见综述 Björndal & Mjör 2001）。牙髓防御体系的机制包含了先天性免疫和获得性免疫应答（参见综述 Jontell et al. 1997; Hahn & Liewehr 2007; Farges et al. 2009），同时包括在牙本质中所发生的一系列变化，这些变化限制了其渗透性（参见综述 Pashley 1996; Bergenholtz 2000）。

在人类（Lundy & Stanley 1969; Warfvinge & Bergenholtz 1986）和实验动物（Lervik & Mjör

(a)　(b)

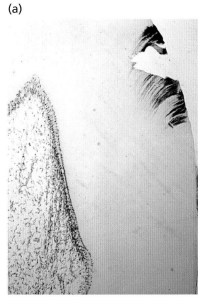
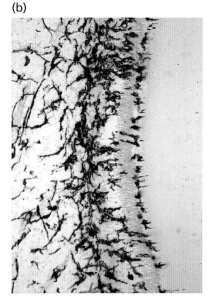

图25-1　（a）人类牙髓对牙本质浅层龋坏的免疫防御应答（右上角损伤和黑染区域），表现为表达Ⅱ类分子的树突状细胞的积累增加。（b）大量细胞质突起延伸进入牙本质小管中（由T. Okiji.友情提供）。

1977; Warfvinge & Bergenholtz 1986; Taylor et al. 1988）身上的实验结果证实了这种效应。在部分这方面的研究中，研究者制备了深达牙本质的实验孔，对这些孔不做修复并使其与口腔内环境相通（Lundy & Stanley 1969; Taylor et al.1988）。在另外一些实验中，类似的实验孔会受到软化龋性牙本质（Mjör & Tronstad 1972; Lervik & Mjör 1977）或者牙菌斑细菌成分的作用（Bergenholtz & Lindhe 1975; Warfvinge & Bergenholtz 1986）。牙本质受到微生物及其产物刺激后，由于牙本质的渗透性，牙髓中血管通透性增加，多形核粒细胞（PMNs）迁移（Bergenholtz & Lindhe 1975; Warfvinge & Bergenholtz 1986），神经纤维出芽迅速出现在暴露的牙本质小管附近（Taylor 1988）。获得性免疫防御体系也在非常早期的阶段被激活，表现为抗原呈递细胞的增加，其中包括了树突状细胞，它迅速出现在制备好的窝洞（Ohshima et al. 1995）和浅层龋附近的牙髓区域中（Kamal et al. 1997; Yoshiba et al. 1996）（图25-1）。然而，随着时间的推移，这些免疫应答开始逐渐减弱，伴随着免疫活性细胞和神经刺激因素的减少，在之前炎症反应的位置出现了修复性牙本质和软组织修复（Lundy & Stanley 1969; Lervik & Mjör 1977; Warfvinge & Bergenholtz

1986; Taylor et al. 1988; Kamal et al. 1997; Yoshiba et al. 2003）。在涉及人类未修复患牙的实验中（Lundy & Stanley 1969），患者在炎症初期阶段出现了疼痛和暴露牙本质敏感性增加的症状。伴随着修复和愈合的进展，疼痛症状逐渐消失。

重要的一点是，尽管炎症反应在细菌侵入早期迅速发生，但只要牙本质屏障不被破坏，微生物自身依然很难通过牙本质屏障并进入牙髓组织。比如说，根据Lundy 和Stanley（1969）的细菌染色组织学分析，在经过第2天到第240天的观察，没有一例病例中发现位于固有牙髓组织的细菌，却在暴露的牙本质小管中发现了不同程度的细菌入侵。这一发现再次证明了牙本质和牙髓的协同作用可以对抗细菌侵害。

与之相反的是，牙髓组织直接暴露于口腔环境会使其重要的生理功能处于明显的风险中，口腔内的细菌可能获得直接进入牙髓组织的机会。即使是非常微小的暴露也是危险的，除非进行适当的治疗。由于牙髓组织缺乏上皮结构，它的创伤自愈能力非常微弱，并且它的防御机制只能在有限的时间里阻止细菌进入髓腔。

图25-2～图25-4通过3个临床病例展示了典型的牙髓炎症是怎样发展并最终进展到邻近的牙周组织中的。在这些病例中，龋坏在早期就已经

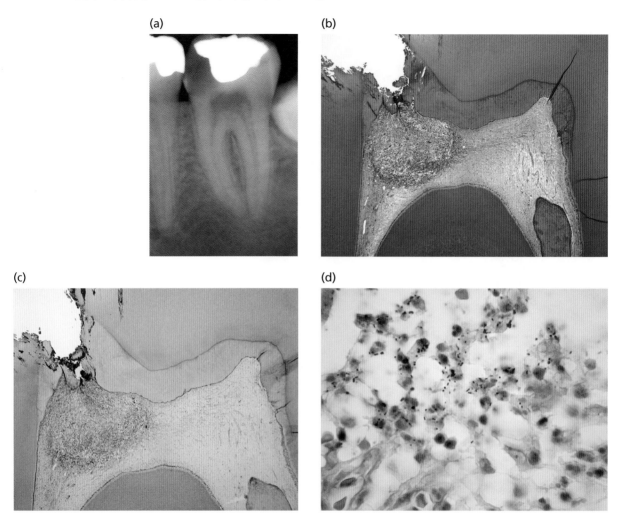

图25-2　（a）影像学图片显示一位30岁男性下颌第二磨牙近中面深龋。患者表现为典型的牙髓炎症状包括放射痛和明显的叩诊敏感。（b）在邻近龋坏暴露位置附近的牙髓的局限性炎症反应。除了在髓腔顶部的硬组织修复以外，其余牙髓表现为正常的组织结构。（c）细菌性物质在暴露位置附近被染成明显的蓝色，在组织病变区域内也是一样。（d）（也见正文）。

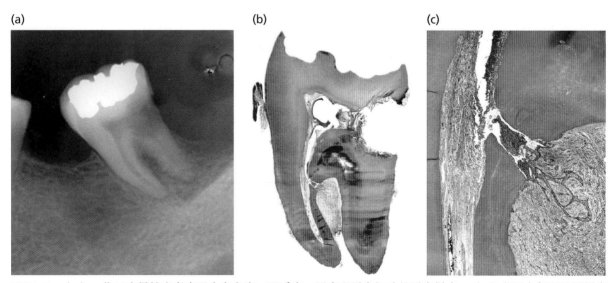

图25-3　（a）一位48岁男性患者表现为自发痛、咀嚼痛、叩痛和牙齿松动的牙齿样本。（a）在远中邻面的深龋病变。（b）冠部牙髓广泛的炎性组织破坏，沿着侧支根管进入根分叉区域。（c）牙髓-侧支根管-根分叉区域高倍图像，显示了炎症反应进程的扩大，可以在侧支根管出口位置观察到上皮增生。往更靠近根尖的位置，牙髓保持着正常的组织结构。在该病例中，未发现牙周破坏，临床上未查及牙龈肿胀，也未发现明显的牙周袋（也见正文）。

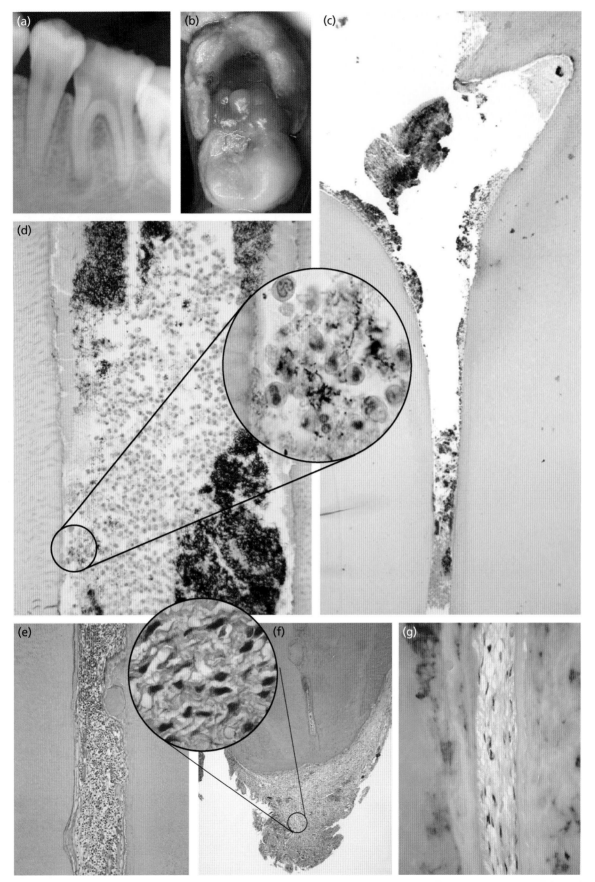

图25-4 （a～g）19岁女性患者的牙齿样本，表现为下颌第一磨牙大范围龋坏，导致局部牙髓组织破坏，细菌侵入并在髓腔内部形成炎症反应防御线（同样见下文）（图片来源: Ricucci & Bergenholtz 2004。John Wiley & Sons授权转载）。

使组织发生了暴露。

在第一个病例中（图25-2），炎症病变出现在龋坏露髓的位点。在髓室顶部邻近暴露位置的区域，形成了非常厚的修复性牙本质，显示了对先前的炎症刺激的修复性反应（图25-2a）。可以观察到，除了病变区域，牙髓组织的组织形态依旧正常，在组织外围有正常的成牙本质细胞层（图25-2b）。细菌聚集在暴露位置周围（牙本质蓝染区域所示）（图25-2c）。图25-2d同样也显示了高倍镜下牙髓组织内的许多细菌，它们被病变区域内浸润的中性粒细胞（PMNs）所抑制。在这个特殊的病例中，炎症进程很明显被局限化了，并且影像学（图25-2a）和组织学检查均未发现病变波及牙周组织。

图25-3显示了更进一步的牙髓病变，在下颌磨牙远中龋坏进程中，炎症反应已经沿着较粗的侧支根管进一步扩散到根分叉区域（图25-3b）。根分叉部位牙槽骨已经吸收，被炎症组织的增生性上皮所替代（图25-3c）。在远中根根尖部位出现透射影像，然而近中牙根的根尖区域似乎未受影响（图25-3a）。

第三个病例（图25-4）显示了冠髓的坏死，显然这是伴随下颌第一磨牙的长期龋坏而发生的。在近中根和远中根都有根尖周炎的影像学指征，并且在根分叉处牙周膜增宽（图25-4a）。在患牙近中面，牙龈组织已经增生长入髓腔中（图25-4b）。图25-4c显示了髓腔内远中根管口的区域，此处牙髓已经坏死并且细菌已经在根管壁上聚集成生物膜结构。到牙根中段，大量中性粒细胞与已经入侵的细菌前沿接触，并且开始发挥吞噬作用（图25-4d及小图）。在根管的根尖部位，可以观察到大量扩张的血管伴随着牙髓结缔组织生长（图25-4e）。牙髓的最根尖部位显示了正常的组织结构（图25-4g）。软组织附着于牙根尖端（图25-4f和小图），图25-4a的远中根尖周影像显示没有炎性浸润。

结论：所选择的病例证明了，与一般的炎症反应的作用一样，牙髓炎症防御机制也有重要作用，它可以控制感染因素并且限制其扩散至牙体

其他部位。这些病例也证明了牙髓病变的主要病灶与细菌暴露的来源直接相关。因此，只有在牙髓破坏和细菌破坏前沿向周围组织进展后，才会使牙周组织发生损害。在一些病例中，如果病变累及侧支根管且该根管与牙周膜边缘相通，则上述情况可能发生在牙髓组织病变的早期阶段，如图25-3显示的病例。在没有明显侧支根管存在的情况下，大范围的牙髓组织破坏是牙周组织发生病变的重要前提。

侧支根管和副根管

侧支根管和副根管是牙根根管系统中的侧向分支结构，它连接了牙髓和牙周膜的神经血管系统。这些网状吻合结构是在牙齿发育的早期阶段形成的，但在牙根形成过程中，其宽度可能减小或发生闭塞。不同大小、数量和位置的未闭合的交通支可能会遗留在发育完全的牙齿中，作为牙髓除主根尖孔以外的神经血管供应的附加通路。

侧支根管存在于所有类型的牙齿中。事实上，仔细检查大量的离体牙，使之呈现透明状态并在髓室内注入显影剂，可以完成三维的可视化观察，这种方法显示侧支根管除了分布于牙根颈部和牙根中部区域，也分布于根尖区域（de Deus 1975; Vertucci 1984）。很明显，绝大多数侧支根管在根尖部位出现，而根中和根颈段其发生率递减（de Deus 1975; Vertucci 1984）。在一项对1140颗成人离体牙的研究中，de Deus（1975）报道27%的离体牙有侧支根管，这些根管分布在牙根的不同位置（图25-5）。然而在一项对牙齿各个层面的组织学研究中发现，侧支根管的发生频率更高。在对493颗牙齿样本的调查中，Ricucci和Siqueira（2010b）发现侧支根管和/或根尖分歧占到了75%。在此研究中侧支根管的高发生率可能得益于组织学方法可以检测到即使是最细小的分支，而在已被清洁并注入显色液的牙齿中这些分支则可能会在检查时被忽视。

磨牙含有侧支根管的频率要比前磨牙和前牙更高（Ricucci & Siqueira 2010b）。明显的侧支根管（或称副根管）通常分布在根分叉区

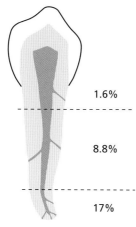

图25-5　侧支根管在牙根不同层面的发生率。对牙齿进行透明染色后观察，根管系统已经用墨水标出。给出的牙冠部位置的百分比包含了双根牙和多根牙的2~3个根分叉部位（数据为平均值，来源于Deus 1975）。

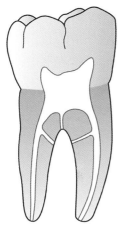

图25-6　双根牙和多根牙的侧支根管，当其存在时，可从髓腔内沿水平或垂直或水平垂直向延伸到牙周组织（图片源自Vertucci 2005。经John Wiley & Sons授权使用）。

域，曾在20%~80%的检测牙中发现有根管侧支（Lowman et al. 1973；Vertucci & Williams 1974；Gutmann 1978；Vertucci 1984；Ricucci & Siqueira 2010b）。Vertucci（2005）已经区分了侧支根管进入下颌磨牙根分叉区域的不同方向。在一些病例中，它们基本都是以垂直方向从髓室发出。它们也可以从任一根管水平向发出；80%来源于远中根根管（Vertucci 2005）（图25-6）。

在侧支根管存在的时候，炎性因子从病变牙髓扩散至牙周组织的能力是十分显著的。目前还没有文献证明这种病变发生的概率。尽管临床发现证明了此类病变的存在（图25-3，图25-7~图25-9），来源于侧支根管和副根管的牙髓病变出现在牙周组织边缘的概率似乎不高，由于缺乏报道，此类问题已经成为了临床难题。一般认为，侧支根管越宽，发生这类病变的可能性就越高。例如下颌磨牙的根分叉部位根管的直径曾被报道从几微米到720μm不等（Vertucci 2005）。因此，较细的侧支根管仅能介导一些感染性物质扩散，可能只引起较轻微的牙周反应，这些反应在临床上不易发现。

在讨论侧支根管导致牙髓病变向牙周组织扩散的影响程度时，重要的是要清楚这些区域可

(a)　(b)　(c)

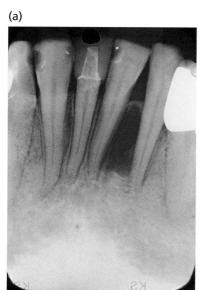
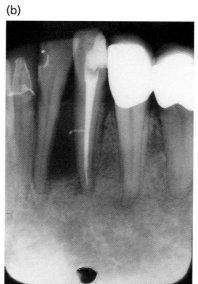
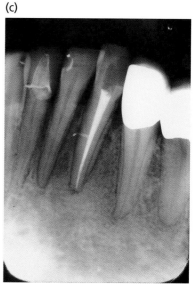

图25-7　（a）在31、32牙的牙根之间，牙根侧面发现了牙槽骨破坏。（b）这个区域的病变可能与32牙感染坏死的牙髓延伸出的侧支根管有关（已经通过根管充填治疗将其填充）。（c）根管治疗2年后回访X线片显示了骨破坏区域的完全修复（感谢C. Jacobsson提供）。

(a)

(c)

(d)

(b)

(e)

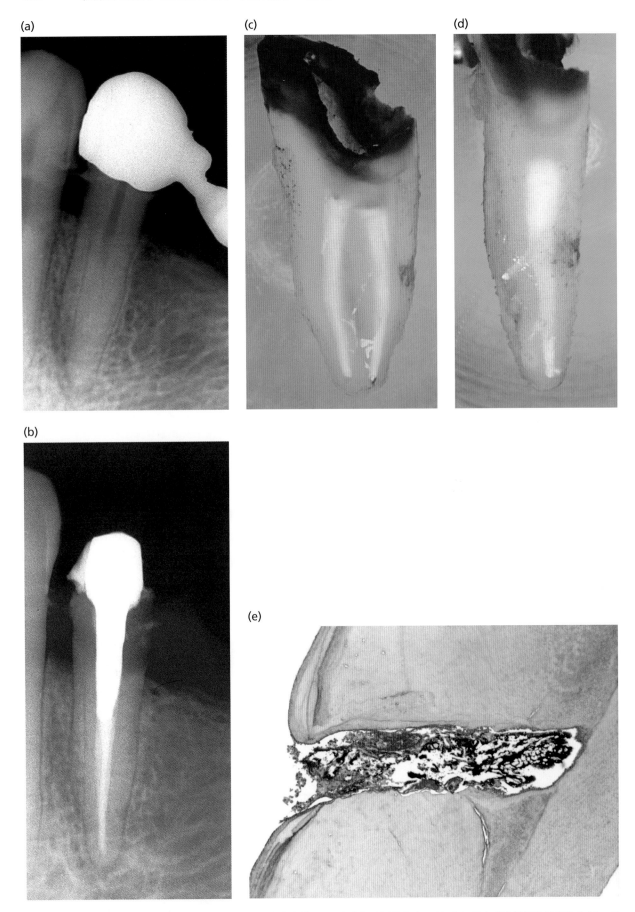

图25-8　下颌前磨牙影像学图像。（a）摄于牙髓治疗前。（b）摄于牙髓治疗11年后由于大范围龋坏而拔除之前。注意牙周组织内没有骨组织破坏。（c，d）清晰的离体牙样本显示了充满充填材料的多种类型侧支根管。（e）组织学切片显示了仅被部分根充材料（黑色部分）充填的侧支根管，炎症组织碎片分布于其中。

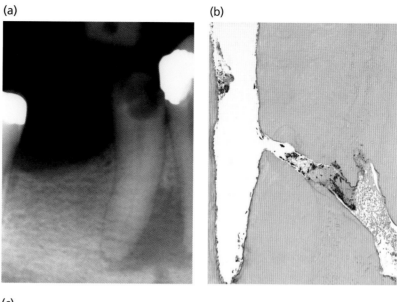

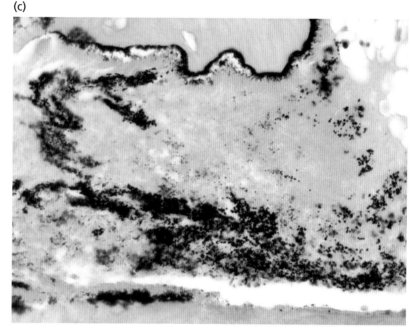

图25-9 （a）未修复的伴有牙髓坏死和近中根面大面积透射影的下颌第二前磨牙。患者有疼痛史和严重的肿胀病史。（b）经过主根管的纵向切片，包含了位于根尖和牙根中1/3段交界区域的一个侧支根管。菌斑生物膜充满了侧支根管髓腔一半的空间。（c）高倍镜下观察侧支根管内容物，显示出被染色细菌大量占据的无定形的坏死组织碎片。注意菌斑生物膜黏附在牙本质壁上（图片来源：Siqueira & Ricucci 2010。John Wiley & Sons授权转载）。

能会发生什么。对伴有牙髓病变的患牙的组织学观察显示，其组织病变特点将会反映出主根管内牙髓的状况（Langeland 1987; Ricucci & Siqueira 2010b）。因此，如果主根管中的牙髓有活力和功能的话，牙髓组织也可以保持活力和功能。类似的，当牙髓邻近区域发生炎症时，牙髓也会发生炎症，当主根管内牙髓发生坏死时，牙髓也会部分或全部坏死。在后一种情况中，炎症组织可能会使分支根管的牙髓部分被细菌微生物占领（图25-9）。同时，整个分支管腔内部可能会被细菌充满。

在牙周炎导致牙周附着关系破坏后，牙髓

连着侧支根管的神经血供无疑也会被切断。牙周病变到什么程度时牙髓将会并发严重感染，这已经成为了一个有争议的问题。尽管在牙周炎患牙中发现了一些程度有限的牙髓病变（Rubach & Mitchell 1965），并可能伴有牙髓炎症状，但牙髓似乎也并没有受到很大影响，除非龈下菌斑生物膜已经达到了主根尖孔附近（见下文）。

结论：尽管侧支根管和副根管存在，但大多数牙齿缺乏足够宽的侧支根管引起根颈部和根中部的牙周组织病变。这一事实可能解释了为何牙髓炎症病变很少扩散至周围牙周组织。很多时候，病变仅仅只集中在根尖的位置。当侧支根管

(a) 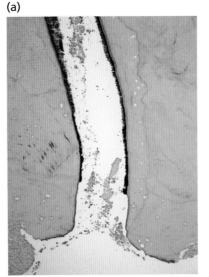 (b)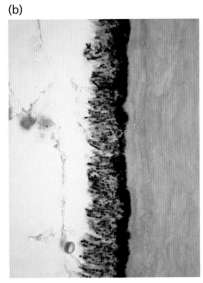

图25-10 （a）完全没有牙髓组织的牙齿样本。（b）丝状和球菌状的有机体附着在靠近根管壁的生物膜上（图片来源：D. Ricucci, 出版在 Svensäter & Bergenholtz 2004。John Wiley & Sons授权转载）。

的直径和根尖孔直径相近时，侧支根管可以直接介导牙髓来源的病变扩散至周围牙周组织。对于已行根管治疗的患牙，在使用根管治疗器械或桩道预备的过程中发生的医源性侧穿可能是有毒物质扩散至牙周组织的另一个通路（见第41章）。

牙周组织病变和原发性根管感染的关系

牙髓炎症性破坏的最终结果是微生物占据了牙髓空间（原发性根管感染）（图25-10）。由于宿主的防御机制不足以深入到坏死牙髓的根管内部使其能抵抗感染并为牙髓组织再生做好准备，所以炎症防御区建立在侧支根管和根尖孔开口的牙周组织内。因此，若未经治疗，这种性质的病变将演化成一个慢性疾病进程。由于炎症过程经常发生在靠近根尖的位置，因此根尖周炎经常发生。由于病变也可能沿着牙根侧面发展，因此贯穿本章节中牙髓病变的表述是来说明任何位置的牙周病变都可以是由牙髓来源的有毒物质引起的。

微生物群特征

过去数年里，已经对能够引起和维持原发性牙髓病变的细菌种属进行了大量详尽的研究，主要是对感染根管微生物抽样进行了实验室研究和表型鉴定。这些研究的目的，是为了进行微生物鉴别，并判断其是否与急性进展的根尖周

炎相关。细菌培养的研究，特别是用来分离、培养和鉴别厌氧菌的研究，对于确认牙髓病变的病因学理论是至关重要的。已经证实口腔厌氧菌是与这些病变密切相关的主要菌属（Möller 1966; Bergenholtz 1974; Sundqvist 1976）。近些年，分子生物学相关技术，包括聚合酶链反应技术（PCR）和DNA杂交技术等分子生物学相关技术已经很大程度上影响了我们对引起原发性根管感染的细菌种属多样性的认识（Siqueira & Rôças 2014）。事实上，通过细菌培养和分子生物学研究，已经发现了致病微生物与深牙周袋内微生物有类似的特征（Kerekes & Olsen 1990; Siqueira & Rôças 2009b）。原发性根管感染是由多群落的厌氧菌混合引起的，每个独立根管内平均有10~20种/表型的微生物存在（Munson et al. 2002; Siqueira et al. 2004; Siqueira & Rôças 2005; Rôças & Siqueira 2008）。一个单一感染根管可能被$10^3 \sim 10^8$个细菌所占据（Sundqvist 1976; Vianna et al. 2006b; Siqueira et al. 2007; Blome et al. 2008）。牙髓病变区域的影像学图像大小是与根管内细菌的密度和多样性直接相关的，也就是说，病变区域越大，微生物群的情况就越复杂（Sundqvist 1976; Rôças & Siqueira 2008）。

通过使用细菌培养或分子生物学技术或合并使用这两种技术检测原发性感染中的细菌种属/表型，包括属于不同种属的革兰阴性菌（梭

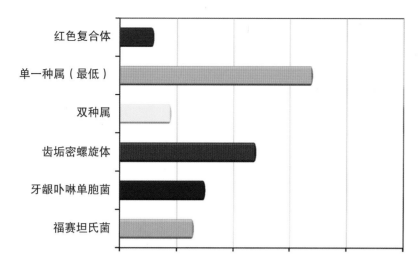

图25-11　50例患有根尖周疾病的坏死牙髓中红色复合体细菌的构成（数据来自Rôças et al. 2001）。

形杆菌属，小杆菌属，卟啉单胞菌属，普氏菌属，福赛坦氏菌属和齿垢密螺旋体）和革兰阳性菌（微单胞菌属，产丝菌属，杆菌属，欧鲁森氏菌属，放线菌属，消化链球菌属，链球菌属，丙酸杆菌属和真杆菌属）（Sundqvist 1976, 1992; Gomes et al. 1996; Siqueira et al. 2000; Fouad et al. 2002; Khemaleelakul et al. 2002; Munson et al. 2002; Foschi et al. 2005; Saito et al. 2006; Sakamoto et al. 2006; Rôças & Siqueira 2008; Siqueira & Rôças 2009a; Ribeiro et al. 2011）。与牙周炎相关的致病菌，包括福赛坦氏菌、牙龈卟啉单胞菌和齿垢密螺旋体，也被认为是原发性根管感染的可疑致病菌（Gomes et al. 2007; Rôças et al. 2001）。这3种致病菌相联合，形成了我们所称的红色复合体，但是它们似乎不像在牙周炎的发病机制中那么重要（图25-11）。伴放线聚集杆菌，另一种重要的牙周致病菌，在牙髓感染中一直没有被检测到（Siqueira & Rôças 2009b），这表明了坏死根管内的环境不利于这一类菌属的定植。

分子生物学研究已经证明了约1/2的细菌种属表现为野生型和未鉴定表型的细菌类型（Ribeiro et al. 2011; Sakamoto et al. 2006）。因此，可以合理假设一部分未鉴定的细菌参与了不同类型牙髓病变的发病机制。然而，菌群分析已经证明了，无论临床疾病状况如何，细菌种属构成有很大的个体差异性（Siqueira et al. 2004; Machado de Oliveira et al. 2007; Li et al. 2010;

Santos et al. 2011l; Hong et al. 2013），这揭示了牙髓病变复杂的病因学机制。在群落分布中，地理位置相关的模式似乎也存在（Machado de Oliveira et al. 2007; Siqueira et al. 2008）。

牙髓病变可能表现为症状显著的感染。典型的例子是急性根尖周脓肿，表现为口腔内剧烈疼痛和口内及面部肿胀（见第41章）。虽然感染通常被局限在根管管腔内，但也可能扩散至根尖周组织，在脓肿病例中，它甚至可以扩散至头、颈和咽喉等解剖部位。和这些脓肿相关的微生物群是以厌氧菌为主的混合菌群（Williams et al. 1983; Kuriyama et al. 2000; Khemaleelakul et al. 2002; de Sousa et al. 2003; Siqueira et al. 2004; Sakamoto et al. 2006; Flynn et al. 2012）。细菌量可达到$10^4 \sim 10^9$个菌群集落单位（Williams et al. 1983; Lewis et al. 1986; Khemaleelakul et al. 2002），这意味着脓肿患牙根管内的细菌种属数量要比在无症状和确定根尖周炎的患牙根管中更多（Siqueira et al. 2004; Sakamoto et al. 2006）。

没有确凿的证据表明某个单一种属的细菌与牙髓病变的特有指征和症状明确相关。尽管有些革兰阴性厌氧菌曾被发现与症状明显的病变相关（Sundqvist 1976; Griffee et al. 1980; van Winkelhoff et al. 1985; Yoshida et al. 1987; Gomes et al. 1996; Sakamoto et al. 2006），但是在无症状牙齿内发现相同微生物的概率相似甚至更高（Haapasalo et al. 1986; Baumgartner et al. 1999; Jung et al. 2000;

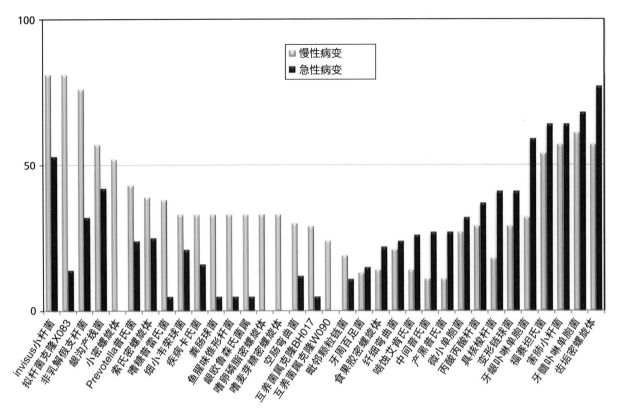

图25-12　通过特异性聚合酶联反应，检测到牙髓感染中与急慢性牙髓病变相关的细菌种属/表型（数据来自Siqueira & Rôças 2005）。

Fouad et al. 2002; Siqueira et al. 2000; Rôças & Siqueira 2008）（图25-12）。因此，有症状的牙髓感染的原因似乎是一系列机制而不是单一的病原体作用（Siqueira & Rôças 2013）。这些机制包括：不同类型的同一种属细菌在毒力大小上的差异；多种细菌群落之间的相互补充和协同作用；细菌群落密度；环境因素对细菌毒力作用的调控；以及宿主抵抗力，可能依次是由系统性疾病、伴发的病毒感染、环境因素（压力、吸烟）以及基因类型等因素调控（Siqueira & Barnett 2004）。

除了细菌以外，在牙髓感染中也发现了其他种类的微生物。真菌，特别是念珠菌属，尽管很少在原发性感染中出现，但是更常见于疾病治疗后的牙齿中（Waltimo et al. 1997; Cheung & Ho 2001; Peciuliene et al. 2001; Siqueira & Rôças 2004）。古生菌和病毒也可能被发现，尽管它们在牙髓病变中所发挥的作用还不是很清楚。古生菌是从细菌中分离出的原核生物，传统上被认为是极端微生物，但是近来在人类微生物群中被检测到；在一些原发性感染根管病例中，还找到了甲烷短杆菌属（Vianna et al. 2006a; Vickerman et al. 2007）。

尽管病毒不能在坏死根管内大量增殖，但仍有报道在感染了人类免疫缺陷病毒（HIV）患者的非炎症状态的牙髓中发现了该病毒（Glick et al. 1991）。此外，在根尖周炎性病变的样本中也检测到了不同类型的疱疹病毒（Sabeti et al. 2003; Sabeti & Slots 2004; Chen et al. 2009; Saboia - Dantas et al. 2007; Ferreira et al. 2011）。病毒在疾病进程中发挥的作用仍有待进一步研究。

越来越多的证据表明牙髓病变是菌斑生物膜诱导的疾病进程（Svensäter & Bergenholtz 2004）。形态学研究证明了细菌是以固定的生物膜结构在原发性或顽固性/继发性感染时占据根管系统的，通常覆盖在根管的牙本质壁上（Nair 1987; Molven et al. 1991; Siqueira et al. 2002; Carr et al. 2009; Ricucci et al. 2009; Schaudinn et al. 2009）（图25-10）。连接主根管的根尖分歧，侧支根管以及根管峡部等部位已被证明能为细菌生物膜

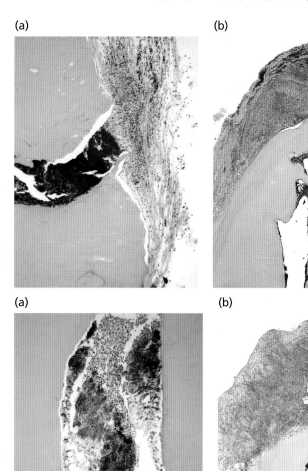

图25-13 （a）证明了细菌的前沿（蓝染部分）靠近牙根附着根尖周组织病变区域的根管口位置。（b）低倍镜下视野（图片来源：Ricucci & Bergenholtz 2004。John Wiley&Sons.授权转载）。

图25-14 （a）显示了细菌团（蓝染部分）黏附在根尖孔内的根管壁。一群炎性细胞正在抵抗感染。（b）低倍镜视野观察牙根与附着的根尖周组织病变区（图片来源：Ricucci & Bergenholtz 2004。经John Wiley & Sons.授权转载）。

提供庇护所（Nair et al. 2005; Ricucci & Siqueira 2010b）（图25-13，图25-14）。此外，黏附在根尖表面的生物膜（根管外生物膜）已经在一些病例中被报道，并被认为是根管治疗后病变再次发生的可能原因（图25-15）（Tronstad et al. 1990; Ricucci et al. 2005）。

通过对106例患有牙髓病变的未治疗（原发性根管感染）和治疗后（顽固性/继发性感染）的牙齿的根管内菌斑生物膜发生率进行评估，Ricucci 和 Siqueira（2010a）报道了以下发现：（1）在77%的牙髓病变患牙的牙根根尖段发现根管内生物膜（其中80%位于未治疗根管以及74%位于治疗后根管中）；（2）根管内生物膜通常较厚并且是多层的（由不同细菌层组成）；

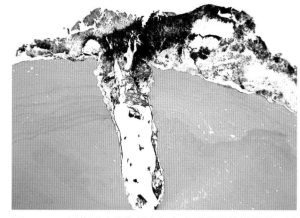

图25-15 细菌团（蓝染部分）在患牙根面外侧聚积，同时伴有感染坏死牙髓（图片来源：Ricucci & Bergenholtz 2004。经John Wiley&Sons. 授权转载）。

（3）生物膜下方的牙本质小管通常被生物膜结构底部的细菌入侵；（4）生物膜也可覆盖在根尖分歧、侧支根管和根管峡部壁上；（5）生

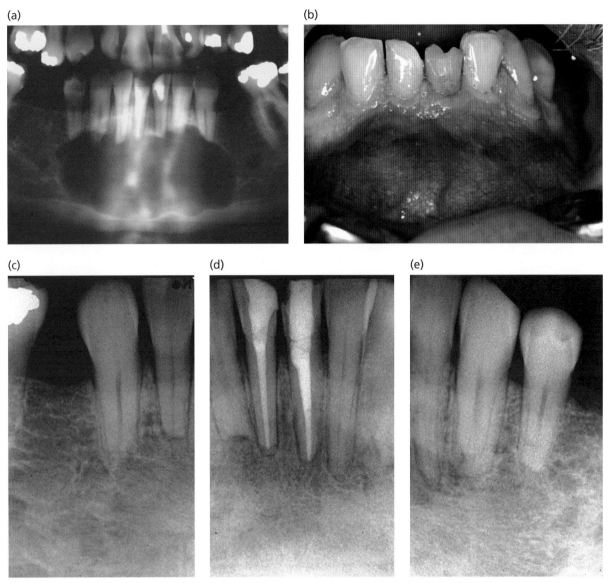

图25-16　（a）来源于31的根尖周病变转化为囊肿，导致大范围牙槽骨的破坏吸收。注意邻牙的牙根吸收。（b）病程中囊肿向唇颊侧突出，触诊无明显疼痛。除了进行过根管充填的31以及41，其余所有牙齿牙髓测试显示有活力。然而后一颗牙（即41）进入根管探查时显示牙髓有活力。治疗在Ulf Lekholm医生的协作下进行，包括安置气密装置用于引流、减压，以及用生理盐水灌洗囊腔超过6个月。在囊肿减小后，患牙31和41接受了完善的牙髓治疗并且通过手术方法切除病变过程中的残留物。（c~e）术后10个月病变区域得到完全修复。

物膜通常更常见于大范围病变的患牙根管内；（6）根管外生物膜是比较罕见的，它的出现通常与根管内生物膜和临床症状有关。

牙髓感染继发牙周病变

牙周组织对根管感染的反应，其形式和特点有多种。通常认为病变局限而持续地蔓延在根尖周围和侧支根管根尖孔。炎症进程可能数年内保持不变，但是如果转变为囊肿可能导致牙槽骨的大量破坏吸收（图25-16）。病变初期的蔓延或无症状病变的恶化，可能迅速导致大范围的牙周附着结构破坏。在某些病例中，牙周支持组织丧失的范围可包含龈沟，脓液通过此处向口腔内引流（图25-17）。这样一种沿根面的根尖周交通可能在之后演变为脓液引流的永久性通路，脓液将沿着这样一个单纯性瘘管周期性释放。

感染性微生物群的特征，包括了它的所有代谢活动、侵袭力、细菌群落之间的相互作用以及它们所产生的毒力因素作用，连同限制和抵御细菌物质的宿主防御能力一起，构成了决定炎症

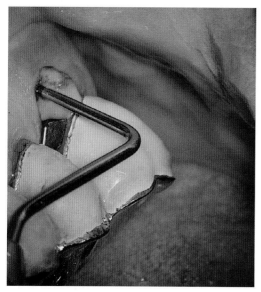

图25-17 在牙周探查上颌磨牙牙髓来源的病变时，脓液得到引流。

反应进程的重要参数。因此生长繁殖的细菌，伴随它所具有的侵入牙周组织和对抗宿主防御机制的能力，导致了牙髓病变的急性症状。单一感染（由单种菌属引起）通常不能引起这些病变，这种病变是由不同种属细菌群构成的集团协同致病的，这可由细菌培养研究（Dahlén 2002）和分子生物学研究（Sakamoto et al. 2006; Siqueira et al. 2004）推断出。因此，疾病的转归取决于根管内多种细菌群落之间的相互作用，以及这些相互作用共同导致的致病性（Siqueira & Rôças 2009a）。

无症状病变相关的根管内微生物，其侵袭力明显较低。这可能与根管内普遍存在的较差的营养供给有关，它使细菌处于较低的代谢状态。营养物质最初是从坏死牙髓的组织结构中获得的。在没有炎症渗出物沿着根尖孔和侧支根管进入根管的情况下，细菌将会缺乏生长、增殖以及入侵牙周组织的驱动力。当这种相对营养缺乏的情况在营养供给增多后得到改善，被抑制的毒性菌落作用可以被激活，并且以牺牲细菌群落中毒性较弱的菌落为代价成为优势菌群。因此，无症状牙髓病变的急剧恶化是有可能发生的，例如，在根管腔直接暴露于口腔环境时，唾液和龈沟液可获

得直接进入其中的通道。类似的，在牙髓治疗期间，不慎扩大根尖孔会增加富含蛋白质的炎性物质进入根管内的机会。

当骨吸收程度扩大的时候，吞噬细胞的渗出物和摄入物引起了牙髓病变的急性症状，迟早将会建立一种细菌和宿主之间平衡的寄生关系（Stashenko 1990; Nair 1997; Stashenko et al. 1998）。在显微镜下观察，确立期病损以不同程度炎性细胞浸润的富含血管的肉芽组织形成为特征（图25-18）。中性粒细胞（PMNs）在限制感染进入髓腔（Stashenko et al. 1995）以及构成宿主细胞防御前线的过程中发挥了重要作用（图25-14）。病变的剩余部分是由不同种类免疫活性细胞（包括树突状细胞、巨噬细胞、浆细胞、T和B淋巴细胞）在长期感染过程中形成的典型的混合性细胞应答反应组成（图23-18c）（Torabinejad & Kettering 1985; Babal et al. 1987; Okiji et al. 1994; for reviews see Stashenko et al. 1998; Marton & Kiss 2000; Nair 2004; Marton & Kiss 2014）。中性粒细胞依旧在主要病变区域占优势地位，甚至参与构成脓肿腔。距根尖孔越远，存在于病变区域的炎性细胞数目越少，而参与修复的纤维血管因子成分不断增加。在更外周的区域，成纤维细胞的活性增加并且形成新生血管。在病变最外围的部分，通常由富含胶原纤维的结缔组织将病变区域和周围骨组织隔开（Bergenholtz et al. 1983）（图25-18a, d）。

在病损确立区域，相关细胞和组织的分布将会出现极大变化，并且有些远离病变区域的位置也可能出现上皮细胞增生（Nair 1997）。上皮细胞索的来源被认为是来自Malassez上皮剩余（Ten Cate 1972），目前认为它是由炎症反应进程中释放的促炎细胞因子和生长因子刺激后分化、增殖而来（Thesleff 1987; Lin et al. 1996; Suzuki et al. 2002）。在病变中，它们似乎会随机出现，但有时它们也可能会附着于牙根表面（图25-19），并最终阻断细菌侵入根尖周组织的根管开口（Nair & Schroeder 1985）。它们对于牙髓病时牙周袋形成的作用仍待明确（这时牙周袋距离龈

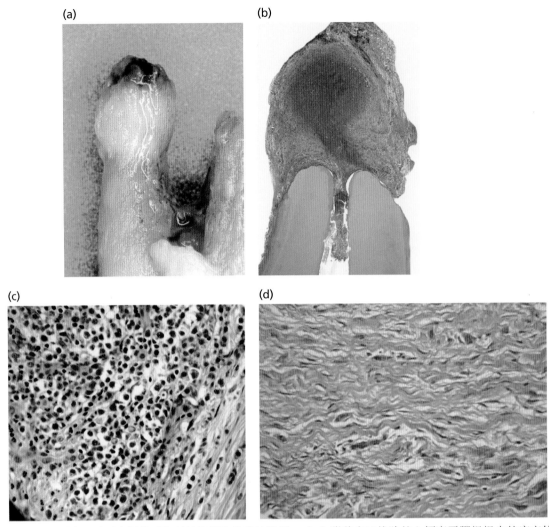

图25-18　一系列图片显示了由根管感染引起的根尖炎症的特征。（a）附着在已拔除的上颌磨牙腭根根尖的病变软组织。（b）根尖的纵向组织切片显示了病变的概况。外侧富含胶原纤维的结缔组织将软组织病变区域包围起来，并将其附着于牙根表面。（c）在病变区域中心有大量典型的混合炎性细胞浸润（来自一只猴子的根尖病损）。（d）病变区域最外层结缔组织富含胶原纤维，并缺乏炎性细胞。

缘和龈沟非常近）。

　　结论：与坏死牙髓相关的牙周组织炎症的发生过程，从病因学角度而言，和牙周病有类似的感染机制。这两种疾病之间的本质区别是它们的感染源不同。牙周病是由龈牙结合区域的菌斑生物膜维持的，而牙髓病变是直接由髓腔内释放的感染性物质导致的。牙髓感染相关的细菌主要是厌氧菌属，它们通常组成黏附于根管内壁的生物膜。因此，细菌通常局限于根管管腔内。偶尔可以在根尖周软组织区域发现细菌，其以群落形式或菌斑生物膜形式分布于牙根外表面。除非病变形成脓肿，否则牙髓病变很少影响周围的牙周组织。囊肿转化可能会发生，但即使这样周围牙周

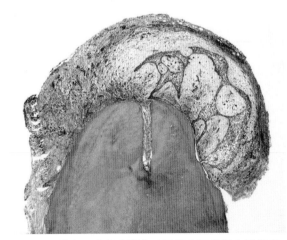

图25-19　增生上皮部分附着于牙根表面的根尖周炎症。

组织也很少被累及。以这种平衡的形式，牙髓病变很明显被限制，并形成了一个免疫活性保护区域，可以阻止牙髓致病菌扩散至周围组织以及机体更远处的其他部位。

根管治疗后出现的牙髓病变

根管治疗的目的是控制牙髓感染（不管是否伴有临床症状），最终目标是维持根尖周和牙周健康和/或修复根尖周及牙周破坏。类似于边缘性牙周炎的治疗，根管治疗的成功很大程度上取决于是否有效实施清洁。然而，许多牙齿的根管系统是复杂的，这有可能使我们难以彻底去除病变、感染和死亡牙髓组织。因此，在牙髓病学中，使用化学药物进行消毒杀菌是十分重要的，特别是在牙髓感染坏死的病例中。不留空隙、恰当地填充已经由器械预备好的根管决定了治疗的远期疗效，否则来自口腔环境或者根尖周病变组织的液体和渗出物可能会渗透入根管内部，为治疗后可能残余的细菌提供养分，从而引起一种新生的（在治疗后发生）、顽固性的（尽管接受治疗依然存在）或复发性的（治愈后再次复发）牙髓治疗后病变。完善的根管充填，能够完全地从冠方根管口到根尖止点处充满器械预备完成的根管腔，这是完成彻底的根管治疗的关键步骤（对于根管治疗文章的回顾，参见相关文献）。

如很多横断面群体研究所示，治疗后的病变通常发生在根管治疗不符合预防和控制牙髓感染的关键标准的时候（参见综述Eriksen et al. 2002）。尽管运用了最先进的治疗措施，10%~15%的治疗患牙还可能发生治疗后疾病（Kerekes & Tronstad 1979; Sjögren et al. 1990; Ricucci et al. 2011）。因此，不管根管治疗的技术水平如何，治疗失败的原因是顽固性/继发性根管内感染，也有时是由根管外感染引起（见下文）。

和原发性根管感染相比，发生根管治疗后牙髓病变的患牙根管内微生物种类和密度都明显减少。经过完善治疗的根管内细菌种属只有1~5种，然而未经完善治疗的根管内细菌种属数目与未治疗根管内的水平相当，可高达10~30种（Pinheiro et al. 2003; Siqueira & Rôças 2004; Sakamoto et al. 2008）。具有治疗后疾病的患牙

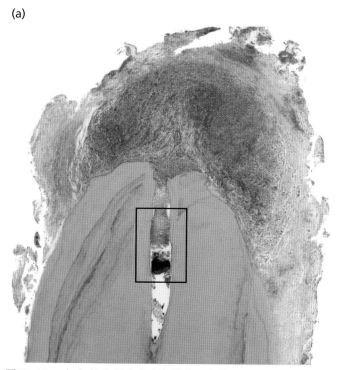
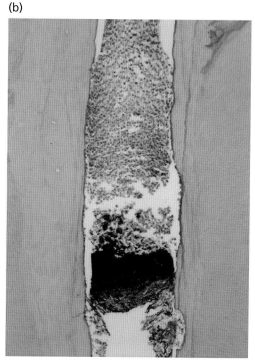

图25-20 （a）根尖周炎症病变附着于离体牙根尖上。（b）高倍镜下深入观察（a），显示细菌前沿正好位于根尖孔内，在此处多形核粒细胞正发挥抵抗作用。

单根管内可含有$10^3 \sim 10^7$个细菌（Peciuliene et al. 2001; Sedgley et al. 2006; Blome et al. 2008）。

细菌培养和分子生物学研究显示粪肠球菌是最常被检测到的与治疗后疾病相关的细菌种属（Engström 1964; Molander et al. 1998; Sundqvist et al. 1998; Pinheiro et al. 2003; Siqueira & Rôças 2004; Sedgley et al. 2006; Gomes et al. 2008; Schirrmeister et al. 2009），尽管它的致病潜能还没有被完全证实（Chávez de Paz 2007）。虽然革兰阴性厌氧菌属较少出现，但其他的革兰阳性菌属，特别是链球菌属，也可能普遍存在（Molander et al. 1998; Sundqvist et al. 1998; Pinheiro et al. 2003; Siqueira & Rôças 2004; Gomes et al. 2008; Sakamoto et al. 2008）。像原发性的牙髓感染一样，在顽固性/继发性感染中检测到的细菌种属中大约有1/2属于野生型和未鉴定表型（Sakamoto et al. 2008）。

尽管在大多数治疗后病例中，细菌被局限在根管腔内部（Siqueira & Lopes 2001; Ricucci et al. 2009），但是也有病例报告指出治疗后病变也可能与放线菌属或丙酸杆菌属相关的根管外感染有关，可参见根尖周放线菌病的情况（Sundqvist & Reuterving 1980; Happonen et al. 1986; Sjögren et al. 1988; Siqueira 2001; for review Haapasalo et al. 2008）。尽管一些病例的感染前沿位于根尖孔或超过根尖孔区域的位置，但宿主组织和细菌的交界区通常不在根尖孔区域（图25-20）。在一些罕见的情况下（Siqueira & Lopes 2001），原发性牙髓感染的细菌可能会越过宿主的防御体系并以生物膜形式聚集在牙根外表面（Lomçali et al. 1996）。在牙齿的根端也能观察到这种结构，它们对根管治疗无积极的反应（Tronstad et al. 1990; Ricucci et al. 2005）。

结论：根管治疗后的牙髓病变通常是由顽固性或继发性的根管内感染引起。致病微生物在密度和种属上不同于原发性感染（表25-1）。在一些病例中，顽固性病变的原因可能是根管外的细菌感染，而失败的根管治疗则与不恰当的感染控制有关，这可由不完全的根管清洁、形态预备、根管消毒以及根管充填导致。

牙周病和牙周治疗对牙髓状态的影响

牙周病的影响

伴随着牙周病的进展，菌斑在无附着的牙根表面形成。在牙周组织炎症进程中释放的细菌性产物可以通过暴露的侧支根管、根尖孔以及牙本质小管进入牙髓，从而使感染可以从牙周组织扩散到牙髓组织，这一过程与牙髓炎症感染牙周组织的过程相反。

进展性牙周病和牙髓感染之间是否存在相关性尚不明确。但是在暴露于牙周病的患牙侧支根管附近的牙髓发现了炎症改建和局部炎性细胞浸润以及牙髓坏死（Seltzer et al. 1963; Rubach & Mitchell 1965），许多临床研究尝试证实牙周炎的进展和牙髓组织变化之间具有直接关系，但都宣告失败（Mazur & Massler 1964; Czarnecki & Schilder 1979; Torabinejad & Kiger 1985）。在这些研究的病例中，尽管牙周组织已经严重破坏，牙髓仍完全保留了功能而没有明显的炎症变化。正如我们已经指出的，牙髓组织不受累及的重要原因是明显的侧支根管并不总是存在，特别是牙根颈部的位置。另一个原因是牙骨质发挥了显著的保护作用。只有在牙骨质层被破坏的情况下，例如牙周治疗的器械损伤、牙齿清洁所致的磨损、牙根外吸收以及根面龋发生时，牙本质小管才能成为微生物进入牙髓的通路（图25-21～图25-24）。

事实上，牙髓组织变化并不频繁发生，即使发生也仅仅局限在患有牙周炎牙齿的牙髓内，一项以猴子为对象的实验（Bergenholtz & Lindhe 1978）强调了这一事实。在用结扎诱导的方式破坏牙周附着结构后，大多数被检查的牙根样本（70%）没有发现炎症变化，尽管事实上已经有30%～40%的样本发生了牙周附着丧失。剩下的牙根（30%）仅在因牙周组织破坏而暴露的牙根区域附近的牙髓中表现为小范围的炎性细胞浸润和/或修复性牙本质的形成。这些组织变化和牙

表25-1　原发性和根管治疗后病变中根管感染的特点

	原发病变	治疗后病变
	未治疗患牙	根管治疗后患牙
	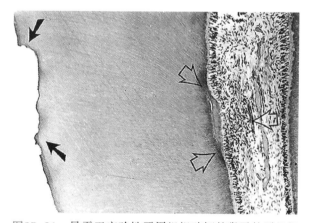	
感染类型	原发于根管内 根管外（脓肿）	顽固性继发性根管内 根管外
细菌群落	多菌种	多菌种，有时单菌种
菌种数目/每个根管内	10～20	充分治疗：1～5 不充分治疗：10～30
细菌数目/每个根管内	$10^3 \sim 10^8$	$10^3 \sim 10^7$
主要存在的细菌群体	革兰阴性/阳性厌氧菌	革兰阳性兼性菌
主要存在的细菌种属	具核梭杆菌，小杆菌属，卟啉单胞菌属，普氏菌属，密螺旋体属，福赛坦氏菌，龈沟梭杆菌，非乳解假支杆菌，鱼腥味锥形杆菌，互养菌属，啮蚀艾肯氏菌，欧鲁森氏菌属，微单胞菌，弯曲菌属	粪肠球菌，白色念珠菌（真菌），链球菌属，非乳解假支杆菌，丙酸丙酸杆菌，龈沟产线菌，小杆菌属，放线菌，铜绿假单胞菌，肠道杆菌
治疗	根管治疗 拔除	根管再治疗 根尖手术 拔除

图25-21　暴露于实验性牙周组织破坏的猴子的牙组织切片。在根管外表面的吸收性病变（黑色箭头）下方，有小范围炎性细胞浸润并且在牙髓边缘已经有少量修复性牙本质形成（空心箭头）（图片来源：Bergenholtz & Lindhe, 1978。Wiley & Sons授权转载）。

(a)　　　　　　　　(b)

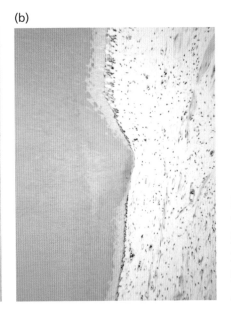

图25-22　（a）人牙齿样本的组织学切片，细菌在牙根外表面聚积，此时牙骨质层已经丧失，细菌已经进入了牙本质小管。（b）邻近的牙髓组织受影响程度很低，只伴有前期牙本质层和成牙本质层的小范围中断。

根表面吸收相关（图25-21），证明了牙本质小管必须在未被覆盖的前提下才能将外源性刺激物传递到牙髓内这一观点。因此，临床发现表明牙周病和牙髓组织改建之间缺乏相关性，这可能仅仅是因为一些牙周炎累及的牙齿上缺少通往牙髓的开放性通路。而且，如前文描述的，一旦牙本质-牙髓复合体暴露于细菌性物质，在初期炎症阶段后很快就将开始修复和愈合，发挥有效的宿主防御作用来使剩余组织免受影响。

在Bergenholtz和Lindhe（1978）的研究中，实验性地建立破坏性牙周病只需要相当短的时间（5～7个月），然而在人体内要达到类似程度的牙周组织破坏则需要数年的时间。有报道称长期患有牙周病的牙齿牙髓内部会发生纤维化和不同形式的牙髓内钙化（Bender & Seltzer 1972; Lantelme et al. 1976）（图25-23）。如果牙周病和牙髓状况存在关联的话，我们可以合理地设想这种性质的组织变化代表了牙髓对长期以来比较微弱但反复发生的组织损害所累积的应答反应，例如越过牙根表面暴露区到达牙髓的微生物。然而，只要牙周病未发展到晚期，即未发展到菌斑累积和相关的炎症病损可阻碍通过主根尖孔组织的神经血供的阶段，牙髓就可以保持健康状态（Langeland et al. 1974; Ricucci & Siqueira 2013）

（图25-25）。

结论：现有的文献已经表明了牙髓重要的生理功能很少被牙周病所影响。在牙周附着结构发生中等程度破坏的牙齿中，牙髓通常可以保持功能和健康。直到牙周病的进程已经发展到了非常晚期的阶段，也就是菌斑和牙炎症已经发展至主根尖孔的时候，牙髓的破坏才可能发生，从而形成了逆行性破坏性牙髓炎症（图25-25）。因此，只要通过主根尖孔的神经血供保持通畅，牙髓通常就能抵挡病变牙周组织释放的有害物质。

牙周治疗措施的影响

通过手用器械［洁治和根面平整术（SRP）］或超声器械对牙周袋内/根面进行清创，在牙周病的治疗中是必不可少的。然而，这种治疗与一些不期望发生的副作用有关。除了牙龈退缩导致根面暴露以外，器械治疗本身也可能在不经意间去除根面牙骨质和表层牙本质。由于治疗后牙根表面缺乏保护，因此大量牙本质小管将暴露于口腔环境中，随后与口腔内微生物成分的接触对牙髓造成了潜在的伤害，可能发生细菌入侵暴露的牙本质小管的情况（Adriaens et al. 1988; Love 1996）（图25-22）。尽管局部的炎症病变可能出现于牙髓，Bergenholtz和Lindhe（1978）的实验研究证明，相较于未经治疗的发生牙周组织破坏的牙齿，接受了SRP治疗的牙齿发生牙髓病变的概率并没有更高。在这项研究中，牙根表面去除牙骨质并暴露于口腔环境长达30天。设计类似的实验研究已经发现，经过一期SRP治疗而

暴露的牙根牙本质表面的菌斑聚积并没有严重地影响牙髓活性（Nilvéus & Selvig 1983; Hattler & Listgarten 1984）。然而，这种治疗方法可能会引起根面牙本质的过敏反应，导致难以处理的不适症状（见下文）。

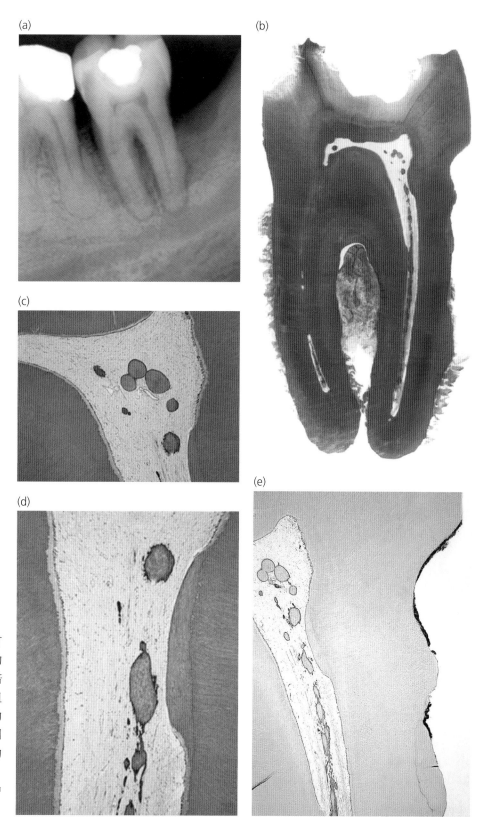

图25-23　（a）伴有进展性牙周组织破坏的下颌磨牙。（b）低倍镜下照片显示了牙髓组织内出现了不同程度的钙化，与此不同的是图（c）和图（d）显示的处于健康状态的牙髓。（e）菌斑微生物在远中根外表面聚积。

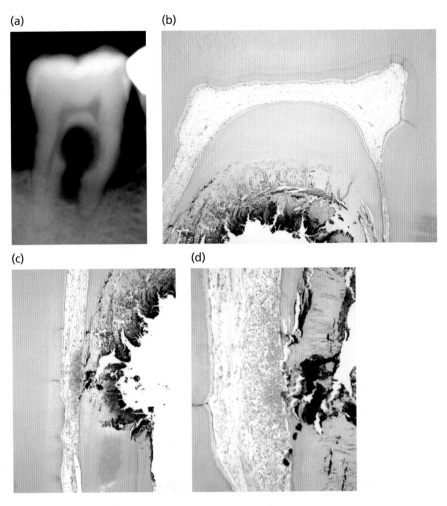

图25-24　（a）下颌磨牙在根分叉区域发生大面积龋坏。（b）注意牙髓整体的正常组织形态，除了远中根根中段的区域，因为该区域的龋坏已经累及牙髓（c，d）。

在牙周治疗的维护阶段，有必要限制重复的器械治疗，因为器械治疗总是会去除一些牙本质。这些治疗能导致牙体结构变得脆弱并且在牙髓内形成大量修复性牙本质（图25-26）。

结论：临床观察和动物实验的结果均支持牙周袋内/根面刮治的治疗措施通常不影响牙髓活性这一观点。在邻近器械治疗的牙根表面可能发生局部的炎症变化，通常伴有以根管壁上的硬组织沉积为主要形式的组织修复。

根面牙本质敏感

症状

在牙周治疗中接受了牙周袋内/牙根刮治的患者，可能常常有对吹气、触碰、热刺激和渗透刺激敏感的经历（Fischer et al. 1991; Kontturi - Närhi 1993; Chabanski et al. 1996; Tammaro et al. 2000; for review see Gillam & Orchardson 2006）。

通常，这些症状在治疗后第1周发生、发展并达到高峰，然后在随后的数周内减退或消失；尽管它们使人不适，但通常是暂时性的、可忍受的（Schuurs et al. 1995; Chabanski et al. 1996; Gillam et al. 1999; Fardal et al. 2002）。偶尔，这种情况可以演变为一种慢性疼痛问题，并且可能持续数月或数年。尽管关于牙周治疗后牙本质敏感症发生率的好的对照研究很少（von Troll et al. 2002），但患者在牙周手术后似乎面临很大风险。在一项广泛的问卷调查中，大约26%的患者在完成全部治疗后6个月到5年时间内出现严重的疼痛症状，然而只有16%的非手术治疗患者出现了疼痛症状（Kontturi - Närhi 1993）。在一项临床实验中，有35名需要接受牙周治疗的中度-重度牙周炎患者，与进行自我口腔卫生保健程序后的非器械治疗的患牙相比，非手术牙周器械治疗后敏感牙齿的数目有所增加（Tammaro et al.

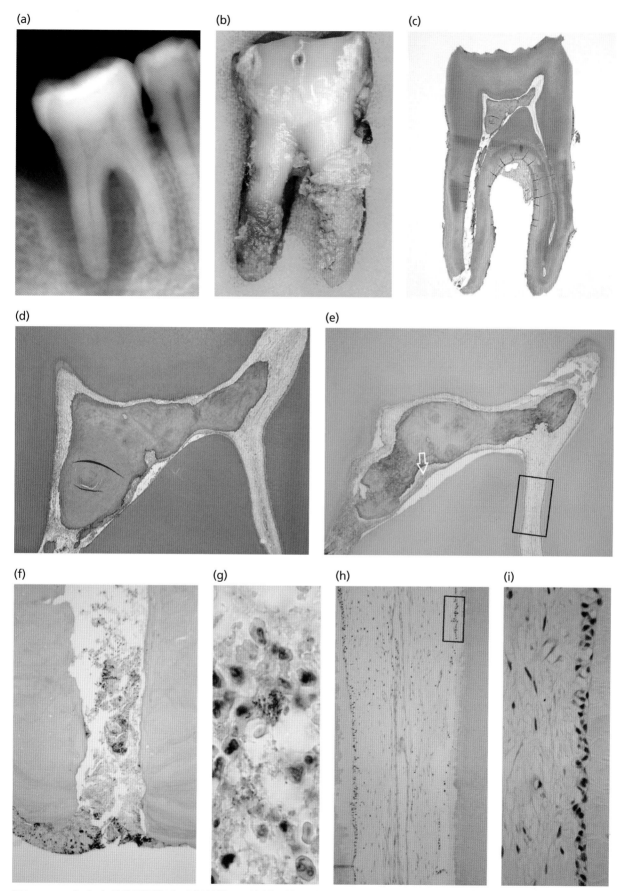

图25-25　（a）大量的牙周组织破坏局限于下颌磨牙的远中根。（b，f）菌斑和牙石覆盖在牙根表面至根尖孔的位置。（c～g）牙髓发生坏死和感染，一直到冠髓内出现大范围的硬组织沉积物（图e中箭头）。（f，g，i）图（e）和（h）中标记区域在显微镜下的放大图像，表明了近中根牙髓组织完全未受影响，表现为正常的组织形态学。在牙髓活力测试中，牙齿反应敏感。

2000）。尽管疼痛影响了大多数的患者，但疼痛程度通常较轻微。只有一小部分患者的一些牙齿的牙根表面出现了高度敏感症状。

牙本质敏感症主要的初期症状是起病急骤的尖锐疼痛，一旦刺激移除后疼痛立即消失。在一些更严重的长期病例中，可能会激发更短或更长周期的延缓痛、钝痛或酸痛，特别是在饮用冷水或者进食热食和甜食的情况下。这些牙髓炎性质的症状可能不仅发生于患牙的位置上，而且也可能出现在颌骨的两侧。即使刷牙时产生的最轻微的刺激，也可能引起剧烈的疼痛——此时不仅仅是引起不适，更妨碍了适当的口腔清洁措施的实行。

机制

研究者给这种疼痛症状赋予了很多名称，包括牙本质敏感症、颈部牙本质过敏症、根部牙本质敏感以及根部牙本质过敏症，这反映了对其病因学研究存在一些困惑（Gillam & Orchardson 2006）。牙根表面在经过牙周器械治疗之后对一系列外源性刺激变得敏感，这一事实并不让人惊讶，这是因为牙本质小管暴露于口腔环境内并承受流体作用力。因此，根据牙本质敏感症的流体力学理论，一系列引起疼痛的刺激，包括气流、碰触、热刺激和渗透刺激，都可能引起暴露牙本质小管内液体的突然流动，从而诱发了痛觉（Brännström 1966; Pashley 1996）。这个理论只能解释患者在接受器械治疗之后立即或者在术后短时间内出现敏感症状的原因，但不能解释为何症状只出现在某些患牙上，并随着时间而程度加重，以及为何严重的疼痛只出现在某些患者身上。

疼痛强度的增加可能有如下几个解释。首先，由于SRP治疗而在牙根表面形成的玷污层将在几天内逐渐溶解（Kerns et al. 1991）。这反过来可能会增加相关牙本质小管的液体传导能力（Pashley 1996），并减少液体流经牙本质的外周阻力。因此，疼痛的感觉会更容易被激发。开放的牙本质小管将进一步成为口腔内细菌物质扩散转运至牙髓的通道，这可能会引发局部的牙髓炎症反应（Bergenholtz & Lindhe 1975, 1978）。实际上，以犬为研究对象的相关实验已经证实了，牙本质的暴露使其失去保护，增强了神经纤维应答的灵敏度（Närhi et al. 1994）。通常状况下不起作用的大量牙内A-δ纤维此时也会产生应答反应（Närhi et al. 1996）。它们的感受域也会增大（Närhi et al. 1996）。另外，来自牙髓轴突的新终末分支的出芽也可能发生在根面损伤部位的邻近区域（Taylor et al. 1988）。如前所述，神经出芽是暂时性的事件，并且如果炎症消失其症状也会减退；这一特征与它们在牙根面敏感中的参与相一致（Byers & Närhi 1999）。近些年，患者频繁体验到的对冷刺激敏感性的增加，也与牙髓内特异性冷刺激感受器相关（Chidchuangchai et al. 2007; Ajcharanukul et al. 2011）。换言之，器械治疗后患者牙齿更加敏感，很可能与作为神经末梢的牙髓伤害感受器的过度敏感有关，从而导致了所谓的原发性痛觉过敏。

根面牙本质敏感经常在器械治疗之后的几

(a)

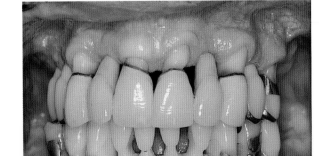

(b)

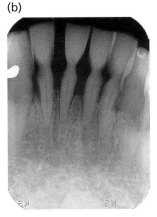

图25-26 （a）处于牙周治疗维护阶段患者的临床照片，尽管牙龈状况良好且未探查到牙周袋，但是牙根颈部牙本质依然有明显的丧失。（b）牙髓的冠部被修复性牙本质所阻塞，有一颗下前牙在随后发生了横折，但牙髓没有发生暴露（感谢 S. Nyman. 提供）。

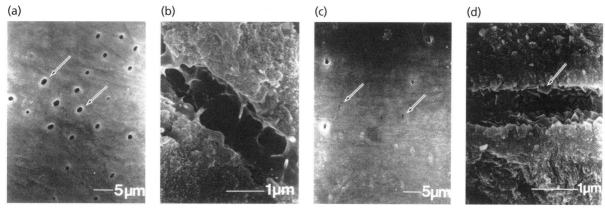

图25-27 将人敏感症牙根样本（a，b）及非敏感性的牙根样本的牙本质区域（c，d）在扫描电镜下成像观察，在图（a）中可以观察到许多较宽的牙本质小管孔径（箭头处）。这些小管在被纵向切开后，没有发现硬组织沉积的情况（b）。相反，在图（c）中绝大多数小管（箭头处）是闭合的，并且在表面下方可见0.1～0.3μm的菱形结晶（d）（箭头处）（感谢M. Yoshiyama友情提供）。

周内消失，暴露的牙本质小管表面天然封闭层的形成是该现象的最佳解释。管腔内矿化结晶的沉积可能发挥了重要作用（Yoshiyama et al. 1989，1990）（图25-27），首先，使引起牙本质疼痛的流体力学机制失去作用；其次，限制了细菌性物质向内扩散至牙髓的潜能。在非敏感性根面牙本质表面很少发现开放的牙本质小管（Hiatt & Johansen 1972; Absi et al. 1987; Yoshiyama et al. 1989; Cuenin et al. 1991; Oyama & Matsumoto 1991; Kontturi - Närhi 1993），然而在高度敏感的牙根区域表面发现了大量较宽的小管孔隙（Absi et al. 1987; Yoshiyama et al. 1989; Cuenin et al. 1991; Oyama & Matsumoto 1991; Kontturi - Närhi 1993），这些发现均支持这一观点。

只有特定的某些患者发生了严重的敏感，这一点可能与口腔内的局部因素及受试者的痛觉水平有关。一些饮食因素，特别是水果汁、酸奶和酒，也与牙根面敏感的出现有关（Addy et al. 1987）。凭借它们的酸度和腐蚀牙本质的能力，这些物质可能会溶解牙本质小管的封闭层，或者阻碍它们的形成。

我们需要认识到，疼痛不仅仅是对损伤和毒性刺激的表达方式，更是一种精神生物学现象，包含了感觉和反应的生理学与心理学基础。实际上，一系列情绪因素也可能影响了主观上对疼痛的感受。众所周知，焦虑症、恐惧和抑郁症能影响疼痛感觉及个体识别应对方式的能力（Eli & Svensson 2010）。

关于牙根面敏感疼痛症状增强及持续的背后的作用机制，一个重要的见解认为是中枢神经系统的致敏作用（Sessle 2011）。现在已有文献证明，频繁、重复的疼痛刺激能导致结构和功能发生变化，允许大脑对于相同的刺激做出更快、更有效的应答反应。这样一种中枢神经元兴奋性的增加，会对痛觉感受造成负面影响，即使外源性刺激消除了，疼痛也会随着记忆功能而持续。因此，中枢致敏作用现象也许能解释对于一些患者治疗失败的原因。

临床治疗方面

在选择任何治疗牙根面敏感的治疗途径之前，都应先仔细考虑可能会引起或促进疼痛症状的情况。包括牙尖折裂的隐裂牙，修复体折裂或裂缝、龋坏、酸性食物和反流的酸蚀，以及其他一系列的牙本质暴露于口腔内环境的情况都能激发在同种刺激下的牙根面敏感，从而引起牙髓疼痛感觉。如果存在来源于牙齿其他位置的牙髓刺激，例如来源于密合性不佳的修复体边缘的刺激，那么暴露的牙本质区域可能会变得更加敏感（Närhi et al. 1994）。应该采取特殊的手段检查并减轻创伤性咬合，从而减轻牙髓伤害感受器的兴奋性。此外，对于过多食用柑橘类水果、苹果或其他任何含有天然酸类食物或饮料的患者，应给予饮食上的建议，并让其注意避免食用这些食物后立刻刷牙。

自我菌斑控制对于牙根面敏感的预防和治疗十分重要。临床上已经发现，对于拥有良好口腔卫生习惯的患者，其牙齿会随着时间变得更加坚固、平滑，根面敏感程度降低。对于这一类牙根表面通过电子显微镜检查显示，矿化沉积物封闭了牙本质小管开口（Hiatt & Johansen 1972）。然而，当严重的牙根面敏感出现的时候，通常是不可能激励患者维持能够使牙本质小管表面形成自然闭合所必需的菌斑控制程度的。在这种情况下，使用可以封闭牙本质小管开口的药物试剂可能有益，至少可以暂时使正确的口腔卫生措施得到强化。

接受院内治疗或者推荐使用脱敏牙膏，或者这两种方法都可以同时尝试。然而，这些现有的产品和试剂作用效果无法预测，最多只能带来暂时性的缓解（Gillam & Orchardson 2006; Cunha - Cruz et al. 2011）。因为开放的暴露的牙本质小管似乎在敏感症的发病机制中发挥了关键作用，大多数产品主要目的是促进外周小管开口的封闭。有一些试剂通常主要用于牙科治疗，它们通过使小管内部发生收敛和凝固作用而发挥疗效。近些年一系列的化合物试剂例如氯化锶、单氟磷酸钠、氟化钠、连二磷酸钙、氢氧化钙、矿化三氧化聚合物（MTA）、硝酸钾、草酸钾、戊二醛、草酸铁、氟化亚锡、生物活性玻璃以及激光（见Miglani et al. 综述2010）已经被使用。在这些物质中，医生最常使用的是氟化物、戊二醛/2-羟基乙基丙烯酸酯（HEMA）、硝酸钾以及黏合剂（Cunha-Cruz et al. 2010）。最近，一种含有8%精氨酸和碳酸钙的脱敏糊剂被研制出，被用于医用产品和牙膏中（Cummins 2009）。另外，一种基于酪蛋白磷酸肽和无定形磷酸钙成分的牛奶蛋白，即牙齿慕斯（Tooth Mousse），它具有使白色点状龋损再矿化的能力（Reynolds 2009），

这一优势使它作为一种预防和治疗牙根面敏感的方法而受到关注。

对于院内治疗有时失败的原因可能有不同解释。一种可能是技术性原因，例如在使用收敛剂时，通常很难获得一个完全干燥的牙本质表面。因此，从龈沟内释放的液体很难通过使用压缩空气（气枪）或其他方法来避免。所以，在应用试剂的时候，龈沟渗出物内的蛋白成分可能比小管内容物先凝固。沉淀物更容易由于接下来的清洁措施被清除，从而使牙本质小管无法封闭。另外，大多数试剂只能起到表层的封闭作用，随着时间过去表面将会逐渐溶解。同时，局部运用的试剂并不能处理与伤害感受器的外周或中枢性致敏作用相关的疼痛机制。因此，基于从含钾盐的剂型中（例如氯化物、硝酸盐类、柠檬酸盐类和草酸盐类）释放的钾离子可渗透入牙本质小管并调节牙内神经活性的设想，提出了这一类能够减少牙内神经兴奋性的药物（Markowitz & Kim 1992; Orchardson & Peacock 1994）。然而，虽然含有钾离子活性成分的牙膏在一些临床实验中取得了效果，但一项由6个部分研究构成的Meta分析结果却未能证明它们能提供长久的脱敏效果（Poulsen et al. 2006）。类似的，一项对于草酸钾药物临床实验的系统回顾显示，没有发现它有除了安慰剂效应以外的临床效应，使用了3%草酸羟基钾的可能除外（Cunha-Cruz et al. 2011）。

我们需要认识到，在临床实验中给予药物试剂并证明其具有显著治疗效果是十分困难的。一个难点在于收集足够数量的患者作为样本，还要对疼痛情况的持续时间和水平有良好的定义。另一个难点在于牙本质敏感症可能在任意时间里自行减轻。在这种性质的对照实验中，大量的安慰剂效应可能会使实验药物和对照药物在治疗中的效果差异并不明显（Yates et al. 1998, 2004）。另外，这一领域的研究在疼痛刺激和程度、随机化、随机分组中的隐匿性、在不稳定研究间进行数据比较等研究方法方面显示出很大程度的异质性（Cunha-Cruz et al. 2011）。截至目前，似乎

还没有普遍认可的方案可指导对脱敏药物效果进行评估的临床研究。

任何疼痛治疗都应该把是否具有阻止疼痛形成的能力作为首要因素来考虑。然而，目前还没有经充分验证后被证明有效的方法可用来治疗牙根面敏感。在SRP治疗后紧接着进行暴露牙本质小管的封闭治疗，将6%草酸铁（Wang et al. 1993）、3%草酸钾（Pillon et al. 2004）或8%精氨酸盐和碳酸钙（Hamlin et al. 2009）应用于局部，通过几个安慰剂对照研究发现可以降低牙齿敏感。但是，这一方法的远期效果有待于进一步验证。

结论：牙根面敏感在牙周治疗中继SRP治疗后发生，经常发展为不适症状，并且有时成为难以治愈的疾病。尽管这种状况确切的机制还不是很明确，但很显然是与开放的牙本质小管有关，这些小管在外界刺激下通过流体力学作用产生疼痛感觉。外周和中枢致敏作用，都可能导致一些患者在根部牙本质暴露之后出现更强烈和持续的疼痛症状。

诊断和治疗计划应该考虑和症状相关的病因学因素，包括过量食用酸性食物等。根面牙本质敏感应该检查其他可能引起类似疼痛症状的情况，排除隐裂牙、密合性不好的修复体边缘、患牙或邻牙的龋坏以及咬合创伤。有大量的治疗方法可用于院内治疗和非处方药物治疗。有一些方法，目的在于封闭暴露的牙根牙本质的开放性牙本质小管，另一些方法是使牙内神经兴奋性降低，从而减轻痛感。一些治疗效果不可预测的治疗方法，其效果有待观察，并且只能获得暂时性的缓解。在一些严重的牙根面敏感病例中，没有任何药物和治疗方法可得到改善效果，此时牙髓摘除术和随后的根管充填治疗是最后的治疗方法。

参考文献

[1] Absi, E.G., Addy, M. & Adams, D. (1987). Dentine hypersensitivity. A study of the patency of dentinal tubules in sensitive and non-sensitive cervical dentin. *Journal of Clinical Periodontology* **14**, 280–284.
[2] Addy, M., Absi, E.G. & Adams, D. (1987). Dentine hypersensitivity. The effects *in vitro* of acids and dietary substances on root-planed and burred dentine. *Journal of Periodontology* **14**, 274–279.
[3] Adriaens, P.A., De Boever, J.A. & Loesche, W.J. (1988). Bacterial invasion in root cementum and radicular dentin of periodontally diseased teeth in humans. *Journal of Periodontology* **59**, 222–230.
[4] Ajcharanukul, O., Chidchuangchai, W., Charoenlarp, P., Vongsavan, N. & Matthews B. (2011). Sensory transduction in human with inflamed pulps. *Journal of Dental Research* **90**, 678–682.
[5] Babal, P., Soler, P., Brozman, M. *et al.* (1987). In situ characterization of cells in periapical granuloma by monoclonal antibodies. *Oral Surgery, Oral Medicine, Oral Pathology* **64**, 348–352.
[6] Baumgartner, J.C., Watkins, B.J., Bae, K.S. & Xia, T. (1999). Association of black-pigmented bacteria with endodontic infections. *Journal of Endodontics* **25**, 413–415.
[7] Bender, I.B. & Seltzer, S. (1972). The effect of periodontal disease on the pulp. *Oral Surgery, Oral Medicine, Oral Pathology* **33**, 458–474.
[8] Bergenholtz, G. (1974). Micro-organisms from necrotic pulp of traumatized teeth. *Odontologisk Revy* **25**, 347–358.
[9] Bergenholtz G. (2000). Evidence for bacterial causation of adverse pulpal responses in resin-based dental restorations. *Critical Reviews in Oral Biology and Medicine* **11**, 467–480.
[10] Bergenholtz, G. & Lindhe, J. (1975). Effect of soluble plaque factors on inflammatory reactions in the dental pulp. *Scandinavian Journal of Dental Research* **83**, 153–158.
[11] Bergenholtz, G. & Lindhe J. (1978). Effect of experimentally induced marginal periodontitis and periodontal scaling on the dental pulp. *Journal of Clinical Periodontology* **5**, 59–73.
[12] Bergenholtz, G. & Nyman, S. (1984). Endodontic complications following periodontal and prosthetic treatment of patients with advanced periodontal disease. *Journal of Periodontology* **55**, 63–68.
[13] Bergenholtz, G., Lekholm, U., Liljenberg, B. & Lindhe, J. (1983). Morphometric analysis of chronic inflammatory periapical lesions in root filled teeth. *Oral Surgery, Oral Medicine, Oral Pathology* **55**, 295–301.
[14] Björndal, L. & Mjör, I.A. (2001). Pulp-dentin biology in restorative dentistry. Part 4: Dental caries–characteristics of lesions and pulpal reactions. *Quintessence International* **32**, 717–736.
[15] Blome, B., Braun, A., Sobarzo, V. & Jepsen, S. (2008). Molecular identification and quantification of bacteria from endodontic infections using real-time polymerase chain reaction. *Oral Microbiology and Immunology* **23**, 384–390.
[16] Brännström, M. (1966). Sensitivity of dentine. *Oral Surgery, Oral Medicine, Oral Pathology* **21**, 517–526.
[17] Byers, M.R. & Närhi, M.V. (1999). Dental injury models: experimental tools for understanding neuroinflammatory interactions and polymodal nociceptor functions. *Critical Reviews in Oral Biology and Medicine* **10**, 4–39.
[18] Carr, G.B., Schwartz, R.S., Schaudinn, C., Gorur, A. & Costerton, J.W. (2009). Ultrastructural examination of failed molar retreatment with secondary apical periodontitis: an examination of endodontic biofilms in an endodontic retreatment failure. *Journal of Endodontics* **35**, 1303–1309.
[19] Chabanski, M.B, Gillam, D.G. & Newman, H.N. (1996). Prevalence of cervical dentine sensitivity in a population of patients referred to a specialist periodontology department.

Journal of Clinical Periodontology **23**, 989–992.

[20] Chávez de Paz, L.E. (2007). Redefining the persistent infection in root canals: possible role of biofilm communities. *Journal of Endodontics* **33**, 652–662.

[21] Chen, V., Chen, Y., Li, H. *et al.* (2009). Herpes viruses in abscesses and cellulitis of endodontic origin. *Journal of Endodontics* **35**, 182–188.

[22] Cheung, G.S. & Ho, M.W. (2001). Microbial flora of root canal-treated teeth associated with asymptomatic periapical radiolucent lesions. *Oral Microbiology and Immunology* **16**, 332–337.

[23] Cheung, G.S., Lai, S.C. & Ng, R.P. (2005). Fate of vital pulps beneath a metal-ceramic crown or a bridge retainer. *International Endodontic Journal* **38**, 521–530.

[24] Chidchuangchai, W., Vongsavan, N. & Matthews, B. (2007). Sensory transduction mechanisms responsible for pain caused by cold stimulation of dentine in man. *Archives of Oral Biology* **52**, 154–160.

[25] Cuenin, M.F., Scheidt, M.J., O'Neal, R.B. *et al.* (1991). An *in vivo* study of dentin sensitivity: The relation of dentin sensitivity and the patency of dentin tubules. *Journal of Periodontology* **62**, 668–673.

[26] Cummins, D. (2009). Dentin hypersensitivity: From diagnosis to a breakthrough therapy for everyday sensitivity relief. *Journal of Clinical Dentistry* **20 Special Issue**, 1–9.

[27] Cunha-Cruz, J., Wataha, J.C., Zhou, L. *et al.* (2010). Treating dentin hypersensitivity: therapeutic choices made by dentists of the northwest PRECEDENT network. *Journal of the American Dental Association* **141**, 1097–1105.

[28] Cunha-Cruz, J., Stout J.R., Heaton L.J. & Wataha, J.C. (2011). Dentine hypersensitivity and oxalates, a systematic review. *Journal of Dental Research* **90**, 304–310.

[29] Czarnecki, R.T. & Schilder, H. (1979). A histological evaluation of the human pulp in teeth with varying degrees of periodontal disease. *Journal of Endodontics* **5**, 242–253.

[30] Dahlén, G. (2002). Microbiology and treatment of dental abscesses and periodontal-endodontic lesions. *Periodontology 2000* **28**, 206–239.

[31] de Deus, Q.D. (1975). Frequency, location, and direction of the lateral secondary and accessory canals. *Journal of Endodontics* **1**, 361–366.

[32] de Sousa, E.L., Ferraz C.C., Gomes, B.P. *et al.* (2003). Bacteriological study of root canals associated with periapical abscesses *Oral Surgery, Oral Medicine, Oral Pathology, Oral Radiology and Endodontology* **96**, 332–339.

[33] Eli, I. & Svensson, P. (2010).The multidimensional nature of pain. In: Bergenholtz, G., Hörsted-Bindslev, P. & Reit, C., eds. *Textbook of Endodontology*, 2nd edn. Oxford: Wiley Blackwell, pp. 277–289.

[34] Engström, B. (1964). The significance of enterococci in root canal treatment *Odontologisk Revy* **15**, 87–106.

[35] Eriksen, H.M., Kirkevang, L.-L. & Petersson, K. (2002). Endodontic epidemiology and treatment outcome: general considerations. *Endodontic Topics* **2**, 1–9.

[36] Fardal, Ø., Johannessen, A.C. & Linden, G.J. (2002). Patient perceptions of periodontal therapy completed in a periodontal practice. *Journal of Periodontology* **73**, 1060–1066.

[37] Farges, J.C., Keller, J.F., Carrouel, F. *et al.* (2009). Odontoblasts in the dental pulp immune response. *Journal of Experimental Zoology Part B: Molecular and Developmental Evolution* **15**, 425–436.

[38] Ferreira, D.C., Paiva, S.S., Carmo, F.L. *et al.* (2011). Identification of herpesviruses types 1 to 8 and human papillomavirus in acute apical abscesses. *Journal of Endodontics* **37**, 10–16.

[39] Fischer, C., Wennberg, A., Fischer, R.G. & Attström, R. (1991). Clinical evaluation of pulp and dentine sensitivity after supragingival and subgingival scaling. *Endodontics and Dental Traumatology* **7**, 259–263.

[40] Flynn, T.R., Paster, B.J., Stokes, L.N. *et al.* (2012). Molecular methods for diagnosis of odontogenic infections. *Journal of Oral and Maxillofacial Surgery* **70**, 1854–1859.

[41] Foschi, F., Cavrini, F., Montebugnoli, L. *et al.* (2005). Detection of bacteria in endodontic samples by polymerase chain reaction assays and association with defined clinical signs in Italian patients. *Oral Microbiology and Immunology* **20**, 289–295.

[42] Fouad, A.F., Barry, J., Caimano, M. *et al.* (2002). PCR-based identification of bacteria associated with endodontic infections. *Journal of Clinical Microbiology* **40**, 3223–3231.

[43] Gillam, D.G. & Orchardson, R. (2006). Advances in the treatment of root dentine sensitivity - mechanisms and treatment principles. *Endodontic Topics* **13**, 13–33.

[44] Gillam, D.G., Seo, H.S., Bulman, J.S. & Newman, H.N. (1999). Perceptions of dentine hypersensitivity in a general practice population. *Journal of Oral Rehabilitation* **26**, 710–714.

[45] Glick, M., Trope, M., Bagasra, O. & Pliskin, M.E. (1991). Human immunodeficiency virus infection of fibroblasts of dental pulp in seropositive patients. *Oral Surgery, Oral Medicine, Oral Pathology* **71**, 733–736.

[46] Gomes, B.P., Lilley, J.D. & Drucker, D.B. (1996). Clinical significance of dental root canal microflora. *Journal of Dentistry* **24**, 47–55.

[47] Gomes, B.P., Montagner, F., Jacinto, R.C. *et al.* (2007). Polymerase chain reaction of *Porphyromonas gingivalis*, *Treponema denticola*, and *Tannerella forsythia* in primary endodontic infections. *Journal of Endodontics* **33**, 1049–1052.

[48] Gomes, B.P., Pinheiro, E.T., Jacinto, R.C. *et al* (2008). Microbial analysis of canals of root-filled teeth with periapical lesions using polymerase chain reaction. *Journal of Endodontics* **34**, 537–540.

[49] Griffee, M.B., Patterson, S.S., Miller, C.H., Kafrawy, A.H. & Newton, C.W. (1980). The relationship of *Bacteroides melaninogenicus* to symptoms associated with pulpal necrosis. *Oral Surgery, Oral Medicine, Oral Pathology* **50**, 457–461.

[50] Gutmann, J.L. (1978). Prevalence, location and patency of accessory canals in the furcation region of permanent molars. *Journal of Periodontology* **49**, 21–26.

[51] Hahn, C.L. & Liewehr, F.R. (2007). Update on the adaptive immune responses of the dental pulp. *Journal of Endodontics* **33**, 773–781.

[52] Haapasalo, M., Ranta, H., Ranta, K. & Shah, H. (1986). Black-pigmented *bacteroides* spp. in human apical periodontitis. *Infection and Immunity* **53**, 149–153.

[53] Haapasalo, M., Shen, Y.A. & Ricucci, D. (2008). Reasons for persistent and emerging post-treatment endodontic disease. *Endodontic Topics* **18**, 31–50.

[54] Hamlin, D., Phelan Williams, K., Delgado, E. *et al.* (2009). Clinical evaluation of the efficacy of a desensitizing paste containing 8% arginine and calcium carbonate for the in-office relief of dentin hypersensitivity associated with dental prophylaxis. *American Journal of Dentistry* **22 Special Issue**, 16A–20A.

[55] Happonen, R.-P., Söderling, E., Viander, M., Linko-Kettunen, L. & Pelliniemi, L.J. (1986). Immunocytochemical demonstration of Actinomyces species and *Arachnia propionica* in periapical infections. *Journal of Oral Pathology* **14**, 405–413.

[56] Hattler, A.B. & Listgarten, M.A. (1984). Pulpal response to root planing in a rat model. *Journal of Endodontics* **10**, 471–476.

[57] Hiatt, W.H. & Johansen, E. (1972). Root preparation. I. Obturation of dentinal tubules in treatment of root hypersensitivity. *Journal of Periodontology* **43**, 373–380.

[58] Holland, G.R., Närhi, M., Addy, M., Gangarosa, L. & Orchardson R. (1997). Guidelines for the design and conduct of clinical trials on dentine hypersensitivity. *Journal of Clinical Periodontology* **24**, 808–813.

[59] Hong, B.Y., Lee, T.K., Lim, S.M. *et al.* (2013). Microbial analysis in primary and persistent endodontic infections by using pyrosequencing. *Journal of Endodontics* **39**, 1136–1140.

[60] Jacobsen, I. & Kerekes, K. (1977). Long-term prognosis of traumatized permanent anterior teeth showing calcifying processes in the pulp cavity. *Scandinavian Journal of Dental Research* **85**, 588–598.

[61] Jontell, M., Okiji, T., Dahlgren, U. & Bergenholtz G. (1997).

Immune defense mechanisms of the dental pulp. *Critical Reviews in Oral Biology and Medicine* **9**, 179–200.

[62] Jung, I.Y., Choi, B.K., Kum, K.Y. *et al.* (2000). Molecular epidemiology and association of putative pathogens in root canal infection. *Journal of Endodontics* **26**, 599–604.

[63] Kamal, A.M., Okiji, T., Kawashima, N. & Suda, H. (1997). Defense responses of dentin/pulp complex to experimentally induced caries in rat molars: an immunohistochemical study on kinetics of pulpal Ia antigen-expressing cells and macrophages. *Journal of Endodontics* **23**, 115–120.

[64] Karlsson, S. (1986). A clinical evaluation of fixed bridges, 10 years following insertion. *Journal of Oral Rehabilitation* **13**, 423–432.

[65] Kerekes, K. & Olsen, I. (1990). Similarities in the microfloras of root canals and deep periodontal pockets. *Endodontics and Dental Traumatology* **6**, 1–5.

[66] Kerekes, K. & Tronstad, L. (1979). Long-term results of endodontic treatment performed with a standardized technique. *Journal of Endodontics* **5**, 83–90.

[67] Kerns, D.G., Scheidt, M.J., Pashley, D.H. *et al.* (1991). Dentinal tubule occlusion and root hypersensitivity. *Journal of Periodontology* **62**, 421–428.

[68] Khemaleelakul, S., Baumgartner, J.C. & Pruksakorn, S. (2002). Identification of bacteria in acute endodontic infections and their antimicrobial susceptibility *Oral Surgery, Oral Medicine, Oral Pathology, Oral Radiology and Endodontology* **94**, 746–755.

[69] Kontturi-Närhi, V. (1993). Dentin hypersensitivity. Factors related to the occurrence of pain symptoms. Academic Dissertation, University of Kuopio.

[70] Kristerson, L. & Andreasen, J.O. (1984). Influence of root development on periodontal and pulpal healing after replantation of incisors in monkeys. *International Journal of Oral Surgery* **13**, 313–323.

[71] Kuriyama,T., Karasawa, T., Nakagawa, K. *et al.* (2000). Bacteriologic features and antimicrobial susceptibility in isolates from orofacial odontogenic infections. *Oral Surgery, Oral Medicine, Oral Pathology, Oral Radiology and Endodontology* **90**, 600–608.

[72] Langeland, L. (1987). Tissue responses to dental caries. *Endodontics and Dental Traumatology* **3**, 149–171.

[73] Langeland, K., Rodrigues, H. & Dowden, W. (1974). Periodontal disease, bacteria and pulpal histopathology. *Oral Surgery, Oral Medicine, Oral Pathology* **37**, 257–270.

[74] Lantelme, R.L., Handelman, S.L. & Herbison, R.J. (1976). Dentin formation in periodontally diseased teeth. *Journal of Dental Research* **55**, 48–51.

[75] Lervik, T. & Mjör, I.A. (1977). Evaluation of techniques for the induction of pulpitis. *Journal de Biologie Buccale* **5**, 137–148.

[76] Lewis, M.A.O., McFarlane, T.W. & McGowan, D.A. (1986). Quantitative bacteriology of acute dento-alveolar abscesses. *Journal of Medical Microbiology* **21**, 101–104.

[77] Li, L., Hsiao, W.W., Nandakumar, R. *et al* (2010). Analyzing endodontic infections by deep coverage pyrosequencing. *Journal of Dental Research* **89**, 980–984.

[78] Lin, L.M., Wang, S.L., Wu-Wang, C., Chang, K.M. & Leung, C. (1996). Detection of epidermal growth factor receptor in inflammatory periapical lesions. *International Endodontic Journal* **29**, 179–184.

[79] Lomçali, G., Sen, B.H. & Cankaya, H. (1996). Scanning electron microscopic observations of apical root surfaces of teeth with apical periodontitis. *Endodontics and Dental Traumatology* **12**, 70–76.

[80] Love, R.M. (1996). Bacterial penetration of the root canal of intact incisor teeth after a simulated traumatic injury. *Endodontics and Dental Traumatology* **12**, 289–293.

[81] Lowman, J.V., Burke, R.S. & Pelleu, G.B. (1973). Patent accessory canals: Incidence in molar furcation region. *Oral Surgery, Oral Medicine, Oral Pathology* **36**, 580–584.

[82] Lundy, T. & Stanley, H.R. (1969). Correlation of pulpal histopathology and clinical symptoms in human teeth subjected

to experimental irritation. *Oral Surgery, Oral Medicine, Oral Pathology* **27**, 187–201.

[83] Machado de Oliveira, J.C., Siqueira, J.F., Jr, Rôças I.N. *et al.* (2007). Bacterial community profiles of endodontic abscesses from Brazilian and USA subjects as compared by denaturing gradient gel electrophoresis analysis. *Oral Microbiology and Immunology* **22**, 14–18.

[84] Markowitz, K. & Kim, S. (1992). The role of selected cations in the desensitization of intradental nerves. *Proceedings of the Finnish Dental Society* **88 Suppl** I, 39–54.

[85] Marton, I.J. & Kiss, C. (2000). Protective and destructive immune reactions in apical periodontitis. *Oral Microbiology and Immunology* **15**, 139–150.

[86] Marton, I.J. & Kiss, C. (2014). Overlapping protective and destructive regulatory pathways in apical periodontitis. *Journal of Endodontics* **40**, 155–163.

[87] Massler, M. (1967). Pulpal reactions to dental caries. *International Dental Journal* **17**, 441–460.

[88] Mazur, B. & Massler, M. (1964). Influence of periodontal disease on the dental pulp. *Oral Surgery, Oral Medicine, Oral Pathology* **17**, 592–603.

[89] Miglani, S., Aggarwal, V. & Ahuja, B. (2010). Dentin hypersensitivity: Recent trends in management. *Journal of Conservative Dentistry* **13**, 218–224.

[90] Mjör, I.A. & Tronstad, L. (1972). Experimentally induced pulpitis. *Oral Surgery, Oral Medicine, Oral Pathology* **34**, 102–108.

[91] Molander, A., Reit, C., Dahlén, G. & Kvist, T. (1998). Microbiological status of root-filled teeth with apical periodontitis. *International Endodontic Journal* **31**, 1–7.

[92] Möller, Å.J.R. (1966). Microbial examination of root canals and periapical tissues of human teeth *Odontologisk Tidskrift* **74 Suppl**, 1–380.

[93] Molven, O., Olsen, I., Kerekes, K. (1991). Scanning electron microscopy of bacteria in the apical part of root canals in permanent teeth with periapical lesions. *Endodontics and Dental Traumatology* **7**, 226–229.

[94] Munson, M.A., Pitt-Ford, T., Chong, B., Weightman, A. & Wade, W.G. (2002). Molecular and cultural analysis of the microflora associated with endodontic infections. *Journal of Dental Research* **81**, 761–766.

[95] Nair, P.N.R. (1987). Light and electron microscopic studies of root canal flora and periapical lesions. *Journal of Endodontics* **13**, 29–39.

[96] Nair, P.N.R. (1997). Apical periodontitis a dynamic encounter between root canal infection and host response. *Periodontology 2000* **13**, 121–148.

[97] Nair, P.N.R. (2004). Pathogenesis of apical periodontitis and the causes of endodontic failures. *Critical Reviews of Oral Biology and Medicine* **15**, 348–381.

[98] Nair, P.N., Henry, S., Cano, V. & Vera, J. (2005). Microbial status of apical root canal system of human mandibular first molars with primary apical periodontitis after "one-visit" endodontic treatment *Oral Surgery, Oral Medicine, Oral Pathology, Oral Radiology and Endodontology* **99**, 231–252.

[99] Nair, P.N.R. & Schroeder, H.E. (1985). Epithelial attachment at diseased human tooth-apex. *Journal of Periodontal Research* **20**, 293–300.

[100] Närhi, M., Yamamoto, H., Ngassapa, D. & Hirvonen, T. (1994). The neurophysiological basis and the role of the inflammatory reactions in dentine hypersensitivity. *Archives of Oral Biology* **39 Suppl**, 23S–30S.

[101] Närhi, M., Yamamoto, H. & Ngassapa, D. (1996). Function of intradental nociceptors in normal and inflamed teeth. *Proceedings of the International Conference on Dentin/Pulp Complex 1995*. Berlin: Quintessence, pp. 136–140.

[102] Nilvéus, R. & Selvig, K.A. (1983). Pulpal reactions to the application of citric acid to root-planed dentin in beagles. *Journal of Periodontal Research* **18**, 420–428.

[103] Ohshima, H., Sato, O., Kawahara, I., Maeda, T. & Takano Y. (1995). Responses of immunocompetent cells to cavity preparation in rat molars: an immunohistochemical study using

OX6-monoclonal antibody. *Connective Tissue Research* **32**, 303–311.

[104] Okiji, T., Kawashima, N., Kosaka, T., Kobayashi, C. & Suda, H. (1994). Distribution of Ia antigen-expressing nonlymphoid cells in various stages of induced periapical lesions in rat molars. *Journal of Endodontics* **20**, 27–31.

[105] Orchardson, R. & Peacock, J.M. (1994). Factors affecting nerve excitability and conduction as a basis for desensitizing dentine. *Archives of Oral Biology* **39 Suppl**, 81S–86S.

[106] Oyama, T. & Matsumoto, K. (1991). A clinical and morphological study of cervical hypersensitivity. *Journal of Endodontics* **17**, 500–502.

[107] Pashley, D.H. (1996). Dynamics of the pulpo-dentin complex. *Critical Reviews in Oral Biology and Medicine* **7**, 104–133.

[108] Peciuliene, V., Reynaud, A.H., Balciuniene, I. & Haapasalo, M. (2001). Isolation of yeasts and enteric bacteria in root-filled teeth with chronic apical periodontitis. *International Endodontic Journal* **34**, 429–434.

[109] Pillon, F.L., Romani, I.G. & Schmidt, E.R. (2004). Effect of a 3% potassium oxalate topical application on dentinal hypersensitivity after subgingival scaling and root planing. *Journal of Periodontology* **75**, 1461–1464.

[110] Pinheiro, E.T., Gomes, B.P., Ferraz, C.C. *et al.* (2003). Microorganisms from canals of root-filled teeth with periapical lesions. *International Endodontic Journal* **36**, 1–11.

[111] Poulsen, S., Errboe, M., Lescay Mevil, Y. & Glenny, A.-M. (2006). Potassium containing toothpastes for dentine hypersensitivity. *Cochrane Database of Systematic Reviews* **3**, CD001476.

[112] Reeves, R. & Stanley, H.R. (1966). The relationship of bacterial penetration and pulpal pathosis in carious teeth. *Oral Surgery, Oral Medicine, Oral Patholology* **22**, 59–65.

[113] Reynolds, E.C. (2009). Casein phosphopeptide-amorphous calcium phosphate: the scientific evidence. *Advances in Dental Research* **21**, 4–7.

[114] Ribeiro, A.C., Matarazzo, F., Faveri, M., Zezell, D.M. & Mayer, M.P. (2011). Exploring bacterial diversity of endodontic microbiota by cloning and sequencing 16S rRNA *Journal of Endodontics* **37**, 922–926.

[115] Ricucci, D. & Bergenholtz, G. (2004). Histologic features of apical periodontitis in human biopsies. *Endodontic Topics* **8**, 68–87.

[116] Ricucci, D., Martorano, M., Bate, A.L. & Pascon, E.A. (2005). Calculus-like deposit on the apical external root surface of teeth with post-treatment apical periodontitis: report of two cases. *International Endodontic Journal* **38**, 262–271.

[117] Ricucci, D., Russo, J., Rutberg, M., Burleson, J.A. & Spångberg, L.S.W. (2011). A prospective outcome study of endodontic treatments of 1,369 root canals: results after 5 years. *Oral Surgery, Oral Medicine, Oral Pathology, Oral Radiology and Endodontics* **112**, 825–842.

[118] Ricucci, D. & Siqueira, J.F., Jr. (2010a). Biofilms and apical periodontitis: study of prevalence and association with clinical and histopathologic findings. *Journal of Endodontics* **36**, 1277–1288.

[119] Ricucci, D. & Siqueira, J.F. Jr. (2010b). Fate of the tissue in lateral canals and apical ramifications in response to pathologic conditions and treatment procedures. *Journal of Endodontics* **36**, 1–15.

[120] Ricucci, D. & Siqueira JF Jr. (2013). Endodontology. An integrated biological and clinical view. Quintessence International, London.

[121] Ricucci, D., Siqueira, J.F., Jr., Bate, A.L. & Pitt Ford, T.R. (2009). Histologic investigation of root canal-treated teeth with apical periodontitis: a retrospective study from twenty-four patients. *Journal of Endodontics* **35**, 493–502.

[122] Robertson, A., Andreasen, F.M., Bergenholtz, G., Andreasen, J.O. & Norén, J.G. (1998). Incidence of pulp necrosis subsequent to pulp canal obliteration from trauma of permanent incisors. *Journal of Endodontics* **22**, 557–560.

[123] Rôcas, I.N. & Siqueira, J.F. Jr. (2008). Root canal microbiota of teeth with chronic apical periodontitis. *Journal of Clinical Microbiology* **46**, 3599–3606.

[124] Rôcas, I.N. & Siqueira, J.F. Jr., Santos, K.R. & Coelho, A.M. (2001). "Red complex" (*Bacteroides forsythus, Porphyromonas gingivalis*, and *Treponema denticola*) in endodontic infections: a molecular approach. *Oral Surgery, Oral Medicine, Oral Pathology, Oral Radiology and Endodontology* **91**, 468–471.

[125] Rubach, W.C. & Mitchell, D.F. (1965). Periodontal disease, accessory canals and pulp pathosis. *Journal of Periodontology* **36**, 34–38.

[126] Sabeti, M. & Slots, J. (2004). Herpesviral-bacterial coinfection in periapical pathosis. *Journal of Endodontics* **30**, 69–72.

[127] Sabeti, M., Valles, Y., Nowzari, H. *et al.* (2003). Cytomegalovirus and Epstein-Barr virus DNA transcription in endodontic symptomatic lesions. *Oral Microbiology and Immunology* **18**, 104–108.

[128] Saboia-Dantas, C.J., Coutrin de Toledo, L.F., Sampaio-Filho, H.R. & Siqueira JF, Jr. (2007). Herpesviruses in asymptomatic apical periodontitis lesions: an immunohistochemical approach. *Oral Microbiology and Immunology* **22**, 320–325.

[129] Saito, D., de Toledo Leonardo, R., Rodrigues, J.L.M. *et al.* (2006). Identification of bacteria in endodontic infections by sequence analysis of 16S rDNA clone libraries. *Journal of Medical Microbiology* **55**, 101–107.

[130] Sakamoto, M., Rocas, I.N., Siqueira, J.F. Jr. & Benno, Y. (2006). Molecular analysis of bacteria in asymptomatic and symptomatic endodontic infections. *Oral Microbiology and Immunology* **21**, 112–122.

[131] Sakamoto, M., Siqueira, J.F. Jr., Rocas, I.N. & Benno, Y. (2008). Molecular analysis of the root canal microbiota associated with endodontic treatment failures. *Oral Microbiology and Immunology* **23**, 275–281.

[132] Santos, A.L., Siqueira, J.F., Jr., Rôcas, I.N. *et al.* (2011). Comparing the bacterial diversity of acute and chronic dental root canal infections. *PLoS One* **6**, e28088.

[133] Saunders, W.P. & Saunders, E.M. (1998). Prevalence of periradicular periodontitis associated with crowned teeth in an adult Scottish subpopulation. *British Dental Journal* **185**, 137–140.

[134] Schaudinn, C., Carr, G., Gorur, A. *et al.* (2009). Imaging of endodontic biofilms by combined microscopy (FISH/cLSM - SEM). *Journal of Microscopy* **235**, 124–127.

[135] Schirrmeister, J.F., Liebenow, A.L., Pelz, K. *et al.* (2009). New bacterial compositions in root-filled teeth with periradicular lesions. *Journal of Endodontics* **35**, 169–174.

[136] Schuurs, A.H., Wesselink, P.R., Eijkman, M.A. & Duivenvoorden, H.J. (1995). Dentists' views on cervical hypersensitivity and their knowledge of its treatment. *Endodontics and Dental Traumatology* **11**, 240–244.

[137] Sedgley, C., Nagel, A., Dahlén, G., Reit, C. & Molander, A. (2006). Real-time quantitative polymerase chain reaction and culture analyses of *Enterococcus faecalis* in root canals. *Journal of Endodontics* **32**, 173–177.

[138] Seltzer, S., Bender, I.B. & Ziontz, M. (1963). The interrelationship of pulp and periodontal disease. *Oral Surgery, Oral Medicine, Oral Pathology* **16**, 1474–1490.

[139] Sessle, B.J. (2011). Peripheral and central mechanisms of orofacial inflammatory pain. *International Review of Neurobiology* **97**, 179–206.

[140] Siqueira, J.F. Jr. (2001). Aetiology of root canal treatment failure: why well-treated teeth can fail. *International Endodontic Journal* **34**, 1–10.

[141] Siqueira, J.F. Jr. & Barnett, F. (2004). Interappointment pain: mechanisms, diagnosis, and treatment. *Endodontic Topics* **7**, 93–109.

[142] Siqueira, J.F. Jr. & Lopes, H.P. (2001). Bacteria on the apical root surfaces of untreated teeth with periradicular lesions: a scanning electron microscopy study. *International Endodontic Journal* **34**, 216–220.

[143] Siqueira, J.F. Jr. & Rôcas, I.N. (2004). Polymerase chain reaction-based analysis of microorganisms associated with

failed endodontic treatment. *Oral Surgery, Oral Medicine, Oral Pathology, Oral Radiology and Endodontology* **97**, 85–94.

[144] Siqueira, J.F. Jr. & Rôças, I.N. (2005). Exploiting molecular methods to explore endodontic infections: Part 2 – Redefining the endodontic microbiota. *Journal of Endodontics* **31**, 488–498.

[145] Siqueira, J.F. Jr. & Rôças, I.N. (2009a). The microbiota of acute apical abscesses. *Journal of Dental Research* **88**, 61–65.

[146] Siqueira, J.F., Jr. & Rôças, I.N. (2009b). Diversity of endodontic microbiota revisited. *Journal of Dental Research* **88**, 969–981.

[147] Siqueira, J.F., Jr. & Rôças, I.N. (2013). Microbiology and treatment of acute apical abscesses. *Clinical Microbiology Reviews* **26**, 255–273.

[148] Siqueira, J.F., Jr. & Rôças, I.N. (2014). Present status and future directions in endodontic microbiology. *Endodontic Topics* **30**, 3–22.

[149] Siqueira, J.F. Jr., Rôças, I.N., Souto, R., de Uzeda, M., & Colombo, A.P. (2000). Checkerboard DNA-DNA hybridization analysis of endodontic infections. *Oral Surgery, Oral Medicine, Oral Pathology, Oral Radiology and Endodontology* **89**, 744–748.

[150] Siqueira, J.F., Jr., Rôças, I.N. & Lopes, H.P. (2002). Patterns of microbial colonization in primary root canal infections. *Oral Surgery, Oral Medicine, Oral Pathology, Oral Radiology and Endodontology* **93**, 174–178.

[151] Siqueira, J.F. Jr., Rôças, I.N. & Rosado, A.S. (2004). Investigation of bacterial communities associated with asymptomatic and symptomatic endodontic infections by denaturing gradient gel electrophoresis fingerprinting approach. *Oral Microbiology and Immunology* **19**, 363–370.

[152] Siqueira, J.F., Jr., Rôças, I.N., Paiva, S.S. *et al.* (2007). Bacteriologic investigation of the effects of sodium hypochlorite and chlorhexidine during the endodontic treatment of teeth with apical periodontitis *Oral Surgery, Oral Medicine, Oral Pathology, Oral Radiology and Endodontology* **104**, 122–130.

[153] Siqueira J.F., Jr., Rôças, I.N., Debelian G.J. *et al.* (2008). Profiling of root canal bacterial communities associated with chronic apical periodontitis from Brazilian and Norwegian subjects. *Journal of Endodontics* **34**, 1457–1461.

[154] Sjögren, U., Hägglund, B., Sundqvist, G. & Wing, K. (1990). Factors affecting the long-term results of endodontic treatment. *Journal of Endodontics* **16**, 498–504.

[155] Sjögren, U., Happonen, R.P., Kahnberg, K.E. & Sundqvist, G. (1988). Survival of Arachnia propionica in periapical tissue. *International Endodontic Journal* **21**, 277–282.

[156] Stashenko, P. (1990). Role of immune cytokines in the pathogenesis of periapical lesions. *Endodontics and Dental Traumatology* **6**, 89–96.

[157] Stashenko, P., Wang, C.Y., Riley, E. *et al.* (1995). Reduction of infection-stimulated periapical bone resorption by the biological response modifier PGG Glucan. *Journal of Dental Research* **74**, 323–330.

[158] Stashenko, P., Teles, R. & D'Souza, R. (1998). Periapical inflammatory responses and their modulation. *Critical Reviews in Oral Biology and Medicine* **9**, 498–521.

[159] Sundqvist, G. (1976). Bacteriologic studies of necrotic dental pulps. Umeå University Odontological Dissertation #7.

[160] Sundqvist, G. (1992). Associations between microbial species in dental root canal infections. *Oral Microbiology and Immunology* **7**, 257–262.

[161] Sundqvist, G. & Reuterving, C.O. (1980). Isolation of *Actinomyces israelii* from periapical lesion. *Journal of Endodontics* **6**, 602–606.

[162] Sundqvist, G., Figdor, D., Persson, S. & Sjögren, U. (1998). Microbiologic analysis of teeth with failed endodontic treatment and the outcome of conservative re-treatment. *Oral Surgery, Oral Medicine, Oral Pathology, Oral Radiology and Endodontics* **85**, 86–93.

[163] Suzuki, T., Kumamoto, H., Ooya, K. & Motegi, K. (2002). Expression of inducible nitric oxide synthase and heat shock proteins in periapical inflammatory lesions. *Journal of Oral Pathology and Medicine* **31**, 488–493.

[164] Svensäter, G. & Bergenholtz, G. (2004). Biofilms in endodontic infections. *Endodontic Topics* **9**, 27–36.

[165] Tammaro, S., Wennström, J. & Bergenholtz, G. (2000). Root dentin sensitivity following non-surgical periodontal treatment. *Journal of Clinical Periodontology* **27**, 690–697.

[166] Taylor, P.E., Byers, M.R. & Redd, P.E. (1988). Sprouting of CGRP nerve fibers in response to dentin injury in rat molars. *Brain Research* **461**, 371–376.

[167] Ten Cate, A.R. (1972). The epithelial cell rests of Malassez and the genesis of the dental cyst. *Oral Surgery, Oral Medicine, Oral Pathology* **34**, 956–964.

[168] Thesleff, I. (1987). Epithelial cell rests of Malassez bind epidermal growth factor intensely. *Journal of Periodontal Research* **22**, 419–421.

[169] Torabinejad, M. & Kettering, J.D. (1985). Identification and relative concentration of B and T lymphocytes in human chronic periapical lesions. *Journal of Endodontics* **11**, 122–125.

[170] Torabinejad, M. & Kiger, R.D. (1985). A histologic evaluation of dental pulp tissue of a patient with periodontal disease. *Oral Surgery, Oral Medicine, Oral Pathology* **59**, 198–200.

[171] Tronstad, L., Barnett, F. & Cervone, F. (1990) Periapical bacterial plaque in teeth refractory to endodontic treatment. *Endodontics and Dental Traumatology* **6**, 73–77.

[172] van Winkelhoff, A.J., Carlee, A.W. & de Graaff, J. (1985). *Bacteroides endodontalis* and others black-pigmented Bacteroides species in odontogenic abscesses. *Infection and Immunity* **49**, 494–498.

[173] Vertucci, F.J. (1984). Root canal anatomy of the human permanent teeth. *Oral Surgery, Oral Medicine, Oral Pathology* **58**, 589–599.

[174] Vertucci, F.J. (2005). Root canal morphology and its relationship to endodontic procedures. *Endodontic Topics* **10**, 3–29.

[175] Vertucci, F.J. & Williams, R.G. (1974). Furcation canals in the human mandibular first molar. *Oral Surgery, Oral Medicine, Oral Pathology* **38**, 308–314.

[176] Vianna, M.E., Conrads, G., Gomes, B.P.F.A. & Horz, H.P. (2006a). Identification and quantification of archaea involved in primary endodontic infections. *Journal of Clinical Microbiology* **44**, 1274–1282.

[177] Vianna, M.E., Horz, H.P., Gomes, B.P. & Conrads, G. (2006b). *In vivo* evaluation of microbial reduction after chemo-mechanical preparation of human root canals containing necrotic pulp tissue. *International Endodontic Journal* **39**, 484–492.

[178] Vickerman, M.M., Brossard, K.A., Funk, D.B., Jesionowski, A.M. & Gill, S.R. (2007). Phylogenetic analysis of bacterial and archaeal species in symptomatic and asymptomatic endodontic infections. *Journal of Medical Microbiology* **56**, 110–118.

[179] von Troll, B., Needleman, I. & Sanz, M. (2002). A systematic review of the prevalence of root sensitivity following periodontal therapy. *Journal of Clinical Periodontology* **29 Suppl** 3, 173–177; discussion 195–196.

[180] Waltimo, T.M., Sirén, E.K., Torkko, H.L., Olsen, I. & Haapasalo, M.P. (1997). Fungi in therapy-resistant apical periodontitis. *International Endodontic Journal* **30**, 96–101.

[181] Wang, H.L., Yeh, C.T., Smith, F. *et al.* (1993). Evaluation of ferric oxalate as an agent for use during surgery to prevent post-operative root hypersensitivity. *Journal of Periodontology* **64**, 1040–1044.

[182] Warfvinge, J. & Bergenholtz, G. (1986). Healing capacity of human and monkey dental pulps following experimentally induced pulpitis. *Endodontics and Dental Traumatology* **2**, 256–262.

[183] Williams, B.L., McCann, G.F. & Schoenknecht, F.D. (1983). Bacteriology of dental abscesses of endodontic origin. *Journal of Clinical Microbiology* **18**, 770–774.

[184] Yates, R., Owens, R., Jackson, R., Newcombe, R.G. & Addy, M. (1998). A split mouth placebo-controlled study to determine the effect of amorphous calcium phosphate in the treatment of dentine hypersensitivity. *Journal of Clinical Periodontology*

25, 687–692.

[185] Yates, R.J., Newcombe, R.G. & Addy, M. (2004). Dentine hypersensitivity: a randomised, double-blind placebo-controlled study of the efficacy of a fluoride-sensitive teeth mouthrinse. *Journal of Clinical Periodontology* 31, 885–889.

[186] Yoshida, M., Fukushima, H., Yamamoto, K. *et al.* (1987). Correlation between clinical symptoms and microorganisms isolated from root canals of teeth with periapical pathosis. *Journal of Endodontics* 13, 24–28.

[187] Yoshiba, N., Yoshiba, K., Nakamura, H., Iwaku, M. & Ozawa, H. (1996). Immunohistochemical localization of HLA-DR-positive cells in unerupted and erupted normal and carious human teeth. *Journal of Dental Research* 75, 1585–1589.

[188] Yoshiba, K., Yoshiba, N. & Iwaku, M. (2003). Class II antigen-presenting dendritic cell and nerve fiber responses to cavities, caries, or caries treatment in human teeth. *Journal of Dental Research* 82, 422–427.

[189] Yoshiyama, M., Masada, A., Uchida, A. & Ishida, H. (1989). Scanning electron microscopic characterization of sensitive vs. insensitive human radicular dentin. *Journal of Dental Research* 68, 1498–1502.

[190] Yoshiyama, M., Noiri, Y., Ozaki, K. *et al.* (1990). Transmission electron microscopic characterization of hypersensitive human radicular dentin. *Journal of Dental Research* 69, 1293–1297.